Frank Schneider (Hrsg.)

Facharztwissen Psychiatrie und Psychotherapie

Frank Schneider (Hrsg.)

Facharztwissen Psychiatrie und Psychotherapie

Unter Mitarbeit von Sabrina Weber-Papen

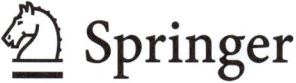 Springer

Prof. Dr. med. Dr. rer. soc. Frank Schneider
Klinik für Psychiatrie, Psychotherapie und Psychosomatik
Universitätsklinikum Aachen
Pauwelsstr. 30, 52074 Aachen
psychiatrie@ukaachen.de

ISBN-13   978-3-642-17191-8   Springer-Verlag Berlin Heidelberg New York

Bibliografische Information der Deutschen Nationalbibliothek
Die Deutsche Nationalbibliothek verzeichnet diese Publikation in der Deutschen Nationalbibliografie; detaillierte
bibliografische Daten sind im Internet über http://dnb.d-nb.de abrufbar.

SpringerMedizin
Springer-Verlag GmbH
ein Unternehmen von Springer Science+Business Media
springer.de

© Springer-Verlag Berlin Heidelberg 2012

Planung: Renate Scheddin, Heidelberg
Projektmanagement: Renate Schulz, Heidelberg
Lektorat: Annette Wolf, Leipzig
Layout und Einbandgestaltung: deblik Berlin
Coverbild: fotolia.de
Satz: medionet Publishing Services, Ltd., Berlin

SPIN: 12786381

Gedruckt auf säurefreiem Papier   26/2126 – 5 4 3 2 1 0

Vorwort

Der Entschluss, Psychiater und Psychotherapeut zu werden, ist lange gefallen, und eine 5-jährige Weiterbildungszeit ist absolviert. Das für die anstehende Facharztprüfung anzueignende Wissen im Fachgebiet erscheint riesig, und manchmal ist unklar, wie der beste Weg zur Vorbereitung auf die Prüfung sein soll. Es gibt keine bundeseinheitlichen Standards. In den regionalen Ärztekammern sind die Fragen sehr von den jeweiligen Prüfern abhängig. Dieses hohe Maß an Subjektivität erschwert jede Prüfungsvorbereitung. Und, kompliziert genug, es ist nicht davon auszugehen, dass die Prüfer in allen abzufragenden Details auf dem neuesten Stand sind. Alte Prüfungsfragen helfen kaum, wenn man in der Prüfung anderen Prüfern gegenübersitzt.

Das vorliegende Buch bietet einen klaren Orientierungsrahmen für eine optimale Prüfungsvorbereitung, in dem das prüfbare Wissen prägnant und übersichtlich vermittelt wird. Denn: Jeder Satz ist daraufhin geprüft worden, ob er für die Prüfung relevant ist, um »unnötigen Ballast« wegfallen lassen zu können. Ebenso wichtig ist die evidenz- und leitlinienorientierte Darstellung der Inhalte. Vorrangig wird somit das Wissen vermittelt, welches durch die wissenschaftlichen Fachgesellschaften, internationalen Leitlinien oder Cochrane Reviews evaluiert wurde. Auch neuere Themengebiete, die immer mehr an Bedeutung gewinnen, wie personalisierte Diagnostik und Therapie oder die Behandlung von Migranten, wurden aufgenommen. Damit ist das Werk nicht nur für Prüfungskandidaten, sondern ebenso für die Prüfer selbst geeignet.

Um die Lust beim Durcharbeiten des umfangreichen Stoffes nicht zu verlieren, wurde darauf geachtet, die Beiträge kurz und schlüssig zu schreiben und grafisch ansprechend zu gestalten. Wichtige Dinge wurden dabei hervorgehoben. Dadurch wird es ein Leichtes, sich den Stoff anzueignen und auch unmittelbar vor der Prüfung das Wichtigste noch einmal in angemessener Zeit durchzuarbeiten. Zudem runden zahlreiche Übungsfragen jedes Kapitel ab. Damit können Prüfungskandidatinnen und -kandidaten den eigenen Stand des Wissens selbst adäquat einschätzen und ihr Wissen verfestigen.

Psychiatrie ist die Lehre von den psychischen Erkrankungen des gesamten Menschen. Daher zeichnet sich dieses Buch auch durch Fallbeispiele aus, in denen einzelne Symptome nicht isoliert betrachtet werden. So sind ja auch oft die Facharztprüfungen organisiert: Aufgrund von vorgegebenen Fallvignetten sollen diagnostische und therapeutische Schlüsse gezogen und erläutert werden.

Und dieses Buch hat noch mehr zu bieten: Es eignet sich während der gesamten Zeit der Weiterbildung zum Facharzt für Psychiatrie und Psychotherapie oder zum Facharzt für Psychosomatische Medizin und Psychotherapie sowie während der Ausbildung zum Psychologischen Psychotherapeuten optimal als Lehrbuch und Nachschlagewerk. Dazu sind im Sinne der Benutzerfreundlichkeit die einzelnen Kapitel nach ganz einheitlichen Maßstäben aufgebaut, sodass Einzelheiten schnell aufgefunden werden können. Für die Anwendung im klinischen Alltag punktet das Werk mit klaren Handlungs- und Therapieempfehlungen einschließlich der Dosierungsangaben.

Das Buch wurde von gegenwärtigen oder früheren Mitarbeitern der Klinik für Psychiatrie, Psychotherapie und Psychosomatik am Universitätsklinikum Aachen geschrieben. Nur bei einigen Kapiteln waren Experten von außerhalb beteiligt. Dadurch wurde es möglich, das gesamte Fachgebiet dem gegenwärtigen Wissensstand entsprechend abzubilden. Allen Beteiligten möchte ich recht herzlich für ihre Zeit und ihr Fachwissen, die sie zur Verfügung gestellt haben, danken.

Neben den einzelnen Autoren haben in ganz besonderer Weise Frau Diplom-Psychologin und Ärztin Sabrina Weber-Papen und Frau Anette Schürkens, beide aus der Aachener Klinik, geholfen. Ihnen beiden bin ich sehr zu Dank verpflichtet, ebenso Frau Renate Scheddin und Frau Renate Schulz vom Springer-Verlag, ohne deren stets hilfreiche und geduldige Mitwirkung dieses Buch nicht zustande gekommen wäre. Sehr danken möchte ich auch der Lektorin, Frau Annette Wolf, für ihre wertvolle Arbeit und ihre konstruktiven Anregungen.

Aachen, im Herbst 2011
Frank Schneider

Über den Herausgeber

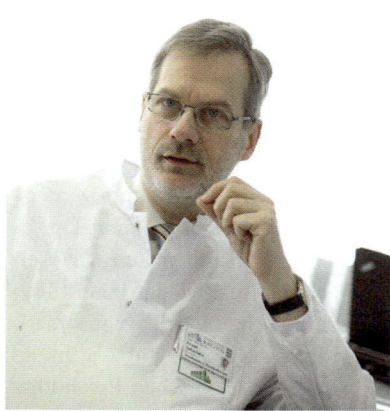

© Jülich Aachen Research Alliance (JARA)

Univ.-Prof. Dr. med. Dr. rer. soc. Frank Schneider ist Direktor der Klinik für Psychiatrie, Psychotherapie und Psychosomatik am Universitätsklinikum Aachen, Rheinisch-Westfälische Technische Hochschule Aachen sowie Adjunct Professor of Psychiatry an der School of Medicine der University of Pennsylvania, Philadelphia.

Er ist Facharzt für Psychiatrie und Psychotherapie sowie Psychologischer Psychotherapeut. In der Deutschen Gesellschaft für Psychiatrie, Psychotherapie und Nervenheilkunde (DGPPN) ist er Past Präsident. Er ist Sprecher des Internationalen Graduiertenkollegs 1328 (DFG) zu den hirnstrukturellen und -funktionellen Grundlagen von Schizophrenie und Autismus und Geschäftsführender Direktor der Jülich Aachen Research Alliance (JARA) sowie der Sektion Translationale Hirnforschung in Psychiatrie und Neurologie (JARA-BRAIN). Des Weiteren arbeitet er als Stellvertretendes Geschäftsführendes Mitglied der Gutachterkommission für ärztliche Behandlungsfehler bei der Ärztekammer Nordrhein und ist Prodekan der Medizinischen Fakultät der RWTH Aachen.

Adresse:
Klinik für Psychiatrie, Psychotherapie und Psychosomatik
Universitätsklinikum Aachen, RWTH Aachen
Pauwelsstraße 30, 52074 Aachen
psychiatrie@ukaachen.de
http://www.psychiatrie.ukaachen.de

Inhaltsverzeichnis

IV   Erkrankungsbilder

Autorenverzeichnis

Belz, Martina, Dr. phil.
Klinische Psychologie und
Psychotherapie
Universität Bern
Gesellschaftsstr. 49,
3012 Bern/Schweiz
martina.belz@psy.unibe.ch

Bergmann, Frank, Dr. med.
Zentrum für Neurologie und
Seelische Gesundheit
Kapuzinergraben 19,
52062 Aachen
bergmann@bvdn-nordrhein.de

Bermejo, Isaac, Dr. phil.
Celenus-Kliniken GmbH
Moltkestr. 27, 77654 Offenburg
i.bermejo@celenus-kliniken.de

**Berthold-Losleben, Mark,
Dr. med., MA**
Klinik für Psychiatrie,
Psychotherapie und
Psychosomatik
Universitätsklinikum Aachen
Pauwelsstr. 30, 52074 Aachen
mberthold-losleben@ukaachen.
de

Bröcheler, Anno, Dr. med.
Zentrum für Neurologie und
Seelische Gesundheit
Kapuzinergraben 19,
52062 Aachen
broecheler@zns-
kapuzinerkarree.de

Caspar, Franz, Prof. Dr. phil.
Klinische Psychologie und
Psychotherapie
Universität Bern
Gesellschaftsstr. 49,
3012 Bern/Schweiz
franz.caspar@psy.unibe.ch

**Deuschle, Michael,
Prof. Dr. med.**
Klinik für Psychiatrie und
Psychotherapie
Zentralinstitut für Seelische
Gesundheit
J5, 68159 Mannheim
michael.deuschle@zi-
mannheim.de

Dyck, Miriam, Dr. rer. medic.
Klinik für Psychiatrie,
Psychotherapie und
Psychosomatik
Universitätsklinikum Aachen
Pauwelsstr. 30, 52074 Aachen
mdyck@ukaachen.de

Franke, Sabrina, Dipl.-Psych.
Klinik für Psychiatrie,
Psychotherapie und
Psychosomatik
Universitätsklinikum Aachen
Pauwelsstr. 30, 52074 Aachen
sfranke@ukaachen.de

Frölich, Lutz, Prof. Dr. med.
Abteilung für
Gerontopsychiatrie
Zentralinstitut für Seelische
Gesundheit
J5, 68159 Mannheim
lutz.froelich@zi-mannheim.de

**Grözinger, Michael,
PD Dr. med.**
Klinik für Psychiatrie,
Psychotherapie und
Psychosomatik
Universitätsklinikum Aachen
Pauwelsstr. 30, 52074 Aachen
mgroezinger@ukaachen.de

Habel, Ute, Prof. Dr. rer. soc.
Klinik für Psychiatrie,
Psychotherapie und
Psychosomatik
Universitätsklinikum Aachen
Pauwelsstr. 30, 52074 Aachen
uhabel@ukaachen.de

**Härter, Martin, Prof. Dr. med.
Dr. phil.**
Institut und Poliklinik für
Medizinische Psychologie
Universitätsklinikum Hamburg-
Eppendorf
Martinistr. 52, 20246 Hamburg
m.haerter@uke.uni-hamburg.de

Haupt, Martin, PD Dr. med.
Schwerpunktpraxis
Hirnleistungsstörungen
Neuro-Centrum Düsseldorf
Hohenzollernstr. 5,
40211 Düsseldorf
m.haupt@alzheimer-praxis-
duesseldorf.de

Hausner, Lucrezia, Dr. med.
Klinik für Psychiatrie und
Psychotherapie
Zentralinstitut für Seelische
Gesundheit
J5, 68159 Mannheim
lucrezia.hausner@zi-mannheim.
de

Hettmann, Martin, Dr. med.
Sudermannstr. 1, 50670 Köln
martin.hettmann@web.de

Hewer, Walter, PD Dr. med.
Abteilung für
Gerontopsychiatrie und
-psychotherapie
Vinzenz von Paul Hospital
gGmbH
Schwenningerstr. 55,
78628 Rottweil
w.hewer@vvph.de

**Hiemke, Christoph,
Prof. Dr. rer. nat.**
Klinik für Psychiatrie und
Psychotherapie
Universitätsmedizin Mainz
Untere Zahlbacher Str. 8,
55101 Mainz
hiemke@uni-mainz.de

**Himmerich, Hubertus,
Prof. Dr. med.**
Klinik und Poliklinik für
Psychiatrie und Psychotherapie
Universitätsklinikum Leipzig
Semmelweisstr. 10,
04103 Leipzig
hubertus.himmerich@medizin.
uni-leipzig.de

Hölscher, Frank, Dr. rer. medic.
Klinik für Psychiatrie,
Psychotherapie und
Psychosomatik
Universitätsklinikum Aachen
Pauwelsstr. 30, 52074 Aachen
fhoelscher@ukaachen.de

Hölzel, Lars, Dipl.-Psych.
Klinische Epidemiologie und
Versorgungsforschung
Abteilung für Psychiatrie und
Psychotherapie
Albert-Ludwigs-Universität
Freiburg
Hauptstr. 5, 79104 Freiburg
lars.hoelzel@uniklinik-freiburg.
de

**Lange-Asschenfeldt, Christian,
PD Dr. med.**
Abteilung Gerontopsychiatrie
Klinik und Poliklinik für
Psychiatrie und Psychotherapie
Heinrich-Heine-Universität
LVR-Klinikum Düsseldorf
Bergische Landstr. 2,
40629 Düsseldorf
christian.lange-asschenfeldt@
lvr.de

Mann, Karl, Prof. Dr. med.
Klinik für Abhängiges Verhalten
und Suchtmedizin
Zentralinstitut für Seelische
Gesundheit
J5, 68159 Mannheim
karl.mann@zi-mannheim.de

**Mathiak, Klaus, Prof. Dr. med.
Dr. rer. nat.**
Klinik für Psychiatrie,
Psychotherapie und
Psychosomatik
Universitätsklinikum Aachen
Pauwelsstr. 30, 52074 Aachen
kmathiak@ukaachen.de

Michel, Tanja M., PD Dr. med.
Klinik für Psychiatrie,
Psychotherapie und
Psychosomatik
Universitätsklinikum Aachen
Pauwelsstr. 30, 52074 Aachen
tmichel@ukaachen.de

Mick, Inge M., Dr. med.
Klinik und Poliklinik für
Psychiatrie und Psychotherapie
Universitätsklinikum Carl
Gustav Carus
Fetscherstr. 74, 01307 Dresden
inge.mick@uniklinikum-
dresden.de

Neuner, Irene, PD Dr. med.
Klinik für Psychiatrie,
Psychotherapie und
Psychosomatik
Universitätsklinikum Aachen
Pauwelsstr. 30, 52074 Aachen
ineuner@ukaachen.de

**Nickl-Jockschat, Thomas,
Dr. med.**
Klinik für Psychiatrie,
Psychotherapie und
Psychosomatik
Universitätsklinikum Aachen
Pauwelsstr. 30, 52074 Aachen
tnickl-jockschat@ukaachen.de

**Niebling, Wilhelm,
Prof. Dr. med.**
Lehrbereich Allgemeinmedizin
Universitätsklinikum Freiburg
Elsässer Str. 2m, 79110 Freiburg
wilhelm.niebling@uniklinik-
freiburg.de

**Paulzen, Michael,
Dr. med. Dipl.-Kfm.**
Klinik für Psychiatrie,
Psychotherapie und
Psychosomatik
Universitätsklinikum Aachen
Pauwelsstr. 30, 52074 Aachen
mpaulzen@ukaachen.de

Schlotterbeck, Peter, Dr. med.
Praxis für Seelische Gesundheit
Marktplatz 11, 70173 Stuttgart
schlotterbeck@seelische-
gesundheit.net

**Schneider, Frank, Prof. Dr. med.
Dr. rer. soc.**
Klinik für Psychiatrie,
Psychotherapie und
Psychosomatik
Universitätsklinikum Aachen
Pauwelsstr. 30, 52074 Aachen
fschneider@ukaachen.de

Sheldrick, Abigail, Dr. med.
Klinik für Psychiatrie,
Psychotherapie und
Psychosomatik
Universitätsklinikum Aachen
Pauwelsstr. 30, 52074 Aachen
asheldrick@ukaachen.de

van Treeck, Bernhard, Dr. med.
Medizinischer Dienst der
Krankenversicherung Nord
Hammerbrookstr. 5
20097 Hamburg
bernhard.vantreeck@mdk-nord.
de

Vernaleken, Ingo,
Prof. Dr. med.
Klinik für Psychiatrie,
Psychotherapie und
Psychosomatik
Universitätsklinikum Aachen
Pauwelsstr. 30, 52074 Aachen
ivernaleken@ukaachen.de

Wälte, Dieter, Prof. Dr. phil.
Fachbereich Sozialwesen
Klinische Psychologie und
Persönlichkeitspsychologie
Hochschule Niederrhein
Rheydter Str. 232,
41065 Mönchengladbach
dieter.waelte@hs-niederrhein.de

Weber-Papen, Sabrina,
Dipl.-Psych., Ärztin
Klinik für Psychiatrie,
Psychotherapie und
Psychosomatik
Universitätsklinikum Aachen
Pauwelsstr. 30, 52074 Aachen
sweber@ukaachen.de

Wewetzer, Christoph,
Prof. Dr. med.
Klinik für Kinder- und
Jugendpsychiatrie und
Psychotherapie
Kliniken der Stadt Köln gGmbH
Florentine-Eichler-Str. 1,
51067 Köln
wewetzerc@kliniken-koeln.de

Wien, Sabine, Dr. med.
Dekanat der Medizinischen
Fakultät
RWTH Aachen
Pauwelsstr. 30, 52074 Aachen
swien@ukaachen.de

Wohlhüter, Heidi,
Dipl.-Sozialarb.
Klinik für Psychiatrie,
Psychotherapie und
Psychosomatik
Universitätsklinikum Aachen
Pauwelsstr. 30, 52074 Aachen
hwohlhueter@ukaachen.de

Zimmermann, Ulrich S.,
PD Dr. med.
Klinik und Poliklinik für
Psychiatrie und Psychotherapie
Universitätsklinikum Carl
Gustav Carus
Fetscherstr. 74, 01307 Dresden
ulrich.zimmermann@
uniklinikum-dresden.de

Zwanzger, Peter, Prof. Dr. med.
Klinik und Poliklinik für
Psychiatrie und Psychotherapie
Universitätsklinikum Münster
Albert-Schweitzer-Str. 11,
48149 Münster
peter.zwanzger@ukmuenster.de

Abkürzungsverzeichnis

ACE	Angiotensin Converting Enzyme
ACh	Acetylcholin
ACTH	Adrenokortikotropes Hormon
AD	Antidepressivum
ADH	Antidiuretisches Hormon
ADHS	Aufmerksamkeitsdefizit-/Hyperaktivitätsstörung
AESB	Alkoholentzugssymptombogen
AGP	Arbeitsgemeinschaft für Gerontopsychiatrie
AIDS	Acquired Immune Deficiency Syndrome
AkdÄ	Arzneimittelkommission der deutschen Ärzteschaft
AMDP	Arbeitsgemeinschaft für Methodik und Dokumentation in der Psychiatrie
AP	Antipsychotika
APA	American Psychiatric Association
ApoE	Apoliprotein E
APP	Ambulante Psychiatrische Pflege
ASD	Autismus-Spektrum-Störung
AST	Ambulante Soziotherapie
AT	Autogenes Training
AWMF	Arbeitsgemeinschaft der Wissenschaftlichen Medizinischen Fachgesellschaften
BASE	Berliner Altersstudie
BDI	Beck-Depressions-Inventar
BfArM	Bundesinstitut für Arzneimittel und Medizinprodukte
BGB	Bürgerliches Gesetzbuch
BAK	Blutalkoholkonzentration
BKS	Blutkörperchensenkungsgeschwindigkeit
BMI	Body-Mass-Index
BOLD	Blood Oxygen Level Dependant
BtM	Betäubungsmittel
BVerfG	Bundesverfassungsgericht
CBASP	Cognitive Behavioral Analysis System of Psychotherapy
cCT	Kraniale Computertomographie
CDT	Carbohydratdefizientes Transferrin
ChAT	Cholinacetyltransferase
CIDI	Composite International Diagnostic Interview
cMRT	Kraniale Magnetresonanztomographie
CK	Kreatinkinase
COPD	Chronisch obstruktive Lungenerkrankung
CRH	Kortikotropin-Releasing-Hormon
CRP	C-reaktives Protein
CT	Computertomographie
CYP	Cytochrom-P450-Enzyme
DA	Dopamin
DALY	Disability Adjusted Life Years
DAT	Demenz vom Alzheimertyp
DBT	Dialektisch-behaviorale Therapie
DED	Depression-Executive-Dysfunction
DemTect	Demenz-Detektionstest
DGPPN	Deutsche Gesellschaft für Psychiatrie, Psychotherapie und Nervenheilkunde

DIPS	Diagnostisches Interview bei Psychischen Störungen
DLB	Lewy-Köper-Demenz
DM	Diabetes mellitus
DRV	Deutsche Rentenversicherung
DSM	Diagnostic and Statistical Manual of Mental Disorders
DTI	Diffusion tensor imaging (Diffusionsbildgebung)
EEG	Elektroenzephalographie
EGMR	Europäischer Gerichtshof für Menschenrechte
EKG	Elektrokardiogramm
EKP	Ereigniskorrelierte Potenziale
EKT	Elektrokrampftherapie
EMDR	Eye-Movement-Desensitization-and-Reprocessing-Therapie
EMG	Elektromyogramm
EPMS	Extrapyramidal-motorische Störungen
EOG	Elektrookulogramm
EtG	Ethylglukuronid
FamFG	Gesetz über das Verfahren in Familiensachen und in den Angelegenheiten der freiwilligen Gerichtsbarkeit
FDA	Food and Drug Administration (US-amerikanische Arzneimittelbehörde)
FDG	^{18}F-2-Fluoro-2-Deoxy-D-Glukose
FGA	First generation antipsychotics (Antipsychotika der 1. Generation)
FLAIR	Fluid-attenuated inversion recovery
fMRT	Funktionelle Magnetresonanztomographie
FSH	Follikelstimulierendes Hormon
FTD	Frontotemporale Demenz
FTND	Fagerstrøm-Test for Nicotine Dependence
GABA	γ-Aminobutyric Acid (γ-Aminobuttersäure)
GAF	Globales allgemeines Funktionsniveau
GAS	Generalisierte Angststörung
γ-GT	γ-Glutamyltransferase
GdB	Grad der Behinderung im Schwerbehindertenrecht
GdS	Grad der Schädigungsfolge
GDS	Geriatrische Depressionsskala
GnRH	Gonadotropin-Releasing-Hormon
GPT	Glutamat-Pyruvat-Transaminase
GOT	Glutamat-Oxalacetat-Transaminase
HAMD	Hamilton-Depressionsskala
HE	Hounsfield-Einheiten
HHN-Achse	Hypothalamus-Hypophysen-Nebennieren-Achse
HIV	Human immunodeficiency virus
HKP	Häusliche Krankenpflege für psychisch Kranke
HOPS	Hirnorganisches Psychosyndrom
HRT	Habit Reversal Training
ICD	International Classifikation of Diseases
ICF	International Classification of Functioning, Disability and Health
IFD	Integrationsfachdienst
INR	International Normalized Ratio
IPT	Interpersonelle Psychotherapie
IV	Integrierte Versorgung
JVEG	Gesetz über die Vergütung von Sachverständigen, Dolmetscherinnen, Dolmetschern, Übersetzerinnen und Übersetzern
KHK	Koronare Herzerkrankung

KJHG	Kinder- und Jugendhilfegesetz
LART	Links anterior, rechts temporal
LDH	Laktatdehydrogenase
LH	Luteinisierendes Hormon
LWK	Lendenwirbelkörper
MAO	Monoaminoxidase
MCV	Mittleres korpuskuläres Erythrozytenvolumen
MCI	Mild cognitive impairment (leichte kognitive Störung)
MdE	Minderung der Erwerbsfähigkeit
MDK	Medizinischer Dienst der Krankenversicherung
MKT	Magnetkrampftherapie
MMPI	Minnesota Multiphasic Personality Inventory
MMST	Mini-Mental-Status-Test
MNS	Malignes neuroleptisches Syndrom
MPH	Methylphenidat
MRS	Magnetresonanzspektroskopie
MRT	Magnetresonanztomographie
MSLT	Multiple-Sleep-Latency-Test
NA	Noradrenalin
NaSSA	Noradrenerges und spezifisch serotonerges Antidepressivum
NDRI	Kombinierter selektiver Noradrenalin-Dopamin-Rückaufnahme-Inhibitor
n. F.	Neue Fassung
NMDA	N-Methyl-D-Aspartat
NNT	Number needed to treat
NSAR	Nichtsteroidale Antirheumatika
NSMRI	Nichtselektive Monoamin-Rückaufnahme-Inhibitoren
NSS	Neurological soft signs
NW	Nebenwirkungen
OGTT	Oraler Glukosetoleranztest
p.c.	Post conceptionem
PCL-R	Psychopathy Checklist Revised
PCP	Phenyl-Cyclidin-Piperidin
PET	Positronenemissionstomographie
PIA	Psychiatrische Institutsambulanz
PLMS	Periodic leg movements in sleep (periodische Beinbewegungen im Schlaf)
PMDD	Prämenstruelles dysphorisches Syndrom
PMR	Progressive Muskelrelaxation
PsychKG	Psychisch-Kranken-Gesetz
PTBS	Posttraumatische Belastungsstörung
REM	Rapid eye movements
RIA	Radioimmunassay
RIMA	Reversibler Inhibitor der MAO-A
RLS	Restless-legs-Syndrom
RPK	Rehabilitation psychisch Kranker
SAD	Saisonal abhängige Depression
SchKG	Schwangerschaftskonfliktgesetz
SGB	Sozialgesetzbuch
SGA	Second generation antipsychotics (Antipsychotika der 2. Generation)
SIADH	Syndrom der inadäquaten ADH-Sekretion
SKID	Strukturiertes Klinisches Interview
SMI	Serious/Severe mental illness
SMR	Standardisierte Mortalitätsrate

sMRT	Strukturelle Magnetresonanztomographie
SNRI	Selektive Noradrenalin-Rückaufnahme-Inhibitoren
SPECT	Single-Photon-Emissions-Computertomographie
SPZ	Sozialpsychiatrische Zentren
SSNRI	Selektive Serotonin-Noradrenalin-Rückaufnahme-Inhibitoren
SSRI	Selektive Serotonin-Rückaufnahme-Inhibitoren
SSW	Schwangerschaftswoche
StGB	Starfgesetzbuch
STH	Somatotropes Hormon
StPO	Strafprozessordnung
StVG	Straßenverkehrsgesetze
SW	Sharp waves
TAP	Testbatterie zur Aufmerksamkeitsprüfung
TBFN	Testbatterie zur Forensischen Neuropsychologie
TDM	Therapeutisches Drug Monitoring
THC	Tetrahydrocannabinol
THS	Tiefe Hirnstimulation
ThUG	Therapieunterbringungsgesetz
TFDD	Test zur Früherkennung von Demenzen mit Depressionsabgrenzung
TMS	Transkranielle Magnetstimulation
TMT	Trail-Making-Test
ToM	Theory of Mind
TPHA	Treponema-pallidum-Hämagglutinationshemmtest
TRH	Thyreotropin-Releasing-Hormon
TSG	Transsexuellengesetz
TSH	Thyroideastimulierendes Hormon
TZA	Tri- und tetrazyklische Antidepressiva
UAW	Unerwünschte Arzneimittelwirkungen
UBG	Unterbringungsgesetze
VBM	Voxelbased morphometry
VNS	Vagusnervstimulation
VT	Verhaltenstherapie
WCST	Wisconsin-Card-Sorting-Test
WHO	Weltgesundheitsorganisation
WIE	Wechsler Intelligenztest für Erwachsene
WfB	Werkstätten für Behinderte
WPA	World Psychiatric Association
YLD	Years Lived with Disability
YLL	Years of Life Lost
ZNS	Zentralnervensystem

Grundlagen

Epidemiologie und Ätiologie psychischer Erkrankungen

F. Schneider, S. Wien, S. Weber-Papen

1

»Kurzinfo«

- **Etwa jeder zweite bis dritte Deutsche** entwickelt einmal im Laufe seines Lebens eine psychische Erkrankung
- Psychische Erkrankungen (an führender Stelle unipolare Depressionen) sind mit einer erheblichen **Einschränkung der Lebensqualität** verbunden; als ein Maß für die Quantifizierung der Beeinträchtigung der Lebensqualität gelten die »**Disability Adjusted Life Years**« (DALY)
- Psychischen Erkrankungen liegt ein **multikausales biopsychosoziales** Krankheitskonzept zugrunde
- Ein integratives Krankheitsmodell stellt das **Vulnerabilitäts-Stress-Coping-Modell** dar, wonach sich eine Erkrankung klinisch manifestiert, wenn auf dem Boden einer bestimmten Vulnerabilität belastende Stressoren hinzutreten, die durch die individuellen Bewältigungskompetenzen nicht ausreichend aufgefangen werden können

1.1   Epidemiologie

Die Zahl diagnostizierter psychischer Erkrankungen ist in den letzten Jahren in der deutschen Allgemeinbevölkerung stetig angestiegen. So haben psychische Erkrankungen nach dem Ende Juli 2011 von der Barmer GEK vorgestellten Report Krankenhaus 2011 in den vergangenen 20 Jahren um 129 % zugenommen. Der Anteil psychischer Erkrankungen am gesamten Krankenstand betrug 2010 in Deutschland 12,1 %, was fast doppelt so hoch ist wie noch 1998 mit 6,6 %. Psychische Erkrankungen stehen damit an

4. Stelle der wichtigsten Krankheitsarten bezogen auf den Anteil an AU-Tagen (DAK 2011).

Ein **Anstieg** ist vorwiegend bei depressiven Störungen, somatoformen Störungen sowie bei den mit dem Alter assoziierten demenziellen Syndromen zu erkennen.

Die wachsende Bedeutung psychischer Erkrankungen wird auch bei der Betrachtung der Fallzahlen stationärer Behandlungen der letzten Jahre deutlich. Die Diagnosegruppe der »Psychischen und Verhaltensstörungen« (Kapitel F der ICD-10) verzeichnet nach den Krankheiten des Nervensystems (Kapitel G der ICD-10) die größte Zunahme der Fallzahlen stationärer Behandlungen: von 1994 mit 770.514 Fällen bis zum Jahr 2008 mit 1.127.971 Fällen um etwa 46 % (Schneider et al. 2011; **D** Abb. 1.1).

Die Ursachen für diese stete Zunahme psychischer Erkrankungen werden kontrovers diskutiert. **Belastungen** im beruflichen und privaten Bereich (z. B. unsichere Arbeitsplätze, steigende Arbeitslosigkeit, hoher Leistungsdruck, zunehmende Technisierung von Arbeitsabläufen mit fehlenden Handlungsspielräumen, Wegfall sozialen Rückhalts beispielsweise durch Zunahme von Scheidungen) spielen zwar für die Entstehung psychischer Erkrankungen eine Rolle, sind im Vergleich zu früher aber nicht unbedingt höher, sondern anders. Allerdings sind psychische Erkrankungen durch **Aufklärungs- und Öffentlichkeitsarbeit** in den letzten Jahren sicherlich mehr in das Bewusstsein der Bevölkerung gerückt, sodass die Gesellschaft inzwischen offener damit umgeht und mehr Menschen psychiatrisch-psychotherapeutische Hilfe in

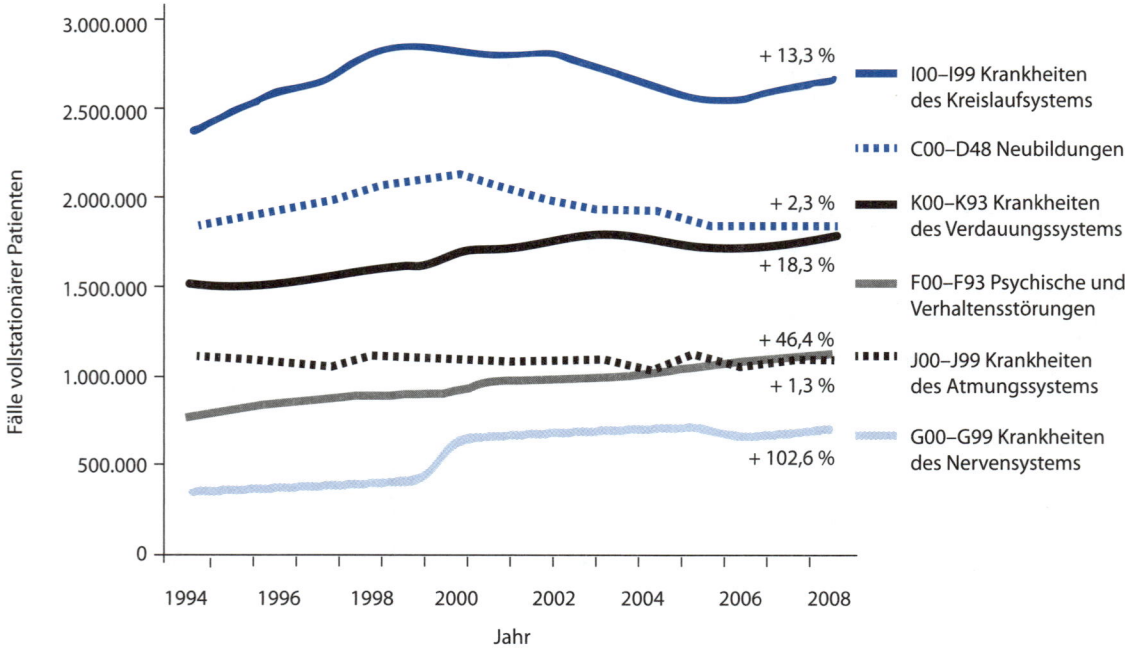

D Abb. 1.1 Entwicklung der Fallzahlen vollstationärer Patienten für ausgewählte Diagnosegruppen zwischen 1994 und 2008 (Daten des Statistischen Bundesamtes). (Schneider et al. 2011)

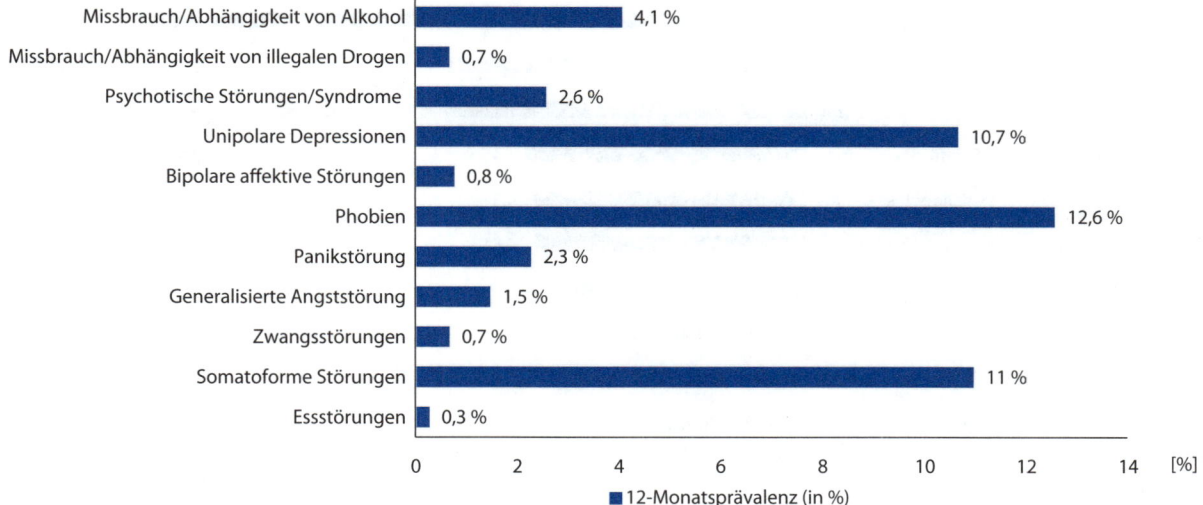

Missbrauch/Abhängigkeit von Alkohol — 4,1 %
Missbrauch/Abhängigkeit von illegalen Drogen — 0,7 %
Psychotische Störungen/Syndrome — 2,6 %
Unipolare Depressionen — 10,7 %
Bipolare affektive Störungen — 0,8 %
Phobien — 12,6 %
Panikstörung — 2,3 %
Generalisierte Angststörung — 1,5 %
Zwangsstörungen — 0,7 %
Somatoforme Störungen — 11 %
Essstörungen — 0,3 %

0   2   4   6   8   10   12   14   [%]
■ 12-Monatsprävalenz (in %)

■ **Abb. 1.2** 12-Monatsprävalenzen für psychische Erkrankungen nach DSM-IV, Achse I (Daten des Bundesgesundheitssurveys, Zusatzsurvey »Psychische Störungen«; n=4.181). (Daten aus Jacobi et al. 2004)

Anspruch nehmen, was dazu führt, dass psychische Erkrankungen auch **häufiger diagnostiziert** werden. Leider sind psychische Erkrankungen, Patienten, Behandler und Institutionen aber immer noch mit erheblichen Stigmatisierungen belegt.

1.1.1 Bundesgesundheitssurvey

Eine erste umfassendere, bundesweite epidemiologische Bevölkerungsuntersuchung zur Prävalenz psychischer Erkrankungen in der deutschen Allgemeinbevölkerung auf der Grundlage der modernen diagnostischen Klassifikationssysteme erfolgte im Rahmen des **Bundesgesundheitssurveys** 1998/1999, im **Zusatzsurvey »Psychische Störungen«**. Ausgewertet wurden Daten von 4.181 Personen zwischen 18 und 65 Jahren.

Nach den Ergebnissen dieses Bundesgesundheitssurveys beträgt die **Lebenszeitprävalenz** für eine psychische Erkrankung in der deutschen, erwachsenen Allgemeinbevölkerung ca. 43 %. Dabei sind Frauen mit etwa 49 % insgesamt deutlich häufiger betroffen als Männer mit ca. 37 % (Jacobi et al. 2004).

> ❯ Bei fast der Hälfte der Menschen der deutschen erwachsenen Allgemeinbevölkerung manifestiert sich mindestens einmal im Laufe des Lebens eine psychische Erkrankung.

Die **12-Monatsprävalenz** liegt für die Gesamtheit psychischer Erkrankungen bei etwa 31 %, die **4-Wochenprävalenz** bei etwa 20 %.

Aufgeschlüsselt nach den einzelnen Erkrankungsbildern gemäß DSM-IV(-TR), Achse I, stellen Angststörungen, somatoforme Störungen und depressive Störungen die häufigsten psychischen Erkrankungen im Querschnitt dar (■ Abb. 1.2). Der Umstand, dass sich bei Addition der einzelnen 12-Monatsprävalenzen der verschiedenen Krankheitsbilder ein Wert ergibt, der deutlich über der 12-Monatsprävalenz für die Gesamtheit psychischer Erkrankungen liegt, verdeutlicht die **hohe Komorbiditätsrate**: So wurde bei fast jeder zweiten untersuchten Person mehr als eine psychische Erkrankung diagnostiziert.

Bei den meisten psychischen Erkrankungen sind **Frauen überrepräsentiert**, eine Ausnahme bilden die alkoholbezogenen Suchterkrankungen.

Obwohl es beim Vergleich der verschiedenen Altersgruppen diagnosespezifische Prävalenzunterschiede gibt, bleibt die Gesamtprävalenz psychischer Erkrankungen in allen Altersgruppen in etwa konstant.

Die Befunde des Bundesgesundheitssurveys verdeutlichen nicht nur die weite Verbreitung psychischer Erkrankungen in der deutschen Allgemeinbevölkerung, sondern weisen darüber hinaus auch auf eine erhebliche **Unterversorgung** von Personen mit psychischen Erkrankungen hin. Nur etwa 36 % der untersuchten, psychisch erkrankten Personen standen aufgrund dieser Erkrankung in irgendeiner Form in Kontakt mit ambulanten oder stationären psychiatrisch-psychotherapeutischen Diensten oder dem Hausarzt. Von diesen erhielten wiederum nur etwa 10 % eine adäquate, leitlinienorientierte Behandlung. Demnach wurde die Mehrheit der untersuchten Personen mit einer oder mehreren psychischen Erkrankungen nicht psychiatrisch-psychotherapeutisch versorgt. Die niedrige Versorgungsquote fand sich nicht bei allen psychischen Erkrankungen in vergleichbarem Maße, sondern primär

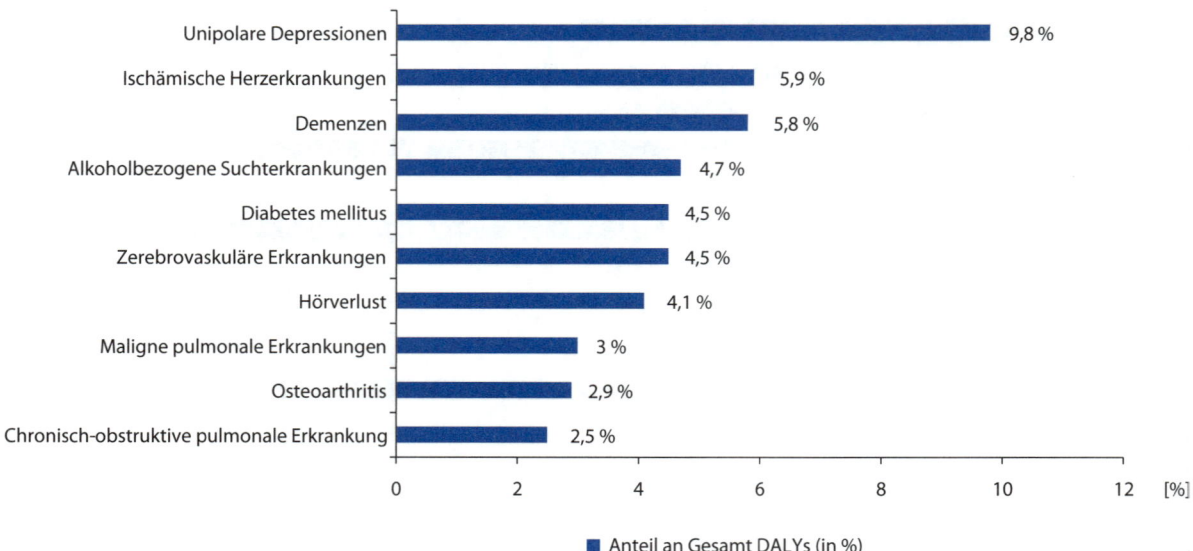

Abb. 1.3 Führende Ursachen der »Burden of Disease« im Jahr 2030 in den Industrienationen mit hohem Einkommen. (Daten aus Mathers u. Loncar 2006)

bei somatoformen Störungen und Suchterkrankungen (Wittchen u. Jacobi 2001).

In einer aktuellen **europaweiten** epidemiologischen Studie wurde eine 12-Monatsprävalenz von etwa 38 % für die Gesamtheit psychischer Erkrankungen berichtet (Wittchen et al. 2011).

1.1.2 Lebensqualität

Psychische Erkrankungen können mit einer erheblichen Beeinträchtigung der Lebensqualität einhergehen, die international vergleichbar ausgedrückt werden kann in »**Disability Adjusted Life Years**« (DALY). Die DALY basieren auf der Anzahl der verlorenen Lebensjahre durch vorzeitigen Tod (YLL = »Years of Life Lost«) und der Anzahl der mit krankheitsbedingten Funktionseinschränkungen verbrachten Lebensjahre (YLD = »Years Lived with Disability«). Ein DALY entspricht einem verlorenen Jahr eines gesunden Lebens. In den Studien zur Beeinträchtigung der Lebensqualität durch Krankheiten und Behinderung, der »**Global Burden of Disease**«, stellen Mathers und Loncar (2006) die weltweit führenden Ursachen der durch Behinderung beeinträchtigten Lebensjahre dar.

Die unipolare Depression steht nach der Global-Burden-of-Disease-Studie weltweit auf Platz 4 unter den Krankheiten, welche die meisten DALY verursachen (bezogen auf das Jahr 2002), und wird Prognosen zufolge im Jahr 2030 weltweit bereits an 2. Stelle stehen, noch vor kardiovaskulären Erkrankungen und hinter den HIV-Infektionen. In den Industrienationen mit hohem Einkommen werden nach Hochrechnungen für das Jahr 2030 sogar 3 psychische Erkrankungen unter den ersten 5 ursächlichen Erkrankungen für die durch Behinderung und Tod verlorenen Lebensjahre rangieren. Führend sind hier die unipolaren Depressionen, gefolgt von den Demenzen und alkoholbezogenen Suchterkrankungen (Abb. 1.3).

Werden die **YLD (mit Einschränkungen verbrachte Lebensjahre)** als Indikator verwendet, dann stehen die unipolaren Depressionen nach dem World Health Report (WHO 2001) mit Abstand weltweit bereits an 1. Stelle. Daneben befinden sich alkoholbezogene Störungen, Schizophrenien und bipolare Störungen unter den 10 wichtigsten Ursachen für die YLD.

1.2 Ätiologie

Die Ursachen psychischer Erkrankungen sind vielfältig. Der Manifestation einer psychischen Erkrankung liegt in der Regel ein komplexes **multikausales** Geschehen aus genetisch-biologischen und psychosozialen Faktoren zugrunde, wobei der Einfluss der jeweiligen Faktoren sowohl interindividuell als auch zwischen den einzelnen Erkrankungsbildern differiert.

1.2.1 Biologische Faktoren

■ **Genetische Disposition**
Die Heritabilität psychischer Erkrankungen schwankt deutlich zwischen den verschiedenen Erkrankungsbildern und scheint besonders stark bei Schizophrenien, bipola-

ren Störungen, Autismus-Spektrum-Störungen und der Aufmerksamkeitsdefizit-/Hyperaktivitätsstörung (ADHS) ausgeprägt zu sein. Für diese Erkrankungen wird eine Heritabilität von etwa 80 % angegeben (▶ Kap. 20, 21, 34 sowie 35). Dagegen ist beispielsweise bei posttraumatischen Belastungsstörungen eine viel geringere Heritabilität anzunehmen (▶ Kap. 24).

Es ist davon auszugehen, dass für die genetische Disposition zu einer psychischen Erkrankung in der Regel nicht ein einziges Gen ursächlich ist. Hier ist das **Zusammenwirken mehrerer Gene** entscheidend. Insbesondere für die Schizophrenie und die bipolaren Störungen konnten in Kopplungsanalysen bereits mehrere Kandidatenregionen identifiziert werden.

■ **Neurobiologische Faktoren**

Neben einer genetischen Disposition spielen neuronale Faktoren im Gehirn (hirnmorphologische Pathologien, Störungen in Neurotransmittersystemen) eine wesentliche Rolle für die Krankheitsmanifestation. Zunehmende Beachtung finden immer mehr auch neuroendokrinologische (z. B. Störungen von Hormonachsen wie der Hypothalamus-Hypophysen-Nebennierenrinden-Achse) und neuroimmunologische Prozesse (▶ Kap. 38 u. 41).

Neurochemische Prozesse wiederum werden durch genetische oder Umwelteinflüsse wie Stress und Lernerfahrungen beeinflusst. Beispielsweise kann chronischer Stress über eine anhaltende Aktivierung der Hypothalamus-Hypophysen-Nebennierenrinden-Achse zur übermäßigen Ausschüttung von Glukokortikoiden führen, die dann bestimmte Hirnregionen schädigen können.

■ **Somatische Erkrankungen**

Somatische und psychische Erkrankungen beeinflussen sich auf vielfältige Art und Weise (▶ Abschn. 37.1). Bei Menschen mit einer psychischen Erkrankung findet sich vielfach auch ein **gehäuftes Auftreten somatischer Erkrankungen** (▶ Kap. 42). Somatische Erkrankungen können aber ebenso einen **Risikofaktor** für die Manifestation einer psychischen Erkrankung darstellen, z. B. depressive Symptome bei chronischer Herzinsuffizienz (▶ Abschn. 40.2).

Im Falle **organischer psychischer Erkrankungen** sind somatische Faktoren über eine direkte Hirnschädigung oder Hirnfunktionsstörung alleine oder überwiegend ursächlich für die psychischen Auffälligkeiten. Zu solchen somatischen Faktoren gehören zerebrale Erkrankungen (Schädel-Hirn-Traumata, Tumore, Enzephalitis usw.), aber auch Intoxikationen, systemische Krankheiten (schwere Niereninsuffizienz, Vitaminmangelsyndrome, systemischer Lupus erythematodes usw.) oder Infektionen (z. B. HIV, Lues, Borreliose) (▶ Abschn. 37.4). Besonders hervorgehoben werden sollten auch die Endokrinopathi-

en, die häufig mit Störungen der Affektivität und des Antriebs einhergehen (▶ Kap. 41).

Des Weiteren können **Medikamente**, die in der Therapie somatischer Erkrankungen eingesetzt werden, psychische Symptome auslösen (▶ Kap. 13).

1.2.2 Psychosoziale Faktoren

Eine bedeutsame Rolle für die Ätiopathogenese einer psychischen Erkrankung spielen **frühe Entwicklungsprozesse**, v. a. hinsichtlich der emotionalen, kognitiven und der Persönlichkeitsentwicklung. Psychodynamische und kognitive Entwicklungsmodelle teilen die psychosoziale Entwicklung in umschriebene Phasen ein, wobei jede Entwicklungsphase unterschiedliche Anforderungen und Konflikttypen bereithält, die vulnerable Krisen bedingen können (▶ Abschn. 14.3.2). Traumatische Erfahrungen und andere belastende Ereignisse in einer **vulnerablen Phase** können entscheidenden Einfluss auf die psychosoziale Entwicklung nehmen.

Lerntheoretische Modelle beschreiben krankhaftes Verhalten und Erleben als Konsequenz von **Lernprozessen**. Unter Hinzunahme von kognitiven Modellen wird aufgezeigt, wie durch bestimmte **Kognitionen** Verhalten und Erleben beeinflusst werden, bis hin zur manifesten psychischen Erkrankung (▶ Abschn. 14.3.1).

Psychosoziale Stressoren haben zudem als **auslösende Faktoren** eine wichtige Bedeutung. Wie stark äußere und innere Konflikte, stressreiche Lebensereignisse und traumatische Erfahrungen als Stressor wirken, hängt von den individuell zur Verfügung stehenden Bewältigungsressourcen ab, die wiederum durch unsere Lern- und Entwicklungsgeschichte geprägt sind.

1.2.3 Klassifikation ätiopathogenetischer Faktoren

Die Faktoren, die zur Krankheitsentstehung beitragen (◘ Abb. 1.4), lassen sich differenzieren in:
- Prädisponierende Faktoren (Vulnerabilität)
- Auslösende Faktoren
- Aufrechterhaltende Faktoren

Vulnerabilität – Sie bezeichnet eine subklinische, angeborene und/oder erworbene Disposition (Anfälligkeit) für die Manifestation einer Erkrankung.

Die **Vulnerabilität** für eine psychische Erkrankung resultiert zum einen aus genetischer Veranlagung und anderen biologischen Faktoren (z. B. Störungen der Hirnreifung durch Komplikationen während Schwangerschaft oder Geburt oder Erkrankungen während der frühkindlichen

1

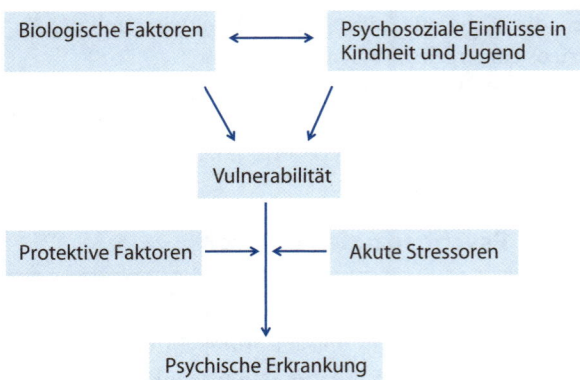

■ **Abb. 1.4** Multikausale Genese psychischer Erkrankungen

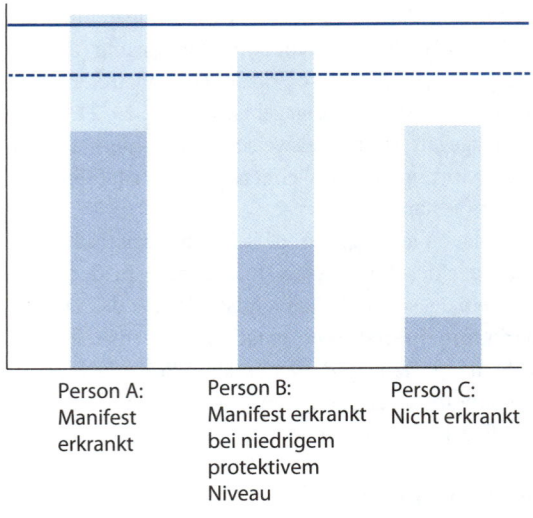

Person A:
Manifest
erkrankt

Person B:
Manifest erkrankt
bei niedrigem
protektivem
Niveau

Person C:
Nicht erkrankt

▢ Stressoren
▦ Vulnerabilität
---- Erkrankungsschwelle bei niedrigerem protektivem Niveau
─── Erkrankungsschwelle bei höherem protektivem Niveau

■ **Abb. 1.5** Vulnerabilitäts-Stress-Coping-Modell

Entwicklung), zum anderen aus ungünstigen Umweltbedingungen während früher Entwicklungsphasen (z. B.
früher Verlust eines Elternteils, Missbrauchserlebnisse,
emotionale Vernachlässigung).

Auslösende Faktoren gehen der akuten Manifestation
der Erkrankung unmittelbar voraus. Sie sind häufig psychosozialer Natur. Hierunter fallen kritische Lebensereignisse (Verlust einer nahen Bezugsperson, Entwurzelung,
Arbeitsplatzverlust, Beginn der Rente), traumatische Ereignisse, Frustrationen und anhaltende Belastungen (z. B.
Konflikte in der Partnerschaft, dauerhafte Überforderung
am Arbeitsplatz), aber auch Drogenkonsum.

Als Drittes werden **aufrechterhaltende Faktoren** unterschieden, wie beispielsweise krankheitsverstärkende
Reaktionen der Mitmenschen auf die akute Erkrankung,
mangelndes Selbstvertrauen usw.

Daneben können **protektive Faktoren** der Entstehung
einer psychischen Erkrankung vorbeugen oder den Verlauf einer psychischen Erkrankung günstig beeinflussen.
Zu solchen protektiven Faktoren gehören beispielsweise
ein positives Selbstwertgefühl, stabile emotionale Beziehungen und sozialer Rückhalt sowie Modelle positiver
Bewältigung.

1.2.4 Vulnerabilitäts-Stress-Coping-Modell

Ein Beispiel eines integrativen Modells, das sich an die
obigen Ausführungen anlehnt, ist das Vulnerabilitäts-
Stress-Coping-Modell (Zubin u. Spring 1977, Nuechterlein
u. Dawson 1984), das ursprünglich zur Erklärung der Entstehung schizophrener Störungen entwickelt wurde, jedoch allgemeine Gültigkeit auch für die meisten anderen
psychischen Erkrankungen besitzt.

Das Vulnerabilitäts-Stress-Coping-Modell erklärt die
Krankheitsmanifestation als ein Zusammenspiel aus einer
angeborenen und/oder erworbenen Vulnerabilität und
hinzukommenden Stressoren sowie auf der anderen Seite
protektiven Faktoren (z. B. positiv unterstützende Umge-

bungsfaktoren und erfolgreiche Bewältigungsstrategien
wie soziale Kompetenz und Problemlösefähigkeiten).

Auf dem Boden einer individuell unterschiedlich stark
ausgeprägten Vulnerabilität kommt es erst durch die hin-
zutretenden Stressoren, für welche der Betroffene keine
ausreichenden Bewältigungskompetenzen (Copingstrategien) besitzt, zur Überschreitung einer »Erkrankungsschwelle«, sodass die Erkrankung klinisch manifest wird.
Je nach Höhe des Vulnerabilitätsanteils und der protektiven Faktoren ist das Ausmaß an Stresstoleranz bis zum
Auftreten einer psychischen Erkrankung individuell sehr
unterschiedlich (■ Abb. 1.5).

❓ Übungsfragen

1. Wie hoch liegt nach den Daten des Bundesgesundheitssurveys die Lebenszeitprävalenz, wie hoch die
12-Monatsprävalenz für die Gesamtheit psychischer
Erkrankungen in Deutschland?

2. Was meint der Ausdruck »Disability Adjusted Life
Years« (DALY)?

3. Welche psychischen Erkrankungen fallen nach dem
World Health Report (WHO 2001) unter die ersten
10 der weltweit mit den stärksten Beeinträch-
tigungen (»Global Burden of Disease«) verbundenen
Erkrankungen, bezogen auf die »Years Lived with
Disability« (YLD)?

4. Welche psychischen Erkrankungen besitzen eine
hohe Heritabilität?

5. Was meint der Begriff »Vulnerabilität«?

6. Erläutern Sie kurz das Vulnerabilitäts-Stress-Coping-
    Modell.

Weiterführende Literatur

DAK (2011) DAK-Gesundheitsreport 2011. http://www.dak.de/
    content/filesopen/Gesundheitsreport_2011.pdf (Zugegriffen:
    06.09.2011)
Jacobi F, Wittchen H-U, Hölting C, Höfler M, Pfister H, Müller N, Lieb
    R (2004) Prevalence, co-morbidity and correlates of mental
    disorders in the general population: results from the German
    Health Interview and Examination Survey (GHS). Psychol Med 34:
    597–611
Mathers CD, Loncar D (2006) Projections of global mortality and bur-
    den of disease from 2002 to 2030. PLoS Med 3: e442
Nuechterlein KH, Dawson ME (1984) A heuristic vulnerability/stress
    model of schizophrenic episodes. Schizophr Bull 10: 300–312
Schneider F, Falkai P, Maier W (2011) Psychiatrie 2020. Perspektiven,
    Chancen und Herausforderungen. Springer, Berlin Heidelberg
Wittchen H-U, Jacobi F (2001) Die Versorgungssituation psychischer
    Störungen in Deutschland. Bundesgesundheitsbl – Gesundheits-
    forsch – Gesundheitsschutz 44: 993–1000
Wittchen H-U, Jacobi F, Rehm J, Gustavsson A, Svensson M, Jönsson B,
    Olesen J, Allgulander C, Alonso J, Faravelli C, Fratiglioni L, Jen-
    num P, Lieb R, Maercker A, van Os J, Preisig M, Salvador-Carulla L,
    Simon R, Steinhausen H-C (2011) The size and burden of mental
    disorders and other disorders of the brain in Europe 2010. Eur
    Neuropsychopharmacol 21: 655–679
World Health Organisation (2001) The World Health Report 2001:
    Mental health, new understanding, new hope. http://www.who.
    int/whr/2001/en/ (Zugegriffen: 06.09.2011)
Zubin J, Spring B (1977) Vulnerability – a new view of schizophrenia. J
    Abnorm Psychol 86: 103–126

Psychosoziale Versorgung

B. van Treeck, F. Bergmann, F. Schneider

2

»Kurzinfo«
- In Deutschland existiert ein differenziertes, **sektorisiertes** Versorgungsangebot für psychisch kranke Menschen
- Das Versorgungsangebot umfasst professionelle stationäre, teilstationäre (z. B. Tageskliniken) und ambulante kurative, komplementäre gemeindepsychiatrische sowie (ganztägig) ambulante und stationäre rehabilitative Angebote (z. B. Betreutes Wohnen, Rehabilitation psychisch Kranker) als auch nichtprofessionelle Hilfesysteme (z. B. Selbsthilfegruppen); zu den ambulanten Versorgungsangeboten gehören:
  - **Psychiatrische Institutsambulanzen:** multiprofessionelles ambulantes Komplexbehandlungsangebot für schwer oder chronisch psychisch Kranke
  - **Häusliche Krankenpflege:** ergänzende ambulante psychiatrische Pflege zur Unterstützung schwer psychisch Kranker bei der Alltagsbewältigung
  - **Ambulante Soziotherapie:** spezielle Form des ambulanten Case-Managements, um psychisch Kranke gezielt an ambulante Hilfen durch Anleitung und Motivationsarbeit heranzuführen
- Zugleich erweist sich das psychosoziale Versorgungssystem als unübersichtlich und z.T. schlecht vernetzt; die Sektorisierung besteht auch auf Seiten der Leistungsträger (früher »Kostenträger« genannt), was das Finden des zuständigen Leistungsanbieters und -trägers erschweren kann
- Kennzeichen der aktuellen Entwicklung des psychosozialen Versorgungssystems sind:
  - Bemühungen um eine **effektivere Vernetzung** und **Integration** der einzelnen Versorgungsstrukturen (z. B. durch die Einführung der **Integrierten Versorgung** bzw. entsprechende Regelungen im SGB IX)
  - Übergang von einer institutionsbezogenen zu einer mehr **personenbezogenen** und damit **gemeindenahen** und **bedarfsgerechten** Versorgung

2.1 Einführung

Das Angebot im deutschen Gesundheitssystem zur Versorgung psychisch erkrankter Patienten ist vielfältig. Versorgungsleistungen umfassen beispielsweise neben Information und Aufklärung über psychische Erkrankungen auch Maßnahmen zur Früherkennung und Prävention, Diagnostik und Therapie, Krisenintervention, Beratung, Betreuung und medizinische, berufliche und soziale Rehabilitation.

Bestandteile des psychosozialen Versorgungssystems sind (■ Abb. 2.1):
- Kurative Behandlung durch den vertragsärztlichen und -psychotherapeutischen Bereich durch Hausärzte, approbierte Psychologische Psychotherapeuten und ärztliche Psychotherapeuten, Nervenärzte, Fachärzte für Psychiatrie und Psychotherapie und Fachärzte für Psychosomatik und Psychotherapie
- Psychiatrische Institutsambulanzen (PIA)
- Teilstationäre und stationäre Krankenhausbehandlung (einschließlich prä- und poststationärer Behandlung)
- Häusliche Krankenpflege (HKP bzw. Ambulante Psychiatrische Pflege, kurz APP)
- Ambulante Soziotherapie (AST)
- Ambulante, ganztägig ambulante und stationäre medizinische Rehabilitation
- Rehabilitation psychisch Kranker (RPK) als Komplexleistung medizinischer und beruflicher Rehabilitation (ganztägig ambulant und stationär)

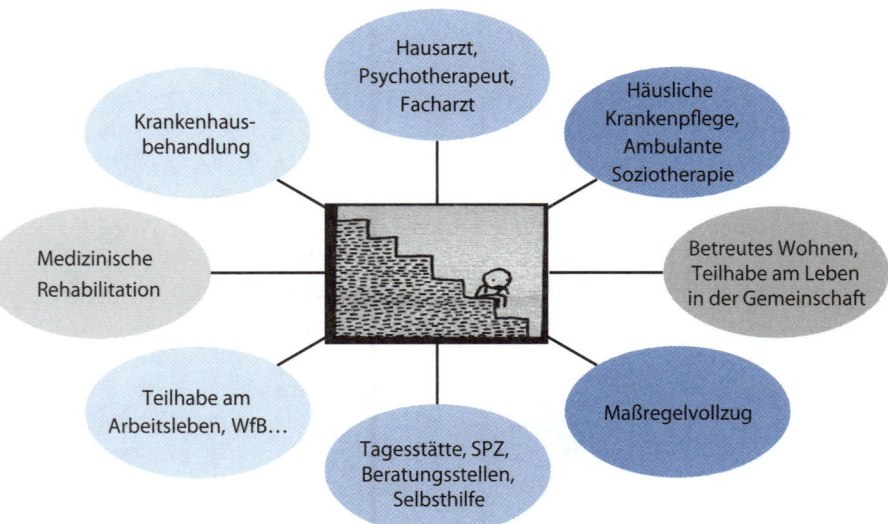

■ **Abb. 2.1** Psychosoziales Versorgungssystem. (Zeichnung: Mit freundlicher Genehmigung von B. Hoppek)

Krankenhausbehandlung

Hausarzt, Psychotherapeut, Facharzt

Häusliche Krankenpflege, Ambulante Soziotherapie

Medizinische Rehabilitation

Betreutes Wohnen, Teilhabe am Leben in der Gemeinschaft

Teilhabe am Arbeitsleben, WfB...

Maßregelvollzug

Tagesstätte, SPZ, Beratungsstellen, Selbsthilfe

Tab. 2.1 Ausgangslage in Deutschland, 2005. (Nach DAK – Unternehmen Leben, W. Koletzko)

Kostenfaktor bei psychischen Erkrankungen	Kosten [€]
Durchschnittliche Krankheits- und Folgekosten je Patient pro Jahr	40.000
Jährliche Krankheitskosten für psychische Erkrankungen	22.400.000.000
Entfallene Arbeitsjahre pro Jahr	157.000
Entfallene Arbeitstage pro Jahr	57.300.000
Gesamtwirtschaftliches Einsparpotenzial	2.000.000.000
Durchschnittliche Fehlversorgung	7,29 Jahre

— Betreutes Wohnen (zu Hause oder in stationären Einrichtungen), Leistungen zur Teilhabe am Leben in der Gesellschaft (früher: Eingliederungshilfe)

— Sozialpsychiatrische Zentren (SPZ), Gesundheitsämter, Tagesstätten, Beratungsstellen

— Berufsförderungswerke und andere Einrichtungen zur Förderung der Teilhabe am Arbeitsleben

— Maßregelvollzug zur Unterbringung und Behandlung von psychisch kranken Straftätern

— Selbsthilfegruppen

Aus der Vielfältigkeit des psychosozialen Versorgungssystems, dessen einzelne Module nur in Ausnahmefällen trennscharf gegeneinander abgegrenzt sind, resultiert eine gewisse Unübersichtlichkeit mit einer z. T. schlechten Vernetzung und Koordinierung der einzelnen medizinischen Versorgungssektoren. Dadurch hat sich regional eine Unter-, Über- und Fehlversorgung entwickelt (● Tab. 2.1). Bedarfsgerecht den richtigen Leistungsträger zu finden, ist nicht immer einfach, auch wenn es mit Einführung des SGB IX leichter geworden ist.

Zudem bestehen in Deutschland deutliche regionale Unterschiede im psychosozialen Versorgungsangebot. Nicht jede Leistung wird an jedem Wohnort angeboten; insbesondere im Bereich der wohnortnahen Rehabilitation bestehen unverändert große Defizite in der Indikation psychischer Erkrankungen.

Um eine bessere Vernetzung der verschiedenen Fachdisziplinen und Versorgungssektoren zu erzielen, wurde mit dem Gesundheitsreformgesetz im Jahr 2000 die **Integrierte Versorgung** als sektorenübergreifende Versorgungsform eingeführt (weiterentwickelt mit dem Gesetz zur Modernisierung der gesetzlichen Krankenversicherung GMG, das zum 01.01.2004 in Kraft getreten ist). Durch Integrationsverträge zwischen Krankenkassen und Leistungserbringern sollte gerade bei chronischen, rezidivierenden und häufig auftretenden Erkrankungen eine

Verbesserung der Behandlungskontinuität an Schnittstellen sowie der Behandlungsqualität und gleichzeitig eine Senkung der Gesundheitskosten erzielt werden. Die Schwierigkeit besteht darin, im Bereich solcher Selektivverträge Strukturen zu entwickeln, die effizienter als die Regelbehandlung sind und deren Umsetzung schlank, d. h. mit geringem Verwaltungsaufwand, erfolgt. Außerdem umfasst die Integrierte Versorgung nur Leistungen aus dem SGB V; für psychisch Kranke wichtige Behandlungsmodule bleiben damit außen vor.

> **Das psychosoziale Versorgungssystem sollte gemeindenah, personenbezogen und bedarfsgerecht gestaltet sein, auf der Basis einer gut vernetzten Versorgungsstruktur, die die Kontinuität der Behandlung und Versorgung gewährleistet.**

2.2 Versorgungsangebote

2.2.1 Teilstationäre und stationäre Krankenhausbehandlung

Bei der Krankenhausbehandlung psychisch kranker Patienten bestehen in Deutschland gegenwärtig Doppelstrukturen:

— Krankenhäuser und Krankenhausabteilungen zur Behandlung psychisch Kranker mit **regionaler Versorgungsverpflichtung** (diese müssen jeden krankenhausbehandlungsbedürftigen psychisch Kranken aufnehmen, der im Versorgungsgebiet wohnt)

— Krankenhäuser und Krankenhausabteilungen **ohne Versorgungsverpflichtung** (diese können wählen, welche Patienten sie aufnehmen und welche nicht)
  — Häufig handelt es sich um psychodynamisch ausgerichtete Kliniken, die Psychosomatik im Titel tragen und deren Therapiekonzept eher rehabilitativ ausgerichtet ist; kleinere psychosomatische Abteilungen halten oft nicht einmal einen fachärztlichen Anwesenheitsdienst rund um die Uhr vor, sodass Krankenkassen dort nicht selten eine Kostenübernahme für Krankenhausbehandlungen ablehnen

Deutschland verfügt über etwa 64.000 Krankenhausbetten zur Behandlung psychisch Kranker und 13.000 teilstationäre Behandlungsplätze (Zahlen aus 2008 zur Psychiatrie, Psychosomatik und Kinder- und Jugendpsychiatrie). Eine differenzierte Darstellung nach Bundesländern ist der ● Tab. 2.2 zu entnehmen. Es fällt auf, dass die Bettendichte von Bundesland zu Bundesland erheblich schwankt (● Abb. 2.2), ohne dass die Abweichungen sozialmedizi-

□ Tab. 2.2 Daten zur voll- und teilstationären Versorgungssituation im Bundesländervergleich.

Bundesweite Krankenhausstatistik Erwachsenenpsychiatrie 2008	Baden-Württemberg	Bayern	Berlin	Brandenburg	Bremen	Hamburg	Hessen	Mecklenburg-Vorpommern
Einwohner 2008	10.744.383	12.494.781	3.430.545	2.517.726	547.360	1.775.333	6.060.841	1.659.023
Anzahl Abteilungen	51	41	12	18	4	8	40	9
Aufgestellte Betten	6832	6532	2056	1671	577	1205	3898	1043
Teilstationäre Plätze	1066	709	539	426	220	402	713	301
Anteil Tagesklinik-Plätze (%)	13,50	9,79	20,77	20,31	27,60	25,02	15,46	22,40
Vollstationäre Verweildauer (Tage)	28,15	23,45	19,15	21,08	18,88	21,73	22,79	19,19
Teilstationäre Verweildauer (Tage)	27,53	19,32	30,93	24,47	11,49	25,72	24,11	22,01
Betten und Plätze je 1000 Einwohner	0,74	0,58	0,76	0,83	1,46	0,91	0,76	0,81

(Quelle: Einwohner aus Wikipedia; Anzahl Abteilungen, Betten/Plätze, Pflegetage aus Destatis Auskunftstabelle 2008 [KR-1]; die Zählweise tagesklinischer Fälle ist unklar, in Verbindung damit dann auch die tagesklinische Verweildauer; mit freundlicher Genehmigung R. Ernst, MDK Hessen)

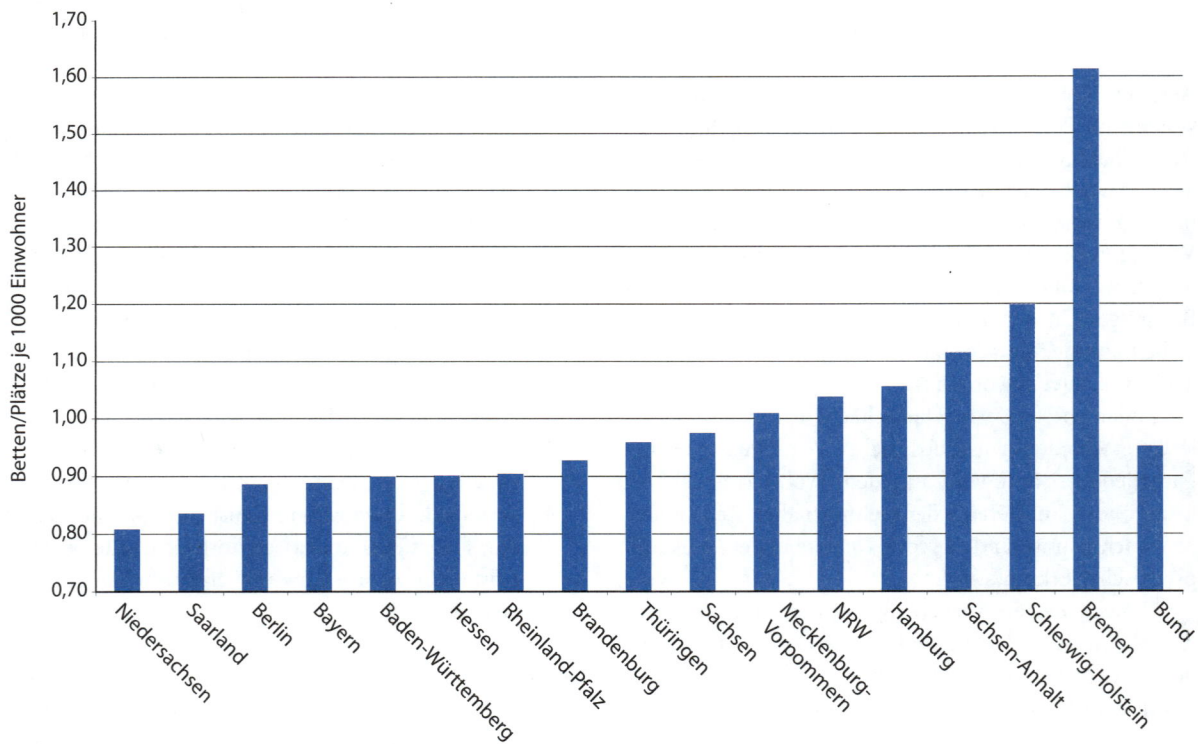

□ Abb. 2.2 Voll- und teilstationäre Kapazitäten in Erwachsenenpsychiatrie, Kinder- und Jugendpsychiatrie und Psychotherapeutischer Medizin. Betten/Plätze je 1000 Einwohner (Daten aus dem Jahr 2008). (Mit freundlicher Genehmigung R. Ernst, MDK Hessen)

Niedersach- sen	Nordrhein- Westfalen	Rheinland- Pfalz	Saarland	Sachsen	Sachsen- Anhalt	Schleswig- Holstein	Thüringen	Bund
7.937.280	17.933.086	4.020.917	1.027.700	4.183.404	2.373.485	2.830.889	2.261.236	81.797.989
29	94	23	7	25	18	21	12	412
4585	13.724	2442	585	2637	1570	2246	1458	53.061
791	2767	556	197	638	457	435	362	10.579
14,71	16,78	18,55	25,19	19,48	22,55	16,23	19,89	16,62
22,98	24,21	21,91	19,85	22,47	21,59	20,94	22,72	23,17
28,25	27,50	27,48	20,81	23,22	22,55	23,28	21,24	24,68
0,68	0,92	0,75	0,76	0,78	0,85	0,95	0,80	0,78

nisch zu erklären wären. Der Anteil teilstationärer Behandlungsangebote differiert ebenfalls von Bundesland zu Bundesland. Der Anteil tagesklinischer Behandlung ist erwartungsgemäß in den Stadtstaaten tendenziell am höchsten und in den Flächenbundesländern am geringsten (■ Abb. 2.3). Auffallend ist die extreme Streubreite der Verweildauern in den Tageskliniken zwischen den einzelnen Bundesländern, die medizinisch nicht zu begründen ist.

Die Krankenhausbehandlung (■ Abb. 2.4), bei der Psychotherapie und Soziotherapie neben Psychopharmakotherapie immer eine wesentliche Rolle spielen, gliedert sich in:

- **Teilstationäre** Behandlung (häufigstes teilstationäres Angebot sind Tageskliniken)
- **Vollstationäre** Behandlung auf:
  - Offenen Stationen (in größeren Abteilungen/Kliniken meist Schwerpunkt- oder Spezialstationen für Schizophrenie, affektive Störungen, Demenzen, Abhängigkeitserkrankungen, Persönlichkeitsstörungen u. a.)
  - Intensivstationen (halb geschlossene oder geschlossene/geschützte Stationen)

Bisher gibt es keine allgemein konsentierten Abgrenzungskriterien, wann Patienten ambulant, teilstationär oder vollstationär kurativ behandelt werden sollten. In der Regel findet diesbezüglich vor Ort eine kollegiale Konsensfindung zwischen den ambulant tätigen Behandlern,

den Krankenhausärzten, ggf. unter Hinzuziehung von Fachgutachtern des Medizinischen Dienstes der Krankenversicherung (MDK), statt.

Unstrittig indiziert ist eine **vollstationäre Krankenhausbehandlung** insbesondere bei:

- Akuter Fremd- oder Eigengefährdung, z. B. bei akuter Suizidalität; zur Unterbringung gegen den Willen des Patienten ► Kap. 49 (sofern allerdings keine ausreichende Aussicht mehr auf Erfolg einer Behandlung besteht und die ärztliche Behandlung nur noch eine die Unterbringung sichernde Funktion hat, handelt es sich nicht mehr um Krankenhausbehandlung und es muss ein Kostenträgerwechsel erfolgen)
- Beträchtlichen Störungen der Wahrnehmung, des Antriebs oder der Sinnesverarbeitung, die ein Aufsuchen ambulanter oder teilstationärer Hilfsangebote unmöglich machen (z. B. bei einem extrem antriebsgeminderten depressiven Patienten oder aber bei einem akut psychotischen Patienten)
- Notwendigkeit komplexer pharmakologischer und/ oder psychotherapeutischer Behandlung, die in dieser Form weder ambulant noch im Rahmen einer Rehabilitationsbehandlung noch im Heim zu leisten ist

Eine **teilstationäre Behandlung** kann beispielsweise indiziert sein:

- Wenn im Rahmen einer vollstationären Behandlung eine erste Stabilisierung erzielt wurde, eine Entlassung in den ambulanten Bereich aber noch zu früh

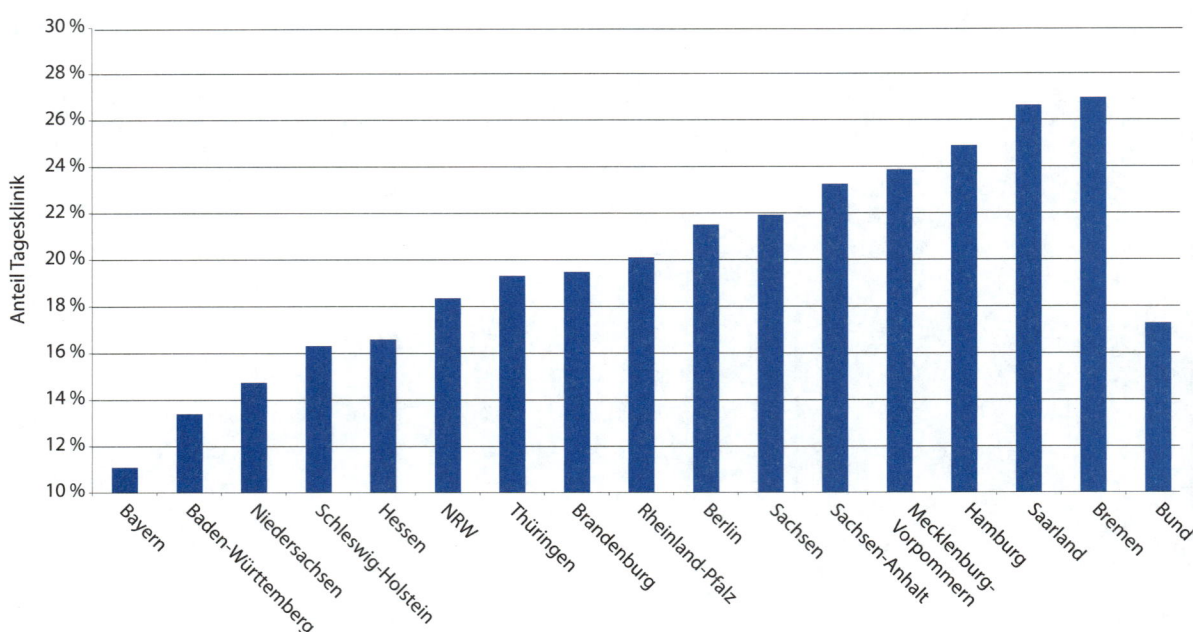

■ **Abb. 2.3** Anteil Tagesklinik an stationären Behandlungskapazitäten in der Erwachsenenpsychiatrie, Kinder- und Jugendpsychiatrie und Psychotherapeutischen Medizin (Daten aus dem Jahr 2008). (Mit freundlicher Genehmigung R. Ernst, MDK Hessen)

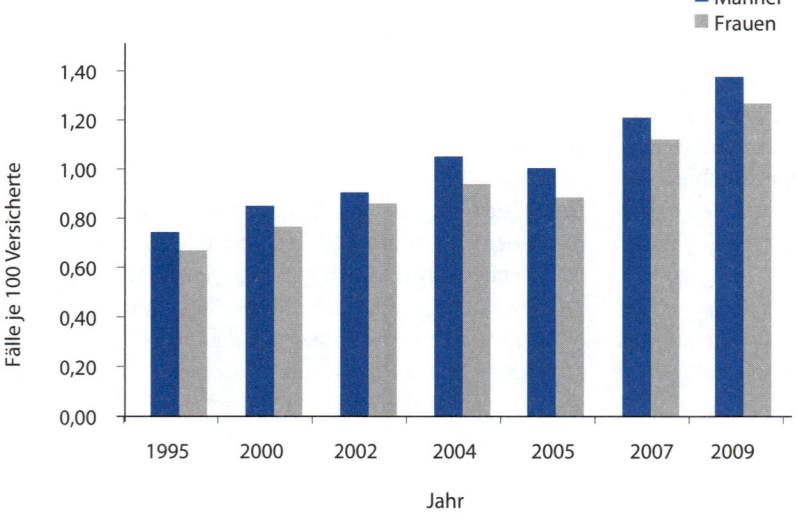

■ **Abb. 2.4** Stationäre Krankenhausbehandlung wegen psychischer Erkrankung (Daten des BKK-Bundesverbandes zum Trend seit 1995). (Mit freundlicher Genehmigung des BKK LV NW)

erscheint, weil das dortige Setting nicht ausreichend dicht ist (z. B. bei schizophrenen Patienten, bei denen die akute psychotische Phase abgeklungen ist, die aber noch ausgeprägtere Störungen des Antriebs und Affekts aufweisen)

— Um ambulant auftretende Krisen aufzufangen, sofern das ambulante Setting nicht ausreichend dicht ist und der Schweregrad der Erkrankung teilstationäre Behandlung zulässt, d. h. stationäre Krankenhausbehandlung nicht notwendig ist

Ein besonderes Problem stellt die Abgrenzung von teilstationärer Behandlung gegenüber (ganztägig) ambulanter Rehabilitation dar. Je mehr es in der Therapie darum geht, Krankheitsfolgen und Störungen der Teilhabe zu bessern, d. h. den psychisch kranken Menschen zu befähigen, besser am Leben in der Gesellschaft und am Arbeitsleben trotz seiner Erkrankung teilzunehmen, desto eher ist an die Einleitung einer Rehabilitationsleistung bzw. einer Leistung zur Teilhabe alternativ zu teilstationärer Krankenhausbehandlung zu denken. Diesem leistungsrechtlich korrekten Vorgehen steht allerdings entgegen, dass es

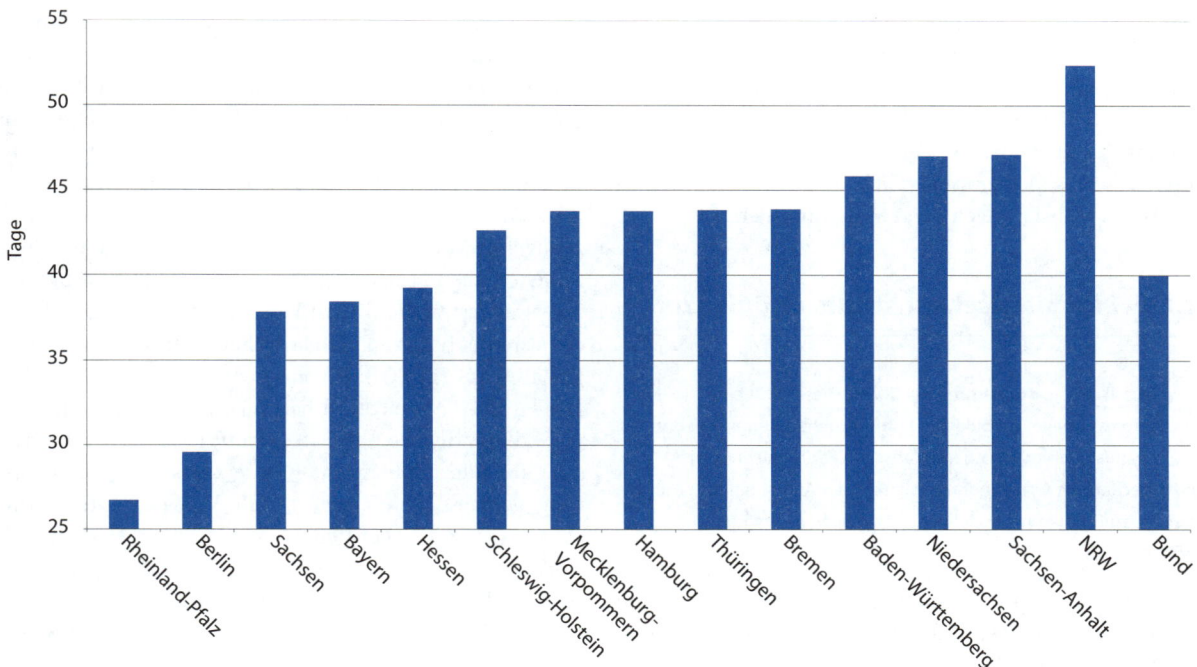

◼ Abb. 2.5 Vollstationäre Behandlungszeit Psychotherapeutische Medizin (Daten von 2008). (Mit freundlicher Genehmigung R. Ernst, MDK Hessen)

unverändert keine ausreichenden Angebote wohnortnaher Rehabilitation für psychisch Kranke gibt.

Die Beurteilung durch die Klinik, inwieweit eine Krankenhausbehandlung bei einem Patienten notwendig ist, kann u. a. im Rahmen einer **prästationären Behandlung** erfolgen (§ 115a SGB V). Diese ist begrenzt auf maximal 3 Behandlungstage innerhalb von 5 Tagen vor Beginn der stationären Behandlung.

Eine **poststationäre Behandlung** ist durchführbar an maximal 7 Tagen innerhalb von 14 Tagen nach Entlassung aus dem Krankenhaus zur Sicherung des Behandlungserfolgs. In medizinisch begründeten Einzelfällen ist auch eine längere poststationäre Behandlung möglich. Im Regelfall reicht zur Beurteilung der Notwendigkeit von Krankenhausbehandlung, zu der das Krankenhaus verpflichtet ist, ein Aufnahmegespräch in der Poliklinik aus. Der Patient wird danach entweder aufgenommen oder aber an ein alternatives Behandlungsangebot verwiesen.

2.2.2 Exkurs: Psychosomatik – Der deutsche Sonderweg

Nur in Deutschland ist die Psychosomatik als eigenes Fachgebiet ausgewiesen, ansonsten wird sie als Teil des Gebietes Psychiatrie verstanden. Tendenziell wird in der Psychosomatik deutlich länger behandelt als in der Psychiatrie. Diese Unterschiede sind durch Abweichungen im Patientenklientel – in Psychiatrie und Psychotherapie

werden z. B. mehr abhängigkeitskranke Menschen mit tendenziell kürzerer Verweildauer behandelt – nur zum Teil erklärbar. Erschwerend kommt hinzu, dass die psychosomatischen Kliniken und Abteilungen keine Versorgungsverpflichtung wahrnehmen, z. T. erhebliche Wartezeiten aufweisen und zudem überwiegend wohnortfern behandeln. Es muss also davon ausgegangen werden, dass die dort behandelten Patienten im Schnitt gesünder sind als in der Psychiatrie.

Da jede zu Lasten der gesetzlichen Krankenversicherung in Deutschland erbrachte Leistung dem Wirtschaftlichkeitsgebot unterliegt (§ 12 SGB V), stellt das die Psychosomatik vor besondere Herausforderungen. Längere Verweildauern bzw. höhere Fallkosten dürfen nur von der Krankenkasse finanziert werden, wenn es dafür medizinische Gründe gibt. Solche Gründe sind bei tendenziell gesünderen Patienten nur bedingt plausibel zu machen. Hinzu kommt, dass es erhebliche Verweildauerunterschiede zwischen den einzelnen psychosomatischen Abteilunge und Kliniken gibt, die medizinisch nicht zu erklären sind. So wird in Nordrhein-Westfalen in der Psychosomatik doppelt so lange behandelt wie in Rheinland-Pfalz (◼ Abb. 2.5).

Es ist zu erwarten, dass sich im Zuge der Weiterentwicklung des neuen Krankenhausentgeltsystems für Psychiatrie, Psychosomatik und Kinder- und Jugendpsychiatrie die Leistungen und Verpflichtungen der Krankenhäuser und Abteilungen, in denen psychisch kranke Menschen behandelt werden, angleichen. Das Prinzip dahinter: Gleiches Geld für gleiche Leistung. Diesem Ziel entgegen stehen allerdings derzeit unterschiedliche OPS-Codes für Psychiatrie, Psychosomatik und Kinder- und Jugendpsychiatrie sowie der Tagessatzbezug, der keinerlei Anreize bietet, die langen Verweildauern in der Psychosomatik, die aus medizinischer Sicht auch die Gefahr unnötiger Hospitalisierungen bergen, zu minimieren.

2.2.3 Psychiatrische Institutsambulanzen

Psychiatrische Institutsambulanz (PIA) – Diese stellt ein multiprofessionelles ambulantes Komplexbehandlungsangebot von psychiatrisch-psychotherapeutischen Fachkliniken oder entsprechenden Abteilungen in Kliniken der Allgemeinversorgung dar, die zur Teilnahme an der vertragsärztlichen Versorgung ermächtigt sind.

Die Behandlung in Psychiatrischen Institutsambulanzen ist für diejenigen psychisch erkrankten Patienten vorgesehen, »die wegen Art, Schwere oder Dauer ihrer Erkrankung oder wegen zu großer Entfernung zu geeigneten Ärzten auf die Behandlung durch diese Krankenhäuser angewiesen sind« (§ 118 SGB V).

Es gibt etwas unterschiedliche Regelungen für PIAs an psychiatrischen Fachkrankenhäusern und PIAs an psychiatrischen Krankenhausabteilungen. In § 118 (1) SGB V finden sich die Regelungen zu PIAs an rein psychiatrischen Krankenhäusern. Die Ermächtigung dieser PIAs erfolgt über den Zulassungsausschuss. Allgemeinkrankenhäuser mit selbstständigen, fachärztlich geleiteten Abteilungen hingegen werden nach § 118 (2) SGB V durch einen dreiseitigen Vertrag zwischen GKV-Spitzenverband, Deutscher Krankenhausgesellschaft (DKG) und Kassenärztlicher Bundesvereinigung (KBV) ermächtigt. In diesem Vertrag, umgangssprachlich auch »PIA-Vereinbarung« genannt, ist präzisiert, welche Patienten die PIA am Allgemeinkrankenhaus behandeln darf und welche nicht. Hochschulambulanzen können darüber hinaus nach § 117 SGB V eine Ermächtigung zur Behandlung beantragen, die durch Vertragsabschluss mit der Kassenärztlichen Vereinigung und den Landesverbänden der Krankenkassen vertraglich zu fixieren ist. Ziel des § 117 SGB V ist die Sicherstellung von Forschung und Lehre.

Voraussetzung für den Betrieb einer PIA nach § 118 SGB V ist, dass die Abteilung oder das Krankenhaus eine Versorgungsverpflichtung für ein bestimmtes Gebiet wahrnimmt. Psychosomatische Abteilungen oder Kliniken dürfen, weil sie in der Regel diese Pflicht nicht erfüllen, keine PIA betreiben. Das Angebot einer PIA ist nicht auf rein ärztliche Leistungen beschränkt, sondern soll im Sinne einer multiprofessionellen Komplexleistung u. a. auch sozialarbeiterische und pflegerische Angebote umfassen.

Patienten können im Anschluss an eine stationäre oder teilstationäre Behandlung von einer Institutsambulanz übernommen bzw. von Vertragsärzten auch direkt dorthin überwiesen werden. Darüber hinaus können sich schwer Erkrankte in Krisen eigenständig in einer Institutsambulanz vorstellen. Eine Überweisung eines niedergelassenen Vertragsarztes sollte vorliegen, ist aber keine zwingende Voraussetzung für eine PIA-Behandlung. Einzelheiten zum Leistungsspektrum einer PIA in Abgrenzung zur vertragsärztlichen Versorgung sind dargestellt in der Vereinbarung zu Psychiatrischen Institutsambulanzen gemäß § 118 (2) SGB V vom 30.04.2010 zwischen KBV, DKG und GKV-Spitzenverband (Download unter: http://www.dkgev.de/dkg.php/cat/48/aid/7117/title/Psychiatrische_Institutsambulanzen_-_Neue_dreiseitige_Vereinbarung_gemaess___118_Abs._2_SGB_V_%2528Unterschriftsfassung%2529; zugegriffen: 06.09.2011). Dort sind im Anhang die Einschlusskriterien für die Behandlung Erwachsener in der Psychiatrischen Institutsambulanz definiert:

»Die Behandlung in der Psychiatrischen Institutsambulanz ist indiziert,
- wenn entweder eine Diagnose aus der Diagnosen-Positivliste vorliegt und Kriterium B oder C erfüllt sind
- oder wenn eine der restlichen Diagnosen aus dem Kapitel V (F) des ICD-10-GM in der jeweils gültigen Version vorliegt und Kriterium B und Kriterium C erfüllt sind.

Diese Kriterien sind als Eingangskriterien zu verstehen und werden zu Beginn der Behandlung seitens der Psychiatrischen Institutsambulanz überprüft.«

Im Wesentlichen soll sich eine PIA auf die Behandlung chronisch schwer psychisch Kranker konzentrieren. In der Diagnosenpositivliste (**A-Kriterium**) finden sich – zusammenfassend dargestellt – folgende Gruppen von Krankheitsbildern:
- Demenzen und organisch bedingte Störungen (F0 nach ICD-10)
- Störungen durch psychotrope Substanzen (F1) mit Ausnahme des schädlichen Gebrauchs
- Schizophrenien, schizoaffektive Störungen, schizotype und wahnhafte Störungen (F2)
- Manien, bipolare Störungen und schwere depressive Erkrankungen (F30, F31, F32.2, F32.3, F33.2, F33.3)
- Bestimmte Angst- und Zwangsstörungen (F41–F42) und die posttraumatische Belastungsstörung (F43.1)
- Anorexie und Bulimie (F50.0–F50.3)
- Bestimmte schwere Persönlichkeitsstörungen und weitere F6-Diagnosen (F60.0–F60.3, F64.4–F64.8)

Zusätzlich zum A-Kriterium muss das im Folgenden dargestellte B- **oder** das C-Kriterium erfüllt sein. Liegt ein Krankheitsbild vor, das nicht auf der Diagnosenpositivliste steht, z. B. eine mittelschwere Depression, eine Agoraphobie oder ADHS, müssen das B- **und** C-Kriterium erfüllt sein:

»B. Schwere der Erkrankung

Dieses Kriterium ist erfüllt, wenn Merkmal B 1 vorliegt oder mindestens 4 der folgenden Merkmale B 2 bis B 12 vorliegen:

B 1. Es liegt ein Notfall vor oder es besteht ein akutes Krankheitsbild, das sonst zu einer akuten stationären Aufnahme führen würde.

B 2. Die Behandlung verkürzt einen aktuellen stationären Aufenthalt.

B 3. Die Kriterien für 2 oder mehr Diagnosen gemäß ICD-10-GM, in der jeweils gültigen Version, Kapitel V (F) sind gegenwärtig erfüllt.

B 4. Das globale Funktionsniveau des Patienten ist krankheitsbedingt erheblich beeinträchtigt, dokumentiert z. B. durch einen GAF-Wert unter 50 (Global Assessment of Functioning Scale, DSM-IV-TR).

B 5. Der Krankheitsverlauf ist charakterisiert durch eine fehlende ausreichende Wirksamkeit bisheriger ambulanter Therapieversuche.

B 6. Der Krankheitsverlauf ist charakterisiert durch wiederholte stationäre und/oder teilstationäre Behandlungen.

B 7. Es liegt ein schwerer Krankheitsverlauf vor, dokumentiert z. B. durch einen CGI-Wert über 4 (Clinical Global Impression Scale) oder eine Verschlechterung in der CGI Veränderungsskala von -3 oder darunter.

B 8. Es besteht ein erhebliches Gefährdungspotenzial (Selbst- oder Fremdgefährdung) beim Patienten.

B 9. Der Krankheitsverlauf ist durch mangelnde Krankheitseinsicht und Zusammenarbeit (mangelnde Adhärenz) oder wiederholte Behandlungsabbrüche im ambulanten oder stationären Bereich gekennzeichnet.

B 10. Die psychische Erkrankung hat einen erheblichen negativen Einfluss auf den Verlauf und die Therapie einer komorbiden, schweren somatischen Erkrankung.

B 11. Der Patient war bisher nicht in der Lage, aus eigenem Antrieb eine notwendige, kontinuierliche ambulante fachspezifische Behandlung in Anspruch zu nehmen.

B 12. Bei einer geplanten Entlassung aus stationärer Behandlung ist zu erwarten, dass der Patient die medizinisch notwendige, kontinuierliche Behandlung andernorts nicht wahrnehmen wird.

C. Dauer der Erkrankung

Das Kriterium der Dauer ist erfüllt, wenn eines der folgenden Merkmale vorliegt:

C 1. Die Erkrankung besteht gegenwärtig seit mindestens 6 Monaten.

C 2. Bei rezidivierenden Erkrankungen ist mindestens ein Rezidiv innerhalb von 2 Jahren aufgetreten.«

> **Eine Psychiatrische Institutsambulanz (PIA) ist ein multiprofessionelles Komplexleistungsangebot für schwer oder chronisch psychisch Kranke. Die PIA soll die vertragsärztliche Versorgung nicht ersetzen, sondern ergänzen. Ist eine Versorgung über den vertragsärztlichen oder -psychotherapeutischen Bereich möglich, muss die Behandlung im Vertragsbereich erfolgen.**

2.2.4 Häusliche Krankenpflege

Häusliche Krankenpflege für psychisch Kranke (HKP) – Die HKP (bzw. früher auch »Ambulante Psychiatrische Pflege«, APP, genannt) ist ein wichtiges Instrument zur Unterstützung bestimmter, schwer psychisch Kranker bei der Alltagsbewältigung, die – trotz ambulanter medizinischer Behandlung – nicht ohne die ergänzende ambulante pflegerische Unterstützung im Alltag zurechtkommen würden. Ziel der HKP ist die Verhinderung oder Verkürzung einer Krankenhausbehandlung. Auch wenn eine Krankenhausbehandlung zwar notwendig, aber nicht durchführbar ist, kann HKP verordnet werden.

Häusliche Krankenpflege ist ein wesentlicher Baustein in der ambulanten Versorgung. Unterschieden werden Grundpflege (z. B. Hilfe bei Körperpflege, Ernährung, Mobilität) und Behandlungspflege (z. B. Medikamentengabe) von der speziellen häuslichen Krankenpflege für psychisch Kranke (HKP). Bei Letzterer ist ein deutlich längerer und intensiverer Kontakt und Beziehungsaufbau mit dem Patienten vorgesehen (bis zu 4 Monate) und die Berücksichtigung spezifischer Aspekte der psychischen Erkrankung, mit dem Ziel, sich anbahnende Krisen frühzeitig zu erkennen und notwendige Gegenmaßnahmen rechtzeitig einzuleiten. Die entsprechenden Mitarbeiter der ambulanten Pflegedienste, die diese Leistung erbringen, müssen daher über besondere Kenntnisse in der Begleitung von schwer psychisch kranken Patienten verfügen, die sie über eine psychiatrische Zusatzqualifikation erlangen können.

HKP ist nur bei bestimmten psychischen Erkrankungen verordnungsfähig, die in einer Richtlinie des Gemeinsamen Bundesausschusses aufgeführt sind (▶ Übersicht). Hauptsächlich wird HKP bei Patienten mit psychotischem Erleben verordnet, da diesen Patienten der Wechsel vom stationären oder teilstationären Krankenhaussetting in den ambulanten Bereich mit geringerer Versorgungsdichte oft besonders schwer fällt. HKP eröffnet hier die

2

Möglichkeit, den Patienten schrittweise an die Alltagsanforderungen heranzuführen und seine Motivation für ambulante Maßnahmen (z. B. Einnahme der Medikation, Besuch einer Tagesstätte) zu erhöhen.

F-Diagnosen gemäß ICD-10, bei denen laut Richtlinie des Gemeinsamen Bundesausschusses HKP verordnet werden kann

- F00.1 Demenz bei Alzheimer-Krankheit, mit spätem Beginn (Typ 1)
- F01.0 Vaskuläre Demenz mit akutem Beginn
- F01.1 Multiinfarkt-Demenz
- F01.2 Subkortikale vaskuläre Demenz
- F02.0 Demenz bei Pick-Krankheit
- F02.1 Demenz bei Creutzfeldt-Jakob-Krankheit
- F02.2 Demenz bei Chorea Huntington
- F02.3 Demenz bei primärem Parkinson-Syndrom
- F02.4 Demenz bei HIV-Krankheit
- F02.8 Demenz bei andernorts klassifizierten Krankheitsbildern
- F04 Organisches amnestisches Syndrom, nicht durch Alkohol oder andere psychotrope Substanzen bedingt
- F06.0 Organische Halluzinose
- F06.1 Organische katatone Störung
- F06.2 Organische wahnhafte (schizophrenieforme) Störung
- F06.3 Organische affektive Störungen
- F06.4 Organische Angststörung
- F06.5 Organische dissoziative Störung
- F06.6 Organische emotional labile (asthenische) Störung
- F07.0 Organische Persönlichkeitsstörung
- F07.1 Postenzephalitisches Syndrom
- F07.2 Organisches Psychosyndrom nach Schädelhirntrauma
- F20.x Schizophrenie
- F21 Schizotype Störung
- F22.x Anhaltende wahnhafte Störungen
- F24 Induzierte wahnhafte Störung
- F25.x Schizoaffektive Störungen
- F30.x Manische Episode
- F31.x Bipolare affektive Störung mit Ausnahme von F31.7 bis F31.9
- F32.x Depressive Episode mit Ausnahme von F32.0, F32.1 und F32.9
- F33.x Rezidivierende depressive Störung mit Ausnahme von F33.0, F33.1, F33.4, F33.8 und F33.9
- F41.0 Panikstörung (episodisch paroxysmale Angst)
- F41.1 Generalisierte Angststörung

HKP ist eine zeitlich begrenzte Behandlungspflege (in der Regel 4 Wochen, in begründeten Ausnahmefällen auch bis zu 4 Monaten, evtl. auch darüber hinaus), wobei sich die Zeitbegrenzung auf eine Krankheitsepisode bezieht. Bei einer längerfristig oder dauerhaft notwendigen psychosozialen Unterstützung sollten andere Leistungen, wie Betreutes Wohnen oder Leistungen der Pflegeversicherung, herangezogen werden.

Verordnet werden kann HKP durch den behandelnden Vertragsarzt. Sie ist eine Leistung der gesetzlichen Krankenversicherung und muss von der Krankenkasse genehmigt werden. Rechtliche Grundlagen zur Verordnung von HKP finden sich im § 37 SGB V.

Voraussetzungen für die Verordnung von HKP

- Vorliegen einer fachärztlich gesicherten F-Diagnose (ICD-10), die in der Richtlinie des Gemeinsamen Bundesausschusses aufgeführt ist
- Vorliegen eines vom Pflegedienst und verordnendem Arzt erstellten Pflege- und Behandlungsplans
- Mögliche Erreichbarkeit der Behandlungsziele innerhalb eines Zeitraums von 4 Monaten (keine Dauerpflege notwendig)

2.2.5 Ambulante Soziotherapie

Ambulante Soziotherapie – Sie bezeichnet, trotz des vom Gesetzgeber etwas unglücklich gewählten Namens, kein Therapieverfahren, sondern eine besondere Form des ambulanten Case-Managements, bei dem psychisch kranke Patienten durch einen Fachpfleger oder Sozialarbeiter gezielt an ambulante Hilfen (z. B. an Angebote von Ergotherapeuten, Vertragsärzten oder von Werkstätten für behinderte Menschen) durch Anleitung und Motivationsarbeit herangeführt werden. Falls notwendig, begleitet der ambulante Soziotherapeut den Patienten auch zu den entsprechenden Stellen.

Ambulante Soziotherapie ist für solche psychisch kranken Patienten gedacht, die so schwer erkrankt sind, dass sie ärztliche oder ärztlich verordnete Leistungen nicht selbstständig in Anspruch nehmen können. Ziel ist, diese Patienten an entsprechende Leistungen fachlich geleitet heranzuführen. Wie die HKP, wird auch die ambulante Soziotherapie hauptsächlich bei Patienten mit psychotischem Erleben verordnet. Das Indikationsspektrum ist ebenfalls durch eine Richtlinie des Gemeinsamen Bundesausschusses geregelt (► Übersicht) und ähnelt dem der HKP.

F-Diagnosen gemäß ICD-10, bei denen laut Richtlinie des Gemeinsamen Bundesausschusses ambulante Soziotherapie verordnet werden kann

- F20.x Schizophrenie
- F21 Schizotype Störung
- F22.x Anhaltende wahnhafte Störungen
- F24 Induzierte wahnhafte Störung
- F25.x Schizoaffektive Störungen
- F31.5 Bipolare affektive Psychose, gegenwärtig schwere depressive Episode mit psychotischen Symptomen
- F32.3 Schwere depressive Episode mit psychotischen Symptomen
- F33.3 Rezidivierende depressive Störung, gegenwärtig schwere Episode mit psychotischen Symptomen

Leistungen ambulanter Soziotherapie werden von entsprechend qualifizierten Diplom-Sozialarbeitern/Sozialpädagogen oder Fachpflegekräften für Psychiatrie (sog. Soziotherapeuten) erbracht.

Verordnungsfähig sind innerhalb von 3 Jahren maximal 120 h ambulante Soziotherapie je Krankheitsfall. Zudem muss ein entsprechender Vertrag des Leistungsanbieters mit den Krankenkassen bestehen.

Um ambulante Soziotherapie verordnen zu können, müssen Ärzte zuvor einen Antrag zur Verordnung von ambulanter Soziotherapie bei der Kassenärztlichen Vereinigung stellen, welche dann – vorausgesetzt, sie hält den Arzt für geeignet – eine Verordnungsbefugnis erteilt.

Die rechtlichen Grundlagen zur Verordnung ambulanter Soziotherapie finden sich in § 37a SGB V.

Voraussetzungen für die Verordnung ambulanter Soziotherapie

- Vorliegen einer fachärztlich gesicherten F-Diagnose (ICD-10), die in der Richtlinie des Gemeinsamen Bundesausschusses aufgeführt ist
- Vorliegen von Fähigkeitsstörungen (Störungen der Aktivität nach ICF – International Classification of Functioning, Disability and Health), denen mit den Mitteln der ambulanten Soziotherapie begegnet werden kann; klassifiziert werden Fähigkeitsstörungen anhand der GAF-Skala (Skala zur globalen Erfassung des Funktionsniveaus) des DSM-IV-TR
  ▼

- Vorliegen eines soziotherapeutischen Betreuungsplans, der darauf angelegt ist, diese Leistung perspektivisch überflüssig zu machen
- Mögliche Erreichbarkeit der Behandlungsziele in der Regel mit maximal 120 Stunden ambulanter Soziotherapie innerhalb von 3 Jahren

Das Bundessozialgericht führt in seinem inzwischen vorliegenden Urteil vom 20.04.2010 – B 1/3 KR 21/08 R – aus, dass die ambulante Soziotherapie nach der gesetzlichen Konzeption von vornherein keine Dauerleistung sei und Anleitung und Motivation nur dann einen Sinn haben, wenn die Chance zur Beeinflussung des Betroffenen besteht, dass aber die Begrenzungsregelung des § 37a Abs. 1 SGB V lediglich innerhalb der 3 Jahre mehr als 120 Stunden Soziotherapie ausschließe. Mit Blick auf die Zielsetzung, Krankenhausaufenthalte (Drehtüreffekt) zu vermeiden, und die Beschreibung des Krankheitsfalles in den Soziotherapie-Richtlinien zieht es aber den Schluss, dass bei länger anhaltender Krankheit mit Ablauf des 3-Jahreszeitraums ein neuer »Krankheitsfall« beginnen kann und – soweit alle übrigen Leistungsvoraussetzungen erfüllt sind – ein Neuanspruch in Betracht kommt, auch wenn dem Therapiebedarf unverändert dieselbe Krankheitsursache zugrunde liegt.

2.2.6 Rehabilitationsleistungen/ Teilhabeleistungen

Zu den Rehabilitationsleistungen gehören folgende Maßnahmen:

- **Medizinische Rehabilitation**
- **Berufliche Rehabilitation** (sog. Leistungen zur Teilhabe am Arbeitsleben §§ 33 ff. SGB IX)
- **Soziale Rehabilitation** (sog. Leistungen zur Teilhabe in der Gemeinschaft §§ 54 ff. SGB IX, z. B. Betreutes Wohnen)

Für Rehabilitationsleistungen ist nicht ein einheitlicher Träger zuständig, sondern je nach Ausgangslage unterschiedliche Rehabilitationsträger mit verschiedenen Schwerpunkten, z. B.:

- Gesetzliche Krankenkassen (medizinische Rehabilitation)
- Bundesagentur für Arbeit (berufliche Rehabilitation)
- Rentenversicherungsträger (medizinische und berufliche Rehabilitationsleistungen)
- Unfallversicherungsträger (medizinische, berufliche und soziale Rehabilitationsleistungen)

2

- Soziale Versorgungsträger sowie Träger der Sozialhilfe und Jugendhilfe (medizinische, berufliche und soziale Rehabilitationsleistungen)

Die gesetzlichen Grundlagen der Rehabilitation finden sich daher auch in verschiedenen Teilen des Sozialgesetzbuches und werden übergreifend im SGB IX geregelt. Aufgrund des nicht optimal funktionierenden Nebeneinanders der Leistungen und Leistungsträger wurden die sog. **Gemeinsamen Servicestellen** eingeführt (§§ 22–25 SGB IX), die als leistungsübergreifende Hilfen die Kompetenzen bündeln und Entscheidungen beschleunigen sollen. Sie können von Patienten und Ärzten genutzt werden.

Im Wesentlichen werden bei der Rehabilitation 2 Gruppen psychisch kranker Patienten unterschieden:

1. Leichte bis mittelschwer psychisch erkrankte Personen mit prinzipiell hinreichend günstiger Prognose hinsichtlich Erhaltung oder Wiederherstellung der Erwerbsfähigkeit
   - Typische Erkrankungen sind Abhängigkeitserkrankungen, depressive Störungen, Angststörungen, somatoforme Störungen und Persönlichkeitsstörungen
   - Diese Patientengruppe kann auf eine große Zahl primär psychotherapeutisch arbeitender, stationärer medizinischer Rehabilitationseinrichtungen zugreifen (Finanzierung v. a. über den Rentenversicherungsträger)
2. Schwer psychisch erkrankte Patienten mit grundsätzlich schlechterer Prognose bezüglich Erhaltung oder Wiederherstellung der Erwerbsfähigkeit
   - Zu dieser Gruppe gehören häufig chronisch erkrankte Patienten mit einer schizophrenen oder schizoaffektiven Störung oder Patienten mit schwerer Persönlichkeitsstörung, oft mit weiteren Komorbiditäten
   - Hier stehen meist Leistungen der sozialen Teilhabe nach SGB XII im Vordergrund und in geringerem Maße Leistungen der medizinischen Rehabilitation und der beruflichen Teilhabe
   - In einigen Bundesländern gibt es besondere Einrichtungen mit gemischtem Auftrag (Komplexleistung aus medizinischer und beruflicher Rehabilitation), sog. RPK-Einrichtungen (**Rehabilitationseinrichtungen für psychisch kranke Menschen**), die speziell schwer psychisch Kranke mit einer schizophrenen Erkrankung rehabilitieren

RPK-Einrichtungen bieten eine »Komplexleistung« aus medizinischer und beruflicher Rehabilitation an. Sie können – wo vorhanden – eine gute Möglichkeit sein, Patienten mit schwereren Störungen der Teilhabe und Aktivitäten (nach ICF) auf den 1. Arbeitsmarkt zurückzuführen, und zwar v. a. dann, wenn ambulante Hilfeleistungen wie HKP, Betreutes Wohnen, ambulante Soziotherapie und Teilhabe am Arbeitsleben allein nicht greifen. Besteht keine realistische Aussicht auf Rückführung auf den 1. Arbeitsmarkt, ist eine RPK-Maßnahme nicht indiziert. RPK-Einrichtungen für schwer psychisch Kranke finden sich derzeit nur vereinzelt, und die bestehenden Einrichtungen arbeiten z. T. nach sehr unterschiedlichen Konzepten.

2.2.7 Medizinische Rehabilitation

Medizinische Rehabilitation – Sie hat nicht die Heilung einer Erkrankung, sondern die Vermittlung eines besseren Umgangs mit Krankheitsfolgen bzw. eine Besserung von Störungen der Teilhabe zum Ziel. Es geht darum, dem Patienten einen besseren Umgang mit den Folgen seiner Erkrankung und den dadurch bedingten psychosozialen Einschränkungen (Störungen der Aktivitäten und der Teilhabe nach ICF) zu vermitteln.

Die seit Jahren ansteigenden Arbeitsunfähigkeitszeiten wegen psychischer Erkrankungen (◘ Abb. 2.6, ◘ Abb. 2.7) machen einen steigenden Bedarf an medizinischer Rehabilitation wahrscheinlich, der sich in der Versorgungslandschaft so allerdings noch nicht abbildet.

> **Immer dann, wenn ein Patient aufgrund einer psychischen Erkrankung längere Zeit arbeitsunfähig ist oder wenn aufgrund der Erkrankung die Erwerbsfähigkeit gefährdet oder gemindert ist bzw. Pflegebedürftigkeit droht, sollte an die Einleitung einer medizinischen Rehabilitationsmaßnahme gedacht werden (»Reha vor Rente« bzw. »Reha vor Pflege«). Notwendige Rehabilitationsmaßnahmen sollten schnell eingeleitet werden, da sich dadurch der Verlauf der psychischen Erkrankung deutlich positiver entwickeln kann. Voraussetzung ist, dass eine hinreichend günstige Rehabilitationsprognose und Rehabilitationsfähigkeit bestehen.**

Kostenträger medizinischer Rehabilitation ist in der Regel der Rentenversicherungsträger, seltener die Krankenkasse. Die Rehabilitation wird vom Patienten direkt beim Rentenversicherungsträger oder über die Gemeinsamen Servicestellen beantragt.

Leistungserbringer sind Rehabilitationsfachkliniken oder ambulante Einrichtungen, die über entsprechend geschultes Personal unterschiedlicher Berufsgruppen und

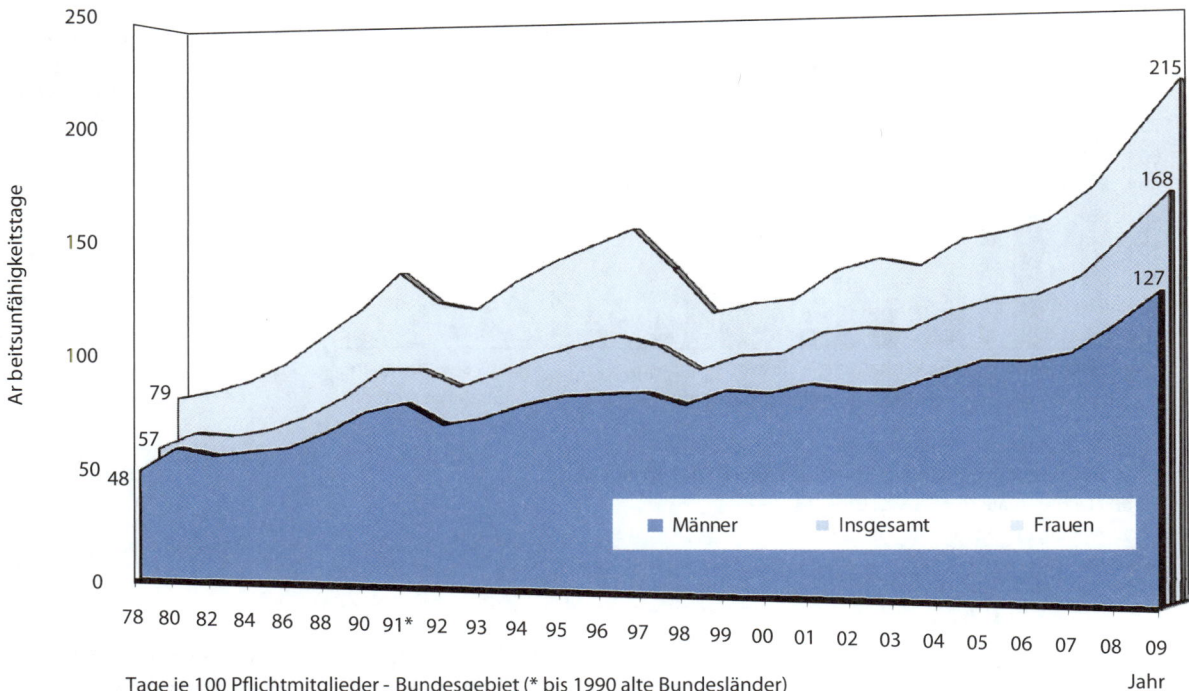

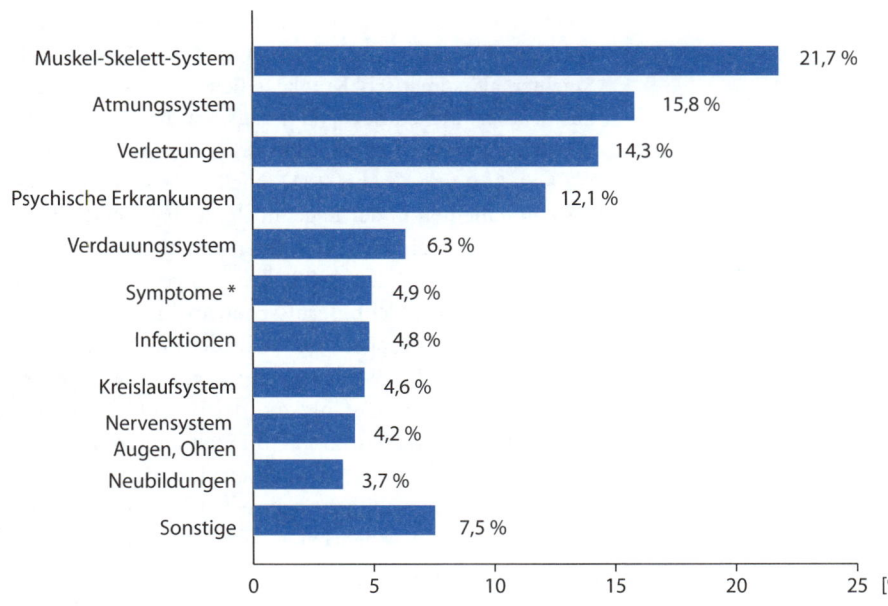

Abb. 2.7 Anteile der 10 wichtigsten Krankheitsarten an den AU-Tagen im Jahr 2010. (Mit freundlicher Genehmigung der DAK – Unternehmen Leben, von W. Koletzko, Quelle: DAK Gesundheitsreport 2011); * unter Symptome fallen Krankheitssymptome oder abnorme (Labor-)Befunde ohne (bisher) festgestellte Ursache

über einen Vertrag mit der GKV bzw. eine Belegungszusage der Deutschen Rentenversicherung (DRV) verfügen.

Die Dauer der Rehabilitationsleistung richtet sich im Allgemeinen nach dem Bedarf des Patienten und ist damit abhängig von der Schwere der Erkrankung. Jedoch ist mit zunehmendem Schweregrad zu berücksichtigen, dass sich die Zuständigkeit der Leistungsträger in der Regel weg von der Krankenversicherung und dem Rentenversicherungsträger hin zum Leistungsträger der sozialen Rehabilitation, dem überörtlichen Sozialhilfeträger, verschiebt.

2

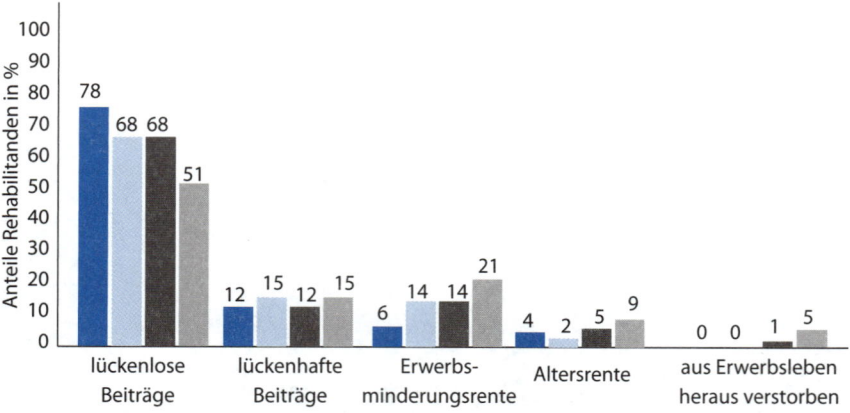

Abb. 2.8

■ **Abb. 2.8** Sozialmedizinischer 2-Jahresverlauf nach medizinischer Rehabilitation 2006 für verschiedene Diagnosengruppen (pflichtversicherte Rehabilitanden); Reha-Statistik Datenbasis 2001-2008 (Reha-Bericht Update 2011 DRV)

■ Muskeln/Skelett/Bindegewebe (n = 253.765; ∅ 48,9 J.)
■ Psychische Erkrankungen ohne Sucht (n = 81.022; ∅ 46,1 J.)
■ Herz/Kreislauf (n = 58.873; ∅ 51,2 J.)
■ Neubildungen (n = 60.270; ∅ 51,7 J.)

> **Voraussetzungen für medizinische Rehabilitationsleistungen**
>
> — Kurative Behandlung ist ausgeschöpft bzw. nicht zielführend
> — Rehabilitationsbedarf (erkennbar u. a. an längeren Arbeitsunfähigkeitszeiten)
> — Rehabilitationsfähigkeit (der Patient muss ausreichend stabil für die Rehabilitationsmaßnahme sein und sollte »psychotherapiefähig« sein, um von der Rehabilitationsmaßnahme profitieren zu können)
> — Ausreichend günstige Rehabilitationsprognose (einschließlich Motivation für die geplante Leistung)
> — Erfüllung der persönlichen und versicherungsrechtlichen Voraussetzungen (prüft der Rentenversicherungsträger; liegen diese nicht vor, kann eine Weiterleitung an die Krankenversicherung erfolgen)
> — Rehabilitationsantrag für medizinische Rehabilitation (vom Patienten zu stellen)
> — Ärztlicher Bericht

Die Wirksamkeit medizinischer Rehabilitation verdeutlicht ▢ Abb. 2.8. Hieraus geht hervor, dass 2 Jahre nach der medizinischen Rehabilitation 83 % der Rehabilitanden mit psychischen Erkrankungen (ohne Sucht) wieder erwerbsfähig sind (16 % scheiden nach der Rehabilitation mit Erwerbsminderungs- oder Altersrente aus).

2.2.8 Leistungen zur Teilhabe am Arbeitsleben/Berufliche Rehabilitationsleistungen

Entgegen dem Trend bei den somatischen Erkrankungen nehmen die Arbeitsunfähigkeitszeiten im Bereich der psychischen Erkrankungen kontinuierlich zu (▢ Abb. 2.9). Leichter als somatisch Kranke fallen psychisch Kranke aus den beruflichen Bezügen heraus, was der Anstieg der Berentungen wegen psychischer Erkrankung verdeutlicht (▢ Abb. 2.10 und ▢ Abb. 2.11). Nicht erfasst wird – was für den Patienten in der Regel noch viel belastender ist – die Zahl derer, die aufgrund einer psychischen Erkrankung arbeitslos werden. Nach den jetzigen gesetzlichen Regelungen besteht kein Berufsschutz mehr.

Ziele der Leistungen zur Teilhabe am Arbeitsleben (kurz LTA) sind daher Erhalt, Verbesserung oder Wiederherstellung der Erwerbsfähigkeit (der Begriff der beruflichen Rehabilitation wird im SGB IX durch den der Leistungen zur Teilhabe am Arbeitsleben ersetzt).

Leistungen zur Teilhabe schwerer psychisch Kranker am Arbeitsleben wurden lange vorwiegend in geschützten Werkstätten durchgeführt. Seit den 1990er Jahren ist jedoch – ausgehend von den USA – ein Trend hin zu einer beruflichen Rehabilitation unmittelbar an einem Arbeitsplatz auf dem ersten Arbeitsmarkt zu verzeichnen. Arbeit ist dabei nicht mehr nur das Ziel der Rehabilitation, sondern wird selbst als ein therapeutisch-rehabilitatives Mittel bewertet. Man spricht von »Supported Employment«. Die Strategie »First train, then place« wurde ersetzt durch »First place, then train«. Supported Employment stellt einen Paradigmenwechsel dar. Es konnte gezeigt werden, dass Patienten, die mit Unterstützung von Supported-

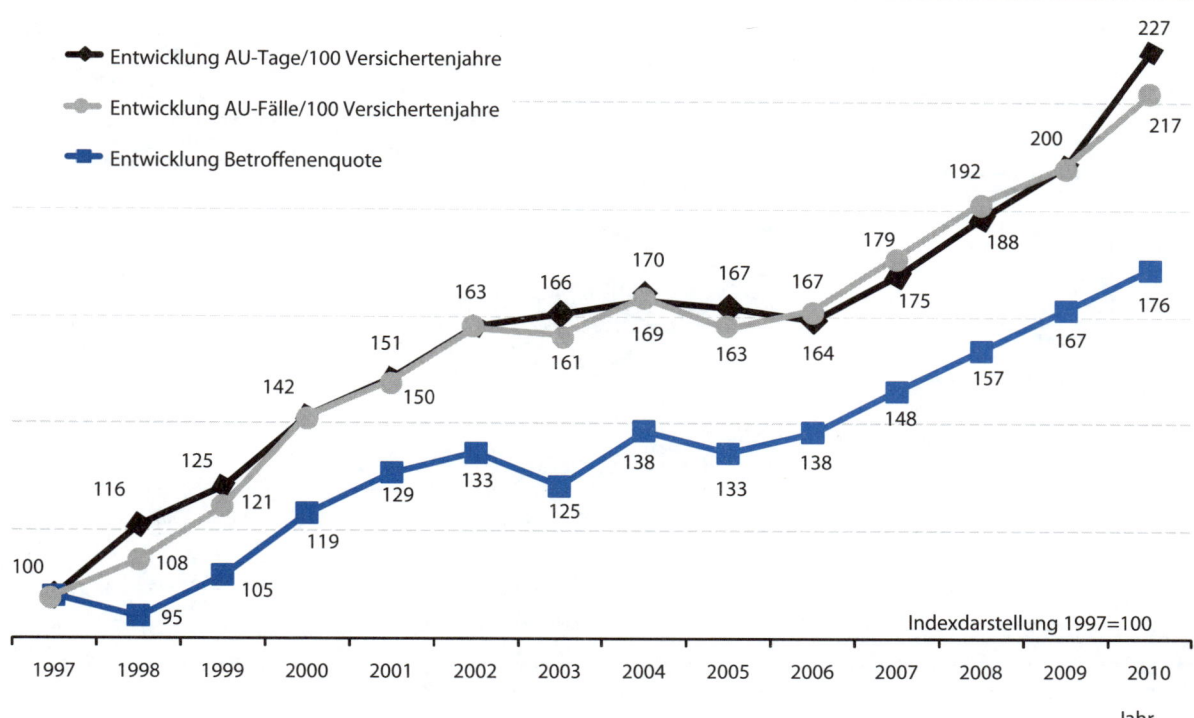

Abb. 2.9 Arbeitsunfähigkeitstage und -fälle aufgrund psychischer Erkrankungen. Die Arbeitsunfähigkeitstage haben seit 1997 um 127 %, die Arbeitsunfähigkeitsfälle um 117 % zugelegt. (Mit freundlicher Genehmigung der DAK – Unternehmen Leben, von W. Koletzko, Quelle: DAK AU-Daten 1997–2010)

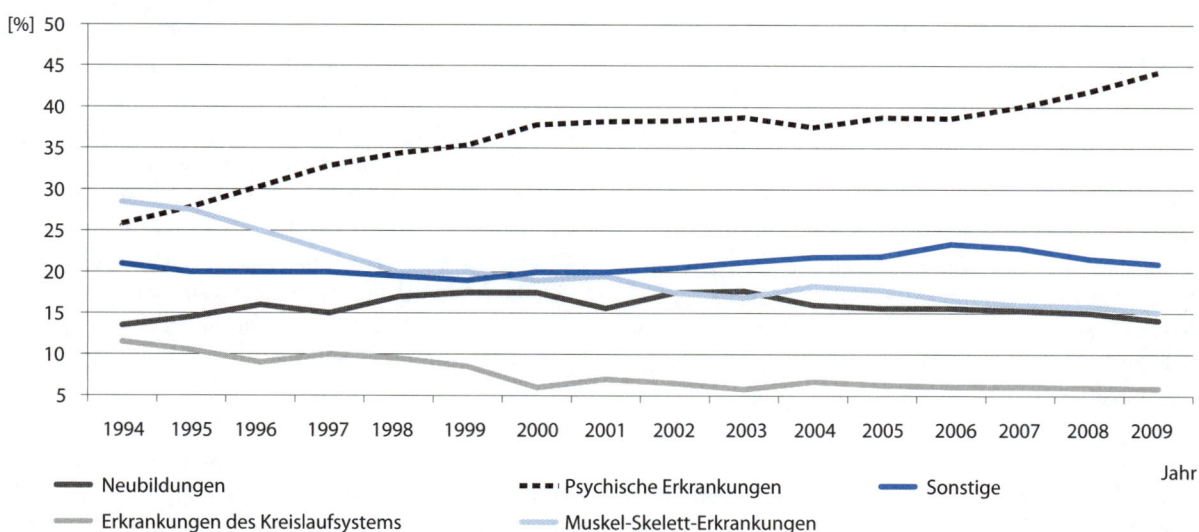

Abb. 2.10 Anteil psychischer Erkrankungen an den EM-Rentenzugängen der Deutschen Rentenversicherung Bund, dargestellt für Frauen. (Mit freundlicher Genehmigung der DAK – Unternehmen Leben, von W. Koletzko, Quelle: DRV-Bund)

Employment-Programmen auf dem ersten Arbeitsmarkt tätig sind, in der Folge weniger Arbeitsunfähigkeitszeiten aufweisen als Kontrollpersonen an geschützten Arbeitsplätzen. Dies gilt unabhängig von der Schwere der Grunderkrankung.

> **Steht der Patient noch aktiv in einem Arbeitsverhältnis, sollte alles daran gesetzt werden, den Arbeitsplatz zu erhalten. Zu beachten ist, dass selbst kurzfristige Arbeitsunfähigkeitsbescheinigungen ungünstige**

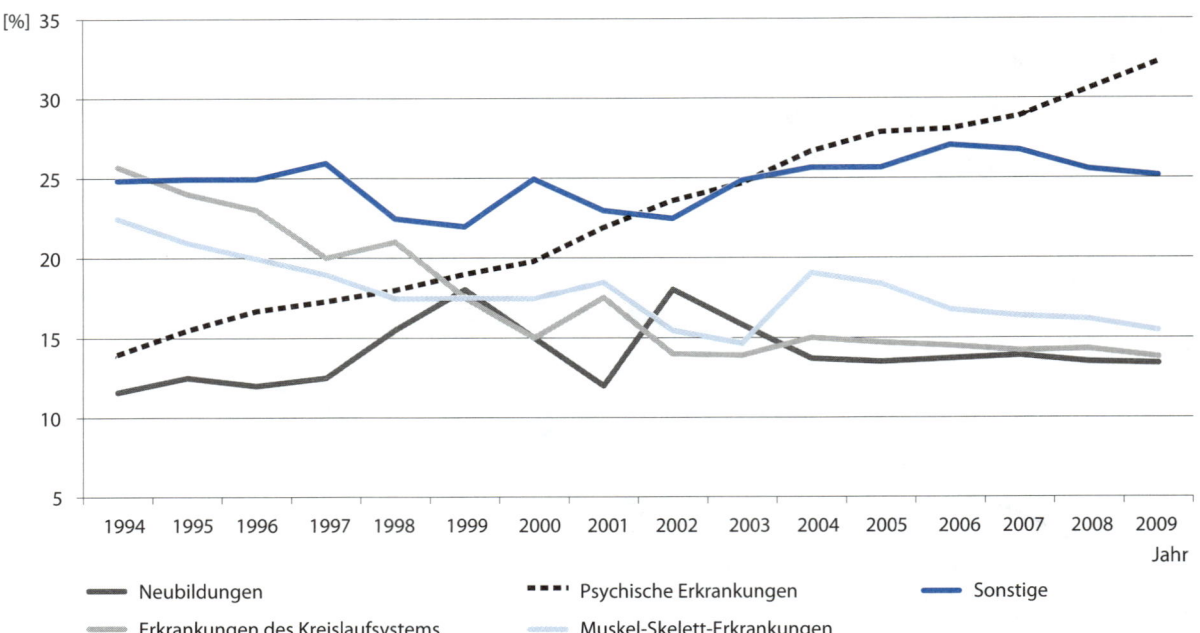

Abb. 2.11 Anteil psychischer Erkrankungen an den EM-Rentenzugängen der Deutschen Rentenversicherung Bund, dargestellt für Männer. (Mit freundlicher Genehmigung der DAK – Unternehmen Leben, von W. Koletzko, Quelle: DRV-Bund)

Auswirkungen auf den Verlauf der Erkrankung haben (z. B. durch Ausbildung einer negativen Selbstwirksamkeitserwartung des Patienten) und v. a. in kleineren Betrieben den Arbeitsplatz des Patienten bedrohen können. Wo immer möglich, sollte der Patient an einem Arbeitsplatz auf dem ersten Arbeitsmarkt gehalten werden, ggf. mit aktivem Coaching, dem Supported Employment.

Sobald ein Arbeitnehmer mehr als 6 Wochen im Jahr arbeitsunfähig ist, ist der Arbeitgeber verpflichtet, ein betriebliches Eingliederungsmanagement durchzuführen (§ 84 SGB IX). Bei Problemen am Arbeitsplatz sollte so früh wie möglich an eine leidensgerechte Anpassung des Arbeitsplatzes gedacht werden, ggf. unter Einschaltung von Integrationsämtern. Mittlere und größere Betriebe verfügen über entsprechende betriebliche Ansprechpartner. Möglichkeiten einer Umschulung oder Kündigung sollten in Hinblick auf die Arbeitsmarktsituation in den Hintergrund rücken.

> **Praxistipp**
>
> **Integrationsämter** bzw. der von ihnen beauftragte Integrationsfachdienst (kurz IFD) können helfen, die richtige Maßnahme zu finden. Der IFD hilft Menschen mit einer seelischen Behinderung, die eine Arbeitsstelle suchen oder Schwierigkeiten am Arbeitsplatz haben (z. B. durch Erstellung eines Fähigkeitsprofils, Unterstützung bei der Erstellung von Bewerbungsunterlagen, Suche nach einem geeigneten Arbeitsplatz oder nach Möglichkeiten zur Umgestaltung des Arbeitsplatzes). Träger der Integrationsfachdienste unterhalten gelegentlich auch Integrationsprojekte, die helfen sollen, die Teilhabechancen zu verbessern.

Darüber hinaus gibt es außerbetriebliche Einrichtungen der beruflichen Rehabilitation, wie **Berufsbildungs- und Berufsförderungswerke**, die sowohl ambulant als auch stationär arbeiten. Die Berufsbildungs- und Berufsförderungswerke bieten Informations- und Beratungsgespräche an zur Klärung, ob Leistungen zur Teilhabe am Arbeitsleben zu empfehlen sind – einige Krankenkassen finanzieren die Beratungsgespräche. Zudem werden dort sog. **Reha-Assessments** zur Beurteilung der arbeitsbezogenen Leistungsfähigkeit angeboten.

Sofern die Wiedereingliederung in den ersten Arbeitsmarkt unwahrscheinlich erscheint, kann die Teilhabe am

Arbeitsleben in einer Werkstatt für behinderte Menschen oder in heilpädagogischen Zentren angestrebt werden.

Die Bundesagentur für Arbeit, die Träger der gesetzlichen Unfallversicherung, der gesetzlichen Rentenversicherung, der Kriegsopferversorgung, der Kriegsopferfürsorge, der öffentlichen Jugendhilfe und der Sozialhilfe können nach §§ 5 und 6 SGB IX Leistungen zur Teilhabe am Arbeitsleben erbringen, wenn dies zur dauerhaften Eingliederung eines behinderten Menschen in das Arbeitsleben erforderlich ist. Der Rentenversicherungsträger ist zuständig für die Leistungen zur Teilhabe am Arbeitsleben, wenn der Patient

- eine Versicherungszeit von 180 Beitragsmonaten in der gesetzlichen Rentenversicherung nachgewiesen hat oder
- eine Rente wegen Erwerbsminderung bezieht oder
- in den letzten 6 Monaten vor Antragstellung eine medizinische Rehabilitationsleistung zu Lasten des Rentenversicherungsträgers erhalten hat.

Ansonsten fallen die Leistungen zur Teilhabe am Arbeitsleben in der Regel in die Zuständigkeit der Agentur für Arbeit, sofern die Leistungen geeignet sind, die Erwerbsfähigkeit wiederherzustellen.

Leistungen zur Teilhabe am Arbeitsleben über den Rentenversicherungsträger können durch den behandelnden Arzt, durch die Krankenkasse, durch den Arbeitgeber oder durch den Patienten selbst beantragt werden.

Die Dauer von Rehabilitationsleistungen richtet sich prinzipiell nach der vorgeschriebenen bzw. für die Erreichung des Teilhabeziels allgemein üblichen Zeit; diese kann aber verlängert werden, wenn besondere Umstände dies rechtfertigen. Leistungen zur beruflichen Weiterbildung sollen in der Regel bei ganztägigem Unterricht nicht länger als 2 Jahre andauern, es sei denn, eine längere Dauer verspricht eine wesentliche Verbesserung der Eingliederungsaussichten.

> **Eingangsvoraussetzungen für eine Leistung zur Teilhabe am Arbeitsleben, die vor Aufnahme in einem Berufsförderungswerk zum Zweck einer Ausbildung oder Umschulung oder beruflichen Integrationsmaßnahme geprüft werden:**
> - Verfügbarkeit von Leistungen, die geeignet sind, die Erwerbsfähigkeit wiederherzustellen
> - Ausreichende Motivation und Krankheitseinsicht beim Patienten
> - Ausreichende intellektuelle und körperliche Fähigkeiten des Patienten
> - Ausreichende Selbstständigkeit und Belastbarkeit des Patienten für ganztägig ausgerichtete Maßnahmen

2.2.9 Betreutes Wohnen

Betreutes Wohnen – Leistungsangebot der sozialen Rehabilitation (sog. Leistungen zur Teilhabe in der Gemeinschaft). Gemäß § 54 SGB XII ist Betreutes Wohnen u. a. eine »nachgehende Hilfe zur Sicherung der Wirksamkeit der ärztlichen und ärztlich verordneten Leistungen«. Diese Leistung soll Menschen mit einer sog. seelischen Behinderung bei der Eingliederung in den Alltag und in die Gemeinschaft unterstützen und ihnen ein möglichst selbstbestimmtes Leben ermöglichen.

Primäres Ziel des Betreuten Wohnens ist die Wiedereingliederung des Patienten in die Gemeinschaft. Dieses Leistungsangebot kann grundsätzlich bei jeder schweren, chronischen psychischen Erkrankung in Betracht gezogen werden.

Entscheidend dafür, ob Maßnahmen des Betreuten Wohnens in Anspruch genommen werden können oder nicht, ist nicht eine bestimmte ICD-10-Diagnose, sondern das Vorliegen einer sog. **seelischen Behinderung**, die diese Hilfe erforderlich macht.

Behinderung – Behindert sind nach § 2 Abs.1 SGB IX Menschen, wenn ihre körperliche Funktion, geistige Fähigkeit oder seelische Gesundheit mit hoher Wahrscheinlichkeit länger als 6 Monate von dem für das Lebensalter typischen Zustand abweicht und daher ihre Teilhabe am Leben in der Gesellschaft beeinträchtigt ist.

Betreutes Wohnen ist zum einen stationär in speziellen Einrichtungen möglich, aber auch ambulant in der eigenen Häuslichkeit.

Bedarf und Umfang der Betreuung und Unterbringung ergeben sich aus der Schwere der Störung der psychischen Funktionen sowie der daraus resultierenden Behinderung und sozialen Benachteiligung. Die Inanspruchnahme ist langfristig möglich.

Leistungserbringer sind medizinisches Fachpersonal, Sozialarbeiter, Erzieher, Heilerziehungspfleger, Ergotherapeuten und Heilpädagogen mit entsprechender Erfahrung in diesem Bereich.

> **Voraussetzungen für die Inanspruchnahme des Betreuten Wohnens:**
> - Vorliegen einer sog. seelischen Behinderung bzw. einer drohenden seelischen Behinderung und ein damit verbundener Hilfebedarf, der durch Betreutes Wohnen gedeckt werden kann
> - Ärztlicher Bericht (bei Erstverordnung)
> - Sozialhilfegrundantrag (bei Erstverordnung)
> - Antrag auf Wohnunterstützung (durch den Patienten)
> ▼

— Hilfeplan (wird meist in einer Hilfeplankonferenz erstellt)

In regelmäßigen Abständen wird der Bedarf überprüft. Bei Wiederholungsanträgen genügt lediglich ein erneutes Hilfeplangespräch.

2.2.10 Sozialpsychiatrische Zentren und Tagesstätten

Sozialpsychiatrische Zentren (SPZ) und Tagesstätten haben zum Ziel, chronisch psychisch Kranke dabei zu unterstützen, den Alltag zu bewältigen, ihren Tag sinnvoll zu strukturieren und sich sozial wieder zu integrieren. Sie finden sich v. a., aber nicht nur, in Ballungsräumen und werden über die öffentliche Hand finanziert. Grundlage ist das SGB XII.

> In Tagesstätten findet im Unterschied zu Tageskliniken in der Regel keine ärztliche Betreuung statt. Im Vordergrund steht die Verbesserung der Teilhabe am Leben in der Gemeinschaft.

2.2.11 Beratungsstellen

Beratungsstellen werden über die öffentliche Hand finanziert. Die Inanspruchnahme ist kostenlos und kann auf Wunsch anonym erfolgen. Am weitesten verbreitet sind Beratungsstellen für Abhängigkeitskranke. Viele Beratungsstellen vermitteln die Patienten nicht nur in geeignete Behandlungsangebote und erstellen die für den Antritt von Entwöhnungsmaßnahmen notwendigen Sozialberichte, sondern bieten selbst Leistungen der ambulanten Rehabilitation an (sog. ARS-Leistungen). Regelungen zu den ARS-Leistungen finden sich im Gemeinsamen Rahmenkonzept der Deutschen Rentenversicherung und der gesetzlichen Krankenversicherung zur ambulanten medizinischen Rehabilitation Abhängigkeitskranker vom 03.12.2008.

> In Beratungsstellen findet in der Regel keine ärztliche Betreuung statt, viele der dort arbeitenden Sozialarbeiter und Psychologen haben aber eine suchttherapeutische Qualifikation. Die Standards der Ausbildung zum Suchttherapeuten liegen unter denen der Richtlinienpsychotherapeuten, orientieren sich aber daran.

❓ Übungsfragen

1. Nennen Sie die aktuellen Bestrebungen bei der Optimierung des psychosozialen Versorgungssystems.
2. Welche Ziele verfolgt die Integrierte Versorgung?
3. Wie lassen sich Psychiatrische Institutsambulanzen charakterisieren?
4. Wozu dient die ambulante Soziotherapie? Für maximal wie viel Stunden pro Krankheitsfall kann sie verordnet werden?
5. Nennen Sie Voraussetzungen für die Einleitung einer medizinischen Rehabilitationsmaßnahme.
6. Was ist Betreutes Wohnen?

Weiterführende Literatur

Albers M, Bruns M (2006) Probleme der beruflichen Rehabilitation psychisch kranker Menschen. Gesundheitswesen 68: 697–703

Berger M, Fritze J, Roth-Sackenheim C, Voderholzer U (2005) Die Versorgung psychischer Erkrankungen in Deutschland. Springer, Berlin Heidelberg

DAK (2011) DAK-Gesundheitsreport 2011. http://www.dak.de/content/filesopen/Gesundheitsreport_2011.pdf (Zugegriffen: 06.09.2011)

Deutsche Rentenversicherung (DRV) (2011) Reha-Bericht Update 2011. http://www.dvfr.de/fileadmin/download/Aktuelles/Reha-Bericht_Update_2011_Downloaddatei.pdf (Zugegriffen: 06.09.2011)

Frieboes RM, Zaudig M, Nosper M (2005) Rehabilitation bei psychischen Störungen. Urban & Fischer, München

Fuchs H (2008) Vernetzung und Integration im Gesundheitswesen am Beispiel der medizinischen Rehabilitation. Asgard Verlag, St. Augustin

Linden M, Weidner C (2005) Arbeitsunfähigkeit bei psychischen Störungen. Nervenarzt 76: 1421–1431

Treeck B van, Grotkamp S (2008) Psychische und psychosomatische Erkrankungen: Wann ist ein Patient arbeitsunfähig? Neurotransmitter 10: 12–17

Diagnostik

Diagnose und Klassifikation

F. Schneider, S. Weber-Papen, M. Hettmann

»Kurzinfo«

- Das **triadische System** der Psychiatrie bezeichnet ein traditionelles, nach Ursachen klassifizierendes Einteilungssystem psychischer Erkrankungen
- Kennzeichen der modernen Klassifikationssysteme ICD-10 und DSM-IV-TR sind eine Klassifizierung nach **deskriptiv-phänomenologischen** Gesichtspunkten, eine **operationalisierte und multiaxiale Diagnostik** sowie das **Komorbiditätsprinzip**
- Hilfsinstrumente der klassifikatorischen Diagnosestellung sind (mit zunehmendem Grad der Standardisierung): **Symptomchecklisten** sowie **strukturierte** und **standardisierte Interviews**; diese sollen die Diagnosestellung erleichtern und die Zuverlässigkeit psychiatrischer Diagnosen erhöhen

umschriebenen Diagnosekriterien und einer klar definierten Nomenklatur wichtig.

Im Wesentlichen haben sich 2 Klassifikationssysteme durchgesetzt (▶ Abschn. 3.3):

1. **International Classification of Diseases (ICD)** der Weltgesundheitsorganisation (WHO): umfasst nicht nur psychische Erkrankungen, liegt derzeit in der 10. Version vor (ICD-10)
2. **Diagnostic and Statistical Manual of Mental Disorders (DSM)** der American Psychiatric Association (APA): liegt inzwischen in der 4. Revision vor, die im Jahr 2000 nochmal überarbeitet wurde (DSM-IV-TR)

Beide Systeme werden gegenwärtig sehr umfangreich neu bearbeitet.

3.1   Einführung

Die Grundlage für die Diagnosestellung einer psychischen Erkrankung bildet der psychopathologische Befund, mit dem die **Leitsymptome** einer psychischen Erkrankung erfasst werden (▶ Kap. 4). Auf einer nächsten Ebene, der syndromalen Ebene, können die festgestellten Symptome zu **Syndromen** zusammengefasst werden (z. B. demenzielles Syndrom, depressives Syndrom). Die Diagnosestellung erfolgt dann unter zusätzlicher Berücksichtigung von Verlaufs- und Zeitkriterien sowie unter Einbezug von weiteren Befunden wie beispielsweise den Ergebnissen der klinischen (▶ Kap. 5), laborchemischen (▶ Kap. 7), apparativen (▶ Kap. 8, ▶ Kap. 9) sowie testpsychologischen (▶ Kap. 6) Untersuchung.

Um die Verständigung über psychiatrische Diagnosen zu erleichtern und die Reliabilität psychiatrischer Diagnosen zu erhöhen, sind Klassifikationssysteme mit genau

3.2   Triadisches System

Traditionelle Klassifikationen psychischer Erkrankungen basierten stark auf ätiologischen Gesichtspunkten. E. Kraepelin (1856–1926) unterschied zwischen exogenen, endogenen und psychogenen Krankheitsformen und nahm damit eine ursachenorientierte Dreiteilung der psychischen Erkrankungen vor, die u. a. weiterentwickelt wurde von K. Jaspers (1883–1969), K. Schneider (1887–1967) und G. Huber (2005) (sog. **triadisches System** der Psychiatrie; ◘ Abb. 3.1).

Während die Vorläuferversionen noch dem triadischen System folgten, wurde diese an der Ätiologie orientierte Einteilung seit der 10. Version der ICD und dem DSM-III aufgrund des noch lückenhaften Wissens um die Ursachen psychischer Erkrankungen und umstrittener theoretischer Konzepte weitgehend abgelöst von einem atheoretischen, symptomorientiert-beschreibenden Ansatz. Auch die Begriffe »Psychose«/»Neurose«,

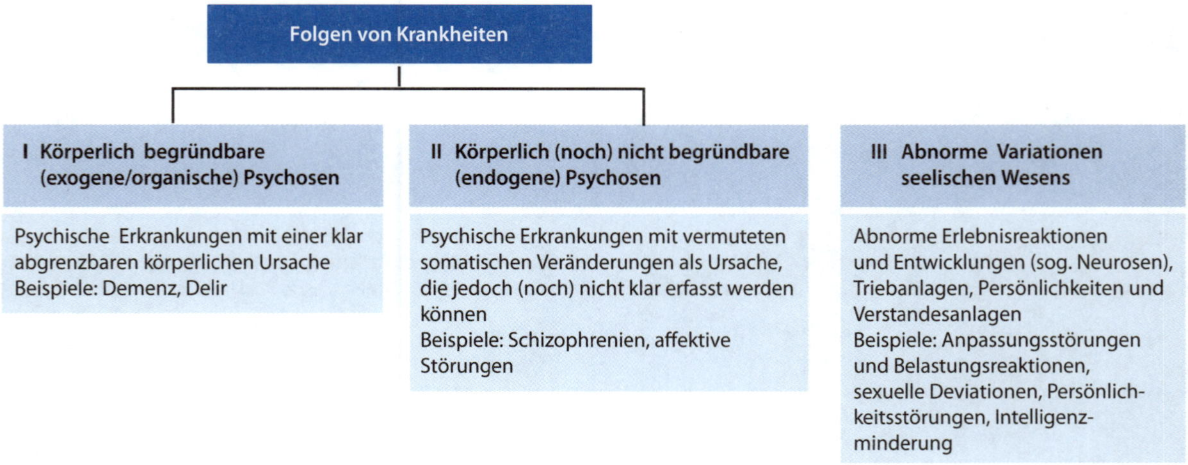

Folgen von Krankheiten		
I Körperlich begründbare (exogene/organische) Psychosen	**II Körperlich (noch) nicht begründbare (endogene) Psychosen**	**III Abnorme Variationen seelischen Wesens**
Psychische Erkrankungen mit einer klar abgrenzbaren körperlichen Ursache Beispiele: Demenz, Delir	Psychische Erkrankungen mit vermuteten somatischen Veränderungen als Ursache, die jedoch (noch) nicht klar erfasst werden können Beispiele: Schizophrenien, affektive Störungen	Abnorme Erlebnisreaktionen und Entwicklungen (sog. Neurosen), Triebanlagen, Persönlichkeiten und Verstandesanlagen Beispiele: Anpassungsstörungen und Belastungsreaktionen, sexuelle Deviationen, Persönlichkeitsstörungen, Intelligenzminderung

◘ **Abb. 3.1** Traditionelles triadisches System der Psychiatrie

◘ Tab. 3.1 Multiaxiale Diagnostik in ICD-10 und DSM-IV-TR

Achse	ICD-10	DSM-IV-TR
I	**Psychische (Ia) und somatische (Ib) Erkrankungen**	**Klinische Störungen**
II	**Soziale Funktionseinschränkungen** Erhebung anhand der Disability Diagnostic Scale der WHO (erfasst werden individuelle soziale Kompetenzen, berufliche und familiäre Funktionsfähigkeit, soziales Verhalten)	**Persönlichkeitsstörungen und geistige Behinderung**
III	**Belastungsfaktoren** Umgebungs- und situationsbedingte Einflüsse, Probleme der Lebensführung und Lebensbewältigung	**Somatische medizinische Krankheitsfaktoren**
IV		**Psychosoziale und umgebungsbedingte Probleme**
V		**Globale Erfassung des Funktionsniveaus**

Im Unterschied zur ICD-10 werden im DSM-IV-TR die Persönlichkeitsstörungen und geistige Behinderung sowie die somatischen medizinischen Krankheitsfaktoren auf separaten Achsen aufgeführt.

»endogen«/»exogen« wurden als Einteilungskriterien nahezu aufgegeben (Ausnahme: Verwendung des Begriffs »neurotisch« in der ICD-10 F4 Neurotische, Belastungs- und somatoforme Störungen).

3.3 ICD-10 und DSM-IV-TR

ICD-10 und DSM-IV-TR sind international anerkannte Klassifikationssysteme. Die ICD-10 ist das international verbindliche Klassifikationssystem, welches sich v. a. um eine international anerkannte, Kulturen übergreifende Beschreibung der Erkrankungen bemüht. Dagegen stellt das DSM-IV-TR ein nationales amerikanisches Klassifikationssystem mit internationaler Verbreitung dar, das in Deutschland v. a. in der Forschung Anwendung findet.

Kennzeichen beider Klassifikationssysteme sind:
- **Deskriptive** (nicht ätiologische) **Klassifikation** der Erkrankungen
- **Operationalisierte Diagnostik** unter Berücksichtigung von definierten Symptom-, Zeit-, Verlaufs- sowie Ausschlusskriterien und Diagnosealgorithmen
- **Multiaxiale Diagnostik**, durch welche die psychische Erkrankung auf mehreren Achsen bzw. Dimensionen beschrieben werden kann (◘ Tab. 3.1) (die multiaxiale Diagnostik wird in der Praxis aber noch wenig angewendet und ist nicht obligat)
- **Komorbiditätsprinzip**, das die Möglichkeit bietet, gemeinsam auftretende, unterschiedliche psychische Erkrankungen getrennt zu diagnostizieren und zu kodieren; dies kann therapeutische Implikationen haben, da Patienten mit komorbiden Erkrankungen vielfach schwerer erkrankt sind und einen ungünstigeren Verlauf zeigen; häufige komorbide psychische

Erkrankungen sind Persönlichkeitsstörungen oder stoffgebundene Suchterkrankungen

Komorbidität vs. Multimorbidität
In Abgrenzung zur Komorbidität (gleichzeitiges Vorliegen verschiedener psychischer Erkrankungen) bezeichnet Multimorbidität das neben einer oder mehreren psychischen Erkrankungen parallele Vorkommen von zusätzlichen körperlichen Erkrankungen. Der Begriff Komorbidität wird aber in der Literatur recht uneinheitlich verwendet und umfasst z. T. auch das Vorliegen somatischer Erkrankungen.

> **Es wurde versucht, bei der Entwicklung von ICD-10 und DSM-IV-TR eine möglichst große Kompatibilität zwischen beiden Klassifikationssystemen zu erzielen, was jedoch nicht vollständig gelang. Im medizinischen Kontext ist in Deutschland die ICD-10 verbindlich, sodass im Weiteren und in den nachfolgenden Kapiteln auf die jeweiligen ICD-10-Kriterien Bezug genommen wird (orientiert an Dilling u. Freyberger 2010).**

■ ICD-10

Die ICD-10 ist ein Klassifikationssystem von Krankheiten aller Art und verwandter Gesundheitsprobleme. Erst seit der 6. Version aus dem Jahre 1948 sind auch psychische Erkrankungen in der ICD in einem eigenen Kapitel vertreten. Die ICD-10 umfasst insgesamt 21 Kapitel. Die sog. psychischen und Verhaltensstörungen werden in Kapitel V (F) klassifiziert, kodiert mit F00–F99 (◘ Tab. 3.2).

Von der ICD-10 existieren unterschiedliche Varianten, wie die klinisch-diagnostischen Leitlinien (Dilling et al. 2009) und die Forschungskriterien (= Diagnostische Kriterien für Forschung und Praxis; Dilling et al. 2011). Bei Letzteren sind die Operationalisierungen restriktiver, sie

3

◘ Tab. 3.2 F-Hauptkategorien der ICD-10

F-Kategorie	Störungsgruppe	Charakteristika
F0	Organische, einschließlich symptomatischer psychischer Störungen	Nachweis einer hirnorganischen Krankheit, Verletzung oder Funktionsstörung des Gehirns; Untergliederung nach Typus und Schweregrad der kognitiv-sensorischen Störung
F1	Psychische und Verhaltensstörungen durch psychotrope Substanzen	Nachweis einer Verursachung durch psychotrope Substanzen; Kodierung der verursachenden Substanz an 3. Stelle (z. B. F10: Alkohol) sowie an 4. Stelle Kodierung des im Vordergrund stehenden klinischen Aspekts (z. B. F10.0: Akute Alkoholintoxikation)
F2	Schizophrenie, schizotype und wahnhafte Störungen	Nachweis von Denk- und/oder Wahrnehmungsstörungen; Untergliederung nach Syndromen (z. B. paranoide Schizophrenie) oder Verlauf (z. B. anhaltende wahnhafte Störung)
F3	Affektive Störungen	Nachweis von Veränderungen in der Stimmung und des Antriebs; Untergliederung nach den Verlaufsformen der affektiven Störung
F4	Neurotische, Belastungs- und somatoforme Störungen	Hohe Bedeutung psychischer Verursachung; Untergliederung nach phänomenologischen Syndromen (z. B. Zwang) oder äußerer Belastung (z. B. Anpassungsstörung, posttraumatische Belastungsstörung)
F5	Verhaltensauffälligkeiten mit körperlichen Störungen und Faktoren	Nachweis von Verhaltensauffälligkeiten mit körperlichen Funktionsstörungen; Untergliederung nach funktionalen Zusammenhängen
F6	Persönlichkeits- und Verhaltensstörungen	Nachweis anhaltender, gestörter Verhaltensmuster; Untergliederung nach typologischen Gesichtspunkten
F7	Intelligenzminderung	Beeinträchtigung der Intelligenzfunktion; Differenzierung nach Schweregraden
F8	Entwicklungsstörungen	Beginn der Störungen liegt immer in der (frühen) Kindheit; defizitär oder verzögert ist die Entwicklung von Funktionen, die eng mit der biologischen Reifung des ZNS verknüpft sind
F9	Verhaltens- und emotionale Störungen mit Beginn in der Kindheit und Jugend	Früher Beginn der Störungen, die überwiegend durch psychosoziale Belastungsfaktoren ausgelöst werden
F99	Nicht näher bezeichnete psychische Störung	

weisen mehr Übereinstimmungen mit dem DSM-IV-TR auf. Bei restriktiveren Kriterien besteht öfter die Tendenz, diagnostische Restkategorien zu verwenden, da die spezifischen Kriterien häufiger nicht vollständig erfüllt werden.

3.4   Erhebungsinstrumente

Das Vorliegen expliziter diagnostischer Kriterien für die einzelnen Erkrankungen (operationalisierte Diagnostik) garantiert noch keine zuverlässige Diagnostik. Beispielsweise haben auch die Art der Informationserhebung (Informationsvarianz) und die Bewertung der Informationen durch die Untersucher (Interpretations- und Beobachtungsvarianz) Einfluss auf die Diagnosestellung und stellen potenzielle Fehlerquellen dar. Zur Reduktion solcher Fehlerquellen stehen Hilfsinstrumente wie Symptomchecklisten oder strukturierte und standardisierte Interviews zur Verfügung.

Symptomchecklisten umfassen im Wesentlichen eine Zusammenstellung der diagnostischen Kriterien, deren Vorliegen zu prüfen ist. Wie die Symptome erfragt und erhoben werden, bleibt jedoch dem Untersucher überlassen. Hingegen werden dem Interviewer bei **strukturierten Interviews** schon Fragen zur Erfassung der Symptome zur Verfügung gestellt. Noch mehr ist der diagnostische Prozess bei **standardisierten Interviews** vorgegeben. Hier sind die Fragen, die Reihenfolge wie auch die Kodierung der Antworten des Patienten detailliert vorgeschrieben. Daher werden mittels standardisierter Interviews üblicherweise die höchsten Reliabilitätswerte erzielt, da der Untersucher kaum Einfluss auf den diagnostischen Prozess hat, der durch die Vorgaben des Interviews reglementiert ist. Ein Nachteil sehr formalisierter Erhebungsinstrumente ist eine möglicherweise dadurch geringere Berücksichtigung subjektiver Akzentuierungen und Erlebnisweisen des Patienten.

◻ **Tab. 3.3** Beispiele gebräuchlicher Erhebungsinstrumente zur klassifikatorischen Diagnostik

Art des Erhebungsinstruments	Bezeichnung
Symptom-checklisten	Internationale Diagnosen Checklisten für DSM-IV und ICD-10 (IDCL; Hiller et al. 1997) ICD-10 Merkmalsliste (ICDML; Dittmann et al.1992)
Strukturiertes Interview	Strukturiertes Klinisches Interview für DSM-IV; Achse I: Psychische Störungen/ Achse II: Persönlichkeitsstörungen (SKID; Wittchen et al. 1997) Diagnostisches Interview bei Psychischen Störungen (DIPS; Schneider u. Margraf 2011)
Standardisiertes Interview	Composite International Diagnostic Interview (CIDI; Wittchen u. Semler 1991) DIA-X, Diagnostisches Expertensystem für Psychische Störungen (Wittchen u. Pfister 1997)

Beispiele gebräuchlicher Erhebungsinstrumente für den Gesamtbereich psychischer Erkrankungen führt ◻ Tab. 3.3 auf (daneben existieren entsprechende Verfahren auch nur für bestimmte Erkrankungen wie Persönlichkeitsstörungen, z. B. das strukturierte Interview »International Personality Disorder Examination« [IPDE; Mombour et al. 1996] zur Diagnostik von Persönlichkeitsstörungen nach der ICD-10).

❷ Übungsfragen
1. Welche Krankheitsformen werden nach dem triadischen System unterschieden?
2. Nennen Sie die Charakteristika der modernen Klassifikationssysteme ICD-10 und DSM-IV-TR.
3. Beschreiben Sie das Prinzip der operationalisierten Diagnostik.
4. Was meint das Komorbiditätsprinzip?
5. Nennen Sie Unterschiede zwischen ICD-10 und DSM-IV-TR.
6. Nennen Sie ein Beispiel für ein strukturiertes Interview, das für den Gesamtbereich psychischer Erkrankungen Anwendung findet.

Weiterführende Literatur

Dilling H, Freyberger HJ (Hrsg) (2010) Taschenführer zur ICD-10-Klassifikation psychischer Störungen. Huber, Bern

Dilling H, Mombour W, Schmidt MH (Hrsg) (2009) Internationale Klassifikation psychischer Störungen. ICD-10 Kapitel V (F). Klinisch-diagnostische Leitlinien. Huber, Bern

Dilling H, Mombour W, Schmidt MH, Schulte-Markwort E (Hrsg) (2011) Internationale Klassifikation psychischer Störungen. ICD-10 Kapitel V (F). Diagnostische Kriterien für Forschung und Praxis. Huber, Bern

Dittmann V, Freyberger HJ, Stieglitz R-D, Zaudig M (1992) Die ICD-10 Merkmalsliste. In: Dittmann V, Dilling H, Freyberger HJ (Hrsg) Psychiatrische Diagnostik nach ICD-10 – Klinische Erfahrungen bei der Anwendung. Huber, Bern, S 185–216

Hiller W, Zaudig M, Mombour W (1997) Internationale Diagnosen Checklisten für DSM-IV und ICD-10 (IDCL). Hogrefe Testzentrale, Göttingen

Huber G (2005) Psychiatrie. Lehrbuch für Studium und Weiterbildung. Schattauer, Stuttgart

Mombour W, Zaudig M, Berger P, Gutierrez K, Berner W, Berger K, von Cranach M, Giglhuber O, von Bose M (1996) International Personality Disorder Examination (IPDE). Hogrefe Testzentrale, Göttingen

Saß H, Wittchen HU, Zaudig M, Houben I (2003) Diagnostisches und Statistisches Manual Psychischer Störungen. (DSM IV-TR). Textrevision. Hogrefe, Göttingen

Schneider S, Margraf J (2011) DIPS. Diagnostisches Interview bei psychischen Störungen. Springer, Berlin Heidelberg New York

Wittchen H-U, Pfister H (1997) DIA-X Interviews. Swets-Zeitlinger, Frankfurt

Wittchen H-U, Semler G (1991) Composite International Diagnostic Interview (CIDI). Beltz, Weinheim

Wittchen H-U, Zaudig M, Fydrich T (1997) Strukturiertes Klinisches Interview für DSM-IV (SKID). Hogrefe Testzentrale, Göttingen

Leitsymptome

M. Paulzen, F. Schneider

4

»Kurzinfo«

- **Psychopathologie** beschäftigt sich mit der Erfassung, Beschreibung und Dokumentation psychischer Merkmale und Symptome, die eine psychische Erkrankung kennzeichnen
- Festgestellte Besonderheiten des Erlebens und Verhaltens des Untersuchten werden im **psychopathologischen Befund** zusammengefasst
- Der psychopathologische Befund gibt das **aktuelle Querschnittsbild** der psychischen Verfassung des Untersuchten wieder und bildet die Grundlage für diagnostische Entscheidungen und therapeutische Interventionen
- Als strukturierendes diagnostisches Hilfssystem zur Erfassung psychopathologischer Phänomene hat sich das **AMDP-System** bewährt
- Mit Hilfe des AMDP-Systems werden die 100 wichtigsten psychopathologischen Symptome erfasst, daneben auch somatische Symptome und anamnestische Daten
- Leitsymptome psychischer Erkrankungen werden anhand von **Angaben des Untersuchten** und **Beobachtungen Dritter** erfasst

4.1   Psychopathologie

Psychopathologie – Sie bezeichnet die »Lehre von den Leiden der Seele«, die zu beschreiben und zu benennen sind. Psychopathologische Symptome stellen als diagnostische Bausteine die kleinsten phänomenologisch differenzierbaren und operationalisierbaren Störungseinheiten dar, die sprachlich gekennzeichnet werden können.

Großen Einfluss auf die deskriptive Psychopathologie übte der deutsche Psychiater K. Jaspers (1883–1969) aus, der mit seinem Werk »Allgemeine Psychopathologie« (1913) die Psychopathologie zu einem eigenen Wissenschaftsgebiet machte. Zum einen unterstrich er die Bedeutung des Subjektiven, indem er postulierte, dass psychische Vorgänge nur über den Ausdruck bzw. Äußerungen des Patienten, aber nicht direkt beobachtbar seien. Zum anderen betonte er die Wichtigkeit klar abgrenzbarer Begrifflichkeiten bei der phänomenologischen Beschreibung des menschlichen Erlebens und Verhaltens.

Die Leitsymptome psychischer Erkrankungen bzw. psychopathologischen Symptome konzentrieren sich auf das Erleben und Verhalten eines psychisch kranken Menschen. Sie werden durch die Bewertung der Aussagen eines Patienten, aber v. a. auch durch die Beobachtungen Dritter (z. B. Untersucher, andere Gesundheitsfachberufe oder Angehörige) erfasst. So sind manche Symptome nur durch den Patienten selbst zu berichten, andere nur durch Außenstehende zu beobachten. Die meisten Symptome

können jedoch sowohl vom Patienten berichtet als auch von Außenstehenden beobachtet werden.

Die Entscheidung, ob ein bestimmtes berichtetes oder beobachtetes Phänomen als pathologisch anzusehen ist, basiert aber letztlich immer auf der Fremdbeurteilung des Untersuchers, orientiert an den jeweilig gültigen Definitionen.

> **Auf der Basis von Fremd- und Selbstbeurteilungen werden Merkmale und Symptome erfasst, welche die gegenwärtige psychische Erkrankung kennzeichnen, ohne eine Aussage über die zugrunde liegende Ätiologie oder Pathogenese zu machen.**

4.2   Psychopathologischer Befund

Die Erfassung der Leitsymptome psychischer Erkrankungen dient der Anfertigung des psychopathologischen Befundes.

Psychopathologischer Befund – Er gibt das Querschnittsbild der aktuellen psychischen Verfassung des Patienten, sein Verhalten und Erleben zum Zeitpunkt der Untersuchung wieder.

Der psychopathologische Befund stellt die Grundlage für diagnostische Entscheidungen und therapeutische Maßnahmen dar und wird häufig als Kernstück der psychiatrischen Untersuchung bezeichnet.

> **Der psychopathologische Befund ist immer vollständig zu erheben. Nicht nur pathologische Erscheinungen, sondern das gesamte gesunde wie auffällige Erleben und Verhalten sollten beschrieben werden. Auch das Fehlen einer ggf. erwarteten Störung sollte vermerkt werden.**

4.3   AMDP-System

Für die systematische Erfassung psychopathologischer Phänomene hat es sich als hilfreich erwiesen, standardisierte klinische Verfahren einzusetzen. Das im deutschen Sprachraum am weitesten verbreitete System zur Erfassung der Psychopathologie ist das AMDP-System (Arbeitsgemeinschaft für Methodik und Dokumentation in der Psychiatrie), für das zudem ein halbstrukturierter Interviewleitfaden existiert (Fähndrich u. Stieglitz 2007).

Ein analoges System für den gerontopsychiatrischen Bereich ist das AGP-System (Gutzmann et al. 2010).

Das AMDP-System gehört zur Gruppe der **Fremdbeurteilungsverfahren**. Es umfasst Dokumentationsbelege

Merkmal

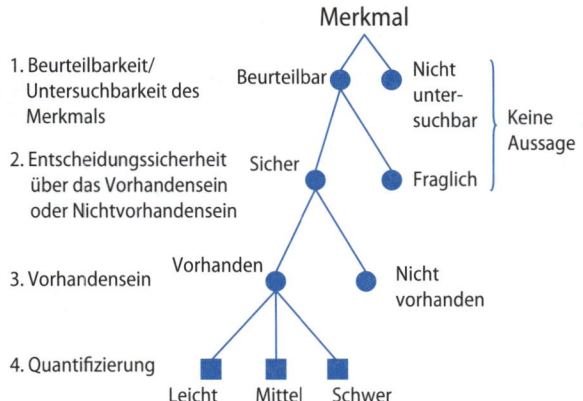

1. Beurteilbarkeit/ Untersuchbarkeit des Merkmals — Beurteilbar / Nicht untersuchbar

2. Entscheidungssicherheit über das Vorhandensein oder Nichtvorhandensein — Sicher / Fraglich

Keine Aussage

3. Vorhandensein — Vorhanden / Nicht vorhanden

4. Quantifizierung — Leicht / Mittel / Schwer

Abb. 4.1 AMDP-Entscheidungsbaum. (In Anlehnung an das AMDP-System 2007)

zur Erhebung von Anamnese sowie psychischem und somatischem Befund.

Im Rahmen des psychischen Befundes sollen die 100 wichtigsten psychopathologischen Symptome abgedeckt werden. Zusätzlich wird anhand von 40 weiteren Symptomen ein somatischer Befund erhoben, um begleitende bzw. assoziierte körperliche Störungen zu erfassen. Zu den somatischen Symptomen zählen Schlaf- und Vigilanzstörungen, Appetenz- und gastrointestinale Störungen, kardiorespiratorische Störungen sowie andere vegetative Beschwerden, neurologische und weitere Störungen.

Jedes Symptom wird präzise durch Definition, Erläuterungen und Beispiele sowie Hinweise zur Schweregradbeurteilung und abzugrenzende Begriffe dargestellt.

Zudem wird für jedes einzelne Symptom die für die Beurteilung heranzuziehende Datenquelle angegeben: Selbstaussagen des Patienten (S), Fremdbeobachtungen durch Dritte (F) oder beides (SF).

Für die Schweregradbeurteilung der Symptome stehen eine 4-stufige Skala zur Verfügung, die von »nicht vorhanden« bis »schwer ausgeprägt« reicht, sowie eine zusätzliche qualitative Kategorie »keine Aussage«. Letztgenannte wird verwendet, wenn der Patient bezüglich bestimmter Symptome nicht explorierbar ist (z. B. ein mutistischer Patient) oder keine hinreichenden Informationen vorliegen, um ein Symptom eindeutig zu bewerten (z. B. unklare Angaben des Patienten).

Im AMDP-System wird der Prozess der Symptombewertung anhand eines Entscheidungsbaumes veranschaulicht (**Abb. 4.1**). Dieser Entscheidungsbaum, der in 4 Entscheidungsebenen unterteilt ist, ist für jedes Symptom zu »durchlaufen«.

4.4 Merkmalsbereiche

Die psychopathologischen Symptome lassen sich in unterschiedliche Merkmalsbereiche gruppieren. In Anlehnung an das AMDP-System sind dies:

- Bewusstseinsstörungen (quantitativ und qualitativ)
- Orientierungsstörungen
- Aufmerksamkeits- und Gedächtnisstörungen
- Formale Denkstörungen
- Befürchtungen und Zwänge
- Wahn
- Sinnestäuschungen
- Ich-Störungen
- Störungen der Affektivität
- Antriebs- und psychomotorische Störungen
- Zirkadiane Besonderheiten
- Andere Störungen (Aggressivität, Selbstbeschädigung, Suizidalität, Mangel an Krankheitseinsicht, Mangel an Krankheitsgefühl, Ablehnung der Behandlung, sozialer Rückzug, soziale Umtriebigkeit, Pflegebedürftigkeit)

4.4.1 Bewusstseinsstörungen

Bewusstseinsstörungen lassen sich auf der Grundlage des Gesamteindruckes vom Patienten im Untersuchungsgespräch beurteilen. Unterschieden werden quantitative und qualitative Bewusstseinsstörungen.

Quantitative Bewusstseinsstörungen bezeichnen Störungen der Vigilanz (Wachheit). Mit zunehmenden Grad der Bewusstseinsverminderung werden diese unterteilt in:

- Benommen (verlangsamt)
- Somnolent (schläfrig bis benommen, aber leicht weckbar)
- Soporös (nur durch starke Reize weckbar)
- Komatös (bewusstlos und nicht weckbar)

> **Quantitativen Bewusstseinsstörungen liegt häufig eine organische Ursache zugrunde.**

Qualitative Bewusstseinsstörungen bezeichnen Veränderungen des Bewusstseins. Formen der qualitativen Bewusstseinsstörung sind:

- **Bewusstseinstrübung**: der Zusammenhang des Erlebens geht verloren, das Bewusstsein ist wie zerstückelt, Denken und Handeln sind verworren
- **Bewusstseinseinengung**: der Bewusstseinsumfang ist eingeengt, z. B. durch Fokussierung auf ein bestimmtes Erleben oder Thema
- **Bewusstseinsverschiebung**: Bewusstseinsänderung gegenüber dem sonstigen normalen Tagesbewusstsein, z. B. subjektives Gefühl der Intensitäts- und Helligkeitssteigerung bezüglich Wachheit oder Wahrnehmung

4

◘ Tab. 4.1 Aufmerksamkeits- und Gedächtnisstörungen. (In Anlehnung an das AMDP-System 2007)		
Aufmerksamkeits- und Gedächtnisstörungen	**Datenquelle**	**Beschreibung**
Auffassungsstörungen	SF	Störung der Fähigkeit, Äußerungen oder Texte in ihrer Bedeutung zu begreifen und sinnvoll miteinander zu verbinden
Konzentrationsstörungen	SF	Verminderte Fähigkeit, die Aufmerksamkeit einer Tätigkeit oder einem Thema ausdauernd zuzuwenden
Merkfähigkeitsstörungen	SF	Herabgesetzte oder aufgehobene Fähigkeit, sich neue Informationen über einen Zeitraum von ca. 10 min zu merken
Gedächtnisstörungen	SF	Herabgesetzte oder aufgehobene Fähigkeit, Informationen längerfristig (länger als ca. 10 min) zu speichern bzw. Erlerntes aus dem Gedächtnis abzurufen
Konfabulationen	F	Erinnerungslücken werden vom Patienten mit Einfällen gefüllt, die dieser tatsächlich für Erinnerungen hält (z. B. beim Korsakow-Syndrom)
Paramnesien	S	Scheinerinnerungen, Erinnerungstäuschungen, -verfälschungen, Gedächtnisillusionen oder Trugerinnerungen

4.4.2 Orientierungsstörungen

Störungen der Orientierung können sich auf **Zeit**, **Ort**, **Situation** und/oder die **eigene Person** beziehen. Am leichtesten ist die zeitliche Orientierung störbar, die Orientierung zur eigenen Person ist meist zuletzt betroffen.

Orientierungsstörungen können z. T. aus dem Untersuchungsgespräch erschlossen werden, müssen teilweise aber auch gezielt exploriert werden.

4.4.3 Aufmerksamkeits- und Gedächtnisstörungen

Hinweise auf Störungen der Aufmerksamkeit und des Gedächtnisses ergeben sich aufgrund von Beobachtungen in der Untersuchungssituation und/oder Angaben des Patienten (◘ Tab. 4.1).

4.4.4 Formale Denkstörungen

Bei den formalen Denkstörungen (◘ Tab. 4.2) handelt es sich um **Störungen des Denkablaufs** im Sinne von Denkgeschwindigkeit, Kohärenz und Stringenz des Gedankenablaufs. Sie zeigen sich in den sprachlichen Äußerungen des Patienten. Als ein wichtiges Kriterium für den Schweregrad von Denkstörungen kann eine erschwerte Exploration angesehen werden. Dauert das Patientengespräch besonders lange oder steht der Patient unter emotionaler Belastung, so können formale Denkstörungen besonders hervorstechen.

◘ Tab. 4.2 Formale Denkstörungen. (In Anlehnung an das AMDP-System 2007)		
Formale Denkstörungen	**Datenquelle**	**Beschreibung**
Denkverlangsamung	F	Vom Untersucher beobachtete Verlangsamung des Denkens mit schleppendem Ablauf
Denkhemmung	S	Das Denken wird vom Patienten subjektiv als gebremst, wie gegen einen inneren Widerstand, empfunden
Umständliches Denken	F	Wesentliches kann nicht von Unwesentlichem im Gespräch unterschieden werden, der Patient verliert sich in Einzelheiten, die Zielvorstellung bleibt aber erhalten
Eingeengtes Denken	SF	Der inhaltliche Gedankenumfang ist eingeschränkt, der Patient ist mit einem oder mit wenigen Themen verhaftet und auf wenige Zielvorstellungen fixiert
Perseveration	F	Haftenbleiben an zuvor gebrauchten Worten oder Angaben, die im aktuellen Gesprächszusammenhang nicht mehr sinnvoll sind
Grübeln	S	Unablässiges Beschäftigtsein mit (nicht nur, aber meist) unangenehmen Themen, die vom Patienten nicht als fremd erlebt werden

▣ **Tab. 4.2** Fortsetzung

Formale Denkstörungen	Datenquelle	Beschreibung
Gedankendrängen	S	Der Patient erlebt sich als dem Druck vieler Einfälle und Gedanken ausgesetzt
Ideenflucht	F	Vermehrung von Einfällen, die aber nicht mehr von einer Zielvorstellung straff geführt werden. Das Ziel des Denkens kann aufgrund dazwischenkommender Assoziationen ständig wechseln oder verloren gehen
Vorbeireden	F	Der Patient geht nicht auf die Frage ein, bringt etwas inhaltlich anderes vor, obwohl aus Antwort und/oder Situation ersichtlich ist, dass er die Frage verstanden hat
Gesperrt/ Gedankenabreißen	SF	Plötzlicher Abbruch eines sonst flüssigen Gedankengangs ohne erkennbaren Grund, was vom Patienten erlebt (Gedankenabreißen) und/oder vom Interviewer beobachtet wird (gesperrt)
Inkohärenz/ Zerfahrenheit	F	Denken und Sprechen des Patienten verlieren für den Untersucher ihren verständlichen Zusammenhang, sind im Extremfall bis in einzelne, scheinbar zufällig durcheinander gewürfelte Sätze, Satzgruppen oder Gedankenbruchstücke zerrissen. Mangel an logischer Verknüpfung zwischen Teilen des Gesagten. Dazugehöriger Begriff: Kontamination (Verschmelzung heterogener Sachverhalte)
Neologismen	F	Wortneubildungen, die der sprachlichen Konvention nicht entsprechen und oft nicht unmittelbar verständlich sind, sowie semantisch ungewöhnlicher Gebrauch von Worten

▣ **Tab. 4.3** Befürchtungen und Zwänge. (In Anlehnung an das AMDP-System 2007)

Befürchtungen und Zwänge	Datenquelle	Beschreibung
Hypochondrie	S	Ängstlich getönte Beziehung zum eigenen Körper, an dem z.B. Missempfindungen wahrgenommen werden, mit der unbegründeten Befürchtung, körperlich krank zu sein oder zu werden; normale Körpervorgänge erhalten oft eine übermäßige Bedeutung
Misstrauen	SF	Das Verhalten anderer Menschen wird ängstlich, unsicher oder feindselig auf die eigene Person bezogen
Phobien	S	Angst vor bestimmten Objekten oder Situationen, die zumeist vermieden werden; Subtypen sind z.B. soziale Phobien, Agoraphobie, spezifische Phobien
Zwangsdenken	S	Zwanghafte Gedanken oder Vorstellungen, wie z.B. Zwangsgrübeln und Zwangsbefürchtungen
Zwangsimpulse	S	Zwanghafte Impulse, bestimmte Handlungen auszuführen (z.B. sich oder andere zu verletzen)
Zwangshandlungen	S	Immer wieder ausgeführte Handlungen, die in der Regel als unsinnig und quälend erlebt werden (z. B. Wasch- oder Kontrollzwang)

Befürchtungen entsprechen eher Sorgen, bei den Zwängen handelt es sich um immer wieder gegen inneren Widerstand sich aufdrängende Gedanken oder Handlungen, die vom Patienten als weitgehend unsinnig erlebt werden. Sie lassen sich nicht oder nur schwer unterbinden, bei Unterdrückung dieser Phänomene tritt Angst auf.

4.4.6 Wahn

Der Begriff des Wahns (▣ Tab. 4.4) beschreibt eine nicht zu korrigierende, falsche Beurteilung der Realität. Sie tritt erfahrungsunabhängig auf, und die Patienten halten an ihr mit subjektiver Gewissheit fest, auch dann, wenn sie im vollkommenen Widerspruch zu den Erfahrungen und Beurteilungen gesunder Mitmenschen steht.

❯ **Wahnkriterien sind:**
   ‒ **Unmöglichkeit des Inhalts**
   ‒ **Subjektive Gewissheit**
   ‒ **Unkorrigierbarkeit**

4.4.5 Befürchtungen und Zwänge

Von den formalen Denkstörungen sind die wahnhaften und nichtwahnhaften inhaltlichen Denkstörungen abzugrenzen, die durch abnorme Denkinhalte und z. T. Beeinträchtigungen der Realitätskontrolle charakterisiert sind. Zu den **nichtwahnhaften inhaltlichen Denkstörungen** werden Befürchtungen und Zwänge (▣ Tab. 4.3) gezählt.

◻ Tab. 4.4 Wahn. (In Anlehnung an das AMDP-System 2007)

Merkmale	Wahnformen	Datenquelle	Beschreibung
Formale Wahn-merkmale	Wahngedanken	S	Wahnhafte Meinungen und Überzeugungen
	Wahneinfälle	S	Meist plötzliches und unvermitteltes gedankliches Auftreten von wahnhaften Vorstellungen und Überzeugungen
	Systematisierter Wahn	S	Beschreibt den Grad der logischen oder paralogischen Verknüpfung einzelner Wahnaspekte. Zwischen diesen einzelnen Elementen werden Verbindungen hergestellt, die oft einen kausalen oder finalen Charakter besitzen und vom Patienten als Beweise oder Bestätigungen angesehen werden
	Wahnwahrnehmung	S	Reale Sinneswahrnehmungen erhalten eine abnorme Bedeutung (meist im Sinne der Eigenbeziehung). Die Wahnwahrnehmung ist eine wahnhafte Fehlinterpretation einer an sich richtigen Wahrnehmung
	Wahnstimmung	S	Die erlebte Atmosphäre des Betroffenseins, der Erwartungsspannung und des bedeutungsvollen Angemutetwerdens in einer verändert erlebten Welt. Diese Stimmung besteht in einem Bedeutungzumessen und Inbeziehungsetzen, Meinen, Vermuten und Erwarten, was vom Gesunden nicht nachvollzogen werden kann. Meist nur zu Beginn der Wahnentwicklung
	Wahndynamik	SF	Emotionale Anteilnahme am Wahn, die Kraft des Antriebs und die Stärke der Affekte, die im Zusammenhang mit dem Wahn wirksam werden
Inhaltliche Wahnmerkmale (thematische Ausgestaltung des Wahns)	Beziehungswahn	S	Wahnhafte Eigenbeziehung; selbst belanglose Ereignisse werden ichbezogen gedeutet; der Patient ist davon überzeugt, dass etwas nur seinetwegen geschieht
	Beeinträchtigungs- und Verfolgungswahn	S	Der Patient erlebt sich selbst als Ziel von Feindseligkeiten. Er fühlt sich wahnhaft bedroht, beleidigt, verspottet, die Umgebung trachte ihm nach seiner Gesundheit oder dem Leben
	Eifersuchtswahn	S	Wahnhafte Überzeugung, vom Lebenspartner betrogen und hintergangen worden zu sein
	Schuldwahn	S	Wahnhafte Überzeugung, Schuld auf sich geladen zu haben (z. B. gegenüber Gott, anderen sittlichen Instanzen, Gesetzen)
	Verarmungswahn	S	Wahnhafte Überzeugung, nicht genug finanzielle Mittel zum Lebensunterhalt zu haben
	Hypochondrischer Wahn	S	Wahnhafte Überzeugung, krank zu sein
	Größenwahn	S	Wahnhafte Selbstüberschätzung und Selbstüberhöhung, z. B. Wahn hoher Abstammung, Herrscher der Welt zu sein
	Andere Wahninhalte	S	Wahnthemen, die nicht in die oben genannten Kategorien passen, z. B. die wahnhafte Überzeugung, schwanger zu sein

Tab. 4.5 Sinnestäuschungen. (In Anlehnung an das AMDP-System 2007)

Sinnestäu-schungen	Daten-quelle	Beschreibung
Illusionen	S	Verfälschte wirkliche Wahrnehmungen. Die tatsächlich vorhandene, gegenständliche Reizquelle wird verkannt
Stimmen-hören	S	Form der akustischen Halluzination, bei der menschliche Stimmen wahrgenommen werden, ohne dass tatsächlich jemand spricht. Die Stimmen können den Patienten direkt ansprechen, imperativ oder kommentierend seine Handlungen begleiten oder in Rede und Gegenrede über ihn sprechen (dialogisch). Vorkommen u. a. bei schizophrenen Psychosen
Andere akustische Halluzinationen	S	Akustische Halluzinationen, die nicht Stimmen beinhalten (Akoasmen – amorphe akustische Halluzinationen)
Optische Halluzinationen	S	Wahrnehmen von Lichtblitzen, Mustern, Gegenständen, Personen oder ganzen Szenen ohne entsprechende Reizquelle (Vorkommen u. a. beim Alkoholentzugsdelir)
Körperhalluzinationen	S	Taktile oder haptische Halluzinationen (Wahrnehmen von nicht vorhandenen Objekten auf Haut und Schleimhäuten) und Störungen des Leibempfindens (Zönästhesien, qualitativ abnorme Leibsensationen; **Cave**: Vom Begriff der Zönästhesien sind die sog. zönästhetischen Halluzinationen abzugrenzen: Leibgefühlsstörungen, die den Charakter des von außen Gemachten tragen)
Geruchs-/ Geschmacks-halluzinationen	S	Geruchs- und Geschmackswahrnehmungen, ohne dass eine Reizquelle ausgemacht werden kann
Pseudohalluzinationen	S	Trugwahrnehmungen, bei denen die Unwirklichkeit der Wahrnehmung vom Patienten erkannt wird

Tab. 4.6 Ich-Störungen. (In Anlehnung an das AMDP-System 2007)

Ich-Stö-rungen	Daten-quelle	Beschreibung
Derealisation	S	Verändertes Erfahren der Umgebung oder des Zeiterlebens
Depersonalisation	S	Störung des Einheitserlebens der Person im Augenblick oder der Identität in der Zeit des Lebenslaufes. Der Patient kommt sich selbst fremd, unwirklich, unmittelbar verändert, als oder wie ein anderer und/oder uneinheitlich vor
Gedanken-ausbreitung	S	Der Patient ist überzeugt, dass ihm die Gedanken nicht mehr alleine gehören, andere an seinen Gedanken Anteil haben und wissen, was er denkt (Gedankenlesen)
Gedanken-entzug	S	Der Patient ist der Überzeugung, dass ihm seine Gedanken weggenommen oder »entzogen« werden
Gedanken-eingebung	S	Gedanken und Vorstellungen werden als von außen her beeinflusst, gemacht, gelenkt, gesteuert, eingegeben, aufgedrängt empfunden
Andere Fremdbe-einflus-sungser-lebnisse	S	Fühlen, Streben, Wollen oder Handeln werden als von außen gemacht erlebt

4.4.8 Ich-Störungen

Als Ich-Störungen (**Tab. 4.6**) werden Veränderungen des Ich-Erlebens bezeichnet. Unterschieden werden **Entfremdungserlebnisse** sowie **psychotische Ich-Störungen**. Entfremdungserlebnisse sind Störungen des Einheitserlebens. Zu ihnen gehören Phänomene wie Derealisation und Depersonalisation. Im Gegensatz zu psychotischen Ich-Störungen (als von außen gemacht empfundene, fremdbeeinflusste Ich-Wahrnehmungen, bei denen die Grenzen zwischen Ich und Umwelt durchlässig werden) werden Entfremdungserlebnisse nicht als von außen beeinflusst bzw. durch Ich-fremde Instanzen kommend erlebt.

4.4.7 Sinnestäuschungen

Abhängig vom Vorhandensein oder dem Fehlen einer Reizquelle und/oder der Fähigkeit bzw. der Unfähigkeit zur Realitätskontrolle lassen sich verschiedene Sinnestäuschungen unterscheiden (**Tab. 4.5**).

4.4.9 Störungen der Affektivität

Störungen der Affektivität finden sich bei vielen psychischen Erkrankungen. Dabei ist ihre Bewertung teilweise schwierig, weil die Grenze zwischen Psychopathologie und gesundem Erleben in diesem Bereich besonders unscharf ist.

◘ Tab. 4.7 Störungen der Affektivität. (In Anlehnung an das AMDP-System 2007)

Störungen der Affektivität	Datenquelle	Beschreibung
Ratlos	F	Der Patient findet sich stimmungsmäßig nicht mehr zurecht und begreift seine Situation, seine Umgebung oder Zukunft kaum oder gar nicht mehr
Eindruck der Gefühllosigkeit	S	Der Patient erlebt sich als gefühlsverarmt, leer, nicht nur für Freude, sondern auch für Trauer (bis sich innerlich tot fühlen)
Affektarm	F	Die Anzahl (das Spektrum) gezeigter Gefühle ist vermindert. Wenige oder nur sehr dürftige Affekte (z. B. gleichgültig, unbeteiligt, teilnahmslos) sind beobachtbar
Störung der Vitalgefühle	S	Herabgesetztes Gefühl von Kraft und Lebendigkeit, der körperlichen und seelischen Frische und Ungestörtheit
Deprimiert/depressiv	SF	Niedergedrückte und niedergeschlagene Stimmung
Hoffnungslos	S	Pessimistische Grundstimmung, fehlende Zukunftsperspektive. Der Glaube an eine positive Zukunft ist vermindert oder abhanden gekommen
Ängstlich	SF	Gefühle von Angst, manchmal ohne angeben zu können, wovor. Die Angst kann sich frei flottierend, unbestimmt, in Angstanfällen und/oder durch körperliche Symptome (Schwitzen, Zittern) äußern
Euphorisch	SF	Zustand übersteigerten Wohlbefindens, Behagens, der Heiterkeit, der Zuversicht, des gesteigerten Vitalgefühls
Dysphorisch	SF	Missmutige Verstimmtheit, der Patient ist schlecht gelaunt, mürrisch-moros, nörgelnd, missgestimmt, unzufrieden, ärgerlich
Gereizt	SF	Zustand erhöhter Reizbarkeit, bis hin zur Gespanntheit
Innerlich unruhig	S	Inneres Aufgewühltsein, innere Aufgeregtheit, Spannung oder Nervosität
Klagsam, »jammerig«	F	Schmerz, Kummer, Ängstlichkeit werden ausdrucksstark in Worten, Mimik und Gestik vorgetragen (»Wehklagen«)

◘ Tab. 4.7 Fortsetzung

Störungen der Affektivität	Datenquelle	Beschreibung
Insuffizienzgefühle	S	Das Vertrauen in die eigene Leistungsfähigkeit oder den eigenen Wert ist vermindert oder verloren gegangen
Gesteigertes Selbstwertgefühl	S	Ein positiv erlebtes Gefühl der Steigerung des eigenen Wertes, der Kraft und/oder Leistungsfähigkeit
Schuldgefühle	S	Der Patient macht sich Selbstvorwürfe, fühlt sich für eine Tat, für Gedanken oder Wünsche verantwortlich, die seiner Ansicht nach vor einer weltlichen oder religiösen Instanz, anderen Personen oder sich selbst gegenüber verwerflich sind
Verarmungsgefühle	S	Der Patient fürchtet, dass ihm die Mittel zur Bestreitung seines Lebensunterhalts fehlen
Ambivalent	S	Koexistenz widersprüchlicher Gefühle, Vorstellungen, Wünsche, Intentionen und Impulse, die als gleichzeitig vorhanden und meist auch als quälend erlebt werden (z. B. jemanden gleichzeitig lieben und hassen)
Parathymie	F	Gefühlsausdruck und berichteter Erlebnisinhalt stimmen nicht überein (paradoxe Affekte, inadäquate Gefühlsreaktion; z. B. ein Patient berichtet lachend, wie er vermeintlich gefoltert wurde)
Affektlabil	SF	Schneller Stimmungswechsel, der auf einen Anstoß von außen erfolgt (Vergrößerung affektiver Ablenkbarkeit) oder auch scheinbar spontan auftritt
Affektinkontinent	SF	Affekte können bei geringem Anstoß überschießen, vom Patienten nicht beherrscht werden und manchmal eine übermäßige Stärke annehmen
Affektstarr	F	Verminderte affektive Modulationsfähigkeit. Hier ist die Schwingungsfähigkeit (Amplitude) verringert

Störungen der Affektivität können bereits im Gespräch mit dem Patienten erfasst werden. Sie sollten jedoch in allen Fällen auch gezielt exploriert werden (◘ Tab. 4.7).

◘ Tab. 4.8 Störungen des Antriebs und der Psychomotorik. (In Anlehnung an das AMDP-System 2007)

Störungen des Antriebs und der Psychomotorik	Datenquelle	Beschreibung
Antriebsarm	SF	Mangel an Aktivität, Energie, Schwung, Elan, Initiative und Anteilnahme, bei schwerer Ausprägung bis hin zum Stupor (überwiegende Bewegungslosigkeit und Reaktionslosigkeit auf äußere Reize bei erhaltenem Bewusstsein)
Antriebsgehemmt	S	Energie, Initiative und Anteilnahme werden vom Patienten als gebremst/blockiert erlebt. Der Patient will etwas Bestimmtes machen, schafft es aber nicht
Antriebsgesteigert	SF	Zunahme an Aktivität, Energie, Initiative und Anteilnahme
Parakinesen	F	Qualitativ abnorme, oft komplexe Bewegungen, die häufig die Gestik, Mimik und auch die Sprache betreffen. **Stereotypien** sind sprachliche oder motorische Äußerungen, die oft längere Zeit hindurch in immer gleicher Form wiederholt werden. Hierzu gehören Verbigeration (Wortstereotypien), Katalepsie (Haltungsstereotypien), Echolalie und die wächserne Biegsamkeit (Flexibilitas cerea). Beim **Befehlsautomatismus** führt der Patient automatisch Handlungen aus, die er selbst nicht als von sich intendiert erlebt. Beim **Negativismus** tun Patienten gerade das nicht, was von ihnen erwartet wird, oder sie tun genau das Gegenteil
Motorisch unruhig	SF	Gesteigerte und ungerichtete motorische Aktivität (z. B. Patient kann nicht still sitzen)
Maneriert, bizarr	F	Alltägliche Bewegungen und Handlungen (auch Gestik, Mimik und Sprache) erscheinen dem Beobachter versteigen, verschroben, posenhaft und verschnörkelt
Theatralisch	F	Die Patienten erwecken den Eindruck, als würden sie sich selbst darstellen
Mutistisch	F	Wortkargheit bis zum Nichtsprechen (Verstummen)
Logorrhoisch	F	Verstärkter bis unkontrollierbarer Redefluss/-drang

4.4.10 Antriebs- und psychomotorische Störungen

Antriebsstörungen (◘ Tab. 4.8) betreffen die Energie, Initiative und Aktivität eines Menschen. Ist durch psychische Vorgänge die Gesamtheit des Bewegungsablaufes gestört, so wird von einer psychomotorischen Störung gesprochen. Hinweise ergeben sich normalerweise bereits aus der Beobachtung des Patienten im Untersuchungsgespräch.

4.4.11 Zirkadiane Besonderheiten und andere Störungen

Mit den zirkadianen Besonderheiten sollen Schwankungen der Befindlichkeit und des Verhaltens des Patienten während einer 24-h-Periode registriert werden. Sie spielen für die klinische Diagnostik nur bei affektiven Erkrankungen eine Rolle.

Unter der Kategorie »andere Störungen« werden im AMDP-System Merkmale zusammengefasst, die sich den anderen Kategorien nicht zuordnen lassen, aber klinisch relevant sind. Hierzu gehören insbesondere auch Suizidalität und Aggressivität.

4.4.12 Weitere Merkmale

Zusätzlich zu den psychopathologischen Symptomen im engeren Sinne, wie sie im AMDP-System aufgeführt werden, sind bei der psychiatrischen Untersuchung weitere Punkte zu beurteilen:

- Äußeres Erscheinungsbild des Patienten (Kleidung, Körperpflege, Gestik, Mimik, Physiognomie)
- Verhalten in der Untersuchungssituation (Dissimulation, interaktionelles Verhalten)
- Sprechverhalten bzw. Sprache (Klang, Modulation, Sprechstörungen wie Stammeln und Stottern, Sprachverständnis und Ausdrucksvermögen)

Die Berücksichtigung dieser Punkte ist beispielsweise hilfreich zur Bewertung der psychosozialen Integration des Patienten, seiner interpersonellen Kompetenzen und seines Krankheitsverhaltens. Daneben empfiehlt es sich, eine klinische Einschätzung des Intelligenzniveaus vorzunehmen.

4

? **Übungsfragen**

1. Nennen Sie Vorteile der Anwendung des AMDP-Systems.
2. Nennen Sie Ausprägungsgrade der quantitativen Bewusstseinsstörungen.
3. Welche qualitativen Bewusstseinsstörungen werden nach dem AMDP-System unterschieden?
4. Welche Orientierung ist am leichtesten störbar?
5. Wie lassen sich Aufmerksamkeits- und Gedächtnisstörungen aktiv explorieren?
6. Grenzen Sie Zönästhesien von zönästhetischen Halluzinationen ab.
7. Was wird unter dem Begriff »Ideenflucht« verstanden?
8. Nennen Sie die Kriterien des Wahns.
9. Welche inhaltlichen Wahnmerkmale sind von besonderer differenzialdiagnostischer Relevanz?
10. Nennen Sie ein Beispiel für eine Wahnwahrnehmung.
11. Welche Formen von Ich-Störungen gibt es?
12. Was kennzeichnet den Stupor?

Weiterführende Literatur

AMDP (2007) Das AMDP-System. Manual zur Dokumentation psychiatrischer Befunde. Hogrefe Testzentrale, Göttingen

Fähndrich F, Stieglitz R-D (2007) Leitfaden zur Erfassung des psychopathologischen Befundes. Halbstrukturiertes Interview anhand des AMDP-Systems. Hogrefe, Göttingen

Gutzmann H, Kühl KP, Göhringer K (2010) Das AGP-System. Manual zur Dokumentation gerontopsychiatrischer Befunde. Hogrefe, Göttingen

Haug HJ, Kind H (2008) Psychiatrische Untersuchung. Ein Leitfaden für Studierende, Ärzte und Psychologen in Praxis und Klinik. Springer, Berlin Heidelberg

Haug HJ, Stieglitz RD (Hrsg) (1997) Das AMDP-System in der klinischen Anwendung und Forschung. Hogrefe, Göttingen

Payk TR (2007) Psychopathologie. Vom Symptom zur Diagnose. Springer, Berlin Heidelberg

Stieglitz RD (2008) Diagnostik und Klassifikation in der Psychiatrie. Kohlhammer, Stuttgart

Klinische Untersuchung

F. Schneider, W. Niebling

»Kurzinfo«

— Wichtigstes Instrument der psychiatrischen Diagnostik ist das **psychiatrisch-psychotherapeutische Gespräch**
— Neben der Gewinnung von Informationen dient das psychiatrisch-psychotherapeutische Gespräch v. a. auch dem **Aufbau** einer stabilen und vertrauensvollen **therapeutischen Beziehung**
— Zu jeder psychiatrisch-psychotherapeutischen Diagnostik gehören:
  – Umfassende **Anamneseerhebung**, die immer auch eine Fremdanamnese miteinschließen sollte
  – Orientierende **körperliche Befunderhebung** (allgemein-körperlich und neurologisch) zur Abklärung somatischer Ursachen der psychischen Symptome sowie somatischer Begleiterkrankungen

5.1 Ärztliche Gesprächsführung

Das psychiatrisch-psychotherapeutische Gespräch erfüllt nicht nur den Zweck der Informationsgewinnung, z. B. zur Erhebung der Anamnese (▶ Abschn. 5.2) und eines psychopathologischen Befundes (▶ Kap. 4), sondern dient daneben ganz entscheidend dem Aufbau einer **tragfähigen Arzt-Patient-Beziehung**.

Ein wichtiger Aspekt hierbei ist, dass sich der Arzt auf die Besonderheiten des Patienten (z. B. intellektuelle Fähigkeiten, kultureller Hintergrund) und den aktuellen psychischen Zustand des Patienten einstellt und eine dem Patienten angepasste Sprache wählt.

Der Patient soll sich in einer vertrauensvollen Umgebung öffnen und über seine Beschwerden und Probleme sprechen können.

Einige grundsätzliche Regeln der Gesprächsführung muss der Arzt hierfür beherrschen:

— Den Patienten **aussprechen lassen** (zu frühe Strukturierung des Gesprächs kann dazu führen, dass der Patient sein eigentliches Anliegen nicht vorträgt, verunsichert wird und die Kommunikation dauerhaft gestört bleibt)
— **Gezieltes Nachfragen** (»Seit wann haben Sie diese Beschwerden?« »Wie würden Sie diese Gefühle beschreiben?«)
— **Aktives Zuhören** mit verbalen (kurzes Nachfragen, Zusammenfassungen) und nonverbalen Elementen (Kopfnicken, Blickkontakt)
— Eigenes Verständnis des Gesagten dem Patienten **zurückmelden** (wortwörtliche oder umschreibende Wiedergabe oder Zusammenfassungen)
— Dem Patienten vermitteln, dass es wichtig und von Interesse ist, wie er **selbst** seine Probleme und Schwierigkeiten sieht (»Was meinen Sie denn selbst?« »Haben Sie selbst eine Erklärung dafür?«)

— **Pausen** (»kommunikative Knotenpunkte«) akzeptieren
— **Emotionen** zulassen und aufgreifen

❯ — **Eine dem Patienten angepasste Sprache wählen, Fachtermini vermeiden**
— **Begriffe, die der Patient verwendet, selbst aufgreifen**
— **Eindeutige Fragen formulieren**
— **Konkrete statt allgemeine Fragen, offene statt suggestive Fragen stellen**

5.2 Anamneseerhebung

Zur psychiatrischen Anamnese sollten immer gehören:
— Erhebung soziodemografischer Daten (Name, Geschlecht, Geburtsdatum, -ort, Nationalität, Familienstand, erlernter Beruf und derzeitige Tätigkeit, Adresse, telefonische Erreichbarkeit des Patienten sowie von Angehörigen)
— Spezielle Krankheitsanamnese sowie allgemeine Eigenanamnese
— Familienanamnese

Fremdanamnestische Angaben aus dem Umfeld des Patienten (z. B. von Familienmitgliedern oder früher behandelnden Ärzten und Psychologen) können wertvolle zusätzliche Informationen für eine umfassende psychiatrische Beurteilung des Patienten und seines Krankheitsbildes liefern. Diese sollten daher – mit dem Einverständnis des Patienten bzw. nach entsprechender Schweigepflichtentbindung durch den Patienten – immer eingeholt werden.

5.2.1 Spezielle Krankheitsanamnese

Die spezielle Krankheitsanamnese bezieht sich auf das Krankheitsbild, das zur aktuellen Konsultation des Arztes geführt hat.

Es ist zu fragen nach:
— **Aktuellem Beschwerdebild**
— **Chronologischer Entwicklung** der jetzigen Symptomatik (Krankheitsbeginn und -verlauf, Auslösesituationen, Verstärkungsfaktoren, kritische Lebensereignisse oder Konflikte) und **bisherigen psychiatrisch-psychotherapeutischen Behandlungen**
— **Subjektivem Erleben** der aktuellen Erkrankung sowie dem subjektiven Grad der Beeinträchtigung
— **Somatischen Symptomen**, die mit der aktuellen psychischen Erkrankung einhergehen können, wie z. B. Schlaf-, Appetit-, Libidostörungen, gastrointesti-

nale Störungen, kardiorespiratorische Beschwerden, Schmerzen, Müdigkeit, Adynamie

> **Immer muss auch Suizidalität abgeklärt werden (► Kap. 47).**

5.2.2 Eigenanamnese

Während der aktuelle Konsultationsgrund bereits in der speziellen Krankheitsanamnese erfasst wurde, werden im Rahmen einer allgemeinen Eigenanamnese die Lebensgeschichte und Lebensumstände, Süchte, Medikamente, vegetative Störungen sowie weitere psychische und somatische Erkrankungen exploriert.

■ **Soziale Anamnese (Biografie und Lebenssituation)**

Die soziale Anamnese umfasst wichtige **biografische Ereignisse** sowie die **aktuellen Lebensumstände**:

- Soziale Herkunft
- Frühkindliche Entwicklung, Primordialsymptome (Nägelkauen, Bettnässen, verlängertes Daumenlutschen, Haareausreißen, Ängste, Angstträume, Stottern)
- Entwicklung in Pubertät und Adoleszenz, besondere Konfliktkonstellationen, Wohnorte
- Schulischer und beruflicher Werdegang
- Soziale Beziehungen (Partnerschaften, Ehe, Kinder, außerfamiliäre soziale Beziehungen), soziale Integration
- Freizeitgestaltung (Interessen, Hobbys), Lebensgewohnheiten
- Sonstiges: wirtschaftliche Situation (Vermögen, finanzielle Probleme, Schulden), Wohnverhältnisse, religiöse Einstellungen, Fahrerlaubnis, ggf. Aufenthaltsstatus, Verurteilungen und Haft

Einen Überblick über weitere Bestandteile der Eigenanamnese gibt ◻ Tab. 5.1.

5.2.3 Familienanamnese

Die Familienanamnese fokussiert krankheitsrelevante Aspekte in der **Herkunftsfamilie** des Patienten. Hierzu gehören nicht nur familiäre Belastungen mit psychischen oder somatischen Erkrankungen, sondern auch psychosoziale Aspekte. Zu erfragen sind insbesondere:

- Psychische und somatische Erkrankungen und Auffälligkeiten (z. B. auch dissoziales oder delinquentes Verhalten) von Großeltern, Eltern, Geschwistern und auch eigenen Kindern
- Todesursachen verstorbener Angehöriger

◻ **Tab. 5.1** Weitere Bestandteile der Eigenanamnese

Fokus der Anamnese	Zu explorierende Bereiche
Psychiatrische Vorgeschichte	Frühere psychische Erkrankungen und Behandlungen, Selbstverletzungen oder suizidales Verhalten in der Vorgeschichte
Vegetative Anamnese	Schlaf, Appetit, Gewichtsveränderungen, Durst, Miktion, Stuhlgang, sexuelle Lust und Potenz, körperliches Grundgefühl (z. B. Wohlbefinden, Mattigkeit)
Gynäkologische Anamnese	Menarche, Menopause, Menstruation (Frequenz, Regelmäßigkeit, Dauer, Stärke, Beschwerden), Partus, Abortus, gynäkologische Operationen
Psychosexuelle Anamnese (nicht in jedem Fall notwendig; der Situation angepasst explorieren!)	Pubertätsbeginn, besondere Ängste, Belastungen oder Verhaltensänderungen während der Pubertät, Angaben zur Sexualaufklärung, erster Geschlechtsverkehr, sexuelle Erlebnisfähigkeit (früher bzw. aktuell), Sexualkontakte, sexuelle Funktionsstörungen, spezielle sexuelle Präferenzen und Phantasien, sexuelle Orientierung, sexuelle Missbrauchserlebnisse, Inzesterlebnisse
Medikamentenanamnese	Einnahme von Psychopharmaka und anderen Medikamenten, Medikamentenunverträglichkeiten
Suchtanamnese	Schädlicher Alkohol-, Tabak-, sonstiger Drogen- oder Medikamentenkonsum (z. B. Schlafmittel, Schmerzmittel, Beruhigungsmittel, Schlankheitsmittel, Laxanzien) Nicht stoffgebundene Süchte (z. B. pathologisches Spielen)
Somatische Anamnese	Frühere und aktuelle somatische Erkrankungen (v. a. auch Unfälle mit Schädel-Hirn-Traumata, Erkrankungen des ZNS, Stoffwechselerkrankungen, Operationen) und bisherige diagnostische und therapeutische Maßnahmen, Krankenhausaufenthalte, Kur Allergien

- Besonderheiten des Patienten in seiner Familie (z. B. Stellung in der Geschwisterreihe, Beziehung zu den Eltern, Familienatmosphäre)

> **Besonders bedeutsam sind schizophrene oder affektive Erkrankungen, Suchterkrankungen, versuchte oder vollendete Suizide in der Herkunftsfamilie.**

5.3 Körperliche Untersuchung

Zu jeder psychiatrischen Diagnostik gehört – möglichst beim Erstkontakt – eine ergänzende orientierende körperliche Untersuchung (allgemein-körperlich sowie neurologisch) zur Abklärung einer möglichen somatischen Ursache der psychischen Symptome bzw. somatischer Begleiterkrankungen.

5.3.1 Allgemein-körperliche Untersuchung

Im Rahmen einer orientierenden allgemein-körperlichen Untersuchung sollten erfasst werden (je nach Einzelfall bzw. symptombezogen ggf. weitere Untersuchungen):

- Allgemein- und Ernährungszustand, Größe und Gewicht, Bauchumfang
- Beurteilung von Haut, Gesichtsfarbe und Schleimhäuten; Verletzungen/Narben, Hämatome, Tätowierungen, Piercings
- Untersuchung von Kopf und Hals, Lymphknoten, Schilddrüse
- Inspektion, Perkussion des Thorax, Auskultation von Lunge, Herz und Halsgefäßen, Erhebung des Pulsstatus und des Blutdrucks
- Untersuchung von Abdomen (z. B. Abwehrspannung, Druckschmerz, Palpation von Leber und Milz), Nierenlager (Klopfschmerz), Wirbelsäule (z. B. Klopfschmerz, Muskelverspannungen, Deformitäten), Extremitäten (z. B. Beweglichkeit, Gelenkschwellungen oder -deformierungen, Druckempfindlichkeit)

5.3.2 Neurologische Untersuchung

Zur neurologischen Befunderhebung gehören:

- Prüfung auf Kalottenklopfschmerz und von Beweglichkeit des Kopfes
- Überprüfung des **Hirnnervenstatus** (◨ Tab. 5.2)
- Beurteilung des **Reflexstatus**
  - Muskeleigenreflexe und physiologische Fremdreflexe
  - Pathologische Fremdreflexe (Pyramidenbahnzeichen)
  - Kloni (Patellarklonus, Fußklonus); pathologisch ist ein »unerschöpflicher« Klonus

> **❯ Muskeleigenreflexe sind im Seitenvergleich zu beurteilen.**
> **Gesteigerte Muskeleigenreflexe deuten auf eine zentrale Schädigung hin, abgeschwächte oder aufgehobene Muskeleigenreflexe auf eine periphere Störung.**

◨ Tab. 5.2 Überprüfung der Hirnnervenfunktionen

Hirnnerv	Funktion	Überprüfung (Beispiele)
N. olfaktorius (N. I)	- Riechen	- Frage nach Geruchsveränderungen - Riechproben (aromatische Geruchsstoffe)
N. opticus (N. II)	- Sehen (Visus) - Gesichtsfeld	- Visustafeln oder Text lesen lassen - Orientierend Fingerperimetrie - Augenhintergrund spiegeln
N. oculomotorius (N. III) N. trochlearis (N. IV) N. abducens (N. VI)	- Augenmotilität - Pupillenmotilität	- Augenfolgebewegungen - Nach Doppelbildern fragen - Inspektion der Pupillen - Lichtreaktion der Pupillen prüfen
N. trigeminus (N. V)	- Sensibilität im Gesichtsbereich - Motorisch Kaumuskulatur	- Berührungsreize im Gesicht im Seitenvergleich und Druckschmerzhaftigkeit der Nervenaustrittspunkte prüfen - Kaumuskulatur untersuchen (bei festem Kieferschluss die Anspannung der Mm. masseter und temporalis palpieren) - Kornealreflex, Masseterreflex auslösen
N. facialis (N. VII)	- Mimische Muskulatur - Geschmack - Innervation des M. stapedius	- Inspektion der Gesichtssymmetrie - Grimassieren (Stirn runzeln, Nase rümpfen, Zähne zeigen, Mund spitzen, Backen aufblasen lassen) - Frage nach Geschmacksstörungen - Hyperakusis
N. vestibulocochlearis (N. VIII)	- Hören - Gleichgewicht	- Nach Hörminderung und Schwindel fragen - Fingerreiben vor dem Ohr, Flüstersprache - Stand- und Gangprüfungen

◘ Tab. 5.2 Fortsetzung

Hirnnerv	Funktion	Überprüfung (Beispiele)
N. glosso-pharyngeus (N. IX)	▬ Würgereflex ▬ Pharynxsen-sibilität ▬ Geschmack hinteres Zungen-drittel	▬ Rachenhinterwand mit Mundspatel berühren ▬ Hebung des Gau-mensegels
N. vagus (N. X)	▬ Würgereflex ▬ Stimmrit-zenöffnung	▬ Wie N. IX ▬ Auf Heiserkeit achten
N. accessorius (N. XI)	▬ Innerva-tion des M. sterno-cleidomas-toideus ▬ Innervation des M. tra-pezius	▬ Kopfwendung ge-gen Widerstand ▬ Schulterhebung gegen Widerstand
N. hypoglos-sus (N. XII)	▬ Zungenmo-tilität	▬ Zunge herausstre-cken (Abweichung zur kranken Seite) und hin- und herbe-wegen lassen

▬ Erhebung von **Nervendehnungszeichen**: Lasègue, umgekehrter Lasègue, Kernig, Brudzinski, Lhermitte, Meningismus
▬ Beurteilung von **Motorik und Kraft**: Muskeltrophik, Tonus, Armvorhalteversuch, Beinvorhalteversuch, Feinmotorik (z. B. Schriftprobe), Kraftprüfung
▬ **Koordinationsprüfung** wie Finger-Nase-Versuch, Finger-Finger-Versuch, Knie-Hacken-Versuch, Bárány-Zeigeversuch, Diadochokinese
▬ **Stand und Gang** wie Romberg-Versuch, Unterber-ger-Tretversuch, Gangprüfung
▬ **Sensibilitätsprüfung** wie Berührungsempfindung, Schmerzempfindung, Spitz-Stumpf-Diskrimination, Graphästhesie, Temperaturempfindung, Lagesinn, Vibrationsempfindung
▬ Beurteilung der **Sprache** (expressive oder rezeptive Sprachstörungen, Artikulationsstörungen)

❓ Übungsfragen
1. Welche Ziele verfolgt das psychiatrisch-psychothera-peutische Gespräch?
2. Nennen Sie Vorteile und Nachteile der offenen, aber auch der geschlossenen Frageform.
3. Nennen Sie Bestandteile der psychiatrischen Anamnese.
4. Welches sind die im Rahmen der sozialen Anamnese zu explorierenden Punkte?
5. Welche Untersuchungen gehören zur allgemein-körperlichen Untersuchung?
6. Was gehört zur Befunderhebung bei der neurologischen Untersuchung?

Weiterführende Literatur

Füeßl HS, Midekke M (2010) Anamnese und Klinische Untersuchung. Thieme, Stuttgart
Haug HJ, Kind H (2008) Psychiatrische Untersuchung. Ein Leitfaden für Studierende, Ärzte und Psychologen in Praxis und Klinik. Springer, Berlin Heidelberg
Schneider F, Frister H, Olzen D (2010) Begutachtung psychischer Störungen. Springer, Berlin Heidelberg

Testpsychologische Untersuchung

U. Habel, F. Schneider

»Kurzinfo«

— Testpsychologische Untersuchungen dienen der **standardisierten Erfassung** von intellektuellen Leistungsfunktionen sowie motivationalen, emotionalen, Verhaltens- und Persönlichkeitsmerkmalen; sie können einen wichtigen Beitrag zur **Diagnostik** und **Differenzialdiagnostik** psychischer Erkrankungen sowie zur **Therapieplanung** und **-kontrolle** leisten

— Die Güte eines psychologischen Tests orientiert sich an den **3 Hauptgütekriterien**: Validität, Reliabilität und Objektivität

— **Leistungstests** umfassen im Wesentlichen Intelligenztests zur Erfassung der allgemeinen intellektuellen Leistungsfähigkeit sowie spezielle Leistungstests zur Erhebung spezifischer intellektueller Teilfunktionen wie Aufmerksamkeit, Gedächtnis, Exekutivfunktionen

— Bei den **Persönlichkeitstests** lassen sich psychometrische Persönlichkeitstests und Persönlichkeitsentfaltungsverfahren unterscheiden, wobei letztere nicht ausreichend den testtheoretischen Gütekriterien genügen
  – Zu den **psychometrischen Persönlichkeitstests** gehören Persönlichkeitsstrukturtests, die Merkmale aus dem Bereich der »Normalpersönlichkeit« erheben, sowie Einstellungs- und Interessenstests
  – **Persönlichkeitsentfaltungsverfahren** arbeiten mit mehrdeutigem Reizmaterial, auf das es eine Vielzahl möglicher Reaktionen gibt; die Ergebnisinterpretation ist stark vom Auswerter abhängig

— Zur standardisierten klinischen Diagnostik psychopathologischer Auffälligkeiten existiert eine große Zahl klinischer Verfahren, die sich in **störungsbezogene Selbst- oder Fremdbeurteilungsverfahren** einteilen lassen

— Test-/neuropsychologische Befunde unterliegen dem Problem der **Verfälschbarkeit**, weswegen der Einbezug weiterer Informationen und Informationsquellen (z. B. Verhaltensbeobachtung, Fremdanamnese) bedeutsam ist; daneben können spezielle testpsychologische Verfahren zur Abschätzung von Verfälschungstendenzen zur Anwendung kommen

6.1   Einführung

Eine testpsychologische Untersuchung stellt einen ergänzenden Bestandteil der klinischen Diagnostik dar. Sie kann wertvolle zusätzliche diagnostische und differenzialdiagnostische Informationen liefern sowie zur Therapieplanung und Verlaufskontrolle herangezogen werden.

Testpsychologische Diagnostik – Sie umfasst die Anwendung standardisierter psychologischer Testverfahren zur Messung verschiedener intellektueller Leistungsfunktionen und Persönlichkeitsdimensionen.

Neuropsychologische Diagnostik – Sie meint im Speziellen die Untersuchung kognitiver Beeinträchtigungen und sonstiger motivationaler, emotionaler und Verhaltensauffälligkeiten infolge erworbener Hirnstruktur- und/oder Hirnfunktionsstörungen wie sie längst auch für viele psychische Erkrankungen (nicht nur neurologische) nachgewiesen sind.

Psychologische Tests erlauben es aufgrund ihrer psychometrischen Eigenschaften, relevante individuelle Messwerte aus dem Leistungs- und Persönlichkeitsbereich objektiv zu erfassen. Die Eignung als psychologischer Test ergibt sich aus folgenden Gütekriterien:

— **Validität**: Gültigkeit bzw. Ausmaß, mit dem ein Test inhaltlich das Merkmal erfasst, das er zu messen vorgibt (wird z. B. durch Expertenratings ermittelt, sog. Expertenvalidität, oder durch Korrelation mit einem anderen konstruktvaliden Kriterium, sog. Kriteriumsvalidität)
— **Reliabilität**: Zuverlässigkeit bzw. Genauigkeit, mit der ein Test das Merkmal erhebt (z. B. Übereinstimmung der Ergebnisse bei Testwiederholungen als Retest-Reliabilität oder Paralleltest-Reliabilität)
— **Objektivität**: Grad der Unabhängigkeit der Testergebnisse vom Untersucher (z. B. durch standardisierte Testdurchführung und Auswertung)

Test- und neuropsychologische Verfahren werden im Rahmen der psychiatrischen Diagnostik eingesetzt, u. a.:

— Zur Erfassung der allgemeinen und speziellen Leistungsfähigkeit und Intelligenzdiagnostik
— Zur Unterstützung der Diagnostik und Differenzialdiagnostik, z. B. im Rahmen der Demenzdiagnostik (► Kap. 17)
— Zur Therapieplanung und Prognose sowie Verlaufsbeurteilung
— Im Rahmen der Persönlichkeitsdiagnostik

Im Sinne der neuropsychologischen Diagnostik sind auch Testverfahren konzipiert worden, die das Profil spezifischer kognitiver Teilfunktionen so erfassen, dass Aussagen zum Funktionszustand lokalisierter Hirnareale getroffen werden können.

> **Eine testpsychologische Untersuchung darf und kann aber nie alleinige Grundlage einer Diagnose sein.**

Alle testpsychologischen Befunde sind Bestandteil einer umfassenden integrativen Diagnostik und sollten ergänzt werden durch:

— Ergebnisse einer Exploration
— Klinischen Eindruck
— Verhaltensbeobachtung während der Testung

━ Alle weiteren Informationen wie Fremdanamnese, Krankengeschichte

Insbesondere bei der Durchführung von Leistungstests ist die **Verhaltensbeobachtung** wesentlich, um:
━ Widersprüche und Kontraste innerhalb der Gesamtleistung aufzuklären
━ Informationen zur Leistungseinstellung (Leistungsmotivation und Anstrengung) zu erhalten
━ Mögliche Simulations- und Verfälschungstendenzen aufzudecken
━ Beziehungen zu Alltagsleistungen (Schule, Ausbildung, Beruf) herstellen zu können

Die Ergebnisse sind dann unter Berücksichtigung weiterer diagnostischer Befunde in ein schlüssiges Gesamtbild zu integrieren. Auch die aktuelle Medikation und der psychopathologische Zustand müssen beachtet werden, da sie erheblichen Einfluss auf die Testergebnisse haben können.
Man unterscheidet im Wesentlichen:
━ **Leistungstests** (Intelligenztests, spezielle Leistungs- und Eignungstests, Entwicklungs- und Schultests) (▶ Abschn. 6.2)
━ **Persönlichkeitstests** (▶ Abschn. 6.3)
  ━ Psychometrische Persönlichkeitstests (Persönlichkeitsstrukturtests sowie Einstellungs- und Interessenstests)
  ━ Persönlichkeitsentfaltungsverfahren
━ **Störungsbezogene Verfahren** zur standardisierten klinischen Diagnostik psychopathologischer Auffälligkeiten mittels Selbst- oder Fremdbeurteilungsverfahren (▶ Abschn. 6.4)

6.2 Leistungstests

6.2.1 Intelligenzdiagnostik

Es existiert keine einheitliche Definition der Intelligenz. Nach D. Wechsler (1896–1981) ist Intelligenz eine zusammengesetzte oder globale Fähigkeit, zweckvoll zu handeln, vernünftig zu denken und sich mit seiner Umgebung wirkungsvoll auseinanderzusetzen.

Intelligenz – Einer praktikablen Definition zufolge ist Intelligenz das, was der jeweilige Intelligenztest misst. Daher sollte bei einem berichteten Intelligenzquotienten (IQ) immer der verwendete Intelligenztest mit angegeben werden.

Je nach Testverfahren haben IQ-Werte meistens einen **Mittelwert von 100** und eine Standardabweichung von 15. Etwa zwei Drittel der Bevölkerung weisen IQ-Werte zwischen 85 und 115 auf.

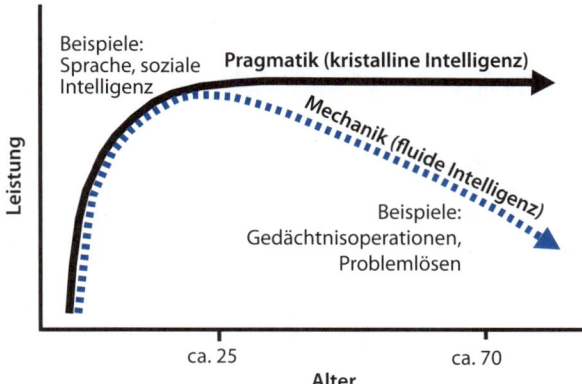

◘ **Abb. 6.1** 2-Komponenten-Modell der Intelligenz. (Mod. nach Baltes 1987; © 1987 by the American Psychological Association. Reproduced with permission).

Unterscheiden lassen sich fluide und kristalline Intelligenzkomponenten (◘ Abb. 6.1):
━ **Fluide Intelligenzkomponenten** wie Flexibilität, Anpassungsfähigkeit, Konzentration, Informationsverarbeitungsgeschwindigkeit, schlussfolgerndes und problemlösendes Denken bei neuartigen Problemen unterliegen dem Altersabbau
━ **Kristalline Intelligenzkomponenten** umfassen die im Laufe des Lebens über Erfahrung und Lernen gewonnenen Kenntnisse und Fähigkeiten; diese gelten als relativ zeit-/altersstabil

Ein sehr gebräuchliches Verfahren zur Messung der globalen Intelligenz sowie wichtiger Teilbereiche intellektueller Leistungsfähigkeit stellt der umfangreiche Wechsler Intelligenztest für Erwachsene (WIE) dar (◘ Tab. 6.1).

Bei Personen mit **Sprachschwierigkeiten** muss auf Verfahren zur sprachfreien Erfassung des allgemeinen Intelligenzniveaus ausgewichen werden. Solche sind beispielsweise die Grundintelligenztest Skala (CFT 20-R) oder die Standard Progressive Matrices (SPM) (◘ Tab. 6.1).

Zur Abschätzung des **prämorbiden Intelligenzniveaus**, d. h. des Intelligenzniveaus vor einer erworbenen kognitiven Störung, eignen sich Verfahren, die kristalline Intelligenzkomponenten (z. B. Wortschatz) erfassen, da diese als relativ altersstabil und störungsresistent gelten. Ein derartiges Verfahren ist z. B. der Wortschatztest (WST) (◘ Tab. 6.1). Daneben geben lebensgeschichtliche Daten wie der schulische und berufliche Werdegang des Probanden Hinweise auf das prämorbide Intelligenzniveau.

Bei der Auswahl von Verfahren zur Intelligenzmessung sollte immer auch berücksichtigt werden, für welchen Leistungsbereich (**oberer, mittlerer** oder **unterer Leistungsbereich**) der jeweilige Test konzipiert wurde. Der WIE differenziert beispielsweise gut im unteren bis

◻ Tab. 6.1 Auswahl gebräuchlicher Verfahren zur Intelligenzmessung

Verfahren	Einsatzbereich	Beschreibung	Bearbeitungszeit
Wechsler Intelligenztest für Erwachsene (WIE; von Aster et al. 2006)	16–89 Jahre	Modifizierte und neu normierte Version des HAWIE-R (Hamburg-Wechsler-Intelligenztest für Erwachsene). Besteht aus 14 Untertests, neben Gesamt-IQ, Verbal- und Handlungs-IQ können Index-Werte für verschiedene Teilleistungsbereiche bestimmt werden	Etwa 60–90 min
Intelligenz-Struktur-Test 2000 R (I-S-T 2000 R; Liepmann et al. 2007)	Ab 15 Jahren	Beinhaltet 11 Untertests. Erfasst werden ein Gesamt-IQ und multiple Faktoren der Intelligenz wie verbale Intelligenz, figural-räumliche Intelligenz, rechnerische Intelligenz, Merkfähigkeit, fluide und kristalline Intelligenz	Etwa 80–130 min
Grundintelligenztest Skala 2, revidierte Fassung (CFT 20-R; Weiß 2008)	Kinder und Jugendliche von 8,5 bis 19 Jahren; Erwachsene von 20 bis 60 Jahren mit geringer schulischer Vorbildung (nur Kurzform)	Weitgehend sprach- und kulturunabhängiges Verfahren, welches das allgemeine intellektuelle Leistungsniveau messen soll. Der Test besteht aus 2 gleichartig aufgebauten Testteilen mit je 4 Untertests (Reihenfortsetzen, Klassifikationen, Matrizen und · topologische Schlussfolgerungen), die die Fähigkeit prüfen, komplexe Beziehungen, Gesetzmäßigkeiten und Regelhaftigkeiten in neuartigen Situationen wahrnehmen und erfassen zu können (Multiple-choice-Aufgaben)	Bei Durchführung der Kurzform (1. Testteil) rund 35–40 min; insgesamt ca. 60 min
Standard Progressive Matrices (SPM; Horn 2009)	Ab 6 Jahren	Weitgehend sprach- und kulturunabhängiges Verfahren zur Messung der allgemeinen Intelligenz. Geprüft wird die Fähigkeit, Regeln, nach denen Matrizen (geometrische Figuren oder Muster) aufgebaut sind, auf die Vervollständigung der Matrizen anzuwenden (Multiple-choice-Aufgaben)	Etwa 45 min (Durchführung ohne Zeitlimit)
Mehrfachwahl-Wortschatztest (MWT-B; Lehrl 2005)	20–65 Jahre	Ökonomisches Verfahren zur Erfassung kristalliner Intelligenzkomponenten. Besteht aus 37 Aufgaben, bei denen jeweils ein bekanntes Wort aus 4 sinnlosen Nichtwortalternativen herausgefunden werden muss. Liegt in den Parallelformen A und B vor	Etwa 4–6 min
Wortschatztest (WST; Schmidt u. Metzler 1992)	Ab 16 Jahren	Der WST gleicht vom Aufbau her dem MWT, besitzt allerdings mit 42 Aufgaben zur Wiedererkennung von Wörtern und jeweils 5 Distraktoren etwas mehr Items als der MWT und ist insgesamt besser normiert	Etwa 10 min

mittleren Leistungsbereich, während andere Verfahren wie der I-S-T 2000 R besonders gut im oberen Leistungsbereich differenzieren.

6.2.2 Aufmerksamkeit

Die meisten psychischen Erkrankungen gehen mit Störungen der Aufmerksamkeit einher. Aufmerksamkeitsprozesse beeinflussen als kognitive Basisfunktionen zudem auch andere kognitive Funktionen wie Gedächtnisleistungen und exekutive Funktionen, die bei Störungen der Aufmerksamkeit daher oft mit beeinträchtigt sind.

Es lassen sich verschiedene Aufmerksamkeitskomponenten unterscheiden und auch getrennt voneinander erfassen (◻ Tab. 6.2):

- **Alertness**: ungerichtete Aufmerksamkeit
    - Tonische Alertness: Zustand allgemeiner Wachheit
    - Phasische Alertness: Kurzfristige Aktivierungssteigerung als Reaktion auf einen Warnreiz (Orientierungsreaktion)
- **Selektive oder gerichtete Aufmerksamkeit**: Fähigkeit zum flexiblen Wechsel des Aufmerksamkeitsfokus, die eine Auswahl und schnelle Reaktion auf verschiedene Reize ermöglicht; diese Fähigkeit setzt voraus, dass irrelevante Störreize ausgeblendet werden können; Störungen führen zu starker Ablenkbarkeit und perseverierendem Verhalten
- **Daueraufmerksamkeit**: längere Aufmerksamkeitszuwendung im Sinne einer kontinuierlichen selektiven Aufmerksamkeit

■ Tab. 6.2 Auswahl gebräuchlicher Verfahren zur Messung unterschiedlicher Aufmerksamkeitskomponenten

Aufmerksamkeitskomponente	Verfahren	Einsatzbereich	Beschreibung	Bearbeitungszeit
Selektive Aufmerksamkeit	Test d2 – Revision (d2-R; Brickenkamp et al. 2010)	9–60 Jahre	Misst Tempo und Sorgfalt des Arbeitsverhaltens bei der Unterscheidung ähnlicher visueller Reize: ein Zielreiz (d mit 2 Strichen) soll aus einer Reihe ähnlicher Distraktoren (p und d mit ein oder mehr Strichen) so schnell wie möglich (aber auch ohne Fehler) erkannt und durchgestrichen werden	Etwa 5 min
	Alters-Konzentrations-Test (AKT; Gatterer 2008)	55–100 Jahre	Ein speziell für ältere Personen entwickeltes Verfahren; Aufgabe ist es (möglichst schnell und fehlerfrei), eine jeweils vorgegebene Figur aus einer Reihe ähnlicher Figuren herauszusuchen und durchzustreichen	Etwa 5 min
Geteilte Aufmerksamkeit	Trail-Making-Test (TMT-A und TMT-B; Reitan 1992)	20–79 Jahre	Teil A: so schnell wie möglich sollen 25 Zahlen in der richtigen Reihenfolge verbunden werden (misst visuomotorische Geschwindigkeit) Teil B: so schnell wie möglich sollen insgesamt 25 Zahlen und Buchstaben alternierend in aufsteigender Reihenfolge verbunden werden (erfasst kognitive Flexibilität; ■ Abb. 6.4)	Etwa 5 min
	Zahlensymboltest (WIE-ZS; von Aster et al. 2006)	16–89 Jahre	Den Zahlen 1 bis 10 sind bestimmte Symbole zugeordnet; innerhalb von 120 s soll bei einer Zufallsfolge dieser Zahlen unter jede Zahl das passende Symbol übertragen werden	Etwa 120 s
Spezifische Teilfunktionen der Aufmerksamkeit: Alertness, Vigilanz, Reaktionswechsel, geteilte Aufmerksamkeit, selektive Aufmerksamkeit u. a.	Testbatterie zur Aufmerksamkeitsprüfung (TAP Version 2.2; Zimmermann u. Fimm 2009) (Auf der Grundlage der TAP wurde auch eine Kurzform zur Prüfung der Fahrtauglichkeit erstellt, die TAP-M [Version Mobilität])	Jugendliche und Erwachsene (die Untertests sind nicht alle im gleichen Umfang normiert)	13 Paradigmen (Version 2.2), in denen am Computer mittels Tastendruck selektiv auf Reize zu reagieren ist	In der Regel wird nicht die komplette Testbatterie durchgeführt. Die Bearbeitungszeit einzelner Untertests variiert je nach Untertest zwischen 2 und 30 min

☑ Tab. 6.3 Auswahl gebräuchlicher Verfahren zur Messung unterschiedlicher Gedächtniskomponenten

Verfahren	Einsatzbereich	Beschreibung	Bearbeitungsdauer
Wechsler Gedächtnis Test, revidierte Fassung (WMS-R; Härting et al. 2000)	15–74 Jahre Erfasst ein breites Spektrum von verbalen und nonverbalen Kurzzeitgedächtnis- und Langzeitgedächtniskomponenten sowie Aufmerksamkeitsfunktionen	Testbatterie aus 13 Untertests (unmittelbare und verzögerte Abfrage): Merkumfang für Zahlenreihen und Blockspannen vorwärts (Kurzzeitgedächtnis) und rückwärts (Arbeitsgedächtnis), kurzfristige und mittelfristige Reproduktion von Kurzgeschichten, Behalten und Lernen von Paarassoziationen, Orientierung und mentale Kontrolle	Etwa 45–60 min (Kurzfassung ca. 30 min); einzelne Untertests können separat durchgeführt werden
Verbaler Lern- und Merkfähigkeitstest (VLMT; Helmstaedter et al. 2001)	Ab 6 Jahren Erfasst werden unterschiedliche Parameter des episodischen Gedächtnisses für bedeutungshaltiges sprachliches Material wie Lernleistung, mittelfristige Enkodierungs- bzw. Abrufleistung und Wiedererkennensleistung	Test zum seriellen Wortlistenlernen mit nachfolgender Distraktion durch eine Interferenzliste, Abruf nach Distraktion sowie nach halbstündiger Verzögerung und einem Wiedererkennensdurchgang. Der VLMT differenziert v. a. im unteren Leistungsbereich	Inklusive halbstündiger Verzögerung ca. 50–55 min
Benton-Test (Benton et al. 2009)	Ab 7 Jahren Prüft kurz- bis mittelfristiges Gedächtnis für komplexe figurale Informationen. Leistungsabweichungen geben Hinweise auf erworbene Störungen der kognitiven Leistung	Dem Probanden werden für jeweils ein paar Sekunden geometrische Figuren gezeigt, die er dann unmittelbar oder mit Verzögerung reproduzieren oder wiedererkennen soll	Etwa 10 min

- **Vigilanz**: Aufmerksamkeitserhaltung unter monotonen Reizbedingungen mit geringer Reaktionsfrequenz
- **Geteilte Aufmerksamkeit**: Fähigkeit, auf 2 oder mehr Reize gleichzeitig seine Aufmerksamkeit zu richten

6.2.3 Gedächtnis

Wie die Aufmerksamkeit, so ist auch das Gedächtnis bei psychischen Erkrankungen häufig beeinträchtigt. Auch hier werden verschiedene Gedächtniskomponenten unterschieden (☑ Tab. 6.3):
- **Kurzzeitgedächtnis**: Informationsspeicher mit begrenzter Kapazität; über einen Zeitraum von ca. 60 s können geringe Mengen gespeichert werden, die ca. 7±2 beliebige sprachlich-auditive bzw. visuelle Einheiten umfassen
- **Arbeitsgedächtnis**: Gedächtnissystem, in dem Informationen kurzzeitig gespeichert und gleichzeitig auch aktiv bearbeitet werden können (im Gegensatz zum Konstrukt des Kurzzeitgedächtnisses als nur passivem Informationsspeicher), wird z. B. zum Kopfrechnen

benötigt; das Arbeitsgedächtnis wird auch den exekutiven Funktionen zugeordnet (► Abschn. 6.2.4)
- **Langzeitgedächtnis**: Differenzieren lassen sich:
  - **Implizites Gedächtnis**: Gedächtnisinhalte, die man in der Regel nicht bewusst abruft und die man schwer verbalisieren kann
  - **Explizites Gedächtnis**: Gedächtnisinhalte, an die man sich bewusst erinnern kann
  - **Deklaratives Gedächtnis**: episodisches Gedächtnis (erlebte Inhalte des persönlichen und öffentlichen Lebens) sowie semantisches Gedächtnis (erlerntes Faktenwissen)
  - **Prozedurales Gedächtnis**: gelernte Handlungs-, Wahrnehmungs-, Denkprozesse und -routinen

6.2.4 Exekutivfunktionen

Exekutivfunktionen – Diese umschreiben alle kognitiven Prozesse höherer Ordnung, die es erlauben, selbstständig und zielstrebig durch Planung, Kontrolle, Steuerung und Koordination verschiedener kognitiver Subprozesse zu handeln.

◻ Tab. 6.4 Auswahl gebräuchlicher Verfahren zur Erfassung exekutiver Funktionen

Verfahren	Einsatzbereich	Beschreibung	Bearbeitungsdauer
Wisconsin-Card-Sorting-Test (WCST; Grant u. Berg 1993) (Kurzform: WCST-64; Kongs et al. 2000)	6,5–89 Jahre Erfasst kognitive Flexibilität, schlussfolgerndes Denken und Regellernen	Anhand eines von 3 möglichen Kriterien sollen verschiedene Karten sortiert werden (◻ Abb. 6.2). Wesentlich ist, dass das relevante Sortierungskriterium wiederholt ohne Hinweis wechselt (was nur aus der Rückmeldung des Versuchsleiters, ob die Karte richtig oder falsch zugeordnet wurde, indirekt erschlossen werden kann); ein zuerst gelerntes Ordnungsschema muss dann aktiv unterdrückt werden, um zu einem neuen, gültigen Schema zu wechseln. Erfordert die Erstellung und Prüfung zielgerichteter Lösungsstrategien, die Fehlerkorrektur nach Rückmeldung und Konzeptanpassung an die jeweilige Rückmeldung sowie Beibehaltung des handlungsleitenden Konzepts trotz ablenkender Reize	Etwa 20–30 min (Kurzform ca. 10–15 min)
Turm von London (TL-D; dt. Version von Tucha u. Lange 2004)	6–15 Jahre und Erwachsene ab 18 Jahren Erfasst die Planungs- und Problemlösefähigkeit	3 unterschiedlich farbige Holzkugeln, die auf 3 nebeneinander angeordneten vertikalen Stäben von unterschiedlicher Länge angeordnet sind, müssen in der vorgegebenen Anzahl von Zügen rearrangiert werden, um eine präsentierte Zielkonfiguration herzustellen	Etwa 20–25 min
Farbe-Wort-Interferenztest (STROOP-Test; Bäumler 1985)	10–85 Jahre Erfasst inhibitorische Kontrollprozesse und selektive Aufmerksamkeit	Es wird eine kognitive Interferenz erzeugt, indem dem Probanden farblich inkongruent dargestellte Farbwörter vorgelegt werden, deren Druckfarbe der Proband benennen soll (◻ Abb. 6.3). Erfordert die Fähigkeit, eine stark überlernte und automatisierte Reaktion (Lesen des Wortes) zugunsten einer eher willentlichen Reaktion (Benennung der Farbe des gedruckten Wortes) aktiv zu unterdrücken	Etwa 10–15 min
Regensburger Wortflüssigkeitstest (RWT; Aschenbrenner et al. 2001)	8–15 Jahre und Erwachsene ab 18 Jahren Erfasst Wortflüssigkeit und kognitive Flexibilität im formlexikalischen und semantischen Bereich	Beinhaltet 5 Untertests zur formallexikalischen Wortflüssigkeit sowie 5 Untertests zur semantischen Wortflüssigkeit. Innerhalb von 1 oder 2 min sollen jeweils möglichst viele Worte generiert werden, die einer bestimmten Regel folgen (zur Erfassung der formallexikalischen Wortflüssigkeit Aufzählung von Wörtern mit einem bestimmten Anfangsbuchstaben, zur Erfassung semantischer Wortflüssigkeit Nennung von Wörtern aus einem bestimmten Bereich wie z. B. Tierreich)	1–2 min pro Untertest
Trail-Making-Test (TMT-A, TMT-B; Reitan 1992)	20–79 Jahre TMT-B: erfasst geteilte Aufmerksamkeit und kognitive Flexibilität	Unsystematisch angeordnete Zahlen und Buchstaben müssen alternierend so schnell wie möglich in aufsteigender Reihenfolge verbunden werden (visuell-visuelle Aufmerksamkeitsteilung) (◻ Abb. 6.4)	Etwa 5 min

Exekutivfunktionen umfassen Prozesse wie:
- Planung, Organisation und Zielsetzung
- Logisches bzw. strategisches Denken
- Problemlösung
- Aufmerksamkeits- und Handlungssteuerung
- Erkennung/Einhaltung von Regeln
- Arbeitsgedächtnisleistungen
- Wortflüssigkeit, Kreativität und Ideenreichtum
- Kognitive Umstellfähigkeit und Flexibilität

Störungen der Exekutivfunktionen werden oft mit **frontalen Dysfunktionen** in Verbindung gebracht, da der frontale Kortex an den meisten der genannten exekutiven Prozesse maßgeblich beteiligt ist.

Beeinträchtigungen der Exekutivfunktionen können sich klinisch in Verhaltensauffälligkeiten äußern, wie perseverierendes, impulsgesteuertes Verhalten, motivationale und emotionale Beeinträchtigungen und Zwangssymptome. Insbesondere schizophrene Erkrankungen gehen vielfach mit Störungen der Exekutivfunktionen einher.

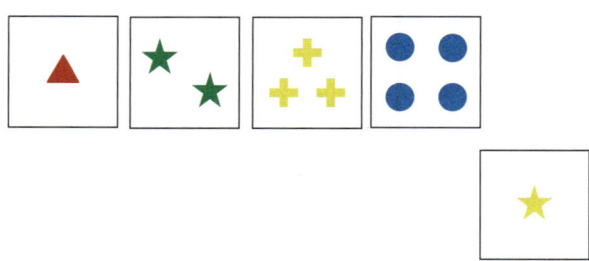

◼ **Abb. 6.2** Exemplarische Darstellung des Wisconsin-Card-Sorting-Tests. Die Karte mit dem einzelnen gelben Stern kann entweder nach dem Kriterium Farbe den 3 gelben Kreuzen, nach dem Kriterium Anzahl der Karte mit dem roten Dreieck oder nach dem Kriterium Form der Karte mit den beiden grünen Sternen zugeordnet werden

◼ **Abb. 6.3** Exemplarische Darstellung des Farbe-Wort-Interferenztests (STROOP-Test). Der Proband hat die Aufgabe, die Druckfarbe des jeweiligen Wortes so schnell wie möglich zu benennen

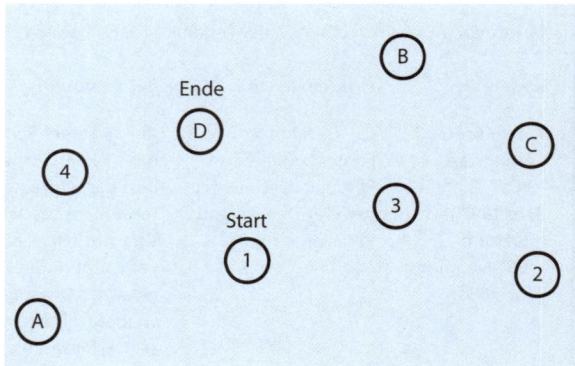

a

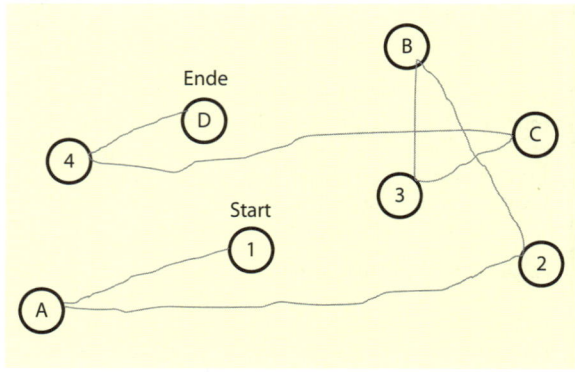

b

◼ **Abb. 6.4** Exemplarische Darstellung des Trail-Making-Tests, Version B (TMT-B). Der Proband hat die Aufgabe, so schnell wie möglich Zahlen und Buchstaben alternierend in aufsteigender Reihenfolge zu verbinden (Papier-und-Bleistift-Test). **a** TMT-B vor Bearbeitung, **b** TMT-B nach Bearbeitung durch den Probanden

6.3 Persönlichkeitstests

Persönlichkeitstests zielen darauf ab, relativ zeitstabile Merkmale der Persönlichkeit (engl. »traits«) zu erfassen.

6.3.1 Psychometrische Persönlichkeitstests

Psychometrische Persönlichkeitstests kennzeichnen Fragebogenverfahren, die nach den Gütekriterien der Validität, Reliabilität und Objektivität konzipiert wurden. In den Fragebögen sind vorgegebene Aussagen dahingehend zu beurteilen, inwieweit sie das Verhalten und Erleben der entsprechenden Person charakterisieren.

Psychometrische Persönlichkeitstests dienen der quantitativen Beschreibung und Charakterisierung von Personen auf den jeweils erfassten Persönlichkeitsdimensionen und können auf klinisch relevante Persönlichkeitsakzentuierungen oder Persönlichkeitsstörungen hinweisen. Klinisch können Art und Ausmaß von Persönlichkeitsveränderungen im Rahmen hirnorganischer Psychosyndrome objektiviert werden.

> ❱ **Der alleinige Einsatz von Persönlichkeitstests berechtigt nicht zur Diagnose einer Persönlichkeitsstörung.**

Psychometrische Persönlichkeitsverfahren werden unterschieden in:
- **Persönlichkeitsstrukturtests** (◼ Tab. 6.5): Objektive Fragebogentests zur Persönlichkeitsdiagnostik, die Merkmale erfassen, die im Bereich der »normalen« Persönlichkeit angesiedelt sind
- **Einstellungs- und Interessenstests**

6.3.2 Persönlichkeitsentfaltungsverfahren

Persönlichkeitsentfaltungsverfahren (auch projektive Verfahren genannt) geben dem Probanden uneindeutiges Reizmaterial vor, das bei diesem ein breites Reaktionsspektrum auslösen kann. Ziel ist es, dadurch unbewusste, nicht verbalisierbare Aspekte der Persönlichkeit zu erfassen. Beispiele von Persönlichkeitsentfaltungsverfahren sind

⬛ Tab. 6.5 Auswahl gebräuchlicher Persönlichkeitsstrukturtests

Verfahren	Einsatzbereich	Beschreibung	Bearbeitungszeit
Freiburger Persönlich-keitsinventar, revidierte Fassung (FPI-R; Fahren-berg et al. 2010)	Ab 16 Jahren	138 Items erfassen 10 Persönlichkeitsmerkmale, z. B. Lebenszufriedenheit, soziale Orientierung und Leistungsorientierung. Eine Offenheitsskala ermöglicht die Erfassung sozial erwünschter Antworten als Index der Verfälschungstendenz (wobei niedrige Werte auf der Offenheitsskala nicht nur auf soziale Erwünschtheit hinweisen, sondern auch Ausdruck von Selbstidealisierung oder Verschlossenheit sein können). Zusätzlich können die Sekundärskalen Extraversion und Emotionalität bestimmt werden	Etwa 20–30 min
NEO-Fünf-Faktoren-Inventar (NEO-FFI) (Borkenau u. Ostendorf 2008)	Jugendliche und Erwachsene	Persönlichkeitsinventar, das anhand von 60 Items die 5 Dimensionen Neurotizismus, Extraversion, Offenheit, Verträglichkeit und Gewissenhaftigkeit erfasst	Etwa 10 min
Minnesota Multiphasic Personality Inventory-2 (MMPI-2; Hathaway u. McKinley, dt. Bearbeitung von Engel 2000)	Ab 18 Jahren	Bezieht sich sowohl auf Persönlichkeitsmerkmale als auch auf Symptome psychischer Erkrankungen. Mit 567 Items werden 10 Basisskalen und 15 rational/faktorenanalytisch konstruierte homogene Inhaltsskalen und weitere Inhaltskomponentenskalen erfasst. Zu den Basisskalen gehören: Hypochondrie, Depressivität, Hysterie, Psychopathie, Maskulinität/Feminität, Paranoia, Psychasthenie, Schizoidie, Hypomanie, soziale Introversion/Extraversion. Mit 3 Validitätsskalen lassen sich Verfälschungen in Richtung sozialer Erwünschtheit sowie Simulation und Dissimulation einschätzen (▶ Abschn. 6.5). Die Kurzform beinhaltet nur die ersten 370 Items und deckt damit die Basis- und Validitätsskalen ab	Etwa 60–90 min

━ **Rorschach-Test** (Rorschach 1992): inhaltlich-assoziative Interpretation von Klecksbildern
━ **Thematischer Apperzeptionstest** (Murray 1991): zu abgebildeten mehrdeutigen Situationen sollen Geschichten erzählt werden

Persönlichkeitsentfaltungsverfahren sind stark umstritten. Sie sind empirisch kaum abgesichert und genügen nicht den testtheoretischen Gütekriterien. Die Ergebnisinterpretation dieser Tests ist stark vom Untersucher abhängig.

6.4 Störungsspezifische klinische Verfahren

Störungsspezifische klinische Verfahren erfassen meist ein oder mehrere psychopathologische Merkmale mittels Selbst- oder Fremdaussagen, wie z. B. Angst, Depressivität oder das Essverhalten (⬛ Tab. 6.6).

Häufig werden störungsspezifische standardisierte neuropsychologische Verfahren in der Demenzdiagnostik und Differenzialdiagnostik (z. B. zur Abgrenzung von Demenz und kognitiven Störungen im Rahmen einer Depression) angewandt (⬛ Tab. 6.7; ▶ Abschn. 17.7).

6.5 Simulationsverdacht

Die Ergebnisse der test-/neuropsychologischen Diagnostik unterliegen generell dem Problem der Verfälschbarkeit, v. a. in Gutachtensituationen. So lassen sich reduzierte Leistungen leicht simulieren, aber auch die subjektiven Aussagen bei Persönlichkeitstests bieten die Möglichkeit der absichtlichen, zweckgerichteten Verfälschbarkeit (sowohl im Sinne von Simulation als auch von Dissimulation).

◘ Tab. 6.6 Auswahl gebräuchlicher störungsspezifischer klinischer Verfahren

Diagnose, Zielsetzung	Verfahren	Selbstbeurteilung (S)/Fremdbeurteilung (F)	Beschreibung
Allgemeines aktuelles Befinden	Symptom-Checkliste von Derogatis (SCL-90-R; Franke 2002) (Kurzform der SCL-90-R: Brief Symptom Inventory, BSI; Franke 2000)	S	Misst die subjektive Beeinträchtigung durch körperliche und psychische Symptome innerhalb eines Zeitraums von 7 Tagen. Die 90 Items der SCL-90-R (bzw. 53 Items des BSI) erfassen die Bereiche Somatisierung, Zwanghaftigkeit, Unsicherheit im Sozialkontakt, Depressivität, Ängstlichkeit, Aggressivität/Feindseligkeit, phobische Angst, paranoides Denken und Psychotizismus. Drei globale Kennwerte geben Hinweise auf das Antwortverhalten
Störungen durch Alkohol	Münchner Alkoholismus-Test (MALT; Feuerlein et al. 1999)	S/F	Der Test besteht aus 2 Teilen: einem Selbst- und einem Fremdbeurteilungsbogen, die Symptome erfassen, die auf einen chronischen Alkoholkonsum hinweisen
Schizophrenie	Positive and Negative Syndrome Scale (PANSS; Kay et al. 2005)	F	30 Items zur Beurteilung der psychopathologischen Symptomatik bei Schizophrenien oder anderen psychotischen Störungen. Der Schwerpunkt der Beurteilung liegt auf der Differenzierung von Positiv- und Negativsymptomen; zusätzlich werden allgemeine psychopathologische Symptome erfasst
Depression	Beck-Depressions-Inventar (BDI-II; Hautzinger et al. 2009)	S	21 Items messen die Ausprägung depressiver Symptome; ein Cut-off-Wert gibt Auskunft über die klinische Relevanz. Erfasst werden Traurigkeit, Pessimismus, Versagensgefühle, Unzufriedenheit, Schuldgefühle, Strafbedürfnis, Selbstanklage, Suizidalität, Weinerlichkeit, Reizbarkeit, Isoliertheit, Entschlussunfähigkeit, Körperbild, Leistungsfähigkeit, Ermüdbarkeit, Appetit- und Gewichtsverlust, Hypochondrie und Libidoverlust
	Hamilton Depressionsskala (HAMD; Hamilton 2005)	F	Misst die Ausprägung depressiver Symptome mit 17, 21 oder 24 Items. Beurteilt werden Niedergeschlagenheit, Schuldgefühle, Suizidalität, Schlafstörungen, Antriebsverhalten, Angst und Zwänge, Vitalstörungen. Es handelt sich um die weltweit am häufigsten angewandte Skala zur Fremdbeurteilung von Depressionen
	Geriatrische Depressionsskala (GDS; Sheikh u. Yesavage 1986)	S	30 Items zur Beurteilung des Schweregrads einer Depression; speziell für die Untersuchung älterer Menschen entwickelt
Manie	Bech-Rafaelson-Manie-Skala (BRMAS; Bech 2005)	F	11 Items zur Abschätzung des Schweregrads eines manischen Zustands; geeignet auch zur Verlaufsbeobachtung. Beurteilt werden motorische Aktivität, Verbalaktivität, Ideenflucht, Stimme und Lautstärke, Feindseligkeit und Destruktivität, Gestimmtheit, Selbstwertgefühl, Kontakt, Schlaf, sexuelle Aktivität, Arbeit und Interessen. Als zeitlicher Bezugsrahmen gelten der Tag der Beobachtung und die 2 vorhergehenden Tage und Nächte
	Manie-Selbstbeurteilungsskala (MSS; Krüger et al. 1998)	S	Erfasst manische Symptome anhand von 48 Items. Der Test kann sowohl als diagnostisches Instrument als auch zur Erfassung von Veränderungen der Symptomatik im Therapieverlauf angewandt werden
Angststörungen	Beck-Angst-Inventar (BAI; Margraf u. Ehlers 2007)	S	Erfasst die Schwere klinisch relevanter Angst während der letzten 7 Tage; die 21 Items sind eng angelehnt an die DSM-IV-Kriterien für Panik und generalisierte Angst; Einsatz auch in Kombination mit dem BDI-II zur besseren Differenzierung zwischen Angst und Depression
	Panik- und Agoraphobieskala (PAS; Bandelow 1997)	S/F	Anhand von 13 Items werden die Bereiche Panikattacken, agoraphobe Vermeidung, antizipatorische Angst, Einschränkungen im Alltag und Gesundheitssorgen erfasst; es liegen sowohl eine Selbst- als auch eine Fremdbeurteilungsversion des Tests vor

◼ Tab. 6.6 Fortsetzung

Diagnose, Zielsetzung	Verfahren	Selbstbeurteilung (S)/Fremdbeurteilung (F)	Beschreibung
Zwangsstörung	Hamburger Zwangsinventar (HZI; Zaworka et al. 1983)	S	188 Items, mit denen 6 Subskalen erfasst werden: 1. Kontrollhandlungen, Wiederholungen von Kontrollhandlungen und gedankliches Kontrollieren nach einer Handlung 2. Waschen und Putzen 3. Ordnen 4. Zählen, Berühren und Sprechen 5. Gedankenzwänge 6. Zwanghafte Vorstellung, sich selbst oder anderen Leid zuzufügen Durch Vergleich der Antworten auf unterschiedlich schwierigen Items können Verfälschungstendenzen abgeschätzt werden
Posttraumatische Belastungsstörung (PTBS)	Posttraumatische Diagnoseskala (PDS; Steil u. Ehlers 2000)	S	An den DSM-IV-Kriterien orientiertes Screeninginstrument. Anhand eines Cut-off-Wertes kann geprüft werden, ob der Verdacht auf eine klinisch relevante PTBS vorliegt; ein Gesamtscore liefert ein Maß für den Schweregrad der posttraumatischen Symptomatik
Dissoziative Störungen	Fragebogen zu dissoziativen Symptomen (FDS; Spitzer et al. 2005)	S	Screeninginstrument zur Erfassung verschiedener dissoziativer Phänomene einschließlich Depersonalisation und Derealisation

◼ Tab. 6.7 Auswahl gebräuchlicher neuropsychologischer Testverfahren zur Demenzdiagnostik

Verfahren	Beschreibung
Mini-Mental-Status-Test (MMST; Folstein et al. 1990)	Erfasst mit 30 Items Orientierung, Merk- und Erinnerungsfähigkeit, Aufmerksamkeit, Rechenfähigkeit, Sprache, Anweisungen befolgen, Nachzeichnen. Als auffällig gilt ein Wert von ≤26. Geringe Sensitivität für beginnende Demenzen
Test zur Früherkennung von Demenzen mit Depressionsabgrenzung (TFDD; Ihl u. Grass-Kapanke 2000)	Kurzer Screeningtest; erfasst unmittelbare Reproduktion, zeitliche Orientierung, Anweisungen befolgen, konstruktive Praxis, Wortflüssigkeit, verzögerte Reproduktion, den Uhrentest sowie eine Fremd- und Selbstbeurteilung der Depressivität auf einer 10-stufigen Ratingskala; hohe Sensitivität und Spezifität; Cut-off-Werte für Demenz und Depressivität; eignet sich auch für Verlaufsmessungen
Demenz-Detektionstest (DemTect; Kessler et al. 2000)	Kurzer, 10-minütiger Test; erfasst werden unmittelbare Wiedergabe einer Wortliste, Zahlentranskodieren, verbale Flüssigkeit, Zahlenspanne, verzögerter Abruf
Syndrom-Kurz-Test (SKT; Erzigkeit 2007)	9 Untertests mit Zeitbegrenzung, diagnostische Abgrenzung, Schweregraderfassung, Verlaufsmessung bei leichten und mittelschweren Demenzen; Deckeneffekt bei schweren Demenzen
Uhrentest (Sunderland et al. 1989)	Patienten sollen eine Uhr zeichnen und die Zeiger auf eine bestimmte Uhrzeit stellen. Erfasst werden damit Instruktionsverständnis, Ausführungsplanung, visuelles Gedächtnis und visuokonstruktive Ausführung. Es gibt viele Testversionen und Auswertungsrichtlinien; dieser Test ist im TFDD bereits integriert
Consortium to Establish a Registry for Alzheimer's Disease (CERAD)-Testbatterie (Satzger et al. 2001)	Umfasst 7 Untertests: Mini-Mental-Status-Test, Wortflüssigkeit, Modified-Boston-Naming-Test, konstruktive Praxis, Lernen, Wiedergeben und Wiedererkennen einer Wortliste. Eignet sich zur Diagnostik und Verlaufsmessung über alle Stadien der Demenz. Das Verfahren ist sensitiv, alzheimerorientiert, weltweiter Standard (Durchführungsdauer ca. 45 min)

▸ Tab. 6.7 Fortsetzung

Verfahren	Beschreibung
Alzheimer's Disease Assessment Scale (ADAS; Rosen et al. 1993)	Erfasst werden kognitive Leistungen (Orientierung, Gedächtnis, Benennen von Gegenständen, Befolgen von Anweisungen), aber auch das Verhalten während des Interviews und psychopathologische Symptome. Es lassen sich 3 Testteile unterscheiden: 1. Aktiver Testteil: Der Proband bearbeitet aktiv eine Reihe von Aufgaben (Einprägen und Reproduzieren von Wörtern, Benennen von Gegenständen, Fragen zur Orientierung, Abzeichnen von einfachen geometrischen Formen, Befolgen von Anweisungen u. a.) 2. Interview (evtl. unter Einbezug einer Fremdanamnese), das auf affektive, motorische und psychotische Symptome abzielt 3. Verhaltensbeobachtung während der Durchführung der Untersuchung

Simulationsverdacht besteht beispielsweise bei Versagen des Probanden bei einfachsten Anforderungen oder Unstimmigkeiten zwischen vorgetragenen und beobachteten Symptomen. Es gibt verschiedene Möglichkeiten, Verfälschungstendenzen abzuschätzen:

- Vergleich von Leistungstestergebnissen mit Lebensdaten wie dem erreichten Schulabschluss
- Fremdanamnese
- Anwendung spezieller testpsychologischer Verfahren

Mittlerweile existiert eine Reihe von Verfahren, die zur Erhärtung des Verdachts auf Simulation Anwendung finden, wie die computergestützte **Testbatterie zur Forensischen Neuropsychologie** (TBFN; Heubrock u. Petermann 2000) oder der **Word Memory Test** (WMT; Brockhaus u. Merten 2004), der im Gewand eines Lern- und Gedächtnistests zwischen suboptimalem Leistungsverhalten und »wirklichen« defizitären Gedächtnisleistungen differenzieren soll.

Die **Testbatterie zur Forensischen Neuropsychologie** wird eingesetzt, wenn der Verdacht besteht, dass es sich bei geschilderten sensorischen (Seh- oder Hörstörungen) oder kognitiven Störungen (Gedächtnisstörungen) nicht um authentische Störungen handelt. In der TBFN sind insgesamt 23 Tests enthalten, die nach 2 unterschiedlichen Deckeneffektprinzipien entwickelt wurden:

1. **Symptom-Validierung** (liegt bei Zwangswahlparadigmen [sog. Forced-Choice-Paradigmen] die Fehlerquote unterhalb des Rateniveaus, so ist eine Simulation wahrscheinlich)
2. **Prinzip der verdeckten Leichtigkeit** (eine tatsächlich sehr leichte Aufgabe erscheint so schwer, dass Patienten mit suboptimalem Leistungsverhalten viel zu viele Fehler machen)

Solche Tests basieren auf der Annahme, dass Personen mit suboptimalem Leistungsverhalten in den entsprechenden Verfahren viel schlechter abschneiden als Personen mit einer wirklichen Hirnfunktionsstörung.

Auch im Bereich der Persönlichkeitsdiagnostik bietet beispielsweise das MMPI mit **3 Validitätsskalen** die Möglichkeit, Verfälschungstendenzen abzuschätzen:

1. Eine sog. Lügenskala soll die Neigung messen, im Sinne sozialer Erwünschtheit zu antworten und aus diesem Grunde kleine moralische Schwächen zu leugnen, die nahezu jeder hat
2. Eine sog. Seltenheitsskala umfasst Items, die sowohl von gesunden als auch psychisch erkrankten Personen selten in auffälliger Richtung beantwortet werden – es sei denn, die betroffene Person möchte als psychisch auffällig gelten oder ist bei der Testbearbeitung nicht kooperativ
3. Eine sog. Kontrollskala, auf der erhöhte Werte auf eine Neigung hindeuten, psychische Beschwerden zu leugnen (Dissimulation)

> **Einzig auf der Grundlage eines auffälligen Ergebnisses in einem entsprechenden Testverfahren zur Abschätzung von Verfälschungstendenzen darf nicht auf das Vorliegen von Simulation geschlossen werden. Die Befunde sind immer in einem Gesamtkontext zu betrachten. Auch sollte immer mehr als ein Verfahren zur Abschätzung von Simulation zur Anwendung kommen.**

? Übungsfragen

1. Nennen Sie die Gütekriterien psychologischer Tests.
2. Wie lässt sich das prämorbide Intelligenzniveau abschätzen?
3. Was ist der Unterschied zwischen Daueraufmerksamkeit und Vigilanz?
4. Was bezeichnet das Konstrukt des Arbeitsgedächtnisses?
5. Was sind Exekutivfunktionen?
6. Nennen Sie testpsychologische Verfahren zur Prüfung exekutiver Funktionen.

7. Welche Arten von Persönlichkeitstests können differenziert werden?
8. Wie lassen sich depressive Symptome standardisiert erfassen?
9. Wie lassen sich – bei entsprechendem Verdacht – Verfälschungstendenzen prüfen?

Weiterführende Literatur

Andresen B (2006) Inventar Klinischer Persönlichkeitsakzentuierungen (IKP). Hogrefe Testzentrale, Göttingen

Aschenbrenner S, Tucha O, Lange KW (2001) Regensburger Wortflüssigkeits-Test (RWT). Hogrefe Testzentrale, Göttingen

Aster M von, Neubauer A, Horn R (2006) Wechsler Intelligenztest für Erwachsene (WIE). Harcourt Test Services, Frankfurt am Main

Bäumler G (1985) Farbe-Wort-Interferenztest (FWIT). Hogrefe Testzentrale, Göttingen

Baltes PB (1987) Theoretical propositions of life-span developmental psychology: on the dynamics between growth and decline. Dev Psychol 23: 611–626

Bandelow B (1997) Panik- und Agoraphobie-Skala. Hogrefe Testzentrale, Göttingen

Bech P (2005) Bech Rafaelson Manie-Skala (BRMAS). In: Collegium Internationale Psychiatriae Scalarum (Hrsg) Internationale Skalen für die Psychiatrie. Beltz, Weinheim

Benton AL, Benton-Sivan A, Spreen O, Steck P (2009) Benton-Test. Huber, Bern

Borkenau P, Ostendorf F (2008) NEO-Fünf-Faktoren-Inventar (NEO-FFI). Hogrefe Testzentrale, Göttingen

Brickenkamp R, Schmidt-Atzert L, Liepmann D (2010)Test d2 – Revision. Aufmerksamkeits- und Konzentrationstest. Hogrefe Testzentrale, Göttingen

Brockhaus R, Merten T (2004) Neuropsychologische Diagnostik suboptimalen Leistungsverhaltens mit dem Word Memory Test. Nervenarzt 75: 882–887

Erzigkeit H (2007) Kurztest zur Erfassung von Gedächtnis- und Aufmerksamkeitsstörungen. Hogrefe Testzentrale, Göttingen

Fahrenberg J, Hampel R, Selg H (2010) Freiburger Persönlichkeitsinventar (FPI-R). Hogrefe Testzentrale, Göttingen

Feuerlein W, Küfner H, Ringer C, Antons-Volmerg K (1999) Münchner Alkoholimus-Test (MALT). Hogrefe Testzentrale, Göttingen

Folstein MF, Folstein SE, McHugh PR (1990) MMST. Mini-Mental-Status-Test. Deutschsprachige Fassung von Kessler J, Denzler P, Markowitsch HJ. Beltz, Weinheim

Franke GH (2000) Brief Symptom Inventory von Derogatis (BSI). Hogrefe Testzentrale, Göttingen

Franke GH (2002) Symptom-Checkliste von L. R. Derogatis (SCL-90-R). Hogrefe Testzentrale, Göttingen

Gatterer G (2008) Alters-Konzentrations-Test (AKT). Hogrefe Testzentrale, Göttingen

Görtelmeyer R (2005) SF-A und SF-B. Schlaffragebogen A und B. In: Collegium Internationale Psychiatriae Scalarum (Hrsg) Internationale Skalen für die Psychiatrie. Beltz, Weinheim

Grant DA, Berg EA (1993) Wisconsin Card Sorting Test (WCST). Hogrefe Testzentrale, Göttingen

Härting C, Markowitsch HJ, Neufeld H, Calabrese P, Deisinger K (2000) Wechsler Gedächtnis Test – Revidierte Fassung (WMS-R). Hogrefe Testzentrale, Göttingen

Hamilton M (2005) Hamilton-Depressions-Skala. In: Collegium Internationale Psychiatriae Scalarum (Hrsg) Internationale Skalen für die Psychiatrie. Beltz, Weinheim

Hathaway SR, McKinley JC, dt. Bearbeitung von Engel R (2000) Minnesota Multiphasic Personality Imventory 2 (MMPI-2). Hogrefe Testzentrale, Göttingen

Hautzinger M, Keller F, Kühner C (2009) Beck-Depressions-Inventar. Revision. (BDI-II). Pearson Assessment, Frankfurt

Helmstaedter C, Lendt M, Lux S (2001) Verbaler Lern- und Merkfähigkeitstest (VLMT). Hogrefe Testzentrale, Göttingen

Heubrock D, Petermann F (2000) Testbatterie zur Forensischen Neuropsychologie (TBFN). Swets Test Services, Frankfurt am Main

Hilbert A, Tuschen-Caffier B (2006) Eating Disorder Examination-Questionnaire. Deutschsprachige Übersetzung. Verlag für Psychotherapie, Münster

Horn R (2009) Standard Progressive Matrices (SPM). Deutsche Bearbeitung und Normierung nach J. C. Raven. Pearson Assessment, Frankfurt

Ihl R, Grass-Kapanke B (2000) Test zur Früherkennung von Demenzen mit Depressionsabgrenzung (TFDD). Books on Demand, Berlin

Johns MW (2005) Epworth Sleepiness Scale (ESS). In: Collegium Internationale Psychiatriae Scalarum (Hrsg) Internationale Skalen für die Psychiatrie. Beltz, Weinheim

Kay SR, Fiszbein A, Opler LA (2005) The positive and negative syndrome scale (PANSS) for schizophrenia. In: Collegium Internationale Psychiatriae Scalarum (Hrsg) Internationale Skalen für die Psychiatrie. Beltz, Weinheim

Kessler J, Calabrese P, Kalbe E, Berger F (2000) DemTect: A new screening method to support diagnosis of dementia. Psycho 26: 343–347

Kongs SK, Thompson LL, Iverson GL, Heaton RK (2000) The Wisconsin Card Sorting Test®-64 (WCST-64). Hogrefe Testzentrale, Göttingen

Krüger S, Bräuning P, Shugar G (1998) Manie-Selbstbeurteilungsskala (MSS). Manual. Beltz Test GmbH, Göttingen

Lehrl S (2005) Mehrfachwahl-Wortschatz-Intelligenztest B (MWT-B). Hogrefe Testzentrale, Göttingen

Leichsenring F (1997) Borderline-Persönlichkeits-Inventar (BPI). Hogrefe Testzentrale, Göttingen

Liepmann D, Beauducel A, Brocke B, Amthauer R (2007) Intelligenz-Struktur-Test 2000 R (I-S-T 2000 R). Hogrefe Testzentrale, Göttingen

Margraf J, Ehlers A (2007) Beck-Angst-Inventar (BAI). Deutschsprachige Adaptation des Beck Anxiety Inventory. Harcourt Test Services, Frankfurt am Main

Murray HA (1991) Thematic Apperception Test. Huber, Bern

Reitan RM (1992) Trail Making for Adults. Reitan Lab., Tucson/AZ

Rief W, Hiller W (2008) SOMS – Das Screening für somatoforme Störungen (Manual zum Fragebogen). Hogrefe Testzentrale, Göttingen

Rösler M, Retz-Junginger P, Retz W, Stieglitz R-D, Hengesch G, Schneider M, Steinbach E, D'Amelio R, Schwitzgebel P, Blocher D, Trott G-E, Reimherr F, Wender PH (2008) Homburger ADHS-Skalen für Erwachsene (HASE). Hogrefe Testzentrale, Göttingen

Rorschach H (1992) Psychodiagnostik. Huber, Bern

Rosen WG, Mohs RC, Davis KL, Ihl R, Weyer G (1993) Alzheimer's Disease Assessment Scale (ADAS). Hogrefe Testzentrale, Göttingen

Satzger W, Hampel H, Padberg F, Bürger K, Nolde T, Ingrassia G, Engel GG (2001) Zur praktischen Anwendung der CERAD-Testbatterie als neuropsychologisches Demenz-Screening. Nervenarzt 72: 196–203

Schmidt K-H, Metzler P (1992) Wortschatztest (WST). Hogrefe Testzentrale, Göttingen

Sheikh J, Yesavage J (1986) Geriatric Depression Scale (GDS): recent evidence and development of a shorter version. Clin Gerontol 6: 165–173

Spitzer C, Stieglitz R-D, Freyberger H-J (2005) Fragebogen zu dissoziativen Symptomen (FDS). Hogrefe Testzentrale, Göttingen

Steil R, Ehlers A (2000) Posttraumatische Diagnoseskala (PDS). Psychologisches Institut, Universität Jena

Sunderland T, Hill JL, Mellow AM, Lawlor BA, Gundersheimer J, Newhouse PA, Grafman J (1989) Clock drawing in Alzheimer's disease: a novel measure of dementia severity. J Am Geriatr Soc 37: 725–729

Tucha O, Lange KW (2004) Turm von London – Deutsche Version (TL-D). Hogrefe Testzentrale, Göttingen

Weiß RH (2008) Grundintelligenztest Skala 2 – Revision – (CFT 20-R). Hogrefe Testzentrale, Göttingen

Zaworka W, Hand I, Jauernig G, Lünenschloß K (1983) Hamburger Zwangsinventar. Fragebogen zur Erfassung von Zwangsgedanken und Zwangsverhalten (HZI). Manual. Beltz Test GmbH, Göttingen

Zimmermann P, Fimm B (2009) Testbatterie zur Aufmerksamkeitsprüfung (TAP). Psytest, Herzogenrath

6

Laborchemische Untersuchung

F. Schneider, M. Hettmann

»Kurzinfo«

- Laborchemische Untersuchungen bei psychiatrischen Patienten dienen dem Ausschluss **organischer Grund- und Begleiterkrankungen** und zudem der **Überwachung** und **Optimierung** der **Psychopharmakotherapie**
- Zur **laborchemischen Basisdiagnostik** gehören die Überprüfung von Blutbild, Leber-, Nieren-, und Schilddrüsenfunktion, Blutzucker, Elektrolyten sowie eine Hepatitis-Serologie und ein Urinstatus
- Bei Aufnahme und vor Beginn einer Psychopharmakotherapie sollte bei Frauen im reproduktionsfähigen Alter routinemäßig ein **Schwangerschaftstest** durchgeführt werden
- Bei entsprechendem klinischen Verdacht sind **gezielt** weitere Laborparameter zu erfassen, ggf. ist eine Liquordiagnostik durchzuführen
- Indikation für eine **Liquordiagnostik** ist primär der Verdacht auf einen entzündlichen oder tumorösen Prozess im ZNS; Kontraindikationen sind ein erhöhter Hirndruck, Gerinnungsstörungen sowie eine Entzündung an der Punktionsstelle
- Zu den biochemischen Markern für chronisch erhöhten Alkoholkonsum gehören γ-GT, CDT und MCV, wobei **CDT** die höchste Spezifität für chronischen Alkoholmissbrauch aufweist
- Bei Therapiebeginn und nach Dosisänderung sollte zur Bestimmung und sinnvollen Interpretation von **Medikamentenspiegeln** im Blut die Blutentnahme erst nach Erreichen einer **Steady-state-Situation** erfolgen (in der Regel nach 5 Halbwertszeiten)

7.1 Einführung

Psychopathologische Auffälligkeiten können Ausdruck einer organischen Störung sein, zum anderen sind psychische Erkrankungen nicht selten komorbide mit somatischen Erkrankungen vergesellschaftet (► Kap. 42). Die laborchemische Diagnostik dient daher v. a. dem Ausschluss einer organischen Ursache der psychopathologischen Auffälligkeiten oder einer somatischen Begleiterkrankung.

Daneben unterstützt die Labordiagnostik im Rahmen des Therapiemonitorings die Optimierung der psychopharmakologischen Behandlung.

7.2 Routinelabor

Unabhängig vom psychopathologischen Querschnittsbild muss bei jedem psychiatrischen Patienten eine laborchemische Basisdiagnostik erfolgen (◘ Tab. 7.1).

Insbesondere zu Beginn einer (stationären) Behandlung sollten routinemäßig überprüft werden:

- Blutbild einschließlich Differenzialblutbild
- Blutgerinnung
- Blutkörperchensenkungsgeschwindigkeit (BKS) oder CRP
- Elektrolyte, v. a. Natrium, Kalium und Kalzium
- Kreatinin, Harnsäure, Harnstoff, Eiweiß
- GOT, GPT und γ-GT, LDH, alkalische Phosphatase, Bilirubin
- Amylase, Lipase
- Blutzucker
- Lipide
- Schilddrüsenwerte (TSH)
- Hepatitis-Serologie
- Urinstatus (einschließlich Eiweiß und Sediment)

Bei Aufnahme und vor der Einleitung einer Psychopharmakotherapie sollte auch ein Schwangerschaftstest routinemäßig bei allen Frauen im gebärfähigen Alter durchgeführt werden.

7.3 Laborchemische Zusatzdiagnostik

Bei entsprechendem klinischen Verdacht sind neben der Basisdiagnostik gezielt weitere Laborparameter zu erfassen (◘ Tab. 7.2) bzw. weitere Untersuchungen zu veranlassen wie:

- **Bakteriologisch-virologische Untersuchungen:** Lues-Serologie (TPHA-Test), Hepatitis-Serologie (wird in der Regel schon beim Aufnahmelabor abgenommen oder bei vorliegender klinischer Indikation), HIV-Test (nach Aufklärung und schriftlichem Einverständnis des Patienten)
- **Mikrobiologische Diagnostik**, z. B. auf Salmonellen, Shigellen
- **Blutalkoholbestimmung** (► Abschn. 7.4)
- **Urin-Drogenscreening** (► Abschn. 7.5)
- **Liquordiagnostik** (► Abschn. 7.6)

◻ Tab. 7.1 Laborchemische Basisdiagnostik bei psychischen Auffälligkeiten

Laborwerte	Erhöht (↑) Erniedrigt (↓)	Mögliche psychiatrische Relevanz und Beispiele für somatische Differenzialdiagnosen (DD)
Serum		
Alkalische Phosphatase (AP)	↑	— Organische psychische Erkrankungen DD: Knochentumoren, Hyperparathyreoidismus, Hyperthyreose, Akromegalie — Alkoholerkrankung DD: Cholestase (Leber-, Gallenwegserkrankungen) — Therapie mit Antikonvulsiva DD: durch andere Arzneimittel induziert (z. B. Allopurinol, Verapamil, manche Antibiotika)
Amylase	↑	— Therapie mit Valproinsäure, Alkoholerkrankung, Essstörungen DD: Erkrankungen des Pankreas (Pankreatitis, Tumor)
Bilirubin (gesamt)	↑	— Organische psychische Erkrankungen DD: Hämolyse — Alkoholerkrankung, Virushepatitiden bei Opiatabhängigkeit DD: Leber-, Gallenwegserkrankungen — Carbamazepin-Therapie DD: durch andere Arzneimittel induziert (z. B. manche Antibiotika)
Blutkörperchensenkungsgeschwindigkeit (BKS)	↑	— Organische psychische Erkrankungen DD: Entzündungen, Infektionen (v. a. bakteriell), maligne Erkrankungen
Erythrozyten, Hämoglobin	↓	— Alkoholerkrankung, Carbamazepin-Therapie DD: Anämie, medikamentös induzierte Panzytopenie
	↑	— Opiatentzug DD: Erbrechen, Diarrhö
γ-Glutamyltransferase (γ-GT)	↑	— Alkoholerkrankung DD: Leber- und Gallenwegserkrankungen — Angststörung DD: Herzinfarkt — Therapie mit Antipsychotika, malignes neuroleptisches Syndrom, Therapie mit Antidepressiva oder Antikonvulsiva DD: durch andere Arzneimittel induziert (z. B. NSAR, manche Antibiotika, Statine)
Glukose (nüchtern)	↓ / ↑	— Organische depressive Störung, organische Angststörung (bei Hypoglykämie) DD: Diabetes mellitus (oder dessen Therapie)
	↓	— Organische psychische Erkrankungen DD: Hypophyseninsuffizienz, Nebenniereninsuffizienz, Insulinom — Münchhausen-Syndrom DD: faktitielle Hypoglykämie (Insulin, Sulfonylharnstoffe)
GOT, GPT	↓	— Anorexia nervosa, Alkoholerkrankung DD: Vitamin-B_6-Mangel
	↑	— Alkoholerkrankung DD: Lebererkrankungen — Angststörung DD: Herzerkrankungen (GOT erhöht) — Therapie mit Antipsychotika, malignes neuroleptisches Syndrom, Therapie mit Antidepressiva oder Antikonvulsiva DD: durch andere Arzneimittel induziert (z. B. Statine, NSAR, Heparinbehandlung)
Harnsäure	↑	— Alkoholerkrankung, Essstörung DD: Gicht, maligne Neoplasien, Hungerzustände

▣ Tab. 7.1 Fortsetzung

Laborwerte	Erhöht (↑) Erniedrigt (↓)	Mögliche psychiatrische Relevanz und Beispiele für somatische Differenzialdiagnosen (DD)
Harnstoff	↑	— Organische psychische Erkrankungen DD: maligne Neoplasien — Anorexia nervosa DD: häufiges Erbrechen, Katabolie — Bulimia nervosa DD: eiweißreiche Kost — Depression, Demenz, Vergiftungswahn, Delir DD: Exsikkose, Sepsis
Kalium	↓	— Essstörungen, Alkoholerkrankung, Opiatentzug DD: Erbrechen, Diarrhö, verminderte intestinale Kaliumaufnahme — Angststörung DD: Herzinfarkt, Asthma
	↑	— Organische psychische Erkrankungen DD: Niereninsuffizienz, Addisonkrise, systemischer Lupus erythematodes, Tumorzelllyse — Suizidversuch, Intoxikationen DD: Muskeltraumata, Digitalisintoxikation, Rhabdomyolyse
Kalzium (gesamt)	↓	— Organische psychische Erkrankungen DD: Niereninsuffizienz, M. Cushing, Hypoparathyreoidismus, akute Pankreatitis, osteoblastische Knochenmetastasen — Therapie mit Lithium, Antikonvulsiva DD: durch andere Arzneimittel induziert (z. B. Thiazid-Diuretika)
	↑	— Organische psychische Erkrankungen DD: Hyperthyreose, Hyperparathyreodismus, M. Addison, Akromegalie, Sarkoidose, Knochenmetastasen
Kreatinin	↑	— Analgetikamissbrauch, malignes neuroleptisches Syndrom DD: Einnahme anderer Arzneimittel wie z. B. Cephalosporine — Rhabdomyolyse nach Suizidversuch DD: chronische Niereninsuffizienz, akutes Nierenversagen
Laktatdehydrogenase (LDH), γ-Laktatdehydrogenase (GLDH)	↑	— Organische psychische Erkrankungen DD: Hämolyse, Epilepsie — Alkoholerkrankung, Anorexia nervosa DD: Lebererkrankungen, Vitamin-B_{12}-, Folsäuremangel — Angststörung DD: Herzinfarkt — Malignes neuroleptisches Syndrom DD: arzneimittelinduziert, z. B. durch Aspirin, Paracetamol, Allopurinol, Cumarine
Leukozyten, Granulozyten	↓	— Alkoholerkrankung DD: Lebererkrankungen, megaloblastäre Anämie — Therapie mit trizyklischen Antidepressiva, Phenothiazinen, Clozapin, Carbamazepin DD: durch andere Arzneimittel induziert (z. B. Zytostatika, Thyreostatika)
	↑	— Organische psychische Erkrankungen DD: Infektionen, Leukämie, metabolische Erkrankungen, maligne Neoplasien — Suizidversuch, Opiatentzug DD: Blutverlust, Intoxikationen — Malignes neuroleptisches Syndrom, Lithium-Therapie DD: durch andere Arzneimittel induziert (z. B. Kortison)
Lipase	↑	— Therapie mit Valproinsäure, Alkoholerkrankung, Essstörungen DD: Erkrankungen des Pankreas (Pankreatitis, Tumor)
Lipide (Cholesterin, Triglyzeride)	↑	— Organische depressive Störung, Psychosen, Demenz, Anorexia nervosa, Lithium-Therapie DD: Hypothyreose — Organische depressive Störung, organische Angststörung (bei Hypoglykämie) DD: Diabetes mellitus

◻ Tab. 7.1 Fortsetzung

Laborwerte	Erhöht (↑) Erniedrigt (↓)	Mögliche psychiatrische Relevanz und Beispiele für somatische Differenzialdiagnosen (DD)
Mittleres korpusku- läres Erythrozyten- volumen (MCV)	↑	▬ Alkoholerkrankung, Anorexia nervosa DD: Lebererkrankungen, Vitamin-B_{12}-, Folsäuremangel
Natrium	↓	▬ Opiatentzug, Essstörungen DD: Erbrechen, Diarrhö ▬ Alkoholerkrankung, Psychosen DD: Polydipsie ▬ Einnahme von Antidepressiva, Antipsychotika, Carbamazepin, Morphinen, Diuretika- missbrauch bei Essstörungen, chronischer Steroidmissbrauch DD: durch andere Arzneimittel induziert (z. B. ACE-Hemmer)
Partielle Thrombo- plastinzeit (PTT)	↓	▬ Organische psychische Erkrankungen DD: Entzündungen
	↑	▬ Organische psychische Erkrankungen DD: Autoimmunerkrankungen, Blutverlust, Hämophilie, maligne Neoplasien ▬ Alkoholerkrankung DD: Lebererkrankungen, Vitamin-K-Mangel ▬ Trizyklische Antidepressiva, selektive Serotoninwiederaufnahmehemmer sowie Antipsy- chotika können die Wirkung von Antikoagulanzien verstärken DD: arzneimittelinduziert (Heparin, Cumarine)
Protein	↓	▬ Anorexia nervosa, Depression, Vergiftungswahn DD: Hungerzustäne, Katabolie ▬ Alkoholerkrankung, Psychosen DD: Polydipsie
Quick-Test (TPZ), INR	Quick ↓ bzw. INR ↑	▬ Alkoholerkrankung DD: Lebererkrankungen, Vitamin-K-Mangel ▬ Trizyklische Antidepressiva, selektive Serotoninwiederaufnahmehemmer sowie Antipsy- chotika können die Wirkung von Antikoagulanzien verstärken DD: arzneimittelinduziert, z. B. Cumarine, Salicylate, Paracetamol
Thrombozyten	↓	▬ Organische psychische Erkrankungen DD: Kollagenosen, Sarkoidose, Leukämie, maligne Lymphome ▬ Therapie mit Carbamazepin, Analgetikamissbrauch DD: durch andere Arzneimittel induziert, z. B. Heparin, Zytostatika
TSH (wenn patholo- gisch fT_3 und fT_4)	↓	▬ Organische affektive Störungen, organische Angststörung, Schlafstörungen, schizophre- niform imponierende Psychosen DD: Hyperthyreose
	↑	▬ Organische depressive Störung, Psychosen, Demenz, Anorexia nervosa, Lithium-Therapie DD: Hypothyreose
Urin		
Cortisol (24-h-Urin)	↑	▬ Organische psychische Erkrankung, depressive Störung DD: Cushing-Syndrom
Eiweiß	Positiv	▬ Organische psychische Erkrankungen DD: Infekte, maligne Neoplasien ▬ Analgetikamissbrauch DD: Nephropathien ▬ Suizidversuch, Intoxikation (Medikamente, Alkohol, Drogen) DD: Intoxikationen, Rhabdomyolyse
Erythrozyten	Positiv	▬ Organische psychische Erkrankung DD: Nephritiden, maligne Neoplasien ▬ Analgetikamissbrauch DD: Nephropathien ▬ Carbamazepin-Therapie DD: Blutungsneigung bei Thrombozytopenie

◘ Tab. 7.1 Fortsetzung

Laborwerte	Erhöht (↑) Erniedrigt (↓)	Mögliche psychiatrische Relevanz und Beispiele für somatische Differenzialdiagnosen (DD)
Glukose	Positiv	— Organische depressive Störung DD: Diabetes mellitus
Keton	Positiv	— Organische depressive Störung, organische Angststörung (bei Hypoglykämie) DD: Diabetes mellitus — Anorexia nervosa, Vergiftungswahn DD: Hungerzustände, Erbrechen
Leukozyten	Positiv	— Organische psychische Erkrankungen DD: Pyelonephritiden, Harnwegsinfekte
pH	Sauer	— Anorexia nervosa, Vergiftungswahn DD: Hungerzustände — Malignes neuroleptisches Syndrom DD: Fieber anderer Ursache
	Alkalisch	— Organische psychische Erkrankungen DD: Harnwegsinfekte
Urobilinogen	Positiv	— Intoxikationen, Suizidversuch, organische psychische Erkrankungen DD: Hämolyse — Alkoholerkrankung DD: Lebererkrankungen

◘ Tab. 7.2 Fakultative Laboruntersuchungen bei psychischen Auffälligkeiten

Laborwerte	Erhöht (↑) Erniedrigt (↓)	Mögliche psychiatrische Relevanz und Beispiele für somatische Differenzialdiagnosen (DD)
ACTH	↑	— Organische depressive Störung DD: Nebennierenrindeninsuffizienz
Adrenalin, Noradrenalin, Metanephrine, Vanillinmandelsäure (24-h-Urin)	↑	— Organische Angststörung DD: Phäochromozytom
Carbohydratdefizientes Transferrin (CDT)	↑	— Alkoholerkrankung DD: Lebererkrankungen, schwere Lungen-, Pankreas- und Herzerkrankungen, maligne Erkrankungen, Schwangerschaft, erheblicher Eisenmangel, niedrige Ferritinwerte
C-reaktives Protein (CRP)	↑	— Organische psychische Erkrankungen DD: Entzündungen, Tuberkulose, Sarkoidose, rheumatische Erkrankungen, Parasitenbefall
Insulin-like growth factor 1 (IGF-1)	↑	— Organische psychische Erkrankungen DD: Akromegalie
Kreatinkinase (CK)	↑	— Organische Angststörung DD: Herzinfarkt — Andere organische psychische Erkrankungen DD: Epilepsie — Psychosen DD: körperliche Aktivität — Suizidversuch DD: Traumata, Rhabdomyolyse, Intoxikationen — Nach Injektion eines Depotantipsychotikums DD: andere intramuskuläre Injektionen
Cystatin C	↑	— Organische psychische Erkrankungen DD: Nierenfunktionsstörung

▣ Tab. 7.2 Fortsetzung

Laborwerte	Erhöht (↑) Erniedrigt (↓)	Mögliche psychiatrische Relevanz und Beispiele für somatische Differenzialdiagnosen (DD)
FSH, LH, Gestagene, Östrogene, Testosteron	↓ / ↑	— Affektive Störungen, Anorexie (niedrige Konzentration von Geschlechtshormonen) DD: Klimakterium, Sexualhormonstörungen
Parathormon	↓ / ↑	— Organische depressive Störung, kognitive Störungen bis hin zu Demenz DD: Hypo-, Hyperparathyreoidismus
Vitamine (B_1, B_6, B_{12}, Folsäure)	↓	Alkoholerkrankung, B_{12}-Mangel-Psychose, organische depressive Störung, Demenz DD: Makrozytäre/hyperchrome Anämie, Malassimilation, Polyneuropathie

7.4 Alkoholbestimmung und biochemische Marker des Alkoholkonsums

Aktueller Alkoholkonsum lässt sich durch einen Atemalkoholtest anzeigen (Screeningverfahren) bzw. durch die Bestimmung der Blutalkoholkonzentration genauer nachvollziehen (hat v. a. forensische Relevanz).

Bestimmung der Blutalkoholkonzentration nach der Widmark-Formel

$$\text{Blutalkohol [‰]} = \frac{\text{Angenommener Alkohol [g] – 15 \% Resorptionsdefizit}}{\text{Verteilungsfaktor im Körper (0,7 für Männer bzw. 0,6 für Frauen) * Körpergewicht [kg]}}$$

Die Alkohol-Abbaurate im Blut beträgt pro Stunde durchschnittlich 0,15 ‰.

Zur Erfassung von Alkoholkonsum, der bereits ein paar Stunden bis wenige Tage zurückliegt, eignet sich die Bestimmung von **Ethylglukuronid (EtG)**, ein Phase-II-Metabolit des Alkohols. Seine Nachweisbarkeit im Serum beträgt bis zu 36 h (Maximum nach 2–3 h), im Urin 3,5 Tage (±1,5 Tage) nach Alkoholaufnahme. Er füllt damit die Lücke zwischen den Parametern für unmittelbare Alkoholaufnahme und den Kenngrößen für chronischen Alkoholmissbrauch.

Laborparameter, deren pathologische Erhöhung im Serum auf chronisch erhöhten Alkoholkonsum hinweisen (kein Beweis einer Alkoholabhängigkeit!), sind γ-Glutamyltransferase (γ-GT), mittleres korpuskuläres Volumen der Erythrozyten (**MCV**) und carbohydratdefizientes Transferrin (**CDT**).

> **❯** **CDT hat im Vergleich zu γ-GT und MCV die höchste Sensitivität (50–90 %) und Spezifität (80–90 %). Zu beachten sind jedoch:**
> — **Chronischer Alkoholkonsum von weniger als 60 g/Tag wirkt sich in der Regel nicht auf den CDT-Wert aus**

▣ Tab. 7.3 Zeitraum der Nachweisbarkeit relevanter Substanzgruppen beim Urin-Drogenscreening

Substanz	Zeitraum
Amphetamine	Ca. 1–3 Tage
Barbiturate	Ca. 24 h bis 7–21 Tage (je nach Präparat und Halbwertszeit)
Benzodiazepine	Bis zu einer Woche (bei Leberinsuffizienz bis zu 2 Wochen) (abhängig von Präparat, Metaboliten und Halbwertszeit)
Cannabis	Einmalige Einnahme: ca. 3–4 Tage Gelegentliche Einnahme: ca. 10 Tage Regelmäßige, dauerhafte Einnahme: bis ca. 35 Tage
Kokain	Ca. 1–2 Tage
Methadon	Bis zu 5 Tage
Opiate	Ca. 1–4 Tage

— **Die Sensitivität als »Alkoholmarker« ist bei Frauen geringer als bei Männern**
— **Ein erhöhter CDT-Wert normalisiert sich bei Alkoholabstinenz binnen 2–3 Wochen wieder**

Eine starke Erhöhung der γ-GT geht nicht selten auch mit Erhöhungen der anderen Leberenzyme einher (GOT, GPT, GLDH), die Ausdruck einer Leberschädigung sind (aber nicht spezifisch für Alkoholabusus). Zudem ist ein Zusammenhang zwischen chronischem Alkoholmissbrauch und einer Erhöhung des HDL-Cholesterins bekannt.

7.5 Urin-Drogenscreening

Aktueller Drogenkonsum lässt sich mit Urin-Drogenscreeningtests nachweisen. Hier ist die substanzabhängige zeitliche Nachweisbarkeit im Urin zu beachten (▣ Tab. 7.3).

◻ Tab. 7.4 Beurteilung des lumbal entnommenen Liquors

Parameter	Normal	Pathologisch
Farbe	Farblos, wasserklar	Xanthochromer Überstand, z. B. bei Subarachnoidalblutung Trübung: Pleozytose, z. B. bei Meningitis Gelbfärbung: Eiweiß ↑, z. B. bei Stoppliquor
Zellzahl	Leukozyten <5/µl, keine Erythrozyten	Pleozytose >5 Leukozyten/µl, z. B. bei viralen oder chronisch entzündlichen Erkrankungen, Traumen, Durchblutungsstörungen, nach epileptischem Anfall, nach vorangegangener Lumbalpunktion; massive Pleozytose (>100 Zellen) ist ein Hinweis auf eine bakterielle Meningitis
Zellbild	70–100 % Lymphozyten, bis 30 % Monozyten	Verschiebung der Zellverhältnisse, z. B. bei chronischer Entzündung (lymphozytär), bakterieller Meningitis (granulozytär), Tumoren
Glukose	40–70 mg/dl (2,2–3,9 mmol/l)	Erhöhung z. B. bei Diabetes mellitus, Tumoren Erniedrigung z. B. bei bakterieller Meningitis
Laktat	10–23,5 mg/dl (1,1–2,5 mmol/l)	Erhöhung z. B. bei zerebraler Hypoxie, bakterieller Meningitis, intrakraniellen Blutungen, Hirntumoren
Eiweiß	20–50 mg/dl (0,2–0,5 g/l)	Erhöhung z. B. bei Tumoren, entzündlichen Prozessen, degenerativen Prozessen

7.6   Liquordiagnostik

Indikationen für die Liquoruntersuchung bestehen primär bei Verdacht auf einen entzündlichen oder tumorösen Prozess im ZNS, bei neurodegenerativen Erkrankungen, unklaren Bewusstseinsstörungen und älteren Blutungen. Seltener besteht eine therapeutische Indikation zur Verringerung des Liquorvolumens etwa bei Normaldruckhydrozephalus oder zur intrathekalen Applikation von Medikamenten.

7.6.1   Durchführung

Vor Durchführung der Lumbalpunktion sind Indikationen und Kontraindikationen zu prüfen.

Absolute **Kontraindikationen** für eine Lumbalpunktion sind:
- **Erhöhter Hirndruck** mit Herniationsgefahr, der vor Lumbalpunktion mittels Augenhintergrundspiegelung (nur ausreichend bei Erfahrung in der Untersuchungsmethode) oder Bildgebung wie kraniale Computertomographie (cCT) ausgeschlossen werden muss
- **Gerinnungsstörungen**: Thrombozytenzahl <20.000/ml (absolute Kontraindikation) bzw. <50.000/ml (relative Kontraindikation), Quick-Wert <50 %
- **Entzündungen** im Bereich der Punktionsstelle

Die Lumbalpunktion setzt eine ausführliche **Aufklärung** des Patienten (aus formaljuristischen Gründen in der Regel mindestens 24 h vor dem Eingriff) und seine **schriftliche Einwilligung** voraus.

Die Punktion wird am gekrümmt sitzenden oder seitlich liegenden Patienten in der Regel in Höhe **LWK 4/5** durchgeführt. Dabei werden ca. 10–15 ml Liquor entnommen. Der Patient sollte danach eine Bettruhe von etwa 4 bis 6 h einhalten. Bei möglicherweise auftretenden postpunktionellen Kopfschmerzen ist auf ausreichende Flüssigkeitszufuhr zu achten und ggf. eine kurzzeitige symptomatische Schmerztherapie einzuleiten.

7.6.2   Diagnostik

Zur Liquordiagnostik gehören die Inspektion des Liquors (Farbe und Klarheit) und die Bestimmung einer Reihe von Parametern im Lumbalpunktat wie Zellzahl und -bild, Glukose- und Eiweißkonzentration sowie Laktat im Liquor. Als Maß für eine Blut-Hirn-Schranken-Störung gilt der Liquor-Serum-Quotient für Albumin. Ein Liquor-Serum-Quotient für Immunglobuline und der Nachweis oligoklonaler Banden weisen auf eine intrathekale Immunglobulinsynthese hin. Während der Punktion kann der Liquordruck gemessen werden. Bei Bedarf können zytologische, mikrobiologische und genetische Untersuchungen ergänzt werden.

7.7　Therapiemonitoring

Die Labordiagnostik dient auch dazu, die psychopharmakologische Behandlung und Compliance zu überwachen, zu optimieren und mögliche toxische Arzneimittelwirkungen frühzeitig zu erkennen. Dies geschieht durch die Bestimmung von Wirkstoffspiegeln im Blut sowie durch die Kontrolle insbesondere der Leber- und Nierenfunktion und des hämatopoetischen Systems (Näheres zu Routineuntersuchungen unter Therapie mit Antidepressiva, Antipsychotika und Stimmungsstabilisierern ► Kap. 10).

Bei der Bestimmung von Medikamentenspiegeln im Blut ist auf den geeigneten Zeitpunkt der Blutentnahme zu achten, um die Werte sinnvoll interpretieren zu können. So sollte die Blutentnahme unmittelbar vor erneuter Medikamenteneinnahme, in der Regel morgens, erfolgen (Talspiegel). Bei Therapiebeginn und nach Dosisänderung sollte die Blutentnahme erst nach Erreichen einer Steady-state-Situation durchgeführt werden. Das heißt, zwischen Beginn der Therapie bzw. der letzten Dosisänderung und der Blutabnahme für die Spiegelbestimmung sollten mindestens 5 Eliminationshalbwertszeiten liegen.

❓ Übungsfragen

1. Die Bestimmung welcher Laborparameter gehört zur laborchemischen Basisdiagnostik bei psychiatrischen Patienten?
2. Warum ist die routinemäßige Bestimmung der Schilddrüsenparameter im psychiatrischen Bereich von großer Relevanz?
3. Welches ist der Laborparameter mit der höchsten Spezifität für einen chronischen Alkoholmissbrauch?
4. Welche Substanz ist im Urin-Drogenscreening bei Dauerkonsum relativ lange (bis zu ca. 35 Tage) nachweisbar?
5. Nennen Sie Kontraindikationen für eine Liquoruntersuchung.
6. Zu welchem Zeitpunkt sollte die Blutabnahme zur Bestimmung von Medikamentenspiegeln im Blut erfolgen?

Weiterführende Literatur

Gastpar M, Banger M (2000) Laboruntersuchungen in der psychiatrischen Routine. Thieme, Stuttgart

Gilg T, Soyka M (1997) Wertigkeit biologischer Marker für Alkoholabusus und Alkoholismus. Nervenheilk 16: 362–371

Leibfahrt M (2003) Anwendung und Interpretation von Drogenscreenings im stationär-psychiatrischen Umfeld. Krankenhauspsychiatrie 14: 24–30

Reiber H (2006) Liquorräume, Liquorbildung und Liquorfluss. In: Wildemann B, Oschmann P, Reiber H (Hrsg) Neurologische Labordiagnostik. Thieme, Stuttgart, S 3–4

Thomas L (2005) Labor und Diagnose. TH-Books, Frankfurt

Neurophysiologische Untersuchung

A. J. Sheldrick, F. Schneider

»Kurzinfo«

— Neurophysiologische Untersuchungen sind **nur wenig belastend**, daher für Verlaufsuntersuchungen geeignet und auch bei weniger kooperationsfähigen Patienten (z. B. bei Bewusstseinsstörungen) durchführbar

— Sie können die neuronale Aktivität mit einer **hohen zeitlichen Auflösung direkt** abbilden; ein Nachteil ist die **geringe räumliche Auflösung**, insbesondere in der Tiefe

— **Zerebrale Funktionsstörungen** lassen sich zuverlässig nachweisen

— Hauptsächlich kommen in der Psychiatrie und Psychosomatik zum Einsatz:
  - **Elektroenzephalographie (EEG)**
  - **Ereigniskorrelierte Potenziale (EKP)**
  - **Schlafpolysomnographie**

8.1   Einführung

Neurophysiologische Untersuchungsmethoden sind Instrumente der **Funktionsdiagnostik des Gehirns** und stehen in einem komplementären Verhältnis zu den bildgebenden Verfahren (▶ Kap. 9). Gegenüber Methoden der funktionellen Bildgebung haben neurophysiologische Methoden wie die Elektroenzephalographie (EEG) oder ereigniskorrelierte Potenziale (EKP) den Vorteil, die neuronale Aktivität nicht indirekt, z. B. über die Glukoseutilisation, sondern **direkt** und mit **hoher zeitlicher Auflösung** abzubilden. Neurophysiologische Verfahren können in der Psychiatrie und Psychosomatik für Klinik und Forschung vielfältige Beiträge leisten:

— Als diagnostische Hilfsmittel

— Zur Prädiktion von Verläufen (z. B. Therapieresponse)

— Zur Evaluation von Therapien

— Als Instrumente, um z. B. phänotypische Marker einer genetischen Disposition einer psychischen Erkrankung zu ermitteln

— Als biologische Indikatoren kognitiver Dysfunktionen

— Zur Erforschung möglicher Pathomechanismen psychischer Erkrankungen

8.2   Elektroenzephalographie

Die Elektroenzephalographie (EEG) ist die in der Psychiatrie und Psychosomatik gebräuchlichste neurophysiologische Untersuchungsmethode. Sie wurde 1924 von H. Berger (1873–1941) in Jena beschrieben und erforscht. Gerade bei Erkrankungen, die sich nicht über strukturelle Veränderungen des Gehirns manifestieren, sondern in erster Linie mit einer Funktionsbeeinträchtigung einher-

gehen, wie z. B. bei vielen neuropsychiatrischen Störungen, ist die Elektroenzephalographie für die Diagnose und Differenzialdiagnose von Bedeutung. Im klinischen psychiatrischen Alltag gehören hierzu die Veränderungen der »zerebralen Erregbarkeit« mit der großen Bandbreite der **epileptischen Syndrome**, die Beeinträchtigungen im Rahmen **metabolisch- oder exogen-toxischer Einflüsse** (Intoxikationen, Delirien, Stoffwechselkrankheiten), aber auch die **chronisch verlaufenden degenerativen Erkrankungen** wie z. B. die Gruppe der **Demenzen**.

EEG und Bildgebung verhalten sich komplementär zueinander und erlauben bei vielen Erkrankungen oft erst in der Kombination eine endgültige diagnostische Aussage.

Im Vergleich zu bildgebenden Verfahren wie SPECT, PET, strukturelle und funktionelle MRT bietet das EEG folgende **Vorteile**:

— Abbildung der Hirnfunktionen im Millisekundenbereich

— Sehr sensitive Wiedergabe des aktuellen zentralnervösen Funktionsniveaus und klare Zuordnung der EEG-Aktivität zu verschiedenen Stadien des Schlafwach-Rhythmus

— Unmittelbare Abbildung der Korrelate neuronaler Massenaktivität

— Aufgrund der Nichtinvasivität und geringer Kosten gut geeignet für Verlaufsuntersuchungen

Nachteile des EEG:

— Anfällig für Artefakte

— Begrenzte räumliche Auflösung

— Bei dem Oberflächen-EEG sind Aussagen primär nur über die kortikale Aktivität möglich

8.2.1   EEG-Ableitung

Von der Oberfläche der Hirnrinde werden Potenzialschwankungen abgeleitet, die Feldpotenzialänderungen von Neuronenverbänden der oberflächlichen Schichten des Kortex reflektieren. Neurotransmitter bewirken am Zielneuron durch transmembranöse Ionenströme Schwankungen des Ruhemembranpotenzials in Form von postsynaptischen Potenzialen. Hierdurch entstehen Dipole, die in ihrer Summe bei transversaler Orientierung am Skalp in Form von Spannungsgradienten messbar sind und die Grundlage des EEG darstellen. Durch den synchronen Zufluss zu den oberflächlichen Nervenzellen entstehen einzelne EEG-Wellen, durch die periodische Aufeinanderfolge von Impulsen aus den tiefer liegenden Neuronen ergeben sich EEG-Rhythmen. Die Generation der an der Oberfläche ableitbaren Potenzialschwankungen findet fast ausschließlich im zerebralen Kortex statt. Für

■ **Tab. 8.1** Frequenzspektrum der EEG-Ableitungen

Frequenzbereich	Charakterisierung/physiologisches Vorkommen
β (14–30/s)	Präzentral und frontal auftretend, v. a. bei aktiver Angespanntheit. Etwa 5 % der Population weisen als Normvariante im EEG einen β-Grundrhythmus auf
α (8–13/s)	Die bei den meisten Gesunden im entspannten Wachzustand mit geschlossenen Augen über den okzipitalen Hirnregionen ableitbare Grundfrequenz verschwindet durch Augenöffnen (Berger-Effekt)
θ (4–7/s)	Physiologisch singulär auftretend bei Gesunden im Wachzustand, gruppiert bei subvigilen Zuständen
δ (<4/s)	Tritt im Tiefschlaf auf, vereinzelt im wachen Zustand und bei Kindern

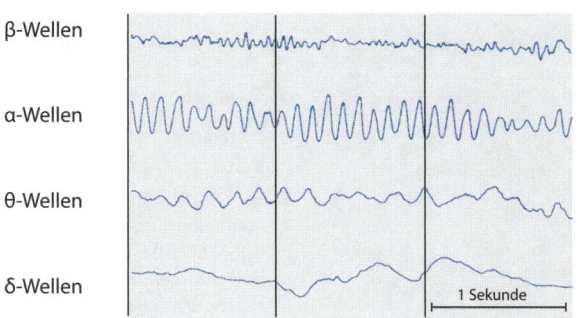

■ **Abb. 8.1** Frequenzbänder. (Mumenthaler u. Mattle 1997)

die Entstehung von langsamen Wellen werden kortikale Pyramidenzellen sowie subkortikale Strukturen, die wiederum den Kortex beeinflussen, verantwortlich gemacht.

Die EEG-Ableitung erfolgt in »**entspannter Wachheit**« bei geschlossenen Augen und dauert etwa 30 min.

Um die Aussagekraft der Untersuchung zu erhöhen, erfolgt gegen Ende der Ableitung meist eine zusätzliche EEG-Aufzeichnung unter Hyperventilation. Hierbei können bestimmte abnorme EEG-Veränderungen, z. B. bei Epilepsien, deutlicher in Erscheinung treten. Weitere »Provokationsmethoden« sind der **Schlafentzug** und die **Fotostimulation**, die bei besonderen Fragestellungen eingesetzt werden. Bei der Beschreibung des EEG werden Frequenz und Amplitude der Wellen sowie Morphologie, Chronologie und Topographie der Graphoelemente beschrieben. Die Potenzialschwankungen werden dabei in Frequenzbereiche mit griechischen Buchstaben eingeteilt (■ Tab. 8.1, ■ Abb. 8.1).

Grundsätzlich pathologisch sind Allgemeinveränderungen, Herdstörungen und abnorme Potenzialschwankungen wie »sharp waves« (SW).

8.2.2 Ten-Twenty-System

Das sog. Ten-Twenty-System (■ Abb. 8.2) wurde zur Vereinheitlichung der **Positionierung der Elektroden** am Schädel eingeführt. Die Elektroden werden in Bezug auf feste Punkte am Kopf (Nasenwurzel, Protuberantia occipitalis externa und präaurikulär) angebracht. Die Distanz zwischen diesen Punkten wird in 10 %- sowie 20 %-Abschnitte unterteilt. Entsprechend ihrer Position über den Hirnabschnitten werden die Elektroden mit den jeweili

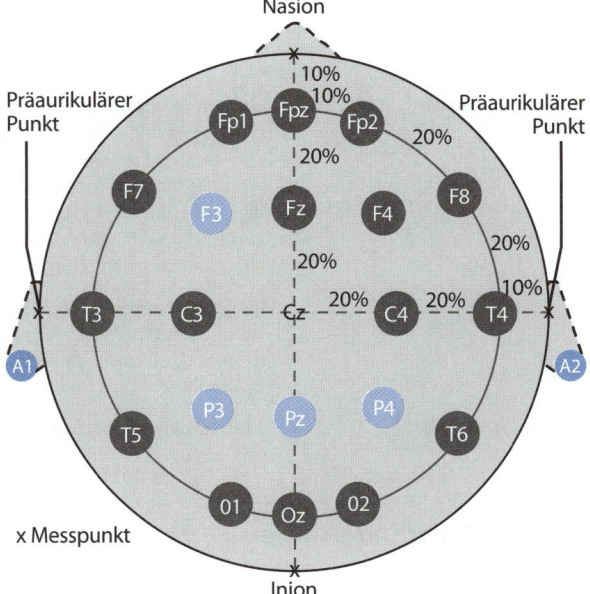

■ **Abb. 8.2** Ten-Twenty-System. (Mumenthaler u. Mattle 1997)

gen Anfangsbuchstaben bezeichnet sowie über der linken Hemisphäre mit ungeraden Zahlen (z. B. Fp1 für frontopolar links) belegt. Die Ableitung der elektrischen Ströme erfolgt durch die Messung und Verstärkung von Potenzialdifferenzen zwischen 2 Elektroden. Hierzu wird am Kopf eine Referenzelektrode gewählt. Es werden nacheinander verschiedene Schaltungen verwendet, sodass die EEG-Kurven durch den Wechsel der Referenz unterschiedlich zur Darstellung kommen, wodurch Artefakte besser abgegrenzt und Herde genauer lokalisiert werden können.

◘ Tab. 8.2 Häufige EEG-Veränderungen unter Psychopharmakotherapie

Psychopharmakologische Substanzklasse	Mögliche EEG-Veränderungen
Antipsychotika	**Konventionelle Antipsychotika** verursachen häufig eine Zunahme der θ-Tätigkeit und eine leichte Verlangsamung des α-Grundrhythmus mit Amplitudenzunahme, verstärkter Synchronisation und anteriorer Ausbreitung. Unter den **Atypika** verursacht hauptsächlich **Clozapin** häufig paroxysmale δ-θ-Aktivität, oftmals dazwischen mit normaler α-Tätigkeit. Im Gegensatz zu diffusen Veränderungen bei hirnorganischen Schädigungen sind diese Veränderungen meist durch Augenöffnen blockierbar (positiver Berger-Effekt). Unter der Behandlung mit Clozapin treten bei bis zu einem Drittel der Patienten steile Wellen und SW-Komplexe auf (epileptische Aktivität). **Niederpotente Antipsychotika** verursachen im Rahmen der vorherrschenden Sedierung vor allem eine Frequenzverlangsamung des Grundrhythmus
Antidepressiva	**Trizyklische Antidepressiva** führen zu einer Abnahme der α-Aktivität mit Zunahme der θ-δ- und β-Tätigkeit (»polyrhythmischer Frequenzzerfall«). **Selektive Serotoninwiederaufnahmehemmer** (SSRI) verursachen deutlich weniger EEG-Veränderungen
Mood Stabilizer	**Lithium** verursacht im EEG eine Verlangsamung und Rarefizierung des Grundrhythmus in Verbindung mit einer Amplitudenabnahme sowie eine Zunahme von θ-δ- und β-Aktivität. Daneben können vereinzelt steile Wellen auftreten. Allgemeinveränderungen unter Lithium-Therapie können Hinweise für neurotoxische Effekte sein. In Einzelfällen können bei einer Lithium-Intoxikation periodische Komplexe, wie sie im Rahmen der sporadischen Creutzfeldt-Jakob-Erkrankung vorkommen, auftreten (PSWC, »periodic sharp and slow waves complexes«). **Carbamazepin** verursacht häufig ähnliche EEG-Veränderungen wie das atypische Antipsychotikum Clozapin (▶ oben)
Benzodiazepine	**Benzodiazepine** verursachen meist eine deutliche Zunahme von β-Wellen, vor allem frontozentral. Während bei Vorliegen einer β-Normvariante die β-Tätigkeit meist durch Augenöffnen blockiert werden kann, zeigt sich bei benzodiazepininduzierter Zunahme der β-Aktivität meist kein positiver Berger-Effekt
Antidementiva	**Acetylcholinesterasehemmer** führen zu einer Beschleunigung der Grundfrequenz und einer Reduktion von θ-δ-Aktivität

8.2.3 EEG-Veränderungen

Dem EEG können in Bezug auf eine Psychopharmakotherapie klinisch relevante Informationen entnommen werden, z.B. Hinweise auf **neurotoxische Medikamenteneffekte**, auf ein erhöhtes **Anfallsrisiko** oder auf **Eigenmedikation** (z.B. Benzodiazepine) (◘ Tab. 8.2). Es ist zu beachten, dass die Kombination mehrerer psychotroper Substanzen eine additive Wirkung auf das EEG haben kann. Ausgeprägte EEG-Veränderungen unter Psychopharmakotherapie können auf eine **Intoxikation** hindeuten. Hier kann eine Bestimmung des Plasmaspiegels empfehlenswert sein. Die »Pathologisierung« des EEG spricht jedoch nicht gegen eine gute klinische Wirksamkeit eines Psychopharmakons (z.B. bei Clozapin) und sollte nicht unreflektiert zur Dosisanpassung oder zum Absetzten der Substanz führen. Entscheidend für Dosisveränderungen sollte im Wesentlichen die klinische Symptomatik des Patienten sein.

Beispiele für EEG-Veränderungen bei organischen oder psychischen Erkrankungen geben ◘ Tab. 8.3 und ◘ Tab. 8.4.

◘ Tab. 8.3 Beispiele für organische psychische Erkrankungen mit pathologischem EEG und unauffälliger struktureller Bildgebung

Erkrankung	EEG-Veränderung
Enzephalopathie (z.B. bei Intoxikationen, Leber- und Nierenversagen)	Allgemeinveränderung
Nichtkonvulsiver Status epilepticus (generalisiert/fokal)	Generalisierte/fokale Sharp-wave-Aktivität

Tab. 8.4 EEG bei psychischen Erkrankungen	
Erkrankung	**EEG-Veränderungen**
Demenz	Bei der **Alzheimer-Demenz** zeigen sich eine Zunahme der θ- sowie δ-Aktivität, eine Abnahme der β-Aktivität und eine Verlangsamung der α-Grundaktivität. Das EEG weist bei der Diagnose einer Alzheimer-Demenz zwar eine niedrige Sensitivität, jedoch eine hohe Spezität auf, sodass zwar ein unauffälliges EEG bei einer beginnenden Demenz kein Argument gegen das Vorliegen einer Demenz ist, das EEG jedoch bei der Abgrenzung einer beginnenden Alzheimer-Demenz von einer sog. Pseudodemenz (nicht ganz unumstrittener Begriff) bei depressiven Störungen hilfreich sein kann. So ist z. B. die Verlangsamung der α-Grundfrequenz ein starkes Argument für das Vorliegen einer Demenz, denn eine **Pseudodemenz** bei depressiven Störungen geht meist mit einem unauffälligen EEG einher. Bei einer **vaskulären Demenz** liegen im Gegensatz zur Alzheimer-Demenz häufig fokale, asymmetrische langsame Aktivitäten vor. Bei der **frontotemporalen Demenz** ist das EEG ebenso wie beim **organischen amnestischen Syndrom** (alkohol- oder nichtalkoholbedingtes **Korsakow-Syndrom**) auch bei schwersten mnestischen Defiziten meist unauffällig, da die Funktionsstörungen meist im subkortikalen Bereich liegen, bei weitgehend ungestörter kortikaler Funktion
Affektive Störungen	Patienten mit depressiven Störungen weisen häufig eine Rigidität der Vigilanzregulation auf. Bei der Manie liegt im EEG hingegen häufig eine Labilität der Vigilanzregulation vor. Die Befunde sind jedoch unspezifisch, sodass das EEG hauptsächlich der organischen Ausschlussdiagnostik dient
Schizophrenie	Studien mit chronisch erkrankten, medizierten und unmedizierten Patienten zeigen relativ konsistent eine Zunahme der β-Aktivität im EEG. Ansonsten sind die Befunde sehr uneinheitlich. Wie bei den affektiven Störungen dient das EEG hier hauptsächlich zur organischen Ausschlussdiagnostik
Panikstörung	Treten bei Patienten mit atypischen Panikattacken im EEG vermehrt epileptiforme Potenziale auf, sollte an die seltene Differenzialdiagnose einer epileptisch bedingten Angst ohne konvulsive Symptome im Sinne einer **isolierten Angstaura** gedacht werden. Hierbei auftretende Panikattacken können den im Rahmen einer Panikstörung (gemäß ICD-10) auftretenden Panikattacken so täuschend ähnlich sein, dass die **Fehldiagnose einer Panikstörung** möglich ist

8.3 Ereigniskorrelierte Potenziale

Um die Reaktion des Gehirns auf verschiedene äußere Reize zu beurteilen, können ereigniskorrelierte Potenziale (EKP) abgeleitet werden. Dabei wird die elektrische Hirnaktivität z. B. während der Präsentation akustischer Reize (Töne) abgeleitet. Diese Methoden werden v. a. in wissenschaftlichen Studien eingesetzt, um die Informationsverarbeitung des Gehirns beim Gesunden und bei verschiedenen psychischen Erkrankungen zu untersuchen. EKP können sowohl einem **Ereignis vorausgehen** (z. B. »contingent negative variation« = CNV, Bereitschaftspotenzial) als auch **folgen**, wie z. B. die **P-300-Welle**, die mit einer Latenz von 300 ms auftritt (Abb. 8.3). Frühe Potenziale der EKP mit Latenzen von weniger als 100 ms unterscheiden sich von späten Potenzialen von mehr als 100 ms dadurch, dass ihre intraindividuelle Varianz zu einem großen Teil durch physikalische Stimulus-Parameter (wie z. B. Intensität, Stimulusintervall usw.) erklärbar ist. Die Varianz später Potenziale der EKP kann jedoch besser durch psychologische Phänomene (wie z. B. Motivation, Aufmerksamkeit und Wachheit) erklärt werden. EKP stellen ein Verfahren dar, um das **Ausmaß und das Timing der kortikalen Massenaktivität** unter bestimmten kognitiven Belastungen und bei psychischen Erkrankungen zu untersuchen.

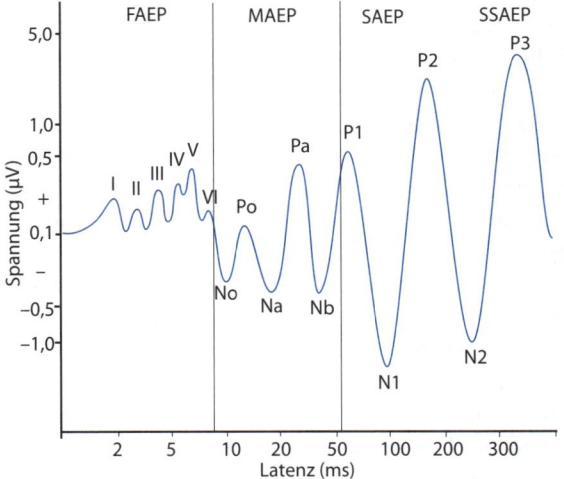

 Abb. 8.3 Akustisch evozierte Potenziale/P-300. *FAEP*: frühe akustisch evozierte Potenziale, *MAEP*: mittlere akustisch evozierte Potenziale, *SAEP*: späte akustisch evozierte Potenziale, *SSAEP*: sehr späte akustisch evozierte Potenziale. (Maurer et al. 2005)

So konnte z. B. in zahlreichen Studien gezeigt werden, dass die P-300-Amplitude bei **Patienten mit Schizophrenie** verkleinert ist, und zwar relativ unabhängig von Erkrankungsstadium und psychopharmakologischer Therapie (»**Trait**«- vs. »**State**«-Marker).

Bei der **Alzheimer-Demenz** konnte gezeigt werden, dass die P-300-Latenz verlängert und die P-300-Amplitude reduziert ist. Die P-300-Latenz und -Amplitude stehen mit der cholinergen Funktion in Zusammenhang. Hierzu passend wurde bei Alzheimer-Patienten unter der Behandlung mit **Cholinergika eine Verkürzung** der P-300-Latenz gefunden.

8.4   Polysomnographie

Schlafstörungen gehören zu den häufigsten Symptomen, die von psychiatrischen Patienten geschildert werden. Die Polysomnographie, oder auch »Schlafpolygraphie« genannt, ist das wichtigste apparative Untersuchungsverfahren zur Untersuchung des Schlafes. Zentral ist hierbei das **EEG**, zusätzlich kommen das **Elektrookulogramm (EOG)** sowie das **Elektromyogramm (EMG)** zum Einsatz.

H. Berger wies erstmals durch die Entdeckung des EEG nach, dass der Schlaf einen qualitativ andersartigen Funktionszustand des Gehirns darstellt als der Wachzustand. Mittels EEG lassen sich 4 unterschiedliche Schlafstadien unterscheiden. 1953 entdeckten E. Aserinsky (1921–1998) und N. Kleitman (1895–1999) zusätzlich zu den 4 bereits bekannten Schlafstadien mit dem **REM-Schlaf** ein weiteres Schafstadium, welches sich qualitativ von den anderen Schlafstadien unterscheidet und vom **Non-REM-Schlaf** sowie vom Wachzustand abgegrenzt wird (▶ Kap. 28). Es zeichnet sich durch schnelle Augenbewegungen (sog. »rapid eye movements« = REM) aus.

Im Schlaflabor werden darüber hinaus häufig auch Patienten mit schlafbezogenen Atemregulationsstörungen untersucht. In der Regel übernachten die Patienten 2 Nächte hintereinander im Schlaflabor, da nur eine einzige Nacht aufgrund der ungewohnten Umgebung nicht repräsentativ ist. Bei Schlafuntersuchungen wird nur eine beschränke Zahl von EEG-Kanälen erfasst, da es hier primär **nicht auf die topographische Lokalisation** ankommt. Die Potenzialdifferenz zwischen Kornea und Retina ermöglicht über 2 seitlich der Augen angebrachte Elektroden die **Aufzeichnung von Augenbewegungen**. Das Elektromyogramm (EMG) wird meist im Bereich des Musculus mentalis registriert, da hier die Muskelatonie im REM-Schlaf besonders ausgeprägt ist.

❓ Übungsfragen

1. Welche 3 neurophysiologischen Untersuchungsmethoden werden in der Psychiatrie und Psychosomatik hauptsächlich angewandt?
2. Welche Frequenzbereiche unterscheidet man im EEG?
3. Nennen Sie häufige EEG-Veränderungen, die durch Psychopharmaka induziert werden können.
4. Erklären Sie das Ten-Twenty-System.
5. Nennen Sie Beispiele für organische psychische Erkrankungen, die mit einem pathologischen EEG und unauffälliger zerebraler Bildgebung einhergehen.
6. Welches ist ein bei psychiatrischen Fragestellungen häufig untersuchtes spätes ereigniskorreliertes Potenzial?
7. Beschreiben Sie die Durchführung und Indikation der Polysomnographie.

Weiterführende Literatur

Diener HC, Putzki N (Hrsg) (2008) Leitlinien für Diagnostik und Therapie in der Neurologie. Thieme, Stuttgart

Ebner A, Deuschl G (2006) Elektroencephalographie (EEG). Thieme, Stuttgart

Maurer K, Lang N, Eckert J (2005) Praxis der evozierten Potenziale. Steinkopff, Darmstadt

Mumenthaler M, Mattle H (1997) Neurologie. Thieme, Stuttgart

Neundörfer B (2002) EEG-Fibel. Das EEG in der ärztlichen Praxis. Elsevier, München

Thaker GK (2008) Neurophysiological endophenotypes across bipolar and schizophrenia psychosis. Review. Bull 34: 760–773

Bildgebung

T. Nickl-Jockschat, I. Vernaleken, F. Schneider

»Kurzinfo«

- Bildgebende Verfahren werden in der psychiatrischen Diagnostik zur **Diagnosesicherung** sowie zur **Ausschlussdiagnostik** eingesetzt
- Prinzipiell sollte bei **Erstmanifestation** einer diagnostisch unklaren, schweren und/oder länger währenden psychischen Erkrankung eine zerebrale Bildgebung erfolgen, daneben sind bildgebende Verfahren bei entsprechenden **Auffälligkeiten** in der Anamnese, der neurologischen Untersuchung und im EEG einzusetzen
- Die **Computertomographie** stellt ein weithin verfügbares, rasch durchführbares und vergleichsweise kostengünstiges schnittbildgebendes Verfahren dar
- **Kernspintomographische Verfahren** weisen eine hohe methodische Breite auf und sind deshalb ein zentraler Bestandteil der bildgebenden Forschung; in der klinischen Diagnostik wird v. a. die strukturelle Kernspintomographie eingesetzt, die sich gegenüber der Computertomographie durch fehlende Strahlenbelastung, eine bessere räumliche Auflösung und eine bessere Kontrastdiskriminierung des Hirnparenchyms auszeichnet
- **Nuklearmedizinische Verfahren** wie die Positronenemissionstomographie (PET) kommen klinisch v. a. bei der Demenzdiagnostik zum Einsatz

9.1   Einführung

Insbesondere durch den Einsatz bildgebender Verfahren in der neuropsychiatrischen Forschung konnten wesentliche neurobiologische Aspekte psychischer Erkrankungen identifiziert und charakterisiert werden. In der klinischen Diagnostik dienen bildgebende Verfahren aktuell 2 wesentlichen Zwecken:

1. Der Sicherung (etwa bei Verdacht auf eine hirnorganisch bedingte Störung) bzw. der Erhärtung einer Verdachtsdiagnose (etwa bei demenziellen Erkrankungen)
2. Dem Ausschluss offensichtlicher struktureller Pathologien etwa bei der Abklärung von Schizophrenien oder affektiven Störungen

Vor allem **bei Erstmanifestation** einer diagnostisch unklaren, schweren und/oder länger währenden psychischen Erkrankung sollte unbedingt eine strukturell bildgebende Untersuchung des Gehirns zur Ausschlussdiagnostik erfolgen. Bildgebende Querschnittsuntersuchungen an unselektierten Populationen psychiatrischer Patienten belegen das häufige Vorkommen von hirnmorphologischen Auffälligkeiten. Solche fanden sich bei etwa 5–6 % der Untersuchten in der kranialen Computertomographie (cCT). Ein entsprechender Nachweis kann entscheidende Be-

deutung für die Diagnose und damit die Therapieplanung und Prognose haben.

Computertomographie (CT) und Kernspintomographie (MRT) sind klassische schnittbildgebende Verfahren. Mit ihnen sind valide Aussagen über etwaige hirnstrukturelle Auffälligkeiten bei einem Patienten möglich. Die Positronenemissionstomographie (PET) kann eingesetzt werden, um Rückschlüsse auf den zerebralen Metabolismus, etwa im Rahmen der Demenzdiagnostik, zu gewinnen.

Bildgebende Verfahren sind heute zu einem wichtigen Bestandteil der klinischen Diagnostik in der Psychiatrie geworden. Mit zunehmendem Forschungsstand ist eine weitere Zunahme der Bedeutung bildgebender Diagnostik zu erwarten.

> **Bildgebende Verfahren in der Psychiatrie dienen v. a. dem Ausschluss symptomatischer psychischer Erkrankungen und damit dem Nachweis zerebraler Raumforderungen, vaskulärer (z. B. Blutung, Ischämie) oder entzündlicher Prozesse, Traumafolgen oder etwa von Liquorzirkulationsstörungen sowie der Diagnostik und Differenzialdiagnostik neurodegenerativer Erkrankungen.**

9.2   Computertomographie

9.2.1   Allgemeines

Bei der Computertomographie (CT) werden mittels **Röntgenstrahlung** rechnergestützt **Schichtaufnahmen** einer bestimmten Körperregion angefertigt. Im Gegensatz zur konventionellen Röntgendiagnostik, bei der das abzubildende Objekt von einer Röntgenquelle durchleuchtet und auf einem Röntgenfilm abgebildet wird, erfolgen bei der CT viele Röntgenaufnahmen aus jeweils unterschiedlichen Richtungen, die mittels spezieller Detektoren erfasst werden. Entsprechend ist die **3-dimensionale Rekonstruktion** eines Objekts möglich. Üblich sind meist **Schichtdicken** zwischen 1 und 10 mm.

Da sich Röntgenstrahlung bei der Durchdringung von Geweben je nach deren Dichte in unterschiedlichem Maße abschwächt, lassen sich bei CT-Aufnahmen Rückschlüsse über die jeweiligen **Dichtewerte** der einzelnen erfassten Gewebetypen ziehen. In einer Bildmatrix können dann die verschiedenen **Schwächungswerte** der Röntgenstrahlung in **Graustufen** dargestellt werden. Diese Schwächungswerte werden in **Hounsfield-Einheiten** (HE) angegeben, die die Hounsfield-Skala bilden (◨ Abb. 9.1). Luft hat auf dieser Skala einen Absorptionswert von -1000 HE, Wasser von 0 HE und kompakter Knochen von über 1000 HE.

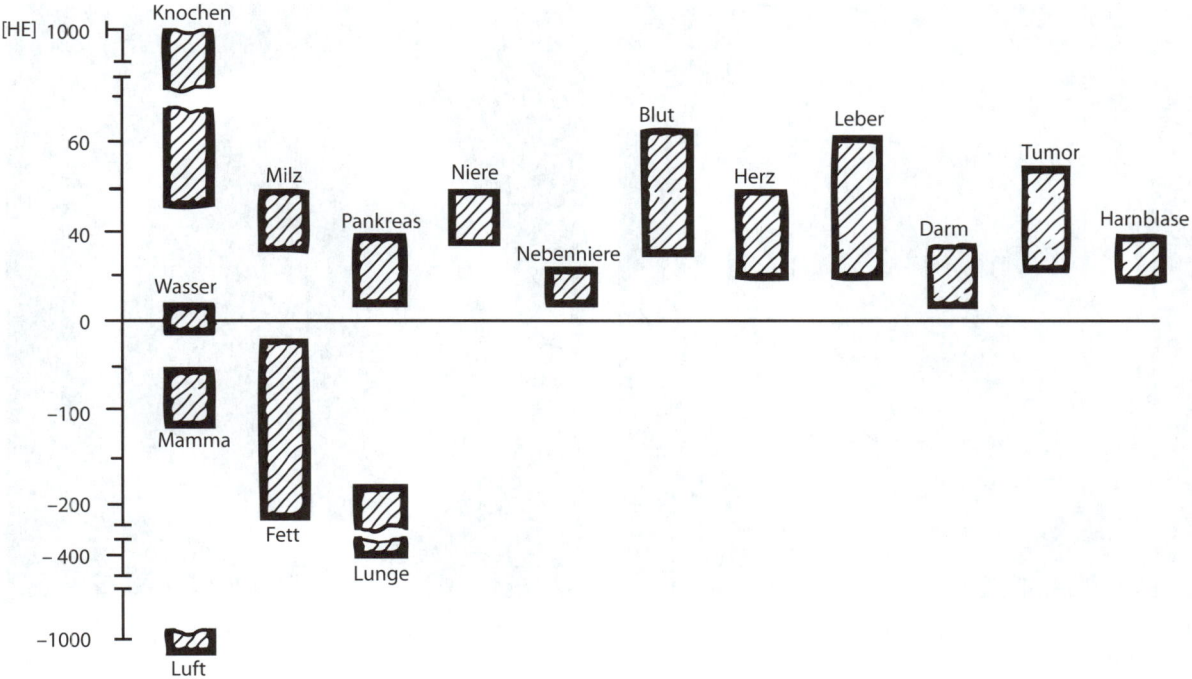

Abb. 9.1 Absorptionswerte verschiedener Gewebe in Hounsfield-Einheiten. (Schinz 1987)

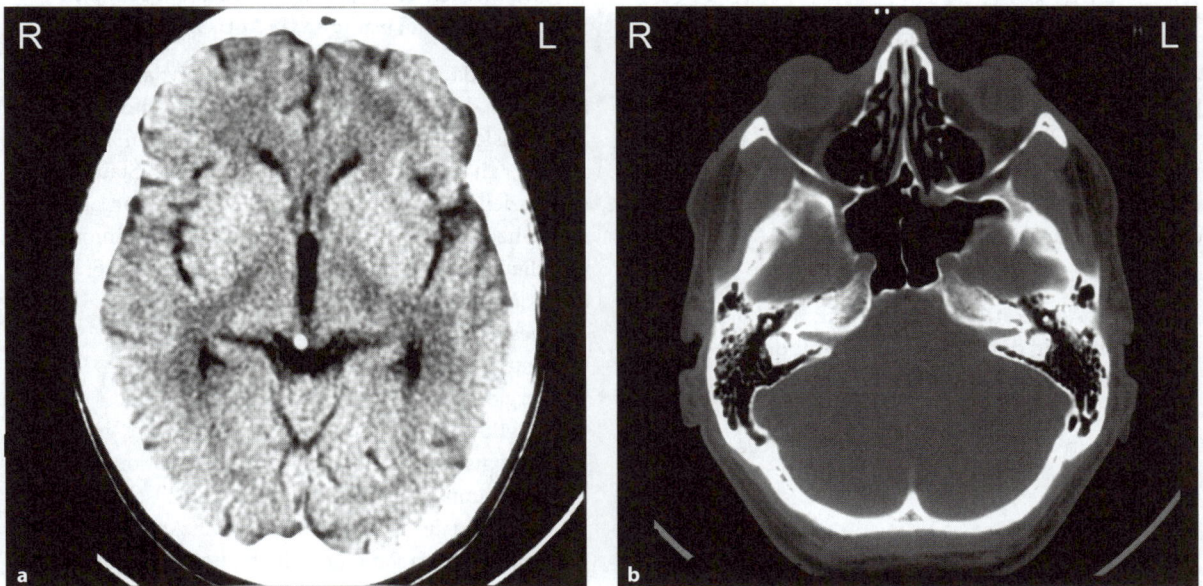

Abb. 9.2 CT-Schädel, Fensterung. **a** Weichteilfenster (Zentrum hier bei 40 HE, Fensterweite 80–120 HE), **b** Knochenfenster (Zentrum hier bei 1000 HE, Fensterweite 800–1200 HE)

> **Regionen geringerer Strahlenabsorption stellen sich als dunklere Bildanteile dar (z. B. Liquor, Luft), entsprechend Regionen hoher Strahlenabsorption als hellere Bildanteile (z. B. Knochen).**

Da das menschliche Auge nur eine begrenzte Zahl von Graustufen unterscheiden kann, wird bei einer CT-Untersuchung ein diagnostisch relevanter Dichtebereich festgelegt, welchem die Grauwerte zugeordnet werden (sog. **Fensterung**). Durch die Fensterung kann eine Kontrastanhebung erzielt werden: je enger ein Fenster, desto stärker ist der Kontrast. Durch die Lage des Fensters wird die Helligkeit bzw. Schwärzung bestimmt (**Abb. 9.2**). Das gewählte »Fenster« wird daher üblicherweise im-

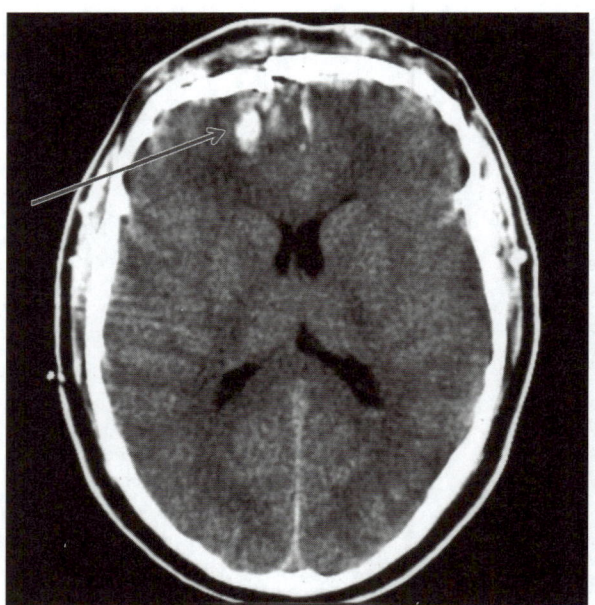

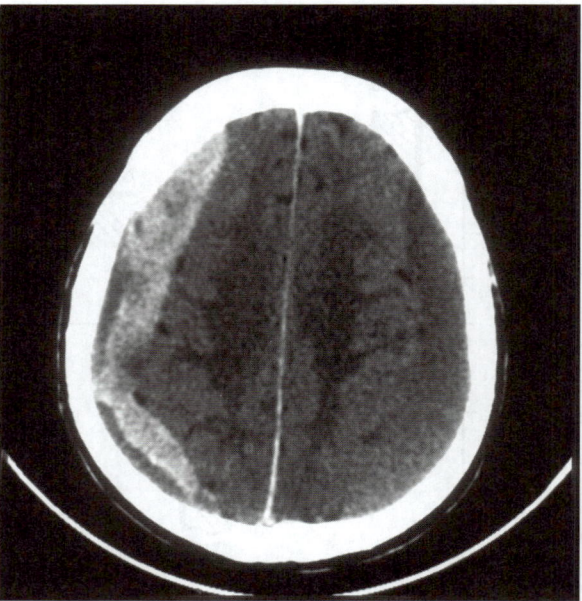

Abb. 9.3 CT-Schädel. *Pfeil* Fraktur des knöchernen Schädels mit Einblutung ins Hirnparenchym

Abb. 9.4 CT-Schädel. Subdurales Hämatom

mer mit seiner Weite und seinem Zentrum (Lage) auf der Hounsfield-Skala angegeben.

Gebräuchlich sind sowohl **Nativuntersuchungen** als auch Scans nach intravenöser Gabe eines **jodhaltigen Kontrastmittels**. Bei letzterer Technik nutzt man die verstärkte Anreicherung von Kontrastmittel z. B. in abnormen Gefäßen (etwa bei Tumoren), hyperämischen Bereichen oder bei gestörter Blut-Hirn-Schranke mit entsprechend verändertem Bildkontrast.

> **Zur Vermeidung von Komplikationen muss vor der Applikation von Kontrastmittel die Bestimmung der Nieren- und Schilddrüsenparameter erfolgen. Ausnahmen von dieser Regel sollten nur unter strenger Abwägung der Risiken in akut lebensbedrohlichen Situationen erfolgen.**

9.2.2 Indikationen

In der psychiatrischen Diagnostik wird aus Kosten- und Verfügbarkeitsgründen meist die kraniale Computertomographie (cCT) in Nativtechnik zum Einsatz gebracht. So können etwa **intrakranielle Tumore, Abszesse, zerebrale Ischämien** oder **Blutungen** (Abb. 9.3, Abb. 9.4) nachgewiesen werden.

Gezielt sollte bei **Auffälligkeiten des neurologischen Untersuchungsbefundes** bzw. bei **Herdbefunden im EEG** die cCT bei der Suche nach zerebralen Läsionen eingesetzt werden.

> **Bei Verdacht auf einen neoplastischen oder entzündlichen Prozess sollte auch ein Scan mit Kontrastmittel erfolgen (Abb. 9.5).**

Bei der **Verdachtsdiagnose einer demenziellen Entwicklung** kann die cCT zur Darstellung einer **regionalen oder generalisierten Hirnatrophie** genutzt werden. Allerdings ist dabei zu beachten, dass gerade in frühen Stadien eines demenziellen Prozesses die cCT-Diagnostik oft zu einem falsch-negativen Befund führt und den kernspintomographischen Untersuchungen hinsichtlich dieser Fragestellung klar unterlegen ist.

Wesentliche **Vorzüge der cCT** sind v. a.:
- Gute Verfügbarkeit des Verfahrens
- Vergleichsweise kostengünstige Diagnostik
- Möglichkeit zum raschen Ausschluss einer grobmorphologischen Pathologie in Notfallsituationen, etwa bei deliranten Patienten (z. B. Blutung/Ischämie)
- Aufgrund der Kürze der Scans auch Anwendbarkeit bei unruhigen Patienten, die eine kernspintomographische Untersuchung nicht tolerieren würden
- Gute Toleranz bei Patienten mit Klaustrophobie

Nachteile der cCT im Vergleich zur Kernspintomographie sind etwa:
- Schlechtere Kontrastdiskriminierung der intrakraniellen Gewebetypen
- Niedrigere Sensitivität und Spezifität bei zerebrovaskulären Läsionen, entzündlichen und neoplastischen Prozessen, v. a. bei Nativscans
- Schlechtere Detektion von atrophischen Prozessen
- Strahlenbelastung der Patienten

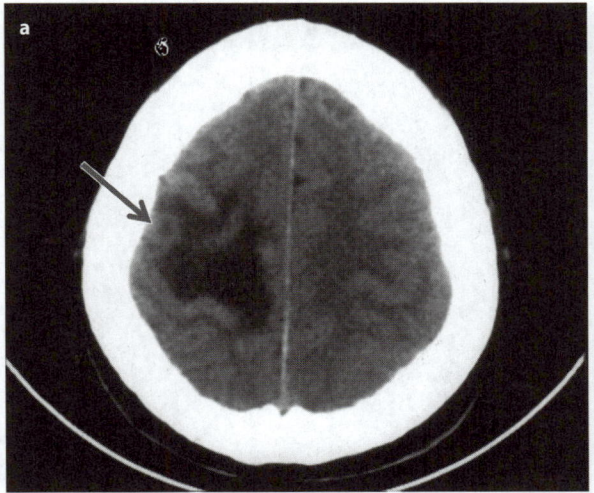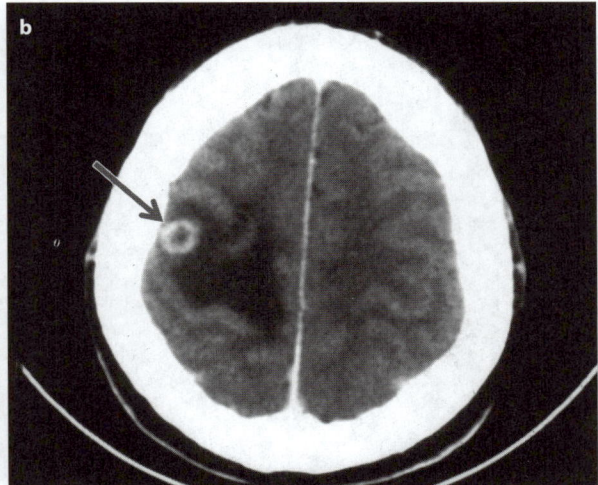

Abb. 9.5 CT-Schädel, Darstellung einer Hirnmetastase im CT. **a** Schädel nativ, **b** mit Kontrastmittel

> Die Strahlenbelastung einer cCT entspricht etwa
> der einer konventionellen Röntgenuntersuchung
> des Schädels in 3 Ebenen (~2 mSv).

9.3   Kernspintomographie

9.3.1   Allgemeines

Die Kernspintomographie (Synonym: Magnetresonanztomographie, MRT) ist ein schnittbildgebendes Verfahren. Es basiert auf dem Einsatz **sehr starker Magnetfelder** im Bereich von etwa 1,5 Tesla bis aktuell über 9 Tesla (in diagnostischen Anwendungen meist 1,5–3 Tesla). Röntgenstrahlung kommt dabei nicht zum Einsatz.

Aufgrund ihrer Häufigkeit im menschlichen Organismus sind für die medizinische MRT v. a. **Wasserstoffatome** von Interesse. Die MRT beruht auf dem physikalischen Grundprinzip, dass Protonen einen sog. Eigendrehimpuls oder Spin aufweisen. Dabei handelt es sich um eine physikalische Eigenschaft subatomarer Teilchen, die eine charakteristische physikalische Größe wie etwa Masse oder Ladung darstellt. Durch den Spin weisen Protonen ein magnetisches Moment auf. Werden Protonen nun einem statischen Magnetfeld ausgesetzt, erfolgt eine Magnetisierung in Richtung des statischen magnetischen Feldes. Durch die Anwendung von Hochfrequenzimpulsen erfolgt bei der MRT eine Anregung der Protonen, die in unterschiedlichen Energiezuständen der Protonen resultiert. Nach Abschalten wird die zusätzliche Energie durch die Protonen wieder abgegeben. Dieser Prozess kann über die Induktion von Spannung in einer Spule gemessen werden.

Aus den so gewonnenen Daten lassen sich anhand der Signalintensitäten u. a. Rückschlüsse über die **Protonendichten unterschiedlicher Körperregionen** ziehen. Die räumliche Auflösung liegt je nach Stärke des verwendeten Magnetfeldes im Millimeterbereich.

In der psychiatrischen Diagnostik dominiert v. a. die klassische **strukturelle MRT** (sMRT). **Diffusionsbildgebung** (»diffusion tensor imaging«, DTI), **MR-Spektroskopie** (MRS) und **funktionelle MRT** (fMRT) nehmen zwar in der bildgebenden Forschung einen herausragenden Platz ein, werden aber zurzeit diagnostisch nur im Rahmen spezieller Fragestellungen eingesetzt (Schneider u. Fink 2007).

9.3.2   Strukturelle MRT (sMRT)

Die **Grauwertverteilung**, mit der sich anatomische Strukturen in sMRT-Bildern abbilden, hängt auch davon ab, ob eine **T1- oder T2-gewichtete Sequenz** gewählt wurde (☐ Abb. 9.6). In der **T1-gewichteten Sequenz** (kurze Relaxationszeit) stellen sich wasserhaltige Strukturen als hypointens dar. Entsprechend stellt sich der Liquor cerebrospinalis dunkel, das Kortexband gegenüber der weißen Substanz als hypointenser, also dunkler dar.

In **T2-gewichteten Aufnahmen** ist der Liquor hyperintens, die weiße Substanz stellt sich gegenüber dem Kortexband als hypointenser dar. T2-gewichtete Aufnahmen eignen sich insbesondere für die Detektion von Veränderungen im Bereich der weißen Substanz.

Daneben existiert auch eine Reihe von Spezialsequenzen. Eine der gebräuchlichsten ist die sog. **FLAIR-Sequenz** (fluid-attenuated inversion recovery) (☐ Abb. 9.7). Hier stellt sich das Hirnparenchym in den Graustufen einer T2-gewichteten Aufnahme dar. Allerdings zeigt sich der Liquor cerebrospinalis hypointens. Ein wichtiges Anwendungsgebiet der FLAIR-Sequenz ist die Diagnostik bzw. Verlaufskontrolle der Enzephalomyelitis disseminata.

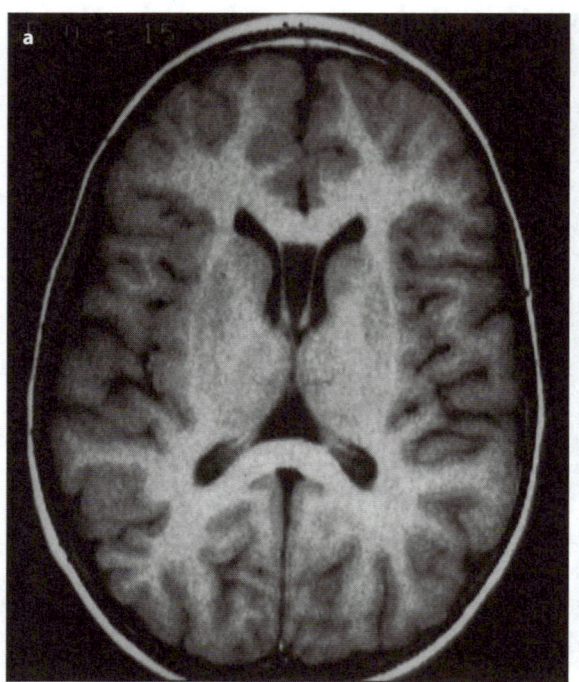

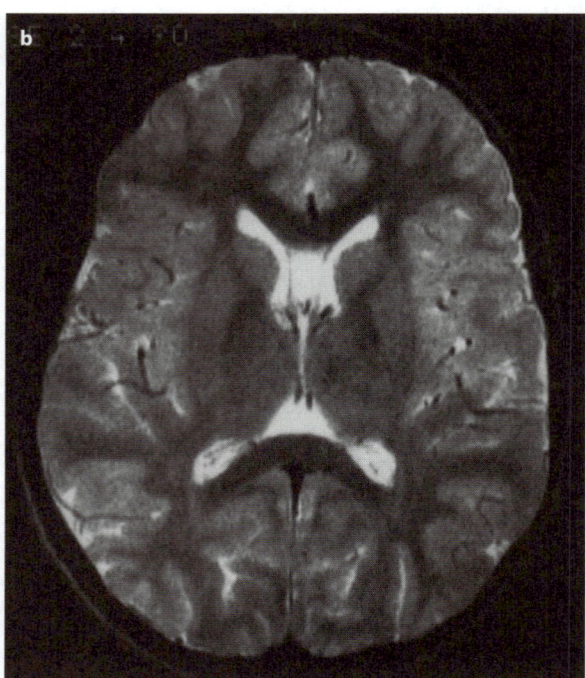

■ **Abb. 9.6** MRT-Schädel. **a** T1-gewichtetes MRT-Bild, **b** T2-gewichtetes MRT-Bild

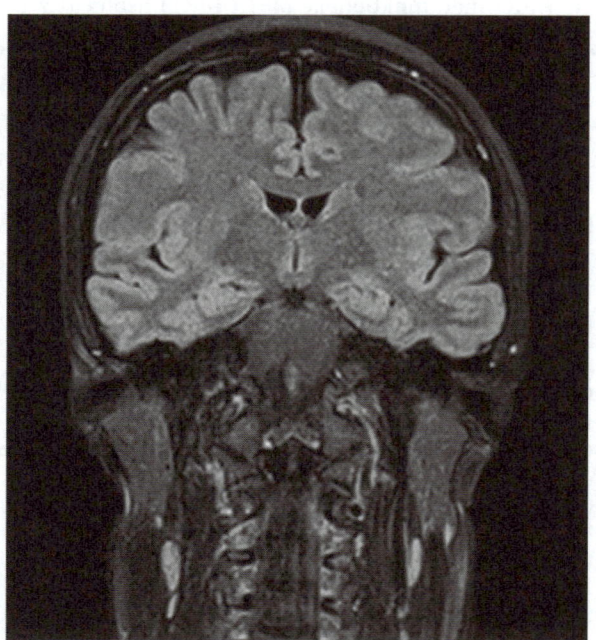

■ **Abb. 9.7** Koronare FLAIR-Sequenz: Normales MRT einer 36-jährigen Frau

> ❯ **Die Grauwertverteilung von sMRT-Bildern ist von den Aufnahmeparametern abhängig.**

Auch bei der MRT-Diagnostik kann **Kontrastmittel** zum Einsatz kommen.

9.3.3 Diffusionsbildgebung (DTI)

Die Diffusionsbildgebung (DTI) nutzt die Darstellung der Diffusionsbewegung von Wassermolekülen im Hirngewebe. Wassermoleküle bewegen sich aufgrund ihrer thermischen Energie ständig (Brown-Molekularbewegung). Ist diese Bewegung in freier Flüssigkeit nicht eingeschränkt, sondern kann in jede beliebige Richtung erfolgen, spricht man von einer isotropen Bewegung. Wird die Bewegungsrichtung der Moleküle in bestimmte Richtungen etwa durch Gewebe gehemmt, wird diese Bewegungseinschränkung als **Anisotropie** bezeichnet. Im Hirngewebe bestimmen v. a. die Fasertrakte das Ausmaß der Anisotropie. Entsprechend eignet sich die Anisotropie v. a. als **Maß für die Integrität der Fasertrakte** in der **weißen Substanz**.

In der klinischen Diagnostik wird die Diffusionsbildgebung häufig zur **Frühdiagnostik von Schlaganfällen** eingesetzt. Wissenschaftlich hat die DTI-Bildgebung zunehmende Bedeutung in der Schizophrenie-Forschung sowie bei der Erforschung neurodegenerativer Erkrankungen erlangt.

9.3.4 Magnetresonanzspektroskopie (MRS)

Unterschiedliche Moleküle weisen ein **charakteristisches Echoverhalten** in der MRT auf. Durch die Messung dieses Echoverhaltens können non-invasiv Informationen über

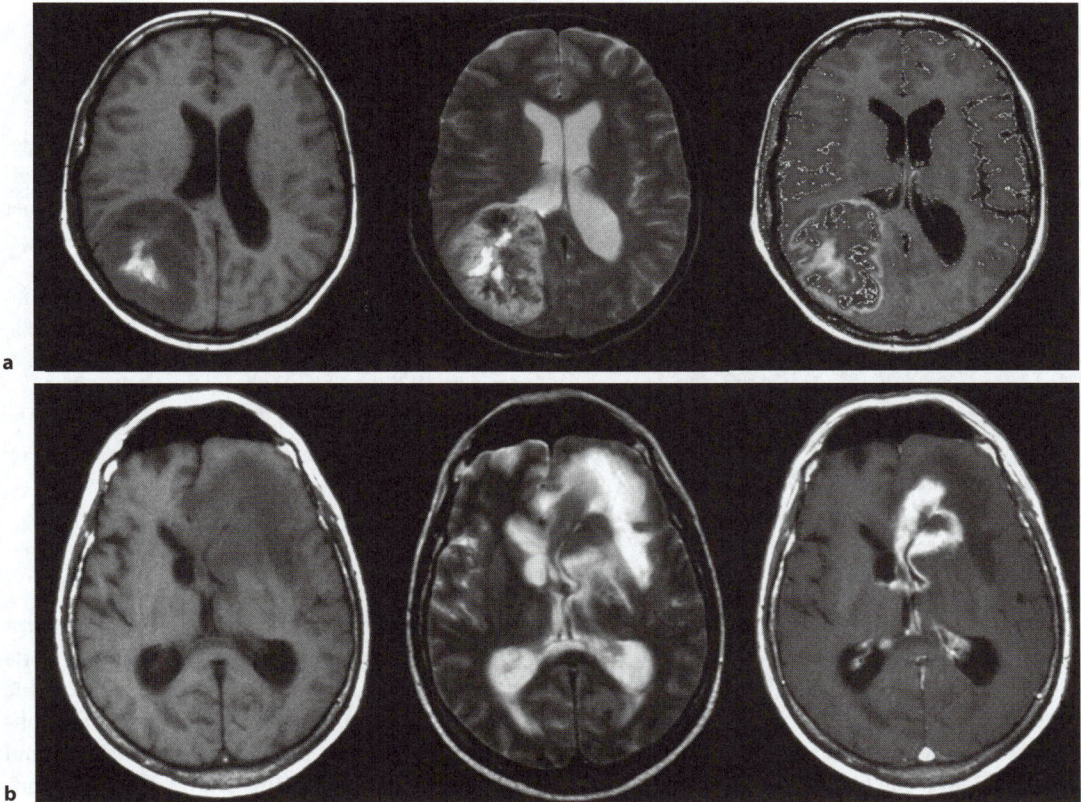

Abb. 9.8 Pathologische MRT-Befunde. MRT-Schädel. **a** Glioblastom, **b** primär zerebrales Lymphom

die **biochemische Gewebezusammensetzung** gewonnen werden. Diese physikalischen Prinzipien nutzt die Magnetresonanzspektroskopie (MRS) gezielt. Im Gegensatz zur klassischen MRT werden bei der MRS nicht nur die Protonen des Wasserstoffs, sondern **auch andere Kerne** (z. B. Kohlenstoff, Phosphor usw.) genutzt. Dabei kann nicht nur das Vorhandensein eines bestimmten Moleküls qualitativ nachgewiesen, sondern auch seine **Konzentration** bestimmt werden.

In der klinischen Diagnostik wird die MRS v. a. bei **zerebralen Neoplasien** genutzt. Trotz der potenziellen Anwendungen in der Psychiatrie – etwa durch die non-invasive Bestimmung der Konzentration von Neurotransmittern – ist aufgrund der gegenwärtigen Limitationen der MRS ihre Anwendung in der psychiatrischen klinischen Diagnostik noch nicht absehbar.

9.3.5 Funktionelle MRT (fMRT)

Im Gegensatz zu den bisher erörterten Methoden erlaubt die funktionelle MRT (fMRT) Rückschlüsse auf die Lokalisation funktioneller Prozesse (Schneider u. Fink 2007). Grundlage der fMRT sind die **unterschiedlichen magnetischen Eigenschaften von oxygeniertem und nichtoxy-** geniertem Hämoglobin (**BOLD-Effekt**, Blood Oxygen Level Dependant). Werden nun bei der Durchführung einer bestimmten – etwa kognitiven, emotionalen oder motorischen – Aufgabe Neuronenverbände aktiv, steigert sich deren Metabolismus, und es erfolgt kompensatorisch eine verstärkte Durchblutung mit regionaler Veränderung des Sauerstoffgehaltes des Blutes. Die Messung dieser Veränderungen erlaubt dementsprechend Rückschlüsse auf die neuronale Aktivität.

In der bildgebenden psychiatrischen Forschung ist die fMRT ein zentraler Bestandteil. Eine Anwendung in der psychiatrischen Diagnostik existiert bislang noch nicht, auch wenn dies mittel- bzw. langfristig zu erwarten ist. Etwa bei epilepsiechirurgischen Eingriffen wird die fMRT mittlerweile als non-invasives Verfahren zur Operationsplanung genutzt.

9.3.6 Indikationen

In der **psychiatrischen Diagnostik** kommt meist die **sMRT** zum Einsatz (■ Abb. 9.8, ■ Abb. 9.9). Neben der **fehlenden Strahlenbelastung** ist die **hohe Kontrastdiskriminierung** im Bereich des Hirnparenchyms ein wesentlicher

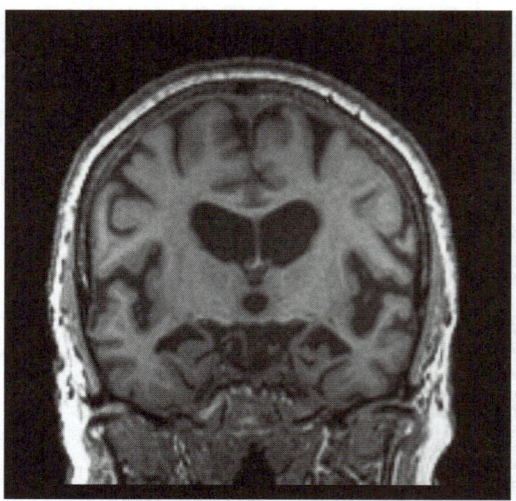

Abb. 9.9 MRT-Schädel. Hirnatrophie bei Verdacht auf Alzheimer-Demenz.

Vorzug kernspintomographischer Untersuchungen gegenüber der cCT.

Entsprechend stellen v. a. folgende Fragestellungen Indikationen der sMRT dar:

- **Beurteilung des Hirnstamms** und der **Strukturen der hinteren Schädelgrube** (erschwerte Beurteilbarkeit durch knochenbedingte Artefakte in der cCT)
- Detektion von **neu aufgetretenen Ischämien** (ggf. unter Einbeziehung der Diffusionsbildgebung) und kleineren älteren ischämischen Läsionen
- **Entzündliche** ZNS-Erkrankungen und **demyelinisierende** Prozesse (z. B. unter Einsatz von FLAIR-Sequenzen), **Diskriminierung zwischen frischen und älteren entzündlichen Läsionen** etwa durch Einsatz von Kontrastmittel
- Suche nach **kleineren hirneigenen Tumoren** oder **Metastasen**
- Sensitive Diskriminierung von regionalen Atrophiemustern im Rahmen der **Demenzdiagnostik**

9.3.7 Kontraindikationen

Kontraindikationen bei der Anwendung der MRT sind:
- Herzschrittmacher
- Vorhandensein magnetischer Fremdkörper am oder im Körper des Patienten (z. B. Metallclips, Splitter nach Unfällen oder Kriegsverletzungen, magnetische Gefäßclips usw.)
- Tätowierungen, insbesondere bei Lage im Untersuchungsgebiet (Gefahr der Erhitzung metallhaltiger Bestandteile mit konsekutiven Verbrennungen)
- Allergie gegen paramagnetische Kontrastmittel (falls Untersuchung mit Kontrastmittel geplant)

- Klaustrophobie ist als relative Kontraindikation anzusehen (Sedierung des Patienten, ggf. Anwendung eines offenen MR-Systems)

Zudem sollte bei der Planung der Untersuchung auch deren Dauer berücksichtigt werden. Insbesondere bei agitierten und unruhigen Patienten muss bei Vorliegen einer entsprechenden Indikation ggf. eine Sedierung mit eingeplant werden.

> **Bei Beachtung der Kontraindikationen ist die MRT ein sehr sicheres Verfahren mit hoher Aussagekraft. Eine Strahlenbelastung tritt nicht auf.**

9.4 Positronenemissionstomographie (PET)/Single-Photon-Emissions-Computertomographie (SPECT)

Die Positronenemissionstomographie (PET) sowie die Single-Photon-Emissions-Computertomographie (SPECT) stellen die am weitesten verbreiteten und standardisiertesten Verfahren zur In-vivo-Visualisation und räumlich spezifischen Quantifizierung von Hirnstoffwechselvorgängen oder Rezeptor-/Transporterverteilungen dar. Die PET wie auch die SPECT sind in der psychiatrischen Forschung ein etabliertes Verfahren. Da sich einige neuropsychiatrische Erkrankungen durch Störungen in diesen Systemen auszeichnen, können sie auch für die Diagnostik, insbesondere **neurodegenerativer Erkrankungen**, herangezogen werden.

9.4.1 Grundlagen der PET-Methode

Bei der PET sowie auch im Rahmen der SPECT werden dem Patienten Lösungen **radioaktiv markierter Moleküle** in eine Vene injiziert und deren Verteilung bzw. Bindung oder Verstoffwechselung durch tomographische Verfahren registriert (bei der PET werden **Positronenstrahler**, bei der SPECT γ-Strahler injiziert). Entsprechende Moleküle sind in der Regel klein bis mittelgroß (bis 500 Dalton), um die Blut-Hirn-Schranke ungehindert passieren zu können, und erhalten bei der PET entweder eine ^{11}C- oder eine ^{18}F-Markierung. Im Rahmen klinischer Anwendungen wird aufgrund der längeren Halbwertszeit eine ^{18}F-Markierung (109,8 min) bevorzugt. Aber auch ^{15}O-markiertes Wasser kann zur Anwendung kommen. Diese Isotope stabilisieren einen Mangel eines Neutrons durch Umwandlung eines Protons in ein Neutron unter Emission eines Positrons. Dieses Positron kollidiert nach einer Flugstrecke von maximal ca. 2 mm mit einem Elektron und erzeugt so 2 γ-Strahlen von genau 511 keV und exakt in 180° von einander entgegengesetzten Richtungen. Dies ermöglicht in statistischer Hinsicht die **räumliche Quantifizierung von Zerfallsereignissen**.

Für wissenschaftliche Anwendungen stehen eine Reihe verschiedener Liganden je nach Ausstattung der entsprechenden kernchemischen Institute zur Verfügung. Klinisch ist insbesondere das ^{18}F-2-Fluoro-2-Deoxy-D-Glukose (FDG) von Bedeutung. In einigen diagnostischen Grenzbereichen zur Neurologie können auch ein ^{18}F-FDOPA-PET oder Dopamin-Transporter-Untersuchungen von Interesse sein.

9.4.2 Grundlagen der SPECT-Methode

Bei der SPECT werden wie auch bei der PET niedermolekulare Moleküle mit einem radioaktiv markierendem Isotop verbunden und venös injiziert. Im Gegensatz zu den PET-Liganden sind SPECT-Isotope allerdings direkte Emitter von γ-Strahlen. Diese haben eine Energie von weniger als 200 keV und zeigen im Gegensatz zur PET keine 180° entgegengesetzten Annihilationsereignisse, weswegen eine abweichende Detektionsmethode verwandt werden muss. Bei modernen SPECT-Kameras rotieren in der Regel 3 Kameras um den Kopf des Patienten, welche Detektoren enthalten, die durch genau definierte Abschirmungen nur γ-Strahlen aus einer Richtung nachweisen können. Durch Rückschluss von der Kameraposition kann so ein räumliches Bild berechnet werden. Die räumliche Auflösung dieser Methode (ca. 7 mm FWHM [= Halbwertsbreite]) liegt jedoch unterhalb der einer PET-Untersuchung.

Der Vorteil der SPECT liegt allerdings in der häufigen Verwendung von Technetium-99m, welches in der Regel unproblematisch durch entsprechende Generatoren (aus Molybdän-99 als Muttersubstanz) im nuklearmedizinischen Zentrum zur Verfügung gestellt werden kann. Auch die Halbwertszeit von Technetium-99m ist mit ca. 6 h unproblematisch in der Anwendung. Das ebenfalls häufig eingesetzte Jod-123 hat eine Halbwertszeit von ca. 13 h und kann so ebenfalls gut vom Synthese- zum Einsatzort transportiert werden. Typische Liganden sind das [99mTc]hexamethyl-propyleneamine oxime ([99mTc]-HMPAO/Exametazim) für die regionale Messung der Hirnperfusion, die iodierten D2/3-Rezeptor-Liganden [123I]Iodobenzamid ([123I]IBZM, niederaffin) bzw. [123I] Epiprid (hochaffin) oder der Dopamin-Transporter-Ligand [123I]-Iodo-2β-carbomethoxy-3β-(4-idophenyl) tropane ([123I]β-CIT). Insbesondere das [99mTc]Exametazim sowie das [123I]β-CIT sind kommerziell erhältlich.

9.4.3 FDG-PET

▪ Molekulares Prinzip

FDG stellt den am häufigsten verwendeten PET-Liganden bei psychiatrischen Fragestellungen dar. Das molekulare Prinzip basiert auf der ^{18}F-Markierung eines D-Glukose-Moleküls an jenem 2-C-Atom, an welchem dem Molekül eine Hydroxy-Gruppe fehlt. Dies führt dazu, dass FDG wie Zucker die Blut-Hirn-Schranke passieren kann und passiv über den Glukose-Transpoter-1 in die Zellen des zentralen Nervensystems transportiert wird. Nach Posphorylierung durch die Hexokinase kann das FDG-6-Phosphat allerdings nicht weiter verstoffwechselt werden, sodass dieses markierte Molekül in der Zelle gefangen bleibt (Trapping). Der berechnete Parameter wird **»zerebrale Metabolisierungsrate für Glukose (CMR$_{glc}$)«** genannt. Diese CMR$_{glc}$ hängt von der metabolischen Aktivität und damit auch von der neuronalen Aktivität des Gewebes ab. Neben der Anwendung im Rahmen **onkologischer** und **inflammatorischer** Fragestellungen sind **neurodegenerative Erkrankungen** gut darstellbar. Im Gegensatz zur fMRT können die metabolischen Aktivitäten durch eine FDG-PET bereits im Ruhezustand aussagekräftige (patho-)physiologische Baseline-Parameter liefern. Im zentralen Nervensystem zeigt die graue Substanz deutlich höhere CMR$_{glc}$-Werte als die weiße Substanz.

▪ Klinische Anwendung

Die FDG-PET eignet sich vorrangig für die Differenzialdiagnose von **neurodegenerativen Erkrankungen** (insbesondere Demenz-Erkrankungen) sowie zu deren Früherkennung. Auch bei der Abschätzung eines Risikos, im Verlauf einer MCI (»mild cognitive impairment«) später eine Alzheimer-Erkrankung zu entwickeln, kann die FDG-PET wertvolle Hinweise liefern. Zu all diesen Zwecken werden die tomographischen Bilder auf ein Standard-Hirn normalisiert und mit einem gesunden Vergleichsdatensatz verglichen (z. B. nach Minoshima). Dabei werden in der klinischen Routine häufig Oberflächenprojektionen mit Subtraktionsdarstellung zum Normalkollektiv angewandt.

▪▪ Befunde

Die in Abhängigkeit von der Demenzform unterschiedlichen Befundmuster in der FDG-PET können zur differenzialdiagnostischen Abgrenzung der verschiedenen Demenzformen und auch zur Abgrenzung sog. Pseudodemenz (Begriff umstritten) im Rahmen depressiver Erkrankungen genutzt werden:

Demenz bei Alzheimer-Krankheit
- Relative FDG-Minderaufnahme temporoparietal, insbesondere im Bereich des Gyrus angularis

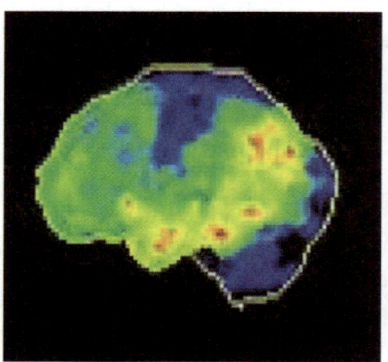

Abb. 9.10 FDG-PET-Befund bei M. Alzheimer. Subtraktionsbild der FDG-Aufnahme mit frontoparietotemporalem Hypometabolismus

- Frühe Minderspeicherungen (korrelierend mit Phospho-τ-Parametern im Liquor) im posterioren Cingulum und im Praecuneus (daher immer auch mesiale Oberflächenrekonstruktionen beurteilen)
- Später und häufig geringer ausgeprägt Beeinträchtigungen im Präfrontalkortex (Konvexität)
- Typisch für M. Alzheimer sind die Regionen, die in der Regel ohne pathologische Veränderungen einhergehen:
  - Primärer Motor- und sensorischer Kortex
  - Cerebellum und Okzipitum
  - Basalganglien

Das sich so ergebende Muster einer klassischen Alzheimer-Erkrankung ist sehr charakteristisch und kann durch visuelle Inspektion der Oberflächenrekonstruktionen erfolgen (Abb. 9.10). In wissenschaftlichen Untersuchungen haben sich allerdings auch automatisierte Cluster-Berechnungen bewährt, die hohe Sensitivitäten und Spezifitäten aufwiesen.

Frontotemporales Demenz-Syndrom (FTLD)
- **Frontotemporale Demenz im engeren Sinne (FTD)**
  - Frontomesiale Minderspeicherung sowie auch präfrontal dorsolaterale Defizite
  - Zusätzlich anteriotemporale Pathologien
  - Überwiegen der frontalen Befunde bei der frontotemporalen Demenz im engeren Sinne
  - Anteriores Cingulum minderspeichernd
  - Häufig asymmetrische Befunde
  - Relativ geringe Befunde im Parietalkortex (differenzialdiagnostische Abgrenzung zur Demenz bei Alzheimer-Krankheit)
- **Semantische Demenz (SD)**
  - Primär temporale Minderspeicherung
  - Zusätzlich frontomesiale Befunde
  - Temporale Befunde stehen im Vordergrund

- Kaum Beeinträchtigung der posterioren Kortexareale (z. B. posteriores Cingulum wie bei Demenz bei Alzheimer-Krankheit)
- **Primär progressive Aphasie (PPA)**
  - Perisylvische Minderspeicherung
  - Zum Teil recht heterogene Befunde
  - Asymmetrisch auf sprachdominante Hemisphäre bezogene Befunde
  - Auch Insula und anteriores Cingulum beschrieben

Lewy-Köper-Demenz (DLB)
- Charakteristisch ist die Beteiligung okzipitaler Areale
- Parietotemporale Minderspeicherung mit Aussparung der Zentralregion
- Häufig recht diffuses Muster
- In der Differenzialdiagnose zu anderen Demenzformen kann u. U. ein FDOPA-PET oder Dopamin-Transporter-SPECT wertvollere Ergebnisse liefern

Amyloidimaging

In wissenschaftlicher Hinsicht werden zunehmend Befunde zur Visualisierung von Amyloidablagerungen im Gehirn evaluiert. Aufgrund der engen physiologischen Nähe zur Pathologie der Alzheimer-Demenz erhofft man sich somit höhere Sensitivitäten/Spezifitäten sowie eine deutlich verbesserte Früherkennung. Allerdings zeigen auch Patienten mit Lewy-Körper-Demenz und auch einige Patienten mit frontotemporalem Demenz-Syndrom Amyloidablagerungen. Weiterhin scheint es nicht zu unterschätzende falsch-positive Befunde bei nicht betroffenen gesunden Personen zu geben. Die derzeit am besten untersuchte Substanz – Pittsburgh Compound B (^{11}C-PiB) genannt – hat weiterhin den Nachteil, wegen der kurzen Halbwertszeit nur an wenigen Zentren verfügbar zu sein. Es wird in Zukunft aber (kommerzielle) ^{18}F-markierte Liganden geben.

Visualisierung des Dopamin-Systems

Hierzu stehen in der klinischen Routine hauptsächlich 2 Substanzen zur Verfügung. Bekannt ist ^{18}F-FDOPA. Diese Substanz wird wie DOPA im Nervengewebe durch die aromatische Aminosäure-Decarboxylase (AADC) zu ^{18}F-Fluorodopamin katalysiert. Dies wird dann in den neuronalen dopaminergen Vesikeln gespeichert. Da der Umsatz innerhalb der Scanzeit relativ gering ist, kann mit den üblichen Analyseverfahren weitestgehend von einem Trapping der Substanz ausgegangen werden. Der wichtigste Analyseparameter (Netto-Aufnahme von FDOPA aus dem Blut) stellt ein Maß für die Dopamin-Synthese-Kapazität dar. Dieser wurde traditionell für die Diagnostik von Parkinson-Erkrankungen und auch Demenz-Erkrankungen mit Lewy-Körper-Beteiligung herangezogen, ist aber aufgrund der funktionellen Heraufregulation der

Synthese in frühen Phasen der Erkrankung weniger sensitiv. Eine alternative Berechnung der Dopamin-Speicherkapazität ist aufwändig und klinisch nicht üblich. FDOPA kann routinemäßig nur für die Quantifizierung striataler Regionen verwandt werden.

Die Darstellung des Dopamin-Transporters durch den SPECT-Liganden ^{123}I-β-carbomethoxy-3β-(4-iodophenyl)tropane (^{123}I-β-CIT) ist eine gute Möglichkeit, die Lewy-Körper-assoziierten Demenzformen von einer anderen Form der Demenz zu unterscheiden. In dieser differenzialdiagnostischen Fragestellung (bei Vorliegen klinischer Demenzsymptome) kann ein ^{123}I-β-CIT-SPECT nahezu 100 %ige Sensitivität und Spezifität erreichen.

? Übungsfragen

1. Beschreiben Sie kurz das der Computertomographie (CT) zugrunde liegende Prinzip.
2. Wie stellen sich Liquor, Kortex und weiße Substanz in T1-gewichteten MRT-Bildern und wie in T2-gewichteten MRT-Bildern dar?
3. Nennen Sie Vor- und Nachteile der MRT gegenüber der CT.
4. Beschreiben Sie das Verfahren der Positronenemissionstomographie (PET).
5. Welches ist das in der Psychiatrie am häufigsten verwendete PET-Radiopharmakon?
6. Nennen Sie typische PET-Befunde bei M. Alzheimer.

Weiterführende Literatur

Gründer G, Vernaleken I, Bartenstein P (2010) Anwendungen von PET und SPECT in der Psychiatrie. Nervenarzt 81: 97–108

Otte A, Audenaert K, Peremans K, Heeringen van K, Dierckx RA (Hrsg) (2004) Nuclear Medicine in Psychiatry. Springer, Berlin Heidelberg

Schinz HR (1987) Radiologische Diagnostik in Klinik und Praxis. Thieme, Stuttgart

Schneider F, Fink GR (Hrsg) (2007) Funktionelle MRT in Psychiatrie und Neurologie. Springer, Berlin Heidelberg

Therapie

Allgemeine Psychopharmakotherapie

I. Vernaleken, F. Schneider, W. Niebling

»Kurzinfo«

- Zu den wesentlichen Substanzgruppen in der Psychopharmakotherapie gehören Antidepressiva, Phasenprophylaktika (Stimmungsstabilisierer), Antipsychotika, Anxiolytika und Hypnotika, Antidementiva sowie Psychostimulanzien
- Viele Substanzen wirken nicht nur in ihrer Hauptindikation, sondern werden auch bei anderen Indikationen (ggf. »off-label«) eingesetzt
- **Antidepressiva**: Substanzen mit stimmungsaufhellender Wirkung, die zudem in unterschiedlichem Maße antriebssteigernd oder dämpfend und anxiolytisch wirken
  - Während die älteren, klassischen Antidepressiva (trizyklische Antidepressiva, MAO-Hemmer) in verschiedene Neurotransmittersysteme eingreifen, wirken die neueren Antidepressiva dagegen selektiv auf einzelne Neurotransmitter wie Serotonin und/oder Noradrenalin und sind dadurch in der Regel nebenwirkungsärmer
- **Phasenprophylaktika (Stimmungsstabilisierer)**: Substanzen primär zur Normalisierung und Verhinderung erneuter Phasen depressiver und/oder manischer Episoden
  - Zu den Stimmungsstabilisierern im engeren Sinne gehören Lithiumsalze und Antikonvulsiva (Carbamazepin, Lamotrigin, Valproinsäure), aber auch atypische Antipsychotika werden zur Stimmungsstabilisierung und Rezidivprophylaxe manischer und/oder depressiver Episoden eingesetzt
  - Stimmungsstabilisierer wirken besonders über Second-messenger-Systeme
- **Antipsychotika**: Substanzen, die psychotisches Erleben günstig beeinflussen können
  - D_2-Rezeptorantagonismus als Hauptwirkmechanismus
  - Unterteilung in konventionelle Antipsychotika und atypische Antipsychotika; extrapyramidal-motorische Nebenwirkungen treten v.a. unter konventionellen Antipsychotika auf, bei den Atypika lassen sich häufiger Stoffwechselstörungen beobachten
- **Anxiolytika**: Substanzen, die angst- und spannungslösend wirken
  - Zu den Anxiolytika gehören als wichtigste Substanzgruppe die Benzodiazepine
  - Benzodiazepine wirken hauptsächlich am $GABA_A$-Benzodiazepinrezeptorkomplex
- **Hypnotika**: Substanzen, die schlaffördernd wirken
  - Zu den Hypnotika gehören außer den Benzodiazepinen die Benzodiazepinrezeptoragonisten Zolpidem, Zaleplon und Zopiclon (»Z«-Substanzen) sowie Chloralhydrat und sedierende Antihistaminika
- **Antidementiva**: Substanzen zur Verbesserung kognitiver Störungen, des Funktionsniveaus und von Verhal-

tensauffälligkeiten bei Demenz (speziell der Alzheimer-Krankheit)
  - Als Antidementiva gelten Acetylcholinesterasehemmer und Glutamatmodulatoren (Memantin)
- **Psychostimulanzien**: Substanzen, die durch Konzentrationserhöhung von Katecholaminen im ZNS das Leistungsvermögen erhöhen sollen
  - Unterliegen dem Betäubungsmittelgesetz

◻ Tab. 10.1 Geschichte der modernen Psychopharmakotherapie

Jahr	Meilenstein
1949	Beschreibung der antimanischen Wirkung von **Lithium**
1952	Entdeckung der antipsychotischen Wirkung von **Chlorpromazin** (erstes Antipsychotikum)
1957	Entdeckung der antidepressiven Eigenschaften von **Imipramin** (erstes Antidepressivum)
1958	Entwicklung des Antipsychotikums **Haloperidol** durch P. Janssen (1926–2003)
1960	Einführung von **Chlordiazepoxid** (erster Benzodiazepintranquilizer)
1972	Zulassung von **Clozapin** (erstes atypisches Antipsychotikum)

10.1 Einführung

Die Geschichte der modernen Psychopharmakotherapie ist relativ jung und begann 1949 mit der Beschreibung einer antimanischen Wirkung von Lithium durch den australischen Psychiater J. Cade (1912–1980). Ein weiterer bedeutsamer Meilenstein war kurz darauf (1952) die Entdeckung der antipsychotischen Wirkung von Chlorpromazin durch die französischen Psychiater J. Delay (1907–1987) und P. Deniker (1917–1998). Chlorpromazin kann damit als das erste »moderne« Antipsychotikum angesehen werden (◻ Tab. 10.1).

Die meisten Psychopharmaka beeinflussen direkt oder indirekt die Wirkung von Neurotransmittern am Rezeptor (◻ Tab. 10.2). Direkte Rezeptorwirkungen (zumeist antagonistische Effekte) bestimmen häufig unmittelbar die Nebenwirkungen einer Substanz (◻ Tab. 10.3). Die Rückführung spezifischer klinisch erwünschter Zieleffekte auf ein umschriebenes molekulares Wirkprinzip ist dagegen nicht immer möglich oder spezifisch.

□ Tab. 10.2 Psychopharmakagruppen und häufige Targets im Rahmen der Neurotransmission

Psychopharmakagruppen (Einteilung hinsichtlich des hauptsächlichen Wirksamkeitsspektrums)	Vorranging beeinflusste Neurotransmitter/Systeme
Antidepressiva	Serotonin, Noradrenalin, (Dopamin)
Antipsychotika	Dopamin
Phasenprophylaktika (Stimmungsstabilisierer)	Second-messenger-Systeme
Anxiolytika	GABA
Hypnotika	GABA, Histamin
Antidementiva	Acetylcholin, Glutamat
Stimulanzien	Dopamin, Noradrenalin

□ Tab. 10.3 Klassische Nebenwirkungsprofile bei Antagonismus und Agonismus einer Auswahl wichtiger zerebraler Rezeptoren

Rezeptorwirkung	Rezeptortyp	Nebenwirkung
Inhibition	M_1	Akkomodationsstörungen, Steigerung des Augeninnendrucks, Mundtrockenheit, Obstipation, Harnretention, Sinustachykardie, Arrhythmien, (Prä-)Delir
Inhibition	H_1	Sedierung, Gewichtszunahme, Verschlechterung der Kognition
Inhibition	α_1	Sexuelle Inappetenz, Sedierung, orthostatische Dysregulation mit Schwindel und Tachykardie, Hyperhidrosis, Priapismus
Inhibition	D_2	Dystonien, Akathisie, Parkinsonoid, Spätdyskinesien, Prolaktinanstieg, sexuelle Appetenzstörungen
Inhibition	$5HT_2$	Gewichtszunahme, Sedierung
Agonismus	$5HT_{2A}$	Anxiogenität, Agitiertheit, Depressiogenität, sexuelle Funktionsstörungen, (Psychotogenität)
Agonismus	$5HT_{2C}$	Appetitmangel, Dysphorie
Agonismus	$5HT_3$	Übelkeit, Kopfschmerzen, Schwindel
Agonismus	D_2	Übelkeit
Agonismus	$GABA_A$	Sedierung, Muskelhypotonie

10.2 Antidepressiva

Antidepressiva – Substanzen, die stimmungsaufhellend und/oder in unterschiedlichem Maße antriebssteigernd-aktivierend oder sedierend-dämpfend und anxiolytisch wirken.

Zumeist werden die Antidepressiva nach ihrem Wirkprinzip unterschieden und eingeteilt (eine Ausnahme bilden die tri- und tetrazyklischen Antidepressiva; □ Tab. 10.4).

Hauptindikationsgebiet für Antidepressiva sind depressive Störungen. Daneben bestehen aber Zusatzindikationen für viele weitere psychische Erkrankungen wie:
- Angststörungen (v. a. SSRI, MAO-Hemmer)
- Zwangsstörungen (v. a. SSRI)
- Posttraumatische Belastungsstörung (v. a. SSRI)
- Bulimische Essstörung (v. a. der SSRI Fluoxetin)
- Chronische Schmerzsyndrome (v. a. das TZA Amitriptylin)
- Schlafstörungen (v. a. sedierende TZA wie Amitriptylin, Doxepin, Trimipramin)
- Entzugssyndrome (v. a. das TZA Doxepin)
- Aufmerksamkeitsdefizit-/Hyperaktivitätsstörung (ADHS) (der SNRI Atomoxetin)

Andererseits verfügen andere Substanzen über nachweisliche antidepressive Wirkungen und werden dennoch nicht primär als Antidepressiva bezeichnet (z. B. Quetiapin bei bipolarer Depression; Selegelin usw.).

> **Alle Antidepressiva haben eine klinisch übliche Wirklatenz von etwa 2 bis 4 Wochen. Das heißt, eine Beurteilung der Wirksamkeit eines Antidepressivums sollte auch erst nach dieser Zeit erfolgen. Erste positive Effekte können aber bereits zuvor erkennbar werden. Antriebssteigernde oder sedierende Wirkungen sowie weitere Nebenwirkungen der Antidepressiva setzen meist sehr schnell ein.**

10.2.1 Tri- und tetrazyklische Antidepressiva (TZA)/Nichtselektive Monoamin-Rückaufnahme-Inhibitoren (NSMRI)

Die Bezeichnung »tri- und tetrazyklische Substanzen« beruht auf ihrer chemischen Grundstruktur, einem **3- oder 4-Ring-System**. Im Gegensatz zu den trizyklischen Antipsychotika mit zentralem 6-gliedrigen Ring besitzen sie einen zentralen 7-gliedrigen Ring. Die TZA-Gruppe ist damit die einzige klinisch gebräuchliche Gruppierung nach chemischen Eigenschaften innerhalb der Antidepressiva. Allen TZA ist gemein, dass sie wenig spezifisch in ihrer Rezeptor-/Transporterwirkung sind. Die entspre-

◨ **Tab. 10.4** Einteilung der auf dem deutschen Markt befindlichen Antidepressiva

Wirkstoffklasse	Wirkstoff	Auswahl an Handelsnamen
TZA (tri-/tetrazyklische Antidepressiva) bzw. NSMRI (nichtselektive Monoamin-Rückaufnahme-Inhibitoren)	Amitriptylin/Amitriptylinoxid	Saroten®, Novoprotect®, Amineurin®, Equilibrin® usw.
	Clomipramin	Anafranil® usw.
	Desipramin	Petylyl®
	Dosulepin	Idom®
	Doxepin	Aponal®, Mareen® usw.
	Imipramin	Tofranil®, Pryleugan® usw.
	Maprotilin	Ludiomil®, Deprilept®, Psymion® usw.
	Mianserin	Tolvin®, Prisma® usw.
	(Mirtazapin[a])	(Remergil®)
	Nortriptylin	Nortrilen®
	Trimipramin	Stangyl® usw.
SNRI (selektive Noradrenalin-Rückaufnahme-Inhibitoren)	Reboxetin	Edronax®
	(Atomoxetin[b])	(Strattera®)
SSRI (selektive Serotonin-Rückaufnahme-Inhibitoren)	Citalopram/Escitalopram	Cipramil®, Cipralex®
	Fluoxetin	Fluctin®, Motivone® usw.
	Fluvoxamin	Fevarin®, Desiflu® usw.
	Paroxetin	Seroxat®, Tagonis® usw.
	Sertralin	Zoloft®, Gladem®
SSNRI (selektive Serotonin-Noradrenalin-Rückaufnahme-Inhibitoren)	Duloxetin	Cymbalta®
	Venlafaxin	Trevilor®
NaSSA (noradrenerges und spezifisch serotonerges Antidepressivum)	Mirtazapin	Remergil®
Kombinierter $5HT_{2A}$-Antagonismus und 5HT-Rückaufnahme-Inhibition	Trazodon	Thombran®
NDRI (kombinierter selektiver Noradrenalin-Dopamin-Rückaufnahme-Inhibitor)	Bupropion	Elontril®
Kombinierter $5HT_{2C}$-Antagonismus und Melatonin-Agonismus	Agomelatin	Valdoxan®
Irreversibler MAOH (irreversibler und unspezifischer MAO-Hemmer)	Tranylcypromin	Jatrosom® N
RIMA (reversibler Inhibitor der MAO-A)	Moclobemid	Aurorix®, Deprenorm®, Rimoc® usw.
Phytotherapeutika	Hypericumextrakt	Laif®, Esbericum® forte usw.

[a] Mirtazapin wird prinzipiell als NaSSA eingestuft, ist von der Struktur her allerdings eine tetrazyklische Substanz.
[b] Atomoxetin ist prinzipiell ein SNRI, besitzt aber keine Zulassung für depressive Erkrankungen.

chenden pharmakologischen und klinischen Profile können innerhalb der Gruppe hochgradig variieren.

Eine historische und heute nicht mehr sinnvolle Einteilung der TZA ist die **Einteilung nach Kielholz** in:
— Eher sedierende Antidepressiva vom Amitriptylin-Typ: neben Amitriptylin z. B. Doxepin, Trimipramin, Mianserin

— Eher antriebssteigernde Antidepressiva vom Desipramin-Typ: neben Desipramin (nicht mehr im Handel) z. B. Nortriptylin
— Antidepressiva vom Imipramin-Typ, die eine Mittelstellung einnehmen

TZA wirken vorwiegend über eine **Rückaufnahmehemmung von Serotonin und/oder Noradrenalin** aus dem

◻ Tab. 10.5 Indikationsgebiete für TZA/NSMRI[a,b]

Indikation	Präparat
Depressive Erkrankungen, depressives Syndrom	Amitriptylin (alle Präparate) Amitriptylinoxid (alle Präparate) Clomipramin (alle Präparate) Doxepin (alle Präparate) Imipramin (alle Präparate) Maprotilin (alle Präparate) Mianserin (alle Präparate) Nortriptylin (Nortrilen®) Trimipramin (wenn Angst, Unruhe oder Schlaflosigkeit im Vordergrund stehen; alle Präparate außer Herphonal®, Stangyl®, Trimipramin AL®, -biomo®, -CT®, -ratiopharm®, -Stada®)
Depressive Episode (mittelschwer), MDE	Trimipramin (wenn Angst, Unruhe oder Schlaflosigkeit im Vordergrund stehen) (Herphonal®, Stangyl®, Trimipramin AL®, -biomo®, -CT®, -ratiopharm®, -Stada®)
Panikstörungen	Clomipramin (alle Präparate)
Phobien (außer Agoraphobie)	Clomipramin (Clomipramin Sandoz®)
Angsterkrankungen, Angstsyndrome	Doxepin (alle Präparate)
Zwangserkrankungen, Zwangsneurosen	Clomipramin (alle Präparate)
Unruhe/Angst/Dysphorie (z. T. nur bei depressiver Erkrankung oder Entzug)	Doxepin (alle Präparate) Maprotilin (Ludiomil®)
Schlafstörungen (z. T. nur bei depressiver Erkrankung oder Entzug)	Doxepin (alle Präparate)
(Leichte) Entzugssymptome bei Alkohol-, Arzneimittel- und Drogenentzug	Doxepin (alle Präparate)
Funktionelle Organbeschwerden Psychosomatische/organische Beschwerden mit depressivem Hintergrund	Doxepin (Aponal®, Doneurin®, Doxepin -1A®) Maprotilin (Ludiomil®)
Narkolepsie	Clomipramin (alle oralen Präparate)
Langfristige Schmerzbehandlung	Amitriptylin (Amineurin®, Amitriptylin -beta®, -neuraxpharm®, Saroten®) Clomipramin (alle Präparate) Imipramin (alle Präparate) Trimipramin (Herphonal®)
(Funktionelle) Enuresis (>5. Lebensjahr)	Clomipramin (Anafranil®) Imipramin (alle Präparate)
Pavor nocturnus	Imipramin (alle Präparate)

[a] Nicht alle Handelspräparate müssen notwendigerweise für alle Indikationsgebiete zugelassen sein.

[b] Zu beachten ist, dass einzelne Indikationsgebiete nur für bestimmte Dosierungen bestehen, was hier nicht gesondert aufgeschlüsselt wurde.

synaptischen Spalt (Ausnahmen Mianserin, Mirtazapin und Trimipramin mit vergleichsweise geringer Beeinflussung der Serotonin- und Noradrenalinwiederaufnahme). Sie zeigen dabei aber eine nur geringe Selektivität für diesen Wirkmechanismus, weswegen sie auch als »nichtselektive Monoamin-Rückaufnahme-Inhibitoren« bezeichnet werden. Sie wirken insofern in verschiedener Ausprägung auch antagonistisch auf α_1-, H_1-, $5HT_2$- oder M_1-Rezeptoren, woraus sich ihr relativ **großes Nebenwirkungsspektrum** ergibt.

> Bedingt durch ihre Non-Selektivität zeigen TZA direkte Wirkungen an diversen Rezeptoren und damit einhergehend im Vergleich zu anderen Antidepressiva ca. ein Drittel mehr Nebenwirkungen, was zu ca. 10 % mehr nebenwirkungsbezogenen Therapieabbrüchen führt. Häufig werden die TZA auch wegen der Nebenwirkungsrate unterhalb der empfohlenen Dosierung bzw. Konzentrationen angewandt.

TZA decken ein **breites Indikationsgebiet** ab (◻ Tab. 10.5) und zeigen insgesamt eine **gut gesicherte Wirk-**

samkeit bei der Therapie depressiver Erkrankungen (Ansprechrate von ca. 70 %), die sich aber nur bei ausreichenden Plasmaspiegeln entfaltet, die wegen der Nebenwirkungen oft nicht erreicht werden. Je nach historischem Zeitpunkt der Zulassung finden sich z. T. wenig spezifische Beschreibungen der Anwendungsgebiete, was insbesondere bei älteren TZA-Präparaten zu sehr liberalen Einsatzvarianten führt (z. B. Unruhe).

■ **Nebenwirkungen und Kontraindikationen**

Im Vordergrund stehen in der Regel **anticholinerge** Nebenwirkungen wie Mundtrockenheit, Obstipation, Hyperhidrosis, vorübergehendes Verschwommensehen und Tachykardie. Aufgrund der anticholinergen Effekte können sich insbesondere bei älteren bzw. Risikopatienten unter hoher Dosierung Komplikationen wie ein **Harnverhalt, Ileus, Glaukomanfall** oder ein **anticholinerges Delir** ausbilden. TZA sollten daher nicht mit anderen anticholinergen Substanzen kombiniert und möglichst auch nicht bei älteren oder zerebral vorgeschädigten Patienten angewendet werden.

Zudem tritt häufig, besonders bei Langzeiteinnahme, eine **Gewichtszunahme** auf, was z. T. der Grund von Non-Compliance sein kann, genauso wie die nicht selten zu beobachtenden **sexuellen Funktionsstörungen**.

Viele der auch subjektiv stark beeinträchtigenden Nebenwirkungen wie Schwindel, Übelkeit, Sedierung und orthostatische Dysregulation treten v. a. zu Beginn der Behandlung als sog. **Eindosierungseffekte** auf und reduzieren sich im Verlauf (eine Ausnahme bilden die sexuellen Funktionsstörungen und die Gewichtszunahme, die während der Behandlung häufig persistieren). Durch eine einschleichende Dosierung der TZA können die Eindosierungseffekte minimiert werden.

Das abrupte Absetzen einer bereits länger andauernden Einnahme von TZA provoziert nicht selten **Absetzphänomene**. Hierzu gehören v. a. Übelkeit, Erbrechen, Schwindel, innere Unruhe, Niedergeschlagenheit, Schlafstörungen und grippeähnliche Symptome.

Das seltene, aber gefährliche **Serotoninsyndrom** kann prinzipiell bei allen TZA mit relevanter Serotonintransporterblockade auftreten. Daher sollten TZA nicht mit anderen serotoninagonistischen Substanzen kombiniert werden.

Ein weiteres relevantes Problem sind **kardiovaskuläre Komplikationen**, die einerseits durch direkte Interaktion mit Ionenkanälen der kardialen Reizleitung entstehen oder aber auch durch α_1-vermittelte Orthostase-Reaktionen mit konsekutiven Sturzereignissen. QTc-Zeit-Verlängerungen im Rahmen der Behandlung treten auf, sind aber in ihrer Relevanz bezüglich Torsade-de-pointes-Ereignisse als weniger gefährlich einzuschätzen als solche unter trizyklischer Antipsychotikatherapie.

> **Zur Optimierung von Wirkung-Nebenwirkungs-Beziehungen empfiehlt sich für fast alle TZA ein therapeutisches Drugmonitoring (TDM).**

Kontraindikationen, die sich aus den Wirkungen und potenziellen Nebenwirkungen der TZA ableiten lassen:

- Kardiale Reizleitungsstörungen, Hypokaliämie, Long-QT-Syndrom
- Schwere Leberfunktionsstörungen
- Epilepsie
- Demenz oder Zustand nach Delir
- Engwinkelglaukom
- Paralytischer Ileus
- Pylorusstenose
- Prostatahypertrophie, akuter Harnverhalt
- Manien (»Switch«-Gefahr) oder »rapid cycling« (TZA scheinen ein »rapid cycling« begünstigen zu können)

Eine vorsichtige Indikationsstellung sollte erfolgen bei:

- Bipolarer Störung
- Gerontopsychiatrischen Patienten (aufgrund höherer Prävalenz an Glaukomerkrankungen, Arrhythmien, Prostatahypertrophie oder degenerativer Hirnerkrankung)
- Kardialer Vorschädigung
- Polypharmazie
- Diabetes mellitus
- Vorausgegangenen Suizidversuchen/latenter Suizidalität (TZA sind bei Überdosierung, z. B. in suizidaler Absicht, besonders vital bedrohlich)
- Mittelschwerer Leberfunktionsstörung
- Postoperativem Zustand

Tipp

Beurteilung der TZA/NSMRI

Bei den TZA handelt es sich um eine zwar gut wirksame Gruppe antidepressiver Substanzen, die jedoch aufgrund der **Non-Selektivität** im Vergleich zu anderen, ebenfalls wirksamen Antidepressiva mit einer höheren Nebenwirkungsrate und größeren Anfälligkeit für Komplikationen einhergeht. TZA sind daher nicht mehr Mittel 1. Wahl bei der medikamentösen Behandlung depressiver Störungen oder anderer Indikationsgebiete.

10.2.2 Monoaminoxidase-Inhibitoren

Monoaminoxidase-Inhibitoren wirken, entsprechend ihrer Bezeichnung, über eine Hemmung des Enzyms Monoaminoxidase (MAO), was zu einer höheren Konzentration von biogenen Aminen im Zytosol führt.

Unterschieden werden 2 Isoenzyme der MAO:
1. **MAO-A**: Hauptsubstrate sind Adrenalin, Noradrenalin, Serotonin; daneben Dopamin und Tryptamin
2. **MAO-B**: Hauptsubstrate sind Phenethylamin, Tyramine, Benzylamin; daneben Dopamin und Tryptamin

Als antidepressive MAO-Hemmer stehen in Deutschland Tranylcypromin und Moclobemid zur Verfügung:
- **Tranylcypromin**: nichtselektiv (inhibiert MAO-A und MAO-B) und irreversibel bindend (verliert seine Wirkung nur durch Neusynthese der MAO, die MAO-Hemmung klingt daher nach Absetzen erst innerhalb von ca. 7 bis 10 Tagen ab)
- **Moclobemid**: selektiv (inhibiert spezifisch MAO-A) und reversibel bindend (beendet seine Wirkung nach 12–24 h)

MAO-Hemmer besitzen eine relativ starke **antriebssteigernde** Wirkung. Sie haben sich als gut wirksam bei der Behandlung von Depressionen, insbesondere von atypischen Depressionen, erwiesen. Zudem ist eine Wirksamkeit auch bei Angst- und Zwangsstörungen, posttraumatischer Belastungsstörung und Bulimie belegt.

- **Nebenwirkungen und Kontraindikationen**

Nebenwirkungen treten zumeist als **Eindosierungseffekte** auf.

Aufgrund des antriebssteigernden Effektes kann es zu Unruhe, Bewegungsdrang und Insomnie kommen.

Insbesondere bei Tranylcypromin sind schwere hypotone Zustände mit Sturzgefahr aufgrund einer **orthostatischen Dysregulation**, aber auch hypertone Kreislaufzustände möglich (insbesondere nach Nahrungsaufnahme mit hohen Amin-Konzentrationen). Weitere häufige Nebenwirkungen unter Tranylcypromin sind Kopfschmerzen, Übelkeit, Schwindel, Palpitationen, Hyperhidrosis und Tremor. Seltene Nebenwirkungen können Delirien und Krampfanfälle sein.

Kontraindiziert ist Tranylcypromin bei Vorliegen eines Phäochromozytoms, Karzinoids oder einer entgleisten Schilddrüsenerkrankung. Weiterhin sollten keine Gefäßmissbildungen vorliegen, die ein erhöhtes Blutungsrisiko bei hypertonen Blutdrucksituationen verursachen könnten. Die pharmakodynamischen Wechselwirkungsrisiken sind strikt zu beachten.

Zudem muss der Patient während der Behandlung mit Tranylcypromin eine spezifische **tyraminarme Diät** einhalten, um hypertensive Krisen und eine zerebrale Blutung zu vermeiden. Denn die Hemmung des Metabolismus von Tyramin (= indirektes Sympathomimetikum) durch Tranylcypromin kann den Effekt alimentär aufgenommenen Tyramins um das 20-Fache steigern.

Im Rahmen dieser Diät sind insbesondere zu meiden:
- Viele Käsesorten
- Rotwein
- Fertigsuppen und -soßen
- Salami, Wildfleisch, Leber- und Nierengerichte
- Salzig eingelegter, geräucherter oder getrockneter Fisch
- Eingelegtes Gemüse (z. B. Sauerkraut, Gurken)
- Viele Bohnensorten
- Bananen, reife Birnen, Avocados, rote Pflaumen (auch Rumtopf), Walnuss
- Bitterschokolade
- Viele alkoholische Getränke (Bier – auch alkoholfrei –, Cognac, Whisky, Liköre)

Die Behandlung mit Moclobemid erfordert diese restriktive Diät nicht. Vorsicht ist allerdings auch hier geboten bei sehr stark tyraminhaltigen Speisen wie z. B. Cheddar-Käse. Während bei Tranylcypromin bereits Mengen von 6 mg Tyramin pro Mahlzeit problematisch sind, können unter Moclobemid bis zu 150 mg konsumiert werden. Insgesamt ist das Nebenwirkungsprofil von Moclobemid relativ günstig, die häufigsten Nebenwirkungen sind Übelkeit und Unruhe.

> **Aufgrund der Gefahr eines Serotoninsyndroms ist bei einer Behandlung mit MAO-Hemmern (gilt insbesondere für irreversible MAO-Hemmer) eine Kombination mit proserotonergen Substanzen (z. B. SSRI, SSNRI, Clomipramin, Triptane) unbedingt zu vermeiden.**

Bei der **Medikamentenumstellung** von/auf MAO-Hemmer sind wegen der Gefahr des Serotoninsyndroms bestimmte **Sicherheits-/Karenzabstände** zu beachten:
- Umstellung von Tranylcypromin auf eine andere proserotonerge Substanz wegen der irreversiblen Bindung erst 14 Tage nach Absetzen von Tranylcypromin (Umstellung von Moclobemid auf ein anderes serotonerg wirksames Antidepressivum ist aufgrund der kurzen Wirkdauer an der MAO-A bereits nach einem Tag möglich)
- Einstellung auf Tranylcypromin oder Moclobemid erst nach Absetzen und Abwarten von 5 Halbwertszeiten der vorangegangenen proserotonergen Substanzen

Grundsätzlich sollte Tranylcypromin aufgrund der Nebenwirkungen einschleichend dosiert werden.

Beurteilung der MAO-Hemmer

Tranylcypromin hat sich als etwa gleichwirksam wie die TZA bei der Behandlung depressiver Episoden erwiesen. Aufgrund seines Nebenwirkungsprofils und Komplikationspotenzials gilt es aber nur als **Reserveantidepressivum bei Therapieresistenz**. Sein Einsatz sollte aufgrund der einzuhaltenden **Diät** nur bei complianten Patienten erwogen werden. Im Vergleich zu Tranylcypromin scheint der reversible MAO-Hemmer **Moclobemid** zwar etwas weniger wirksam zu sein, besitzt jedoch eine bessere Verträglichkeit. Moclobemid hat sich als etwa gleichwirksam wie die SSRI erwiesen. Es stellt insbesondere bei atypischen Depressionen und sozialer Phobie eine gute Alternative zu SSRI dar.

10.2.3 Selektive Serotonin-Rückaufnahme-Inhibitoren (SSRI)

Selektive Serotonin-Rückaufnahme-Inhibitoren blockieren **selektiv** den Serotonintransporter und lassen andere Neurotransmitterrezeptoren in klinisch relevantem Maße unbeeinflusst. Diese Substanzen haben eine gesicherte antidepressive, eher **antriebssteigernde** Wirkung.

Insgesamt haben SSRI ein breites Indikationsgebiet (◘ Tab. 10.6). So besitzen viele Präparate auch eine Zulassung für die Behandlung von Angst- und Zwangsstörungen oder für bulimische Essstörungen. Ansprechraten betragen hier über 60%, wobei es sich in der Regel um Partialremissionen handelt und häufig bis zum 3- bis 4-Fachen höhere Dosierungen notwendig werden als bei der Behandlung von Depressionen. Die Wirklatenz kann bisweilen für diese Erkrankungen ebenfalls deutlich länger sein.

◾ Nebenwirkungen

Insgesamt haben SSRI ein günstiges Nebenwirkungsprofil. Dementsprechend sind unter einer Therapie mit SSRI nebenwirkungsbezogene Medikationsabbrüche deutlich seltener als unter TZA.

Aus der serotoninrückaufnahmehemmenden Wirkung im zentralen und intestinalen Nervensystem ergeben sich als wichtigste und häufigste Nebenwirkungen:
- Gastrointestinale Beschwerden wie Übelkeit, Erbrechen, Darmmotilitätsstörungen, Appetitminderung
- Unruhe
- Kopfschmerzen
- Angst
- Schlafstörungen

◘ **Tab. 10.6** Indikationsgebiete für SSRI[a,b]

Indikation	Präparate
Depressive Erkrankungen, depressives Syndrom	Citalopram (Cipramil®, Citalopram AL®, Citalopram beta®, -biomo®, Citalopram neuraxpharm®, Citalopram HEXAL®, Citalopram STADA®) Fluoxetin (Fluxet®, Fluoxetin, -AbZ®) Paroxetin (Paroxetin ratiopharm®)
Depressive Episode (mittel bis schwer), MDE	Citalopram (alle Präparate außer Cipramil®, Citalopram biomo®, beta®) Escitalopram (Cipralex®) Fluoxetin (alle Präparate außer Fluxet®, Fluoxetin-AbZ®) Fluvoxamin (alle Präparate) Paroxetin (alle Präparate außer Paroxetin ratiopharm®) Sertralin (alle Präparate)
Prophylaxe depressiver Erkrankungen	Sertralin (alle Präparate außer Sertralin -1A®, -AL®, -biomo®, Sertralon®, Sertra-TAD®)
Panikstörung mit oder ohne Agoraphobie	Citalopram (alle Präparate außer Citalon®, Citalopram biomo®, Citalopram Holsten®, Citalopram CT®, Citalopram Henning®) Escitalopram (Cipralex®) Paroxetin (alle Präparate) Sertralin (alle Präparate außer Sertralin -1A®, -AL®, -biomo®, -neuraxpharm®, Sertralon®, Sertra-TAD®)
Soziale Phobie	Escitalopram (Cipralex®) Paroxetin (alle Präparate außer Paroxalon®)
Generalisierte Angststörung	Escitalopram (Cipralex®) Paroxetin (alle Präparate)
Posttraumatische Belastungsstörung	Paroxetin (alle Präparate außer Paroxalon®, Paroxat®, Paroxetin AbZ®, -beta®, -CT®, -neuraxpharm®) Sertralin (alle Präparate außer Sertralin -1A®, -AL®, -biomo®, -neuraxpharm®, Sertralon®, Sertra-TAD®)
Bulimie	Fluoxetin (alle Präparate außer Fluoxe-Lich®, Fluoxgammaneurin®, Fluoxetin-TAD®)
Zwangsstörung	Fluoxetin (alle Präparate außer Fluoxe-Lich®, Fluoxgammaneurin®, Fluoxetin-TAD®) Fluvoxamin (Fevarin®, FluvoHEXAL®, Fluvoxamin AL, -ratiopharm®, -STADA®) Paroxetin (alle Präparate) Sertralin (alle Präparate außer Sertralin -1A®, -AL®, -biomo®, -neuraxpharm®, Sertralon®, Sertra-TAD®)

[a] Zu beachten ist, dass einzelne Indikationsgebiete trotz gleicher Wirkstoffe nur bei bestimmten Präparaten gegeben sind und z.T. verschieden definiert sind (z.B. depressives Syndrom vs. depressive Episode).

[b] Nicht alle Handelspräparate müssen notwendigerweise für alle Indikationsgebiete zugelassen sein.

- Zwangsgähnen
- **Sexuelle Funktionsstörungen** (Ejakulationsverzögerungen, Anorgasmie, Appetenzprobleme; Raten sexueller Funktionsstörungen unter SSRI liegen bei ca. 30–40 %)
- Hemmung der Thrombozytenfunktion
  Cave: erhöhtes Blutungsrisiko; Vorsicht bei anamnestisch gastrointestinalen Blutungen oder gleichzeitiger Einnahme von nichtsteroidalen Antirheumatika
- Selten: extrapyramidal-motorische Nebenwirkungen
- Selten (im Alter zunehmend): Hyponatriämie im Rahmen eines medikamentös induzierten SIADH (Syndrom der inadäquaten Sekretion des antidiuretischen Hormons); SSRI sind dann sofort abzusetzen. Kombination ebenfalls SIADH-induzierender Substanzen (Prostaglandin-Synthese-Inhibitoren, Thiazid-Diuretika, Carbamazepin, Cyclophosphamid, Morphine, ACE-Inhibitoren) ist eher zu vermeiden (insbesondere bei gerontopsychiatrischen Patienten)
- Selten: **Serotoninsyndrom**, daher keine Kombination mit MAO-Hemmern, Clomipramin und serotoninergen Substanzen wie L-Tryptophan oder Triptanen

> **Bei der Umstellung von SSRI auf MAO-Hemmer ist eine Latenz vom 5-Fachen der Halbwertszeit des SSRI oder längstwirkenden aktiven Metaboliten abzuwarten.**

Viele der Nebenwirkungen sind nur **passager** vorhanden, eine langsame Aufdosierung kann die initialen Effekte reduzieren.

Bei abruptem Absetzen eines SSRI nach längerer Einnahme können **Absetzphänomene** wie Übelkeit, Erbrechen, Schwindel, innere Unruhe, Niedergeschlagenheit, Schlafstörungen und grippeähnliche Symptome auftreten.

> **Abruptes Absetzen eines SSRI vermeiden!**

Reanalysen klinischer Analysen ergaben für jüngere depressive Patienten (< 25 Lebensjahre) ein erhöhtes Risiko für suizidale Ideationen und entsprechende Handlungen, während die gleichen Studien für ältere Patienten einen eher protektiven Effekt erbrachten. Dies führte zu einer weitbeachteten Black-Box-Warnung für den Einsatz von SSRI bei Adoleszenten. Im Kontrast dazu zeigen jedoch populationsbasierte Studien, dass der Einsatz antidepressiver Substanzen bei Adoleszenten wie auch über die Lebensspanne eher negativ mit der Suizidrate korreliert oder keine signifikanten Korrelationen zeigt. Eine adäquate (damit auch psychopharmakologische) Behandlung von Depressionen ist somit auch bei jungen Patienten eher als protektiv anzusehen. Auf individueller Basis sollte jedoch insbesondere bei jungen (und therapieresistenten) Patienten die Möglichkeit eines prosuizidalen Effekts beachtet werden.

Tipp

Beurteilung der SSRI

Die Wirksamkeit von SSRI bei der Behandlung depressiver Episoden ist gegenüber Placebo nachgewiesen. Eine Gleichwirksamkeit zu TZA, irreversiblen MAO-Hemmern und SSNRI muss infrage gestellt werden. Für das einzige im Handel befindliche razematgereinigte Präparat (S-Enantiomer), das Escitalopram, scheint eine höhere Ansprechrate und bessere Verträglichkeit wahrscheinlich zu sein (es fällt jedoch aktuell unter die Festbetragsregelung). SSRI sind recht **gut verträglich** und im Vergleich zu TZA relativ sicher bei Überdosierung.

10.2.4 Selektive Noradrenalin-Rückaufnahme-Inhibitoren (SNRI)

SNRI wirken über eine selektive Blockade präsynaptischer Noradrenalintransporter. Dadurch kommt es zu einer Behinderung des Rücktransports ausgeschütteten Noradrenalins und damit einhergehend zu einer Konzentrationserhöhung von Noradrenalin im synaptischen Spalt.

Zur Behandlung einer Depression ist in Deutschland **Reboxetin** als einziger Vertreter der SNRI zugelassen. Seine Wirksamkeit für diese Indikation wurde durch einige veröffentlichte Studien beschrieben, ist aber zunehmend Gegenstand der Diskussion. Unter Berücksichtigung nichtveröffentlichter Studien kann die Wirksamkeit infrage gestellt werden, daher ist die Erstattung durch die gesetzliche Krankenversicherung (GKV) trotz bestehender Zulassung nicht mehr gegeben.

Ein weiterer SNRI ist **Atomoxetin**, der zur Behandlung von **ADHS** bei Kindern und Jugendlichen (>6 Lebensjahre) zugelassen ist. Atomoxetin stellt eine gute und anwendungssichere Alternative zu Psychostimulanzien dar.

- **Nebenwirkungen**

Als mögliche Nebenwirkungen sind hauptsächlich **noradrenerge** und **sympathomimetische Effekte** zu erwarten. Häufige Nebenwirkungen sind Mundtrockenheit, Obstipation, Tachykardie, orthostatische Hypotonie, Appetitmangel, Übelkeit, Kopfschmerzen, Hyperhidrosis und Schlafstörungen. Gelegentlich treten v. a. bei jungen Männern Miktionsbeschwerden und Harnverhalt (Reboxetin ist dann sofort abzusetzen) oder sexuelle Funktionsstörungen auf.

> **Abgesehen von pharmakokinetischen Wechselwirkungen ist grundsätzlich auch auf pharmakodynamische Wechselwirkungen mit sympathomimetischen Substanzen (z. B. Antiasthmatika) zu achten.**

SNRI sollten (aber müssen nicht) aufgrund des Nebenwirkungsprofils einschleichend dosiert werden.

Wie für SSRI ist auch für SNRI ein erhöhtes Risiko für suizidale Gedanken oder Handlungen bei Kindern und Heranwachsenden nicht auszuschließen.

> **Tipp**
>
> **Beurteilung der SNRI**
>
> Hinsichtlich der Behandlung von Depressionen ist für Reboxetin allenfalls eine Gleichwirksamkeit zu den SSRI zu erwarten, evtl. ist aber auch eine Unwirksamkeit möglich. Im Vergleich zu den SSRI hat Reboxetin mehr sympathomimetische Nebenwirkungen bei geringeren sexuellen Funktionsstörungen. Als nichtsedierende Substanz ist Reboxetin allenfalls als eine Alternative für die medikamentöse Ersteinstellung von Patienten anzusehen, die an einer maximal mittelschweren depressiven Episode leiden, die mit Antriebsstörungen einhergeht. Die nicht vorhandene Erstattung durch die GKV schränkt die Anwendung massiv ein.

10.2.5 Selektive Serotonin- und Noradrenalin-Rückaufnahme-Inhibitoren (SSNRI)

SSNRI (in der Literatur manchmal auch unpräzise als SNRI bezeichnet) hemmen selektiv die Serotonin- und Noradrenalinrückaufnahme. Mit Venlafaxin und Duloxetin stehen 2 Präparate zur Verfügung, für die eine gute Wirksamkeit bei depressiven Störungen nachgewiesen wurde.

Venlafaxin wirkt bei niedrigen bis mittleren Dosierungen ähnlich wie ein SSRI (Serotoninrückaufnahmehemmung) und zeigt erst in höheren Dosisbereichen eine zusätzliche Noradrenalinrückaufnahmehemmung.

Bei **Duloxetin** besteht das duale Prinzip (Serotonin- und Noradrenalinrückaufnahmehemmung) auch schon im niedrigen Dosisbereich. Neben einem Präparat, welches für psychische Erkrankungen zugelassen ist (◻ Tab. 10.7), finden sich auch 2 Präparate, welche primär für die Schmerztherapie bei Polyneuropathie oder die Belastungsharninkontinenz indiziert sind.

Ähnlich wie bei den TZA und SSRI ist das Indikationsspektrum relativ breit gefächert (◻ Tab. 10.7).

▪ Nebenwirkungen

Insgesamt weisen Duloxetin und Venlafaxin ein relativ benignes Nebenwirkungsprofil und – verglichen mit den TZA – eine deutlich niedrigere Gesamttoxizität auf.

Das Nebenwirkungsprofil stellt eine Synthese aus dem der SSRI und der SNRI dar. Als häufigste Nebenwirkung

◻ **Tab. 10.7** Indikationsgebiete für SSNRI[a]

Indikation	Präparat
Depressive Erkrankungen, depressive Episoden	Venlafaxin (alle Präparate) Duloxetin (Cymbalta®)
Erhaltungstherapie und Rezidivprophylaxe depressiver Erkrankungen	Venlafaxin (alle Präparate)
Panikstörungen mit und ohne Agoraphobie	Venlafaxin (Trevilor®)
Soziale Phobie	Venlafaxin (alle Präparate)
Generalisierte Angststörung	Venlafaxin (Trevilor®)
Schmerzen bei diabetischer Polyneuropathie	Duloxetin (Cymbalta®, Ariclaim®)
Frauen mit mittelschwerer bis schwerer Belastungs(harn)inkontinenz	Duloxetin (Yentreve®)

[a] Nicht alle Handelspräparate müssen notwendigerweise für alle Indikationsgebiete zugelassen sein.

tritt **Übelkeit** auf, insbesondere in der Eindosierungsphase und noch häufiger als bei den SSRI.

Bei Duloxetin kommt es mehr als bei Venlafaxin zu **sympathomimetischen Nebenwirkungen** (Tachykardie, Blutdruckerhöhung); aber auch bei Venlafaxin sind gelegentlich anhaltende Blutdruckerhöhungen möglich, besonders in höherem Dosisbereich (ab etwa 225 mg/Tag) und zu Therapiebeginn.

> **Bei Patienten mit kardiovaskulären Erkrankungen muss der sympathomimetische Effekt der SSNRI bedacht werden.**

Weitere häufige Nebenwirkungen, die v. a. zu Beginn der Therapie auftreten können (minimieren sich in der Regel später), sind:
- Schlafstörungen
- Unruhe
- Schweißneigung
- Mundtrockenheit

Wie bei den SSRI können sich im Verlauf **sexuelle Funktionsstörungen** (bei Duloxetin seltener als bei Venlafaxin) einstellen.

Selten treten bei plötzlichem Abbruch einer länger andauernden Therapie **Absetzphänomene** auf wie Übelkeit, Erbrechen, Schwindel, innere Unruhe, Niedergeschlagenheit, Schlafstörungen und grippeähnliche Symptome.

Mögliche und zu beachtende Komplikationen, die unter einer Therapie mit SSNRI auftreten können, sind:
- Harnverhalt
- Hyponatriämien im Sinne eines SIADH

- Gerinnungsstörungen (Blutgerinnung regelmäßig kontrollieren) mit Ekchymosen und Purpura
- Serotoninsyndrom

Tipp

Beurteilung der SSNRI

Venlafaxin scheint den TZA hinsichtlich der Wirksamkeit bei der Behandlung depressiver Störungen und chronischer Schmerzsyndrome nicht unterlegen zu sein, bei deutlich geringeren Nebenwirkungen.

Gegenüber den SSRI scheint Venlafaxin bei der Behandlung von Depressionen einen Vorteil in Ansprechrate und Effektgröße zu haben (unklar ist, ob Duloxetin die Effektstärken von Venlafaxin erreichen kann).

10.2.6 Noradrenerges und spezifisch serotonerges Antidepressivum (NaSSA)

Das Antidepressivum **Mirtazapin** ist ein zentral wirksamer präsynaptischer α_2-(schwächer auch α_1-)Autorezeptorenantagonist. Dadurch führt es zu einer indirekten Verstärkung der noradrenergen und serotonergen Neurotransmission bei weitgehend fehlender Monoaminwiederaufnahmehemmung. Eine Blockade von $5HT_2$- und $5HT_3$-Rezeptoren führt zur relativ höheren Stimulation von $5HT_1$-Rezeptoren und Minimierung von serotonergen Nebenwirkungen.

Die Bezeichnung als »spezifische« Substanz ist dabei nur z. T. korrekt: Mirtazapin zeichnet sich durch einen deutlich (sedierenden) H_1-Antagonismus aus, der jedoch häufig gewünscht ist.

> Mirtazapin besitzt einen sedierenden Effekt, der schon in niedrigen Dosierungen (15 mg/Tag) auftritt; bei höheren Dosierungen (ab 30 mg/Tag) vermindert der zunehmende noradrenerge Effekt die sedierende Komponente.

Mirtazapin ist nur zur Behandlung depressiver Erkrankungen zugelassen. Zudem gibt es Hinweise für eine Wirksamkeit bei Panikerkrankungen, generalisierter Angststörung und sozialer Phobie.

- **Nebenwirkungen**

Anticholinerge und antiadrenerge Nebenwirkungen treten unter einer Behandlung mit Mirtazapin nicht auf. Eine häufige Nebenwirkung durch den H_1- und $5HT_{2C}$-Antagonismus ist jedoch eine mäßige bis starke **Gewichtszunahme**.

Weitere häufige Nebenwirkungen sind Schwindel und Kopfschmerzen. Selten führt Mirtazapin zu orthostatischer Hypotonie, Tremor, Faszikulationen, Exanthemen, Leber- und Blutbildveränderungen sowie Albträumen.

Es gibt Hinweise, dass Mirtazapin in seltenen Fällen ein Restless-legs-Syndrom auslösen oder verstärken kann.

Durch eine Erniedrigung der Krampfschwelle besteht ein erhöhtes Risiko für das Auftreten eines zerebralen Anfalls.

Tipp

Berteilung von Mirtazapin

Wahrscheinlich ist Mirtazapin bei der Behandlung depressiver Erkrankungen den SSRI leicht überlegen und etwa gleichwirksam wie TZA und SSNRI bei einer relativ niedrigen Nebenwirkungsrate. Es eignet sich insbesondere zur Behandlung **depressiver Erkrankungen mit Schlafstörungen**. Wegen des komplementären Wirkprofils kann bei der Notwendigkeit einer Kombinationstherapie insbesondere eine NaSSA/SS(N)RI-Kombination sinnvoll sein.

10.2.7 Trazodon

Trazodon ist ein Antagonist an $5HT_{2A}$- und $5HT_{2C}$-Rezeptoren bei nur geringer Wiederaufnahmehemmung von Serotonin. Zudem hemmt Trazodon stark die α_1- und schwach die α_2- und H_1-Rezeptoren. Der Wirkansatz ähnelt damit den selektiveren NaSSA. Hinzu kommt ein Serotonintransporter inhibierender Effekt.

Starke antiadrenerge Effekte können zu ausgeprägter **orthostatischer Hypotonie** mit Fallneigung sowie zur gefürchteten Komplikation des **Priapismus** führen.

Mäßige antihistaminerge Effekte führen zu Sedierung und Gewichtszunahme. Anticholinerge Effekte fehlen allerdings.

In Kombination mit anderen serotonergen Substanzen (v. a. MOA-Hemmern und L-Tryptophan) ist das Risiko eines Serotoninsyndroms erhöht.

Tipp

Beurteilung von Trazodon

Die Wirksamkeit bei der Behandlung von Depressionen ist belegt. Die Nebenwirkung der **orthostatischen Dysregulation** wird von den Patienten häufig als sehr beeinträchtigend erlebt. Mit Mirtazapin steht ein ebenfalls sedierendes

▼

Antidepressivum mit günstigerem Nebenwirkungsprofil zur Verfügung, es kann allerdings unter bestimmten Konstellationen aufgrund des komplexen pharmakodynamischen Profils sinnvoll in der Anwendung sein.

10.2.8 Bupropion

Bupropion ist ein kombinierter Noradrenalin- und Dopaminrückaufnahmehemmer. Bupropion ist zugelassen zur Behandlung von Episoden einer depressiven Erkrankung (Major Depression) sowie zur Raucherentwöhnung.

Wesentliche Nebenwirkungen sind Schlaflosigkeit, Unruhe, Übelkeit, Appetitlosigkeit (**Cave:** kein Einsatz bei Patienten mit Anorexie) und **Krampfanfälle** (**Cave**: kein Einsatz bei Patienten mit Epilepsie). Es können massiv **erhöhte Blutdrücke** auftreten, weswegen regelmäßige Blutdruckkontrollen durchzuführen sind (**Cave**: Bupropion sollte aufgrund der Gefahr hypertensiver Krisen nicht mit MAO-Hemmern kombiniert werden).

> **Tipp**
>
> **Beurteilung von Bupropion**
> Bupropion ist ein nichtsedierendes Antidepressivum. Bezüglich seiner antidepressiven Wirksamkeit ist es den SSRI und Venlafaxin vergleichbar. Vorteile sind die fehlende Gewichtszunahme und ein nur geringes Risiko für sexuelle Funktionsstörungen.

10.2.9 Agomelatin

Bei dem erst seit 2009 zugelassenen Antidepressivum Agomelatin handelt es sich um einen Melatoninrezeptoragonisten und selektiven Serotoninrezeptorantagonisten (anti-$5HT_{2c}$). Während der melatoninantagonistische Effekt eher auf die Modulation des Schlaf-wach-Rhythmus wirkt, erwartet man die antidepressiven Effekte über eine indirekte prodopaminerge Wirkung via $5HT_{2c}$-Antagonismus. Es weist insgesamt eine gute Verträglichkeit bei relativ günstigem Nebenwirkungsprofil auf. Ob es einen Wirkungsvorteil gegenüber den anderen neueren Antidepressiva besitzt, ist nicht hinreichend belegt.

10.2.10 Johanniskrautextrakte

Als wirksame Inhaltsstoffe des pflanzlichen Antidepressivums Johanniskraut (Hypericum perforatum) werden Hyperforin und Hypericin angenommen. Daneben sind viele andere Inhaltsstoffe derzeit in der Diskussion, zur antidepressiven Wirkung beizutragen. Es wird angenommen, dass Hyperforin seine Wirkung über einen indirekt rückaufnahmehemmenden Effekt für Serotonin, Noradrenalin, Dopamin, GABA und L-Glutamat durch Modulation von Na-Kanälen ausübt.

Prinzipiell sind Hypericumextrakte gut verträglich, selten kommt es zur Sedierung. Aufgrund einer möglichen **Photosensibilisierung** (tritt selten auf) ist eine intensive UV-Bestrahlung zu meiden.

Es besteht allerdings ein hohes Interaktionspotenzial, da Johanniskraut ein **potenter CYP3A4-Induktor** ist. Johanniskraut kann daher eine Wirkungsverminderung u. a. von oralen Antikoagulanzien, Antikonvulsiva und Kontrazeptiva bedingen.

> **Tipp**
>
> **Beurteilung von Johanniskraut**
> Der Einsatz von Johanniskrautextrakt erscheint möglich bei leichten bis mittelschweren depressiven Episoden, insbesondere wenn Patienten für eine nichtphytotherapeutischen Behandlung unzugänglich sind und vorausgesetzt, die notwendigen Dosen von mindestens 900 mg/Tag werden eingehalten.
> Die fehlende sichere Wirkung bei schweren Depressionen sowie die Nebenwirkungen und v. a. Wechselwirkungen führen dazu, dass Johanniskraut grundsätzlich nicht als Mittel der 1. Wahl zu empfehlen ist.

10.2.11 Atypische Antipsychotika

Insbesondere Quetiapin erwies sich zuletzt als wirksam in der Behandlung der akuten Depression bei bipolaren Störungen und in der Augmentation bei depressiven Episoden (auch monopolar depressiv). Für beide Anwendungsgebiete besteht eine Zulassung. Für eine weitere Beschreibung der Substanz ▶ Abschn. 10.4.2.

10.2.12 Nebenwirkungen, Kontraindikationen und Kontrolluntersuchungen

Zwar werden für die unterschiedlichen Vertreter der Antidepressiva differente Ansprechraten diskutiert, es bleibt im Individualfall jedoch unklar, welche Substanz auf-grund welcher Patienteneigenschaften die effektivste Option darstellt, sodass bei der Auswahl eines Antidepressivums auch Aspekte der Nebenwirkungen (◘ Tab. 10.8) und Kontraindikationen (◘ Tab. 10.9) starke Berücksichtigung finden.

◘ **Tab. 10.8** Häufigkeiten relevanter unerwünschter Wirkungen von Antidepressiva. (Nach Benkert u. Hippius 2011)

Wirkstoff	Anticholinerge Nebenwirkungen	Übelkeit, Erbrechen, Diarrhö	Sedierung	Agitation, Schlafstörungen	Sexuelle Funktionsstörungen	Orthostatische Hypotonie	Gewichtszunahme	EKG-Veränderungen	Letalität bei Überdosierung
Agomelatin	0	0	+	0	0	0	0	0	0
Amitriptylin	+++	0	+++	0	++	+++	+++	++	+++
Amitriptylin-oxid	++	0	+++	0	++	++	+++	++	+++
Bupropion	0	+	0	++	0	0	0	+	+
Citalopram	0	++	0	++	++	0	0	0	+
Clomipramin	++	+	+	+	++	++	++	++	++
Doxepin	+++	0	+++	0	++	+++	++	++	+++
Duloxetin	0	++	0	++	++	0	0	0	?
Escitalopram	0	++	0	++	++	0	0	0	0
Fluoxetin	0	++	0	++	++	0	0	0	0
Fluvoxamin	0	++	0	++	++	0	0	0	0
Hypericum	0	0	+	0	?	?	?	0	?
Imipramin	++	0	+	++	+	++	++	++	+++
Maprotilin	++	0	++	0	+	++	++	+	+++
Mianserin	+	0	++	0	0	++	+	0	+
Milnacipran (nur zugelassen in Österreich)	0	++	0	++	+	0	0	0	0
Mirtazapin	0	0	++	0	0	+	+	0	+
Moclobemid	0	0	0	+	0	0	0	0	0
Nortriptylin	+	0	0	+	+	+	+	+	+++
Paroxetin	0	++	0	++	++	0	0	(+)	0
Reboxetin	0	+	0	++	+	+	0	0	0
Sertralin	0	++	0	++	++	0	0	0	0
Tranylcypromin	0	0	0	++	0	+++	0	0	+++
Trazodon	0	+	+++	0	0	++	0	+	+
Trimipramin	+++	0	+++	0	++	+++	+++	++	+++
Venlafaxin	0	++	0	++	++	0	0	(+)	+

+++: häufig bis regelmäßig; ++: mäßig häufig; +: selten; 0: unerheblich oder nicht vorhanden; ?: Häufigkeit nicht bekannt, eingeschränkte Datenlage.

Tab. 10.9 Übersicht über häufige Kontraindikationen

Präparat	Akute Manie	Phäochromozytom/maligne Hyperthermie	Bipolare Störung	Akute Intoxikation	Leberinsuffizienz/Porphyrie	Niereninsuffizienz	Epilepsie	Harnverhalt/Restharn	Kardiale Reizleitungsstörungen	Glaukom	Paralytischer Ileus	Pylorusstenose	Hypokaliämie	Relevante Blutbildabweichung	Delir
Agomelatin	++	++	+	++	++*	++	+	(-)	(-)	(-)	(-)	(-)	(-)	(-)	++
Bupropion	++	++	+	++	+	+	++	+	(-)	(-)	+	(-)	(+)	(-)	++
Duloxetin	++	++	+	++	++	++	+	(-)	(-)	(-)	(-)	(-)	(-)	(-)	++
Mirtazapin	++	++	(-)–+	++	+	+	+	(-)	+	(-)	(-)	(-)	+	+–++	++
Moclobemid	++	++	+	++	+	+	+	(-)	(-)	(-)	(-)	(-)	(-)	(-)	++
Reboxetin	++	++	+	++	+	+	+	(-)	(-)	(-)	(-)	(-)	(-)	(-)	++
SSRI	++	++	(-)	++	+	+	+	(-)	(-)	(-)	(-)	(-)	(-)	(-)	++
Tranylcypromin	++	++	++	++	++	++	+	(-)	+–++	(-)	(-)	(-)	(-)	(-)	++
Trazodon	++	++	(-)–+	++	+	+	+	(-)	+–++	(-)	(-)	(-)	+	(-)–+	++
TZA	++	++	++	++	+	+	+	++	++	++	++	++	++	+	++
Venlafaxin	++	++	+	++	+	+	+	(-)	(-)	(-)	(-)	(-)	(-)	(-)	++

++: Anwendung nicht oder nur unter strengen Kontrollen zu befürworten; +: Anwendung nur nach Abwägung und unter Kontrollen zu befürworten; (-): in der Regel keine relevanten Risiken zu erwarten. * Vorsicht bei gleichzeitiger Anwendung mit Alkohol.

□ Tab. 10.10 Empfehlungen für Routineuntersuchungen unter Antidepressiva. (Nach Benkert u. Hippius 2011)

	Vorher	Monate							Vierteljährlich	Halbjährlich
		1	2	3	4	5	6			
TZA										
Blutbild[a]	X	XX	XX	X	X	X	X	X		
Kreatinin	X	X		X			X		X	
Transaminasen	X	X	X	X			X	X		
Natrium	X	X	X[b]	X[b]			X		X	
EKG	X	X		X			X		X[b, c]	
EEG	X	(X)								
RR, Puls	X	X	X	X			X	X		
Andere Antidepressiva										
Blutbild[d]	X	X					X		X[e]	
Kreatinin	X	X					X		X[e]	
Natrium	X	X[b]	X[b]	X[b]			X		X[b, e]	
Leberenzyme	X	X					X		X[e]	
EKG	X[c]	X[c]								
RR[g], Puls	X	X		X			X	X[h]		

X = Kontrollen; die Anzahl der notwendigen Routinekontrollen ist bisher nicht empirisch abgesichert. [a] Kontrollen sind v. a. bei Auftreten von Fieber und grippalen Infekten während der Behandlung angezeigt. [b] Kontrolle bei allen Patienten über 60 Jahre empfehlenswert. [c] Bei Patienten mit einem Risiko für Herz-Kreislauf-Erkrankungen. [d] Für Mianserin empfehlen die Hersteller in den ersten Behandlungsmonaten wöchentliche Blutbildkontrollen. [e] Bei langfristig stabilen Patienten können jährliche Kontrollen ausreichen. [f] Unter Agomelatin sollte eine Kontrolle der Transaminasen zu Beginn, nach ca. 6, 12 und 24 Wochen sowie bei klinischer Indikation erfolgen. [g] Unter Venlafaxin in hoher Dosierung und unter Bupropion ist der Blutdruck häufiger zu kontrollieren, weil es in seltenen Fällen zu anhaltend erhöhten Werten kommen kann. [h] Bei langfristig stabilen Patienten können halbjährliche Kontrollen ausreichen. *RR* = Blutdruck

Entsprechend der potenziellen Nebenwirkungen sollten unter einer Therapie mit Antidepressiva regelmäßige Kontrolluntersuchungen durchgeführt werden (□ Tab. 10.10).

10.2.13 Therapeutisches Drugmonitoring

Insbesondere bei den TZA sind Plasmaspiegelbestimmungen sinnvoll, um die Substanz im therapeutisch optimalen Dosisbereich bei möglich geringen Nebenwirkungen zu halten (therapeutisches Drugmonitoring, TDM; □ Tab. 10.11).

Prinzipiell sollten die Plasmaspiegelbestimmungen im »steady state« (5 HWZ nach letzter Dosisänderung) durchgeführt werden. Der beste Zeitpunkt für die Blutentnahme ist in der Regel vor Einnahme der Morgendosis.

10.2.14 Vergleichende Bewertung der Wirksamkeit

In einer Metaanalyse (Cipriani et al. 2009) wurden 12 neuere Antidepressiva (Bupropion, Citalopram, Duloxetin, Escitalopram, Fluoxetin, Fluvoxamin, Milnacipram, Mirtazapin, Paroxetin, Reboxetin, Sertralin und Venlafaxin) hinsichtlich Wirksamkeit und Verträglichkeit bei der Akutbehandlung einer Major Depression miteinander verglichen. In dieser Metaanalyse zeigten sich Escitalopram, Sertralin, Mirtazapin und Venlafaxin hinsichtlich der Wirksamkeit den anderen neueren Antidepressiva signifikant überlegen. Die SSRI Escitalopram und Sertralin besitzen gemäß dieser Metaanalyse das beste Verträglichkeitsprofil unter den untersuchten neueren Antidepressiva.

◼ Tab. 10.11 Therapeutisches Drugmonitoring bei der Antidepressivatherapie. (Empfehlungen der Arbeitsgemeinschaft für Neuropsychopharmakologie und Pharmakopsychiatrie [AGNP], nach Hiemke et al. 2011)

Wirkstoff	HWZ [h]	TDM empfohlen	Konzentrationsbereich [ng/ml]
Agomelatin	1–2	++	8–21 (t_{max} nach 1–2 h)
Amitriptylin	Amitriptylin: 10–28 Nortriptylin: 30	++++	80–200 (Amitriptylin und Nortriptylin)
Amitriptylinoxid	Amitriptylinoxid: 2 Amitriptylin: 10–28 Nortriptylin: 30	++++	80–200 (Amitriptylin und Nortriptylin)
Bupropion	Bupropion: 8–26 Hydroxybupropion: 17–47	++	225–1500 (Bupropion und Hydroxybupropion)
Citalopram	33	+++	50–110
Clomipramin	Clomipramin: 16–60 Norclomipramin: 36	++++	230–450 (Clomipramin und Norclomipramin)
Desipramin	15–18	+++	100–300
Doxepin	Doxepin: 15–20 Nordoxepin: 30–80	+++	50–150 (Doxepin und Nordoxepin)
Duloxetin	9–19	+++	30–120
Escitalopram	30	+++	15–80
Fluoxetin	Fluoxetin: 4–6 Tage Norfluoxetin: 4–16 Tage	+++	120–500 (Fluoxetin und Norfluoxetin)
Fluvoxamin	20	+++	60–230
Imipramin	Imipramin: 11–25 Desimipramin: 15–18	++++	175–300 (Imipramin und Desimipramin)
Maprotilin	20–58	+++	75–130
Mianserin	14–33	++	15–70
Mirtazapin	20–40	+++	30–80
Moclobemid	2–7	++	300–1000
Nortriptylin	30	++++	70–170
Paroxetin	12–44	++	30–120
Reboxetin	13–30	++	60–350
Sertralin	26	+++	10–150
Tranylcypromin	1–3 (Wirk–HWZ 1 Woche)	+	0–50
Trazodon	4–11	+++	700–1000
Trimipramin	23	+++	150–300
Venlafaxin	Venlafaxin: 5 O–Desmethylvenlafaxin: 11	+++	100–400 (Venlafaxin und Desmethylvenlafaxin)

++++: sehr empfohlen; +++: empfohlen; ++: nützlich; +: wahrscheinlich nützlich; -: nicht empfohlen.

10.3   Phasenprophylaktika (Stimmungsstabilisierer)

Phasenprophylaktika – Der Begriff der Phasenprophylaktika bezeichnet Substanzen, die vorrangig zur Stabilisierung depressiver und/oder manischer Stimmungsschwankungen im Rahmen affektiver und schizoaffektiver Störungen angewendet werden.

Als Stimmungsstabilisierer wirken Lithium, Antikonvulsiva und einige atypische Antipsychotika. Von Lithium-Präparaten abgesehen wurden fast alle Phasenprophylaktika initial als Vertreter anderer Substanzklassen entwickelt und angewandt (Antipsychotika oder Antikonvulsiva).

10.3.1 Lithium

Lithium ist ein Alkalimetall, das in verschiedenen Salzen (Acetat, Carbonat, Citrat) zur Anwendung kommt.

> **Tipp**
>
> Aufgrund des hohen Gewichts der entsprechenden anionischen Salzreste werden Lithium-Dosierungen sinnvollerweise in mmol angegeben.

Lithium wirkt primär auf Second-messenger-Systeme, besonders der Inositol-Depletionseffekt wird als wirkungsvermittelnd diskutiert, aber auch Wirkungen auf BCL-2 (B-Zell-Lymphoma-Protein 2) und GSK-3 (Glykogen-Synthase-Kinase 3) erscheinen relevant.

Es gilt als eines der ausgewogensten **Phasenprophylaktika**. Zudem findet es Anwendung bei der Therapie der **akuten Manie**. Es besitzt möglicherweise auch eigenständige antidepressive Wirkungen, wird aber vorwiegend zur **Augmentation** bei der Behandlung depressiver Episoden eingesetzt (□ Tab. 10.12). Ein nachgewiesener Vorteil von Lithium ist ein **antisuizidaler Effekt**.

Lithium sollte unter Berücksichtigung der individuellen Konstitution und Situation eindosiert werden. Üblich sind ca. 3 Tage in einer Dosierung von 10 bis 12 mmol/Tag, danach erfolgt eine Verdopplung unter allerdings rascher Spiegelkontrolle. Eine vorangehende Abschätzung der Kreatininclearance und Bestimmung der Schilddrüsenhormone sollten erfolgen. Retardierte Lithium-Präparate sind zu bevorzugen. Die Dosis sollte auf 2 Tageseinnahmezeitpunkte mit abendlichem Schwerpunkt verteilt werden, um mögliche Nebenwirkungen zu »verschlafen«. Nach 7 Tagen sollte eine erste Spiegelkontrolle durchgeführt (Blutentnahme etwa 12 h nach letzter Lithium-Einnahme) und die Dosis entsprechend der Zielkonzentration angepasst werden. Im weiteren Verlauf sollten Konzentrationsbestimmungen alle 3–4 Wochen erfolgen.

□ **Tab. 10.12** Wirkungen von Lithium

Wirkung	Richtkonzentration	Besonderheiten
Antimanische Wirkung	0,9–1,1 mmol/l	Antimanische Wirklatenz von z.T. 1–2 Wochen
Prophylaxe depressiver und manischer Episoden bei bipolarer Störung	0,6–0,8 mmol/l	Die prophylaktische Wirkung setzt erst nach Wochen bis zu 6 Monaten ein. Bei »rapid cycling« wird Lithium weniger empfohlen
Antidepressive Effekte; Augmentation	0,4–0,6 mmol/l	Plasmakonzentrationen über 0,8 mmol/l können z.T. reziproke Effekte haben

> **Eine Verdoppelung der Dosis bewirkt in etwa eine Verdoppelung der Lithium-Konzentration.**

Bei einem Absetzen von Lithium ist dieses langsam auszuschleichen, sonst kann es zu einer Provokation einer schweren manischen oder depressiven Symptomatik oder einer schizoaffektiven Psychose kommen.

Nebenwirkungen und Intoxikationssymptome

Lithium wird von den meisten Patienten subjektiv gut vertragen. Es sediert kaum und verursacht wenig vegetative Nebenwirkungen. Allerdings können schon bei leichten Veränderungen der Plasmakonzentration deutliche Nebenwirkungen auftreten (□ Tab. 10.13). Bereits bei 1,5 mmol/l kommt es zu augenfälligen Überdosierungssymptomen und ab etwa 2,0 mmol/l zu schwereren Intoxikationen; eine beeinträchtigte zerebrale Grundfunktion kann diese Grenzen nach unten verschieben.

> **Wegen der schmalen therapeutischen Breite können Intoxikationssymptome schnell auftreten. Dadurch und aufgrund der unterschiedlichen Wirkungsschwerpunkte in den verschiedenen Konzentrationsbereichen ist therapeutisches Drugmonitoring Pflicht.**

Charakteristische **Intoxikationssymptome** sind:
- Übelkeit, Erbrechen, Diarrhö
- Grobschlägiger Händetremor
- Dysarthrie, Ataxie
- Rigor, Hyperreflexie, Faszikulation
- Krampfanfälle
- Schwindel
- Bewusstseinsminderung/psychomotorische Verlangsamung
- Schwere kognitive Störungen

☐ Tab. 10.13 Lithium: Nebenwirkungen und deren Behandlung (Nach Benkert u. Hippius 2011)

Organsystem	Nebenwirkungen	Häufig (H)/ selten (S)	Therapie/Bemerkungen
Neurologisch/psychiatrisch	Feinschlägiger Tremor	H	β–Rezeptorenblocker (z. B. Propranolol 3–mal 10–40 mg)
	Kognitive Störungen	H	Als besonders störend empfunden, aber kein sicherer Hinweis auf langfristige Auswirkungen auf kognitive Funktionen
	Müdigkeit	S	Initial
	Muskelschwäche	S	Initial, gelegentlich aber Funktionsstörung der peripheren Nerven (verminderte Leitgeschwindigkeiten und Amplituden der Aktionspotenziale)
Renal	Polyurie, Polydipsie	H	Initial
	Nierenfunktionsstörungen bis hin zum Nierenversagen (verminderte Konzentrationsleistung, renaler Diabetes insipidus)	S	Bei Absetzen von Lithium in aller Regel reversibel; unklar, ob histologische Veränderungen auftreten
	Glomerulonephritis (Minimal-change-Typ)	S	Äußerst selten; nur wenige Fälle in der Literatur
Elektrolyt-/Wasserhaushalt	Gewichtszunahme	H	Kalorienarme Diät bei normaler Kochsalzzufuhr
	Gesichts- und Knöchelödeme	S	
Haut	Alopezie, Follikuliditen, Pruritus, Exazerbationen von Psoriasis	–	Ggf. absetzen
Gastrointestinal	Diarrhöen, Übelkeit, Völlegefühl, Appetitverlust	H	Initial
Endokrinium	Struma, TSH-Anstieg	H	Substitution mit Schilddrüsenhormonen
	Hypothyreose	S	Mitbehandlung durch Endokrinologen
	Hyperparathyreoidismus	S	Mitbehandlung durch Endokrinologen
	Beeinflussung des Kohlenhydratstoffwechsels	S	Senkung oder Erhöhungen der Blutglukosekonzentration beschrieben
Kardiovaskulär	Repolarisationsveränderungen im EKG	S	Reversibel
	Arrhythmien	S	Sehr selten, eher bei vorbestehenden Herzerkrankungen
Hämatologisch	Leukozytosen	H	Reversibel, in der Regel unproblematisch

— Delir
— Koma
— Schock, Herz-Kreislauf-Versagen

Häufig bleiben solche Intoxikationssymptome, v. a. die kognitiven Störungen, noch einige Zeit (bis zu mehreren Wochen) nach Normalisierung der Plasmaspiegel bzw. Absetzen der Medikation bestehen.

❯ **Bei Verdacht auf eine Überdosierung bzw. Intoxikation mit Lithium muss Lithium sofort abgesetzt werden.**

Abgesehen von Dosierfehlern und Suizidversuchen sind häufige Ursachen für eine Lithium-Intoxikation:
— Flüssigkeitsverluste, z. B. durch Diarrhö oder starkes Schwitzen (Urlaub, Sauna)
— Salzarme Diät
— Einnahme von Natriuretika
— Progrediente Nierenfunktionsstörung
— Einnahme von Antiphlogistika und ACE-Hemmern
— Anästhesiebehandlungen

Notwendig sind daher regelmäßige Serumspiegelkontrollen sowie Vorsichtsmaßnahmen bzw. Verhaltensmaßregeln, die ein Patient aufgrund des dem Natrium ähnlichen renalen Ausscheidungsmechanismus einhalten muss.

> **Die dauerhafte Behandlung mit Lithium-Präparaten verlangt vom Patienten ein Mindestmaß an Krankheitseinsicht und intellektueller Leistungsfähigkeit.**

Die nachfolgend aufgelisteten **Kontraindikationen** sind – abgesehen von schweren Störungen des Wasser- und Elektrolythaushalts – z. T. relativ zum therapeutischen Benefit zu bewerten:
- Glomeruläre Filtrationsrate <30 ml/min (relative Kontraindikation: <60 ml/min)
- Akute und hochgradige Störungen des Wasser- und Elektrolythaushalts
- Progrediente Niereninsuffizienz
- Schilddrüsenunterfunktion
- Akuter Myokardinfarkt
- Morbus Addison
- Myeloische Leukämie
- Myasthenia gravis
- Epilepsie
- Psoriasis
- Schwangerschaft (insbesondere 1. Trimenon)

Vor einer Eindosierung mit Lithium sind bestimmte Untersuchungen durchzuführen. Dazu gehören:
- Sorgfältige körperliche Untersuchung (besonders auf Struma achten)
- Laborchemische Untersuchung inklusive fT3/4, TSH (ggf. TRH-Test) und Differenzialblutbild
- Bei Verdacht auf Schilddrüsenerkrankungen Schilddrüsen-Sonographie
- Überprüfung der Nierenfunktion (glomeruläre Filtrationsrate)
- EKG/EEG
- Urindiagnostik
- Bestimmung des Körpergewichts und des Halsumfangs

Außerdem muss der Patient ausführlich über potenzielle Nebenwirkungen und Komplikationen sowie Verhaltensregeln während der Lithium-Behandlung aufgeklärt werden. Es ist ein schriftliches informiertes Einverständnis für die Lithium-Behandlung vom Patienten einzuholen.

> **Tipp**
>
> **Beurteilung von Lithium**
>
> Lithium hat sich als gut wirksam in der Rezidivprophylaxe bipolarer affektiver Störungen erwiesen (Number needed to treat [NNT] von 10 bis 15). Niedrigere Lithium-Plasmakonzentrationen scheinen möglicherweise besser vor depressiven Phasen, höhere Konzentrationen vor manischen und gemischten Phasen zu schützen. Zudem scheint Lithium einen **antisuizidalen Effekt** zu besitzen. Lithium kann auch bei der Therapie der akuten Manie eingesetzt werden (gute NNT von 6), wobei hier aber der **verzögerte Wirkungseintritt** zu berücksichtigen ist und die weitgehend **fehlende Sedierung**, was häufig eine sedierende Komedikation notwendig macht. Vorsicht ist geboten aufgrund der **schmalen therapeutischen Breite**.

10.3.2 Valproinsäure

Das Antikonvulsivum Valproinsäure beweist neben einer antiepileptischen auch eine gute **antimanische** Wirkung. Im Gegensatz zu Lithium besitzt es dosisabhängig auch **sedierende** Eigenschaften.

Daneben sprechen auch eher **dysphor** geprägte Syndrome gut an. Da Valproinsäure hilfreich sein kann gegen Symptome wie Impulsivität, Aggressivität, Hyperaktivität und Irritabilität, wird es häufig »off-label« eingesetzt bei Erkrankungen wie Borderline-Persönlichkeitsstörung, Schizophrenie, ADHS oder Verhaltensstörungen im Kindes- und Jugendalter.

> **Valproinsäure ist v. a. vorteilhaft in der Prophylaxe und Behandlung manischer Episoden sowie hilfreich bei der Therapie von »rapid cycling«.**

Bezüglich der Wirkungsweise zeigt Valproinsäure Wirkungen auf die verschiedensten Neurotransmitter und Second-messenger-Systeme. Wie bei Lithium und Carbamazepin wurde u. a. eine Inositol-Depletion nachgewiesen. Ähnlich zum Lithium verursacht es eine GSK-3-Inhibition, weiterhin auch eine Aktivierung von ERK (extrazellulär regulierte Kinasen).

Valproinsäure zeichnet sich aus durch einen **schnellen Wirkeintritt**, eine unkomplizierte Dosierung bzw. Handhabung sowie die Möglichkeit intravenöser Applikation.

- **Nebenwirkungen und Kontraindikationen**

Valproinsäure besitzt eine relativ gute subjektive Verträglichkeit. Bei hohen Plasmakonzentrationen und in

Kombinationsbehandlungen können jedoch ausgeprägte Nebenwirkungen auftreten, die ein Absetzen oder eine Dosisanpassung erfordern. Zudem muss auf pharmakokinetische Interaktionen geachtet werden.

Häufige Nebenwirkungen sind Hyperammonämie (nicht grundsätzlich Therapieabbruch erforderlich), Appetit- und Gewichtserhöhungen/-erniedrigungen und Leberwerterhöhungen. Gelegentlich treten schwerwiegende **Leberfunktionsausfälle** auf (insbesondere bei sehr jungem Alter, somatischer Komorbidität oder Kombination mit anderen hepatotoxischen Substanzen) oder selten auch gravierende arzneimittelinduzierte **Pankreatitiden**.

Die Sedierung ist ein häufig eher erwünschter Effekt (antimanische Indikation), kann aber für die Phasenprophylaxe problematisch werden.

Meist in der Aufdosierungsphase können Übelkeit und Schwindel bis hin zum Erbrechen vorkommen.

Häufiger sind unter einer Behandlung mit Valproinsäure auch **reversible** und oft **dosisabhängige Leuko- und Thrombopenien** beobachtet worden (selten Absetzen notwendig), sehr selten auch Panzytopenien. Kritisch ist eine Kombination mit Thrombozytenaggregationshemmern, die daher vermieden werden sollte.

Gelegentlich vorkommend und dann sehr bedeutsam sind **zentralnervöse Nebenwirkungen** wie Ataxie, Spastizität, Stupor, Verwirrtheit, Kopfschmerzen und Enzephalopathie. Die Medikation muss dann innerhalb weniger Tage oder ggf. unmittelbar (Enzephalopathie) abgesetzt werden. Eine erhöhte Gefahr für zentralnervöse Nebenwirkungen besteht bei einer Kombination mit anderen Antikonvulsiva, insbesondere mit Phenytoin.

Selten treten **schwere kutane Komplikationen** auf. Es kann in schwerwiegenden Fällen zum Erythema exsudativum multiforme, zu kutanen Vaskulitiden, zum Lyell-Syndrom und einem Stevens-Johnson-Syndrom kommen. Ein reversibler Haarausfall ist dagegen häufiger zu beobachten.

Es gibt nur wenige **absolute Kontraindikationen** für Valproinsäure:

- Schwere Lebererkrankungen in der eigenen oder Familienanamnese sowie tödlich verlaufende Leberausfallerscheinungen unter Valproinsäure-Behandlung bei Geschwistern
- Porphyrie
- Blutgerinnungsstörungen
- Schwangerschaft (recht hohes teratogenes Risiko)

Bei vielen Erkrankungen ist jedoch in Bezug auf eine Behandlung mit Valproinsäure Vorsicht geboten. Hierzu gehören:

- Knochenmarkserkrankungen
- Metabolische Erkrankungen (insbesondere Enzymopathien)
- Niereninsuffizienz
- Hypoproteinämie
- Systemischer Lupus erythematodes

> **Tipp**
>
> **Beurteilung von Valproinsäure**
>
> Valproinsäure besitzt für die Akuttherapie der Manie eine **gute antimanische** Wirksamkeit bei auch **sedierenden Wirkungen**. Im Vergleich zu Lithium hat es den Vorteil eines **raschen Wirkeintritts** und kann schnell (ggf. auch intravenös) aufdosiert werden. Zudem gibt es Hinweise auf eine Wirkung bei »**rapid cycling**«.

10.3.3 Carbamazepin

Carbamazepin hat sich als effizient und wirksam in der Rezidivprophylaxe einer bipolaren affektiven Störung erwiesen. Als Wirkmechanismus wird u. a. (wie bei Valproinsäure und Lithium) eine Inositol-Depletion postuliert. Für einige Carbamazepin-Präparate besteht eine Zulassung zur Phasenprophylaxe bei der bipolaren Störung, wenn »die Therapie mit Lithium versagt hat bzw. wenn Patienten unter Lithium schnelle Phasenwechsel erlebten, und wenn mit Lithium nicht behandelt werden darf«.

Indiziert und zugelassen ist Carbamazepin ebenfalls zur Anfallsverhütung bei stationär behandelten Alkoholentzugssyndromen.

Insgesamt wird für Carbamazepin eine **hohe Rate an subjektiv beeinträchtigenden Nebenwirkungen, Komplikationen und Interaktionen** beschrieben:

- Regelmäßig: Müdigkeit und Konzentrationsstörungen (korrelieren mit Plasmakonzentration)
- Häufig: Schwindel und Ataxie; gastrointestinale Störungen (Übelkeit, Erbrechen, Darmmotilitätsstörungen)
- Hypersensitivitätssymptome: relativ häufig Arzneimittelexantheme, aber auch Angioödeme, Vaskulitiden und Alveolitiden
- Im Vergleich zu anderen Psychopharmaka hohe Rate an Blutbildveränderungen: passagere benigne Leukopenie (10 %), persistierende Leukopenie (2 %, Absetzen notwendig); weiterhin Thrombopenien, Leukozytosen und Eosinophilien; selten: Agranulozytosen; hämolytische, aplastische und megaloblastäre Anämien. **Cave**: Carbamazepin nicht mit Clozapin kombinieren!
- Zentralnervöse Bewegungsstörungen (Asterixis, Tics, Dyskinesien, Dysarthrie, Choreoathetosen)
- Nystagmus und Doppelbilder

- Eher selten: weitere neurologische Symptome wie periphere Neuropathien, Muskelhypotonien, Absencen und aseptische Meningitiden
- Leichte Transaminasen- und Bilirubinerhöhungen, die von dem Beginn der seltenen akuten medikamentös induzierten Hepatitis abzugrenzen sind; auch schwere Pankreatitiden können auftreten
- Problematisch: vergleichsweise hohes Risiko für Hyponatriämien. **Cave:** Vorsicht mit Natriuretika und SSRI
- Senkung von Folsäure-, Vitamin-B_{12}- und 25-OH-Cholecalciferolspiegel
- Renal: Proteinurien, Hämaturien und Oligourien; in seltenen Fällen: akutes Nierenversagen oder interstitielle Nephritis
- Hohe Dosen können Hypotonien auslösen
- Bei Risikopatienten: arrhythmogenes Potenzial; AV-Blockierungen sind beschrieben
- Erhöhtes Thromboserisiko
- In Kombination mit Serotonin-Rückaufnahme-Inhibitoren: gehäuftes Auftreten von Serotoninsyndromen

Absolute Kontraindikationen, die sich aus den möglichen Nebenwirkungen, Komplikationen und Wechselwirkungen ergeben, sind:
- AV-Block
- Aktuelle oder vorangegangene relevante Knochenmarksschädigung
- Bekannte Überempfindlichkeit gegenüber TZA (hauptsächlich Imipramin)
- Akute intermittierende Porphyrie
- Therapie mit irreversiblen MAO-Hemmern (Sicherheitsabstände beachten)
- Therapie mit Voriconazol (Therapieversagen dieses Medikaments möglich)
- Schwangerschaft

Zu den **relativen Kontraindikationen** gehören:
- Hämatologische Erkrankungen (vorangegangene oder bestehende), Blutbildstörungen unter Therapie
- Gestörter Natriumstoffwechsel, gleichzeitige Behandlung mit natriuretischen Substanzen (schwere Hyponatriämien)
- Herz-, Leber-, Nierenfunktionsstörungen
- Myotone Dystrophie (wegen kardialer Reizleitungsstörungen)
- Glaukom (hier nur mit regelmäßigen Kontrollen)
- Parallele Behandlung mit potenziell knochenmarksschädigenden Substanzen (z. B. Clozapin, Thioridazin, Olanzapin)
- Gleichzeitige Behandlung mit Substanzen, die durch CYP3A4 abgebaut werden; Carbamazepin besitzt hier

induzierende Wirkungen, dies kann zum Wirkverlust der betreffenden Substanz führen
- Gleichzeitige Behandlung mit Lithium; hier wird ein erhöhtes Potenzial an Neurotoxizität angenommen; **Cave:** Carbamazepin-Konzentrationen von 8 mg/l und Lithium-Konzentrationen von 0,8 mmol/l in dieser Kombination sollten nicht überschritten werden
- Gleichzeitige Behandlung mit arrhythmogenen Substanzen
- Gleichzeitiger erhöhter Grapefruitgenuss (Carbamazepinspiegelerhöhungen)

> **Ein Absetzen von Carbamazepin ist erforderlich bei (Herstellerempfehlung):**
> - **Erythrozyten: <4 Mio./mm³**
> - **Hämatokrit: <32 %**
> - **Hämoglobin: <11 mg/Tag**
> - **Leukozyten: <2000/mm³**
> - **Granulozyten: <1000/mm³**
> - **Thrombozyten: <80.000/mm³**
> - **Symptomatik: Petechien, Purpura, klinische Zeichen der Blutbildungsstörungen**

Tipp

Beurteilung von Carbamazepin

Carbamazepin ist wie Valproinsäure bei Patienten mit »**rapid cycling**«, eher **dysphoren** oder stimmungsinkongruent **psychotisch** charakterisierten **manischen Episoden** oder bei **psychiatrischen Komorbiditäten** wie Persönlichkeitsstörungen und Abhängigkeitserkrankungen dem Lithium vorzuziehen. Die Responderraten bei der Behandlung der akuten Manie sind bei Carbamazepin, Lithium und konventionellen Antipsychotika vergleichbar (jedoch fehlende Zulassung von Carbamazepin). Ein Nachteil von Carbamazepin besteht in dem **hohen Interaktionspotenzial**.

10.3.4 Lamotrigin

Lamotrigin ist indiziert und zugelassen zur **Rezidivprophylaxe depressiver Episoden** im Rahmen bipolarer affektiver Erkrankungen. Diese Wirkung scheint möglicherweise zuverlässiger zu sein als bei Lithium.

Daneben wirkt Lamotrigin nicht nur präventiv, sondern auch gut **akut antidepressiv** bei Patienten mit einer bipolaren affektiven Störung und einer akuten schweren depressiven Episode (NNT von 7). Es gibt Hinweise, dass möglicherweise erste Effekte bereits unter 50 mg auftreten, generell wird die Aufdosierung bis 200 mg empfohlen (unter Berücksichtigung von Verträglichkeit und Interaktionen).

Etwaige manieprotektive und akut antimanische Wirkungen sowie positive Wirkungen bei »rapid cycling« (besonders bei Bipolar-Typ-II-Varianten) werden aktuell eher kritisch gesehen.

Zu den Wirkungsmechanismen gehören:

- Spannungsabhängige Verminderung des Natriumeinstroms, um hochfrequente Feuerraten zu vermeiden
- NMDA-rezeptorantagonistische Effekte
- Verminderung der Durchlässigkeit an Kalziumkanälen
- Wirkungen an Kaliumkanälen

Durch die gleichzeitige Einnahme von Substanzen, welche die Glukuronidierung von Lamotrigin hemmen (z. B. Valproinsäure), können die Plasmaspiegel rasch ansteigen, sodass eine Dosisanpassung notwendig werden kann (gilt auch für Patienten mit schweren Leberfunktionsstörungen). Bei paralleler Einnahme von Induktoren der Glukuronidierung (z. B. Carbamazepin, Phenytoin, Phenobarbital, Primidon) sollte jeweils die doppelte normale Dosis verabreicht werden.

▪ Nebenwirkungen und Kontraindikationen

Unter einer Lamotrigin-Therapie sind **kutane Nebenwirkungen** relativ häufig (bei etwa 10 % der Patienten). Meist treten diese in Form eines makulopapulösen Exanthems auf. Sehr selten, aber im Vergleich mit ähnlichen Präparaten überdurchschnittlich häufig, sind das Stevens-Johnson-Syndrom (1:1000) und das Lyell-Syndrom. Hier kann es zu irreversiblen Vernarbungen kommen, und auch tödliche Verläufe sind beschrieben.

> **Besonders zu Behandlungsbeginn (innerhalb der ersten 8 Behandlungswochen) können bei zu rascher Aufdosierung in seltenen Fällen schwere Hautausschläge auftreten. Lamotrigin sollte daher sehr langsam aufdosiert werden (beginnend bei 25 mg pro Tag, Verdopplung der Tagesdosis in 14-Tages-Schritten bis 200 mg). Aufgrund der Phase-II-Interaktion müssen bei Kombination mit Valproinsäure die gesonderten Eindosierungsvorschriften beachten werden.**

Weitere häufige Nebenwirkungen sind Kopf- und Gelenkschmerzen, Schwindel, Sehstörungen, Tremor, Ataxie, Schläfrigkeit, Agitiertheit, Schlaflosigkeit und gastrointestinale Beschwerden.

Zu beachten ist ein inhibitorischer Effekt auf die Dihydrofolsäurereduktase, der letztlich den Folatstoffwechsel behindern kann.

Relative Kontraindikationen sind:

- Gleichzeitige Valproinsäure-Behandlung
- Nierenfunktionsstörung
- Parkinson-Erkrankung

Tipp

Beurteilung von Lamotrigin

Die Wirksamkeit als Phasenprophylaktikum ist belegt. Es ist insbesondere wirksam bei der Prophylaxe **depressiver Phasen**. Auch die Wirkung auf akute depressive Episoden bei einer bipolaren Störung scheint sicher.

10.3.5 Atypische Antipsychotika

Olanzapin, Quetiapin und Aripiprazol sind als atypische Antipsychotika zur Phasenprophylaxe bei bipolarer affektiver Störung zugelassen, teilweise aber auch für die Behandlung der bipolaren Manie und/oder Depression. Andere Antipsychotika haben z. T. die Zulassung für die Behandlung der akuten Manie, allerdings nicht für die Rezidivprophylaxe.

Für **Olanzapin** ist die Wirksamkeit zur Prophylaxe von manischen, depressiven und gemischten Phasen im Rahmen einer bipolaren affektiven Störung nachgewiesen. Es besitzt eine Zulassung für die akute bipolare Manie und zur Prophylaxe weiterer Episoden bei Patienten mit positivem akuten Ansprechen auf Olanzapin. Auch für »rapid cycling« gibt es Hinweise auf seine Wirksamkeit.

Für **Quetiapin** ist eine rezidivprophylaktische Wirksamkeit sowohl gegen manische als auch depressive Phasen belegt. Weiterhin besitzt es eine Zulassung für die Behandlung der bipolaren Depression und Manie.

Aripiprazol zeigte sich als rezidivprophylaktisch wirksam in Bezug auf manische, nicht jedoch depressive Phasen. Es besitzt insofern eine Zulassung für die akute bipolare Manie und die Prophylaxe bei Patienten mit vorangegangenem positiven Ansprechen sowie primär manischen Episoden in der Krankheitsgeschichte.

Darüber hinaus konnte in 2 kontrollierten Studien eine Wirksamkeit für Risperidon-Depot bei der Rezidivprophylaxe bipolarer affektiver Störungen gezeigt werden. **Risperidon** als unretardiertes Präparat ist lediglich für die akute Manie zugelassen.

Auch für **Ziprasidon** als Zusatzmedikation konnte eine phasenprophylaktische Wirksamkeit in einer kontrollierten Studie nachgewiesen werden. Es besitzt aber lediglich eine Zulassung für die akute Manie und die akute gemischte Episode bei bipolarer Störung.

10.3.6 Routineuntersuchungen unter Phasenprophylaktika

Während der Therapie mit Lithium und Antikonvulsiva sind bestimmte regelmäßige Kontrolluntersuchungen notwendig (◘ Tab. 10.14). Unter Lithium sind insbesondere die Schilddrüsen- und Nierenfunktion zu überwachen.

10.4 Antipsychotika

Antipsychotika – Diese umfassen psychotrope Substanzen, die psychotisches Erleben in entsprechender Dosierung günstig beeinflussen können.

Alle klinisch gebräuchlichen Antipsychotika zeigen aktuell einen **direkten D_2-Rezeptorantagonismus** und eine

◘ **Tab. 10.14** Empfehlungen für Routineuntersuchungen unter Phasenprophylaktika. (Nach Benkert u. Hippius 2011)

	Vorher	Monate						Viertel-jährlich	Jährlich
		1	2	3	4	5	6		
Carbamazepin									
Plasmakon-zentration		XX[f]	X[f]	X[f]	X[f]	X[f]	X[f]	X[a, f]	
Blutbild	X	XXXX	X	X	X	X	X	X[a]	
Kreatinin	X	X		X					X
Serumelekt-rolyte	X	X	X	X			X		X
Leberenzyme	X	XXXX	X	X	X	X	X	X[a]	
EKG	X	X							(X)
EEG	(X)								
RR, Puls	X	X		X			X		X[a]
Lamotrigin									
Plasmakon-zentration		Sinnvoll ab einer Tagesdosis von 100 mg							
Blutbild	X	X							X
Kreatinin	X	X							X
Leberenzyme	X	X		X			X		X
EKG	(X)	(X)							(X)
EEG	(X)								
Lithium									
Plasmakonzent-ration		XXXX	X[c]	X[c]	X[c]	X[c]	X[c]	X[c]	
Kreatinin	X	XXXX	X	X	X	X	X	X	
24-h-Urinvolu-men, GFR (z. B. Kreatininclea-rance)	X						X		X[d]
Serumelekt-rolyte	X	X		X			X		
T3, T4, TSH, ggf. TRH-Test	X								X
EKG	X	X							X

◻ Tab. 10.14 Fortsetzung

	Vorher	Monate							Viertel-jährlich	Jährlich
		1	2	3	4	5	6		
EEG	X								
RR, Puls	X	X		X			X	X[a]	
Körpergewicht, Halsumfang	X			X			X	X[a]	
Valproinsäure									
Plasmakon-zentration		X[f]		X[f]			X[f]		
Blutbild	X	X	XX[e]	X[e]	X[e]	X[e]	X[e]	X[a]	
Kreatinin	X	X	XX[e]	X[e]	X[e]	X[e]	X[e]	X[a]	
Leberenzyme, Bilirubin, Amy-lase, Lipase, PTT, Quick, Fibrinogen, Faktor VIII	X	X	XX[e]	X[e]	X[e]	X[e]	X[e]	X[a]	
EKG	(X)	(X)							
EEG	(X)								

X = Anzahl der notwendigen Kontrollen; (X) Untersuchung optional. [a] Bei langfristig stabilen Patienten sind halbjährliche Kontrollen ausreichend. [b] Bei potenziell neurotoxischen Kombinationen, z. B. mit Antipsychotika, sind ggf. auch häufigere Kontrollen ratsam; bei langfristig stabil eingestellten Patienten sind auch deutlich längere Kontrollintervalle möglich. [c] Unter bestimmten Umständen (z. B. Fieber, Durchfälle) sind häufige Kontrollen ratsam. [d] Bei älteren Patienten sind häufigere Kontrollen ratsam. [e] Diese Kontrollen sind laut Hersteller nur erforderlich, wenn die 4-Wochen-Kontrolle pathologische Werte aufgewiesen hat. [f] Zusätzlich sinnvoll im Falle von Nichtwirksamkeit oder Incompliance.

damit verbundene Reduktion der D_2-rezeptorvermittelten Neurotransmission.

Durch die D_2-Rezeptorblockade werden die folgenden prototypischen Wirkungen **und** Nebenwirkungen erzeugt:

Wirkungen
- Verminderung von Wahrnehmungsstörungen (z. B. Halluzinationen), inhaltlichen Denkstörungen (v. a. Wahn), bizarrem Verhalten (v. a. durch antagonistische Wirkung auf das mesolimbische Dopaminsystem)
- Positive Beeinflussung katatoner Syndrome
- Positive Beeinflussung einiger Hyperkinesen (z. B. Tics)

Nebenwirkungen
- Extrapyramidal-motorische Störungen (EPMS) (durch Hemmung des nigrostriatalen Dopaminsystems)
  - Frühdyskinesien, Dystonien
  - Parkinsonoid
  - Akathisie und Tasikinesie
  - Tardive Dyskinesien (Spätdyskinesien)

- Hyperprolaktinämie, sexuelle Funktionsstörungen (durch Antagonismus im tuberoinfundibulären Dopaminsystem)
- Sekundäre Negativsymptomatik (durch Beeinflussung des mesokortikalen Systems); bei regelmäßiger Behandlung von Patienten mit einer Schizophrenie kann aber die primäre Negativsymptomatik positiv beeinflusst werden

Antipsychotika können nach verschiedenen Gesichtspunkten eingeteilt werden. Am häufigsten werden sie nach ihrem klinischen Profil unterschieden. Die Unterteilung in konventionelle Antipsychotika und »Atypika« ist zwar klinisch weiterhin sehr gebräuchlich, aber unscharf und kaum klar definiert. Sie sollte daher eigentlich vermieden werden. Der Begriff »Erst- oder Zweitgenerations-Antipsychotikum« ist weniger suggestiv.

- **Konventionelle Antipsychotika** (Antipsychotika der ersten Generation, FGA): Substanzen, die neben einer antipsychotischen Wirkung in entsprechender therapeutischer Dosierung auch ein hohes Risiko für das Auftreten beeinträchtigender EPMS aufweisen

◻ Tab. 10.15 Chemische Einteilung wichtiger Vertreter klassischer Antipsychotika

Phenotiazine			Thioxanthene		Butyrophe-none	Diphenylbutylpiperidene
Aliphatisch	Piperidyl	Piperazinyl	Aliphatisch	Piperazinyl		
Chlorpromazin	Thioridazin	Fluphenazin	Chlorprothixen	Zuclopenthixol	Benperidol	Pimozid
Promethazin		Perphenazin		Flupentixol	Bromperidol	Fluspirilen
Levomepro-mazin		Perazin			Haloperidol	
					Melperon	
					Pipamperon	

- **»Atypika«** (Antipsychotika der zweiten Generation, SGA): Substanzen, die bei nachgewiesener antipsychotischer Wirksamkeit keinerlei oder kaum EPMS verursachen. Dies trifft in dieser Form lediglich für Clozapin zu. Man hat schließlich den Begriff dahingehend erweitert, dass auch Substanzen mit einem vergleichsweise günstigen Wirkungs- zu EPMS-Verhältnis als »atypisch« bezeichnet wurden; bisweilen wurden auch weitere Kriterien postuliert:
  - Geringes Risiko für Prolaktinerhöhung
  - Bessere Wirksamkeit als konventionelle Antipsychotika gegen die psychotische Symptomatik
  - Zusätzlich positive Wirkungen auf die Negativsymptomatik bzw. die Kognition

> **Der Nachweis insbesondere der beiden letzten Forderungen ist allerdings in den meisten Fällen zumindest in Bezug auf die klinische Relevanz eher negativ oder invers ausgefallen.**

10.4.1 Konventionelle Antipsychotika

Die klassischen/konventionellen Antipsychotika lassen sich nach ihrer chemischen Grundstruktur einteilen in Phenothiazine, Thioxanthene, Butyrophenone und Diphenylbutylpiperidene (◻ Tab. 10.15).

Wie bei den Antidepressiva hat diese traditionelle Klassifikation nach chemischer Struktur eine gewisse Berechtigung, da sich einige klinische Eigenschaften ableiten lassen:

Alle **Phenotiazine** (außer Promethazin) sind unselektive D_2-Antagonisten. Sie besitzen eine 3-fache 6-Ring-Grundstruktur mit unterschiedlichen Seitenketten; sie sind demnach unterschiedlich zu den 3-fach-7-Ringstrukturen der TZA und der Dibenzepine (▶ Abschn. 10.4.2):
- Phenothiazine mit **aliphatischer Seitenkette**:
  - Eher niedrige Bindungsaffinität zum D_2-Rezeptor (z. B. Promethazin ist das einzige »Antipsychoti-

kum« mit vernachlässigenswerten Affinitäten zum D_2-Rezeptor)
  - Erhebliche anticholinerge und antihistaminerge Effekte speziell chlorierter Vertreter
- Phenothiazine mit **Piperidylseitenkette**:
  - Moderate D_2-Rezeptoraffinität bei gleichzeitig starker anticholinerger Wirkkomponente
  - Thioridazin muss – u. a. wegen starker anticholinerger Nebenwirkungen und kardialer Probleme – als eine der komplikationsreichsten Substanzen angesehen werden
- Phenothiazine mit **Piperazinylseitenkette**:
  - Höchstes Verhältnis von D_2-Rezeptor- zu Muskarin- und Histaminrezeptoraffinität
  - Geringe Dosen sind nötig, um hohe Rezeptorbesetzungen zu erreichen
  - Aber ebenfalls keine Selektivität für D_2-Rezeptoren

Thioxanthene gehören wie die Phenothiazine zu den trizyklischen Antipsychotika mit 3-fach-Ring-Grundstruktur. Es gibt Substanzen mit aliphatischer Seitenkette (Chlorprothixen) und Piperazinylseitenkette (Zuclopenthixol, Flupentixol). Erstgenannte haben eine niedrigere D_2-Rezeptoraffinität. Sie sind ebenfalls unselektiv und haben anticholinerge Eigenschaften.

Butyrophenone unterscheiden sich strukturchemisch deutlich gegenüber den trizyklischen Antipsychotika. Zu den Butyrophenonen gehören mit Haloperidol (hochaffine Substanz) und Melperon (niederaffine Substanz) die bekanntesten Vertreter konventioneller Antipsychotika. Benperidol, das ebenfalls in diese Gruppe gehört, ist unter den in Deutschland verfügbaren Antipsychotika die Substanz mit der höchsten D_2-Rezeptoraffinität. Butyrophenone mit niedriger D_2-Rezeptoraffinität zeigen nur sehr geringe anticholinerge Wirkung, weswegen weniger Nebenwirkungen (außer den dopaminbezogenen Nebenwirkungen) und Komplikationen auftreten als bei anderen konventionellen Antipsychotika. Sie sind aber ebenfalls nicht selektiv für den D_2-Rezeptor.

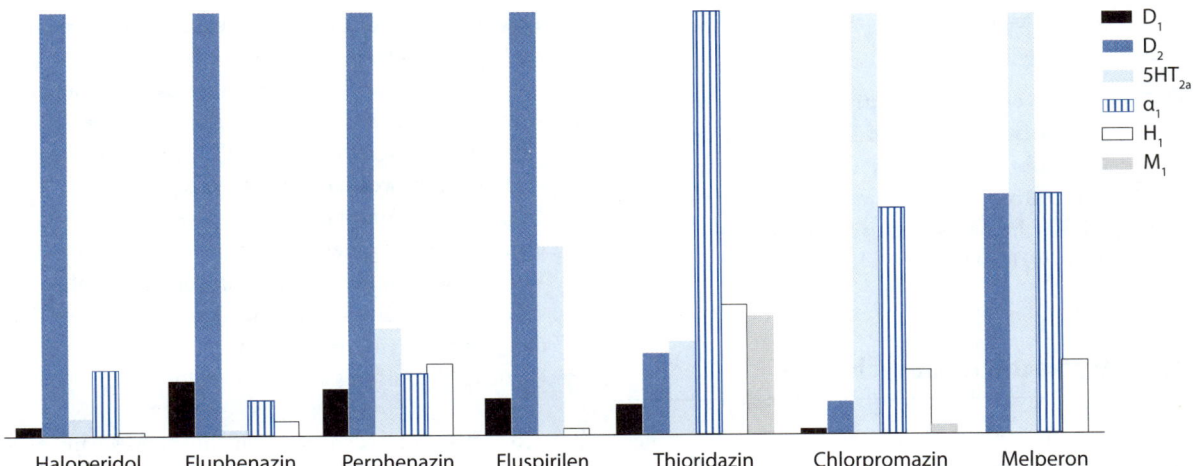

Abb. 10.1 Relative Affinitäten an humanen Neurotransmitterrezeptoren (relativ zur Bindung mit der höchsten Affinität). (Zusammengestellt aus Daten von Richelson 1984 sowie Richelson u. Souder 2000)

Zur Gruppe der **Diphenylbutylpiperidene** gehören Fluspirilen und Pimozid. Diese zeigen eine hohe Affinität am D_2-Rezeptor bei geringer Wirkung auf sonstige Rezeptorsysteme. Fluspirilen besitzt eine lange Halbwertszeit von einer Woche und wird lediglich als i.m.-Formulierung angeboten.

Kein konventionelles Antipsychotikum wirkt selektiv auf den D_2-Rezeptor (**Abb. 10.1**). Je nach Ausprägung der antihistaminergen und antiadrenergen Wirkkomponenten bedingen manche Antipsychotika auch eher sedierende Effekte. Daher werden einige Antipsychotika eher als Sedativa denn als Antipsychotika eingesetzt. Es kann somit eine weitere Einteilung der konventionellen Antipsychotika anhand ihrer Wirkstärke gegenüber produktiv psychotischer Symptomatik, der sog. **neuroleptischen Potenz**, vorgenommen werden. Je höher die neuroleptische Potenz, desto höher die D_2-Rezeptoraffinität oder das Verhältnis von D_2-Rezeptoraffinität zu sonstigen Rezeptorbindungen und desto niedriger die Sedierung.

»Neuroleptische Potenz« – Historisch begründeter Begriff, mit dessen Hilfe Antipsychotika unter Berücksichtigung der Blockade D_2-artiger Dopaminrezeptoren und antipsychotischer Wirksamkeit bezogen auf die verwendete Dosis eingeteilt werden in nieder-, mittel- und hochpotenten Substanzen. Obgleich ähnliche Affinitätsverhältnisse bei Zweitgenerationsantipsychotika bestehen, wird der Begriff »neuroleptische Potenz« nur bei konventionellen Antipsychotika benutzt (**Tab. 10.16**).

Hochpotente Antipsychotika zeigen in niedriger bis moderater Dosierung eine gute antipsychotische Wirksamkeit ohne sedierende Effekte. Sie werden in erster Linie zur Behandlung produktiver psychotischer Symptomatik eingesetzt.

Niederpotente Antipsychotika, die sich durch ihre sedierenden Eigenschaften auszeichnen, werden v. a. einge-

Tab. 10.16 Einteilung der wichtigsten klassischen Antipsychotika nach »neuroleptischer Potenz«

Niederpotent	Mittelpotent	Hochpotent
Chlorpromazin (100)	Perazin (130)	Benperidol (1)
Chlorprothixen (120)	Zuclopenthixol (20)	Bromperidol (2)
Levomepromazin (100)		Flupentixol (2)
Melperon (100)		Fluphenazin (2)
Pipamperon (130)		Fluspirilen (3)
Prothipendyl		Haloperidol (2)
Thioridazin (130)		Perphenazin (10)
		Pimozid (2)

In Klammern sind die Chlorpromazin-Äquivalente angegeben.

setzt zur Schlafförderung, Beruhigung und Verminderung aggressiver Erregungszustände. Eine antipsychotische Wirkung ist bei klinisch üblichen Dosen kaum zu erwarten.

Mittelpotente Antipsychotika verbinden sowohl antipsychotische als auch sedierende Eigenschaften. Sie können effektiv bei stark angespannten psychotischen oder manischen Patienten eingesetzt werden.

Bei der Beurteilung der neuroleptischen Potenz wird häufig der Begriff der **Chlorpromazin-Äquivalenzdosis** verwendet.

Chlorpromazin-Äquivalenzdosis – Sie sagt aus, wie viel mg einer Substanz notwendig sind, um den klinisch antipsychotischen Effekt von 100 mg Chlorpromazin zu erzielen.

Für die klinische Charakteristik ist aber weniger die absolute Chlorpromazin-Äquivalenzdosis wichtig als vielmehr das Verhältnis der D_2-Rezeptor zu α_1- und H_1-Rezeptorblockade.

> Für die konventionellen Antipsychotika wird als optimaler Dosisbereich in der Pharmakotherapie der Schizophrenie eine Tagesdosis zwischen 300 und 800 mg Chlorpromazin-Äquivalenten angegeben. In diesem Dosisbereich besteht ein hohes Risiko für EPMS.

10.4.2 Atypische Antipsychotika

Atypische Antipsychotika zeichnen sich durch ein verbessertes Verhältnis von antipsychotischer Wirksamkeit zum Nebenwirkungsrisiko aus. Dieses kann durch verschiedenste Mechanismen bedingt sein:

- Anticholinerge Wirkkomponente (sicher kein anzustrebendes Prinzip wegen der Nebenwirkungen)
- Höhere Bindungsaffinität zu $5HT_2$-, insbesondere $5HT_{2A}$-Rezeptoren, als zum D_2-Rezeptor
- Eher niedrige Affinitäten zum D_2-Rezeptor im Vergleich zum endogenen Dopamin
- Wirkungsentfaltung vorrangig in den mesolimbischen und mesokortikalen Projektionen, weniger in den nigrostrialen Projektionen
- Partieller Agonismus am D_2-Rezeptor

Je nach Substanz werden unterschiedliche Mechanismen für den »atypischen« Wirkeffekt verantwortlich gemacht (◻ Tab. 10.17).

◻ **Tab. 10.17** Atypische Antipsychotika

Substanz	Charakteristika/Besonderheiten
Amisulprid (z. B. Solian®)	— Selektive Blockade von $D_{2/3}$-Rezeptoren v. a. im mesolimbischen und tuberoinfundibulären System — In niedriger Dosierung vermutlich präferenzielle Bindung an präsynaptische Dopaminrezeptoren mit Steigerung der Dopaminausschüttung (Wirkung auf Negativsymptomatik und Depression) — Zur spezifischen Behandlung von Negativsymptomen: Dosisempfehlung 400 mg/Tag oder weniger — Zur Behandlung der Positivsymptomatik: Dosen bis zu 1200 mg/Tag. **Cave**: Dieser Dosisbereich kann bereits erhebliche EPMS erzeugen — Aufgrund hoher Rezeptorselektivität und renaler Ausschüttung gute Alternative bei Leberfunktionsstörungen, problematischen Wechselwirkungssituationen oder komplizierten Begleiterkrankungen — Problematisch: deutlich höhere Prolaktinausschüttung im Vergleich zu anderen Präparaten
Aripiprazol (Abilify®)	— Derzeit einziger vollständiger D_2-(und auch $5HT_{1A}$-)Partialagonist — Bindet wegen hoher Affinität schon bei niedrigen Dosen mit über 80 % am D_2-Rezeptor — $5HT_{2A}$-Rezeptorantagonismus — Wirksamkeit auf Positivsymptomatik (evtl. auch Negativsymptomatik) und bei depressiven Symptomen; antimanische Wirkung — Keine Sedierung, soll die kognitive Leistungsfähigkeit moderat verbessern — Keine nennenswerte Affinität zu Acetylcholinrezeptoren
Asenapin (Sycrest®)	— Antagonist an $D_{2/3}$ und $5HT_{2A}$-Rezeptoren — Deutlicher $5HT_{2C}$-Antagonismus — Darüber hinaus relevante Bindung an verschiedensten Noradrenalin-, Serotonin- und Histamin-Rezeptoren — Zugelassen für mäßige bis schwere manische Episode — Keine Zulassung für die Schizophrenie — Somnolenz und Gewichtszunahme entsprechend Rezeptorprofil deutlich vorhanden — QTc-Zeit-Verlängerungen beachten
Clozapin (z. B. Leponex®)	— Substanz mit dem eindeutigsten atypischen Profil — Deutlich anticholinerge Wirkkomponente — Sehr niedrige D_2-Rezeptoraffinität bei gleichzeitig höherer $5HT_{2A}$-Affinität — Seltene, aber gefährliche Komplikation der Agranulozytose — Vergleichsweise hohe Inzidenz für zerebrale Krampfanfälle — Beeinträchtigungen aufgrund von Sedierung, Orthostase, Speichelfluss, deutlicher Gewichtszunahme, metabolischem Syndrom usw. — Myokarditiden und Pankreatitiden als mögliche Komplikationen — Hinweise auf antisuizidale Wirksamkeit
Olanzapin (Zyprexa®)	— Hohes $5HT_2/D_2$-Antagonismus-Verhältnis und moderate Affinität am D_2-Rezeptor — Sedierende Wirkung — Neben antipsychotischer auch antimanische Wirkung — Problematisch: Potenzial zu erheblichen Gewichtszunahmen und zur Entwicklung eines metabolischen Syndroms — Liegt auch als i.m.-Formulierung sowie in Depotform vor. **Cave**: keine Anwendung der i.m.-Formulierung bei kardial instabilen Patienten; Anwendung von Benzodiazepinen erst 1 h nach Injektion

◻ Tab. 10.17 Fortsetzung

Substanz	Charakteristika/Besonderheiten
Paliperidon (Invega®)	— Als 9-Hydroxy-Risperidon aktiver Hauptmetabolit von Risperidon (entsprechend pharmakodynamisch ähnliches Profil wie Risperidon) — Liegt als Retardformulierung vor, sodass eine tägliche Einmalgabe ohne anfängliche Dosistitration möglich ist — Durch Bildung einer gemeinsamen Festbetragsgruppe mit Risperidon (oral) ohne entsprechende Preissenkung durch den Hersteller werden die Kosten für Paliperidon (oral) nur zu einem kleinen Teil von der gesetzlichen Krankenkasse erstattet — Eine veresterte Depotform ist verfügbar und wird von den GKV erstattet
Quetiapin (Seroquel®, Seroquel prolong®)	— Verdacht auf Blockade von H_1-Rezeptoren — Hohes $5HT_2/D_2$-Rezeptor-Antaganonismus-Verhältnis und sehr niedrige Affinität zum D_2-Rezeptor — Sehr häufig Sedierung und Benommenheit, besonders zu Behandlungsbeginn — Neben antipsychotischer auch antimanische und antidepressive Wirkungen (augmentativ und bei bipolarer Störung) — Weitere häufige Nebenwirkung: orthostatische Hypotonie — Neue Formulierung Seroquel prolong®; Vorteile: tägliche Einmalgabe zur Nacht und schnelles Erreichen der therapeutischen Zieldosis von 600 mg schon am 2. Tag der Therapie möglich
Risperidon (Risperdal®)	— Kombinierter $5HT_2/D_2$-Antagonist — Zuverlässige antipsychotische Wirkung bei nur mäßiger Sedierung — Auch zur Akutbehandlung manischer Episoden bei bipolaren Störungen zugelassen; Hinweise auf antidepressive Wirkung (im Rahmen einer Augmentationstherapie) — Häufig orthostatische Dysregulation in der Eindosierungsphase — Höhere EPMS-Rate als bei Aripiprazol, Clozapin, Olanzapin und Quetiapin — Relativ häufig Prolaktinerhöhung mit sexuellen Nebenwirkungen — Vorsicht v. a. bei Patienten mit Bluthochdruck, kardiovaskulären Erkrankungen und vaskulärer Demenz (unter Risperidon signifikant höhere Frequenz zerebrovaskulärer Ereignisse und Mortalität) — Eine Depotform ist vorhanden
Sertindol (Serdolect®)	— Kombinierter $5HT_2/D_2$-Antagonist — Mindestens gleichwirksam zu konventionellen Antipsychotika — 1998 vom Markt genommen wegen Berichten über massive QTc-Zeit-Verlängerungen; seit 2006 unter Auflagen wieder eingeführt — Einsatz nur bei Patienten mit mindestens einem vorangegangenen nicht zufriedenstellenden Therapieversuch mit einem anderen Antipsychotikum und sicheren QTc-Zeiten (siehe Zulassungsbeschränkung) — Muss derzeit als **Reserveantipsychotikum** angesehen werden
Ziprasidon (Zeldox®)	— Hat nach Clozapin das höchste $5HT_2/D_2$-Verhältnis der Atypika bei jedoch absolut noch hoher – dem Risperidon – vergleichbarer Affinität am D_2-Rezeptor — Hat die höchste Affinität zu $5HT_{1A/D}$-Rezeptoren sowie einen moderaten blockierenden Effekt auf Serotonin- und Noradrenalintransporter (soll Antrieb und Kognition positiv beeinflussen) — Höhere EPMS-Rate (v. a. Akathisie) als bei Aripiprazol, Clozapin, Olanzapin und Quetiapin — Problematisch: **QTc-zeitverlängerndes Risiko** — **Cave:** Anwendung nur unter regelmäßigen EKG-Kontrollen; die QTc-Zeit zu Therapiebeginn sollte unter 450 ms (Männer) bzw. unter 470 ms (Frauen) liegen; Behandlungsabbruch bei QTc-Intervallen von >500 ms — Weitere charakteristische Nebenwirkungen: Rhinitis und Verminderung des Ejakulats — Sollte wegen besserer Resorption zum Essen eingenommen werden
Zotepin (Nipolept®)	— Dibenzothiepin (trizyklisches Antipsychotikum) mit kombiniertem $5HT_{2A/C}/D_2$-Antagonismus — Nimmt eine Mittelstellung zwischen konventionellen Antipsychotika und Atypika ein — Gesicherte Wirkung auf schizophrene Positiv- und Negativsymptome — Mäßig sedierende Wirkung Problematisch sind: — Relativ hohe EPMS-Rate (wird dosisabhängig mit bis zu 10 % angegeben) — Ausgeprägte anticholinerge Eigenschaften mit den entsprechenden Nebenwirkungen und Anwendungsbeschränkungen — Erniedrigung der Krampfschwelle — Orthostatische Dysregulationen

◘ Tab. 10.18 Nebenwirkungen und Komplikationen von Antipsychotika (wiedergegeben ist nicht die absolute Häufigkeit, sondern die Relevanz, bestehend aus relativer Wahrscheinlichkeit und Gefährlichkeit)

Nebenwirkungen	Amisulprid (z. B. Solian®)	Aripiprazol (Abilify®)	Clozapin (z. B. Leponex®)	Flupentixol (z. B. Fluanxol®)	Fluphenazin (z. B. Dapotum®)	Haloperidol (z. B. Haldol®)	Levomepromazin (z. B. Neurocil®)	Melperon (z. B. Eunerpan®)	Olanzapin (Zyprexa®)	Quetiapin (Seroquel®, Seroquel Prolong®)	Risperidon (Risperdal®)	Thioridazin (z. B. Melleril®)	Ziprasidon (Zeldox®)
Sedierung	-	-	+++	+	+	+	+++	+++	++	++	+	+++	+
EPMS	++	+	-	+++	+++	+++	+–++	+	+	-	++	+	++
Akathisie	++	++	-	+++	+++	+++	+	+	+	-	++	+	++
Orthostase	-	+	++	+	+	+	+++	+++	+	+	+++	+++	+
Arrhythmien/EKG-Veränderungen	+	+	++	++	++	++	++	+	++	+	+	++++	+++
Anticholinerge Effekte	-	-	++	+	+	-	+++	-	++	+	-	+++	-
Metabolische Effekte/ Gewichtszunahme	+	-	++++	+	+	+	++	+	+++	++	++	+++	-
Prolaktinerhöhung	++++	-	-	+++	+++	+++	+	+	++	-	+++	+	+
Blutbildveränderungen	-	-	++++	+	+	+	+	+	++	+	+	+	(+)

+++: hohes Risiko; ++: mittleres Risiko; + geringes Risiko; -: sehr geringes oder kein Risiko.

Die Atypika sollten dabei eine den konventionellen Antipsychotika zumindest vergleichbare antipsychotische Wirkung haben. Ob eine klinische Überlegenheit in Bezug auf Negativsymptome oder kognitive Einschränkungen vorhanden ist, muss für die meisten Atypika bezweifelt oder verneint werden.

Ihrer chemischen Struktur nach gehören einige der Atypika, die **Dibenzepine** (z. B. Clozapin, Zotepin, Olanzapin, Quetiapin), ebenfalls zu den trizyklischen Antipsychotika. Jedoch besitzen die Dibenzepine eine von den klassischen trizyklischen Antipsychotika abweichende 3-dimensionale Molekülstruktur.

Von trizyklischen Antidepressiva lassen sich unter den Atypika die **Benzamide** (Amisulprid, Sulpirid) und weitere **chemisch neuartige Antipsychotika** wie Aripiprazol, Risperidon, Sertindol, und Ziprasidon abgrenzen.

Das neu zugelassene **Asenapin** nimmt eine gewisse Sonderstellung ein. Als tetrazyklische Substanz ähnelt es dem Mirtazapin. Es bewirkt u. a. einen D_2- und $5HT_2$-Rezeptorantagonismus sowie auch eine Reihe anderer Rezeptorwirkungen (so auch H_1- und $5HT_{2c}$-Antagonismus). Die Wirksamkeit im Rahmen der Schizophrenie scheint eher weniger ausreichend. Es wurde zur Behandlung der manischen Episode bei bipolarer affektiver Störung zugelassen und ist somit kein Antipsychotikum im Begriffssinn.

10.4.3 Nebenwirkungen

Im Therapieverlauf können sich die Nebenwirkungen der Antipsychotika (◘ Tab. 10.18) durchaus verändern. Sie können zum einen im Sinne einer Toleranz abnehmen (z. B. Sedierung), als auch an Ausprägung und Schwere zunehmen (z. B. Gewichtszunahme) oder sich auch erst spät im Verlauf einstellen (z. B. Spätdyskinesien). Viele Nebenwirkungen sind durch die direkten Rezeptorwirkungen erklärbar (EPMS durch D_2-Antagonismus; anticholinerge Effekte; Sedierung über H_1 und α_1; ◘ Tab. 10.2).

■ **Extrapyramidal-motorische Störungen (EPMS)**

Extrapyramidal-motorische Störungen gehören zu den die Patienten am meisten beeinträchtigenden Nebenwirkungen (◐ Tab. 10.19) und treten meist bei **hochpotenten konventionellen** Antipsychotika auf, deutlich seltener aber auch dosisabhängig bei einigen der atypischen Antipsychotika (z. B. Risperidon und Amisulprid). Es ist zu berücksichtigen, dass tardive Dyskinesien weitestgehend irreversibel sind; deren Risiko erhöht sich durch die feste Kombination aus hochpotenten konventionellen Antipsychotika und einem Anticholinergikum, z. B. Biperiden, sodass diese Kombination als obsolet anzusehen ist. Diese Kombination eines Antipsychotikums mit dem »Antidot« für EPMS ist leider aber noch weit verbreitet.

■ **Sedierung**

Sedierende Effekte werden vorrangig durch einen H_1- und α_1-Antagonismus hervorgerufen. Bei niederpotenten konventionellen Substanzen stellen diese »Nebenwirkungen« den Hauptteil der Wirkung dar, weswegen diese insbesondere als Hypnotika oder bei Erregungszuständen z. B. im Rahmen einer Manie eingesetzt werden.

Im Falle der atypischen Antipsychotika zeigen v. a. Zotepin, Quetiapin, Clozapin und Olanzapin ein Wirkprofil mit sedierenden Begleiteffekten.

■ **Herzrhythmusstörungen**

Direkte Wirkungen der Antipsychotika auf Natrium- und Kaliumkanäle des kardialen Reizleitungssystems können zur QTc-Zeit-Verlängerung mit dem erhöhten Risiko po-

◐ **Tab. 10.19** Antipsychotikainduzierte EPMS

EPMS	Beschreibung	Häufigkeit	Typischer Beginn	Behandlungsempfehlung
Akute Dystonie, Frühdyskinesie	Verkrampfungen speziell im Zungen- und Schlundbereich, Halsbereich (Tortikollis), im Bereich der Rumpfmuskulatur (Pisa-Syndrom), der Gesichts- und Kiefermuskulatur (Trismus), Blickkrämpfe, Opisthotonus. Können sehr quälend und schmerzhaft sein, in seltenen Fällen können Schlundkrämpfe zum Bolustod führen. Seltener choreatiforme Störungen	Etwa 2–17 % Deutlich dosisabhängig: bei höher dosierter konventioneller Antipsychotikamedikation bis zu 50 % Besonders gefährdet: Junge und männliche Patienten	1. Woche	Rückgang der Symptomatik in der Regel nach Injektion von 1 bis 2 mg Biperiden. Die Dosis bzw. die Wahl der Substanz muss sofort angepasst werden
Medikamentös induziertes Parkinsonoid	Trias aus Rigor, Hypokinese und Tremor. In der Regel symmetrisches Auftreten der Symptome. Symptomatik korreliert mit der Potenz und Dosis der Medikation	Etwa 15–20 % Bevorzugtes Auftreten bei Frauen	1.–10. Woche	Dosisreduktion oder Umsetzen des Antipsychotikums. Anticholinergika wirken zwar auf die Symptomatik, jedoch nicht so gut wie bei den Frühdystonien
Akathisie/ Tarsikinesie	Sitz- und/oder Bewegungsunruhe. Eines der subjektiv am wenigsten tolerierbaren Nebenwirkungen	Etwa 20 %	1.–7. Woche	Anticholinergika helfen kaum. Benzodiazepine helfen rasch und z. T. mit gutem Effekt, können aber nur für kurze Zeit gegeben werden. Hinweise auf einen moderaten Effekt von Cyproheptadin, Propranolol oder Vitamin E (»off-label«). Am sinnvollsten: Dosisanpassung bzw. Umstellung auf ein Präparat mit weniger antidopaminerger Affinität

◼ **Tab. 10.19** Fortsetzung

EPMS	Beschreibung	Häufigkeit	Typischer Beginn	Behandlungsempfehlung
Tardive Dys-kinesie (Spät-dyskinesie)	Repetitive und stereotype Dyskinesien (Schmatz-, Mümmel- oder Kaubewegungen). An den Extremitäten: leichte Rollbewegungen der Hand bis zu massiven athetotisch anmutenden Symptomen. Das Ausmaß wird durch Absetzen bzw. Dosisreduktion eher verstärkt als vermindert. Zur Früherkennung kann der »Zungenruhighaltetest« herangezogen werden	Etwa 15–20 % (Inzidenz unter konventionellen Antipsychotika: ca. 5,5 %/Jahr; bei Atypika niedrigere Inzidenz). Besonders gefährdet sind ältere Frauen und Patienten mit hirnorganischer Vorschädigung	In der Regel nach langjährigem Konsum von meist konventionellen hochpotenten Antipsychotika (ab ca. 2-jähriger Dauerbehandlung). Dauerhafte Anticholinergikamedikation erhöht das Risiko des Auftretens	Sind weitestgehend irreversibel. Umstellung auf Clozapin oder Quetiapin kann hilfreich sein. Positive Wirkungen wurden von α-Methyldopa berichtet (jedoch massive vegetative Nebenwirkungen). Benzodiazepine inklusive Temazepam bringen Erleichterung. Lithium soll hilfreich sein. Einsatz selektiver D_2-Rezeptorantagonisten (z. B. Tiapridex) führt zunächst zu einer Linderung, verstärkt jedoch später wieder die Symptomatik

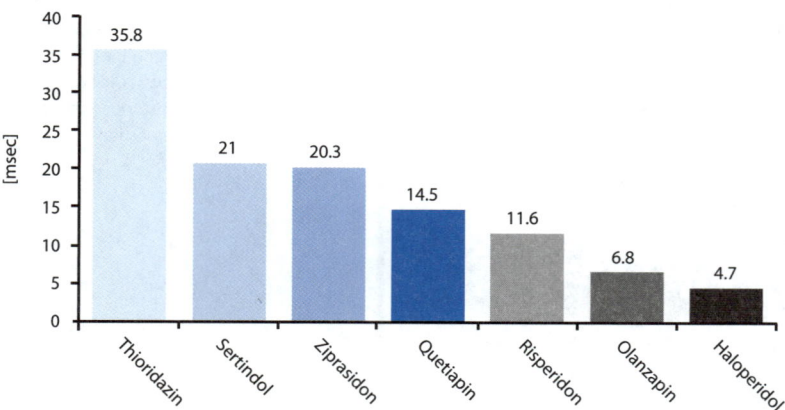

◼ **Abb. 10.2** Veränderung von QTc-Zeiten für verschiedene Antipsychotika. (©Bristol-Myers Squibb GmbH & Co KG)

tenziell tödlicher Kammertachyarrhythmien (Torsades de pointes) führen. Die durch Antipsychotika verursachten QTc-Zeit-Verlängerungen sind als relevanter anzusehen als die der Antidepressiva. Der antipsychotikainduzierte plötzliche Herztod ist als hochrelevante Komplikation einzuschätzen.

Ein Maß, das zur Abschätzung des arrhythmogenen Risikos oft herangezogen wird, ist die **QTc-Zeit:**

- Werte von >440 ms (Männer) bzw. >450 ms (Frauen) sind prinzipiell mit einem höheren Arrhythmierisiko verbunden
- Ab 480 ms (bzw. Erhöhung um 60 ms seit der Ausgangsmessung) nimmt das Risiko für den plötzlichen Herztod deutlich zu; ab solcher Werte sollte die Medikation daher umgestellt werden; **Cave**: Normwertige QTc-Zeiten schützen nicht vor schwerwiegenden Arrhythmieereignissen; das Risiko des plötzlichen

Herztods korreliert nicht direkt mit einer Erhöhung der QTc-Zeit

Antipsychotika steigern das Risiko für einen plötzlichen Herztod um das 2- bis 3-Fache, wobei das Risiko aber substanz- und dosisabhängig ist (◼ Abb. 10.2). Insbesondere für Thioridazin besteht ein deutlich erhöhtes Risiko, gefolgt von Pimozid und einigen Atypika wie Sertindol und Ziprasidon.

> **Regelmäßige EKG-Kontrollen sollten durchgeführt werden, besonders bei Risikopatienten, Risikosubstanzen und kritischen Wirkstoffkombinationen. Für Sertindol bestehen klare Vorgaben, für Ziprasidon Empfehlungen, ab welcher QTc-Zeit Patienten nicht behandelt**

werden dürfen. Haloperidol sollte intravenös nur noch unter Monitorkontrolle verabreicht werden.

Auch M_2-Rezeptoren vermittelte kardiale anticholinerge Effekte haben ein arrhythmogenes Potenzial und können Tachykardien, supraventrikuläre Extrasystolen und AV-Überleitungsstörungen bedingen.

■ **Sonstige Herz-Kreislauf-Risiken**

Insbesondere Präparate mit deutlichen α_1-antagonistischen Effekten (v. a. Thioridazin, aber auch Risperidon, Clozapin und Quetiapin) und eine schnelle Auftitration können zur **orthostatischen Hypotension mit reflektorischer Tachykardie** führen. Dadurch sind die Sturz- und Verletzungsgefahr, besonders bei älteren Patienten, erhöht. Muss trotzdem an dem Präparat festgehalten oder das akute Auftreten der Nebenwirkungen behandelt werden, kann Dihydroergotamin eingesetzt werden. Häufig entwickelt sich für diese Nebenwirkung im Behandlungsverlauf eine Toleranz.

Seltene, aber schwerwiegende Komplikationen unter Antipsychotikatherapie sind antipsychotikainduzierte **Myokarditiden** und **Kardiomyopathien**. Das Risiko ist v. a. erhöht bei Clozapin, wahrscheinlich aber auch bei Antipsychotika wie Fluphenazin, Chlorpromazin, Pimozid, Risperidon, Olanzapin, Haloperidol und Thioridazin.

Zudem besteht unter Antipsychotikatherapie häufig ein erhöhtes Risiko einer koronaren Herzkrankheit.

■ **Stoffwechselstörungen**

Metabolische Nebenwirkungen sind insbesondere im Rahmen der Effizienz-Diskussion von Atypika diskutiert worden, können aber auch bei vielen konventionellen Antipsychotika auftreten. Insbesondere aber bei einigen atypischen Antipsychotika können Gewichtszunahme, Insulinresistenz, Diabetes mellitus und Dys-/Hyperlipidämien erhebliche Ausmaße erreichen (▶ Kap. 41). Vor allem unter einer Therapie mit Clozapin oder Olanzapin kann es zu Gewichtszunahmen von 30 bis 40 kgKG kommen (bei jedoch hoher individueller Bandbreite) (◘ Abb. 10.3).

Insgesamt besteht dadurch ein deutlich erhöhtes Risiko für ein **metabolisches Syndrom**. Gemäß der Amerikanischen Diabetes Gesellschaft besteht in Hinblick auf metabolische Effekte folgende Risikohierarchie für die gebräuchlichsten Atypika:

- Höchstes Risiko: Clozapin und Olanzapin
- Mittleres Risiko: Quetiapin und Risperidon
- Niedriges Risiko: Aripiprazol und Ziprasidon

Durch die Stoffwechselstörungen ist das Risiko für ischämische Ereignisse (z. B. Myokardinfarkt oder zerebrale Ischämie) wesentlich erhöht.

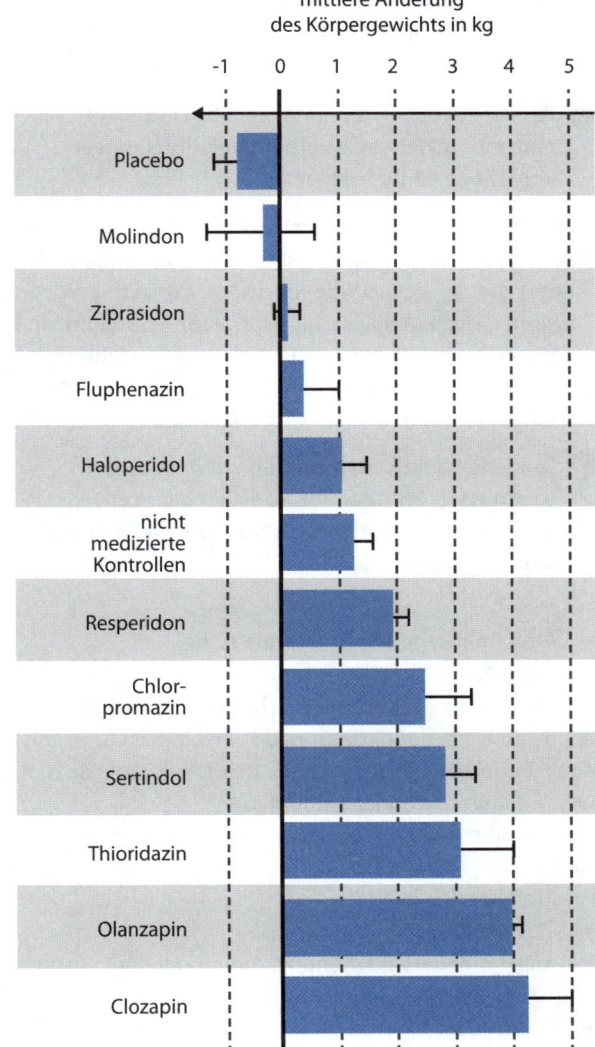

◘ **Abb. 10.3** Mittlere Gewichtszunahme nach 10 Wochen. (Walden u. van Calker 2009)

> **Tipp**
>
> Gewicht und Bauchumfang sollten unbedingt regelmäßig gemessen werden.

■ **Sexuelle Funktionsstörungen**

Relativ selten kann es unter einer Behandlung mit Antipsychotika zum Syndrom der inadäquaten ADH-Sekretion (**SIADH**) kommen (▶ Abschn. 41.10).

Des Weiteren kann der D_2-Rezeptorantagonismus im tuberoinfundibulären System zu einem Anstieg der **Prolaktinsekretion** führen mit der Folge von:

- Galaktorrhö (30–80 %)
- Amenorrhö (13–23 %)
- Sexuellen Erregungs- und Appetenzstörungen (bis zu 50 %)

- Osteoporotischen Prozessen
- Verstärkung einer Hypertonie
- Brustvergrößerungen (auch beim Mann)

> **Bei Patienten mit Mammakarzinom muss auf eine möglicherweise vorhandene Prolaktinsensitivität geachtet werden.**

Speziell substituierte Benzamide wie Sulpirid und Amisulprid, aber auch Risperidon und die konventionellen Antipsychotika zeigen die höchsten Prolaktinanstiege. Dagegen zeigen Aripiprazol, Ziprasidon, Clozapin und Quetiapin kaum Effekte auf die Prolaktinausschüttung.

Auch direkte antidopaminerge Wirkungen reduzieren die Libido und stören die Sexualfunktionen.

> **Sexuelle Funktionsstörungen gehören zu den wichtigsten Gründen für Non-Compliance! Unbedingt den Patienten darauf ansprechen und danach fragen!**

- **Anticholinerge (M_1-antagonistische) Nebenwirkungen**

Anticholinerge Effekte finden sich v. a. bei nieder- bis mittelpotenten Phenothiazinen und Thioxanthenen, in milderer Form können sie auch bei den Dibenzepinen (z. B. Olanzapin und Clozapin) auftreten.

Charakteristische anticholinerge Nebenwirkungen sind:

- Mundtrockenheit
- Obstipation
- Augeninnendruckerhöhung, Akkomodationsstörungen
- Harnverhalt
- Tachykardie, Arrhythmieneigung
- Delir

Damit einhergehende **Kontraindikationen** für die Anwendung entsprechender Substanzen sind:

- Pylorusstenose, paralytischer Ileus
- Engwinkelglaukom
- Prostatahypertrophie mit Harnretention, akuter Harnverhalt
- Demenz
- Höhergradige Rhythmusstörungen

- **Leberfunktionsstörungen**

Für viele Antipsychotika sind Transaminasenerhöhungen und Erhöhungen der alkalischen Phosphatase – meist als passagere Eindosierungseffekte ohne Krankheitswert – beschrieben. Insbesondere treten diese mit einer Häufigkeit von bis zu ca. 40 % bei Clozapin, Phenothiazinen und Thioxanthenen auf.

Transaminasenerhöhungen bis zum 3-Fachen des Normalbefundes sind tolerierbar. Darüber hinaus bzw. bei einem Ikterus oder bei Syntheseleistungsstörungen muss das Präparat abgesetzt und zu einem Präparat aus einer anderen chemischen Gruppe gewechselt werden.

Das Auftreten schwerwiegender, z. T. nekrotisierender arzneimittelinduzierter Hepatitiden ist sehr selten (Phenothiazine bis maximal 1 %; Butyrophenone: 0,002 %). Es können weiterhin schwere antipsychotikainduzierte Pankreatitiden auftreten (z. B. unter Clozapin).

- **Blutbildveränderungen**

Selten treten unter Antipsychotikatherapie Komplikationen wie Panzytopenien, gefährliche Thrombopenien und Agranulozytosen (Neutrophile <500/ml) auf. **Agranulozytosen** sind vorrangig für **Clozapin** bekannt. Unter Clozapin kommt es in bis zu 2 % der Fälle zur Agranulozytose, die unbedingt das Absetzen der Substanz erfordert. Leichte und passagere Neutropenien (<1500/ml), die unter laborchemischer Kontrolle nicht zum Absetzen des Medikaments zwingen, können in bis zu 22 % der Fälle auftreten. Solche Blutbildveränderungen treten meist innerhalb der ersten 18 Wochen nach Eindosierung auf. Während dieser Zeitspanne müssen daher wöchentliche Blutbildkontrollen stattfinden.

Auch für Olanzapin sind vergleichsweise überdurchschnittlich viele Neutropenien berichtet worden. Dabei sind besonders ältere Frauen sowie Patienten mit Kombinationstherapien, in denen andere Substanzen mit möglichen Effekten auf das hämatopoetische System verabreicht werden (z. B. TZA, Carbamazepin), besonders gefährdet.

In seltenen Fällen kann es bei sedierenden, niederpotenten Antipsychotika zur Ausbildung einer tiefen Beinvenenthrombose kommen, insbesondere bei Bettlägerigkeit des Patienten oder bei gleichzeitiger Einnahme oraler Kontrazeptiva.

- **Zentralnervöse Komplikationen**

Hauptsächlich durch Substanzen mit **anticholinerger Begleitkomponente** (nieder- bis mittelpotente Phenothiazine und Thioxanthene, in abgeschwächter Form Olanzapin und Clozapin) können Delirien ausgelöst werden. Gefährdet sind insbesondere Patienten mit zerebraler Vorschädigung wie Demenz, frühkindlichem Hirnschaden, Schädel-Hirn-Trauma oder Patienten postoperativ. Auch eine Polypharmazie begünstigt das Auftreten eines Delirs durch die Kumulation anticholinerger Wirkungsanteile.

Fast alle antipsychotischen Substanzen können die **Krampfschwelle senken**. Dies ist insbesondere für Phenothiazine mit aliphatischer Seitenkette sowie Clozapin beschrieben, in abgeschwächter Form auch für Zotepin und Olanzapin.

■ **Allergische, dermatologische und ophthalmologische Symptome**

Allergische und sonstige dermatologische Nebenwirkungen sind für beinahe jedes Antipsychotikum beschrieben. Speziell unter Therapie mit Phenothiazinen mit aliphatischer Seitenkette sowie unter Therapie mit Thioridazin wurden beobachtet:

━ Erhöhtes Risiko eines Arzneimittelexanthems
━ Lichtinduzierte Reaktionen mit akuter Rötung, aber (unter Dauertherapie) auch langfristige Pigmentablagerungen
━ Cornea- und Linsentrübungen sowie irreversible Retinopathien unter Thioridazin

■ **Einfluss auf suizidales Verhalten**

Der Einfluss von konventionellen und modernen Antipsychotika auf die Suizidalität wird kontrovers diskutiert. Die Studienlage ist diesbezüglich nicht eindeutig und methodisch limitiert. Trotz der häufig von einigen Autoren benannten Risiko-Erhöhung u. a. durch sekundäre AP-induzierte depressive Zustände scheint es insbesondere für moderne Antipsychotika einige Hinweise auf eher Suizidprotektive Effekte zu geben. Insbesondere für Clozapin liegt diesbezüglich eine positive Datenlage vor (Aguilar u. Siris 2007).

■ **Malignes neuroleptisches Syndrom**

Das maligne neuroleptische Syndrom ist eine sehr seltene lebensbedrohliche Komplikation mit Hyperthermie, Muskelrigidität und autonomer Instabilität, die sowohl bei konventionellen als auch bei atypischen Antipsychotika (auch unter Clozapin) auftreten kann (▶ Abschn. 48.2.5).

10.4.4 Anwendungsgebiete, Kontraindikationen und Kontrolluntersuchungen

Antipsychotika haben ein sehr breites Indikationsspektrum (◘ Tab. 10.20).

Bei hochpotenten und atypischen Substanzen stellt therapeutisches Drugmonitoring (TDM) eine wertvolle Unterstützung bei der Dosisfindung, Klärung von Nebenwirkungen und Wechselwirkungen sowie der Compliance dar (◘ Tab. 10.21). Bei niederpotenten Substanzen wird die Dosis in der Regel durch die direkt erkennbare Klinik bzw. Substanzwirkung gesteuert, sodass TDM hier keinen hohen Stellenwert hat.

Aufgrund des Risikoprofils der Antipsychotika sind regelmäßige klinische, laborchemische und elektrophysiologische Kontrolluntersuchungen unerlässlich (◘ Tab. 10.23).

◘ **Tab. 10.20** Indikationsgebiete für Antipsychotika[a, b]

Indikation	Präparat
Schizophrenie Akute und chronische Symptomatik Rückfallprophylaxe	Amisulprid (alle Präparate) Aripiprazol (Abilify®) Benperidol (alle Präparate) Bromperidol (alle Präparate) Flupentixol (alle Präparate) Fluphenazin (alle Präparate) Fluspirilen (alle Präparate) Haloperidol (alle Präparate) Olanzapin (Zyprexa®) Olanzapinpaloat (Zypadhera®; nur Erhaltungstherapie) Paliperidon (Invega®) Paliperidonpalmitat (Xeplion®, nur Erhaltungstherapie) Perazin (alle Präparate) Perphenazin (Decentan® inkl. Depot, Perphenazin neuraxpharm®) Pimozid (Orap®) Quetiapin (Seroquel®, Seroquel Prolong®) Risperidon (Risperdal®/Risperdal® consta®) Sertindol (Serdolect®, eingeschränkte Indikation) Sulpirid (alle Präparate außer Sulpirid RPh®, Vertigo-meresa®, Vertigo-neogama®) Thioridazin (alle Präparate, eingeschränkte Indikation) Ziprasion (Zeldox®) Zotepin (Nipolept®) Zuclopenthixol(-acetat/-decanoat) (alle Präparate)
Schizophrenie (therapieresistent)	Clozapin (alle Präparate)
Schizophrenie Primär Negativsymptomatik	Amisulprid (alle Präparate)

◘ Tab. 10.20 Fortsetzung

Indikation	Präparat
Schizoaffektive Psychose explizit erwähnt	Bromperidol (Tesoprel®)
Psychotische Symptome (ohne Angaben der Krankheitsentität)	Benperidol (alle Präparate) Chlorprothixen (Chlorprothixen neuraxpharm®; nur bei leichten Syndromen) Fluphenazin (alle Nichtdepotpräparate) Haloperidol (alle Nichtdepotpräparate) Levomepromazin (Levium®, Levomepromazin neuraxpharm®; nur bei leichten Syndromen) Perazin (alle Präparate) Perphenazin (Decentan® oral)
Psychotische Symptome bei M. Parkinson	Clozapin (alle Präparate außer Clozapin beta®, -neuraxpharm®, Elcrit®)
Manische Syndrome und Episoden	Aripiprazol (Abilify®) Asenapin (Sycrest®) Benperidol (alle Präparate) Chlorprothixen (Chlorprothixen neuraxpharm®, Truxal®) Haloperidol (alle Nichtdepotpräparate außer Haloperidol CT®, -Hexal®) Levomepromazin (Levium®, Levomepromazin neuraxpharm®) Olanzapin (Zyprexa®) Perazin (alle Präparate) Quetiapin (Seroquel®) Risperidon (Risperdal®) Zuclopenthixol(-acetat) (Ciatyl-Z®, Ciatyl-Z-accuphase®)
Depressives Syndrom	Sulpirid (alle Präparate außer Sulpirid RPh®, Vertigo-meresa®, Vertigo-neogama®) Quetiapin (Seroquel prolong®) zur Augmentation bei MDE Quetiapine (Seroquel®) bei bipolarer Depression
Manische Episoden (Rezidivprophylaxe)	Aripiprazol (Abilify®) Haloperidol (Haldol-Janssen® Depot) Olanzapin (Zyprexa®)
Autismus	Haloperidol (Haldol-Janssen® 1 mg oder Lösung, Sigaperidol®)
Organisch bedingte Psychose	Benperidol (alle Präparate) Haloperidol (alle Nichtdepotpräparate) Perazin (alle Präparate) Perphenazin (Decentan® oral)
Aggressivität (bei Demenz oder Intelligenzminderung)	Risperidon (Risperdal®) Zuclopenthixol (Ciatyl-Z®)
Erregungszustand (bei Patienten mit Schizophrenie)	Benperidol (alle Präparate) Chlorprothixen (Chlorprothixen neuraxpharm®, Truxal®) Levomepromazin (alle Präparate) Olanzapin (Zyprexa® i.m.) Perphenazin (Perphenazin neuraxpharm®) Ziprasidon (Zeldox® i.m.)
Erregungszustand (bei Patienten mit Manien)	Chlorpromazin (Propaphenin®) Levomepromazin (Neurocil®)
Erregungszustand (bei mehreren Erkrankungsentitäten)	Benperidol (alle Präparate) Chlorpromazin (Propaphenin®) Chlorprothixen (Chlorprothixen Holsten®) Fluphenazin (Lyogen® oral, Lyorodin® oral) Haloperidol (alle Nichtdepotpräparate) Melperon (alle Präparate) Perazin (alle Präparate) Perphenazin (Decentan® oral) Pipamperon (alle Präparate) Prothipendyl (Dominal®)

10

◪ Tab. 10.20 Fortsetzung

Indikation	Präparat
Insomnie/Schlafstörungen	Melperon (alle Präparate) Pipamperon (alle Präparate)
Delir/Verwirrtheit	Benperidol (alle Präparate) Haloperidol (alle Nichtdepotpräparate) Melperon (alle Präparate) Pipamperon (Pipamperon neuraxpharm®)
Leichte bis mittlere Depression	Flupentixol (Fluanxol® 0,5 mg)
Angsterkrankungen	Flupentixol (Fluanxol® 0,5 mg) Haloperidol (Haldol-Janssen® 1 mg oder Lösung, -Stada®, Sigaperidol®)
Peripher-(labyrintherer) Schwindel (inklusive M. Ménière)	Sulpirid (alle Präparate, z.T. dosisabhängig)
Dyskinetische Syndrome und Erkrankungen	Haloperidol (alle oralen Präparate außer Haloperidol Hexal®)
Erbrechen (zentral ausgelöstes oder therapie-refraktäres)	Chlorpromazin (Propaphenin®) Haloperidol (Haldol-Janssen® 1 mg oder Lösung, Haloperidol-CT® Lösung, -ratio-pharm® Lösung, Sigaperidol®) Perphenazin (Decentan® oral)
Stottern	Haloperidol (Haldol-Janssen® 1 mg oder Lösung, Haloperidol-CT® Lösung, -Stada®, Sigaperidol®)
Schwerer Singultus	Chlorpromazin (Propaphenin®)
Schmerzen (chronisch oder schwer, nur in Kombinationstherapie)	Haloperidol (Haldol-Janssen® 1 mg oder Lösung, Haloperidol-CT® Lösung, Holsten® 20 mg, -neuraxpharm® 4–12 mg, Sigaperidol®) Levomepromazin (alle Präparate)

[a] Zu beachten ist, dass einzelne Indikationsgebiete nur für bestimmte Dosierungen bestehen, was hier nicht gesondert aufgeschlüsselt wurde.

[b] Nicht alle Präparate mit gleichem Wirkstoff weisen das gleiche Spektrum an Indikationsgebieten auf. Nicht alle Handelspräparate müssen notwendigerweise für alle Indikationsgebiete zugelassen sein.

◪ Tab. 10.21 Therapeutisches Drugmonitoring bei der Therapie mit Antipsychotika. (Empfehlungen der Arbeitsgemeinschaft für Neuropsychopharmakologie und Pharmakopsychiatrie [AGNP], nach Hiemke et al. 2011)

Wirkstoff	HWZ [h]	TDM empfohlen	Konzentrationsbereich [ng/ml]	Charakteristik
Amisulprid	12–20	++++	100–320	Atypisch: Pos. – Neg.
Aripiprazol	60–80	+++	150–500	Atypisch
Benperidol	~5	++	1–10	Hochpotent
Bromperidol	20–36	+++	12–15	Hochpotent
Chlorpromazin	15–30	+++	30–300	Niederpotent
Chlorprothixen	8–12	++	20–300	Mittelpotent
Clozapin	12–16	++++	350–600	Atypisch
Flupentixol	20–40	+++	1–10	Hochpotent
Fluphenazin	~16	++++	1–10	Hochpotent
Fluspirilen	1–2 Wochen	+++	0,1–2.2	Hochpotent
Haloperidol	12–36	++++	1–10	Hochpotent
Levomepromazin	16–78	++	30–160	Niederpotent
Melperon	4–6	++	30–100	Niederpotent
Olanzapin	30–60	++++	20–80	Atypisch

◻ Tab. 10.21 Fortsetzung

Wirkstoff	HWZ [h]	TDM empfohlen	Konzentrationsbereich [ng/ml]	Charakteristik
Paliperidon	23	+++	20–60	Atypisch
Perazin	8–16	++++	100–230	Mittelpotent
Perphenazin	8–12	++++	0,6–2,4	Hochpotent
Pimozid	23–43	++	15–20	Hochpotent
Pipamperon	17–22	++	100–400	Niederpotent
Prothipendyl	2–3	++	5–10	Niederpotent
Quetiapin	7	+++	100–500	Atypisch
Risperidon	~3 9-OH-Rª: 24	+++	20–60 (Ris+9-OH-Rª)	Atypisch
Sertindol	55–90	+++	50–100	Atypisch
Sulpirid	8–14	+++	200–1000	Atypisch; in niedriger Dosierung antidepressive Wirkung
Thioridazin	30	++++	100–200	Niederpotent
Ziprasidon	6	+++	50–200	Atypisch
Zotepin	13–16	++	10–150	Atypisch
Zuclopenthixol	15–25	++	4–50	Mittelpotent

++++: sehr empfohlen; +++: empfohlen; ++: nützlich; +: wahrscheinlich nützlich; -: nicht empfohlen.
ª 9-OH-Risperidon.

◻ Tab. 10.22 Die wichtigsten substanzspezifischen Kontraindikationen atypischer Antipsychotika. (Nach Schmauß u. Messer 2010)

Antipsychotikum	Kontraindikationen
Amisulprid (z. B. Solian®)	– Überempfindlichkeit gegenüber dem Wirkstoff oder weiteren Bestandteilen von Amisulprid – Vorliegen erhöhter, nicht durch Medikamente bedingter Prolaktinspiegel – Prolaktinabhängige Tumoren und Mammakarzinom – Phäochromozytom
Aripiprazol (Abilify®)	– Überempfindlichkeit gegenüber dem Wirkstoff oder einem der sonstigen Bestandteile von Aripiprazol
Clozapin (z. B. Leponex®)	– Überempfindlichkeit gegenüber dem Wirkstoff oder weiteren Bestandteilen von Clozapin – Patienten, die bereits auf Clozapin oder auf andere Antipsychotika oder sonstige Arzneimittel mit einer Schädigung der Blutbildung reagiert haben (Ausnahme: Leukopenie durch Zytostatika) – Erkrankungen des Blutes oder des blutbildenden Systems, v. a. wenn Leukozyten betroffen sind – Akute Vergiftungen mit zentralwirksamen Substanzen, z. B. Alkohol, Schlafmitteln, Schmerzmitteln, Psychopharmaka oder anderen – Medikamentös ungenügend kontrollierte Epilepsie – Kreislaufkollaps – Vergiftungsbedingte Psychosen und Bewusstseinstrübungen – Schwere Erkrankungen des Herzens, der abführenden Gallenwege und der Niere – Lebererkrankungen, die mit Übelkeit, Appetitlosigkeit oder Ikterus einhergehen, fortschreitende Lebererkrankungen, Leberversagen – Darmatonie
Olanzapin (Zyprexa®)	– Überempfindlichkeit gegenüber dem Wirkstoff oder weiteren Bestandteilen von Olanzapin
Quetiapin (Seroquel®, Seroquel Prolong®)	– Überempfindlichkeit gegenüber dem Wirkstoff oder weiteren Bestandteilen von Quetiapin – Mittel, die bei HIV-Erkrankungen Anwendung finden (HIV-Proteasehemmer) – Mittel gegen Pilzerkrankungen (Antimykotika vom Azol-Typ) – Antibiotika (Erythromycin, Clarithromycin)

◻ Tab. 10.22 Fortsetzung

Antipsychotikum	Kontraindikationen
Risperidon (z. B. Risperdal®) bzw. Paliperidon[a] (Invega®)	— Überempfindlichkeit gegenüber dem Wirkstoff oder weiteren Bestandteilen von Risperidon — Vorliegen erhöhter, nicht durch Medikamente bedingter Prolaktinspiegel
Sertindol (Serdolect®)	— Überempfindlichkeit gegenüber dem Wirkstoff oder weiteren Bestandteilen — Klinische relevante Herz-Kreislauf-Erkrankungen — Unbehandelte Hypokaliämie und Hyponatriämie — Angeborenes oder erworbenes langes QT-Syndrom — Schwere Leberinsuffizienz — Mittel, die eine signifikante QT-Verlängerung hervorrufen (z. B. Antiarrhythmika Klasse Ia und III, einige Makrolide, einige Antipsychotika, einige Chinolonantibiotika) — Medikamente, die Cytochrom P450 3A hemmen, wie z. B. HIV-Protease-Inhibitoren und »Azol«-Antimykotika
Ziprasidon (Zeldox®)	— Überempfindlichkeit gegenüber dem Wirkstoff oder weiteren Bestandteilen von Ziprasidon — Kardiale Vorschädigung
Zotepin (Nipolept®)	— Überempfindlichkeit gegenüber dem Wirkstoff oder weiteren Bestandteilen von Zotepin — Akute Vergiftungen mit Alkohol, Schmerzmitteln vom Opiattyp, Schlafmitteln oder Psychopharmaka — Verminderte Leistung des blutbildenden Systems

[a] 9-Hydroxy-Risperidon (primärer, aktiver Metabolit von Risperidon).

◻ Tab. 10.23 Empfehlungen für Routineuntersuchungen unter Antipsychotika (AP). (Nach Benkert u. Hippius 2011)

Untersuchung	Vorher	Monate						Monatlich	Vierteljährlich	Halbjährlich
		1	2	3	4	5	6			
Blutbild										
Trizyklische AP[a] [(!)]	XX	X	X	X	X	X	X		X	
Clozapin, Thioridazin	X	XXXX	XXXX	XXXX	XXXX	XX	X	X		
Andere AP	X	X		X			X		X[c]	
Blutzucker[b], Blutfette										
Clozapin, Olanzapin	X	X[m]		X			X		X	
Quetiapin, Risperidon	X	X[m]		X			X[m]			X
Andere AP	X			X			X[m]			X[d]
Kreatinin	X	X		X			X			X
Leberenzyme										
Trizyklische AP[a] [(!)]	X	X	X	X			X		X	
Andere AP	X	X		X			X		X[c]	
EKG (QTc)[e]										
Clozapin[f]	X	XX		X			X		X	
Thioridazin, Pimozid	X	XX	X	X	X	X	X	X		
Sertindol[g]	X	X		X			X		X	

◻ Tab. 10.23 Fortsetzung)

Untersuchung	Vorher	Monate						Monat-lich	Viertel-jährlich	Halb-jährlich
		1	2	3	4	5	6			
Andere AP[h]	X	X						X		X[i]
EEG[k]										
Clozapin	X			X				X		X[d]
RR, Puls	X	X		X				X	X	
Körpergewicht (BMI)[l],Taillen-umfang	X	X	X	X				X	X	

X = Anzahl notwendiger Kontrollen; bei einmaliger Messempfehlung im 1. Monat kann die Messung zwischen der 4. und 6. Woche erfolgen. [a] Die atypischen AP Olanzapin, Quetiapin und Zotepin sind strukturchemisch ebenfalls Trizyklika. [b] Ggf. auch Blutzuckertages-profil, Glukosetoleranztest und HbA$_{1c}$, v. a. bei Clozapin und Olanzapin. [c] Bei unauffälligen Konstellationen bzw. stabilen Patienten können halbjährliche Kontrollen ausreichen. [d] Bei unauffälligen Konstellationen bzw. langfristig stabilen Patienten können jährliche Kontrollen ausreichen. [e] Absolutwerte von >440 ms (Männer) >450 ms (Frauen) sowie medikamenteninduzierte Zunahmen >60 ms sind nach derzei-tigem Kenntnisstand auffällig. [f] Unter Clozapin sind toxisch-allergische Myokarditiden beschrieben; daher empfehlen sich unter Clozapin zusätzliche EKG-Kontrollen bei Auftreten von kardialen Symptomen und Fieber bzw. nach 14 Tagen Behandlungsdauer. [g] Unter Sertindol werden EKG-Kontrollen vor Beginn der Therapie, nach Erreichen des »steady state« (3 Wochen) oder bei einer Dosis von 16 mg, nach 3 Mo-naten und danach in 3-monatigen Intervallen, vor und nach jeder Dosiserhöhung während der Erhaltungstherapie, nach jeder zusätzlichen Gabe oder Erhöhung der Dosis einer Begleitmedikation, die zu einer Erhöhung der Sertindolkonzentration führen könnte, empfohlen (bevorzugt morgens). [h] Beim Vorliegen oder Auftreten kardialer Symptome ist eine kardiologische Abklärung notwendig; durch sie wird auch die Häufigkeit von EKG-Untersuchungen im Verlauf festgelegt. [i] Kontrolle bei allen Patienten über 60 Jahre empfehlenswert sowie bei kardialen Risiken; bei Ziprasidon, Perazin, Fluspirilen und hochpotenten Butyrophenonen eher häufigere EKG-Kontrollen empfohlen. [k] Häufigere EEG-Kontrollen auch bei zerebraler Vorschädigung, erhöhter Anfallsbereitschaft, unklaren Bewusstseinsveränderungen (DD: nichtkonvulsiver Status) vor und während einer Antipsychotikabehandlung. [l] Messungen des Bauchumfangs werden empfohlen; zusätzlich monatliche Gewichtskontrollen durch den Patienten selbst. [m] Nur Blutzucker. Die Empfehlungen entsprechen der S3-Leitlinie Schizophre-nie der DGPPN (2006), gehen teilweise jedoch darüber hinaus.

10.4.5 Depotpräparate

Einige Antipsychotika (insbesondere die konventionel-len) liegen auch als Depotpräparat vor. Unter den atypi-schen Antipsychotika sind nur Olanzapin (Olanzapinpa-moat, Zypadhera®), Risperidon (Risperdal® consta®) und seit 2011 auch Paliperidon (Paliperidonpalmitat, Xeplion®) als Depot verfügbar. Depotpräparate sind besonders bei mangelnder Compliance in der Einnahme oraler Antipsy-chotika indiziert.

Bei Anwendung veresterter Depot-Antipsychotika in öliger Lösung müssen sog. »early-peaks« berücksich-tigt werden, d. h. rasche, innerhalb von wenigen Stunden nach Injektion auftretende Wirkstoffspitzen, die danach wieder abfallen. Während »early-peaks« ist das Risiko für EPMS – hauptsächlich Frühdystonien – deutlich erhöht (insbesondere unter Fluphenazin-Decanoat, Perphena-zin-Önanthat und Fluspirilen).

Das Depot-Präparat Zuclopenthixolacetat (Ciatyl-Z Accuphase®) hat die Besonderheit einer nur geringen Wirkdauer von etwa 3 Tagen. Dieses wird häufig zur Be-handlung von Erregungszuständen bei Schizophrenie- oder Manie-Patienten herangezogen. Es dient nicht der Dauerbehandlung.

Die Atypika-Depot-Präparate finden sich nicht in ver-esterter Form. Olanzapin wird als Salz der Embonsäure injiziert, während Risperidon in Polymerkügelchen inji-ziert wird. Für Olanzapin ist das mögliche Auftreten eines sog. **Postinjektionssyndroms** beschrieben (in ca. 0,07 % aller Injektionen), vermutlich durch versehentliche int-ravaskuläre Injektion. Das Postinjektionssyndrom ähnelt in seinem klinischen Bild dem einer Alkoholintoxikation mit Sedierung bis hin zum Bewusstseinsverlust und/oder Delirium oder auch EPMS, Sprachstörungen, Ataxien, Hypertension und Krampfanfällen (Plasmaspiegel bis zu 700 ng/ml). Eine strenge 3-stündige Nachbeobachtungs-zeit nach Injektion unter professionellen Bedingungen ist zwingend zu gewährleisten. Das Problem der Risperidon-Depot-Formulierung ist die langsame Aufdosierung, da es eine Zeit von ca. 3 Wochen post injectionem gibt, wäh-rend der nur wenig Risperidon freigesetzt wird; so muss eine Überlappung mit oralem Risperidon oder einem an-deren Antipsychotikum für mindestens 3 Wochen durch-geführt werden.

Paliperidonpalmitat besitzt gegenüber der Risperi-don-Depot-Formulierung den Vorteil eines recht kurzen t_{max} (= Zeitpunkt der maximalen Serumkonzentration) von minimal 13 h (Deltoid), sodass nach einem einwöchigen Aufladungsintervall rasch die antipsychotische Wirkung vorhanden ist. Die üblichen Injektionsintervalle betragen 4 Wochen.

Nebenwirkungen, Wechselwirkungen und Komplikationen der Depot-Präparate sind ansonsten ähnlich denen der Grundsubstanz, es ist jedoch die schlechtere Steuerbarkeit zu beachten. Die Umstellung von einer oralen Therapie auf ein Depot sollte überlappend erfolgen.

10.5   Anxiolytika

Anxiolytika – Substanzen, die angst- und spannungslösend wirken. Die wichtigste Substanzgruppe sind die Benzodiazepine. Benzodiazepine wirken sowohl anxiolytisch als auch sedierend, weswegen sie auch als Tranquilizer bezeichnet werden.

Anxiolytische Effekte können durch unterschiedliche Substanzklassen hervorgerufen werden, von denen die Benzodiazepine die bekanntesten Vertreter sind. Es ist allerdings zu beachten, dass sich die verschiedenen Wirkprinzipien in unterschiedlichen Wirklatenzen auswirken können (z. B. haben Benzodiazepine eine unmittelbare Wirkung, Buspiron wirkt mit mehrtägiger Latenz).

10.5.1 Benzodiazepine

Benzodiazepine wirken grundsätzlich und im Rahmen der Pharmakokinetik **unmittelbar**:
- Anxiolytisch
- Sedierend
- Schlafinduzierend
- Muskelrelaxierend
- Antikonvulsiv

Allerdings wird die Gruppe der Benzodiazepine in Substanzen unterteilt, die primär anxiolytisch wirken sollen, und solche Präparate, die eher als Hypnotika eingesetzt werden. In ◘ Tab. 10.24 werden alle Substanzen aufgeführt und als Vertreter einer der beiden Klassen gekennzeichnet.

Indikationsgebiete der Benzodiazepine sind daher:
- Insomnie
- Akute Erregungszustände (wenn nicht intoxikationsbedingt)
- Phobische Störungen, Panikerkrankungen, generalisierte Angststörung
- Depressive Erkrankungen
- Manische Erkrankungen
- Schizophrene Erkrankungen
- Somatoforme Störungen
- Akathisie, tardive Dystonien

- Krampfanfälle (hier parenterale Anwendungsmöglichkeit wichtig)
- Alkoholentzugssyndrom
- Stupor
- Delir

Sie greifen hauptsächlich am $GABA_A$-Benzodiazepinrezeptorkomplex an und erhöhen dadurch die Affinität des Rezeptors zu GABA. Sie benötigen im Gegensatz zu Barbituraten auch in hohen Dosen immer die gleichzeitige GABA-Wirkung und können nicht als direkte $GABA_A$-Agonisten wirken, sie zeigen somit ein sicheres Wirkprofil.

> **Benzodiazepine verstärken die hemmende Funktion GABAerger Neurone.**

■ **Pharmakokinetik**
Die hohe Lipophilie der meisten Benzodiazepine bewirkt ein schnelles zentrales Anfluten der Substanz. Diazepam besitzt die rascheste Wirkentfaltung (nach oraler Applikation Einsetzen der Wirkung innerhalb von 20 min, bei parenteraler Applikation bereits während der Injektion; bei höheren intravenösen Dosen sollte deshalb fraktioniert injiziert werden).

Die meisten Benzodiazepine werden in der Leber demethyliert und hydroxyliert.

Eine gleichzeitige Medikationen mit Einfluss auf CYP3A4 sowie Leberfunktionsstörungen können die Halbwertszeit der Substanzen stark verändern und zur Kumulation führen. Zu beachten ist auch der verlangsamte Metabolismus bei älteren Patienten. Daher sind deutlich niedrigere Dosierungen im Alter, bei Leberfunktionsstörungen sowie bei Begleitmedikation mit CYP3A4-inhibierender Wirkung notwendig.

Die Halbwertzeiten der Substanzen bzw. der aktiven Metaboliten sind hochgradig unterschiedlich und sollten klinisch Berücksichtigung finden (◘ Tab. 10.24).

■ **Gewöhnung, Abhängigkeit, Rebound**
Benzodiazepine eignen sich aufgrund der Gefahr einer Abhängigkeitsentwicklung nicht als Dauermedikation. Beim Absetzen von Benzodiazepinen kann es konsekutiv zu heftigen körperlichen/vegetativen und psychischen Entzugssyndromen kommen (► Abschn. 19.4).

> **Es besteht ein Abhängigkeits- und Missbrauchsrisiko (gilt v. a. für Präparate mit kurzer Halbwertszeit). Benzodiazepine sollen daher in der Regel nicht länger als 4–6 Wochen verabreicht werden.**

Häufig kommt es zur sog. **Niedrigdosisabhängigkeit**, bei der Patienten die Substanz dauerhaft, aber in grundsätzlich therapeutischen Dosen und ohne Dosissteigerung

▣ Tab. 10.24 Eigenschaften der in Deutschland verfügbaren Benzodiazepine und Nichtbenzodiazepine (Angabe nur der wichtigsten und aktiven Metaboliten)

Präparat	Indikation[a]	Phase-I-Metabolismus	CYP-Isoenzym	t_{max} [h]	$t_{1/2}$ [h]	K_I	Übliche Dosis
Alprazolam (z. B. Tafil®)	T	+	3A4	1–2	12–15	4,8	2- bis 4-mal/Tag 0,25–0,5 mg
Bromazepam (z. B. Lexotanil®)	T	+	3A4	2	15–28		2- bis 4-mal/Tag 3–6 mg
Brotizolam (z. B. Lendormin®)	H	+	3A4	0,5–2	3,1–8,4	0,9	2-mal/Tag 0,25 mg
Chlordiazepoxid (z. B. Multum®) Met.: N-Desmethyl-Chl., Demoxepam, N-Desmethyl-Diaz.	T	+	3A4	0,5–3	6–37 18 37 30–100		1- bis 2-mal/Tag 25 mg
Clobazam (Frisium®) Met.: N-Desmethyl-Clo.	T	+	2C19, 3A4	0,25–4 24–72	18 36–80 (120)		20–30 mg
Clonazepam (z. B. Rivotril®)	C	+	3A4	2–3	30–40	0,5	2-5 mg/Tag i.v.: 1 mg langsam
Diazepam (z. B. Valium®) Met.: N-Desmethyl-Diaz., Temazepam, Oxazepam	T	+	2C19; 3A4	0,2–2	24–48 30–100 10–20 5–15	9,6	2–15 stationär bis 60 mg, Entzug: bis 240 mg i.v.: 10 mg (max. 40 mg)
Dikaliumclorazepat (Tranxilium®) Met.: N-Desmethyl-Diaz, Oxazepam	T	+	Prodrug für N-Desmethyl-Diazepam	0,5–1	2–2,5 30–100 5–15		10–20 mg i.v.: 50-100 mg (nur stationär)
Flunitrazepam (z. B. Rohypnol®)	H	+	3A4	0,5–2	16–35	3,8	1 mg
Flurazepam (z. B. Dalmadorm®) Met.: N-Hydroxyethyl-F., N-Desalkyl-Fluraz.	H	+	Prodrug für 2 aktive Metaboliten	1–3 1–4 1–24	3,1 2,3–3,4 19–133		15–30 mg, bis 60 mg (stationär)
Loprazolam (Sonin®) Met.: Piperazin-N-Oxid	H	+	3A4	2,5 4,5	6–8 4–10		1–2 mg
Lorazepam (z. B. Tavor®)	T	-	-	1–2,5	12–16	3,8	2- bis 4-mal/Tag 0,25–1 mg
Lormetazepam (z. B. Noctamid®)	H	(-)	(-)	1–2	8–15		0,5–1 mg
Medazepam (z. B. Rudotel®) Met.: Diazepam, N-Desmethyl-Diaz., Oxazepam	T	+	Prodrug	1–2	2 24–48 30–100 4–15		1- bis 3-mal 10 mg
Nitrazepam (z. B. Imeson®)	H	+	2D6; 3A4	0,5–2	25–30	12	2,5–5 mg
Oxazepam (z. B. Adumbran®)	T	-	-	1–3	4–15	17	2- bis 4-mal 10 mg

■ **Tab. 10.24** Fortsetzung

Präparat	Indikation[a]	Phase-I-Me-tabolismus	CYP-Isoen-zym	t_{max} [h]	$t_{1/2}$ [h]	K_I	Übliche Dosis
Prazepam (z. B. Demetrin®) Med.: N-Desmethyl-Diaz	T	+	Prodrug für N-Desmethyl-Diazepam	0,5–4 2–8	1–2 30–100		10–30 mg
Temazepam (z. B. Planum®)	H	-	-	1	5–14	23	10 mg
Tetrazepam (z. B. Musaril®) Met.: Nor-tetrazepam u. a.	M	+	3A4	0,5	13–45 25–52		50–200 mg
Triazolam (Halcion®)	H	+	3A4	0,7–2,4	1,5–5	0,4	0,125–0,25 mg
Zaleplon (Sonata®)	H	+	3A4; Aldehy-doxidase	1	1		10 mg
Zolpidem (z. B. Stilnox®)	H	+	3A4	0,5–3	2-4		10 mg
Zopiclon (z. B. Ximo-van®)	H	+	3A4	1,5–2	5		7,5–15 mg

[a] H: Hypnotikum; T: Tranquilizer; M: Muskelrelexans; C: Antikonvulsivum.

einnehmen. Im Falle einer Niedrigdosisabhängigkeit sind nach Absetzen Rückfall- und Reboundeffekte häufig, Entzugszeichen aber selten.

Grundsätzlich lassen sich folgende mögliche Effekte nach Absetzen von Benzodiazepinen unterscheiden:

- **Rückfallsymptome**: Nach Absetzen der Benzodiazepine tritt die Symptomatik der Grunderkrankung zügig wieder auf
- **Reboundeffekte**: Die Symptome der Grunderkrankung treten nach Beendigung der Therapie stärker als zuvor wieder auf; dies ist ein Effekt der GABA-Rezeptor-Herunterregulation
- **Entzugssymptomatik**: Aufgrund des relativen GABA-Wirkungsmangels treten Symptome der Erregung auf, die zuvor nicht bestanden haben und charakteristisch für einen Benzodiazepinentzug sind (► Abschn. 19.4); **Cave**: Benzodiazepinentzugssyndrome können den Patienten vital gefährden

■ **Nebenwirkungen**

Neben der Gefahr der Abhängigkeitsentwicklung geht ein langfristiger Konsum häufig einher mit dem Auftreten von chronischer Antriebsschwäche, Niedergestimmtheit, kognitiven Störungen, Libidoverlust und muskulärer Schwäche.

Sedierung kann die gewünschte Hauptwirkung sein oder auch als unerwünschte Nebenwirkung erlebt werden. Es kann zum **Hang-over** mit Tagesmüdigkeit und Konzentrationsstörungen kommen.

Aufgrund der muskelrelaxierenden Eigenschaften ist unter der Therapie mit Benzodiazepinen die **Sturzgefahr** erhöht (v. a. bei älteren Patienten).

Bei hohen Dosierungen, besonders bei parenteraler Einnahme, sind Blutdruckabfälle bzw. Herzrhythmusstörungen möglich.

Bei Überdosierungen oder in Kombination mit anderen sedierenden Medikamenten treten häufig Dysarthrie, Schwindel, Ataxie und Doppelbilder auf.

❯ **Bei schweren Intoxikationen, v. a. in Kombination mit Alkohol oder Opiaten, besteht die Gefahr der Atemdepression.**

Bei rascher Aufdosierung und hohen Dosen kann eine anterograde Amnesie auftreten.

Selten, v. a. bei organisch Erkrankten, älteren Patienten oder Kindern, wird eine paradoxe Benzodiazepinwirkung mit Agitiertheit und Aggressivität bis hin zum Delir beobachtet.

❯ **Während einer Therapie mit Benzodiazepinen ist der Patient unbedingt darüber aufzuklären, dass er nicht aktiv am Straßenverkehr teilnehmen darf.**

■ **Kontraindikationen**

Kontraindikationen für eine Verabreichung von Benzodiazepinen sind:

- Akute Intoxikationen
- Myasthenia gravis
- Schlafapnoe-Syndrom, schweres Asthma

— Akutes Winkelblockglaukom

Über den Einsatz von Benzodiazepinen bei Patienten mit stoffgebundenen Abhängigkeitserkrankungen sollte nur unter besonderer Risiko-Nutzen-Abwägung entschieden werden.

Auch bei chronischer respiratorischer Insuffizienz oder akuten pulmonalen Erkrankungen ist die Indikation streng zu stellen.

Leber- und Nierenerkrankungen machen eine Dosisanpassung notwendig.

Tipp

Beurteilung der Benzodiazepine

Vorteile der Benzodiazepine sind eine große therapeutische Breite, ein schneller Wirkungseintritt, relativ wenige Nebenwirkungen und (wenn gewünscht) ein sedierender Effekt.

Ein großer Nachteil dieser Substanzen ist jedoch ihr erhebliches **Missbrauchs- und Abhängigkeitspotenzial**, sodass Benzodiazepine zur Dauermedikation nicht geeignet sind. Beachtet werden muss zudem die **Gefahr der Atemdepression**.

10.5.2 Nichtbenzodiazepin-Anxiolytika

Zu den Nichtbenzodiazepin-Anxiolytika gehören Buspiron, Hydroxyzin und Opipramol.

■ **Buspiron**

Die Wirksamkeit für Buspiron ist für die **generalisierte Angststörung** belegt, nicht jedoch für phobische Erkrankungen oder Panikstörungen.

Buspiron wirkt als kompletter Agonist an präsynaptischen $5HT_{1A}$-Rezeptoren sowie als partieller Agonist an den postsynaptischen $5HT_{1A}$-Rezeptoren. Die Wirkung entwickelt sich graduell innerhalb von Tagen bis mehreren Wochen. Es hat eine kurze Halbwertszeit von 2 bis 3 h und wird über CYP3A4 verstoffwechselt. Einer der Hauptmetaboliten, das 1-Pyrimidinylpiperazin (1-PP), scheint eine α_2-inhibitorische Wirkung zu haben. In der Regel kommt es zu keiner nennenswerten Kumulation, dennoch sollte die Dosis bei Leber- und Nierenerkrankungen angepasst werden.

Buspiron führt nicht zu Toleranz und Abhängigkeit und hat insgesamt ein benignes Nebenwirkungsprofil. Die häufigsten Nebenwirkungen sind Tinnitus, Schwindel, Kopfschmerzen und Übelkeit. Seltener können auch Agitiertheit, Nervosität und Schlafstörungen auftreten. In üblicher Dosierung wirkt es nicht sedierend.

❯ **Buspiron hat den Vorteil eines fehlenden Abhängigkeitspotenzials und den Nachteil einer langen Wirklatenz.**

Nicht angewendet werden sollte Buspiron bei Myasthenie und Engwinkelglaukom (Kontraindikationen).

■ **Hydroxyzin**

Hydroxyzin scheint ähnlich wirksam zu sein wie Buspiron. Es wirkt über einen einfachen H_1-rezeptorenantagonistischen Mechanismus mit sedierenden und anxiolytischen Eigenschaften. Die H_1-antagonistische Wirkung bedingt, dass das Präparat auch bei Allergien und Insomnien wirksam angewandt werden kann. Zu achten ist auf deutliche anticholinerge Nebenwirkungen mit den entsprechenden Risiken und Kontraindikationen. Weitere Nebenwirkungen, die auftreten können, sind insbesondere Schwindel, Sedierung, kognitive Störungen und paradoxe Reaktionen.

■ **Opipramol**

Opipramol weist neben einer beruhigenden, angstlösenden Wirkung auch eine leicht stimmungsaufhellende Wirkung auf. Es hat, verglichen mit Benzodiazepinen, keine muskelrelaxierenden oder direkt hypnotischen Eigenschaften. Zugelassen ist es zur Behandlung der **generalisierten Angststörung** sowie von **Somatisierungsstörungen**. Es wird aber oft nosologieübergreifend als leichtes Anxiolytikum eingesetzt. Es wirkt vorrangig über einen H_1-Rezeptorantagonismus, weist aber auch antidopaminerge und antiserotonerge ($5HT_{2A}$) Effekte auf. Als trizyklische Substanz sind anticholinerge Nebenwirkungen zu beachten. Ein Abhängigkeitspotenzial wurde bislang nicht beobachtet. Im Vergleich zu Benzodiazepinen ist die anxiolytische Wirkung schwächer ausgeprägt, und es besteht eine gewisse Wirklatenz.

10.6   Hypnotika

Hypnotika – Substanzen, die schlaferzeugend wirken.

Zu den Substanzen, die als Hypnotika eingesetzt werden, gehören außer den Benzodiazepinen (▶ Abschn. 10.5.1) die sog. »Z«-Substanzen (Zolpidem, Zaleplon und Zopiclon) sowie Chloralhydrat und Antihistaminika. Auch niederpotente Antipsychotika können bei entsprechender Dosierung als Hypnotika eingesetzt werden.

10.6.1 Nichtbenzodiazepin-Hypnotika mit Imidazopyridin-, Pyrazolopyrimidin- und Zyklopyrrolongruppen

Benzodiazepinähnliche Hypnotika sind Zolpidem, Zaleplon und Zopiclon. Sie besitzen zwar keine charakteristische Benzodiazepinstruktur, entfalten ihre recht schnell einsetzende hypnotische Wirkung jedoch auch an der Benzodiazepinbindungsstelle (an Untereinheiten) und führen zur Effizienzsteigerung der GABA-Wirkung am Chloridkanal.

Sie haben eine den Benzodiazepinen etwa gleich stark sedierende Wirkung bei geringeren muskelrelaxierenden und anxiolytischen Effekten.

Gewöhnungseffekte sind relativ gering bei recht kurzen Halbwertszeiten. Ein Hang-over ist selten zu erwarten. Die Abhängigkeitsgefahr scheint etwas geringer zu sein als bei den Benzodiazepinen, ist aber durchaus gegeben, sodass auch diese Substanzen nur kurzfristig eingesetzt werden sollen.

10.6.2 Chloralhydrat

Chloralhydrat ist ein Alkoholabkömmling und wirkt agonistisch am $GABA_A$-Rezeptor, möglicherweise bestehen auch Wirkungen am NMDA-Rezeptor. Es besitzt keine muskelrelaxierenden Eigenschaften, weshalb es gerne in der Gerontopsychiatrie eingesetzt wird.

Chloralhydrat hat eine nur **geringe therapeutische Breite**. Die maximale Tagesdosis beträgt 1500 mg.

> - **Chloralhydrat führt zu Toleranz und Gewöhnung**
> - **Cave: Kreuztoleranz mit Alkohol, Barbituraten und Benzodiazepinen**
> - **Eine Dosis von 10 g (im Einzelfall bereits 5 g) kann tödlich sein**

Es handelt sich um ein Prodrug, die Plasmahalbwertszeit liegt bei 4 min. Der aktive Metabolit Trichlorethanol hat eine Halbwertszeit von 7 bis 10 h und wird danach nur noch glukuronidiert, sodass eine Kumulation des Metaboliten kaum möglich ist.

Chloralhydrat wird als Einschlaf- (Chroraldurat rot®) und Durchschlafmittel (Chloraldurat blau®; verzögerter Wirkungseintritt) angeboten.

Als Nebenwirkungen können insbesondere Sedierung, Übelkeit, Schwindel, Kopfschmerzen, allergische Reaktionen und QTc-Zeit-Verlängerungen sowie Mundgeruch durch die Abatmung der Aldehyde auftreten.

Kontraindikationen bestehen für stoffgebundene Abhängigkeitserkrankungen, Leber- und Niereninsuffizienz, Herz-Kreislauf-Erkrankungen und eine gleichzeitige Behandlung mit Cumarinen (Chloralhydrat kann die Wirkung von Cumarinen verstärken).

10.6.3 Antihistaminika

Derzeit befinden sich 3 Antihistaminika mit der Zulassung als Hypnotikum auf dem deutschen Markt:
- Diphenhydramin
- Doxylamin
- Promethazin

Diphenhydramin und Doxylamin gehören zur Gruppe der Dimethylethylamine. Sie sind nicht verschreibungspflichtig, die Toxizität ist aber keineswegs gering. Durch die deutlich **sedierenden** antihistaminergen Eigenschaften besteht die Gefahr von Atemdepression und Koma. Signifikante **anticholinerge** Eigenschaften verkomplizieren das Nebenwirkungsspektrum. Weitere mögliche Nebenwirkungen sind Konzentrationsstörungen, gastrointestinale Beschwerden und Blutbildveränderungen. Diphenhydramin hat zudem photosensibilisierende Eigenschaften. Außer als Hypnotikum werden sie auch als Antiemetika eingesetzt.

Promethazin ist ein Phenothiazin, zeigt aber dennoch keine signifikante D_2-antagonistische Wirkung. Es besitzt antihistaminerge und antiadrenerge Wirkungen, wobei die antiadrenerge Wirkung zu orthostatischen Problemen führen kann. Auch hier wird das Nebenwirkungsspektrum durch eine relevante anticholinerge Wirkung verkompliziert.

> **Tipp**
>
> **Beurteilung der Antihistaminika**
>
> Antihistaminika besitzen kein Abhängigkeitsrisiko. Bei Halbwertszeiten bis zu 12 h ist aber mit einem **Hang-over** mit Tagesmüdigkeit zu rechnen. In Abwesenheit aktiver Metaboliten und eines benignen Metabolisierungsprofils kommt es in der Regel nicht zu einer Kumulation.

10.7 Antidementiva

Antidementiva – Substanzen, welche die kognitiven Störungen, das Funktionsniveau und Verhaltensauffälligkeiten bei Demenz (speziell bei Alzheimer-Krankheit) verbessern sollen.

Antidementiva sollen v. a. eine längere Erhaltung der Alltagskompetenz bezwecken. Ihre positive moderate Wirkung für die ersten Monate der Behandlung ist belegt, danach folgt zumindest ein stabiler Progress der Erkrankung, evtl. auch ein leicht verlangsamter Abbau.

◻ Tab. 10.25 Acetylcholinesterasehemmer im Vergleich

Präparat	Nebenwirkungen	Kontraindikationen	Besonderheiten
Donepezil (Aricept®)	– Cholinerge Effekte wie Appetitstörungen, Übelkeit, Erbrechen, Diarrhö, Bradykardien und Hypotonie – Schwindel, Müdigkeit, Synkopen – Verwirrtheitszustände – Gelegentlich Magen- und Duodenalulzera sowie Leberfunktionsstörungen – Bradyarrhythmien und Erregungsüberleitungsstörungen – Erniedrigung der Krampfschwelle und der Funktionsfähigkeit des extrapyramidal-motorischen Systems	– Asthma bronchiale Vorsicht und Zurückhaltung bei: – Patienten mit Sinusknotensyndrom (Sick-Sinus-Syndrom) oder anderen supraventrikulären Störungen der Erregungsleitung des Herzens, wie sinuatrialem oder atrioventrikulärem Block – Ulkusanamnese bzw. gleichzeitige Einnahme von nichtsteroidalen Antiphlogistika	Verstärkung der Wirkung von Muskelrelaxanzien. Wegen der langen Halbwertszeit (70–80 h) ist es sehr frühzeitig vor geplanten Operationen abzusetzen
Galantamin (Reminyl®)	Nebenwirkungen ähneln denen von Donepezil; zusätzliche Nebenwirkungen unter Galantamin: – Kardiale Ischämien – Niereninsuffizienz – Harnwegsinfekte – Tinnitus – Tremor – Parästhesien	– Leber- und Nierenfunktionsstörungen – Vorsicht bei kardiovaskulären und zerebrovaskulären Vorerkrankungen – Sonstige relative Kontraindikationen bzw. Warnhinweise gelten ähnlich wie bei Donepezil.	Zusätzliche allosterische Modulation nikotinerger Rezeptoren, welche die Affinität für endogenes Acetylcholin erhöht. Rezeptormodulierender Effekt. Verstärkung der Wirkungen von Muskelrelaxanzien, die kürzere Halbwertszeit (7,5 h) macht Eingriffe jedoch rascher planbar als bei Donepezil
Rivastigmin (Exelon®)	– Am häufigsten: procholinerge Nebenwirkungen (häufiger als bei den anderen Acetylcholinesterasehemmern) – Kardiale Ischämiezeichen (Angina pectoris) – Häufig Anorexie	Kontraindikationen und Warnhinweise wie bei Donepezil. Einsatz von Rivastigmin bei Patienten mit Arrhythmien sowie bei Patienten mit Niereninsuffizienz nur unter besonderer Nutzen-Risiko-Abwägung	Bewirkt eine kovalente Bindung mit dem Enzym, sodass die Hemmung der Esterase über die Verfügbarkeit der Substanz im Plasma hinausreicht (Plasmahalbwertszeit: ca. 2 h, Wirkung am Enzym hält für ca. 10 h an) Acetylcholinesterasehemmung vorrangig hippocampal. Zudem Inhibition der Butyrylcholinesterase. Wird CYP-unabhängig von der Acetylcholinesterase hydrolysiert; die Metaboliten unterliegen einer **renalen Elimination**

Antidementiva umfassen vorrangig Acetylcholinesterasehemmer und Glutamatmodulatoren (Memantin).

10.7.1 Acetylcholinesterasehemmer

Basierend auf der Annahme eines cholinergen Defizits bei der Alzheimer-Krankheit (▶ Abschn. 17.3.1) kommen Acetylcholinesterasehemmer bei Alzheimer-Demenz, aber auch bei anderen Demenzformen (z. B. vaskuläre Demenz [»off-label«], Parkinson-Demenz) zum Einsatz.

Durch Blockade der Acetylcholinesterase führen Acetylcholinesterasehemmer zu einer Erhöhung der synaptischen Konzentration von Acetylcholin.

Es befinden sich 3 Acetylcholinesterasehemmer auf dem Markt: Donepezil, Galantamin und Rivastigmin. Während Donepezil und Galantamin ausschließlich zugelassen sind für die leichte und mittelschwere Demenz vom Alzheimer-Typ, hat Rivastigmin darüber hinaus die Zulassung für die leichte bis mittelschwere Parkinson-Demenz. Es gibt keine gravierenden Unterschiede in der Wirksamkeit der Präparate, wohl aber im Profil und im Ausmaß der Nebenwirkungen (◻ Tab. 10.25).

Rivastigmin kann inzwischen auch als Pflaster appliziert werden. Die Pflaster-Applikation geht im Vergleich zur oralen Applikation mit einer besseren Verträglichkeit und Compliance einher.

10.7.2 Memantin

Memantin ist ein spannungsabhängiger, nichtkompetitiver und moderater Antagonist am NMDA-Rezeptor, der die Wirkung des bei Alzheimer-Krankheit pathologisch erhöhten Glutamats abschwächt. Es wirkt damit neuroprotektiv, denn experimentell konnte nachgewiesen werden, dass Glutamat Nervenzellen schädigen kann. Memantin ist zugelassen zur Behandlung mittelschwerer bis schwerer Formen der Alzheimer-Demenz. Es gibt Hinweise für eine Wirksamkeit auch bei anderen Demenzformen.

Das Nebenwirkungsprofil erscheint insgesamt günstiger als bei den Acetylcholinesterase-Inhibitoren. Die häufigsten Nebenwirkungen sind Schwindel, Kopfschmerzen, Übelkeit, Obstipation und Blutdruckerhöhungen. In der Eindosierungsphase können Verwirrtheitszustände und Delirien vorkommen, die Substanz ist dann sofort abzusetzen. Zudem besteht ein erhöhtes Krampfanfallrisiko.

Mit Vorsicht sollte Memantin daher eingesetzt werden bei Patienten mit Herzinsuffizienz, kardiovaskulären Herzerkrankungen, instabilem Bluthochdruck sowie bei Patienten mit vorbekannten Krampfanfällen und bei Niereninsuffizienz.

10.8 Psychostimulanzien

Psychostimulanzien – Substanzen, welche durch Konzentrationserhöhung von Katecholaminen im ZNS die Aktivität bzw. kognitive Leistungsfähigkeit erhöhen sollen.

Psychostimulanzien (z. B. Amphetamine, Theophyllin, im weitesten Sinne Kokain) sind v. a. als suchtgefährdende Substanzen bekannt. Sie wirken kurzzeitig leistungs- und konzentrationssteigernd. Einige unterdrücken auch das Hungergefühl und werden als Appetitzügler angewendet.

Methylphenidat und Modafinil sind 2 als Stimulanzien klassifizierte Wirkstoffe, die einen therapeutischen Nutzen besitzen und zur Therapie psychischer Erkrankungen zugelassen sind.

❯ Sowohl Methylphenidat als auch Modafinil sind in Deutschland BtM-verschreibungspflichtig.

10.8.1 Methylphenidat

Für Methylphenidat ist eine gute Wirksamkeit bei **Narkolepsie** und **ADHS** im Kindes- und Jugendalter belegt. Auch für ADHS im Erwachsenenalter liegen Wirksamkeitsbeschreibungen vor. Bisher war Methylphenidat für die Anwendung bei ADHS nur zugelassen für Kinder und Jugendliche im Alter von 6 bis 18 Jahren. 2011 hat das Bundesinstitut für Arzneimittel und Medizinprodukte (BfArM) erstmals einer Erweiterung der Indikation auf das Erwachsenenalter zugestimmt, allerdings gilt diese Zulassungserweiterung bislang nur für das Präparat Medikinet® adult (seit Sommer 2011 erhältlich).

Methylphenidat besitzt pharmakodynamisch ähnliche Wirkungen wie Kokain. Es blockiert den Dopamin- und den Noradrenalintransporter und erhöht somit die Dopamin- und Noradrenalinkonzentrationen.

Das Risiko einer Abhängigkeit ist für Methylphenidat nachweislich geringer als für Kokain, vermutlich aufgrund der langsameren Kinetik der Substanz (t_{max}: 2 h, HWZ: 2 h). Dennoch ist aber das Risiko einer Abhängigkeitsentwicklung gegeben.

Die retardierte Form zeigt eine verzögerte Wirkstofffreisetzung und eine Wirkdauer von 12 h.

Mögliche Nebenwirkungen, die unter einer Behandlung mit Methylphenidat auftreten können:

- Häufig: sympathomimetische Nebenwirkungen wie Insomnie, Tachykardie, Arrhythmien, Hypertonie, Übelkeit, Erbrechen, Akkomodationsstörungen, Mundtrockenheit und Appetitminderung
- Selten: klinisch relevante hepatische oder Blutbildveränderungen
- Dermatologische Komplikationen von Haarausfall bis hin zum Erythema exsudativum multiforme
- Nach dem Absetzen: Krampfanfälle, Psychoseinduktion, Tics und Reboundphänomene

Zu beachten **Kontraindikationen** sind:

- Suchterkrankungen
- Psychoseerkrankungen
- Relevante Herz-Kreislauf-Erkrankungen
- Epilepsie
- Ticstörungen
- Hyperthyreose
- Phäochromozytom
- Behandlung mit MAO-Hemmern

10.8.2 Modafinil

Modafinil führt zu einer Steigerung der Wachheit bei gering ausgeprägten euphorisierenden, durchaus aber stimmungsaufhellenden Eigenschaften. Es ist zugelassen zur Therapie der **Narkolepsie**, des **Schlafapnoe-Syndroms** und des **Schichtarbeiter-Syndroms**. Für viele weitere Erkrankungen werden inkonsistent positive Wirkungen berichtet, z. B. ADHS, depressive Episoden, postanästhetische Sedierung oder das Kokainentzugssyndrom.

Die Substanz hat eine mäßige dopamin- und noradrenalintransporterblockierende Wirkung, die aber geringer ausgeprägt ist als bei anderen Stimulanzien. Modafinil erhöht zudem die Glutamatausschüttung und mindert die GABA-Ausschüttung im Hypothalamus. Weiterhin wird eine Aktivierung orexinerger Neurone diskutiert. Auch direkte D_2-agonistische Effekte wurden beschrieben. Die Koadministration von Prazosin (α_1-Antagonist) reduziert einige positive Effekte.

Es besteht ein geringeres Abhängigkeitsrisiko, da prodopaminerge Wirkungen im Belohnungssystem eher mäßig ausgeprägt sind (ein Missbrauchs- und Abhängigkeitspotenzial ist jedoch nicht auszuschließen).

Die häufigsten Nebenwirkungen unter einer Behandlung mit Modafinil sind Kopfschmerzen. Seltener als bei Methylphenidat sind sympathomimetische Nebenwirkungen.

Zentralnervöse Komplikationen sind ähnlich denen von Methylphenidat (Krampfanfälle, Tics, Hyperkinesien, Psychoseinduktion). Außerdem können in seltenen Fällen dermatologische Komplikationen in Form eines Erythema exsudativum multiforme oder eines Stevens-Johnson-Syndroms auftreten.

Zu berücksichtigende **Kontraindikationen** für eine Modafinil-Therapie sind:
- Schwangerschaft
- Prazosin-Behandlung
- Abhängigkeitserkrankung
- Psychose
- Schwere Leber- und Nierenerkrankungen
- Schwere Herz-Kreislauf-Erkrankungen

? **Übungsfragen**

1. Welche Nebenwirkungen in der Therapie mit Antidepressiva sind am häufigsten mit Non-Compliance des Patienten verbunden?
2. Was sind typische antihistaminerge Nebenwirkungen?
3. Nennen Sie Nebenwirkungen, die durch die Blockade muskarinischer Acetylcholinrezeptoren auftreten können.
4. Nennen Sie eine wichtige kardiale Nebenwirkung, die unter einer Therapie mit trizyklischen Antidepressiva auftreten kann.
5. Schildern Sie Kontraindikationen für trizyklische Antidepressiva.
6. Welche Diätmaßnahmen sind während einer Therapie mit Tranylcypromin unbedingt zu beachten?
7. Nennen Sie Antidepressiva mit überwiegender oder selektiver Serotoninwiederaufnahmehemmung.
8. Nennen Sie Indikationen der SSRI.
9. Wie ist das Nebenwirkungsprofil der SSRI charakterisiert?
10. Nennen Sie wesentliche Nebenwirkungen von Mirtazapin.
11. Beschreiben Sie den Wirkmechanismus von Bupropion.
12. Welche Antidepressiva können orthostatische Hypotonien erzeugen?
13. Wie ist der Einsatz von Johanniskrautextrakten in der Therapie von depressiven Störungen zu bewerten?
14. Welches sind wichtige Nebenwirkungen von Lithium?
15. Welche Untersuchungen müssen vor Beginn und während einer Lithium-Behandlung durchgeführt werden?
16. Was charakterisiert ein atypisches Antipsychotikum?
17. Welches atypische Antipsychotikum hat die höchste D_2-Rezeptorenaffinität?
18. Welche Antipsychotika können deutliche QTc-Zeit-Verlängerungen verursachen?
19. Welche Antipsychotika gehen mit dem höchsten Risiko für eine deutliche Gewichtszunahme einher?
20. Welche Antipsychotika wären bei Patienten mit Leberinsuffizienz zu empfehlen, welche nicht?
21. Für welche Antipsychotika wird im Rahmen der Antipsychotikatherapie ein therapeutisches Drugmonitoring sehr empfohlen?
22. Geben Sie jeweils ein Beispiel für ein lang, mittellang und kurz wirksames Benzodiazepin.
23. Schildern Sie wichtige Kontraindikationen für Benzodiazepine.
24. Welche Nebenwirkungen können unter Donepezil auftreten?
25. Nennen Sie häufige Nebenwirkungen von Psychostimulanzien.

Weiterführende Literatur

Aguilar EJ, Siris SG (2007) Do antipsychotic drugs influence suicidal behavior in schizophrenia? Psychopharmacol Bull 40: 128-142

Hiemke C, Baumann P, Bergemann N, Conca A, Dietmaier O, Egberts K, Fric M, Gerlach M, Greiner C, Gründer G, Haen E, Havemann-Reinecke U, Jaquenoud Sirot E, Kirchherr H, Laux G, Lutz UC, Messer T, Müller MJ, Pfuhlmann B, Rambeck B, Riederer P, Schoppek B, Stingl J, Uhr M, Ulrich S, Waschgler R, Zernig G (2011) AGNP Consensus Guidelines for Therapeutic Drug Monitoring in Psychiatry. Update 2011. Pharmacopsychiatry 44: 195-235

Benkert O, Hippius H (2011) Kompendium der psychiatrischen Pharmakotherapie. Springer, Berlin Heidelberg

Cipriani A, Furukawa TA, Salanti G, Geddes JR, Higgins JP, Churchill R, Watanabe N, Nakagawa A, Omori IM, McGuire H, Tansella M, Barbui C (2009) Comparative efficacy and acceptability of 12 new-generation antidepressants: a multiple-treatment-meta-analysis. Lancet 373: 746–758

Deutsche Gesellschaft für Psychiatrie, Psychotherapie und Nervenheilkunde (DGPPN) (2006) S3-Praxisleitlinien in Psychiatrie und Psychotherapie. Bd 1: Behandlungsleitlinie Schizophrenie. Steinkopff, Darmstadt

Holsboer F, Gründer G, Benkert O (2008) Handbuch der Psychopharmakotherapie. Springer, Berlin Heidelberg

Richelson E (1984) Neuroleptic affinities for human brain receptors and their use in predicting adverse effects. J Clin Psychiatry 45: 331–336

Richelson E, Souder T (2000) Binding of antipsychotic drugs to human brain receptors: Focus on newer generation compounds. Life Sci 68: 29–39

Schmauß M, Messer T (2010) Therapie Tabellen. Psychiatrische Erkrankungen. Neurologie/Psychiatrie, Nr 44. Westermayer, Pentenried

Walden J, Calker D van (2009) Psychopharmakologie. In: Berger M (Hrsg) Psychische Erkrankungen. Klinik und Therapie. Urban & Fischer, München, S 103–150

Psychopharmakotherapie bei schwangeren und stillenden Patientinnen

I. Vernaleken, F. Schneider

»Kurzinfo«

- Empfehlungen zur Psychopharmakotherapie während der Schwangerschaft und Stillzeit müssen immer auf einer besonderen, **individuellen** Risiko-Nutzen-Abwägung basieren, mit Berücksichtigung von Risikofaktoren und Behandlungsalternativen und vor dem Hintergrund, dass auch eine unbehandelte psychische Erkrankung gefährlich für Mutter und Kind sein kann
- **Antidepressiva**:
  - SSRI scheinen nicht grundsätzlich ein niedrigeres Risiko für teratogene Effekte zu besitzen als TZA, bei allerdings höherer Nebenwirkungsrate der TZA für die Mutter; unter den SSRI wird insbesondere die Einnahme von Paroxetin im 1. Trimenon bezüglich kardialer Malformationen diskutiert
  - Unter pränataler Exposition mit Antidepressiva im letzten Trimenon ist ein erhöhtes Risiko für Frühgeburtlichkeit (non-SSRI > SSRI) beschrieben, auch können Absetzeffekte beim Neugeborenen vorkommen
- **Antipsychotika:**
  - Unter den Erstgenerationsantipsychotika gibt es insbesondere für Phenothiazine, aber auch Thioxanthene im 1. Trimenon Hinweise auf ein erhöhtes Risiko für Malformationen. Postnatal besteht u.a. ein Risiko für EPMS
  - Für Zweitgenerationsantipsychotika ist die Datenlage dünner, am besten untersucht ist Olanzapin, für welches teratogene Effekte als eher unwahrscheinlich gelten, das jedoch mit einem gesteigerten Risiko für perinatale Komplikationen einhergeht; für Clozapin gibt es ernst zu nehmende Hinweise auf eine erhöhte Malformationsrate
- **Phasenprophylaktika:**
  - Unter **Lithium** ist ein erhöhtes Risiko für kardiale Malfomationen beschrieben, insbesondere für die Ebstein-Anomalie; auch das Risiko für perinatale Komplikationen ist erhöht
  - **Antikonvulsiva** besitzen ein deutliches teratogenes Potenzial, v.a. Valproinsäure, sowie ein erhöhtes Risiko für Schwangerschafts- und Geburtskomplikationen
- **Benzodiazepine:**
  - Kontroverse Datenlage zum teratogenen Risiko; perinatale Komplikationen sind das Floppy-infant-Syndrom und bei längerer pränataler Benzodiazepinexposition Entzugssymptome
- Psychopharmaka gehen in unterschiedlichem Ausmaß in die Muttermilch über; daher wird bei den meisten Psychopharmaka ein **Abstillen empfohlen**

11.1 Einführung

Die psychopharmakologische Behandlung muss in dem Spannungsfeld zwischen möglichen Schädigungen des (ungeborenen) Kindes durch das Präparat einerseits und der Schädigung von Mutter oder Kind durch die unbehandelte psychische Erkrankung andererseits gesehen werden. Eine diesbezügliche ärztliche Entscheidung oder Aufklärung muss grundsätzlich im Individualfall unter Berücksichtigung der konkreten Risikofaktoren sowie Behandlungsoptionen erfolgen. Im Vergleich zu vielen anderen medizinischen Fachbereichen ist diese Fragestellung in der Psychiatrie überdurchschnittlich verbreitet, da psychische Erkrankungen durch die Schwangerschaft sowie auch durch die postpartalen Veränderungen vermehrt ausgelöst werden und weil das Durchschnittsalter von Patientinnen mit psychischen Erkrankungen vielfach niedriger ist, d.h. Frauen sich sehr häufig im fertilen Alter befinden. Obgleich die Entscheidung grundsätzlich hoch individuell zu treffen ist, kann die Risikoabschätzung durch das genaue Wissen um die – teils inkomplette und sich rasch verändernde – Datenlage deutlich an Validität gewinnen.

Wichtige Faktoren für die Entscheidungsfindung sind daher:

- Effektivität der beabsichtigten Medikation für die jeweilige Erkrankung, ggf. Effektivität von Alternativverfahren (z.B. Psychotherapie)
- Plazentagängigkeit der Substanz
- Übergang in die Muttermilch
- Teratogenitätsraten der Substanz (vs. allgemeine Fehlbildungsraten: 1–3%)
- Verursachung von Geburtskomplikationen
- Nachweis von langfristigen induzierten Verhaltensänderungen
- Qualität der Datenbasis

Insbesondere der letzte Punkt stellt ein Problem dar, weil prospektive Vergleichsstudien teilweise aus ethischen Gründen schwierig durchzuführen sind oder aber die Fallzahlen bei solchen Designs für die recht seltenen Ereignisse zu niedrig sind, um eine Risikogleichheit anzunehmen. Weiterhin sind viele Substanzen noch nicht sehr lange auf dem Markt, sodass es keine hinreichende Anzahl an berichteten/kontrollierten Fällen gibt.

Die US-amerikanische Arzneimittelbehörde Food and Drug Administration (FDA) hat ein Klassifikationssystem für die potenzielle Toxizität von Medikamenten in der Schwangerschaft implementiert, welches jedoch einerseits aufgrund des Fehlens von Substanzen der Kategorie A (= kontrollierte Studien zeigen kein Risiko) (meist wegen zu geringer Datenlage), andererseits wegen eingeschränkter Aktualität der Daten nur eine mäßige Aussagekraft besitzt.

11.2 Antidepressiva

Postpartale Depression

Etwa 10 % aller Frauen (unsichere Datenlage) ent-wickeln postpartal (ca. 1–6 Wochen nach Entbin-dung) eine depressive Episode. Die Symptomatik ähnelt der der schwangerschaftsunabhängigen Depression, evtl. finden sich mehr angstassoziierte Symptome. Als ein Auslösefaktor ist sicherlich die hormonelle Umstellung relevant. Abzugrenzen ist die postpartale Depression von den häufigen post-partalen »Heultagen« (oder »Baby-Blues«). Letztere treten früher auf, sind kürzer andauernd und selbst-limitierend. Im Vergleich zu schwangerschaftsun-abhängigen Depressionen remittieren postpartale Depressionen protrahierter. Eine entsprechende Behandlung der postpartalen Depression ist not-wendig, da neben der Belastung/Gefährdung der Mutter auch Entwicklungsverzögerungen (primär im Bereich Kognition) und eine Gefährdung des Kindeswohls resultieren können.

Schwangerschaftsdepression

Die Schwangerschaftsdepression ist weniger gut untersucht, aber wahrscheinlich häufig (ca. 10–15 % aller schwangeren Frauen). Über den Schwanger-schaftsverlauf steigt das Risiko für eine Schwanger-schaftsdepression. Unbehandelt geht diese dann häufig in eine postpartale Depression über.

11.2.1 Effektivität

Antidepressiva zeigen je nach Substanz, Definition und Erkrankungskonstellation Remissionsraten von 30 bis 60 %. Alternativverfahren sind ebenfalls wirksam; die aktuellen S3-Leitlinien empfehlen psychotherapeutische Methoden als Alternativverfahren bei leichten und mittel-schweren depressiven Episoden sowie nur als Kombina-tionstherapie mit Psychopharmakotherapie bei schweren depressiven Episoden. Somit ergibt sich ein hoher Anteil an Erkrankungen in der Schwangerschaft, der nicht not-wendigerweise einer Psychopharmakotherapie zugeführt werden muss.

11.2.2 Plazentagängigkeit und Übergang in die Muttermilch

> Es kann davon ausgegangen werden, dass grundsätzlich alle verwendeten Antidepressiva plazentagängig sind.

Im **Nabelschnurblut** finden sich in der Regel geringere Konzentrationen des Antidepressivums als im mütterli-chen Blut. Die Verhältnisse können allerdings in Abhän-gigkeit vom Präparat erheblich schwanken. Leider gibt es nicht für alle Präparate entsprechende Daten. Bei den SSRI zeigt Citalopram deutlich höhere relative Konzent-rationen im Nabelschnurblut als andere Vertreter, insbe-sondere Sertralin. Von den SSNRI sind Daten für Venla-faxin und dessen Metabolit O-Desmethylvenlafaxin mit eher hohen Nabelschnurblut/Mutterblut-Verhältnissen beschrieben. Für die Trizyklika Imipramin und Clomi-pramin sind relativ moderate Werte bekannt. Auch Ami-triptylin und Nortriptylin zeigen den SSRI vergleichbare Transferraten ins Nabelschnurblut.

Die Datenlage für **Muttermilch/Blutplasma-Konzen-trationen** ist deutlich besser. Hier unterscheiden sich die SSRI z. T. deutlich untereinander (Fluoxetin besitzt einen relativ niedrigen Milch/Plasma-Quotienten von 0,2 – zu-sammen mit Fluvoxamin aber relativ hohe Nabelschnur-blut/Mutterblut-Verhältnisse –, Citalopram hingegen ei-nen vergleichsweise hohen von 1,7), während TZA insge-samt eher höhere Quotienten über 1 aufweisen. Bupropion und Venlafaxin scheinen – bei jedoch geringer Datenla-ge – hohe Quotienten zu besitzen. Diese Eigenschaften scheinen mit der Plasmaeiweißbindung der Substanzen negativ zu korrelieren. In Metaanalysen zeigte sich letzt-lich nur in einem Viertel der Fälle ein nachweisbarer Plas-maspiegel des Kindes. Es ist zu beachten, dass es aufgrund des unreifen Metabolisierungsapparats bei regelmäßiger pharmakologischer Exposition des Kindes zu steigenden Spiegeln kommen kann.

11.2.3 Teratogenität und Schwangerschafts-/ Geburtskomplikationen

Viele diesbezügliche Studien sind nicht kontrolliert, oder aber die Angaben beziehen sich auf Fallserien oder Einzel-fallberichte. So fand sich in einigen früheren Zusammen-stellungen ein erhöhtes **Teratogenitätsrisiko** für SSRI und TZA. Speziell für Paroxetin wurde ein deutlich erhöhtes Risiko für Septumdefekte bei der Einnahme im 1. Trime-non berichtet. Bei nur moderaten kumulativen Fallzahlen im Rahmen kontrollierter Studien und durchaus inkon-sistenten Ergebnissen kann das Risiko für Paroxetin nicht ausgeschlossen werden, auch für die anderen SSRI gilt dies in abgeschwächter Form (Gentile u. Bellantuono 2009). In einer Kohortenstudie fand sich ein deutlich erhöhtes Risiko für das Auftreten von Spina-Bifida-Malformationen, jedoch kein signifikanter Hinweis auf kardiale Malformationen durch Paroxetineinnahme im 1. Trimenon.

Recht sicher kann eine deutlich höhere Rate an **Frühgeburtlichkeit** für Kinder von Müttern unter antidepressiver Behandlung angenommen werden. Hier zeigen SSRI ein leicht erhöhtes Risiko (~9 % vs. 7 % ohne Medikation), während die Gruppe der Non-SSRI mit ca. 15 % wesentlich höhere Raten aufwies, insofern die Behandlung im letzten Trimenon stattfand. Auch für ein **vermindertes Geburtsgewicht** existieren ähnliche Zusammenhänge. **Perinatale Komplikationen** sind ebenfalls deutlich häufiger (so v. a. Komplikationen beim Geburtsprozess, respiratorische Probleme, Temperaturdysregulation, Krampfanfälle, endokrin-hypoglykämische Entgleisungen, Störung der Nahrungsaufnahme). Die häufig erwähnten Fälle von pulmonaler Hypertension können auf der Grundlage einer aktuellen Fall-Kontroll-Studie nicht direkt bestätigt werden.

Zu beachten sind ferner **Absetzeffekte** beim Neugeborenen, wenn es in utero einer Antidepressivabehandlung ausgesetzt war.

11.2.4 Langfristige Verhaltensänderungen

Während sich in Tierversuchen, bei allerdings deutlich höheren Plasmakonzentrationen, durch eine intrauterine oder perinatale Antidepressiva-Exposition persistierende Effekte im Transmittersystem und im späteren Verhalten gezeigt haben, konnten klinische Studien beim Menschen mit vergleichsweise geringen Fallzahlen bisher keine Effekte auf Intelligenz, Verhalten und Lernentwicklung nachweisen. Dies ist in Beziehung zu setzen zu Befunden, wonach Kinder langfristig signifikante Einbußen in diesen Funktionsbereichen aufweisen, wenn das mütterliche Verhalten (Zuwendung, »Baby-Talk«, Blickkontakt) depressionsbedingt krankhaft verändert ist.

11.2.5 Empfehlungen

Depressive Episoden treten nicht nur gehäuft post partum auf, sondern nach letzten Erhebungen auch verstärkt während der Schwangerschaft. Die Behandlung der depressiven Erkrankung sollte daher einerseits aufgrund des Leidensdrucks, andererseits aber auch wegen der letztlich möglichen Gefährdung von Mutter und Kind erfolgen. Leichte und mittelschwere depressive Erkrankungen können sicher zunächst psychotherapeutisch behandelt werden.

> ❯ Eine medikamentöse Behandlung durch Antidepressiva scheint aufgrund der aktuellen Datenlage bei Vorliegen einer klaren Indikation und Behandlungsnotwendigkeit (schwere Depression oder keine Psychotherapie möglich/wirksam) im Nutzen/Wirkungs-Verhältnis akzeptabel.

Im Vergleich TZA zu SSRI scheinen SSRI ein nicht grundsätzlich besseres Teratogenitätsrisiko zu besitzen; insbesondere Paroxetin muss als eher kritisch diskutiert werden. Nicht zu vernachlässigen sind allerdings auch höhere Nebenwirkungsraten der TZA für die Mutter.

Insgesamt sollte unter einer Antidepressivatherapie eher die Empfehlung zum Abstillen gegeben werden, auch wenn die Risiken als verhältnismäßig gering eingeschätzt werden können. Sollte dennoch nicht auf das Stillen verzichtet werden, ist zu beachten, dass es für Citalopram, Clomipramin, Fluoxetin und Fluvoxamin Berichte erhöhter Plasmaspiegel beim Kind gibt.

11.3   Antipsychotika

Postpartale Psychose
Die postpartale Psychose (kaum definierter Begriff) ist deutlich seltener als die postpartale Depression. Sie tritt in verschiedenen Ausprägungen auf:
- Psychotisches Syndrom im Rahmen einer postpartalen Depression
- Akute polymorphe psychotische Störung
- Schizophenieforme Störung
- Schizophrenie oder schizoaffektive Psychose (eher selten)

Schwangerschaft bei schon bestehender psychotischer Erkrankung
Trotz geringerer Fertilitätsraten ist eine psychotische Erkrankung die häufigste Indikation für die antipsychotische Behandlung während Schwangerschaft und Stillzeit. Häufig besteht eine Gefährdung des Kindeswohls, u. a. bedingt durch psychotische Denkinhalte oder Verminderung des Organisationsniveaus.

11.3.1 Effektivität

Antipsychotika zeigen eine nachgewiesene Wirksamkeit auf Produktivsymptome der Schizophrenie bzw. sind in der Rezidivprophylaxe effektiv. Im Gegensatz zu depressiven Erkrankungen gibt es sicher keine Alternative für die

Schizophreniebehandlung mittels alleiniger Psychotherapieverfahren. Ein Fortschreiten der Erkrankung ohne Behandlung verschlechtert des Weiteren die Behandlungsmöglichkeiten im späteren Verlauf sowie die damit verknüpften Möglichkeiten der Kindesbetreuung.

11.3.2 Plazentagängigkeit und Übergang in die Muttermilch

Für bisher gut untersuchte Antipsychotika zeigen sich relativ geringe **Nabelschnurblut/Mutterblut-Verhältnisse** (Quetiapin 0,25 < Risperidon 0,5 < Haloperidol 0,7 < Olanzapin 0,75). Für Clozapin gibt es jedoch Hinweise auf recht hohe kindliche Plasmakonzentrationen.

Bezüglich der **Milch/Plasma-Verhältnisse** sind für ältere Präparate (z. B. Chlorpromazin) höhere Konzentrationen in der Milch als im Plasma der Mutter gemessen worden. Für das häufig in der Schwangerschaft verwandte Butyrophenon Haloperidol scheinen geringere Werte vorzuliegen, ebenso wie für Olanzapin und Risperidon (<0,5). Ziprasidon scheint in sehr geringem Maße in der Milch vorhanden zu sein, während wiederum für Clozapin recht hohe Konzentrationen beschrieben wurden.

11.3.3 Teratogenität und Schwangerschafts-/Geburtskomplikationen

Eine prospektive Studie und eine Kohortenstudie, beide mit eher geringeren Fallzahlen, zeigen keine Assoziationen zu teratogenen Effekten für die Gruppe der Antipsychotika. Die Power dieser Studien ist allerdings begrenzt auf Verneinung von Fehlbildungen, die mit einem sehr hohen relativen Risiko versehen wären. Für **Phenothiazine** im 1. Trimenon wurden jedoch recht früh in einer prospektiven Arbeit Hinweise auf ein deutlich erhöhtes Malformationsrisiko beschrieben. Spätere Arbeiten konnten dies in jener deutlichen Form nicht replizieren. Eine kürzlich veröffentlichte Untersuchung (Reis u. Källén 2008) beschrieb für Phenothiazine ein Malformationsrisiko von fast 3 % bei einer spezifischen Häufung von **Spina-Bifida-Erkrankungen**. Für **Butyrophenone** scheint die Datenlage kein erhöhtes Risiko zu erkennen; allerdings sind in diesen Studien mit hoher Fallzahl recht viele Frauen erst nach dem 1. Trimenon wegen Hyperemesis gravidarum behandelt worden. Die Datenlage für **Thioxanthene** ist insgesamt zwar weniger gut, ein Bericht beschreibt jedoch für eine Gruppe von 180 schwangeren Frauen das Vorkommen von 13 Malformationen, was deutlich über dem natürlichen Erwartungswert liegt.

Bezüglich der **atypischen Antipsychotika** liegen z. T. noch immer geringe Fallzahlen vor. Für das vergleichsweise gut untersuchte **Olanzapin** konnten bisher keine Risiken gezeigt werden, was allerdings noch keine Bestätigung der Sicherheit ist. Eine größere Sammlung von Schwangerschaften unter **Risperidon** konnte ebenfalls kein erhöhtes Risiko darstellen. Für **Clozapin** gibt es ernst zu nehmende Hinweise auf erhöhte Missbildungsraten. Die Ergebnisse für Dibenzepine zusammengenommen, könnte ein theoretisches Risiko für Missbildungen im GI-Trakt bei dieser chemisch definierten Substanzklasse vorliegen. Für andere Atypika gibt es nur eine geringe Datenlage.

Erhöhte Raten perinataler Komplikationen und Todgeburten sind in allgemeinen Registern für schwangere Patientinnen mit einer Schizophrenie bekannt geworden. Nicht immer wurde dies in Bezug auf die Medikation genau kontrolliert; auch ein intrinsischer Krankheitseffekt ist denkbar. Dennoch gibt es klare Hinweise auf medikamentös induzierte Risikofaktoren, die sich z. T. aus den Substanzeigenschaften ableiten lassen (z. B. Schwangerschaftsdiabetes, niedrigeres Geburtsgewicht, »floppy infants«, anticholinerge Effekte). Eine Vergleichsuntersuchung fand diesbezüglich insbesondere für Olanzapin erhöhte Risiken. Auch EPMS können beim Kind je nach Charakteristik der Substanz auftreten und teilweise recht lange persistieren.

11.3.4 Langfristige Verhaltensänderungen

Im Tierversuch ließ sich für einige Antipsychotika nachweisen, dass die intrauterine Exposition mit signifikanten Veränderungen in Kognition und Verhalten einhergeht. Die Datenlage beim Menschen ist aufgrund des Fehlens gut kontrollierter Studien schlecht. Insofern können längerfristige Verhaltensänderungen und neurobiologische Strukturveränderungen nicht sicher ausgeschlossen werden.

11.3.5 Empfehlungen

Die Datenlage für die intrauterine und perinatale Gefährdung durch Antipsychotika ist schlechter als diejenige für Antidepressiva. Dies gilt insbesondere für die Atypika. Für Olanzapin liegt diesbezüglich noch die beste Datenlage vor. Obgleich teratogene Effekte in deutlichem Umfang eher unwahrscheinlich sind, besteht doch gerade für diese Substanz ein höheres Risiko für Geburtskomplikationen. Von Clozapin sollte, wenn klinisch Alternativen bestehen, Abstand genommen werden. Risperidon scheint ebenfalls ein geringes Teratogenitätsrisiko zu haben und verursacht, soweit aus der Datenlage absehbar, weniger Geburtskomplikationen. Letztlich existieren für konventionelle Antipsychotika die längsten Erfahrungen. Vor

Phenothiazinen und Thioxanthenen sollte nach wie vor gewarnt werden. Der Einsatz vom Butyrophenon Haloperidol erscheint jedoch vor dem geschilderten Hintergrund empfehlenswert. Wenn das klinische Bild es zulässt, ist auch der Verzicht auf Antipsychotika im 1. Trimenon in Erwägung zu ziehen.

Grundsätzlich aber muss eine unbehandelte Schizophrenie als gravierendes Risiko für Mutter und Kind angesehen werden, sodass vor dem Hintergrund der Datenlage die Exazerbation einer Erkrankung nicht zum Zwecke des Schutzes vor (letztlich absolut gesehen seltenen) teratogenen Effekten provoziert werden sollte.

> **Ist der Einsatz eines Antipsychotikums während der Schwangerschaft notwendig, empfiehlt sich am ehesten eine niedrig dosierte Behandlung mit Haloperidol, da hierzu die meisten klinischen Erfahrungen vorliegen oder, sofern mit einem atypischen Antipsychotikum behandelt werden soll, mit Olanzapin.**

Vom Stillen ist deutlich abzuraten, da Antipsychotika in nicht unerheblichen Mengen über die Muttermilch in das Blut des Kindes übergehen können und dort, dem jeweiligen Nebenwirkungsprofil der Substanz entsprechend, ausgeprägte Komplikationen und Nebenwirkungen verursachen können (z. B. EPMS, Blutbildstörungen, leberassoziierte Störungen).

11.4 Lithium

11.4.1 Effektivität

Lithium besitzt eine nachweisliche Effektivität in der Prophylaxe von affektiven Episoden bei bipolarer Störung, in der akuten antimanischen Behandlung als auch in der Augmentationsbehandlung depressiver Störungen. In der antimanischen Behandlung gibt es durchaus Alternativen durch die Gruppe der Antipsychotika. Im Bereich der Phasenprophylaxe stehen neben den ebenfalls nicht unproblematischen Antikonvulsiva auch Antipsychotika zur Verfügung. Insbesondere die Aufrechterhaltung der Phasenprophylaxe ist im Rahmen einer Schwangerschaft von Relevanz, da das Auftreten affektiver Episoden (entgegen mancher landläufigen Auffassung) eher höherwahrscheinlich ist. Auch psychotherapeutische Verfahren können hier nicht als gleichwertiger Ersatz angesehen werden.

11.4.2 Plazentagängigkeit und Übergang in die Muttermilch

Lithium-Ionen sind voll plazentagängig. Das Nabelschnurblut/Mutterblut-Verhältnis liegt zuverlässig bei 1. Das Verhältnis von mütterlichem Plasmaspiegel zur Brustmilchkonzentration wird mit $0,5 \pm 0,27$ angegeben, ohne Unterschiede zwischen Vor- und Nachmilch. Das Plasmakonzentrationsverhältnis von Mutter zu Kind beträgt etwa $0,24 \pm 0,14$. Es finden sich Fallberichte von bis zu 200 % der Plasmakonzentration der Mutter; hier sind dann sicher Varianzen oder auch Störungen der renalen Clearance relevant.

11.4.3 Teratogenität und Schwangerschafts-/ Geburtskomplikationen

Initiale Berichte gingen recht früh von einer Fehlbildungsrate von 11 % aus. Insbesondere die **Ebstein-Anomalie** wurde weit über dem normal zu erwartendem Maße gefunden. Auch sonst standen kardiale Fehlbildungen im Vordergrund. Eine weitere Untersuchung fand ein erhöhtes kardiales Risiko. Jedoch können die Daten im Rahmen einer späteren Fall-Kontroll-Studie (höheres Missbildungsrisiko bei Patientinnen mit bipolarer Störung ohne Assoziation zu Lithium) dahingehend interpretiert werden, dass entweder die Erkrankung (nicht Lithium selbst) ein erhöhtes Risiko in sich birgt oder aber Lithium möglicherweise rasch nach der Feststellung der Schwangerschaft abgesetzt wurde, was eine Verzerrung der Ergebnisse bewirkt haben könnte. Eine prospektive Studie konnte zwar kein signifikant erhöhtes Risiko für kardiale Malformationen insgesamt erkennen, der darin enthaltene Anteil speziell von Ebstein-Anomalien war allerdings auffällig hoch. In der Zusammenschau muss das initial als recht relevant gewertete Risiko in der Bedeutung als weniger hoch eingestuft werden. Allerdings scheint das Risiko speziell für eine Ebstein-Anomalie weiter erhöht, wenn es auch unter Lithium eine absolut gesehen seltene Fehlbildungsrate gibt. Das Risiko anderer kardialer Fehlbildungen sollte man eher als erhöht ansehen. Dabei ist insbesondere das 1. Trimenon als relevant zu betrachten.

Von besonderer Bedeutung für die Bewertung von Lithium in der Schwangerschaft sind die deutlich erhöhten **perinatalen Komplikationen** bzw. Wirkungen. So kommt es beim Neugeborenen zu reversiblen TSH-Erhöhungen. Weiterhin sind die Apgar-Scores niedriger, das Geburtsgewicht eher geringer und die stationäre Behandlungsnotwendigkeit länger. Beschrieben wurden ferner respiratorische Probleme, eine erhöhte Frühgeburtlichkeit, Hyporeflexie und diverse Herz-Kreislauf-Komplikationen.

11.4.4 Langfristige Veränderungen

Während es bei Ratten mehrfach Berichte über Verzögerungen in der Entwicklung durch perinatale Lithium-Exposition gab, konnten die wenigen Nachbeobachtungen von Kindern, deren Mütter in der Schwangerschaft mit Lithium behandelt wurden, keinen Nachweis auf Entwicklungsverzögerungen erbringen. Die geringe Fallzahl verhindert jedoch eine fundierte Aussage.

11.4.5 Empfehlungen

Die Indikation zur Lithium-Behandlung während der Schwangerschaft sollte eher streng erfolgen. Dazu sollten das individuelle Rückfallrisiko ebenso wie eventuelle Erfahrungen mit anderen Phasenprophylaktika (z. B. Atypika) aus der Krankengeschichte in Betracht gezogen werden. Alternativen sollten wohlwollend geprüft werden. Wenn planbar, empfiehlt sich ein Verzicht auf Lithium zumindest im 1. Trimenon. Weiterhin sollten die Plasmaspiegel im weiteren Verlauf engmaschig kontrolliert werden, möglicherweise auch die Dosis vor der Geburt gesenkt werden. Auf das Stillen sollte verzichtet werden.

> Bei Lithium-Einnahme während der Schwangerschaft muss mit einer erhöhten kardialen Missbildungsrate (1. Trimenon) sowie mit deutlich mehr Komplikationen im Geburtsverlauf gerechnet werden.

11.5 Phasenprophylaktika aus der Gruppe der Antikonvulsiva (Valproinsäure, Lamotrigin und Carbamazepin)

11.5.1 Effektivität

Valproinsäure, Carbamazepin und Lamotrigin sind in der Behandlung und/oder Prophylaxe affektiver Episoden bei bipolaren Störungen effektiv (▶ Kap. 10, ▶ Kap. 21). In dieser Indikation sind weiterhin noch Lithium zu nennen, welches in der Schwangerschaft nicht als unbedenklich gelten kann (▶ Abschn. 11.4), sowie die atypischen Antipsychotika, welche eher unter einer geringeren Datenlage leiden, durchaus aber nicht hochsuspekt für teratogene Effekte sind (z. B. Olanzapin, Risperidon).

11.5.2 Plazentagängigkeit und Übergang in die Muttermilch

Valproinsäure besitzt mit einer Nabelschnurblut/Mutterblut-Ratio von ca. 1,7 eine recht hohe Plazentagängigkeit. Allerdings ist die Fraktion freier, nichtalbumingebundener Valproinsäure im Umbilikalblut geringer, was möglicherweise an der geringeren Verdrängung aus der Albuminbindung durch freie Fettsäuren im fetalen Blut liegt. Für Carbamazepin ist keine überproportionale Erhöhung der Konzentrationen im Nabelschnurblut bekannt, dafür aber ist die freie Fraktion höher als im maternalen Blut. Für Lamotrigin ist ebenfalls ein Nabelschnurblut/Mutterblut-Verhältnis von ca. 1 bekannt. Das Milch/Plasma-Verhältnis liegt bei ca. 0,6, während ca. 30 % der mütterlichen Konzentration beim Stillen im kindlichen Plasma auftreten. Von Valproinsäure gelangen nur geringe und irrelevante Mengen über die Milch beim Stillen in das Blut des Neugeborenen. Die Milch/Plasma-Verhältnisse für Carbamazepin und Metaboliten liegen zwischen 0,6 und 0,8.

11.5.3 Teratogenität und Schwangerschafts-/ Geburtskomplikationen

Die Datenlage über Risiken, die mit der Einnahme von Phasenprophylaktika aus der Gruppe der Antikonvulsiva während der Schwangerschaft einhergehen, ist vergleichsweise gut. In aller Regel beziehen sich diese Daten aus großen Kohorten neurologischer Patientinnen. Zu berücksichtigen ist, dass bei Epilepsie-Patientinnen einige Untersuchungsergebnisse auf eine erhöhte Malformationsrate hinweisen.

> Antikonvulsiva bergen ein deutlich und nachweislich erhöhtes Teratogenitätsrisiko in sich; darunter muss insbesondere Valproinsäure nach wie vor als besonders risikoreich gelten.

Letzte Zahlen einer Kohorte von fast 6000 Schwangerschaften unter antikonvulsiver Behandlung zeigen ein insgesamt 1,5-faches Risiko für Malformationen, wobei Valproinsäure ein nochmal mehr als 2-faches Risiko gegenüber Carbamazepin und Lamotrigin aufweist. Diese Risiken sind offensichtlich dosisabhängig und steigern sich weiter unter Kombinationstherapien. So existiert derzeit die Diskussion, inwiefern Valproinsäure bei niedrigerer Dosierung gegenüber den anderen Gruppenvertretern tatsächlich ein erhöhtes Risiko besitzt. So sind die Fallzahlen für eine endgültige Beurteilung noch zu niedrig. Eine große Bandbreite an Missbildungen ist bekannt; an 1. Stelle stehen insbesondere bei **Valproinsäure** die **Spina-Bifida-Ereignisse** mit einem relativen Risiko von ca. 15. Ebenfalls kommen gehäuft Mikrozephalie, Kraniosynostosen, Ventrikel- oder Vorhofseptumdefekt, Fallot-Tetra-logie, Gaumenspalten sowie recht häufig bei männlichen Nachkommen Hypospadien (relatives Risiko: ca. 6) vor. Das 1. Trimenon ist nachvollziehbar eine hoch sensitive Zeit für die Ausbildung dieser Risiken.

Für Lamotrigin kann sicher angenommen werden, dass es geringere Raten an Fehlbildungen verursacht als Valproinsäure. Ob es auch vorteilhafter gegenüber Carbamazepin ist, kann derzeit noch nicht sicher beurteilt werden.

Schwangerschafts- und Geburtskomplikationen sind ebenfalls häufig. In kontrollierten Studien konnten vermehrte Präeklampsie-Raten (Epilepsie-Patientinnen vs. Kontrollen und behandelte vs. nicht behandelte Patientinnen), Apgar-Verminderungen, ein erhöhter Bedarf neonatologischer Anschlussbehandlungen und ein kleineres Geburtsgewicht detektiert werden. So zeigt in diesem Zusammenhang eher Carbamazepin ein erhöhtes Risiko, wie auch in abgeschwächter Form Lamotrigin (z. B. Apgar <7). Auch neonatale Hämorrhagien sind bekannt, weshalb in den letzten beiden Monaten der Schwangerschaft eine Vitamin-K-Substitution sinnvoll werden kann. Vermehrt fanden sich auch postnatale vaginale Blutungen sowie vaginale Blutungen im 3. Trimenon. Postnatale Uteruskontraktionsprobleme traten vermehrt auf. Hinzuweisen ist zusätzlich auf die geringe Glukuronidierungsfähigkeit des Neugeborenen im Phase-II-Metabolismus. Da dies der Hauptabbauweg des Lamotrigins ist, können sehr protrahierte Ausscheidungsprozesse beim Neugeborenen auftreten. Aber auch die Clearance der Mutter unterliegt perinatal Schwankungen, die einer engmaschigen Plasmaspiegelkontrolle bedürfen.

11.5.4 Langfristige Veränderungen

Zur Gruppe der Antikonvulsiva gibt es eine deutlich bessere Datenlage als zu vielen anderen Psychopharmaka. Es muss allerdings berücksichtigt werden, dass auch in Bezug auf diese Fragestellung die Patientenzielgruppe an Epilepsie-Erkrankungen litt. Entwicklungsverzögerungen sind in der Literatur beschrieben. So kam eine neuere Studie zu dem Schluss, dass zumindest unter Kombinationsbehandlungen höhere Schulabschlüsse seltener sind. Allerdings kann dies schlecht gegen den mütterlichen Krankheitszustand und entsprechende Einflussvariablen kontrolliert werden.

11.5.5 Empfehlungen

Die vorliegende Datenlage muss in den meisten Fällen zum Abraten einer Phasenprophylaxe oder antimanischen Behandlung durch Antikonvulsiva nötigen. Für die psychiatrischen Indikationen gibt es alternative Stoffklassen, die bei Bestehen einer dringenden Behandlungsnotwendigkeit in der Schwangerschaft risikoärmer erscheinen. So ist Olanzapin in der Phasenprophylaxe oder in der antimanischen Behandlung eher als sicherer anzusehen. Im praktisch-klinischen Einzelfall können aber dennoch Situationen denkbar sein, bei denen Patientinnen nur mit Hilfe der Antikonvulsiva halbwegs stabil eingestellt werden können, sodass eine Veränderung des Therapieregimes ein gravierendes Risiko für den Gesundheitszustand der Mutter und damit auch des Kindes darstellen würde. Hier wäre insbesondere darauf zu achten, dass Kombinationstherapien (Antikonvulsiva untereinander) unterbleiben und auf die Dosiseffekte Rücksicht genommen wird. Wegen der besonderen Vulnerabilität während des 1. Trimenons sollte auch in solchen Fällen immer geprüft werden, ob ein Auslassen oder Reduzieren der Dosis während dieser Zeit möglich ist. Sollte dies nicht möglich sein, bzw. die Schwangerschaft lange unbemerkt verlaufen sein, sind hochfrequente gynäkologische Begleituntersuchungen zu empfehlen. Diese Hinweise gelten im besonderen Maße für Valproinsäure.

Das Stillen unter Carbamazepin und Valproinsäure ist ggf. möglich. Die Übertrittsraten in das kindliche Blut sind z. T. sehr niedrig. Für Lamotrigin sind noch nicht genügend Daten vorhanden. Eine kleinere Untersuchung gibt keine relevanten Nebenwirkungen beim Kind an, weist jedoch ein Mutter/Kind-Plasmaverhältnis von ca. 0,2 auf. Bezugnehmend auf die teilweise gravierenden bekannten Komplikationen durch Lamotrigin (z. B. Stevens-Johnson-Syndrom) sollte hier vorsichtig agiert werden.

11.6   Benzodiazepine

11.6.1 Effektivität

Die Effektivität der Benzodiazepine in der akuten Behandlung von Ängsten und Schlafstörungen ist über jeden Zweifel erhaben und beginnt ohne nennenswerte Latenz. Wegen des Abhängigkeitspotenzials wird aber grundsätzlich eine langfristige Behandlung nicht empfohlen bzw. sollte ambulant vermieden werden. Bei schweren Krankheitsverläufen unter stationären Bedingungen sind Benzodiazepine jedoch weiterhin eine wichtige Stütze der Behandlung und können auch im Fall schwer erkrankter schwangerer Patientinnen die Erkrankungsdynamik erheblich reduzieren.

11.6.2 Plazentagängigkeit und Übergang in die Muttermilch

Benzodiazepine können aufgrund der Lipophilie gut durch die Plazenta in das fetale Blut übergehen; die Verhältnisse der Konzentrationen verändern sich aber mit der Zeit der Medikationseinnahme über die Schwangerschaft u. a. durch eine fetale Kumulationsneigung (z. B. Oxazepam: Nabelschnurblut/Mutterblut-Ratio: 0,6 zu Beginn der Untersuchung → 1,1 am Ende der Schwangerschaft). Benzodiazepine gehen in mäßigem Maße in die Muttermilch über. Bisweilen sind die Substanzen im Blut der Neugeborenen kaum detektierbar.

11.6.3 Teratogenität und Schwangerschafts-/ Geburtskomplikationen

Die Datenlage ist hochkontrovers. Ein Problem der Beurteilung sind der hohe Komedikationsanteil sowie die heterogenen Erkrankungssituationen der betroffenen Mütter selbst, sodass gut kontrollierte Studien kaum durchzuführen sind. Es gibt mehrfache Hinweise auf die Verursachung von Spaltenbildungen (**kraniofaziale Anomalien**) durch die Einnahme im 1. Trimenon. Jedoch konnten die letzten Kohortenstudien dieses Risiko nicht mehr erkennen lassen. Eine große Fall-Kontroll-Studie legte jedoch nahe, dass nicht die Benzodiazepine als Gruppe, sondern einzelne Vertreter ein erhöhtes Risiko zeigen. Insbesondere für **Lorazepam** fand sich ein deutlich erhöhtes Risiko für **Analatresien** sowie bei **Bromazepam** für allgemeine **Malformationen des Gastrointestinaltrakts**. Weiterhin wurden **Neuralrohrdefekte** beschrieben.

Bekannt sind auch perinatale Komplikationen. So kommt es durch die direkte Benzodiazepinwirkung (evtl. verstärkt nach intrafetaler Kumulation) zum sog. **Floppy-infant-Syndrom**, welches durch verminderten Muskeltonus, Hyporeflexie, Sedierung, Saugunfähigkeit und Ateminsuffizienz gekennzeichnet ist. Niedrigere Apgar-Scores sind die Folge, ebenso wie verstärkt notwendige pädiatrische Nachversorgung. War das Neugeborene intrauterin länger den Benzodiazepinen ausgesetzt, kann es postnatal zu **Absetz- oder Entzugssymptomen** kommen. Diese sind dann durch Unruhe, Hyperreflexie, Schreien, Irritierbarkeit und Hypertonie gekennzeichnet.

Für Zopiclon gibt es nur begrenzte Daten zur Sicherheit in der Schwangerschaft, die zumindest für die Teratogenität kein erhöhtes Auftreten beschreiben. Die Power ist allerdings für die Beantwortung dieser Frage nicht hoch genug, für Zaleplon und Zolpidem liegen keine Daten zur Teratogenität vor. Recht sicher kann das Risiko für Geburtskomplikationen bei Ähnlichkeit zu den Benzodiazepinen als erhöht eingeschätzt werden.

11.6.4 Langfristige Veränderungen

Es gibt Hinweise auf Entwicklungsverzögerungen. Neuere Ergebnisse konnten allerdings keine überdauernden Effekte über das 1. Lebensjahr hinaus feststellen.

11.6.5 Empfehlungen

Aufgrund der noch nicht sicheren Datenlage sollte – wenn die Krankheit es ermöglicht – im 1. Trimenon auf Benzodiazepine verzichtet werden. Hier muss natürlich die **Gefahr von Entzugssymptomen** bedacht werden, wenn zuvor diese Substanzen für eine längere Zeit eingenommen wurden. Häufig genug sind jedoch psychiatrische Situationen akut nur durch die Gabe von Benzodiazepinen zu beherrschen; dies scheint vor dem Hintergrund der Literatur zumindest für das 2. und 3. Trimenon vertretbar. Vor der Niederkunft sollte die Dosis jedoch, wenn möglich, geplant reduziert werden, um Geburtskomplikationen zu minimieren.

? Übungsfragen

1. Was wissen Sie über die Teratogenität von SSRI?
2. Wie sind die langfristigen Auswirkungen einer Antidepressivatherapie während der Schwangerschaft auf Verhaltens- und Entwicklungseffekte des Kindes einzuschätzen?
3. Wenn während einer Schwangerschaft eine Behandlung mit Antipsychotika zwingend notwendig wird, welche Substanzen sollten dann primär in Erwägung gezogen werden?
4. Wie ist das teratogene Risiko von Lithium zu beurteilen?
5. Was ist zur Teratogenität der Antikonvulsiva zu sagen?
6. Nennen Sie eine perinatale Komplikation von Benzodiazepinen.

Weiterführende Literatur

Benkert O, Hippius H (2011) Kompendium der Psychiatrischen Pharmakotherapie. Springer, Berlin Heidelberg

Gentile S, Bellantuono C (2009) Selective serotonin reuptake inhibitor exposure during early pregnancy and the risk of fetal major malformations: focus on paroxetine. J Clin Psychiatry 70: 414–422

Reis M, Källén B (2008) Maternal use of Antipsychotics in Early Pregnancy and Delivery Outcome. J Clin Psychopharmacol 28: 279–288

Rohde A, Schaefer C (2009) Psychopharmakotherapie in Schwangerschaft und Stillzeit. Möglichkeiten und Grenzen. Thieme, Stuttgart

Arzneimittelinteraktionen

C. Hiemke

»Kurzinfo«
- **Arzneimittelinteraktion (Wechselwirkung)** meint eine Veränderung der Wirkung eines Medikaments durch die Kombination mit einem anderen Arzneimittel
- Arzneimittelinteraktionen können zur **Verstärkung** oder **Abschwächung** der Wirkung eines Medikaments führen
- Zur Abschätzung möglicher Arzneimittelinteraktionen sind die pharmakodynamischen und -kinetischen Eigenschaften der kombinierten Medikamente zu berücksichtigen, aber auch Eigenheiten des Patienten wie Alter, Metabolisierer-Typ, Komorbiditäten
- **Pharmakodynamische Eigenschaften** der Medikamente ergeben sich aus den Zielstrukturen, über die Arzneimittel wirken, **pharmakokinetische Eigenschaften** insbesondere aus den die Arzneimittel verstoffwechselnden Enzymen
- Die meisten Psychopharmaka werden durch Isoenzyme der Familie der **Cytochrom-P450-Enzyme** in der Leber verstoffwechselt
- Medikamente, Hormone, aber auch Nahrungs- und Genussmittel wie Nikotin, Alkohol, Grapefruitsaft können Cytochrom-P450-Enzyme in ihrer Aktivität modulieren (**Enzyminduktion** oder **-inhibition**)
- Um Risiken einer kombinierten Arzneimitteltherapie durch pharmakokinetische Wechselwirkungen rechtzeitig entgegensteuern zu können, sind Kontrollen von **Wirkstoffkonzentrationen im Blut** oft sinnvoll

12.1 Definition, Ursachen, Einteilung

Zwar ist bei der pharmakologischen Behandlung psychischer Erkrankungen nach Möglichkeit immer eine Monotherapie mit einem Präparat bzw. Wirkstoff anzustreben, doch wird in der Praxis der Psychopharmakotherapie häufig die Gabe mehrerer Arzneimittel notwendig (z. B. zur Therapie komorbider Erkrankungen oder aufgrund unzureichenden Ansprechens auf eine Monotherapie).

Durch die gleichzeitige oder sequenzielle Einnahme verschiedener Medikamente können Arzneimittelinteraktionen auftreten.

Arzneimittelinteraktion – Eine Arzneimittelinteraktion (Wechselwirkung) liegt vor, wenn sich die Wirkung eines Arzneimittels durch die Zugabe eines anderen verändert.

Arzneimittelwechselwirkungen können dazu führen, dass die erwünschte Wirkung eines Medikaments abgeschwächt oder verstärkt wird. Eine Wirkpotenzierung kann zum Therapieerfolg beitragen, jedoch besteht auch die Gefahr einer Intoxikation, insbesondere bei Substanzen mit engem therapeutischen Bereich.

Arten von Arzneimittelwechselwirkungen
1. Pharmakodynamische Wechselwirkungen
   - Wirkverstärkung durch synergistische Wirkung bei gleichem oder unterschiedlichem Mechanismus (z. B. Sertralin und Tranylcypromin): Linksverschiebung der Dosis-/Konzentrations-Wirkungs-Beziehung
   - Wirkabschwächung durch Antagonisierung (z. B. Amisulprid und Lisurid): Rechtsverschiebung der Dosis-/Konzentrations-Wirkungs-Beziehung
2. Pharmakokinetische Wechselwirkung
   - Wirkabschwächung durch Hemmung der Absorption
   - Wirkverstärkung durch Beschleunigung der Absorption
   - Wirkverstärkung durch Hemmung der Metabolisierung (z. B. Clozapin und Fluvoxamin)
   - Wirkabschwächung nach Absetzen eines Enzymhemmers
   - Wirkabschwächung durch Enzyminduktion (z. B. Carbamazepin und Pipamperon)
   - Wirkverstärkung nach Absetzen eines Enzyminduktors
   - Wirkverstärkung durch Hemmung der Exkretion

Aufgrund der großen Anzahl an Arzneimitteln kann die Kombination von allen Medikamenten vor deren Zulassung klinisch nicht geprüft werden. Es muss also aus den pharmakokinetischen und pharmakodynamischen Eigenschaften der kombinierten Medikamente geschlossen werden, ob mit einer Wechselwirkung zu rechnen ist.

Pharmakodynamische und -kinetische Eigenschaften bei der Kombination von Arzneimitteln
Bei der Kombination von Arzneimitteln sind folgende Eigenschaften aller eingenommenen Wirkstoffe zu beachten:
Pharmakodynamische Eigenschaften
- Wirkprofil und auslösende Zielstrukturen (◘ Tab. 12.4)
- Nebenwirkungsprofil und auslösende Zielstrukturen (◘ Tab. 12.1)
- Therapeutische Breite

▼

Pharmakokinetische Eigenschaften
- Inhibitor-Eigenschaften (■ Tab. 12.2)
- Induktor-Eigenschaften (■ Tab. 12.3)
- Substrat-Eigenschaften (■ Tab. 12.4)
- Metabolisierende Enzyme (■ Tab. 12.4)

Zudem entscheiden Eigenheiten des zu behandelnden Patienten (z. B. Alter, Komorbidität, Metabolisierer-Typ), ob eine Arzneimittelwechselwirkung auftritt.

12.2 Kontraindizierte Kombinationen

Kontraindizierte Arzneimittelkombinationen werden in der Regel vom Hersteller in den Fachinformationen genannt. Berichtet werden solche Kontraindikationen,
- die nach dem pharmakologischen Wirkprofil zu erwarten sind,
- die im Rahmen der Zulassungsstudien beobachtet wurden und
- die sich nach der Zulassung durch die Meldung schwerwiegender unerwünschter Arzneimittelwirkungen (▶ Kap. 13) ergeben haben.

12.2.1 Kombinationen mit Monoaminoxidasehemmern

Monoaminoxidasehemmer (MAO-Hemmer) können in Kombination mit anderen **serotoninstimulierenden Medikamenten** ein **zentrales Serotoninsyndrom** auslösen (▶ Abschn. 48.2.5). Kontraindiziert ist daher die Kombination von MAO-Hemmern mit:
- Selektiven Serotoninwiederaufnahmehemmern, inklusive Venlafaxin und Duloxetin
- Trizyklischen Antidepressiva
- Tryptophan
- Triptanen

Zudem sind Kombinationen von MAO-Hemmern mit Buprenorphin, Bupropion oder Methadon zu vermeiden.

12.2.2 Kombinationen mit Clozapin

Kontraindiziert ist die Kombination von Clozapin mit trizyklischen Depot-Antipsychotika, Carbamazepin oder Mianserin wegen des erhöhten Risikos einer **Blutbildschädigung**.

Eine relative Kontraindikation besteht für die Kombination von Clozapin und Benzodiazepinen aufgrund von Berichten über Todesfälle durch **Herz-** und **Atemstillstand**. Bei katatonen Zustandsbildern, extremer Agitiertheit oder bei Auftreten eines malignen neuroleptischen Syndroms (▶ Abschn. 48.2.5) ist die Kombination vertretbar.

12.2.3 Kombinationen mit Antipsychotika, die die QTc-Zeit verlängern

Kontraindiziert sind Kombinationen von Antipsychotika, die die QTc-Zeit verlängern (z. B. Amisulprid, Ziprasidon, Zuclopenthixol und besonders ausgeprägt Pimozid, Sertindol, Thioridazin) mit Medikamenten, die **schwerwiegende Herzrhythmusstörungen** auslösen können (v. a. Klasse-IA- oder -III-Antiarrhythmika, aber auch tri- und tetrazyklische Antidepressiva).

12.2.4 Kombinationen mit Lithium

Kombinationen von Lithium mit Substanzen, welche die Clearance von Lithium verlängern (z. B. Saluretika, nichtsteroidale Antiphlogistika) sind aufgrund des erhöhten Risikos einer **Lithiumintoxikation** kontraindiziert.

Bei der Kombination von Lithium mit Antidepressiva im Rahmen einer Augmentationstherapie ist das erhöhte Risiko für ein **Serotoninsyndrom** zu beachten.

> ❯ **Bei einer Therapie mit Lithium sind Arzneimittelinteraktionen auf Ebene der Exkretion zu bedenken.**

12.3 Pharmakodynamische Wechselwirkungen

Pharmakodynamische Wechselwirkungen können dann auftreten, wenn die kombinierten Pharmaka an einer Zielstruktur synergistisch oder antagonistisch wirken.

Betrachtet man die jeweiligen **Zielstrukturen im Gehirn**, über die Psychopharmaka ihre Wirkungen und Nebenwirkungen entfalten, lassen sich pharmakodynamische Wechselwirkungen ableiten, die sich bei der Kombination zweier Psychopharmaka ergeben können (z. B. Verstärkung anticholinerger Effekte durch Kombination eines Antidepressivums und Antipsychotikums, die beide muskarinische M_1-Rezeptoren blockieren; ■ Tab. 12.1).

◧ Tab. 12.1 Klinische Konsequenzen nach Blockierung bzw. Aktivierung (GABA$_A$-Rezeptoren und Opiatrezeptoren) von Zielstrukturen, auf die Psychopharmaka einwirken

Zielstrukturen	Induzierte Wirkungen, erwünschte und unerwünschte
Adrenozeptoren, α_1	Schwindel, orthostatische Hypotension, Reflextachykardie durch Hemmung
Acetylcholinesterase	Verbesserte Kognition, gesteigerte Vigilanz, Schwindel, Übelkeit, Erbrechen, Diarrhö, Tremor, Schlaflosigkeit, Somnolenz, Verwirrtheit, Delir, Muskelkrämpfe durch Hemmung
Muskarinische Acetylcholinrezeptoren, M_1	Akkomodationsstörungen, Mundtrockenheit, Sinustachykardie, Obstipation, Harnverhalt, Glaukomanfall, kognitive Störungen, Delir, Krampfanfall durch Hemmung
Nikotinische Acetylcholinrezeptoren	Anregend, blutdrucksteigernd, Übelkeit, Erbrechen, Diarrhö, Tremor durch Aktivierung
Dopaminrezeptoren, D_2-artig	Antipsychotische Wirkung, extrapyramidal-motorische Störungen, Prolaktinanstieg, antiemetisch, sexuelle Funktionsstörungen, Störungen der Thermoregulation, neuroleptisches Syndrom durch Hemmung
Dopamintransporter	Aufmerksamkeitssteigernd, euphorisierend, Schlaflosigkeit, Appetitminderung, Hyperhidrosis durch Hemmung
GABA$_A$-Rezeptoren	Stimulation wirkt angstlösend, schlafinduzierend, muskelrelaxierend, amnestisch, Dysarthrie, Ataxie, Apathie, Schwäche durch Aktivierung
Histaminrezeptoren, H_1	Müdigkeit, Sedierung, Verwirrtheit, Gewichtszunahme durch Hemmung
Kaliumkanäle	Verlängerung der QTc-Zeit, Torsade de pointes, Herzstillstand durch Hemmung
Monoaminoxidase A	Kurzfristig: Übelkeit, Schlafstörungen durch Hemmung Langfristig: depressionslösend durch Hemmung
Noradrenalintransporter	Kurzfristig: Tremor, Tachykardie, Unruhe, Kopfschmerzen, Miktionsstörungen, Schwitzen durch Hemmung Langfristig: depressionslösend durch Hemmung
NMDA-Rezeptoren (Glutamat)	Kopfschmerzen, Schläfrigkeit, Schwindel, Obstipation, Müdigkeit, Erbrechen, Verwirrtheit, Halluzinationen durch Hemmung
μ-Opiatrezeptoren	Analgetisch, euphorisierend, atemdepressiv durch Stimulation
Serotoninrezeptoren, 5-HT$_2$	Anxiolyse, Sedierung, Zunahme der Tiefschlafphase, Minderung von Negativsymptomen, Appetit- und Gewichtszunahme durch Hemmung
Serotonintransporter	Kurzfristig: Appetitminderung, Übelkeit, Diarrhö, Kopfschmerzen, Schlafstörungen, Unruhe, Schwitzen, Agitiertheit (Serotoninsyndrom) durch Hemmung Langfristig: depressionslösend, sexuelle Funktionsstörung durch Hemmung

Die Effekte, insbesondere unerwünschte, treten in Abhängigkeit von der Dosis und von der individuellen Disposition in unterschiedlicher Häufigkeit auf (von sehr häufig bis extrem selten).

12.4 Pharmakokinetische Wechselwirkungen

Für den Abbau der meist lipophilen Psychopharmaka sind die Isoenzyme der Familie der **Cytochrom-P450-Enzyme (CYP)** bedeutend.

Pharmakokinetische Wechselwirkungen treten auf, wenn ein Medikament ein Inhibitor (◧ Tab. 12.2) oder ein Induktor (◧ Tab. 12.3) eines Arzneimittel abbauenden Enzyms und das andere Medikament ein bevorzugtes Substrat des entsprechenden Enzyms ist:

— Bei Kombination eines Medikaments, das als **CYP-Induktor** wirkt, mit einem Medikament, das Substrat des induzierten Enzyms ist, sinkt der Plasmaspiegel des Substrats, sodass es zu dessen Wirkverlust kommen kann.

— Bei Kombination eines Arzneimittels, das als **CYP-Inhibitor** wirkt, mit einem Medikament, das Substrat des gehemmten Enzyms ist, steigt der Plasmaspiegel des Substrats aufgrund verminderter metabolischer Clearance. Hat das Substrat einen engen therapeutischen Bereich, besteht bei Kombination mit einem CYP-Inhibitor ein erhöhtes Intoxikationsrisiko. Wird das Substrat auch über andere Wege bzw. Enzyme abgebaut, wirkt sich die Inhibition eines Enzyms nur in geringem Maße auf die metabolische Clearance des kombinierten Medikaments aus.

Tab. 12.2 Klinisch relevante Inhibitoren von Cytochrom-P450-Enzymen (CYP)

Enzym	Psychopharmaka	Nichtpsychopharmaka
CYP1A2	Fluvoxamin, Perazin	Cimetidin, Ciprofloxacin, Enoxacin, Mexiletin, Norfloxacin
CYP2B6		Clopidogrel, Clotrimazol, Itraconazol
CYP2C9	Fluvoxamin, Valproinsäure	Amiodaron, Fluconazol, Ritonavir, Sulfaphenazol, Voriconazol
CYP2C19	Fluvoxamin, Moclobemid	Cimetidin, Felbamat, Miconazol, Omeprazol
CYP2D6	Bupropion, Fluoxetin[a], Levomepromazin, Melperon, Moclobemid, Norfluoxetin[a], Paroxetin, Perphenazin, Thioridazin	Amiodaron, Chinidin, Chlorprothixen, Cimetidin, Metoclopramid, Metoprolol, Propranolol, Ritonavir
CYP2E1	Disulfiram	
CYP3A4	Norfluoxetin[a]	Amiodaron, Atorvastatin, Cimetidin, Cisaprid, Clarithromycin, Erythromycin, Felbamat, Indinavir, Itraconazol, Ketoconazol, Mifepriston, Nelfinavir, Ritonavir, Saquinavor, Simvastatin, Telithromycin, Troleandomycin, Verapamil
Glucuronyltransferase	Valproinsäure	

Dargestellt sind Inhibitoren, die in therapeutischen Dosen den Arzneimittelabbau hemmen. [a] Bei Fluoxetin und seinem Metaboliten kann der Hemmeffekt wegen langer Eliminationshalbwertszeiten (14 Tage) noch Wochen nach Absetzen anhalten.

Tab. 12.3 Klinisch wirksame Induktoren von Cytochrom-P450-Enzymen (CYP)

Enzym	Psychopharmaka	Nichtpsychopharmaka
CYP1A2	Carbamazepin	Benzpyrene im Tabakrauch, Rifampicin, Ritonavir
CYP2B6	Carbamazepin, Phenytoin	Rifampicin
CYP2C9	Carbamazepin	Rifampicin, Ritonavir
CYP2C19	Ginkgo biloba, Phenytoin	Rifampicin
CYP2D6	Nicht bekannt	Nicht bekannt
CYP2E1	Ethanol	Isoniazid
CYP3A	Carbamazepin, Hyperforin (Johanniskraut), Phenobarbital, Phenytoin, Primidon	Efavirenz, Dexamethason, Oxybutynin, Prednison, Rifabutin, Rifampicin
Glucuronyltransferase	Carbamazepin, Phenytoin	Rauchen

Dargestellt sind Induktoren, die in therapeutischen Dosen Arzneimittel abbauende Enzyme induzieren und zu Wirkabschwächung bzw. Wirkverlust führen können.

> **Wird ein Wirkspiegelanstieg durch eine medikamentöse Kombinationstherapie therapeutisch angestrebt, sollte stets eine Kontrolle des Plasmaspiegels erfolgen, um eine Intoxikation zu vermeiden.**

Auch Nahrungs- und Genussmittel können mit Medikamenten interagieren. So hat **Rauchen** einen induktiven Effekt, weshalb Raucher häufig höhere Arzneimitteldosierungen benötigen als Nichtraucher. Bei einer Rau-

cherentwöhnungstherapie kann es dann zum Anstieg des Medikamentenspiegels im Blut mit der Gefahr einer Intoxikation kommen. Dies wurde unter Clozapin- und Olanzapin-Therapie beobachtet.

> **Bei Änderung der Rauchgewohnheiten sollte eine individuelle medikamentöse Dosisanpassung unter Berücksichtigung der Wirkstoffspiegel im Blut erfolgen.**

12.5   Vorhersage von Wechselwirkungen

Die Informationen aus den ◘ Tab. 12.1 bis ◘ Tab. 12.4 erlauben es, für über 100 Psychopharmaka abzuschätzen, ob bei einer Psychopharmakakombination mit pharmakodynamischen oder -kinetischen Wechselwirkungen zu rechnen ist:

— Durch Verknüpfung der ◘ Tab. 12.1 und ◘ Tab. 12.4 lässt sich abschätzen, welche pharmakodynamischen Effekte zu erwarten sind

— Durch Verknüpfung der ◘ Tab. 12.4 mit den ◘ Tab. 12.2 bzw. ◘ Tab. 12.3 lässt sich ablesen, ob mit einem inhibitorischen oder induktorischen Effekt zu rechnen ist

❯ Ist eine Arzneimittelwechselwirkung zu erwarten und handelt es sich nicht um eine kontraindizierte Kombination, muss einzelfallbezogen geprüft werden, ob eine entsprechende Kombination verabreicht werden sollte. Bei der Entscheidung für eine Arzneimittelkombination mit potenziellen Wechselwirkungen ist erhöhte Achtsamkeit durch klinische Kontrollen (z. B. Messung der Wirkstoffspiegel im Blut bei pharmakokinetischen Interaktionen) geboten.

> **Tipp**
>
> Bei Polypragmasie sind aufgrund der Vielzahl möglicher Kombinationen von Arzneimitteln Arzneimittelwechselwirkungen nicht leicht zu überschauen. Hilfreich zur Bewertung von Arzneimittelinteraktionen sind daher entsprechende interaktive Programme, auf die auch online zugegriffen werden kann, z. B.:
> — http://www.psiac.de
> — http://www.mediq.ch
> — http://pillbox.doccheck.com
> — http://www.scholz-datenbank.de

◘ Tab. 12.4 Pharmakokinetisches und pharmakodynamisches Profil von Psychopharmaka

Präparat	Enzyme des Metabolismus[a]	Wirkmechanismen[b]
Acamprosat	Keine Metabolisierung	NMDA-rezeptorantagonistisch
Agomelatin	**CYP1A2**, CYP2C19	Agonistisch an Melatonin-MT$_1$- und -MT$_2$-Rezeptoren und 5-HT$_{2C}$-antagonistisch
Alprazolam	**CYP3A4**	GABA$_A$-Rezeptorstimulation
Amisulprid	Keine Metabolisierung	Antidopaminerg, Kaliumkanalblockade
Amitriptylin	**CYP1A2**, CYP2C9, CYP2C19, **CYP2D6**, CYP3A4	Hemmung der Aufnahme von Noradrenalin und Serotonin, anticholinerg, antiadrenerg, antihistaminerg
D,L-Amphetamin	**CYP2D6**	Dopaminagonistisch
Aripiprazol	**CYP3A4**, CYP2D6	Dopaminantagonistisch und -agonistisch, 5-HT$_{2A}$- und 5-HT$_{2C}$-antagonistisch und 5-HT$_{1A}$-agonistisch
Asenapin	**CYP1A2**, CYP2D6, CYP3A4, **UGT1A4**	Dopamin-, Serotonin- und H$_1$-antagonistisch
Atomoxetin	**CYP2D6**	Hemmung der Aufnahme von Noradrenalin
Benperidol	Vermutlich CYP2D6, CYP3A4	Antidopaminerg
Bromazepam	**CYP3A4**	GABA$_A$-Rezeptorstimulation
Bromperidol	**CYP3A4**	Antidopaminerg, 5-HT$_2$-antagonistisch
Brotizolam	**CYP3A4**	GABA$_A$-Rezeptorstimulation
Buprenorphin	CYP3A4, CYP2C8	μ-opiatrezepotorantagonistisch
Bupropion	**CYP2B6**	Hemmung der Aufnahme von Dopamin und Noradrenalin
Buspiron	CYP2B6, CYP3A4	5-HT$_{1A}$-agonistisch
Carbamazepin	CYP1A2, CYP2B6, CYP2C8, **CYP3A4**	Hemmung übererregter Neurone
Chlordiazepoxid	**CYP3A4**	GABA$_A$-Rezeptorstimulation
Chlorpromazin	CYP1A2, **CYP2D6**	Antidopaminerg, 5-HT$_2$-antagonistisch, antihistaminerg, anticholinerg

◘ Tab. 12.4 Fortsetzung

Präparat	Enzyme des Metabolismus[a]	Wirkmechanismen[b]
Chlorprothixen	CYP2D6	Antidopaminerg, anticholinerg, 5-HT$_2$-antagonistisch
Citalopram	**CYP2C19**, CYP2D6, CYP3A4	Hemmung der Serotoninaufnahme
Clobazam	**CYP3A4**	GABA$_A$-Rezeptorstimulation
Clomethiazol	Unklar	Aktiviert GABA
Clomipramin	**CYP2C19**, **CYP2D6**, CYP3A4	Hemmung der Aufnahme von Serotonin und Noradrenalin (Norclomipramin), anticholinerg, anti-α$_1$-adrenerg
Clonazepam	**CYP3A4**	GABA$_A$-Rezeptorstimulation
Clozapin	**CYP1A2**, **CYP2C19**, CYP3A4, CYP2D6	5-HT$_2$-antagonistisch, anticholinerg, antihistaminerg, antidopaminerg
Desipramin	**CYP2D6**	Hemmung der Aufnahme von Noradrenalin, anticholinerg
Diazepam	CYP2B6, **CYP2C19**, CYP3A4	GABA$_A$-Rezeptorstimulation
Dikaliumclorazepat	**CYP2C19**, CYP3A4	GABA$_A$-Rezeptorstimulation
Diphenhydramin	Glucuronyltransferase	Antihistaminerg
Disulfiram	Aktivierung durch Dithioesterase	Hemmung von Alkoholdehydrogenase und Anhäufung von Acetaldehyd
Donepezil	**CYP2D6**, CYP3A4	Acetylcholinesterasehemmung
Doxepin	**CYP2C19**, CYP2D6	Antihistaminerg, Hemmung der Aufnahme von Noradrenalin und Serotonin, anticholinerg, anti-α$_1$-adrenerg
Doxylamin	N-Acetyltransferase, CYP3A4	Antihistaminerg
Duloxetin	**CYP1A2**, CYP2D6	Selektive Hemmung der Aufnahme von Noradrenalin und Serotonin
Escitalopram	**CYP2C19**, CYP3A4	Selektive Hemmung der Aufnahme von Serotonin
Etizolam	**CYP3A4**	GABA$_A$-Rezeptorstimulation
Flunitrazepam	CYP3A4, CYP2C19	GABA$_A$-Rezeptorstimulation
Fluoxetin	CYP2D6, CYP2B6, CYP2C19, CYP2C9	Selektive Hemmung der Aufnahme von Serotonin
Flupentixol	**CYP2D6**	Antidopaminerg, 5-HT$_2$-antagonistisch, anti-α$_1$-adrenerg
Fluphenazin	**CYP2D6**	Antidopaminerg, 5-HT$_2$-antagonistisch, anti-α$_1$-adrenerg, antihistaminerg
Flurazepam	**CYP3A4**	GABA$_A$-Rezeptorstimulation
Fluspirilen	Unklar	Antidopaminerg
Fluvoxamin	**CYP2D6**, CYP1A2	Selektive Hemmung der Aufnahme von Serotonin
Galantamin	**CYP2D6**, CYP3A4	Acetylcholinesterasehemmung, nikotinrezeptoragonistisch
Haloperidol	**CYP3A4**, CYP2D6	Antidopaminerg, anti-α$_1$-adrenerg
Imipramin	**CYP1A2**, **CYP2D6**, CYP2C19, CYP3A4	Hemmung der Aufnahme von Serotonin und Noradrenalin, anticholinerg, anti-α$_1$-adrenerg
Lamotrigin	Glucuronyltransferase	Hemmung übererregter Neurone
Levomepromazin	**CYP1A2**, CYP2D6	Anticholinerg, antihistaminerg, anti-α$_1$-adrenerg, antidopaminerg
Lithium	Keine Metabolisierung	Stimulation von monoaminergen Signaltransduktionssystemen
Loprazolam	**CYP3A4**	GABA$_A$-Rezeptorstimulation

◻ Tab. 12.4 Fortsetzung

Präparat	Enzyme des Metabolismus[a]	Wirkmechanismen[b]
Lorazepam	Glucuronyltransferase	GABA$_A$-Rezeptorstimulation
Lormetazepam	Glucuronyltransferase	GABA$_A$-Rezeptorstimulation
Maprotilin	**CYP2D6**	Hemmung der Aufnahme von Noradrenalin, antihistaminerg, anti-α_1-adrenerg
Melperon	Unklar	5-HT$_2$-antagonistisch, antidopaminerg
Memantin	Unklar	NMDA-rezeptorantagonistisch
Methylphenidat	CYP2D6	Dopamintransporterhemmung
Mianserin	CYP1A2, CYP2B6, CYP2D6, CYP3A4	Stimulation der noradrenergen und serotonergen Neurotransmission, antihistaminerg
Midazolam	**CYP3A4**	GABA$_A$-Rezeptorstimulation
Mirtazapin	CYP3A4, CYP1A2, CYP2D6	Stimulation der noradrenergen und serotonergen Neurotransmission, antihistaminerg
Moclobemid	CYP2C19, CYP2C9	Reversible Hemmung von Monoaminoxidase A (MAO-A)
Modafinil	CYP1A2, CYP2C9, CYP2C19, CYP3A4	Hemmung der Aufnahme von Noradrenalin und andere Mechanismen (unklar)
Naltrexon	Aldoketoreduktase 1C4	µ-opiatrezepotorantagonistisch
Natriumoxybat	Enzyme des Tricarbonsäurezyklus	GABAerge, dopaminerge, serotonerge und opioiderge Effekte
Nikotin	CYP2A6	Nikotinrezeptoragonistisch
Nitrazepam	CYP2D6, CYP3A4, **Glucuronyltransferase**	GABA$_A$-Rezeptorstimulation
Nordazepam	**CYP2C19, CYP3A4**	GABA$_A$-Rezeptorstimulation
Nortriptylin	**CYP2D6**	Hemmung der Aufnahme von Serotonin und Noradrenalin, anticholinerg, anti-α_1-adrenerg
Olanzapin	Glucuronyltransferase, Flavinmonooxigenase, **CYP1A2**, CYP2D6	Antidopaminerg, 5-HT$_2$-antagonistisch, anticholinerg, antihistaminerg
Opipramol	Unbekannt	Antihistaminerg, antidopaminerg, 5-HT$_{2A}$-antagonistisch
Oxazepam	**Glucuronyltransferase**	GABA$_A$-Rezeptorstimulation
Paroxetin	**CYP3A4**, CYP2D6	Selektive Hemmung der Aufnahme von Serotonin
Perazin	CYP3A4, CYP2C19, Flavinmonooxigenase	Antihistaminerg, antidopaminerg, 5-HT$_2$-antagonistisch, anticholinerg, anti-α_1-adrenerg
Perphenazin	**CYP2D6**	Antidopaminerg, antihistaminerg
Pimozid	**CYP1A2, CYP3A4**	Antidopaminerg, Kaliumkanalblockade
Pipamperon	Unbekannt	5-HT$_2$-antagonistisch, antidopaminerg
Prazepam	**CYP2C19, CYP3A4**	GABA$_A$-Rezeptorstimulation
Pregabalin	Kein nennenswerter Metabolismus	Präsynaptische Hemmung übererregter Neurone
Promethazin	**CYP2D6**	Antihistaminerg
Quetiapin	**CYP3A4**	Antidopaminerg, 5-HT$_2$-antagonistisch
Reboxetin	CYP3A4	Selektive Hemmung der Aufnahme von Noradrenalin
Risperidon	**CYP2D6**, CYP3A4	5-HT$_2$-antagonistisch, antidopaminerg, antiadrenerg
Rivastigmin	Acetylcholinesterase	Acetylcholinesterase, Butyrylcholinesterase

12

◘ Tab. 12.4 Fortsetzung

Präparat	Enzyme des Metabolismus[a]	Wirkmechanismen[b]
Sertindol	**CYP3A4, CYP2D6**	5-HT$_2$-antagonistisch, antidopaminerg, Kaliumkanalblockade
Sertralin	**CYP2B6, CYP2C19**, CYP2C9, CYP2D6	Selektive Hemmung der Aufnahme von Serotonin
Sildenafil	**CYP3A4**, CYP2C9	Phosphodiesterase-5-Hemmung
Sulpirid	Keine Metabolisierung	Antidopaminerg
Tadalafil	CYP3A4, CYP2C9, Catechol-O-methyltransferase	Phosphodiesterase-5-Hemmung
Temazepam	Glucuronyltransferase	GABA$_A$-Rezeptorstimulation
Thioridazin	**CYP2D6**, CYP1A2, CYP2C19	Anticholinerg, antidopaminerg, 5-HT$_2$-antagonistisch, anti-α$_1$-adrenerg
Topiramat	Keine Metabolisierung	Hemmung übererregter Neurone
Tranylcypromin	MAO	Irreversible Bindung und Hemmung von Monoaminoxidase
Trazodon	**CYP3A4**	Hemmung der Aufnahme von Serotonin, serotoninagonistisch
Triazolam	CYP3A4	GABA$_A$-Rezeptorstimulation
Triflupromazin	Unklar	Anti-α$_1$-adrenerg, 5-HT$_2$-antagonistisch, antidopaminerg
Trimipramin	CYP2C9, **CYP2C19, CYP2D6**	Antihistaminerg, antidopaminerg
Valproinsäure	CYP2C9, CYP2C19, CYP3A4 , CYP2A6, CYP2B6	Unklar, Hemmung übererregter Neurone
Vardenafil	**CYP3A4**, CYP2C9	Phosphodiesterase-5-Hemmung
Venlafaxin	**CYP2D6**, CYP3A4	Hemmung der Aufnahme von Serotonin und Noradrenalin
Zaleplon	CYP3A4	GABA$_A$-Rezeptorstimulation
Ziprasidon	Aldehydoxidase, CYP3A4	5-HT$_2$-antagonistisch, antidopaminerg, antihistaminerg, Hemmung der Aufnahme von Serotonin und Noradrenalin
Zolpidem	**CYP3A4**, CYP1A2, CYP2C9	GABA$_A$-Rezeptorstimulation
Zopiclon	CYP3A4, CYP2C8, CYP2C9	GABA$_A$-Rezeptorstimulation
Zotepin	**CYP1A2**, CYP3A4	5-HT$_2$-antagonistisch, antihistaminerg, antidopaminerg
Zuclopenthixol	**CYP2D6**	Antidopaminerg, anticholinerg, antihistaminerg, anti-α$_1$-adrenerg

[a] Eine Hemmung oder Induktion fett hervorgehobener Enzyme kann eine klinisch bedeutsame Wechselwirkung hervorrufen. [b] Antidopaminerg bezieht sich auf D$_2$-artige Dopaminrezeptoren.

❓ Übungsfragen

1. Warum ist die Kombination von Clozapin und Carbamazepin kontraindiziert?
2. Nennen Sie eine mögliche Komplikation der Kombination von Lithium mit einem selektiven Serotoninwiederaufnahmehemmer.
3. Mit welchen pharmakodynamischen Wechselwirkungen ist zu rechnen bei einer Kombination von Clomipramin und Levomepromazin?
4. Nennen Sie Beispiele klinisch relevanter Inhibitoren von Cytochrom-P450-Enzymen.
5. Durch welche Induktoren wird die Konzentration von CYP3A4-Substraten erniedrigt? Nennen Sie Beipiele.
6. Welche Arzneimittelwechselwirkungen können bei einer medikamentösen Kombinationstherapie mit Carbamazepin auftreten?
7. Was ist hinsichtlich Arzneimittelinteraktionen bei der Anwendung von Hyperforin (Johanniskraut) zu berücksichtigen?

Weiterführende Literatur

Baxter K (2010) Stockley's Drug interactions. Pharmaceutical Press, London

Benkert O, Hippius H (2011) Kompendium der psychiatrischen Pharmakotherapie. Springer, Heidelberg

Cozza KL, Amstrong SC, Oesterheld J (2003) Concise Guide to Drug Interaction Principles for Medical Practice. American Psychiatric Publishing Inc., Washington

Hiemke C, Baumann P, Laux G, Kuss HJ (2005) Therapeutisches Drug-Monitoring in der Psychiatrie. Psychopharmakotherapie 12: 166–182

Hisaka A, Ohno Y, Yamamoto T, Suzuki H (2010) Prediction of pharmacokinetic drug–drug interaction caused by changes in cytochrome P450 activity using in vivo information. Pharmacology & Therapeutics 125: 230–248

Preskorn SH, Flockart D (2009) 2010 Guide to psychiatric drug interactions. Primary Psychiatry 16: 45–74

Spina E, Santoro V, D'Arrigo C (2008) Clinically relevant pharmacokinetic drug interactions with second-generation antidepressants: an update. Clin Ther 30: 1206–1227

12

Durch Medikamente ausgelöste psychische Störungen

C. Lange-Asschenfeldt, W. Niebling, F. Schneider

»Kurzinfo«

- Eine Vielzahl von Medikamenten – auch nichtpsychiatrische Arzneimittel – kann psychische Erkrankungen bzw. psychiatrische Syndrome als **unerwünschte Arzneimittelwirkungen (UAW)** verursachen
- Psychiatrisch relevante UAW können sich zum einen aus der Hauptwirkung eines Medikaments ergeben, zum anderen aus der psychotropen Eigenwirkung einer Substanz
- Voraussetzung für die psychotrope Wirkung eines Arzneimittels ist dessen **zentralnervöse Verfügbarkeit**
- Risikofaktoren für medikamentös induzierte psychiatrische Syndrome sind insbesondere **höheres Lebensalter, Multimorbidität** und **Polypharmakotherapie**
- Psychiatrisch relevante UAW lassen sich einteilen in Syndrome mit **paranoid-halluzinatorischer, depressiver, maniformer, ängstlicher, sedierender** und **deliranter** Ausprägung

Arzneimittelinduzierte psychische Störungen sind häufig. Sie können auftreten infolge von:
- Überdosierung/Intoxikation
- Absetzen (Entzug) eines Medikaments
- Wechselwirkungen mit anderen Substanzen (▶ Kap. 12)
- Unerwünschten Arzneimittelwirkungen (UAW) im engeren Sinne (▶ im Folgenden)

13.1 Unerwünschte Arzneimittelwirkungen: Definition, Ursachen, Einteilung

Unerwünschte Arzneimittelwirkungen (UAW) – Diese sind schädliche und unbeabsichtigte Reaktionen, die durch ein Arzneimittel trotz dessen bestimmungsgemäßen Gebrauchs im therapeutischen Dosisbereich und ggf. nach individueller Dosisanpassung (z. B. Alter, Grunderkrankung) hervorgerufen werden.

Unerwünschte Arzneimittelwirkungen mit klinischer Relevanz treten insgesamt bei ca. 5 % der medikamentös behandelten Patienten auf, davon zu einem beträchtlichen Teil bei Patienten mit psychischen Erkrankungen. Ungefähr 3–6 % aller stationären Patientenaufnahmen sind auf eine UAW zurückzuführen.

> ❯ In Deutschland sind seit 1998 alle Ärzte über ihre Berufsordnung dazu verpflichtet, unerwünschte Arzneimittelwirkungen – auch Verdachtsfälle! – entweder der Arzneimittelkommission der deutschen Ärzteschaft (AkdÄ)

oder dem Bundesinstitut für Arzneimittel und Medizinprodukte (BfArM) mitzuteilen:
- http://www.akdae.de/Arzneimittelsicherheit/ UAW-Meldung/index.html (Zugegriffen: 06.09.2011)
- http://www.bfarm.de/cln_103/DE/Pharmakovigilanz/form/functions/formpv-node.html (Zugegriffen: 06.09.2011)

Psychiatrisch relevante unerwünschte Arzneimittelwirkungen lassen sich unterteilen in:
- UAW, die sich unmittelbar aus der Hauptwirkung einer Substanz ergeben (in der Regel Klasseneffekte von Psychopharmaka, z. B. depressionsauslösende Wirkung konventioneller Antipsychotika, ▶ Abschn. 13.2)
- UAW als Folge einer von der Hauptwirkung unabhängigen psychotropen Eigenwirkung eines Medikaments (z. B. psychoseauslösende Wirkung bestimmter Kortikosteroide, ▶ Abschn. 13.3)

Voraussetzung für die psychotrope Wirkung eines Arzneimittels ist dessen **ZNS-Gängigkeit**, die vermittelt werden kann durch:
- Lipophile Eigenschaften einer Substanz
- Störungen der Blut-Hirn-Schranke (höheres Lebensalter, Arteriosklerose, entzündliche Prozesse, akute zerebrale Ischämie etc.)

Weitere Einflussfaktoren bzw. Wirkmechanismen sind:
- Hemmung oder Reduktion des hepatischen Metabolismus (CYP-System, Elimination)
- Verminderte renale Clearance bei gestörter Nierenfunktion
- Veränderungen der neuronalen Transmitter- bzw. Ionenhomöostase

Häufig sind additive und synergistische Effekte.

Es hat sich als nützlich erwiesen, psychiatrisch relevante UAW den häufigsten psychiatrischen Syndromen zuzuordnen:
- Psychotisch
- Affektiv (depressiv, maniform)
- Ängstlich
- Delirant (einschließlich malignes neuroleptisches Syndrom, anticholinerges und Serotoninsyndrom, ▶ Abschn. 48.2.5)

Diese Syndrome unterscheiden sich z. T. in der Latenz zwischen Beginn der Medikation und ihrem Auftreten: So ist die **Latenzzeit** bis zum Auftreten psychotischer oder deliranter Nebenwirkungen meist viel kürzer (unmittelbar bis wenige Tage nach Erstgabe) als bei UAW mit affektiver,

13

v. a. depressiver Symptomatik (Wochen bis Monate). Eine zeitlich genaue Medikamentenanamnese ist daher bei neu aufgetretenen psychischen Erkrankungen und insbesondere bei Risikopersonen (▶ unten) besonders wichtig.

> **Risikofaktoren für das Auftreten von arzneimittelinduzierten psychischen Störungen**
> - Höheres Lebensalter
> - Multimorbidität
> - Blut-Hirn-Schranken-Störung (z. B. durch einen entzündlichen Prozess wie Meningitis, durch Ischämie, Arteriosklerose usw.)
> - Hepatische oder renale Vorschädigung mit entsprechender Clearanceminderung
> - Bekannte Einschränkung des Metabolismus, z. B. »Slow-metabolizer«-Status bzw. pharmakogenetische Faktoren
> - Psychiatrische (Ko-)Morbidität
> - Medikamenteninduzierte psychische Erkrankungen in der Anamnese
> - Polypharmakotherapie (v. a. mit interaktionsträchtigen Substanzen, ▶ Kap. 12)
> - Hohe Dosis bzw. schnelle Aufdosierung

13.2 Psychische Störungen durch Psychopharmaka

Die Symptomatik von durch Psychopharmaka ausgelösten psychischen Störungen ergibt sich:
- Aus der psychotropen Hauptwirkung (z. B. Dämpfung bei Antipsychotika)
- Aus dem Nebenwirkungsprofil der Substanz (z. B. Unruhe bei selektiven Serotoninwiederaufnahmehemmern)
- Als Absetzphänomen (z. B. Rezidiv nach Beendigung einer antidepressiven Behandlung)

Eine Übersicht über mögliche durch Psychopharmaka ausgelöste psychische Störungen gibt ◘ Tab. 13.1.

13.3 Psychische Störungen durch Nichtpsychopharmaka

Eine beispielhafte Übersicht über Nichtpsychopharmaka und mögliche durch sie induzierte psychiatrische Syndrome (geordnet nach Substanzgruppen und Syndromen) gibt ◘ Tab. 13.2.

◘ **Tab. 13.1** Durch Psychopharmaka ausgelöste psychische Störungen. (Mod. nach Benkert u. Hippius 2011)

Substanzgruppe	Symptomatik und Therapie
Antidepressiva (AD)	
AD ohne sedierende Eigenschaften (allgemein)	Psychomotorische Unruhe, Umtriebigkeit, Erregtheit Therapie: Reduktion bzw. Absetzen des Medikaments, evtl. Umsetzen auf ein sedierendes Antidepressivum
Selektive Serotoninwiederaufnahmehemmer (SSRI) und andere Pharmaka mit überwiegend serotonerger Wirkkomponente	Psychomotorische Unruhe, zentrales Serotoninsyndrom (▶ Abschn. 48.2.5): z. T. delirante Symptomatik, Erregungszustände, Euphorie Risiko erhöht bei Kombination mit MAO-Hemmern, daher Kombination vermeiden Therapie: Absetzen des Medikaments, symptomatische Behandlung, in der Regel stationär
AD mit anticholinerger Begleitwirkung	Zentrales anticholinerges Syndrom (▶ Abschn. 48.2.5): agitierte Verlaufsform mit deliranter Symptomatik Therapie: Absetzen des Medikaments, symptomatische Behandlung, in der Regel stationär
Antipsychotika	
Konventionelle Antipsychotika	Akute depressive Verstimmungen bis hin zur Suizidalität oder psychomotorische Unruhe, Umtriebigkeit, Erregtheit (v. a. in hohen Dosisbereichen; DD: Akathisie) Therapie: Reduktion bzw. Absetzen des Präparates, evtl. zusätzlich Benzodiazepine
Antipsychotika mit anticholinerger Begleitwirkung	Zentrales anticholinerges Syndrom (▶ Abschn. 48.2.5) Therapie: Absetzen des Medikaments, symptomatische Behandlung, in der Regel stationär
Atypische Antipsychotika	In seltenen Fällen delirante Symptomatik Therapie: Reduktion bzw. Absetzen des Medikaments, evtl. Umsetzen auf ein alternatives Antipsychotikum

◘ Tab. 13.2 Durch Nichtpsychopharmaka ausgelöste psychiatrische Syndrome: Substanzklassen, Pharmaka und Syndrome[a]. (Mod. nach Benkert u. Hippius 2009)

Substanzklasse	Depressive Syndrome	Manische Syndrome	Angstsyndrome	Paranoid-halluzinatorische Syndrome	Delirante Syndrome
Analgetika/Antiphlogistika					
Nichtsteroidale Antiphlogistika			Ibuprofen	Ibuprofen, Salicylate	Ibuprofen, Naproxen
Opioide	Codein, Tramadol, Fentanyl (transdermal)	Buprenorphin	Buprenorphin	Buprenorphin, Morphin, Tramadol	Pentazocin, Tramadol
Antiarrhythmika	Amiodaron, Chinidin, Disopyramid, Lidocain, Procainamid, Verapamil	Procainamid, Propafenon	Flecainid, Lidocain	Amiodaron, Chinidin, Lidocain (i.v.), Procainamid, Propafenon	Lidocain, Mexiletin, Propafenon, Verapamil
Antihistaminika					
H_1-/H_2-Blocker	Cimetidin, Famotidin, Ranitidin	Cimetidin, Ranitidin, Terfenadin		Cimetidin, Ranitidin	Cimetidin, Famotidin, Ranitidin
Antihypertensiva					
ACE-Hemmstoffe	Enalapril	Captopril, Enalapril			Captopril
β-Rezeptorenblocker (v.a. lipophile)	Atenolol, Metoprolol, Propranolol, Timolol			Propranolol, Timolol	
Vasodilatatoren (inkl. Ca-Antagonisten)	Cinnarizin, Dihydralazin, Diltiazem, Felodipin, Flunarizin, Nifedipin	Diltiazem, Hydralazin	Dihydralazin	Diltiazem, Nifedipin	Diltiazem, Hydralazin
Antisympathotonika	Clonidin	Clonidin	Clonidin		Clonidin
Diuretika	Thiazide				Amilorid, Spironolacton, Thiazide
Chemotherapeutika					
Antibiotika	Cotrimoxazol, Isoniazid, Sulfonamide	Isoniazid, Procain-Penicillin G	Procain-Penicillin G	Amoxicillin, Ciprofloxacin, Cefuroxim, Clarithromycin, Erythromycin, Gentamicin, Isoniazid, Ofloxacin, Procain-Penicillin G, Sulfonamide, Tobramycin, Trimethoprim-Sulfomethoxazol	Cefazolin, Cefoxitim, Cefuroxim, Ciprofloxacin, Clarithromycin, Isoniazid, Procain-Penicillin G, Rifampicin, Streptomycin, Sulfonamide
Antimykotika	Amphotericin B, Clotrimazol			Ketoconazol	Amphotericin B
Virustatika	Aciclovir, Amantadin, Ganciclovir	Zidovudin		Amantadin	Aciclovir, Amantadin, Ganciclovir
Zytostatika	L-Asparaginase, Mesna, Mithramycin, Vincristin	Procarbazin	Ifosfamid	Cisplatin, Ifosfamid	Cisplatin, Ifosfamid

13

◻ Tab. 13.2 Fortsetzung

Substanzklasse	Depressive Syndrome	Manische Syndrome	Angstsyndrome	Paranoid-halluzinatorische Syndrome	Delirante Syndrome
Andere Chemotherapeutika	Dapson, Mefloquin	Chloroquin, Dapson		Chinin, Chinidin, Chloroquin, Dapson, Mefloquin	Chloroquin, Hydroxychloroquin, Mefloquin, Sulfadiazine
Hormone und hormonähnliche Substanzen					
Kortikosteroide	Dexamethason, Prednisolon, Prednison, Triamcinolon	ACTH, Kortison, Dexamethason, Hydrokortison, Prednisolon, Prednison		ACTH, Kortison, Methylprednisolon, Prednisolon, Prednison	ACTH, verschiedene Kortikosteroide
Kontrazeptiva	Verschiedene Kombinationspräparate				
Gestagene	Norethisteron				
Prostaglandinderivate				Methyltestosteron	Misoprostol
Andere	GnRH-Analoga, Tamoxifen				
Sympathomimetika		Salbutamol	Oxymetazolin	Ephedrin, Oxymetazolin, Phenylephrin, Phenylpropanolamin, Salbutamol	Phenylpropanolamin
Andere Pharmaka	Allopurinol, Amantadin, Aminophyllin, Baclofen, Biperiden, L-Dopa, Flunisolid, Statine, Interferon α+β, Interleukin-2, Metoclopramid, Ondansetron, Phenylpropanolamin, Prazosin, Retinoide, Streptokinase, Sulfasalazin, Theophyllin	Amantadin, Baclofen, Bromocriptin, Ciclosporin, Digoxin, L-Dopa, L-Thyroxin, Metoclopramid	Sumatriptan, Theophyllin, L-Thyroxin	Amantadin, Atropin, Baclofen, Bromocriptin, Carbimazol, Disopyramid, L-Dopa, Erythropoetin, Ketamin, Lisurid, Pergolid, Scopolamin, Selegilin, Sibutramin, Streptokinase, Sulfasalazin	Aminophyllin, Antidiabetika, Atropin, Baclofen, Bromocriptin, Digitoxin, Digoxin, Disopyramid, L-Dopa, Dosapram, Prazosin, Lisurid, Scopolamin, Selegilin, Theophyllin

[a] Es wurden nur in der Literatur häufiger bzw. konsistent genannte Präparate für die einzelnen Syndrome aufgeführt.

13.4 Prävention und Therapie

Bei Einstellung auf ein Medikament mit potenziellen psychiatrisch relevanten UAW sollten – insbesondere bei Risikopatienten (▶ Abschn. 13.1) – folgende Grundsätze beachtet werden:

- Mit niedrigen Dosierungen beginnen, langsam steigern (»**Start low – go slow**«)
- Polypharmazie vermeiden
- Bei notwendiger medikamentöser Mehrfachbehandlung potenzielle Wechselwirkungen im Auge behalten (▶ Kap. 12)

Bei jeder neu aufgetretenen psychischen Erkrankung ohne psychiatrische Anamnese, aber auch bei Symptomexazerbation bei einem psychiatrischen Patienten, muss an die Möglichkeit einer substanzinduzierten psychischen Erkrankung gedacht werden. Eine exakte Medikamentenanamnese ist daher in jedem Fall wichtig. Hierbei ist nach neu eingenommenen Medikamenten, Dosiserhöhungen, aber auch nach abgesetzten Medikamenten zu fragen. Bei polypharmazierten Patienten sind immer auch Arzneimittelinteraktionen zu bedenken.

Besteht in der Akutsituation der Verdacht auf eine medikamentös induzierte psychische Erkrankung, sollte das verdächtige Arzneimittel umgehend abgesetzt werden oder ggf. die Dosis zumindest reduziert werden. Bei

Fortbestehen der psychiatrischen Symptomatik muss eine syndromgerichtete Pharmakotherapie begonnen werden.

> **Tipp**
>
> — Arzneimittelkommission der deutschen
>   Ärzteschaft: http://www.akdae.de
> — Bundesinstitut für Arzneimittel und
>   Medizinprodukte: http://www.bfarm.de

❓ Übungsfragen

1. Wie sind unerwünschte Arzneimittelwirkungen (UAW) definiert?
2. Nennen Sie Risikofaktoren für das Auftreten arzneimittelinduzierter psychiatrischer Syndrome.
3. Geben Sie einige Beispiele für Pharmaka, die depressive Syndrome verursachen können.
4. Nennen Sie Medikamente, die paranoid-halluzinatorische Syndrome auslösen können.
5. Insbesondere welche psychiatrischen Syndrome im Sinne der UAW können durch die Einnahme von β-Rezeptorenblockern wie Propranolol verursacht werden?
6. Besonders welche psychiatrisch relevanten UAW können bei Einnahme von Amoxicillin auftreten?

Weiterführende Literatur

Arzneimittelkommission der deutschen Ärzteschaft (2005) AVP-Sonderheft Pharmakovigilanz. AkdÄ, Berlin

Benkert O, Hippius H (2009, 2011) Kompendium der psychiatrischen Pharmakotherapie. Springer, Heidelberg

Fehr C, Szegedi A, Scherbaum N, Davids E, Gastpar M, Leweke FM, Hoyer C, Gouzoulis-Mayfrank E, Lorscheider M. (2008) Psychische Störungen und Verhaltensstörungen durch psychotrope Substanzen. In: Holzboer F, Gründer G, Benkert O (Hrsg) Handbuch der Psychopharmakotherapie. Springer, Heidelberg, S 785–846

Patten SB, Barbui C (2004) Drug-induced depression: a systematic review to inform clinical practice. Psychother Psychosom 73: 207–215

Psychotherapie

F. Caspar, M. Belz, F. Schneider

»Kurzinfo«

- Ausgehend von verschiedenen psychotherapeutischen Richtungen und Schulen gibt es kognitiv-behaviorale, analytisch-»aufdeckende«, humanistisch-erlebnisorientierte, interpersonelle und systemische Verfahren; daneben kommen Verfahren mit etwas eingeschränkterem Wirkungsspektrum zur Anwendung wie Entspannungsverfahren oder suggestive Methoden
- Die **kognitive Verhaltenstherapie** orientiert sich an der empirischen Psychologie und integriert Kenntnisse über Lernprozesse sowie der kognitiven, Emotions- und Sozialpsychologie; herausgearbeitet werden die für ein bestimmtes Verhalten verantwortlichen situativen, biologischen, kognitiven und verstärkenden Determinanten; durch entsprechende Lernprozesse, kognitive Umstrukturierung und Aufbau von Kompetenzen sollen Verhalten und Erleben verändert werden
- Ziele der **psychodynamischen Psychotherapien** sind die Bewusstmachung und Lösung unbewusster frühkindlicher Konflikte und der Ausgleich von strukturellen und Entwicklungsdefiziten durch Deutung freier Assoziationen, von Übertragungen und Widerständen des Patienten als Manifestationen des Unbewussten
- **Gesprächspsychotherapie** gehört zu den humanistischen Psychotherapieverfahren und fokussiert die Selbststeuerung des Menschen; gefördert werden soll die persönliche Entwicklung des Individuums; bei der klassischen Gesprächspsychotherapie geschieht dies insbesondere durch die besondere Gestaltung der therapeutischen Beziehung (therapeutische Grundhaltung: Kongruenz/Echtheit, Empathie, bedingungsfreie Wertschätzung); emotionsfokussierte Verfahren sind aus Gesprächspsychotherapie und Gestalttherapie hervorgegangen und konzentrieren sich, inzwischen empirisch ebenfalls gut belegt, auf das Durcharbeiten hinderlicher Emotionen
- **Paar- und familientherapeutische Ansätze** gehen davon aus, dass sich Probleme zwar beim Individuum manifestieren, ihre Ursache aber im System »Partnerschaft« oder »Familie« haben; es gilt, gestörte Beziehungen und Interaktionsmuster aufzudecken und zu modifizieren
- **Entspannungsverfahren** wie Autogenes Training oder Progressive Muskelrelaxation werden häufig als Bestandteil anderer psychotherapeutischer Programme oder Techniken oder im Rahmen der allgemeinen Gesundheitsförderung eingesetzt
- International gesehen geht die Entwicklung der Psychotherapie hin zu einer **schulenübergreifenden, integrativen Psychotherapie**, in Deutschland behindert durch die Institution der »Richtlinienverfahren«, die im Wesentlichen andere als kognitiv-verhaltenstherapeutische und psychodynamisch fundierte Therapien von der Vergütung ausschließt

- Das schulenübergreifende Verständnis der Psychotherapie von Grawe postuliert 4 allgemeine **Wirkfaktoren** von Psychotherapie: Klärung, Problembewältigung, Problemaktualisierung sowie Ressourcenaktivierung
- Psychotherapie sollte sowohl **problem-** als auch **ressourcenaktivierend** sowie **ausgewogen herausfordernd** und **Sicherheit gebend** sein
- Zur Förderung von Veränderungsbereitschaft und Therapiemotivation haben sich die **motivierende Gesprächsführung** sowie individuelle, die Motive nachvollziehende Fallkonzeptionen bewährt
- Die **Wirksamkeit** von Psychotherapie gilt als sehr gut belegt; Einfluss auf das Behandlungsergebnis nehmen die Art der Therapiemethode, Patienten- und Therapeutenmerkmale, die Qualität der therapeutischen Beziehung sowie externe Faktoren bzw. soziokulturelle Kontextfaktoren

14.1 Einführung

Psychotherapie – Sie meint nach § 1 des deutschen Psychotherapeutengesetzes (PsychThG) eine Tätigkeit
- zur Feststellung, Heilung oder Linderung
- einer Störung mit Krankheitswert
- bei entsprechender Indikation
- mittels wissenschaftlich anerkannter psychotherapeutischer Verfahren.

Andere Definitionen von Psychotherapie betonen, dass es sich um einen bewussten, interaktionellen Prozess handelt, mit dem Ziel, Verhaltensstörungen und Leidenszustände positiv zu beeinflussen.

Die **wissenschaftliche Anerkennung** als psychotherapeutisches Verfahren geschieht durch das Gutachtergremium des Wissenschaftlichen Beirats zur Anerkennung von Psychotherapieverfahren (◘ Tab. 14.1).

14.2 Wirksamkeit von Psychotherapie und Kosten-Nutzen-Verhältnis

Die **Wirksamkeit** von Psychotherapie – korrekt indiziert und kompetent durchgeführt – ist für die meisten psychischen Erkrankungen **nachgewiesen**.

In der Größe der Wirkeffekte steht die Psychotherapie nicht hinter den somatischen Therapien im Allgemeinen und psychopharmakologischen Behandlungen im Besonderen zurück. Auch das Kosten-Nutzen-Verhältnis ist gut – Psychotherapie ist nicht generell kostenintensiver als alternative Maßnahmen oder eine Nichtbehandlung.

14

⬛ Tab. 14.1 Anerkennung durch den Wissenschaftlichen Beirat bzw. Gemeinsamen Bundesausschuss als Verfahren, Methode oder Technik (Stand 2011; die Listen werden fortlaufend überprüft und angepasst)

Psychotherapeutische Verfahren und Methoden	Zulassung	Anerkennung
Psychoanalyse	Berufs- und sozialrechtlich	Insgesamt als Verfahren
Tiefenpsychologische Verfahren		
Verhaltenstherapie		
Gesprächspsychotherapie	Nur berufsrechtlich	
Systemische Therapie	Nur berufsrechtlich	
Interpersonelle Psychotherapie (IPT) (▶ Abschn. 21.8.1)	Teilanerkennung als Methode	Spezifische Indikation
Hypnotherapie		
Eye-Movement-Desensitization-and-Reprocessing-Therapie (EMDR) (▶ Abschn. 24.8.1)	Als Technik	Spezifische Indikation
Entspannungsverfahren	Kann abgerechnet werden	

⬛ Tab. 14.2 Wichtige psychotherapeutische Ansätze im Vergleich

	Verhaltenstherapie	Klassische Psychoanalyse	Klassische Gesprächspsychotherapie
Grundlagen, Methodik	Orientierung an empirischer Psychologie und lerntheoretischen Modellen Gegenwartsbezogen	Ätiologisch orientiert Bewusstmachung und Bearbeitung von unbewussten, verdrängten Konflikten »Aufdeckend«, Vergangenheitsorientiert	Fokussierung auf Selbstexploration, Entwicklung des Selbst, »Persönlichkeitswachstum«
Aktivität des Therapeuten	Strukturierend	Neutral-indifferent, abstinent (keine Wertung, keine Verbote oder Ratschläge)	»Non-direktiv« Grundhaltung des Therapeuten: unbedingte Akzeptanz und emotionale Wertschätzung, Echtheit, Empathie
Durchschnittliche Behandlungsdauer	Wochen bis Monate	Jahre	Monate

14.3 Psychotherapeutische Ansätze

Die wichtigsten psychotherapeutischen Ansätze im Vergleich stellt ⬛ Tab. 14.2 dar.

14.3.1 Verhaltenstherapie

Die Verhaltenstherapie entwickelte sich Ende der 1950er Jahre als eigenständiges psychotherapeutisches Verfahren aus empirischen Untersuchungen zu Lernprozessen und der Erforschung sichtbaren/beobachtbaren, »normalen« Verhaltens. Innerpsychische Prozesse wurden zunächst nicht berücksichtigt (Black-box-Metapher). ⬛ Abb. 14.1 fasst die Prinzipien der Verhaltenstherapie zusammen.

Klassische Modelle, mit denen menschliches Verhalten erklärt wurde, waren Konditionierungsmodelle (klassisches und operantes Konditionieren). Zu den hieran angelehnten verhaltenstherapeutischen Techniken gehören operante Verfahren (z. B. Token-Programme) und Expositions-/Reizkonfrontationsverfahren (⬛ Tab. 14.4).

Die Beschreibung und Untersuchung der **klassischen Konditionierung** geht insbesondere zurück auf I. Pawlow (1849–1936) sowie J. Watson (1878–1958). Pawlow führte Experimente zum konditionierten Speichelreflex bei Hunden durch, während Watson das Prinzip der klassischen Konditionierung auf den Menschen übertrug. Dabei erlangte sein Experiment zur Furchtkonditionierung vor weißen Ratten bei dem »kleinen Albert« umstrittene Berühmtheit.

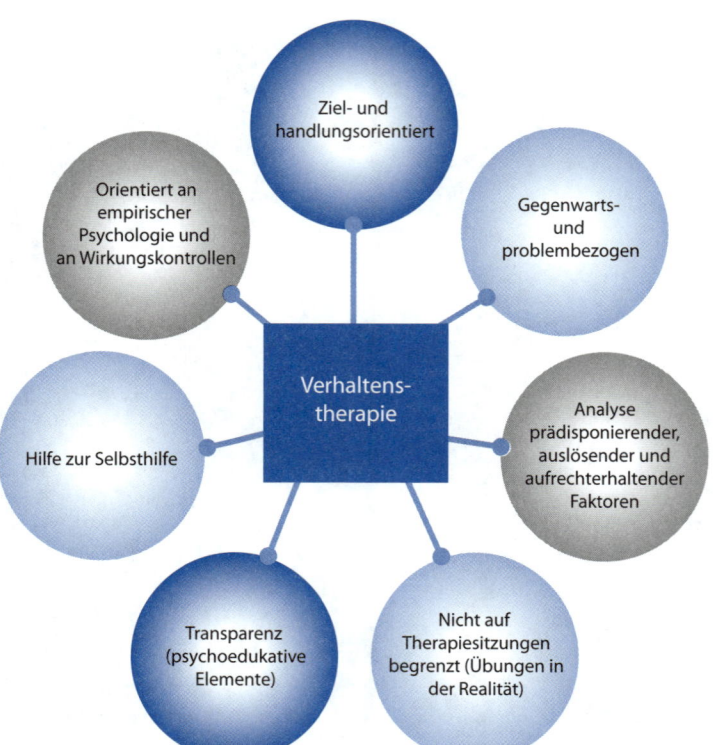

Als Begründer des **operanten Konditionierens** gelten E. L. Thorndike (1874–1949) und B. F. Skinner (1904–1990). Grundannahme war, dass das Verhalten durch seine Konsequenzen geformt wird. Thorndike formulierte u. a. das »Gesetz des Effekts«, nach welchem ein Verhalten, das zu angenehmen Konsequenzen führt, vermehrt gezeigt wird. Skinner führte Tierversuche zum operanten Konditionieren durch und entwickelte dafür sog. Problemkäfige (»Skinner-Box«), in denen die Versuchstiere unter bestimmten zu erlernenden Bedingungen eine Belohnung (Futter) bekamen.

Etwa seit den 1960er Jahren wurden dann immer mehr auch intrapsychische, nicht unmittelbar beobachtbare Prozesse im Individuum berücksichtigt. So wurden menschliche Informationsverarbeitungstheorien, sozialpsychologische Lerntheorien (z. B. Lernen am Modell) und kognitive Modelle zur Erklärung menschlichen Verhaltens miteinbezogen (»kognitive Wende«). Damit entstand die »**kognitive Verhaltenstherapie**« (auch »**kognitiv-behaviorale Therapie**« genannt).

Kognitive Modelle erklären das Verhalten als Konsequenz überdauernder Vorstellungen, Wahrnehmungen oder Denkmuster. Mittels der Analyse solcher automatischer Gedanken, der Reattribuierung (Ersetzen dysfunktionaler durch angemessenere, realitätsgerechtere Kognitionen) und Selbstinstruktionen sollen dysfunktionale Denk- und Wahrnehmungsstile verändert werden. Zu den kognitiven Verfahren gehören die Rational-Emotive Therapie nach A. Ellis (Ellis 1997), die kognitive Therapie

nach A. T. Beck (Beck et al. 2001) und Selbstinstruktionsverfahren nach D. W. Meichenbaum (Meichenbaum 2010) (▶ im Folgenden).

In der weiteren Entwicklung der kognitiven Verhaltenstherapie findet sich dann zunehmend die Verbindung erlebnisaktivierender, interpersonaler und achtsamkeitsbasierter Aspekte mit kognitiv-behavioralen Elementen.

Grundlage der konkreten Therapieplanung ist eine **verhaltenstherapeutische Diagnostik**, die neben der klassifikatorischen Störungsdiagnostik nach ICD-10 auch die Erhebung der Lerngeschichte, eine individuelle Problem- und Verhaltensanalyse auf Symptomebene sowie eine Funktionsanalyse (Funktion der Symptomatik für den Patienten selbst sowie die Interaktion mit seiner Umwelt) umfasst.

Die Verhaltensanalyse auf Symptomebene erfolgt klassischerweise nach dem sog. **SORKC-Modell** (▪ Abb. 14.2). Dieses geht von der Annahme aus, dass sich das krankhafte oder störende Verhalten (Reaktion: R) aus dem Einwirken vorausgehender Reize (Stimuli: S) sowie bestimmter (biologischer) Bedingungen (Organismus: O) und in Abhängigkeit von den auf das Verhalten folgenden Konsequenzen (Konsequenz: C) entwickelt. Zudem übt die Kontingenz (K), mit der die Konsequenzen auftreten (Verstärkungsplan), einen Einfluss auf die Ausbildung und Aufrechterhaltung des Verhaltens aus. Seit einiger Zeit werden auch Motive differenzierter mit einbezogen

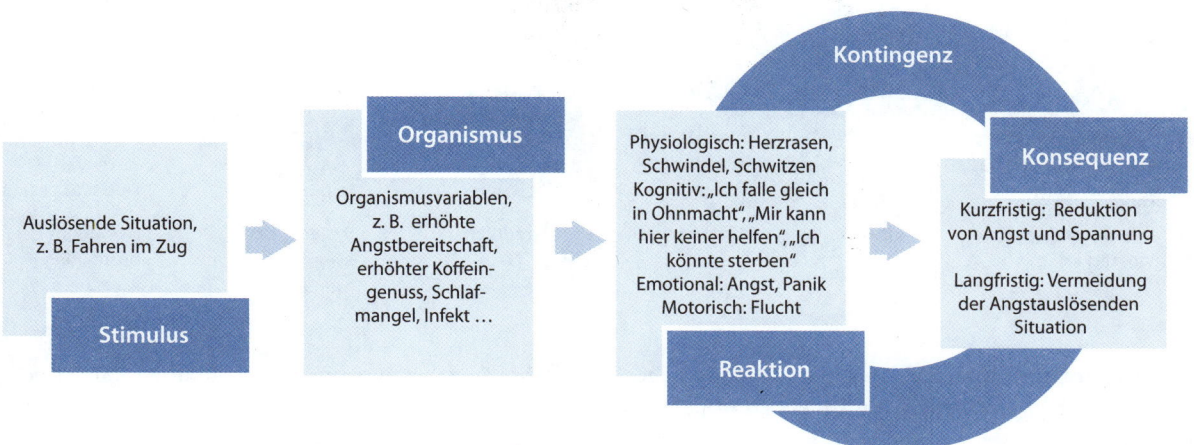

Abb. 14.2 SORKC-Modell (*Kontingenz* = Art und Weise, wie Reaktion und Konsequenz aufeinander folgen; zeitlicher Abstand, Regelmäßigkeit der Konsequenz)

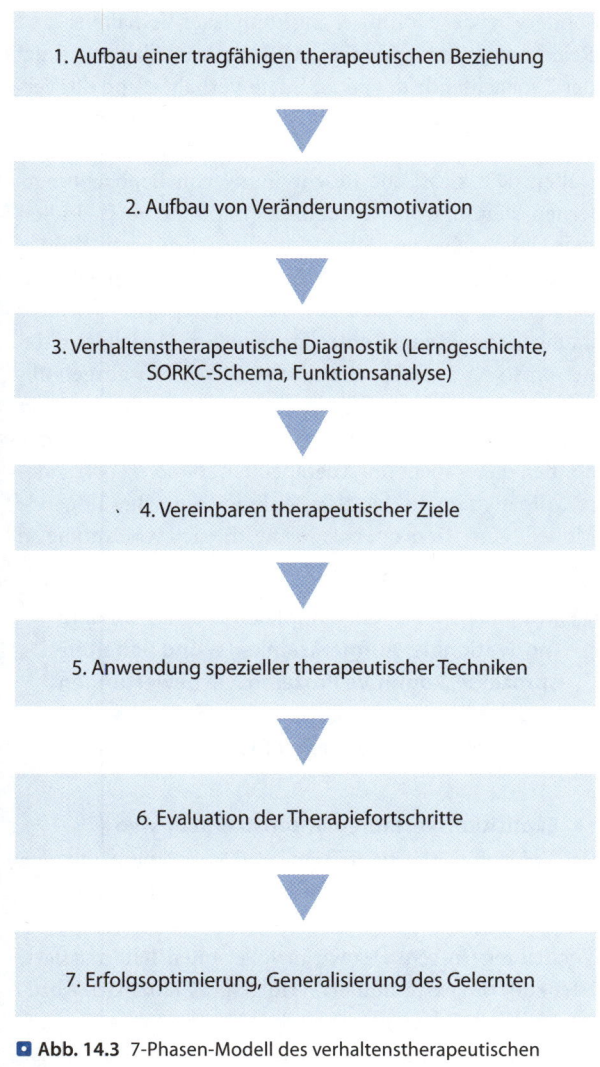

Abb. 14.3 7-Phasen-Modell des verhaltenstherapeutischen Prozesses

(Plananalyse nach Grawe und Caspar 1984; Caspar 2007) und ebenso systemische Zusammenhänge. Verschiedene Fallkonzeptionsansätze können sich dabei ergänzen.

Allgemein lässt sich die **verhaltenstherapeutische Vorgehensweise** in verschiedene Phasen einteilen, wobei diese nicht immer eindeutig voneinander zu trennen sind (Abb. 14.3).

Seit einigen Jahren ist die sog. **dritte Welle** (nach lerntheoretischen Ursprüngen und kognitiver Wende) der Verhaltenstherapie im Gespräch, bei der es konkret v. a. um ein Einbeziehen von Konzepten wie Achtsamkeit und Akzeptanz geht. Während umstritten ist, wie neu und revolutionierend solche Konzepte wirklich sind, ist das Ausrufen der »dritten Welle« sicherlich eine nützliche Strategie zum Erzeugen von Beachtung für eine Reihe von Ansätzen und beim berechtigten Bemühen, auch nach außen zu zeigen, dass Verhaltenstherapie sich längst über die lerntheoretischen Grundlagen und Symptombehandlung hinaus entwickelt hat.

Die Verhaltenstherapie ist eine Pflichtleistung der gesetzlichen Krankenkassen.

Sie kommt im Einzel-, Paar-, Familien- und im Gruppensetting sowohl im ambulanten als auch im teilstationären und stationären Kontext zum Einsatz.

■ **Ausgewählte verhaltenstherapeutische Standardverfahren und -techniken**

Die Verhaltenstherapie umfasst eine Vielzahl verschiedener therapeutischer Techniken und Behandlungsstrategien, die alleine oder miteinander kombiniert eingesetzt werden können.

Für einige psychische Erkrankungen wurden spezielle verhaltenstherapeutische Therapieprogramme entwickelt, die oft in Form von Therapiemanualen vorliegen und in denen häufig unterschiedliche Techniken kombiniert wer-

▢ Tab. 14.3 Arten von Konsequenzen		
	Zuführung	Entzug
Angenehme Konsequenzen (positive Verstärker)	Positive Verstärkung	Indirekte Bestrafung
Unangenehme Konsequenzen (negative Verstärker)	Direkte Bestrafung	Negative Verstärkung

▢ Tab. 14.4 Expositionsverfahren		
Darbietungsform/Vorgehen	In-sensu	In-vivo
Massiert	Implosion	Flooding
Graduiert	Systematische Desensibilisierung	Habituationstraining

den. Es wird allerdings auch diskutiert, inwieweit Techniken überhaupt unabhängig von Patient, Therapeut und Kontext definiert werden und indiziert sein können. Es handelt sich sicherlich nur um eine Annäherung an die Realität, die aber insbesondere für Anfänger oder mit einer bestimmten Erkrankung noch wenig Vertraute sehr nützlich sein kann.

▪▪ Respondente Methoden

Respondente Methoden basieren auf der klassischen Konditionierung. Stimuluskontrolle ist ein typischer Ansatz: Dabei wird z. B. bei Arbeitsproblemen positiv versucht, die Situationen herzustellen, die mit effizientem Arbeiten assoziiert werden. Wenn Verhalten seltener werden oder ausbleiben soll, z. B. bei Substanzabhängigkeit, werden Situationen gemieden oder verändert, in denen sonst automatisiert (klassisch konditioniert) Beschaffungs- oder Konsumverhalten auftritt.

▪▪ Operante Methoden

Operante Methoden basieren auf der Beobachtung, dass die Art der Konsequenzen auf ein Verhalten (▢ Tab. 14.3) dessen Auftretenswahrscheinlichkeit beeinflusst. Daneben bestimmt u. a. auch die Regelmäßigkeit, mit der die Konsequenzen folgen (das Verstärkungsmuster), wie schnell ein Verhalten gelernt und wieder verlernt wird. So wird bei intermittierender im Vergleich zu kontinuierlicher Verstärkung ein Verhalten zwar langsamer gelernt, dieses ist dafür aber löschungsresistenter.

Methoden zum **Aufbau von Verhalten** sind demnach:
- Positive Verstärkung; Beispiel Token-Programme: Verhalten wird durch kontingente Verstärkung des Zielverhaltens mit generalisierten Verstärkern (sog. Token; innerhalb des Programms analog zu Geld einsetzbar) systematisch aufgebaut
- Negative Verstärkung; spielt eine wichtige Rolle beim Lernen von Vermeidungsverhalten

Methoden zum **Abbau von Verhalten** sind:
- Direkte Bestrafung (aversive Methoden)
- Indirekte Bestrafung

- Löschung, Verhinderung der Ausführung von Vermeidungsverhalten (es wird die Erfahrung gemacht, dass erwartete unangenehme Konsequenzen ausbleiben)

▪▪ Modelllernen

Modelllernen, auch als »Beobachtungslernen«, »soziales« oder »stellvertretendes Lernen« bezeichnet, kommt insbesondere bei der Modifizierung komplexer Verhaltens- und Reaktionsweisen zum Tragen. Beim Modelllernen nutzt der Beobachtende das beobachtete Verhalten und die Verhaltenskonsequenzen bei einer anderen Person bzw. eines »Modells«, um dann sein eigenes Verhalten danach zu gestalten. Die klassische Beschreibung von Beobachtungslernen stammt von A. Bandura (Bandura 1994). In seinen Untersuchungen zum Modelllernen führten Kinder, die zuvor ein Modell sahen, das eine Plastikpuppe boxte, diese Verhaltensweisen an der Plastikpuppe im Anschluss häufiger aus als eine Kontrollgruppe. Ein Modell wird dabei umso eher nachgeahmt, je positiver es wahrgenommen wird (beliebt, hoher Status) und/oder je ähnlicher es dem Beobachter ist. Innerhalb einer Gruppentherapie können daher nicht nur Therapeuten, sondern auch andere Mitpatienten als Modelle wirksam sein. Bewältigende Modelle sind wirksamer als solche, die sich von Anfang an meisterhaft verhalten.

> ❯ Modelllernen ist ein komplexer Prozess, an dem motivationale, Aufmerksamkeits- und Behaltensprozesse, kognitive Prozesse wie Bewertungen und Schlussfolgerungen sowie motorische Fertigkeiten für die Nachahmung beteiligt sind.

▪▪ Expositionsverfahren in-sensu und in-vivo

Bei den Expositionsverfahren wird der Patient mit den symptomauslösenden Reizen konfrontiert. Die Konfrontation kann dabei in der Realität (in-vivo) oder in der Vorstellung (in-sensu) sowie in voller Intensität (massiert) oder stufenweise (graduiert) erfolgen (▢ Tab. 14.4). Abzuklären ist, ob Patienten physisch auch große Angst auszuhalten in der Lage sind, was in aller Regel aber der Fall ist.

Der Patient soll die Konfrontation mit Angst auslösenden Stimuli bis zum Rückgang der Angst »ertragen« und

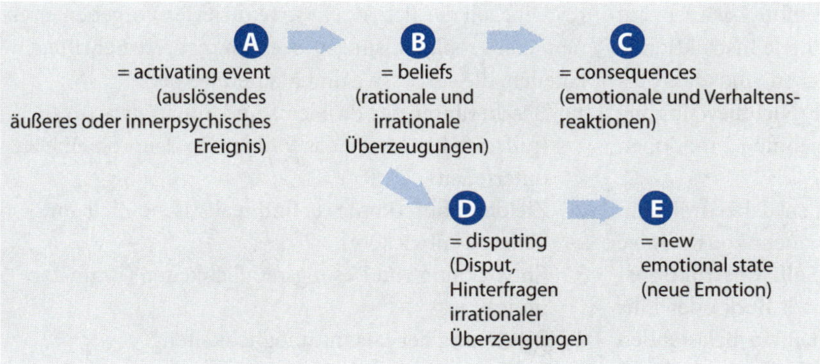

■ **Abb. 14.4** ABCDE-Schema

die Erfahrung machen, dass die gefürchteten Konsequenzen ausbleiben.

Das klassische Verfahren der graduierten Reizkonfrontation ist die auf J. Wolpe (1915–1997) zurückgehende **systematische Desensibilisierung**. Diese beruht auf dem Prinzip der **reziproken Hemmung**, d. h. der Beobachtung, dass Angst durch Entspannung antagonisiert werden kann (Gegenkonditionierung). Im entspannten Zustand wird der Patient daher sukzessive an Angst auslösende Objekte oder Situationen herangeführt – zunächst in der Vorstellung, evtl. später auch in der Realität. Begonnen wird mit dem am wenigsten aversiven Reiz. In der heutigen Praxis spielen In-vivo-Expositionen eine viel größere Rolle.

■■ **Kognitive Therapie nach Beck**

Kognitive Verfahren haben ihre philosophischen Wurzeln u. a. im **Stoizismus**. Wesentliches Merkmal kognitiver Theorien ist daher die Auffassung, dass Menschen nicht durch Dinge oder Ereignisse an sich beunruhigt werden, sondern durch die Wahrnehmungen und Bewertungen dieser Dinge und Ereignisse. Dementsprechend sind Emotionen stark mit Kognitionen verbunden.

Zentrale Vorstellung der kognitiven Therapie nach A. T. Beck ist, dass psychische Erkrankungen Ausdruck verzerrter Gedanken und Schlussfolgerungen sind (**dysfunktionale Annahmen**). Beck entwickelte seine Therapie ursprünglich zur Behandlung depressiver Störungen (Beck et al. 2001). Zur Erklärung von Depressionen machte er 3 wesentliche Annahmen:

1. Menschen mit einer depressiven Störung zeichnen sich durch eine negative Sicht der Welt, der eigenen Person und der Zukunft aus (**kognitive Triade**)
2. Sie haben dysfunktionale kognitive Schemata (= stabile kognitive Muster, automatische Gedanken) erworben (z. B. »nicht eingeladen sein« = »Die anderen mögen mich nicht«)
3. Aufgrund von »Denkfehlern« wird an der kognitiven Triade und den Denkschemata festgehalten; solche Denkfehler sind z. B. willkürliche Schlussfolgerungen,

Übergeneralisierung, dichotomes Denken (»Schwarz-Weiß-Malen«)

Es wird davon ausgegangen, dass problematische Denkmuster meist früh gelernt werden, allein aber noch nicht Depressionen auslösen, solange nicht belastende Lebensereignisse hinzukommen. In der Therapie nach Beck sollen fehlerhafte Denkstereotypien aufgedeckt, infrage gestellt (Überprüfung des Realitätsgehalts) und durch alternative, realitätsgerechtere Denkmuster ersetzt werden (kognitive Umstrukturierung). Ausgehend von Depressionen wurde der Ansatz später insbesondere auf Ängste und Persönlichkeitsstörungen erweitert (u. a. Schematherapie von J. E. Young [Young et al. 2008]).

■■ **Rational-Emotive Verhaltenstherapie nach Ellis**

Die Rational-Emotive Verhaltenstherapie nach A. Ellis (Ellis 1997) betont, dass Kognitionen der wichtigste Bestimmungsfaktor von Emotionen sind (»**wir fühlen, was wir denken**«; ABC-Schema, ■ Abb. 14.4). Emotionale Störungen, wie schwere Angst, basieren demzufolge auf irrationalen Überzeugungen (z. B. solchen, von jedem Menschen in der näheren Umgebung geliebt oder gemocht werden zu müssen). Diese müssen aufgedeckt, mit dem Patienten im Dialog (»sokratischer Dialog«, Disput, »argumentative Analyse«) herausgearbeitet und verändert werden. Ziel ist es, mit dem Denken auch die Emotionen zu ändern (ABCDE-Schema, ■ Abb. 14.4).

Sokratischer Dialog – Er bezeichnet einen bestimmten Fragestil, durch den der Patient unterstützt werden soll, bestimmte Denkmuster zu erkennen, zu reflektieren und auf ihren Realitätsgehalt hin zu überprüfen.

■■ **Methoden der Selbstverbalisation nach Meichenbaum**

D. W. Meichenbaum (Meichenbaum 2010) wendete die Prinzipien der kognitiven Verhaltenstherapie auf den Umgang mit Stress an, indem er Methoden der Selbstverbalisation entwickelte.

Die Methoden der Selbstverbalisation basieren auf der Annahme, dass an sich selbst gerichtete Instruktionen eine verhaltenssteuernde Wirkung haben und dass unangemessene »innere Monologe« zur Nichtbewältigung belastender Situationen und unangenehmen Emotionen führen.

Bei dieser Form der Therapie sollen daher mit dem Patienten für problematische Situationen konstruktive innere Monologe eingeübt werden (**Selbstinstruktionstraining**). Dabei geht es oft darum, nach Beck oder Ellis erarbeitete adaptivere Kognitionen auch in belastenden Situationen tatsächlich verhaltens- und erlebenswirksam zu machen.

Beim sog. **Stressimpfungstraining** werden zur Bewältigung von Stresssituationen der Situation vorausgehende, die Situation begleitende sowie der Stresssituation nachfolgende Selbstverbalisationen eingeübt.

▪▪ Aufbau von Kompetenzen

Dem Aufbau von Kompetenzen in defizitären Bereichen dienen beispielsweise das Training sozialer Kompetenzen, das Problemlösetraining oder die Selbstmanagement-Therapie.

Beim **Training sozialer Kompetenzen** soll der Patient lernen, die für ihn problematischen zwischenmenschlichen Situationen angemessen zu bewältigen. Defizite bestehen häufig in den Bereichen Recht durchsetzen, Kontakt aufbauen und Bedürfnisse in einer Beziehung äußern, aber auch hinsichtlich der Fähigkeit, ohne Relativieren Lob anzunehmen. Eingeübt werden daher in der Regel folgende Fertigkeiten:

- Berechtigte Forderungen stellen und durchsetzen, aber auch Fehler eingestehen und sich entschuldigen (**Recht**)
- Kontakt aufnehmen, fortführen und beenden, um Sympathie werben (**Kontakt**)
- Gefühle, Wünsche und Bedürfnisse in einer Beziehung formulieren und anmelden, auch Nein sagen können und Kompromisse finden, konstruktiv mit Kritik umgehen (**Bedürfnisse, Beziehungen**)

Als standardisiertes Training existiert beispielsweise das Gruppentraining sozialer Kompetenzen (GSK) von Hinsch und Pfingsten (2007).

> **Ziel ist der Erwerb sozialer Kompetenz, die es ermöglicht, zufrieden stellende Kompromisse zwischen Selbstverwirklichung und sozialer Anpassung zu erreichen.**

Beim **Problemlösetraining** nach D'Zurilla und Goldfried (1971) erwirbt der Patient eine Metastrategie, die ihn befähigen soll, im Alltag auftretende schwierige Situationen selbstständig und effektiv zu bewältigen. Um dies zu erreichen, soll der Patient ein strukturiertes Vorgehen erlernen, den Problemlösungsprozess in mehrere Schritte einzuteilen, die sukzessive durchlaufen werden:

1. Beschreibung des Problems und Situationsanalyse (hilfreich kann sein, das Problem in Teilprobleme zu unterteilen)
2. Zieldefinition (konkrete und realistische Ziele und Teilziele entwickeln)
3. Entwicklung von Lösungsmöglichkeiten (Brainstorming)
4. Bewertung der Lösungsmöglichkeiten
5. Treffen einer Entscheidung
6. Planung der Lösungsstrategie (konkreten und detaillierten Handlungsplan erstellen)
7. Umsetzung der Lösungsstrategie
8. Bewertung der Lösungsstrategie

Die **Selbstmanagement-Therapie** nach F. Kanfer (Kanfer et al. 2006) ist im deutschen Sprachraum v. a. auch wegen der jahrzehntelangen hiesigen Lehrtätigkeit von Kanfer verbreitet. Obwohl es sich um einen breiteren, nicht nur den Aufbau von Kompetenzen einschließenden Ansatz handelt, hat er darauf ein Schwergewicht. Auch die Selbstmanagement-Therapie vermittelt Strategien, die für Verhaltensmodifikationen im Allgemeinen konstruktiv sind und den Klienten zur eigenständigen Problemlösefähigkeit und besseren Selbststeuerung befähigen sollen. Zu den Selbstmanagement-Fähigkeiten gehören u. a. Selbstbeobachtung, Selbstbewertung, Zielklärung und -setzung, Selbstinstruktionen sowie Selbstverstärkung. Ziel des Selbstmanagement-Ansatzes sind sowohl die Vermittlung von Kompetenzen (z. B. Kommunikation, Konfliktlösung) als auch der Abbau von Hindernissen in der Umsetzung (z. B. soziale Ängste, perfektionistische oder irrationale Überzeugungen). Der Therapeut versteht sich als »Katalysator«, der Veränderungen beim Klienten anregt, und gibt nur so lange Hilfestellungen, bis der Patient über die notwendigen Selbsthilfekompetenzen verfügt. Er nimmt dabei nicht die Haltung des allwissenden Experten ein, sondern berücksichtigt die Ressourcen, Anliegen und Motive des Patienten. Transparenz des Vorgehens und Mitentscheidung beim gesamten Therapieprozess werden als Voraussetzung für die Motivation des Patienten und das Vermeiden von Widerstand beschrieben. Die Umsetzung der therapeutischen Schritte bei der Selbstmanagement-Therapie erfolgt anhand des 7-Phasen-Modells des verhaltenstherapeutischen Prozesses (◘ Abb. 14.3).

Kanfer hat 6 Denk- und Handlungsregeln formuliert, die konstitutiv für das Vorgehen beim Selbstmanagement-Ansatz sind (Kanfer et al. 2006):

1. Verhaltensnahes Vorgehen (Patienten sollen konkretes Verhalten beschreiben statt vager Äußerungen wie »mir geht es einfach mies«)

2. Lösungsorientierung (statt unproduktiver Beschäftigung mit Problemen)
3. Aufmerksamkeitslenkung auf positive Elemente und Ressourcen (nicht bagatellisieren, aber gesunder Optimismus)
4. Prinzip der kleinen Schritte (große Ziele in machbare Schritte zerlegen)
5. Flexibles Planen und Handeln (Dynamik des Alltags berücksichtigen)
6. Zukunftsorientierung (statt langwieriges Zurückverfolgen von Problemursachen)

Eine wichtige Entwicklungslinie ist charakterisiert durch verstärkte Integration interpersonaler und anderer Ansätze, wie z. B. bei der dialektisch-behavioralen Therapie (DBT) für die Borderline-Persönlichkeitsstörung (▶ Abschn. 30.8.2) nach Linehan oder dem Cognitive Behavioral System of Psychotherapy (CBASP) für chronische Depression nach McCullough (▶ Abschn. 21.8.1) (Herpertz et al. 2008).

Generell geht die Entwicklung in folgende Richtung:
- Der Therapiebeziehung wird eine größere Bedeutung gegeben
- Probleme werden nicht sofort »weggemacht«, sondern es wird erst einmal akzeptiert, dass sie da sind
- Emotionen wird eine differenziertere Bedeutung gegeben
- Therapien sind prozessgesteuert und weniger nach »Schema F« planbar
- Menschen sind nicht nur als konditionierungsgesteuerte Wesen, sondern als denkende, empfindende und sich selbst steuernde Wesen zu sehen

14.3.2 Psychoanalytische und psychodynamische Therapieverfahren

Als erstes eigenständiges psychotherapeutisches Verfahren gilt die im Wesentlichen von S. Freud (1856–1939) etablierte **Psychoanalyse**. Zugrunde liegt die Annahme, dass unbewusste neurotische Konflikte, die in der früheren Eltern-Kind-Beziehung des Patienten verwurzelt sind, durch ihre aktuelle Psychodynamik die zugrunde liegende neurotische Struktur des Patienten bedingen.

> ❯ Die psychoanalytische Therapie hat zum Ziel, unbewusste Konflikte bewusst zu machen und so den Patienten zu einer vertieften Einsicht in die Ursachen seines Leidens bzw. seiner Störung zu führen.

Die klassische psychoanalytische Therapie nach S. Freud gründet auf verschiedenen Modellen. Hierzu gehören:

- **Topographisches Modell**, das zwischen Bewusstsein, Vorbewusstsein und Unterbewusstsein unterscheidet; Letzteres gilt als Sitz der Triebe, Inhalte des Unterbewusstseins kommen nur unter bestimmten Umständen ins Bewusstsein, z. B. in Träumen oder beim »Sich-versprechen«; dagegen sind Inhalte des Vorbewusstseins relativ leicht dem Bewusstsein zugänglich
- **Struktur-/Instanzenmodell**
- **Entwicklungspsychologisches Modell**

■ Struktur der Psyche

Nach dem Struktur-/Instanzenmodell setzt sich die menschliche Psyche aus den 3 Instanzen Ich, Es und Über-Ich zusammen:
- **Ich:** Vermittler zwischen Es, Über-Ich und Realität; handelt nach dem »Realitätsprinzip« (stellt vernünftige Entscheidungen über lustbetonte Wünsche); nutzt Abwehrmechanismen (❑ Tab. 14.5) zur Angstbewältigung
- **Es:** Sitz der unbewussten Triebe, die sich in Form von Affekten, Vorstellungen und Impulsen äußern; agiert nach dem »Lustprinzip« (= sofortige Bedürfnisbefriedigung)
    - Freud beschrieb zunächst einen Selbsterhaltungstrieb und sexuelle Triebe und postulierte später die beiden entgegengesetzten »Urtriebe« Eros (Liebestrieb, Libido) und Thanatos (Todes- oder Destruktionstrieb, Aggressivität), die sich in den Triebhandlungen häufig beide wiederfinden (Beispiel: der Vorgang des Essens enthält sowohl eine einverleibende und selbsterhaltende als auch eine das Objekt/die Nahrung zerstörende Komponente)
- **Über-Ich:** moralische Instanz (»Gewissen«), verinnerlichte Normen, Werte und Ideale (Ich-Ideal)

Dem Ich obliegt die Aufgabe der Kompromissbildung zwischen den im Es lokalisierten Trieben (auch zwischen sich widersprechenden Trieben), der Realität und dem Über-Ich. Dementsprechend müssen die Impulse aus dem Es häufig durch das Ich zurückgewiesen, verändert oder eingeschränkt werden (**Ich-Zensur**). Diese von Freud beschriebene Abwehr ist durch seine Tochter, A. Freud (1895–1982), anhand verschiedener **Abwehrmechanismen** spezifiziert worden (❑ Tab. 14.5).

> ❯ Orientiert an dem Strukturmodell können früher sog. neurotische Störungen als Ausdruck eines defizitären Ichs, eines zu rigiden Über-Ichs oder eines zu starken Es erklärt werden.

■ Abwehrmechanismen

Die Abwehrmechanismen führen zur Unterdrückung von Triebimpulsen oder zu Ersatzbildungen. Diese können

◻ Tab. 14.5 Abwehrmechanismen

Abwehrme-chanismus	Beschreibung
Verdrängung	Zurückweisen von Triebansprüchen, Fernhalten Angst erzeugender Inhalte und Konflikte vom Bewusstsein
Verleugnung	Die Realität wird den Wünschen gemäß wahrgenommen bzw. bestimmte unangenehme Gegebenheiten der äußeren Realität werden nicht als solche wahrgenommen
Projektion	Eigene unangenehme Wünsche oder Triebe werden anderen Personen zugeschrieben
Verschiebung	Verschiebung von Emotionen (gewöhnlich feindseligen) auf ein Objekt, das weniger »gefährlich« und akzeptierbarer ist als das ursprüngliche Objekt, das die Emotionen erzeugt hat
Konversion	Der unterdrückte Trieb drückt sich als körperliches Symptom aus
Isolierung	Abtrennung emotionaler Regungen von angstbesetzten Inhalten
Reaktionsbildung	Umwandlung eines nicht akzeptierten Triebimpulses in sein Gegenteil
Regression	Zurückfallen auf ein früheres Funktionsniveau (auf eine frühere Entwicklungsstufe und frühere Verhaltensmuster)
Identifikation und Introjektion	Identifikation mit einer anderen Person, die stellvertretendes Erreichen von Triebbefriedigung ermöglicht und Übernahme von Werten und Normen in die eigene Persönlichkeit (= Introjektion)
Rationalisierung	Rationale Begründung ansonsten (subjektiv) nicht akzeptierter Handlungen
Intellektualisierung	Emotionale Konflikte werden durch vernunftbetonte abstrakte Denkmodelle entaktualisiert bzw. kontrolliert
Sublimation	Befriedigung von Triebansprüchen durch sozial akzeptierte Ersatzhandlungen (das ursprüngliche Ziel des Triebwunsches wird aufgegeben)

eine befriedigende Lösung darstellen oder auch nicht, sodass im letzteren Fall Angst zurückbleibt. Für die andauernde Abwehr der Triebansprüche ins Unbewusste und die Angstreduktion muss ein ständiger unlustbetonter Aufwand betrieben und psychische Energie verbraucht werden, was zur neurotischen Symptombildung führt.

Die ins Unbewusste abgewehrten Triebregungen können gemäß der klassischen Psychoanalyse nur durch indirekte Methoden wie Traumdeutung, freie Assoziation oder Hypnose dem Bewusstsein zugänglich gemacht werden.

■ **Psychosexuelle Entwicklung**

Gemäß der klassischen Psychoanalyse besitzt der Mensch von Geburt an sexuelle Regungen, wobei Sexualität im Sinne der Psychoanalyse sehr weit gefasst ist und jeden Lustgewinn aus bestimmten erogenen Körperzonen meint.

Das Kind durchläuft verschiedene psychosexuelle Phasen. In jeder Phase ist die Libido (= Sexualtrieb) des Kindes auf bestimmte Formen des Lustgewinns (gebunden an bestimmte erogene Körperzonen) konzentriert. Bei zu viel oder zu wenig Lustgewinn in einer Phase der psychosexuellen Entwicklung kann es zu Störungen und Fixierung auf die Phase mit entsprechenden Charakterfixierungen oder Pathologien kommen. Zudem können spätere Krisen zur Regression auf eine frühere Entwicklungsphase mit phasenspezifischem Verhaltensmuster führen.

❯ **Gemäß der klassischen Psychoanalyse bestimmt die Dynamik der psychosexuellen Entwicklung in den ersten Lebensjahren ganz wesentlich den späteren Charakter.**

Phasen der psychosexuellen Entwicklung nach S. Freud sind:

1. **Orale Phase (1. Lebensjahr):**
   - Lustgewinn durch Nahrungsaufnahme an mütterlicher Brust
   - Das Kind ist zunächst ganz auf sich selbst bezogen (narzisstisch), lernt dann, die Mutter und andere Personen als Objekte in seine Welt zu integrieren (Abgrenzung von Selbst- und Objekterleben); diese frühe orale Phase wurde später von anderen Autoren wie H. Kohut (1913–1981) als narzisstische Phase abgegrenzt
   - Bei reichlicher Bedürfnisbefriedigung tendiert das Kind später zu Optimismus, bei zu wenig Bedürfnisbefriedigung neigt es zu Pessimismus und Abhängigkeit
   - »Oraler« Charakter: fordernd, gierig, übersteigert selbstbezogen (narzisstisch), passiv-abhängig, unselbstständig, niedrige Frustrationstoleranz; Neigung zu oraler Bedürfnisbefriedigung (Rauchen, Essen, Trinken)
   - Assoziierte psychische Erkrankungen: Suchterkrankungen, Depression, Schizophrenie, Autismus, Borderline-Persönlichkeitsstörung
2. **Anale Phase (2.–3. Lebensjahr):**
   - Lustgewinn durch den Vorgang der Defäkation, später auch durch Zurückhalten von Kot; zunehmende, dem Willen des Kindes unterliegende

Beherrschung der Schließmuskeln (Stabilisierung des Ich-Erlebens)
- Wesentliches Merkmal dieser Phase ist das Autonomiestreben
- Bei übertriebener Reinlichkeitserziehung kann sich ein »analer« Charakter ausbilden: zwanghaft, geizig, pedantisch, übertrieben reinlich
- Assoziierte psychische Erkrankungen: Zwangsstörungen

3. **Ödipale/phallische Phase (4.–5. Lebensjahr):**
- Das Genital steht im Mittelpunkt der Triebbefriedigung
- Die Beziehung zu den Eltern ist durch den »Ödipuskomplex« (entsprechend bei Mädchen »Elektrakomplex«) gekennzeichnet: verliebt in den gegengeschlechtlichen Elternteil und Rivalitätsgefühle gegenüber dem gleichgeschlechtlichen Elternteil; Lösung des Konfliktes durch Identifikation mit dem gleichgeschlechtlichen Elternteil und dabei Übernahme von Werten und Moralvorstellungen (die adäquate Lösung des Ödipuskomplexes ist damit wesentlich beteiligt an der Ausformung des Über-Ichs und der Geschlechtsidentität)
- »Phallischer« Charakter: hysterisch, stark geltungsbedürftig, erfolgsbesessen, rücksichtslos, aggressiv, Konkurrenzdenken, (sexuelle) Ängstlichkeit
- Assoziierte psychische Erkrankungen: Phobien, Hysterien, Störungen der Geschlechtsidentität, Sexualstörungen

4. **Latenzphase (6. Lebensjahr bis Pubertätsbeginn):** sexuelle Triebe treten in den Hintergrund; Wendung des Interesses auf die Außenwelt

5. **Genitale Phase (ab Pubertät):** Entwicklung eines reifen Sexualtriebs mit genitaler Triebbefriedigung

- **Psychoanalystische/psychodynamische Behandlungstechnik**

Innerhalb der therapeutischen Beziehung hat der Patient die Möglichkeit, strukturelle und Entwicklungsdefizite auszugleichen und frühkindliche Konflikte adäquater zu lösen. Damit bewirkt die Psychoanalyse eine Nachreifung der Persönlichkeit. Ein Zugang zu den unbewussten Inhalten wird nach Freud durch die **Regression** des Patienten, den Rückzug auf eine frühere Entwicklungsstufe, gewonnen. Durch die Regression werden Wünsche, Erlebnisweisen und Verhaltensmuster, die in einer früheren Beziehung begründet sind, in der therapeutischen Beziehung reaktiviert, was als »**Übertragung**« bezeichnet wird. Übertragung kann wiederum beim Therapeuten bestimmte Empfindungen und Reaktionsweisen auslösen (sog. **Gegenübertragung**), dessen sich der Therapeut bewusst sein muss. Die Gegenübertragung kann er als

diagnostisches und therapeutisches Element nutzen. Regression und Übertragung und damit einhergehend das Bewusstwerden unangenehmer Inhalte erwecken beim Patienten Ängste, die innere **Widerstände** als Abwehrprozesse hervorrufen. Durch die therapeutische **Deutung** von Übertragung und Widerständen sollen unbewusste Konflikte aufgedeckt werden.

Die Psychoanalyse sowie psychotherapeutische Verfahren, die auf den psychoanalytischen Grundsätzen gründen, werden zu den **psychodynamischen Psychotherapien** zusammengefasst. Andere psychodynamische Psychotherapieverfahren unterscheiden sich von der klassischen Psychoanalyse v. a. durch eine kürzere Dauer, niedrigere Frequenz der Therapiesitzungen, ein andersartiges Setting und in der Regel eine umschriebenere Zielsetzung.

> **Psychodynamische Therapieverfahren gelten als »ätiologisch orientierte« Verfahren, d. h., sie sind stark auf Klärung und Ergründung von Ursachen ausgerichtet.**

Zu der überbegrifflichen Gruppe der psychodynamischen Psychotherapieverfahren gehören u. a.:

1. **Klassische Psychoanalyse**
- Lange Dauer der Therapie (meist einige Jahre), hohe Frequenz der Sitzungen (3- bis 5-mal/Woche)
- Grundregel: Aufforderung des Patienten zur freien Assoziation, gleichschwebende Aufmerksamkeit des Therapeuten und therapeutische Abstinenz
- Klassisches Setting: Der Patient liegt auf einer Couch, der Therapeut sitzt hinter diesem außerhalb des Blickfeldes des Patienten (soll Regression und freie Assoziation des Patienten erleichtern)

2. **Tiefenpsychologische Therapie**
- Frequenz der Sitzungen deutlich niedriger (meist nur 1-mal/Woche), strukturierter und fokussierter als bei der klassischen Psychoanalyse
- Setting: Patient und Therapeut sitzen sich gewöhnlich gegenüber

3. **Psychoanalytische Fokaltherapien bzw. Kurzzeittherapien**
- Bearbeitung eines zentralen, mehr oder weniger klar umschriebenen Problems in ca. 20–30 Sitzungen

4. **Verfahren, die sich in Abgrenzung zur bzw. aus der Psychoanalyse entwickelt haben**
- Beispiele: analytische Psychologie nach C. G. Jung (1875–1961), Individualpsychologie nach A. Adler (1870–1937) (teilweise bislang keine ausreichende Wirksamkeit belegt, werden aber auch von den Krankenkassen bezahlt)
- Daneben gab es zahlreiche bedeutende Weiterentwicklungen, wie die Ich-Psychologie (Hartmann

1997); unter Berücksichtigung der Anforderungen von zuvor psychoanalytisch schwer behandelbaren Störungen, wie Borderline-Persönlichkeitsstörungen, wurden einige Traditionen psychoanalytischer Behandlung aufgegeben
- Zu den aktuellen Behandlungsansätzen gehören Mentalization Based Psychotherapy (Fonagy u. Bateman 2006), Transference Focused Psychotherapy (Clarkin et al. 2001)

Psychodynamische Psychotherapie ist in Deutschland eine Pflichtleistung der gesetzlichen Krankenkassen und kann prinzipiell
- im gesamten Spektrum psychischer Erkrankungen
- sowohl bei Einzelpersonen als auch bei Paaren, Familien und Gruppen und
- sowohl ambulant als auch stationär bzw. teilstationär angewendet werden.

14.3.3 Humanistische Psychotherapie

Die klassische Gesprächspsychotherapie (auch »**klientenzentrierte**« oder »**personenzentrierte Psychotherapie**« genannt) stammt aus der humanistischen Psychologie und basiert auf Arbeiten des amerikanischen Psychologen C. Rogers (1902–1987). In Deutschland machten v. a. Tausch und Tausch (1990) diesen Therapieansatz bekannt. Auch Gestalt- und Logotherapie gehören zu den humanistischen Ansätzen.

Im **Fokus der Therapie** steht nicht die Problemlösung, sondern die persönliche Entwicklung, die dann ihrerseits zu Problemlösungen führen soll. Erreicht werden soll dies durch die besondere Gestaltung der psychotherapeutischen Beziehung, in welcher der Patient sich selbst neu erfahren kann.

> Nach gesprächspsychotherapeutischen Konzepten, die auf C. Rogers zurückgehen, soll der Therapeut in der therapeutischen Beziehung bedingungslos positiv wertschätzend, empathisch und kongruent sein.

Zu den zentralen therapeutischen Techniken gehören aktives Zuhören und die Förderung der Selbstexploration des Patienten, die nicht nur durch das Gespräch, sondern auch durch andere Ausdrucks- und Kommunikationsmöglichkeiten wie körperliche, spielerische oder kreative Techniken gefördert werden kann.

Die heutige Gesprächspsychotherapie reicht von den klassischen eher non-direktiven Ansätzen über die »**process-experiential psychotherapy**« und **emotionsfokussierte Therapie** nach Greenberg (2006) bis zur »**zielorientierten Gesprächspsychotherapie**« nach Sachse (1996),

die durchaus ziel- und störungsorientiert vorgeht und deren vorrangiges Ziel es ist, dysfunktionale affektive und kognitive Schemata des Patienten zu klären, zu repräsentieren und umzustrukturieren. Insbesondere zur Behandlung von Persönlichkeitsstörungen wurden differenzierte Konzepte in der zielorientierten Gesprächspsychotherapie entwickelt.

Ziel der **emotionsfokussierten Therapie** ist es, Patienten Zugang zu ihrem emotionalen Erleben zu ermöglichen. Dazu werden im Therapieprozess schmerzhafte, dysfunktionale Emotionen bewusst erlebbar gemacht, um sie besser zu verarbeiten und schließlich mit Hilfe von adaptiveren Emotionen zu verändern.

Die **Logotherapie und Existenzanalyse**, die von V. E. Frankl (1905–1997) entwickelt worden ist, wird ebenfalls zu den humanistischen Verfahren gerechnet und versteht sich als sinnzentrierte Psychotherapie, deren Ziel es ist, Sinnentdeckungshilfe zu leisten.

Die **Gestalttherapie** wurde in den 1950er Jahren vom Ehepaar Perls entwickelt. Zentrale Elemente in der Therapie sind Erfahrung und Erleben sowie der Kontakt zwischen Therapeut und Patient.

Gesprächspsychotherapie wird sowohl ambulant als auch stationär durchgeführt. Sie ist seit 2002 zwar vom Wissenschaftlichen Beirat anerkannt, derzeit jedoch keine Pflichtleistung der gesetzlichen Krankenkassen.

14.3.4 Paar- und Familientherapie

Wie der Name besagt, steht bei der Paar- und Familientherapie eine gestörte Beziehung und Kommunikation in Partnerschaft oder Familie im Mittelpunkt der Aufmerksamkeit. Psychopathologische Auffälligkeiten eines Individuums werden hier nicht als individuelles Problem betrachtet, sondern als Manifestation einer gestörten Interaktion innerhalb des gesamten Systems »Partnerschaft« oder »Familie«.

> Dieser Ansatz geht davon aus, dass Probleme sich zwar beim Individuum manifestieren, dort aber nicht ihre Ursache haben.

Es gibt unterschiedliche paar- und familientherapeutische Ansätze, die auf unterschiedlichen theoretischen Konzepten beruhen (psychodynamisch, verhaltenstherapeutisch oder systemisch):
- **Psychodynamischer Ansatz**: Die Wiederholung alter Muster wird herausgearbeitet
- **Verhaltenstherapeutischer Ansatz**: Analysiert und bearbeitet wird v. a. die gegenseitige Verstärkung von Verhalten, bei kognitiv-verhaltenstherapeutischem Ansatz auch die Erwartungen und kognitiv-emotio-

nalen Muster, wobei der Schwerpunkt auf dem Aufbau neuer Kompetenzen liegt

- **Systemischer Ansatz:** Vor allem ressourcenorientiert, partnerschaftlich ausgerichtete therapeutische Haltung; am spezifischsten für die Behandlung überindividueller Probleme zugeschnitten
- **Emotionsfokussierter Ansatz:** Hilft Paaren, unbefriedigte Bedürfnisse und Verwundbarkeit hinter ihren heftigen Gefühlen aufzuspüren; die Partner lernen, ihre Gefühle einzuordnen, zu meistern und für ihre Entwicklung als Paar und als individuelle Persönlichkeiten fruchtbar zu machen

Bisher wurden paar- und familientherapeutische Ansätze nicht als eigenständiges wissenschaftliches Psychotherapieverfahren anerkannt, werden aber in vielen Erziehungs-, Paar- und Familienberatungsstellen angeboten.

14.3.5 Entspannungsverfahren

Entspannungsverfahren (◘ Tab. 14.6) können sowohl als eigenständiges Verfahren in der Gesundheitsförderung als auch als Bestandteil anderer therapeutischer Techniken (z. B. systematische Desensibilisierung) und Programme eingesetzt werden.

Angestrebt wird eine umfassende körperlich-seelische Entspannung. Die Effekte können sich von Entspannung der Muskulatur über Harmonisierung des vegetativen Nervensystems bis hin zu emotionaler Ausgeglichenheit und verstärkter Selbstkontrolle erstrecken. Entsprechende Wirkungen sind v. a. für die **Progressive Muskelrelaxation (PMR)**, das **Autogene Training (AT)** und die **Meditation** belegt (nur die ersten beiden sind als Kassenleistung anerkannt).

Sinnvoll eingesetzt werden können Entspannungsverfahren überall dort, wo eine innere oder körperliche Anspannung abgebaut werden soll, z. B. bei chronischen Schmerzen mit und ohne Muskelverspannungen, Stress, Schlafstörungen, Reizbarkeit, Ängsten und Nervosität. Bei Psychosen kann Entspannung riskant sein, Patienten mit Angst vor Kontrollverlust können sich oft nicht darauf einlassen.

14.3.6 Hypnotherapie

Bei der Hypnotherapie, die zurückgeht auf M. H. Erickson (1901–1980), handelt es sich um ein psychotherapeutisches Verfahren, das sich der Hypnose bedient. Der hypnotische Trancezustand wird genutzt, um

- ein problematisches Verhalten, problematische Kognitionen und affektive Muster zu verändern,

◘ Tab. 14.6 Die wichtigsten Entspannungsverfahren	
Entspannungs-verfahren	Beschreibung
Autogenes Training nach J. H. Schultz (1884–1970)	Autosuggestive Methode zur Körper-**selbst**beeinflussung (»konzentrative Selbstentspannung«) **Psychophysiologische Standardübungen, sog. Unterstufe:** Im Liegen oder in »Droschkenkutscherhaltung« mittels Suggestionsformeln Einüben von: – Ruhegefühl (»Ich bin ganz ruhig«) – Schweregefühl (»Arme und Beine sind schwer«) – Wärmegefühl (»Arme und Beine warm durchströmt«) – Atemeinstellung (»Es atmet mich«) – Herzregulation (»Das Herz schlägt ruhig und regelmäßig«) – Regulierung der Bauchorgane (»Sonnengeflecht strömend warm«) – Einstellung des Kopfgebietes (»Stirnkühle«) (»Die Stirn ist angenehm kühl«) – Zur Rücknahme (Desuggestion): »Arme fest, einatmen, ausatmen, Augen auf« **Meditative Übungen, sog. Oberstufe:** Ausweitung auf meditative Vorstellungen (Vorstellen von Bildern und Situationen)
Progressive Muskelrelaxation nach E. Jacobson (1885–1976)	Methode der Muskelentspannung: schrittweise muskuläre Anspannung und anschließende Entspannung der Gliedmaßen und Rumpfmuskulatur, wodurch auch eine psychische Entspannung und eine Angstreduktion erreicht werden sollen

- emotional belastende Ereignisse und Empfindungen zu restrukturieren und
- biologische Veränderungen für Heilungsprozesse zu fördern.

Der durch die Hypnose erzielte veränderte Bewusstseinszustand wird subjektiv in der Regel als tiefe Entspannung empfunden, der begleitet sein kann von lebhaften inneren Bildern oder Gefühlen, die als intensiver und »realer« erlebt werden als im Wachzustand. In einem solchen Trancezustand ist man empfänglicher für **Suggestionen**, die für Heilungsprozesse genutzt werden können.

Bei passender Indikation sind gute Effekte der Hypnotherapie nachgewiesen. Sie spricht oft Patienten an, die ihre Probleme ohne viel eigenes Zutun und Anstrengung loswerden wollen.

Die Hypnotherapie kann als Einzel- wie auch Gruppentherapie zum Einsatz kommen und sowohl bei Erwachsenen als auch bei Kindern und Jugendlichen.

Bei Erwachsenen gibt es eine Teilanerkennung der Hypnotherapie als Methode zur Behandlung psychischer und sozialer Faktoren bei somatischen Erkrankungen sowie bei Suchterkrankungen (Raucherentwöhnung und Methadonentzug).

14.4   Allgemeine Psychotherapiemodelle

14.4.1 Psychotherapie-Integration

Die Entwicklung der Psychotherapie geht dahin, die verschiedenen klassischen Therapieansätze **schulenübergreifend**, indikations- und patientenbezogen kombiniert einzusetzen.

Eine Integration verschiedener therapeutischer Verfahren kann auf verschiedenen Ebenen stattfinden:
- Oberste Ebene: theoretische Konzepte
- Mittlere Ebene: Wirkfaktoren, Behandlungsprinzipien
- Niedrigste Ebene: Techniken (»technischer Eklektizismus«)

Je nach Standpunkt wird betont, dass ein reiner technischer Eklektizismus nicht erstrebenswert ist, da Techniken nicht losgelöst vom Kontext (einschließlich des konzeptuellen Kontextes) wirken.

14.4.2 Wirkfaktoren

Die schulenübergreifende Betrachtungsweise der Psychotherapie von K. Grawe (1943–2005) konstatiert 4 allgemeine Wirkfaktoren von Psychotherapie:
1. **Klärung**: Förderung von Verständnis und Einsicht des Patienten in bestimmte Erlebens- und Verhaltensweisen (z. B. durch gezielte Deutungen, Konfrontation mit bisher vermiedenen Wahrnehmungen, Techniken wie »focusing« usw.)
2. **Problembewältigung**: Vermittlung von Fertigkeiten zur besseren Problembewältigung (z. B. durch Selbstsicherheitstraining, Entspannungsverfahren, Kommunikations- und Problemlösetraining)
3. **Problemaktualisierung**: Unterstützung des Patienten, Probleme in der Therapie (nach-)zuerleben (z. B. durch Expositionsübung, Zweistuhltechnik = Ein-Personen-Rollenspiel in Form eines Dialogs mit dem leeren Stuhl bzw. einem personifizierten Selbstanteil)
4. **Ressourcenaktivierung**: Anknüpfung an vorhandene Ressourcen des Patienten; dieser soll seine positiven Seiten und Stärken erleben; die therapeutische Beziehung ist eine wichtige Ressource, wenn der Patient den Therapeuten als unterstützend, aufbauend und ihn in seinem Selbstwert positiv bestätigend erlebt

Jede der klassischen Psychotherapieschulen hat hinsichtlich dieser Wirkfaktoren ihre Schwerpunkte. So sind psychodynamische und gesprächspsychotherapeutische Verfahren v. a. klärungsorientiert, die systemische Therapie zeichnet sich durch ein hohes Maß an Ressourcenorientierung aus und bei der Verhaltenstherapie ist insbesondere die Problembewältigung zentral. Das Profil einer angebotenen Therapie sollte aber nicht primär von Präferenzen des eigenen Ansatzes, sondern von Bedürfnissen des Patienten bestimmt werden.

14.4.3 Probleme und Ressourcen

Psychotherapie soll ein Problem lösen helfen und einen Beitrag dazu leisten, dass das Problem so leicht nicht wieder entsteht. Dabei ist zu beachten – wie der systemische Ansatz hervorhebt –, dass ein Problem auch auf einer höheren Ebene als auf der individuellen Ebene liegen kann.

> **Wichtig ist, in jeder einzelnen Therapiesitzung nicht einseitig problemaktivierend, sondern ausgewogen problemaktivierend und ressourcenaktivierend vorzugehen, denn Problemlösung kann behindert werden, wenn durch eine zu einseitige Konzentration auf die Probleme die Ressourcen nicht optimal genutzt werden.**

Hinsichtlich der Ressourcen werden personale und Umweltressourcen unterschieden:
Personale Ressourcen:
- Psychische und physische Veranlagung
- Positive Seiten und Fähigkeiten einer Person
- Persönlichkeitseigenschaften (z. B. Selbstwert, soziale Kompetenz, Motivation)

Umweltressourcen:
- Ökologische Ressourcen (z. B. lärm- und schadstoffarme Umgebung)
- Ökonomische Ressourcen (z. B. Besitz, Geld)
- Psychosoziale Ressourcen (z. B. Liebe, Vertrauen)
- Soziokulturelle Ressourcen (z. B. Werte, Normen)

Für ein angemessenes Einbeziehen der Ressourcen spricht auch, dass es beziehungsförderlich ist, den ganzen Menschen zu sehen, d. h. nicht nur seine Probleme, sondern auch seine Stärken anzuerkennen.

14.4.4 Balancemodell

Viele Therapeuten unterschiedlicher Ausrichtung orientieren sich (teils implizit) an einem Balancemodell. Dieses geht von der Annahme aus, dass eine stabile Veränderung am wahrscheinlichsten ist, wenn **Herausforderung** und **Sicherheit-Geben** in einer Therapie ausgewogen sind. Überwiegt das Sicherheit-Geben, fühlen Patienten sich wohl, es kommt jedoch zu keiner Veränderung. Therapien, in denen ständig zu sehr herausgefordert wird, werden häufig abgebrochen oder Patienten verhärten sich in Spannung und Widerstand. Sind Patienten durch ihre aktuellen Lebensumstände und Probleme schon stark herausgefordert, muss ihnen zuerst v. a. Sicherheit vermittelt werden. Die Vermittlung klarer Modelle (Psychoedukation, ► Kap. 16), ein Betonen der Ressourcen (ohne dabei das Problem zu bagatellisieren) und das Anbieten einer vertrauensvollen, klaren Beziehung sind dazu die naheliegendsten Mittel.

14.4.5 Störungsspezifität

In den letzten 2 Dekaden wurden für viele Erkrankungen spezifische Vorgehensweisen entwickelt. Die Konzentration auf spezifische Diagnosen, oft unter Ausblenden von Komorbiditäten, interpersonalen Merkmalen von Patienten, Kontextbedingungen, Merkmalen des Therapeuten u. a. m., hat die Entwicklung des Spezifischen begünstigt, und professionelle Therapie schließt dieses heutzutage zwingend ein. Andererseits ist derzeit eine gewisse Rückbesinnung auf das zwischen Erkrankungen Gemeinsame, auf allgemeinere Faktoren, wie z. B. Therapiebeziehung, zu verzeichnen. Illustrativ ist die Entwicklung eines »Unified Protocol« gemeinsam für Angst- und depressive Störungen durch D. H. Barlow (Barlow et al. 2011), vormals Vertreter eines sehr störungsspezifischen Ansatzes für Angst. Ansätze wie die »störungsorientierte Psychotherapie« (Herpertz et al. 2008) versuchen, Spezifisches und Störungsübergreifendes ausgewogen zu berücksichtigen.

14.5 Indikation und Motivation

14.5.1 Indikation

Um zu entscheiden, ob psychotherapeutische Interventionen im konkreten Fall nötig und möglich sind, können folgende Leitfragen zur Indikationsstellung für Psychotherapie helfen:

- Welche **Probleme** hat der Patient? Liegt eine Störung von Krankheitswert vor (einschließlich psychosozialen Belastungen, Fragen der Krankheitsbewältigung,

gesundheitlichem Risikoverhalten, Lebens- und Sinnkrisen)?
- Wie ist die **Motivationslage**, wozu ist der Patient bereit? Besteht eine Änderungsmotivation? Ist die Therapiemotivation konflikthaft?
- Über welche **Ressourcen** verfügt der Patient, die inner- und außerhalb der Therapie zur Bewältigung der Probleme beitragen können?
- Welches **subjektive Problem- und Krankheitsverständnis** hat der Patient (subjektive Vorstellungen zur Entstehung der Erkrankung sowie Ideen zu Veränderungsmöglichkeiten)?

Wurde die Entscheidung für eine Psychotherapie getroffen, sind weitere Indikationsentscheidungen zu fällen. Hierbei können 3 Arten von Indikationen unterschieden werden:

1. **Selektive Indikation**: Welches Verfahren bzw. welche Technik wird als Ganzes gewählt (Psychoanalyse, Angstexposition usw.)?
2. **Adaptive Indikation**: Wie wird das Vorgehen an den einzelnen Patienten und den Verlauf angepasst (z. B. Umgang mit auftauchendem »Widerstand«)?
3. **Differenzielle Indikation**: Anpassung der Indikation an mehrere Patientenmerkmale (nicht nur die Diagnose, sondern auch interpersonale Merkmale werden berücksichtigt, z. B. bei Strukturierung suchenden Patienten eher Verhaltenstherapie)

14.5.2 Motivation

- **Stufenmodell der Entwicklung von Therapiemotivation**

Bis zur Entscheidung, sich in psychotherapeutische Behandlung zu begeben und die eigenen Probleme tatsächlich konkret anzupacken, durchlaufen Patienten verschiedene Phasen vortherapeutischer Veränderungsprozesse (**Stufenmodell der Veränderung**).

Die Stufen des Modells (nach Prochaska u. DiClemente 1992) sind:
- Problem wird noch nicht als solches betrachtet
- Problem wird anerkannt und eine Behandlung in Betracht gezogen
- Vorbereitung auf die Behandlung
- Behandlung im engeren Sinne (»action phase«)
- Aufrechterhaltung

Bis zu einem Behandlungserfolg müssen diese Stufen oft mehrfach ganz oder teilweise durchlaufen werden. Zu beachten ist auch, dass sich Patienten grundsätzlich nicht als Ganzes, sondern mit dem einen oder anderen Problem auf der einen oder anderen Stufe befinden. So kann eine

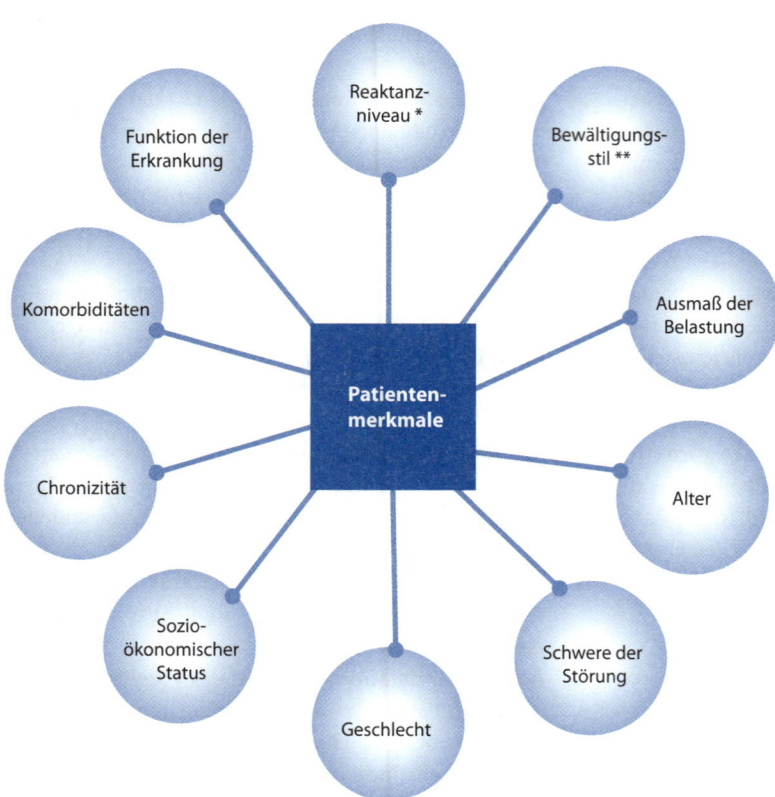

* je höher, desto eher sollte ein nichtdirektives
   psychotherapeutisches Vorgehen gewählt werden

** external: eher bewältigungsorientiertes
   Vorgehen, internal: eher einsichtsorientiertes
   Vorgehen

■ **Abb. 14.5** Patientenmerkmale

Patientin in hohem Maße bereit sein, symptomorientiert an ihrer Depression zu arbeiten, sieht aber nicht ein, warum sie Eheprobleme thematisieren sollte, die der Therapeut vielleicht als Basis der Depression ansieht.

Zu frühen Stufen passen tendenziell besser einsichtsorientierte Vorgehensweisen und autonomiebetonende Beziehungsangebote, zu späten Stufen besser handlungsorientierte Vorgehensweisen und stärker strukturierende Beziehungsangebote. Wenn in einer Sitzung verschiedene Probleme auf unterschiedlichen Stufen thematisiert werden, kann es notwendig sein, den Stil auch während einer Sitzung anzupassen.

■ **Förderung von Änderungsbereitschaft**

Motivierende Gesprächsführung (»motivational interviewing«) von Miller und Rollnick (2009) ist ein Stil der Gesprächsführung zur Förderung von Änderungsbereitschaft. Hierbei soll gezielt die Ambivalenz, die Patienten zu Beginn von Veränderungsprozessen erleben, vermindert werden.
Kernpunkte der motivierenden Gesprächsführung:
- Vertrauens- und respektvolle Beziehung zwischen Patient und Therapeut
- Vorbehalte des Patienten werden nicht als »fehlende Krankheitseinsicht« oder »Widerstand«, sondern als ernst zu nehmendes Signal verstanden; das bera-

terische bzw. therapeutische Vorgehen wird dazu passend gestaltet
- Vereinbarung der Behandlungsziele in gegenseitigem Einvernehmen (»negotiation«), wobei der Therapeut nicht in die Rolle kommen sollte, den Patienten durch Argumente zu überzeugen
- Empathie und Offenheit sollen den Patienten vor Manipulation schützen

Empirische Forschung zu diesem Ansatz zeigt positive Effekte auch bei Kurzzeitinterventionen zur Einleitung von Verhaltensänderungen.

14.6   Einflussfaktoren auf das Behandlungsergebnis

Zu den Faktoren, die das Behandlungsergebnis von Psychotherapie beeinflussen können (wobei diese Faktoren nicht scharf voneinander zu trennen sind), gehören:
- Therapiemethode
- Patientenmerkmale (■ Abb. 14.5)
- Therapeutenmerkmale
- Therapiebeziehung

– Externe Faktoren bzw. soziokulturelle Kontextfaktoren

Ganz zentral ist die **therapeutische Beziehung**, die eine sichere Basis für eine Beschäftigung mit den Problemen sein sollte. Die therapeutische Beziehung ist entscheidend für die Motivation des Patienten, sich überhaupt bzw. sich lange genug auf die Psychotherapie einzulassen. Zudem können in der therapeutischen Beziehung für den Patienten typische Beziehungsmuster herausgearbeitet und neue Beziehungserfahrungen gemacht werden.

> Eine gute, stabile therapeutische Beziehung ist notwendige (aber nicht hinreichende) Bedingung für eine erfolgreiche Psychotherapie und Voraussetzung, damit spezifische psychotherapeutische Techniken ihre Wirkung entfalten können.

Zum Aufbau einer guten therapeutischen Beziehung ist für viele Patienten eine warme, wertschätzende, eher Nähe herstellende Art der Beziehung gut (sog. therapeutisches Basisverhalten), bei einigen Patienten kann zu viel Wärme und Nähe aber auch Ängste erzeugen.

> Für viele Patienten ist das therapeutische Basisverhalten (Empathie, Akzeptierung und Echtheit/Transparenz) ein guter Ausgangspunkt, sie brauchen darüber hinaus aber ein viel spezifischeres Angebot (◘ Tab. 14.7).

Grundregeln für die therapeutische Beziehungsgestaltung

– Den Patienten erkennen lassen, dass auch seine starken Seiten gesehen werden. Das steht ihm allein schon zur Kompensation für die Beschäftigung mit seinen Problemen zu und macht ihn dafür offener
– Dem Patienten dabei nicht das Gefühl geben, seine Probleme zu bagatellisieren
– Vermeiden, sich kontingent (zeitlich unmittelbar folgend) positiv zu Problemverhalten des Patienten zu verhalten (Beispiel: sich einem Patienten nicht besonders mitleidvoll zuwenden, gerade wenn er übertrieben jammert), sonst ist mit Verstärkung des Problemverhaltens zu rechnen
– Vermeiden, Problemverhalten v. a. intermittierend zu verstärken, da intermittierende Verstärkung das Problemverhalten besonders hartnäckig und »löschungsresistent« macht

▼

– Überlegen, welche unproblematischen Motive hinter dem Problemverhalten stehen könnten. Wer sich »nervig« verhält, möchte vielleicht »nur« testen, ob der Therapeut wirklich zu ihm steht und sich nicht leicht irritieren lässt. Wer ständig jammert, möchte vielleicht verhindern, dass der Therapeut ihn zusätzlich zu seinen Problemen noch mit schwierigen Veränderungsschritten überfordert
– Stößt der Therapeut zunächst nur auf problematische Motive, sollte er sich fragen, ob diese nicht Mittel für noch weiter übergeordnete Motive sein könnten: Die allgemein menschlichen Bedürfnisse, die zuoberst stehen, sind per definitionem unproblematisch. Oft findet man aber schon konkretere unproblematische, d. h. den Therapeuten nicht übermäßig einschränkende Motive, die dann den Vorteil haben, konkretere Hinweise für die Beziehungsgestaltung zu geben (»nicht nach dem Gießkannenprinzip«) als allgemeine Bedürfnisse
– Versuchen, unproblematische Motive »abzusättigen«: Der Patient hat dann keinen Grund mehr für Problemverhalten
– Die »individuell wertvollste Währung« des Patienten suchen, dann braucht es am wenigsten davon. Beispiel: Von »erpresster Zuwendung« brauchen Borderline-Patienten unendlich viel: Sie ist fast nichts wert, weil sie eben erpresst ist, während die Patienten eigentlich echtes, authentisches Interesse wollen. Wenn man dieses aktiv auf sie zuträgt, braucht es davon viel weniger (Caspar 2007)

◨ Tab. 14.7 Patiententypen, Patientenverhalten, häufig dahinterstehende Motive und Hinweise zur Beziehungsgestaltung (generelle Regeln, deren Anwendung beim einzelnen Patienten zu reflektieren ist). (Nach Sachse 2003)

Patienten-typus	Patientenverhalten	Selbstbild und Motive	Hinweise zur Beziehungsgestaltung
1. Abhän-gig	Sagt zu allem »Ja«, fordert Anleitung und braucht Hilfe, will ständig Ratschläge; hat Schwierigkeiten, sich zu entscheiden	Unfähigkeitsgefühle; Vorstellung, ohne Unterstützung anderer das Leben nicht bewältigen zu können; Wunsch, anderen zu gefallen und sich der Unterstützung zu versichern	Der Gefahr begegnen, dass Patienten zu Beginn alles mitmachen, sich unterordnen, Konflikte scheuen, sich dann aber überfordert fühlen und abbrechen; kurzfristig unterstützen und strukturieren, langfristig Patienten in seinen Fähigkeiten und seiner Unabhängigkeit ermutigen
2. An-sprüchlich	Fordert Sonderbehandlung; teilweise wütend, wenn das Geforderte nicht (sofort) verfügbar ist	Unfähigkeit, realistische Grenzen zu akzeptieren; Suche nach Anerkennung; Vorstellung, etwas Besonderes zu sein bzw. sein zu müssen	Anerkennung geben, »trojanische Pferde setzen« (d. h. schwierige Aussagen so verpacken, dass sie nicht kränkend sind), Machtkämpfe vermeiden; Besonderssein zugestehen, aber nicht aufgrund von Problemverhalten
3. Dramati-sierend	Manipulatives Verhalten, Einfordern von besonderer Beachtung, evtl. Einnehmen einer Opferrolle, Herstellen von schlechtem Gewissen, überzogene Vertraulichkeit, »Dornröschenspiel«	Gefühl, nicht wirklich wichtig zu sein, für andere eine Last zu sein, anderen nichts zu bedeuten, übersehen zu werden Motiv: Patienten wollen sich der Beachtung und eigenen Wichtigkeit versichern	Früh mitteilen, dass der Patient wichtig ist und ihn bestätigen (z. B. tut es dem Patienten gut, gefragt zu sein, eine Aufgabe zu haben); Patienten unterbrechen und signalisieren, dass man auch etwas sagen will, aber kein »double-talk«
4. Selbst-unsicher	Vermeidet Kontakt, ist ängstlich und distanziert	Gefühl, sozial inkompetent und unattraktiv zu sein; Angst vor Blamage Motive: Wunsch nach Anerkennung, Vermeidung von Minderwertigkeitsgefühlen und Kritik	Unsicherheit und Aufregung normalisieren und proaktiv als normales Erleben in einer Sprechstundensituation beschreiben, ernst nehmen, Verständnis zeigen; freundlich, interessiert und bestätigend sein, ohne zu drängen; den Kontakt zugewandt, aber nicht »von oben herab« gestalten
5. Unzu-gänglich	Zeigt entweder Ärger oder vermittelt Gefühl von Leere und Beziehungslosigkeit	Gefühl, für andere unwichtig zu sein; sich unverstanden fühlen, teilweise wenig Interesse an Kontakt Motive: Vermeidung von Missachtung und Zurückweisung, Schutz vor Reizüberflutung und Stress	Stärkere Aktivität und Stützung auf ärztlicher Seite, Brücken bauen, ressourcenorientiert an Distanzierungs- und Selbstschutzbemühungen anknüpfen, z. B. auch briefliche Kontakte und Lektüre nutzen
6. Miss-trauisch	Ist übertrieben ängstlich und unsicher, braucht ständig Rückversicherungen	Angst vor Vertrauensmissbrauch; Angst, betrogen und verraten zu werden Motive: Vermeidung von Enttäuschung und Hintergangenwerden	Betont strukturiert und transparent; dem Patienten genaues Prüfen und Vorsicht (aber offen!) empfehlen
7. Wider-ständig	Ist offen oder unoffen dominant, widersetzt sich (häufig unoffen) Ratschlägen und Verordnungen, kommt wiederholt zu spät, vergisst Abmachungen, betont Schwierigkeiten	Gefühl, »ein armes Schwein zu sein« bzw. »Immer-ich-Gefühl«; Wunsch, andere sollen Grenzen respektieren und Autonomie nicht einschränken	Nichtdirektives Vorgehen, viel aktives Zuhören praktizieren, Raum geben; keinen Druck ausüben, aber darauf hinweisen, wo natürliche Konsequenzen zu erwarten sind (»Sie müssen nichts tun, aber es ist natürlich unwahrscheinlich, dass sich dann etwas ändert«); Grenzen nicht verletzen, hohe Transparenz, Kontrolle an den Patienten

14

◻ Tab. 14.7 Fortsetzung

Patiententypus	Patientenverhalten	Selbstbild und Motive	Hinweise zur Beziehungsgestaltung
8. Selbstverliebt	Weiß alles besser, setzt die Regeln, reagiert empfindlich auf Kritik, stark wertend, perfektionistisch und leistungsorientiert	»VIP-Status«, dabei gleichzeitig oft Angst, als »Mogler« durchschaut zu werden; Anerkennungsmotiv und Bedürfnis nach Autonomie bzw. Vermeiden von Abhängigkeit stark ausgeprägt	Sehr viel und immer wieder Anerkennung (für Unproblematisches) geben, nicht defizitär behandeln, respektieren, akzeptieren, normalisieren; Wunsch berücksichtigen, nicht als Patient behandelt zu werden; Möglichkeiten zum Fordern nutzen (»Ihnen traue ich das zu, dass Sie das wirklich durchziehen, dass Sie das können« usw.)
9. Sprunghaft	Zeigt spontane Stimmungswechsel, ist sehr vereinnahmend, reagiert empfindlich auf unechtes Verhalten	Gefühl eigener Instabilität und unsicherer Identität; Angst, ausgenutzt zu werden Motive: Patienten wollen vermeiden, abgewertet und im Stich gelassen zu werden	Stabiles und verlässliches Beziehungsangebot machen, ohne sich manipulieren zu lassen; auf Authentizität achten

14.7 Stepped Care

Stepped Care beschreibt ein gestuftes Vorgehen bei der Indikationsstellung und Planung von psychotherapeutischen Interventionen, wobei zunächst zu entscheiden ist, ob überhaupt eine Intervention erforderlich ist und wenn ja, in welchem Ausmaß.

Zuerst sollte mit einer weniger aufwändigen Maßnahme begonnen werden. Bei Nichterreichen des gewünschten Therapieerfolgs sollten die Maßnahmen intensiviert werden.

> **Bei eindeutiger Indikation, hohem Leidensdruck und erfolglosen Versuchen in der Vergangenheit sollte mit der Indikation zu spezialisierter Psychotherapie jedoch nicht zugewartet werden.**

Bewährt hat sich ein 4-stufiges Vorgehen, wobei die Stufen nicht sukzessive durchlaufen werden müssen, sondern nach dem Prinzip des minimalen Einsatzes als Möglichkeiten erwogen werden können:

1. **Information**: Informationsgespräch mit dem Patienten, in dem die Ergebnisse der Diagnostik besprochen werden, evtl. können eine Informationsbroschüre mitgegeben oder ein Buch empfohlen werden
2. **Beratung**: Ein (bzw. mehrere) Beratungsgespräch(e), bei dem man berücksichtigen sollte, in welchem Stadium der Veränderungsbereitschaft sich ein Patient befindet, um das Gespräch darauf abzustimmen (▶ Abschn. 14.5.2)
3. **Behandlung**: Spezialisierte Psychotherapie
4. **Begleitung und Nachsorge**: Motivationale Unterstützung des Patienten, um den geplanten Behandlungsschritt auch tatsächlich zu gehen; nach

Therapieende evtl. Reflexionsgespräche, Bestärkung und Unterstützung, um Rückfälle zu verhindern

> **Tipp**

- Bundespsychotherapeutenkammer: http://www.bptk.de
- Wissenschaftlicher Beirat Psychotherapie: http://www.wbpsychotherapie.de

❓ Übungsfragen

1. Was ist Psychotherapie?
2. Wie erfolgt im Rahmen der Verhaltenstherapie die Verhaltensanalyse auf Symptomebene?
3. Wie sollte ein Verhalten verstärkt werden, um dieses schnell und stabil aufzubauen?
4. Beschreiben Sie das Vorgehen bei der Exposition/ Konfrontation.
5. Nennen Sie Beispiele für mögliche »Denkfehler«, die in der kognitiven Therapie nach A. T. Beck möglicherweise identifiziert werden können.
6. Was meinte S. Freud mit dem Ausdruck »Wo Es war, soll Ich werden«?
7. Nennen Sie jeweils ein Beispiel für die Abwehrmechanismen der Projektion und der Sublimierung.
8. Was ist der Unterschied zwischen dem Abwehrmechanismus der Verdrängung und dem der Verleugnung?
9. S. Freud richtete sein Augenmerk auch auf die Beziehung des Witzes zum Unbewussten. Worin könnte der Zusammenhang bestehen?
10. Was versteht man bei der Psychoanalyse unter Übertragung?

11. Nennen Sie Beispiele, wie sich Widerstände im Rahmen psychodynamischer Therapien manifestieren können.
12. Wie ist die therapeutische Grundhaltung nach C. Rogers charakterisiert?
13. Nennen Sie Effekte von Entspannungsverfahren.
14. Was ist mit Wirkfaktoren gemeint? Welche allgemeinen Wirkfaktoren unterscheidet K. Grawe?
15. Beschreiben Sie das Balancemodell.
16. Welche Faktoren nehmen Einfluss auf das psychotherapeutische Behandlungsergebnis?

Weiterführende Literatur

Bandura A (1994) Lernen am Modell. Ansätze zu einer sozial-kognitiven Lerntheorie. Klett-Cotta, Stuttgart

Barlow DH, Farchione TJ, Fairholme CP, Ellard KK, Boisseau CL, Allen LB, Ehrenreich-May J (2011) The unified protocol for transdiagnostic treatment of emotional disorders: Therapist guide. Oxford University Press, New York

Beck AT, Rush AJ, Shaw BF, Emery G (2001) Kognitive Therapie der Depression. Beltz, Weinheim

Caspar F (2007) Beziehungen und Probleme verstehen. Huber, Bern

Clarkin JF, Yeomans FE, Kernberg OF (2001) Psychodynamische Therapie der Borderline-Persönlichkeit. Manual zur Transference Focused Psychotherapy (TFP). Schattauer, Stuttgart

D'Zurilla TJ, Goldfried MR (1971) Problem solving and behavior modification. J Abnor Psychol 78: 107–126

Eckert J, Biermann-Ratjen EM, Höger D (2006) Gesprächspsychotherapie: Lehrbuch für die Praxis. Springer, Berlin Heidelberg

Ellis A (1997) Grundlagen und Methoden der Rational-Emotiven Verhaltenstherapie. Pfeiffer, München

Fonagy P, Bateman A (2006) Mechanism of change in mentalization-based treatment of BPD. J Clinical Psychology 62: 411–430

Grawe K (2000) Psychologische Psychotherapie. Hogrefe, Göttingen

Grawe K, Caspar F (1984) Die Plananalyse als Konzept und Instrument für die Psychotherapieforschung. In: Baumann U (Hrsg) Psychotherapie: Makro- und Mikroperspektiven. Hogrefe, Göttingen, S 177–197

Greenberg LS (2006) Emotionsfokussierte Therapie: Lernen, mit eigenen Gefühlen umzugehen. DGVT, Tübingen

Hartmann H (1997) Ich-Psycologie. Klett-Cotta, Stuttgart

Herpertz S, Caspar F, Mundt C (Hrsg) (2008) Störungsorientierte Psychotherapie. Elsevier, München

Hinsch R, Pfingsten U (2007) Gruppentraining sozialer Kompetenzen (GSK). Grundlagen, Durchführung, Anwendungsbeispiele. Beltz, Weinheim

Kanfer FH, Reinecker H, Schmelzer D (2006) Selbstmanagement-Therapie. Springer, Berlin Heidelberg

Meichenbaum DW (2010) Kognitive Verhaltensmodifikation. Beltz, Weinheim

Miller WR, Rollnick S (2009) Motivierende Gesprächsführung. Lambertus, Freiburg im Breisgau

Perrez M, Baumann U (Hrsg) (2005) Lehrbuch Klinische Psychologie. Psychotherapie. Klassifikation, Diagnostik, Ätiologie, Intervention. Huber, Bern

Prochaska JO, DiClemente CC (1992) Stages of change in the modification of problem behavior. In: Hersen M, Eisler RM, Miller PM (Eds) Progress in behavior modification. Sycamore Press, Sycamore Illinois, pp 184–214

Rudolf G, Henningsen P (Hrsg) (2008) Psychotherapeutische Medizin. Ein einführendes Lehrbuch auf psychodynamischer Grundlage. Enke, Stuttgart

Sachse R (1996) Praxis der zielorientierten Gesprächspsychotherapie. Hogrefe, Göttingen

Sachse R (2003) Klärungsorientierte Psychotherapie. Hogrefe, Göttingen

Sachse R, Fasbender J, Breil J, Püschel O (2009) Grundlagen und Konzepte Klärungsorientierter Psychotherapie. Hogrefe, Göttingen

Strauss B, Hohagen F, Caspar F (Hrsg) (2007) Lehrbuch der Psychotherapie, 2 Bde. Hogrefe, Göttingen

Tausch R, Tausch A-M (1990) Gesprächspsychotherapie. Hogrefe, Göttingen

Young JE, Klosko JS, Weishaar ME (2008) Schematherapie. Ein praxisorientiertes Handbuch. Junferman, Paderborn

Weitere neurobiologische Therapieverfahren

T. Nickl-Jockschat, F. Schneider, M. Grözinger

»Kurzinfo«

- Bei der **Elektrokrampftherapie** wird in Kurznarkose und unter Muskelrelaxation durch elektrische Stimulation ein therapeutischer, generalisierter Krampfanfall ausgelöst; hochwirksames Verfahren bei bestimmten Formen der Depression; wegen hoher Rückfallhäufigkeit muss auf eine suffiziente Weiterbehandlung geachtet werden
- Bei der **repetitiven transkraniellen Magnetstimulation** werden oberflächennahe Gehirnareale lokal stimuliert; die klinische Bedeutung des Verfahrens für die Behandlung der Depression ist noch nicht endgültig geklärt
- **Tiefe Hirnstimulation** und **Vagusnervstimulation** sind vielversprechende, derzeit aber ausschließlich experimentelle Verfahren
- **Schlafentzug** hat einen ausgeprägten antidepressiven Effekt; charakteristisch sind eine kurze Wirklatenz, leichte Störbarkeit durch Schlafepisoden und eine kurze Wirkdauer
- **Lichttherapie** kann bei saisonal affektiven Erkrankungen, bei bestimmten chronobiologischen Störungen und als Unterstützung zum Schlafentzug eingesetzt werden

15.1 Elektrokrampftherapie (EKT)

15.1.1 Allgemeines

Elektrokrampftherapie (EKT, auch: Elektrokonvulsionsbehandlung) – EKT ist ein therapeutisches Verfahren, bei dem in Kurznarkose und unter Muskelrelaxation durch eine elektrische Stimulation mittels Oberflächenelektroden ein generalisierter Anfall im Zentralnervensystem (ZNS) ausgelöst wird.

Unter der Annahme eines Antagonismus zwischen Schizophrenie und Epilepsie setzte der ungarische Psychiater L. J. Meduna (1896–1964) im Jahr 1934 erstmals Kampfer- und später Cardiazolinjektionen beim Menschen ein, um pharmakologisch Krampfanfälle auszulösen. Die Italiener U. Cerletti (1877–1963) und L. Bini (1908–1964) verbesserten die Methode, indem sie elektrischen Strom zur Auslösung der Anfälle einsetzten. Wegen der Gefahr schwerer Verletzungen (z. B. Wirbelkörperfrakturen) wird die Behandlung seit den 1960er Jahren in Kurznarkose und Muskelrelaxation durchgeführt, eine Intubation ist nicht notwendig. Seither wurde die Therapie kontinuierlich modifiziert und optimiert.

> **Therapeutisches Agens der EKT ist der generalisierte Krampfanfall.**

Die EKT ist v. a. bei **affektiver Symptomatik**, aber auch bei Kernsymptomen **psychotischer Erkrankungen** wirksam. Um einen therapeutischen Effekt zu erzielen, werden in der Regel 6–12 EKT-Behandlungen in einer Frequenz von 2 bis 3 pro Woche als Serie durchgeführt (**Indexserie**).

Die EKT ist eine Behandlung mit **hoher Erfolgsrate**, die je nach Patientenkollektiv zwischen 50 und 90 % liegt. Allerdings weist sie auch eine **hohe Rückfallquote** auf. Deshalb ist eine **konsequente Weiterbehandlung** nach erfolgreicher Indexserie nötig. Diese kann pharmakologisch, psychotherapeutisch und in Form einer EKT-Erhaltungsbehandlung erfolgen.

Für Indikation, Frequenz und Dauer einer **Erhaltungs-EKT** gibt es noch keine einheitlichen Standards. Meistens wird die Frequenz langsam abnehmend gewählt, d. h. zunächst wöchentlich, später alle 2 Wochen bis zu einem Intervall von 4 bis 6 Wochen. Ziel der Erhaltungs-EKT ist vorrangig die Verhinderung eines Rückfalls, nicht primär die Besserung des psychopathologischen Zustandes. Meist wird eine Durchführung der Erhaltungs-EKT für mindestens 6 Monate empfohlen.

15.1.2 Indikationen

Gemäß Stellungnahme der Bundesärztekammer 2003 sollte die EKT **Therapie der 1. Wahl** bei folgenden psychischen Erkrankungen sein:

- Wahnhafte Depression, depressiver Stupor, schizoaffektive Psychose mit schwerer depressiver Verstimmung
- Major Depression mit ausgeprägter Suizidalität oder Nahrungsverweigerung
- Akute, lebensbedrohliche maligne (perniziöse) Katatonie

Nach erfolglosen medikamentösen Behandlungsversuchen ist EKT außerdem indiziert bei:

- Pharmakologisch therapieresistenter Major Depression (also nach mindestens 2 unterschiedlichen Antidepressiva unterschiedlicher Wirkstoffklassen in ausreichender Dosis und Dauer und zusätzlichem therapeutischen Schlafentzug)
- Therapieresistenten, nicht lebensbedrohlichen Katatonien und anderen akut exazerbierten schizophrenen Psychosen nach erfolglosen Behandlungsversuchen mit Antipsychotika
- Therapieresistenten Manien nach erfolgloser Behandlung mit Antipsychotika, Lithium oder Carbamazepin

Auch bei therapieresistenten chronischen schizophrenen Psychosen und schizoaffektiven Psychosen kann die EKT laut Stellungnahme der Bundesärztekammer zur Anwendung kommen.

> **❯ Die EKT ist Therapie der 1. Wahl bei wahnhafter Depression, Major Depression mit ausgeprägten vitalen Gefährdungsaspekten sowie der malignen Katatonie.**

Als Ultima Ratio wird die EKT gelegentlich auch bei anderen Krankheitsbildern wie bei M. Parkinson, malignem neuroleptischen Syndrom und Status epilepticus eingesetzt.

15.1.3 Kontraindikationen

In der aktuellen wissenschaftlichen und klinischen Diskussion setzt sich zunehmend die Ansicht durch, dass absolute Kontraindikationen für eine EKT nicht existieren. Vielmehr sollte immer – insbesondere bei schweren psychischen Erkrankungen mit vitalen Gefährdungsaspekten – eine Güterabwägung zwischen Risiken erfolgen, die sich aus der Behandlung bzw. deren Unterlassung für den Patienten ergeben.

In der Stellungnahme der Bundesärztekammer 2003 werden dennoch **absolute Kontraindikationen** für eine EKT aufgeführt:
- Kürzlich (<3 Monate) überstandener Herzinfarkt
- Schwerste kardiopulmonale Funktionseinschränkungen, die eine nicht mehr gegebene Narkosefähigkeit bedingen
- Schwerer arterieller Hypertonus
- Erhöhter Hirndruck bzw. eine mit Begleitödem versehene intrazerebrale Raumforderung
- Frischer Hirninfarkt (<3 Monate)
- Akuter Glaukomanfall

Als **relative Kontraindikationen** werden genannt:
- Zerebrales Aneurysma
- Zerebrales Angiom

Weder das Vorliegen einer Schwangerschaft noch ein Herzschrittmacher stellen Kontraindikationen für eine EKT dar. Allerdings sollte hier eine enge Abstimmung mit den gynäkologischen bzw. kardiologischen Mitbehandlern erfolgen. Höheres Lebensalter stellt keine Kontraindikation für eine EKT dar, sondern kann im Gegenteil sogar als Argument für eine Elektrokrampftherapie angesehen werden, da mit zunehmendem Alter des Patienten die Wirksamkeit der Behandlung steigt. Auch Patienten mit gerinnungshemmender Medikation (Phenprocoumon) können EKT erhalten, allerdings sollten die Blutdruckwerte zuvor gut eingestellt und während des Anfalls in engeren Grenzen gehalten werden.

> **❯ Schwangerschaft, Herzschrittmacher, höheres Lebensalter und Phenprocoumon-Therapie stellen keine Kontraindikationen dar.**

15.1.4 Wirkmechanismus

Obwohl die EKT eines der ältesten und wirksamsten neurobiologischen Therapieverfahren in der Psychiatrie darstellt, ist der Wirkmechanismus bis heute nicht geklärt. Es existieren mehrere Hypothesen. Die aktuell wichtigsten sind:
- **Neurotrophe Hypothese**: Tierexperimentell konnten unter EKT eine verstärkte hippocampale Neuroneogenese, eine erhöhte Neubildung von Synapsen und eine verstärkte Ausschüttung neurotropher Faktoren nachgewiesen werden. Ein durch die Depression bedingtes hirnstrukturelles Defizit könnte durch diese Mechanismen therapeutisch beeinflusst werden
- **Neuroendokrine Hypothese**: Durch den Krampfanfall wird plötzlich eine große Menge an Hormonen ausgeschüttet. Insbesondere Einflüsse auf Schilddrüsen- und Stresshormone könnten den antidepressiven Effekt vermitteln
- **Neurotransmitter-Hypothese**: Es konnten für Neurotransmittersysteme Effekte der EKT nachgewiesen werden, u. a. etwa für das serotonerge, das GABAerge und das opioiderge System. Hinweise auf die Bedeutung dieser Neurotransmittersysteme für die antidepressive Wirkung ergeben sich aus der Psychopharmakotherapie

Daneben wird eine therapeutische Wirkung durch Beeinflussung spezifischer **Second-** und **Third-messenger-Kaskaden** diskutiert. Nach heutigem Wissensstand wird angenommen, dass ein synergistisches Zusammenwirken mehrerer Faktoren für den therapeutischen Effekt verantwortlich ist.

15.1.5 Durchführung

Behandlungen werden stets gemeinsam von einem **Psychiater** und einem **Anästhesisten** durchgeführt. **EKG-Monitor** und **Pulsoxymetrie** werden von der Bundesärztekammer zur telemetrischen Überwachung während der Behandlung empfohlen. Ein engmaschiges **Blutdruck-Monitoring** sollte insbesondere beim Vorliegen kardialer oder zerebrovaskulärer Risikofaktoren erfolgen.

Die **Platzierung der Stimulationselektroden** hat im Zusammenwirken mit der Stimulusintensität Einfluss auf Wirksamkeit und Nebenwirkungsprofil der EKT. Gebräuchlich sind folgende Elektrodenpositionierungen:

- **Rechts unilateral**: Eine Elektrode wird rechts temporal, eine weitere rechts hochparietal positioniert; betroffen von der Stimulation ist damit meistens die nichtdominante Hemisphäre
- **Bitemporal**: Die Elektroden werden rechts und links temporal positioniert

Seltener gebräuchliche bilaterale Stimulationsmethoden sind:

- **LART**: Die linke Stimulationselektrode wird frontal, die rechte temporal positioniert
- **Bifrontal**: Die Elektroden werden rechts und links frontal positioniert

> **Die bitemporale Stimulation weist gegenüber der rechtsunilateralen Stimulation eine höhere therapeutische Wirksamkeit, aber auch vermehrt kognitive Nebenwirkungen auf. Beide Vorgehensweisen sollten im Einzelfall gegeneinander abgewogen werden. Deshalb wird die Behandlungsserie meist mit der rechtsunilateralen Elektrodenplatzierung begonnen, eine Umstellung erfolgt bei mangelhaftem Ansprechen oder bei schlechter Krampfqualität. Bei lebensbedrohlichen Zustandsbildern, die ein rasches Ansprechen auf die Behandlung nötig machen, sollte die Serie dagegen mit der bitemporalen Stimulation begonnen werden.**

In einigen Ländern wird EKT auch ambulant durchgeführt, in Deutschland fast ausschließlich stationär.

15.1.6 Risiken und Nebenwirkungen

Die **Mortalität** bei EKT-Behandlungen entspricht nahezu dem Narkoserisiko. Damit ist die EKT eines der sichersten Behandlungsverfahren in Narkose. Die seltenen Todesfälle lassen sich fast ausnahmslos auf **Komplikationen kardialer Vorerkrankungen** zurückführen. Es existieren Einzelfallberichte zu Todesfällen durch einen **EKT-induzierten Status epilepticus**. Eine vorherige internistische Abklärung sollte deshalb im Zweifelsfall erfolgen. Entsprechend ist bei Risikopatienten auf eine geeignete Überwachung zu achten.

Unter den Nebenwirkungen der EKT kommt den **kognitiven Störungen** die wichtigste Rolle zu. Bei ca. 30 % aller Patienten treten kognitive Nebenwirkungen der EKT auf, ca. 5–7 % davon sind schwerwiegend. Sie können sich als antero- oder retrograde Amnesien, als postiktale neu-

ropsychologische Störungen und Verwirrtheitszustände manifestieren.

Die amnestischen Beschwerden sind in der Regel transienter Natur. Sie bilden sich meist innerhalb von Stunden, seltener innerhalb von Tagen, zurück, in ungünstigeren Fällen innerhalb von 6 Monaten. Bisweilen kann im Rahmen der EKT-Behandlung auch eine Manie oder Hypomanie induziert werden. In einigen Fällen klagen Patienten über persistierende Störungen insbesondere des autobiografischen Gedächtnisses. Die Behandler sollten hinsichtlich dieser Beschwerden sensibilisiert sein.

Unmittelbar nach der EKT können eine Reihe postiktaler neuropsychologischer Störungen auftreten, wie etwa Aphasien, Apraxien oder Agnosien. Diese sind meist passager und bedürfen keiner Behandlung. Klassische postiktale Beschwerden wie etwa Kopfschmerzen, Übelkeit und Erbrechen, sowie – insbesondere bei insuffizienter Muskelrelaxation – muskelkaterartige Schmerzen werden symptomatisch behandelt.

Immer wieder trifft man in der Öffentlichkeit auf Meldungen, denen zufolge EKT zu Schäden des Hirnparenchyms führen kann. Trotz zahlreicher Post-mortem-Untersuchungen sowie prospektiver computer- und kernspintomographischer Studien existieren bisher keinerlei Hinweise für solche Annahmen (Devenand et al. 1994).

> **Die EKT führt nach heutigem Wissensstand nicht zu strukturellen Hirnschäden.**

> **Tipp**
>
> Stellungnahme zur Elektrokrampftherapie (EKT) als psychiatrische Behandlungsmaßnahme (Bundesärztekammer 2003): http://www.bundesaerztekammer.de/downloads/EKT.pdf (Zugegriffen: 06.09.2011)

15.2 Transkranielle Magnetstimulation (TMS)

15.2.1 Allgemeines

Bei der transkraniellen Magnetstimulation werden **starke Magnetimpulse** (mehrere Tesla) von sehr kurzer Dauer (0,2–0,6 ms) eingesetzt, welche über eine Spule an der Schädeloberfläche des Patienten appliziert werden. Diese induzieren im oberflächennahen Kortex einen elektrischen Strom, der zu Aktionspotenzialen und einer Depolarisation von Nervenfasern führt. Da das Magnetfeld exponentiell mit der Distanz der Spule abnimmt, ist eine fokussierte Applikation möglich. Entsprechend können je nach Positionierung der Spule unterschiedliche kortikale

Regionen, nicht aber tiefer gelegene Hirnregionen stimuliert werden.

Während die **Einzelpuls-TMS** primär für wissenschaftliche und diagnostische Zwecke eingesetzt wird, wird die **repetitive TMS (rTMS)**, d. h. die Applikation von sog. Impulstrains, bestehend aus z. B. 100 Einzelimpulsen, für therapeutische Zwecke genutzt. Bei der rTMS wird mit wiederholten Trains (Folgen) von aufeinander folgenden Magnetimpulsen stimuliert. Hochfrequente rTMS (über 5 Hz) über dem motorischen Kortex erhöht die kortikale Exzitabilität, niederfrequente (unter 5 Hz) vermindert sie. Die für die Depolarisation notwendige Intensität der Magnetimpulse ist individuell verschieden und abhängig vom Alter.

Repetitive transkranielle Magnetstimulation (rTMS) – rTMS ist ein gelegentlich zu therapeutischen Zwecken genutztes Verfahren, bei dem Trains von aufeinander folgenden Magnetimpulsen zur Stimulation des darunter liegenden Kortex eingesetzt werden.

Die Methode ist nicht schmerzhaft und beeinträchtigt nicht das Bewusstsein. Eine Anästhesie ist deshalb nicht notwendig. Im Gegensatz zur Elektro- und Magnetkrampftherapie erfolgt nur eine lokale Reizung des Kortex, ein Krampfanfall wird nicht ausgelöst. Für psychische Krankheitsbilder wird die rTMS meist präfrontal angewandt.

15.2.2 Indikationen und Kontraindikationen

Seit 2008 ist die rTMS in den USA von der FDA (Food and Drug Administration) als **antidepressive Therapie** zugelassen. Eine vergleichbare Qualitätsprüfung existiert in Deutschland nicht.

Obwohl primär für die Behandlung von Depressionen genutzt, wird die rTMS auch bei anderen psychischen Erkrankungsbildern wie der Behandlung von Positiv- und Negativsymptomen der Schizophrenie, Manien und Zwangserkrankungen angewandt.

Eine **absolute Kontraindikation** stellen magnetische Metallteile im Schädel (außer in der Mundhöhle), Gehörimplantate oder sonstige implantierte metallische Geräte dar. Auch bei bekannter Anfallsneigung und erhöhtem intrazerebralen Druck sollte von einer Behandlung abgesehen werden. Bei Schrittmacherpatienten sollte eine enge Abstimmung mit den kardiologischen Behandlern erfolgen.

❯ **Magnetische Metallteile im Schädel, bekannte Anfallsneigung und Erhöhung des intrazerebralen Druckes sind Kontraindikationen für die rTMS.**

15.2.3 Wirkmechanismus und Durchführung

Der Wirkmechanismus ist bislang nicht bekannt. Man geht davon aus, dass durch rTMS bestimmte kortikale Regionen in ihrer Exzitabilität moduliert werden.

In der praktischen Anwendung erfolgen beispielsweise tägliche Sitzungen an 10 aufeinander folgenden Tagen. Dabei werden 15–20 Trains von Magnetimpulsen von 10 Hz über eine Dauer von 10 s angewandt. Die Intensität der Stimulation orientiert sich an der motorischen Erregungsschwelle. Die einzelne Behandlungsdauer beträgt etwa 10–20 min.

15.2.4 Nebenwirkungen

Die rTMS ist bei korrekter Handhabung eine sichere und gut verträgliche Therapiemethode mit milden Nebenwirkungen. Eine wesentliche Gefahr stellt die Überhitzung der Spule dar. Kognitive Nebenwirkungen sind nicht beschrieben. Da jeder Stimulus mit einem lauten Klickgeräusch einhergeht, wird das Tragen von Ohrstöpseln empfohlen. Leichte Kopfschmerzen sind eine häufige Nebenwirkung, sie können durch Analgetika aber in der Regel gut behandelt werden. Tonisch-klonische Anfälle können auftreten, das Risiko ist allerdings bei lege artis durchgeführter Behandlung gering. Insbesondere bei Patienten mit depressiver Episode im Rahmen einer bipolaren affektiven Störung kann eine Konversion in eine (hypo-)manische Episode unter rTMS erfolgen.

❯ **Die rTMS weist ein geringeres Nebenwirkungsprofil, allerdings auch eine deutlich geringere antidepressive Potenz auf als die EKT.**

15.3 Tiefe Hirnstimulation (THS)

Moderne Konzepte gehen davon aus, dass viele neurologische und psychische Erkrankungen durch Dysfunktionen von neuronalen Netzwerken bedingt sind, die aus einer (nichtlinearen) funktionellen Verschaltung verschiedener Hirnareale bestehen. Insbesondere im Bereich der Bewegungsstörungen hat sich gezeigt, dass diese Netzwerke sich durch lokale elektrische Stimulation modulieren lassen. Dazu werden bei der tiefen Hirnstimulation in einer stereotaktischen Operation Elektroden in definierte Hirnareale implantiert. Diese werden über einen subkutan gelegenen und transkutan programmierbaren Stimulator angesprochen. An der Auswahl sowohl der Zielstrukturen als auch der verwendeten Impulssequenzen wird derzeit intensiv gearbeitet.

In der Psychiatrie wird das Verfahren der THS seit etwa 10 Jahren sehr selten **unter strenger Indikationsstellung** bei **therapieresistenten Depressionen** und **Zwangserkrankungen** eingesetzt, in jüngster Zeit auch bei anderen Erkrankungen. Der Einsatz der THS ist nur im Rahmen von Forschungsprotokollen an höchst spezialisierten Zentren gerechtfertigt.

Nebenwirkungen als Folge der Stimulation bestehen in vielfältigen neurologischen Symptomen, aber auch in einer Zunahme von Angst, sowie im Auftreten von Agitation und Hypomanie. Als Folge der chirurgischen Interventionen können epileptische Anfälle, Infektionen und Blutungen auftreten.

15.4   Vagusnervstimulation (VNS)

Die Vagusnervstimulation wird überwiegend zur Behandlung therapieresistenter Epilepsien eingesetzt, kommt aber in ganz seltenen Fällen auch bei **therapieresistenten Depressionen** zum Einsatz und ist in dieser Indikation seit 2005 von der FDA zugelassen.

Über eine im Halsbereich implantierte Elektrode wird der linke Vagusnerv mit Impulssequenzen stimuliert, die von einem subkutan an der Brustwand gelegenen Stimulator erzeugt werden. Es wird angenommen, dass afferente Nervenfasern über polysynaptische Verbindungen Hirnregionen stimulieren, die für die Affektregulation zuständig sind. Darüber hinaus ist der Wirkmechanismus unbekannt. Der therapeutische Effekt kann noch nach vielen Monaten zunehmen.

Als Nebenwirkungen können Komplikationen des chirurgischen Eingriffs einschließlich einer Stimmbandlähmung auftreten. Daneben kann die Stimulation zu Heiserkeit, Veränderungen der Stimmlage, Husten und selten Herzrhythmusstörungen führen. Auch über Hypomanien wurde berichtet.

15.5   Schlafentzugstherapie (Wachtherapie)

15.5.1 Grundlagen

Paradoxerweise sind Menschen nach einer durchwachten Nacht oft auffällig entscheidungsfreudig, gesprächig und tatkräftig. Ähnliche Beobachtungen des Tübinger Psychiaters W. Schulte (1910–1972) an depressiven Patienten nach einer durchwachten Nacht führten in den 1960er Jahren zur Entwicklung der Schlafentzugstherapie. In einer 1971 veröffentlichten Studie konnten B. Pflug und R. Tölle die **antidepressive Wirkung** eines Schlafentzugs über eine Nacht eindrucksvoll belegen. Durch dieses Ergebnis rück-

te der Zusammenhang zwischen Chronobiologie und affektiven Erkrankungen vermehrt in den Blickpunkt psychiatrischer Forschung.

Drei wichtige Merkmale kennzeichnen die Schlafentzugstherapie. Das erste ist ihr **schneller Wirkungseintritt**. Die klinischen Effekte des Schlafentzugs zeigen sich im Lauf der Behandlungsnacht, während des folgenden Tages oder in selteneren Fällen auch nach der nächsten Schlafphase. Sie können auf einem Kontinuum von der völligen Remission der depressiven Symptomatik bis zu einer Verschlechterung reichen. Metaanalysen zeigen, dass ungefähr 60 % der depressiven Patienten eine merkbare Stimmungsaufhellung erleben. Dabei kann der therapeutische Effekt bei wiederholter Anwendung erheblich variieren. Patienten sollten deshalb auch nach einem erfolglosen Schlafentzug durchaus für weitere Therapieversuche motiviert werden.

Zweites charakteristisches Merkmal der Methode ist, dass die **antidepressive Wirkung durch kurze Schlafepisoden** während der nächtlichen Wachzeit, aber auch während des darauf folgenden Tages vollständig oder teilweise **verloren gehen kann**. Trotz stärkster Motivation sind Menschen bei Schlafmangel nicht in der Lage, ihre Wachheit aus eigenen Mitteln ausreichend sicherzustellen. Schlafentzug sollte deshalb nicht in die Hand des Patienten gelegt werden oder gar alleine zu Hause durchgeführt werden. Das dabei vorprogrammierte Erleben der eigenen Insuffizienz und die Frustration über den ausbleibenden Erfolg sollten unbedingt vermieden werden.

Drittes charakteristisches Merkmal ist die meist nur **Stunden oder Tage anhaltende antidepressive Wirkung** einer einzelnen Behandlung. Bereits nach der nächsten Schlafphase tritt bei ungefähr der Hälfte der respondierten Patienten mit antidepressiver Begleitmedikation ein Rückfall auf. Ohne zusätzliche Therapie sind es sogar drei Viertel der Patienten. Dies ist für die Betroffenen, aber auch für ihre Angehörigen demotivierend, wenn diese Problematik nicht im ärztlichen Gespräch vorbereitend thematisiert wird.

Trotz der oft begrenzten Wirkdauer lassen sich gute Argumente zugunsten einer adjuvanten Therapie mit Schlafentzug vorbringen. Eingebettet in einen Gesamtbehandlungsplan kann diese nämlich:

- Die Zeit bis zum Wirkungseintritt der Medikation überbrücken
- Einen anhaltenden therapeutischen Schub bewirken
- Dem Patienten Hoffnung und das Gefühl eigener Kontrolle zurückgeben
- Zur Stabilisierung und Prophylaxe eingesetzt werden
- Helfen, depressionsbedingte kognitive Defizite von einer Demenz abzugrenzen

15.5.2 Wirkmechanismus

Viele depressive Patienten zeigen eine unphysiologische Verteilung der Schlafstadien im Verlauf der Nacht. Schlafentzug führt zu einer Regulierung der Schlafarchitektur. Ob diese Effekte zwingende Bestandteile des Wirkmechanismus oder Epiphänomene sind, ist nicht bekannt. Dasselbe trifft auf metabolische Veränderungen im präfrontalen Kortex zu, welche mit PET oder SPECT gemessen wurden.

15.5.3 Durchführung und Anwendungsarten des wiederholten Schlafentzugs

Beim **vollständigen Schlafentzug** bleibt der Patient eine Nacht und den darauf folgenden Tag wach, also insgesamt etwa 40 h. Dies erfordert erhebliche Anstrengung und Kooperation. Trotzdem ist die Therapie bei einem Teil der Patienten aus verschiedensten Gründen durchaus beliebt. Auch ambulante Patienten können in die Gruppe integriert werden, sofern ihre Teilnahme ausreichend vorbereitet ist und sie am Morgen auf das Führen von Kraftfahrzeugen verzichten.

Da wiederholte vollständige Schlafentzüge für ältere oder somatisch kranke Patienten zu belastend sein können, wird häufig der **partielle Schlafentzug der 2. Nachthälfte** angewandt. Dabei gehen die Patienten wie gewohnt zu Bett und schlafen bis gegen 1 Uhr nachts. Danach werden sie geweckt und bleiben bis zum nächsten Abend wach. Diese Form der Behandlung ist im Vergleich zum vollständigen Schlafentzug verträglicher und wird erheblich stressfreier erlebt. Die möglicherweise etwas geringere Wirksamkeit wird dadurch mehr als aufgewogen, zumal die Behandlung 2-mal pro Woche erfolgen kann.

Partieller Schlafentzug der 1. Nachthälfte hat nur experimentelle Bedeutung. Dasselbe trifft für den selektiven Schlafentzug zu. Dabei wird in sehr aufwändigen Settings über mehrere Nächte versucht, bestimmte Schlafstadien zu entziehen und dabei den übrigen Schlaf möglichst wenig zu beeinflussen.

> **Tipp**
>
> Am Abend vor einem Schlafentzug sollte **keine sedierende Medikation** gegeben werden, um das Wachbleiben nicht zusätzlich zu erschweren. Im Falle einer kontinuierlichen Gabe von Benzodiazepinen muss durch Reduktion und Umverteilung die Sedierung des Patienten verringert werden.
> ▼

> Die Behandlung sollte immer unter **professioneller Leitung** (z. B. Pflegedienst) und in einer **Gruppe** durchgeführt werden, da gerade depressive Patienten auf Motivation von außen angewiesen sind und bereits kurze Schlafepisoden den Therapieerfolg gefährden.
>
> Während der Nacht sollte ein Programm angeboten werden, das beispielsweise aus Spielen, Kochen und Spazierengehen bestehen kann. **Motorische und soziale Aktivitäten** fördern das Wachbleiben erheblich mehr als eher passive Beschäftigungen wie Lesen oder Fernsehen.
>
> **Auch am nächsten Tag** sollten die Teilnehmer der Schlafentzugstherapie aufmerksam **betreut** werden, da bereits kurze Schlafepisoden eine hohe Gefahr für einen Rückfall in sich tragen.

Schlafentzugsbehandlungen können problemlos in regelmäßigen Abständen wiederholt werden, um die meist nur kurz anhaltende Einzelwirkung aufrecht zu erhalten und zu verstärken. Dazu wird in vielen Kliniken 1- oder 2-mal wöchentlich eine offene, meist stationenübergreifende Gruppe angeboten.

Eine weitere Möglichkeit, die Wirkung eines einzelnen Schlafentzugs zu augmentieren, besteht in der **Schlafphasenvorverlagerung**. Diese beruht auf Ergebnissen zur Chronobiologie affektiver Erkrankungen. Dabei folgt auf einen vollständigen oder partiellen Schlafentzug eine vorverlagerte Schlafphase von 17 bis 24 Uhr. Diese Schlafphase wird täglich um 1 h zurückverlagert, am Tag darauf also von 18 bis 1 Uhr. Nach einer Woche wird auf diese Weise wieder der übliche Rhythmus erreicht, und die Prozedur beginnt wieder mit einem Schlafentzug. Trotz guter Erfahrungen scheitert diese Art der Therapie im klinischen Alltag oft an organisatorischen Hindernissen.

Schlafentzug wird selten als isolierte antidepressive Behandlung durchgeführt. Er eignet sich gut als **adjuvante Therapie** in Kombination mit antidepressiver oder stimmungsstabilisierender Medikation. Insbesondere werden serotonerge Substanzen empfohlen. Weiter kann Schlafentzug zusammen mit Lichttherapie synergistisch wirken.

15.5.4 Indikationen, Kontraindikationen, Risiken und Nebenwirkungen

Schlafentzugstherapie kann bei **depressiven Episoden** jedweder Genese angewandt werden. Positive Prädiktoren sind:

- Diagnose eines melancholischen Subtyps einer unipolaren Depression

- Ausgeprägte Tagesschwankungen der Stimmung
- Depressionstypische Veränderungen des Schlaf-Elektroenzephalogramms

Patienten mit Krampfleiden sollten nicht am Schlafentzug teilnehmen, da hierdurch Anfälle provoziert werden können. Bei bipolaren Störungen mit Neigung zum schnellen Wechsel in eine manische Symptomatik sollte ebenfalls auf die Therapie verzichtet werden. Auch bei anderen Patienten kann Schlafentzug eine hypomane oder manische Symptomatik auslösen. Bei schizophrenen Psychosen wurde über eine Exazerbation der Positivsymptomatik unter der Therapie berichtet. Auch wenn suizidale Tendenzen oft gut auf die Behandlung ansprechen, ist hierbei extreme Vorsicht geboten. Nach der Therapie dürfen die Patienten keine gefährlichen Maschinen bedienen.

Neben den bereits genannten Risiken können folgende Nebenwirkungen des Schlafentzugs auftreten:
- Müdigkeit, Schläfrigkeit
- Kopfschmerzen
- Gastrointestinale Beschwerden

15.6   Lichttherapie

Helles Licht, insbesondere in den Morgenstunden, ist der wichtigste Zeitgeber, der unsere innere Uhr mit der äußeren Welt synchronisiert. Untersuchungen haben gezeigt, dass eine Unterform der Depression, die **saisonal abhängige Depression (SAD)** (▶ Abschn. 21.4.2), durch tägliche Applikation von Licht therapiert werden kann. Auch in Kombination mit Schlafentzugstherapie wird Lichttherapie angewandt. Eine generelle Wirkung bei depressiven Störungen ist nicht gesichert. Daneben ist die Lichttherapie bei bestimmten Störungen des Schlaf-wach-Rhythmus wie beispielsweise Jetlag indiziert.

Um einen therapeutischen Effekt zu sichern, bedarf es **starker Lichtquellen** von 10.000 Lux, was die übliche Beleuchtung in unseren Räumen deutlich übersteigt. Patienten nehmen jeweils in den Morgenstunden für 1 h in der Nähe der Beleuchtung Platz. Sie müssen nicht direkt in die Lichtquelle blicken, das Licht sollte jedoch auf die Retina einwirken können. Handelsübliche Geräte strahlen kein UV-Licht ab, schädliche Auswirkungen auf die Augen sind nicht bekannt. Im Zweifelsfall sollte ein Augenarzt befragt werden. Als Nebenwirkungen werden Übelkeit, Kopfschmerzen, Jucken oder Stechen in den Augen und Nervosität genannt. Bei sehr blendungsempfindlichen Patienten kann eine Reduktion der Lichtstärke versucht werden. Hauterscheinungen können bei Menschen mit empfindlicher Haut auftreten. Die Therapie kann bei Ansprechen über mehrere Wochen fortgeführt werden.

❓ Übungsfragen

1. Beschreiben Sie die Elektrokrampftherapie. Bei welchen psychischen Erkrankungen ist sie Therapie der 1. Wahl?
2. Beschreiben Sie das Verfahren der repetitiven transkraniellen Magnetstimulation.
3. Beurteilen Sie den Einsatz tiefer Hirnstimulation bei psychischen Erkrankungen.
4. Wann wird die Vagusnervstimulation im psychiatrischen Kontext eingesetzt?
5. Wann sollte Schlafentzug nicht durchgeführt werden?
6. Nennen Sie Indikationen der Lichttherapie.

Weiterführende Literatur

Devanand DP, Dwork AJ, Hutchinson ER, Bolwig TG, Sackeim HA (1994) Does ECT alter brain structure? Am J Psychiatry 15: 957–970

Fink M (2009) Electroconvulsive therapy: a guide for professionals and their patients. Oxford University Press, New York

Folkerts HW (2011) Elektrokrampftherapie. Indikation, Durchführung und Behandlungsergebnisse. Nervenarzt 82: 93–102

Golden RN, Gaynes BN, Ekstrom RD, Hamer RM, Jacobsen FM, Suppes T, Wisner KL, Nemeroff CB (2005) The efficacy of light therapy in the treatment of mood disorders: a review and meta-analysis of the evidence. Am J Psychiatry 162: 656–662

Howland RH, Shutt LS, Berman SR, Spotts CR, Denko T (2011) The emerging use of technology for the treatment of depression and other neuropsychiatric disorders. Ann Clin Psychiatry 23: 48–62

Kasper S, Möller H-J (Hrsg) (2008) Therapeutischer Schlafentzug: Klinik und Wirkmechanismen. Springer, Wien New York

Shah RS, Chang SY, Min HK, Cho ZH, Blaha CD, Lee KH (2010) Deep brain stimulation: technology at the cutting edge. J Clin Neurol 6: 167–182

15

Psychoedukation und Angehörigenarbeit

M. Berthold-Losleben, H. Wohlhüter, F. Schneider

»Kurzinfo«

- Psychoedukation und Angehörigenarbeit meinen professionelle therapeutische Verfahren zur **Aufklärung Betroffener und Angehöriger** über Art und Entstehung einer psychischen Erkrankung
- Die Verfahren sind aufgenommen in die **leitlinienbasierten Empfehlungen** für alle psychischen Erkrankungen
- Flexibel gestaltbar als **Gruppentherapie** und/oder **Einzelarbeit**, inhaltlich **störungsbezogen**, **störungsübergreifend** oder **problemorientiert** ausrichtbar
- Vermittlung wichtiger Aspekte der Erkrankung wie **Symptomatik**, **Diagnostik**, **Ätiologie**, **Psychotherapie**, **Psychopharmakologie**, **Krisenplanung** und **Prävention**
- **Einbeziehung** der **Familienmitglieder** bzw. **Bezugspersonen** in das therapeutische Konzept zur Optimierung des Langzeittherapieerfolges
- Ziele und Nutzen psychoedukativer Maßnahmen sind **Förderung** von **Zufriedenheit**, **Verbesserung** von **Kenntnisstand** und **Compliance**, **Reduktion** von **Rehospitalisierungsraten** und **Behandlungskosten**

16.1 Definition

Psychoedukation, Angehörigenarbeit – Beides sind Verfahren, um Patienten und deren Angehörigen die Krankheitskonzepte und Behandlungsstrategien psychischer Erkrankungen nahe zu bringen und die Betroffenen zu Experten der entsprechenden Krankheit zu machen.

Bei der Psychoedukation geht es weniger um die (Um-)Erziehung (»educare«), sondern vielmehr um ein Herausführen (»educere«) aus der Krankheit. Somit ist die Psychoedukation ein wesentlicher Bestandteil des Rechts des Patienten auf Information und Selbstbestimmung. Das Verständnis für die eigene Erkrankung ist die Grundvoraussetzung für den selbstverantwortlichen Umgang mit dieser und für eine erfolgreiche Bewältigung. Das hinter diesem Ineinandergreifen von Informationsvermittlung, Selbstbestimmung und Entscheidungsunterstützung stehende Modell wird auch als »Shared Decision Making« bezeichnet und bietet in der Psychiatrie in besonderem Maße Vorteile hinsichtlich des Behandlungserfolges gegenüber dem klassischen paternalistischen Modell, in dem der Arzt die Entscheidungen vorgibt, oder dem informativen Modell, in dem der Patient die Entscheidungen allein auf der Basis der ihm zur Verfügung stehenden bzw. gelieferten Informationen fällen muss.

> **Die Informiertheit des Patienten ist Grundlage kooperativer klinischer Entscheidungsfindung und Voraussetzung gesundungsförderlichen Verhaltens.**

Psychoedukation und Angehörigenarbeit sind als Bindeglied zu verstehen zwischen professionellen Behandlungsverfahren wie Psychotherapie und Pharmakotherapie und dem Selbsthilfepotenzial der Betroffenen, das durch Verstehen so gut wie möglich geschärft wird. Die auf diese Weise erreichte Ressourcenmobilisierung soll zu einer größtmöglichen Effizienz der triadischen Zusammenarbeit von Behandler, Patient und Angehörigen führen mit dem Ziel einer dauerhaften Stabilisierung des Betroffenen.

> **Im Mittelpunkt psychoedukativer Maßnahmen steht die Informationsvermittlung über Ätiologie, Behandlung und Sekundärprävention psychischer Erkrankungen.**

Ursprünglich wurden psychoedukative Maßnahmen bei der Behandlung von psychotischen Erkrankungen genutzt. Mittlerweile haben psychoedukative Ansätze in die Behandlung praktisch aller psychischen Erkrankungen Einzug gehalten. Im stationären und ambulanten Alltag ist es häufig noch so, dass gerade psychoedukative Gruppensitzungen bei schizophrenen Patienten eigenständige Behandlungseinheiten darstellen, während bei anderen psychischen Erkrankungen psychoedukative Inhalte eingebunden sind in psychotherapeutische Behandlungsverfahren, wie beispielsweise bei der kognitiven Verhaltenstherapie. So ist z.B. auch die Aufklärung über die Entstehung des Angstkreislaufes bei Angsterkrankten oder die Funktionsweise dysfunktionaler Gedanken bei Depressiven als psychoedukativer Ansatz zu verstehen.

16.2 Formen der Psychoedukation und Angehörigenarbeit

Die häufigste Form der Psychoedukation (◨ Abb. 16.1) im klinischen Alltag ist das **psychoedukative Einzelgespräch**. Hier versucht der Arzt oder Psychologe in anschaulicher und verständlicher Weise, den Patienten oder auch dessen Angehörige über die Diagnose, die Hintergründe der Erkrankung und die möglichen Behandlungsmaßnahmen aufzuklären. Die Betroffenen werden motiviert, die erforderlichen Therapiemaßnahmen auch tatsächlich in Anspruch zu nehmen und gesundheitsförderndes Verhalten zu entwickeln, und sie erhalten Unterstützung, um zunehmend Sicherheit und Gelassenheit im Umgang mit ihrer Erkrankung zu erlangen.

Inwieweit und wie stark die Angehörigen oder andere Bezugspersonen in die Behandlung einbezogen werden, entscheidet der Betroffene selbst, und entsprechend setzt der Einbezug selbstverständlich sein Einverständnis voraus.

Transparenz erhöht die Compliance, das Verständnis für den therapeutischen Prozess und die Problemlösefä-

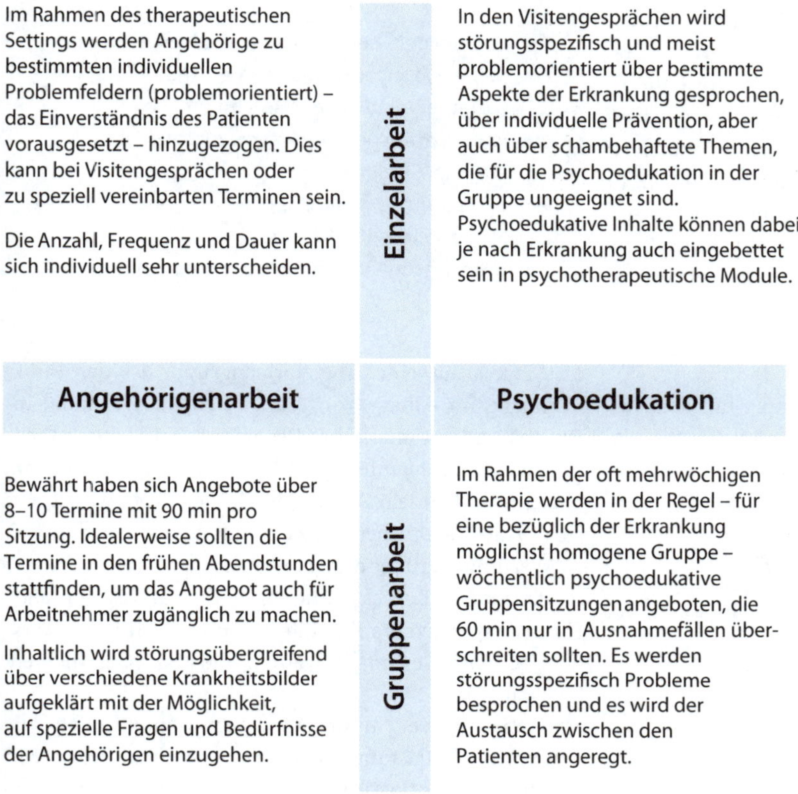

	Einzelarbeit	
Im Rahmen des therapeutischen Settings werden Angehörige zu bestimmten individuellen Problemfeldern (problemorientiert) – das Einverständnis des Patienten vorausgesetzt – hinzugezogen. Dies kann bei Visitengesprächen oder zu speziell vereinbarten Terminen sein. Die Anzahl, Frequenz und Dauer kann sich individuell sehr unterscheiden.		In den Visitengesprächen wird störungsspezifisch und meist problemorientiert über bestimmte Aspekte der Erkrankung gesprochen, über individuelle Prävention, aber auch über schambehaftete Themen, die für die Psychoedukation in der Gruppe ungeeignet sind. Psychoedukative Inhalte können dabei je nach Erkrankung auch eingebettet sein in psychotherapeutische Module.
Angehörigenarbeit	Gruppenarbeit	**Psychoedukation**
Bewährt haben sich Angebote über 8–10 Termine mit 90 min pro Sitzung. Idealerweise sollten die Termine in den frühen Abendstunden stattfinden, um das Angebot auch für Arbeitnehmer zugänglich zu machen. Inhaltlich wird störungsübergreifend über verschiedene Krankheitsbilder aufgeklärt mit der Möglichkeit, auf spezielle Fragen und Bedürfnisse der Angehörigen einzugehen.		Im Rahmen der oft mehrwöchigen Therapie werden in der Regel – für eine bezüglich der Erkrankung möglichst homogene Gruppe – wöchentlich psychoedukative Gruppensitzungen angeboten, die 60 min nur in Ausnahmefällen überschreiten sollten. Es werden störungsspezifisch Probleme besprochen und es wird der Austausch zwischen den Patienten angeregt.

Abb. 16.1 Formen von Psychoeduktion und Angehörigenarbeit

higkeit, besonders dann, wenn das Maß an Selbstbeteiligung in der Behandlung von großer Bedeutung ist (wie z. B. bei Angsterkrankungen). Dies gilt auch für Erkrankungen, die zu Rezidiven oder zur Chronifizierung neigen (z. B. Depression oder Schizophrenie). Vor allem im Zusammenhang mit depressiven Erkrankungen, aber auch bei Angst- oder Zwangsstörungen, spielt der sekundäre Krankheitsgewinn eine wichtige Rolle: Schonung vor Alltagsanforderungen, Delegation von Aufgaben an Dritte oder einfach Zugewinn an Aufmerksamkeit sind Aspekte, die es zu berücksichtigen gilt und deren Bearbeitung konkrete Hinweise und Instruktionen von professioneller Seite benötigt.

Besonders hilfreich kann Psychoedukation sein, wenn sie **in Gruppen** erfolgt, d. h. wenn mehrere Patienten gemeinsam über ihre spezielle Erkrankung informiert werden und sich über sie austauschen können. Die Sichtweise der anderen und ihre positiven Erfahrungen mit Therapie- und Selbsthilfemöglichkeiten bieten eine große Unterstützung für einen günstigen Verlauf und für den Umgang mit möglichen zukünftigen Krisensituationen.

Auch **Angehörige** von psychisch erkrankten Menschen profitieren durch den Besuch einer psychoedukativen Gruppe und den gemeinsamen Erfahrungsaustausch von anderen Betroffenen. Die Angebote unterscheiden sich in den inhaltlichen Schwerpunkten und sind unterschiedlich benannt wie störungsbezogene Psychosegruppe oder störungsübergreifende Informationsgruppe, können aber auch problemorientiert im Rahmen einer Angehörigengruppe angeboten werden.

Psychische Krankheiten oder Störungen haben tiefgreifende Auswirkungen auf das familiäre Gefüge, weshalb Angehörigenarbeit einen besonderen Stellenwert in der Psychiatrie hat.

> **Auswirkungen von psychischen Krankheiten oder Störungen auf das familiäre Gefüge**
> – Inaktivität und Apathie oder aber übermäßige Aktivität des Betroffenen
> – Vernachlässigung des Äußeren und der Wohnung
> – Missachtung von Hygiene, Sauberkeit und Ordnungsregeln
> – Störung der familiären Alltagsroutine
> – Häufig gestörter Tag-Nacht-Rhythmus
> – Ungewöhnliche oder ungenügende Ernährung
> – Merkwürdiges Kontaktverhalten (Einsperren, Rückzug, offene Aggression)

Viele Angehörige haben Angst, etwas falsch zu machen, haben oft Skrupel, Dinge anzusprechen, und ziehen sich zurück. Gruppen für Angehörige unterstützen beim Umgang mit Hilflosigkeit, Angst, Schuld und Scham.

Angehörige leiden durch z.T. massive Veränderungen im Denken, Fühlen und Handeln auf Seiten der Erkrankten. Die Betrachtungsweise ist defizitorientiert. Sie nehmen häufig die weiter bestehenden oder wiedererlangten gesunden Anteile nicht wahr, sind fokussiert auf die Erkrankung des Patienten, belasten sich dadurch und schränken sich ein. Dies wirkt sich für beide Seiten dysfunktional aus. Es ist förderlich, ein modifiziertes Verständnis von Gesundheit und Krankheit zu vermitteln und im Einzelkontakt und/oder in psychoedukativen Angehörigengruppen spezifische Handlungsanweisungen zu geben.

Respekt- und verständnisvoller Umgang mit dem jeweiligen subjektiven Erleben, sowohl der Patienten als auch deren Angehörigen, ist konstruktiv und fördert die Akzeptanz und Compliance.

> **Zielgruppe psychoedukativer Maßnahmen sind – wenn möglich – Patienten *und* ihre Angehörigen und Bezugspersonen. Für Angehörige gibt es meist Gruppenangebote, die störungsbezogen, störungsübergreifend oder problemorientiert aufgebaut sein können. Psychoedukation für den Patienten kann in Gruppen- und/oder Einzelsitzungen erfolgen.**

16.3   Inhalte und Struktur psychoedukativer Maßnahmen

Im Mittelpunkt stehen das gemeinsame Gespräch und der gemeinsame Erfahrungsaustausch zwischen den Teilnehmern untereinander und dem Gruppenleiter. Darauf aufbauend sollen die wichtigsten wissenschaftlichen Erkenntnisse so vermittelt werden, dass Patienten oder Angehörige einen Überblick über die Erkrankung und die erforderlichen Behandlungsmaßnahmen bekommen. Vor allem bei parallel laufenden Patienten- und Angehörigen- oder Infogruppen sind die Inhalte entsprechend vergleichbar, wenn auch jeweils didaktisch und methodisch den Empfängern angepasst.

> **Inhalte psychoeduktiver Maßnahmen**
> - Diagnose, Symptomatik, Verlauf und Prognose der Erkrankung
> - Entstehungstheorien: neurobiologische Ursachen, Vulnerabilitäts-Stress-Coping-Modell, bedingungsanalytische Faktoren
> ▼

> - Formen der Therapie: Akut- und Langzeittherapie, Psychopharmakotherapie, Psychotherapie, soziotherapeutische Maßnahmen
> - Frühwarnzeichen, Rückfallprophylaxe und Krisenplan, Suizidalität
> - Bedeutung von Krankheit: gesund versus krank als fließendes Kontinuum
> - Umgang im Alltag, integrative Maßnahmen

Mit Fokus auf eine Angehörigengruppe ist der Punkt »Umgang im Alltag« von großer Bedeutung, zumal intuitives und automatisches Reagieren und Handeln häufig eher als problemfördernd betrachtet werden können. Gleichwohl handeln Angehörige in der Regel so gut, wie sie es zum entsprechenden Zeitpunkt können, sodass keine Wertung hierüber erfolgen sollte.

Besondere Berücksichtigung finden inzwischen auch Kinder psychisch kranker Eltern, wobei die Inhalte altersentsprechend vermittelt werden müssen (Geschichten, Spiele usw.).

Neben dieser Informationsvermittlung spielt die emotionale Entlastung eine ganz wesentliche Rolle. Mit **emotionaler Entlastung** ist gemeint, dass die gefühlsmäßige Betroffenheit und die Erschütterung, die mit der Erkrankung zwangsläufig verbunden sind, entsprechend aufgefangen und bearbeitet werden. Diesem Aspekt wird gegenüber den Patienten verstärkt im Einzelkontakt mit dem Arzt Rechnung getragen, braucht für die Angehörigen aber entsprechend mehr Raum im Angebot der Gruppe. Die Not, auch auf Seiten der Angehörigen, ist gekennzeichnet durch:

- Angst und Ratlosigkeit
- Schuld- und Schamgefühle
- Vereinsamung und Überforderung
- Unverständnis und Vorurteile

In einer Gruppe erfolgt der Austausch über mögliche Hilfsangebote, und die Teilnehmer machen die Erfahrung, nicht alleine zu sein mit ihren Sorgen. Im Zusammensein mit anderen erfahren sie Entlastung u. a. auch von der Schuld am Entstehen der Krankheit. In der Gruppe erleben sie, dass es keine Schande ist, einen psychisch Kranken in der Familie zu haben. Offenheit wird möglich.

> **Wenn ein Familienmitglied psychisch erkrankt ist, leidet die ganze Familie mit. Die Behandlung und der Verlauf werden positiv beeinflusst durch Psychoedukation und die Kooperation von Patient, Behandler und Angehörigen. Inhalte psychoedukativer Maßnahmen sind unabhängig von den Adressaten vergleichbar.**

Die Aufbereitung der Themen und didaktische Umsetzung sollte aber entsprechend angepasst werden, insbesondere, wenn die Zielgruppe aus Kindern besteht.

Für die Durchführung einer psychoedukativen Angehörigengruppe hat es sich bewährt, ein Angebot über **8–10 Termine** zu machen mit **90 min** pro Sitzung. Die Termine sollten **wöchentlich** stattfinden, möglichst am frühen Abend, um das Angebot auch für Arbeitnehmer möglich zu machen.

Erfahrungsgemäß ist das Setting eher offen, da das Erwartungsspektrum der Teilnehmer groß und die Gruppen eher wenig homogen sind. Damit kann auch die Teilnehmerzahl variieren, sollte jedoch nicht zu groß werden, um jeden einzelnen Teilnehmer noch erreichen zu können. Der Gruppenleiter sollte Fachkompetenz im jeweiligen Thema mitbringen und Interesse an den Angehörigen und ihren Sorgen zeigen.

Zum Einstieg ist es erforderlich, die Erwartungen der Teilnehmer zu erfragen und einen Eindruck vom aktuellen Stand und der aktuellen Belastung zu gewinnen. Dies erfordert Offenheit gegenüber Klagen, Vorwurf, Enttäuschung und Ärger, um die Angehörigen da abzuholen, wo sie gerade stehen, und den Raum vertrauensvoll zu gestalten.

Es sollte die Möglichkeit geboten werden, Themen und Inhalte im Sinne der jeweils teilnehmenden Angehörigen zu modifizieren. Aktuell bestehende Sorgen, Fragen und Nöte haben Vorrang, benötigen Raum und Perspektive und können bei Nichtbeachtung die Aufmerksamkeit für vorgetragene Themen behindern.

Die Teilnehmer einer psychoedukativen Angehörigengruppe sind häufig erstmals mit der Erkrankung eines Familienmitgliedes konfrontiert und damit selbst in einer Form von Krise, was entsprechende Berücksichtigung benötigt.

16.4 Nutzen der Psychoedukation

Zwischen 1990 und 1992 wurden in einer randomisierten Studie Nutzen und Wirkung einer bifokalen psychoedukativen Intervention untersucht (Bäuml et al. 1998). Zielgruppe waren zum einen die Patienten selbst sowie darüber hinaus die Angehörigen der Betroffenen.

Es stellte sich heraus, dass die Probanden, die an den psychoedukativen Maßnahmen teilgenommen hatten, ihre eigene **Zufriedenheit,** v. a. im Kontext des Familienklimas, signifikant höher als die Kontrollgruppe eingestuft hatten. Bei der Ermittlung des Wissensstandes nach den einzelnen Modulen zeigte sich ein **signifikanter kurz- und langfristiger Wissenszuwachs** über die Erkrankungen

bei Patienten und Angehörigen der Interventionsgruppe. Auch die **Wiederaufnahmeraten** unterschieden sich signifikant. In der Interventionsgruppe gab es weniger Patienten, die innerhalb des 1-Jahres-Katamnesezeitraumes wieder stationär aufgenommen werden mussten. Darüber hinaus zeigte sich eine positive Korrelation zwischen stationärer Wiederaufnahme und **Compliance** der Patienten. Zusammenfassend waren die Patienten der Kontrollgruppe ohne psychoedukative Intervention durchschnittlich weniger compliant und mussten aus diesem Grund häufiger stationär wiederaufgenommen werden.

In neueren nationalen und internationalen Studien konnte zudem die deutliche **Kostenersparnis** gezeigt werden, zu der psychoedukative Maßnahmen durch **Reduktion der Rehospitalisierungsrate** führen, auch unter Berücksichtigung der finanziellen Aufwendungen für die Maßnahmen selbst.

> **Psychoedukative Therapien für Patienten und Angehörige führen bei den Teilnehmern zu einer größeren Zufriedenheit, zu einem subjektiv besseren Familienklima, zu einer besseren Compliance und hierdurch zu einer erniedrigten Rehospitalisierung, wodurch die Kosten der Behandlung insgesamt reduziert werden können.**

16.5 Selbsthilfegruppen und ergänzende Maßnahmen

Selbsthilfegruppen sind selbst organisierte Zusammenschlüsse von Menschen, die ein vergleichbares Problem haben und gemeinsam etwas dagegen bzw. dafür unternehmen möchten. Typische Probleme sind u. a. der Umgang mit psychischen und/oder chronischen Erkrankungen, mit Lebenskrisen oder belastenden sozialen Situationen. Selbsthilfegruppen dienen dem Informations- und Erfahrungsaustausch von Betroffenen und Angehörigen, der praktischen Lebenshilfe sowie der gegenseitigen emotionalen Unterstützung und Motivation und fördern die Compliance der Erkrankten. Zudem kann der regelmäßige Besuch von Selbsthilfegruppen tagesstrukturelle Defizite verbessern und resozialisierend wirken.

Darüber hinaus vertreten Selbsthilfegruppen in unterschiedlichem Grad die Belange ihrer Mitglieder nach außen. Das reicht von Öffentlichkeits- und Aufklärungsarbeit über die Unterstützung von Forschungsprojekten bis hin zur politischen Interessenvertretung. Selbsthilfegruppen werden in der Regel ehrenamtlich geleitet.

Zusätzlich zum Angebot gezielter psychoedukativer Maßnahmen für Betroffene und Angehörige ist es sinnvoll, Patienten und Angehörige auch auf **Patientenratge-**

ber und Selbsthilfemanuale aufmerksam zu machen und Hilfestellung beim Erwerb solcher Manuale oder Ratgeber zu leisten.

Wichtig in diesem Zusammenhang ist schließlich noch die Hilfestellung im kritischen Umgang mit dem **Internet** als häufig genutzte Informationsquelle, die bekanntermaßen Vor- und Nachteile hat.

> ❯ Als ergänzende Maßnahmen zur professionellen Psychoedukation sollten Patienten auf Ratgeber, Selbsthilfemanuale und Selbsthilfegruppen aufmerksam gemacht werden. Heutzutage muss auch eine Hilfestellung im kritischen Umgang mit dem Internet als Informationsquelle als wichtig angesehen werden.

Tipp

- Deutsche Gesellschaft für Psychoedukation e.V.: http://www.dgpe.de
- Nationale Kontakt- und Informationsstelle zur Anregung und Unterstützung von Selbsthilfegruppen: http://www.nakos.de/site
- Patient als Partner, shared decision making: http://www.patient-als-partner.de
- Psychiatrienetz, Familien Selbsthilfe Psychiatrie: http://www.bapk.de

❓ Übungsfragen

1. Was ist mit Shared Decision Making gemeint?
2. Welche Formen der Psychoedukation kennen Sie? Nennen Sie beispielhaft, wie die Organisation einer psychoedukativen Maßnahme aussehen könnte.
3. Nennen Sie die wichtigsten Inhalte, die in einer psychoedukativen Veranstaltung für schizophrene Patienten besprochen werden sollten.
4. Welche Themen spielen besonders bei Angehörigengruppen eine große Rolle?
5. Welchen Nutzen hat die Psychoedukation in der Behandlung psychisch erkrankter Menschen?
6. Wozu dienen Selbsthilfegruppen?

Weiterführende Literatur

Alsleben H, Weiss A, Rufer M (2003) Psychoedukation Angst- und Panikstörungen. Manual zur Leitung von Patienten und Angehörigengruppen. Elsevier, München
Bäuml J, Pitschel-Walz G, Kissling W (1998) Psychoedukative Gruppen bei schizophrenen Psychosen unter stationären Behandlungsbedingungen – Ergebnisse der PIP-Studie, aktueller Stand, Ausblick. In: Binder W, Bender W (Hrsg) Angehörigenarbeit in der Psychiatrie. Claus Richter Verlag, Köln, S 123–174
Bäuml J, Pitschel-Walz G, Basan A, Förstl H (2003) Die Auswirkungen des protektiven Potentials von Angehörigen auf den Langzeitverlauf schizophrener Psychosen: Ergebnisse der 7-Jahreskatamnese der Münchner PIP-Studie. In: Binder W, Bender W (Hrsg) Die dritte Dimension in der Psychiatrie – Angehörige, Betroffene und Professionelle auf einem gemeinsamen Weg. Claus Richter Verlag, Köln, S 129–159
Bäuml J, Kissling W, Pitschel-Walz G (2003) Psychoedukation Depressionen. Elsevier, München
Bäuml J, Pitschel-Walz G (2008) Psychoedukation bei schizophrenen Erkrankungen. Schattauer, Stuttgart
Breitborde NJK, Woods SW, Srihari VH (2009) Multifamily Psychoeducation for First-Episode Psychosis: A Cost-Effectiveness Analysis. Psychiatr Serv 60: 1477–1483
D'Amelio R, Behrendt B, Wobrock T (2006) Psychoedukation Schizophrenie und Sucht: Manual zur Leitung von Patienten- und Angehörigengruppen. Elsevier, München
Jensen M, Sadre Chirazi-Stark M, Hoffmann G (2010) Diagnosenübergreifende Psychoedukation. Ein Manual für Patienten- und Angehörigengruppen. Psychiatrie-Verlag, Bonn
Rabovsky K, Stoppe G (Hrsg) (2008) Diagnoseübergreifende und multimodale Psychoedukation. Elsevier, München
Rentrop M, Reicherzer M, Bäuml J (2006) Psychoedukation Borderline-Störung. Elsevier, München
Schmidt-Kraepelin C, Janssen B, Gaebel W (2009) Prevention of rehospitalization in schizophrenia: results of an integrated care project in Germany. Eur Arch Psychiatry Clin Neurosci 259: 205–212
Scott J, Colom F, Popova E, Benabarre A, Cruz N, Valenti M, Goikolea JM, Sánchez-Moreno J, Asenjo MA, Vieta E (2009) Long-term mental health resource utilization and cost of care following group psychoeducation or unstructured group support for bipolar disorders: a cost-benefit analysis. J Clin Psychiatry 70: 378–386
Wagner P, Bräunig P (2006) Psychoedukation bei bipolaren Störungen: Ein Therapiemanual für Gruppen. Schattauer, Stuttgart

Erkrankungsbilder

Demenzen (F00–F03)

L. Frölich, L. Hausner, F. Schneider

»Kurzinfo«

- **Demenzielle Syndrome** sind durch eine erworbene, alltagsrelevante Gedächtnisstörung und dazu Leistungseinbußen in mindestens einem weiteren kognitiven Bereich charakterisiert; daneben bestehen oft eine Verminderung der Affektkontrolle, des Antriebs oder des Sozialverhaltens
- Ätiologisch lassen sich **neurodegenerative**, **vaskuläre**, **gemischte** und **sekundäre Demenzen** abgrenzen
- Stärkster **Risikofaktor** für Demenz ist das **Lebensalter**, der nächst wichtige Risikofaktor (Vulnerabilitätsfaktor) ist die Variante ε4 des **Apolipoproteins E**
- Eine umfangreiche diagnostische Abklärung der Ätiologie muss angestrebt werden, um potenziell behandelbare Ursachen eines demenziellen Syndroms erfassen und beheben zu können
- Die mit Abstand häufigste Demenzform ist die **Alzheimer-Krankheit**, deren Inzidenz und Prävalenz stark altersabhängig sind
- Neuropathologische und biochemische Charakteristika der Alzheimer-Demenz sind v. a. **Nervenzelluntergänge** in Hippocampus, temporoparietalem und frontalem Kortex, **β-amyloidhaltige Plaques**, **Alzheimer-Fibrillen** sowie ein **cholinerges Defizit** und Störungen im **glutamatergen** Neurotransmittersystem
- Die Diagnose der Alzheimer-Demenz beruht wesentlich auf der sorgfältigen Differenzialdiagnose anderer Ursachen für Demenz, obwohl neuerdings biologische Marker für die Alzheimer-Krankheit bekannt sind (Hippocampusatrophie, Erniedrigungen von β-Amyloid und Anstieg von (phosphoryliertem) τ-Protein im Liquor cerebrospinalis, regionale Stoffwechselstörungen in der PET)
- Differenzialdiagnostisch von Demenz-Erkrankungen abzugrenzen sind insbesondere **kognitive Störungen im Rahmen depressiver Störungen**, leichte kognitive Störungen, Intelligenzminderungen und delirante Syndrome
- Therapeutisch steht bei behandelbarer Ursache die kausale Therapie im Vordergrund, sonst eine symptomatische Kombinationstherapie aus Psycho-, Sozio- und Pharmakotherapie
- Bei **Alzheimer-Krankheit** und **Parkinson-Demenz** können **Antidementiva** (**Acetylcholinesterase-Inhibitoren**, **NMDA-Rezeptorantagonist Memantin**) kognitive Störungen und Verhaltensauffälligkeiten für begrenzte Zeit bessern und längerfristig die **Symptomprogression verlangsamen**; bei anderen Demenzformen ist keine sichere Therapie gegen die kognitiven Störungen belegt; Antipsychotika sollen bei Verhaltensstörungen nur mit besonderer Vorsicht eingesetzt werden

17.1 Definition

Demenzen – Sie umfassen organisch bedingte psychische Erkrankungen, in der Regel des höheren Lebensalters, die gekennzeichnet sind durch einen gewöhnlich langsam progredienten Abbau kognitiver Fähigkeiten mit dem Schwerpunkt auf (Kurzzeit-)Gedächtnisstörungen und durch Verhaltensdefizite. Die kognitiven Einbußen müssen so stark ausgeprägt sein, dass sie sich in einer verminderten Alltagskompetenz niederschlagen.

Die Alzheimer-Krankheit ist die am häufigsten vorkommende Altersdemenz. Erstmals wurde die klinische Symptomatik im Jahre 1906 durch A. Alzheimer (1864–1915) am Fall seiner Patientin Auguste D. auf die histopathologischen Veränderungen zurückgeführt und die Erkrankung später nach ihm benannt.

17.2 Epidemiologie

In Deutschland sind etwa 1,2 Mio. Menschen an einer Demenz erkrankt, und es ist davon auszugehen, dass sich die Zahl der Demenz-Kranken in den nächsten 30 Jahren etwa verdoppeln wird. Die häufigste Demenzform ist die Alzheimer-Krankheit (ca. 60 % aller Demenzen), gefolgt von Mischformen aus degenerativer Alzheimer-Demenz und vaskulärer Demenz (ca. 15 % aller Demenzen). Weniger als 15 % aller Demenzen gehen auf alleinige vaskuläre Ursachen zurück (Abb. 17.1). Des Weiteren machen unter den degenerativen Demenzen die Lewy-Körperchen-Demenz und die frontotemporalen Demenzformen einen nicht unerheblichen Teil aus.

Die Alzheimer-Krankheit betrifft ca. 2 % der 65-Jährigen und ca. 5 % der 70-Jährigen, wobei sich Prävalenz und Inzidenz alle 5 Jahre bis zum 85. Lebensjahr nahezu verdoppeln. Möglicherweise gibt es einen »Plateaueffekt« bei sehr alten Personen mit einer maximalen Prävalenz von ca. 50 % im höchsten Lebensalter. Die familiäre (autosomal-dominant vererbte) Alzheimer-Krankheit ist sehr selten und kann bereits schon ab dem 3. Lebensjahrzehnt auftreten.

> **Das Lebensalter ist der wichtigste Risikofaktor für die Entstehung einer Demenz jedweder Ätiologie (Abb. 17.2)!**

Frauen sind häufiger von der Alzheimer-Krankheit betroffen als Männer (~3:2). Dies gilt auch für die frontotemporalen Demenzformen (M. Pick, primär progressive Aphasie, semantische Demenz), die etwa doppelt so häufig bei Frauen diagnostiziert werden als bei Männern. Bei den vaskulären Demenzen sowie bei der Lewy-Körperchen-Demenz überwiegt das männliche Geschlecht.

17

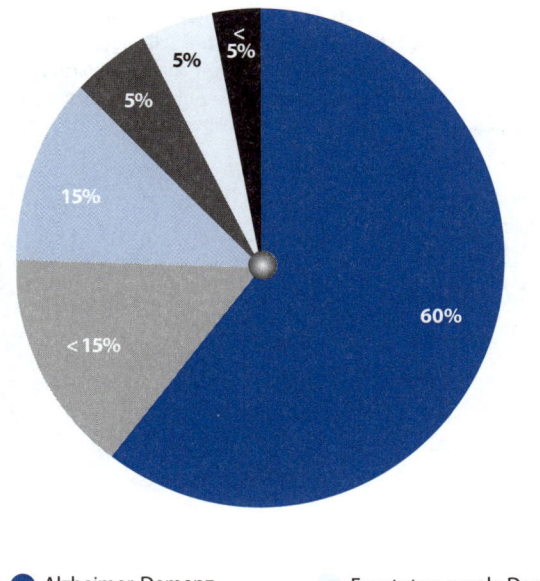

Abb. 17.1 Relative Häufigkeitsverteilung der verschiedenen Demenzformen bezogen auf die Gesamtheit der Demenzen

Legende:
- Alzheimer-Demenz
- Lewy-Körperchen-Demenz
- Vaskuläre Demenzen
- Frontotemporale Demenz
- Gemischte Demenz
- Sonstige Demenzen

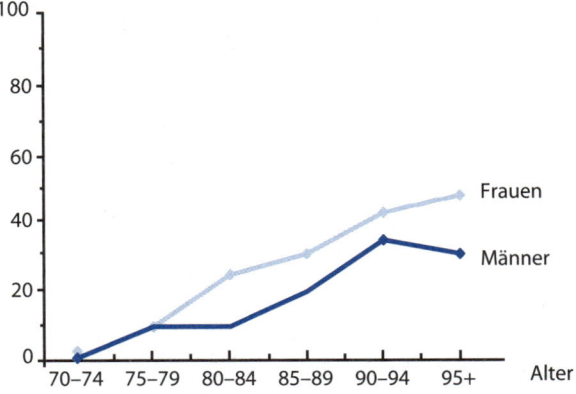

% Betroffene des jeweiligen Altersjahrganges

Abb. 17.2 Abhängigkeit der Demenzprävalenz vom Lebensalter. Zusammenschau verschiedener Studien. (Daten nach Berliner Altersstudie, Mayer u. Baltes 1996; berücksichtigt ist nicht nur die Alzheimer-Demenz sondern sind auch Demenzen anderer Ätiologie)

17.3 Ätiologie

Demenzen lassen sich nach ihrer Ätiologie einteilen in:
- **Neurodegenerative** Demenzen (Alzheimer-Krankheit, frontotemporale Demenzformen, Lewy-Körperchen-Demenz, Demenz bei Huntington-Chorea u. a.)
- Gefäßbedingte **vaskuläre** Demenzen (Multiinfarkte, Mikroangiopathie, strategische Infarkte)
- **Gemischte** Demenz (degenerativ und vaskulär)
- **Sekundäre Demenzen**

17.3.1 Alzheimer-Krankheit

Die **Alzheimer-Krankheit** ist eine primär degenerative Erkrankung des Gehirns mit nicht vollständig geklärter Ätiologie, aber charakteristischen neuropathologischen und neurochemischen Merkmalen (■ Abb. 17.3, ■ Abb. 17.4). Die wichtigsten Vorstellungen zur Entstehung der Alzheimer-Krankheit sind in der **Amyloid-Kaskaden-Hypothese** zusammengefasst, nach der verschiedene molekulare und zellbiologische Schädigungen auf eine Überproduktion des **β-Amyloid-Peptids** konvergieren. **Post-mortem-Studien** zeigen aber nur eine signifikante Korrelation zwischen **neurofibrillären Bündeln** und kognitiver Symptomatik und **keine relevante Beziehung zu amyloiden Plaques**, welches die beiden wichtigsten histo-pathologischen Veränderungen der Alzheimer-Krankheit sind.

Zu den histopathologischen Veränderungen gehören:
- **Alzheimer-Fibrillen** (»tangles«): intrazelluläre neurofibrilläre Verklumpungen, bestehend aus hyperphosphoryliertem τ-Protein; die Alzheimer-Fibrillen breiten sich nach einem bestimmten Muster im Kortex aus (sog. **Braak-Stadien**): Beginn im entorhinalen Kortex (Braak-Stadien 1 und 2), Übergang auf den Hippocampus (Braak-Stadien 3 und 4) und den Neokortex (Braak-Stadien 5 und 6)
- **Amyloide und neuritische Plaques**: extraneuronale Ablagerungen aus Amyloidpeptiden (β-A4) und daran angelagerten weiteren Proteinen, z. T. mit lokaler Neuroinflammation; die Plaque-Ausbreitung ist weniger stark regional akzentuiert
- Granulovakuoläre Körper und Hirano-Körperchen

Zu den Pathomechanismen, die zur nachfolgenden Neurodegeneration führen und z. T. miteinander gekoppelt sind, gehören eine zelluläre Glukoseverwertungsstörung, Exzitoxizität, apoptotische und inflammatorische Prozesse. Der Untergang von Nervenzellen und Synapsen ist das wesentliche Korrelat der klinischen Symptomatik. Diese Neurodegeneration ist regional und neurotransmitterspezifisch akzentuiert:
- **Regionale Atrophie**: deutliche Verminderung von Neuronen-Populationen, v. a. im Hippocampus und im temporoparietalen und frontalen Kortex mit resultierender Verbreiterung der Sulci und Vergrößerung der inneren und äußeren Liquorräume
- Neurochemische Veränderungen:
  - **Cholinerges Defizit** (■ Abb. 17.5): Verminderung des Enzyms Cholinacetyltransferase (ChAT) und des Acetylcholins (ACh) selbst, v. a. im Nucleus

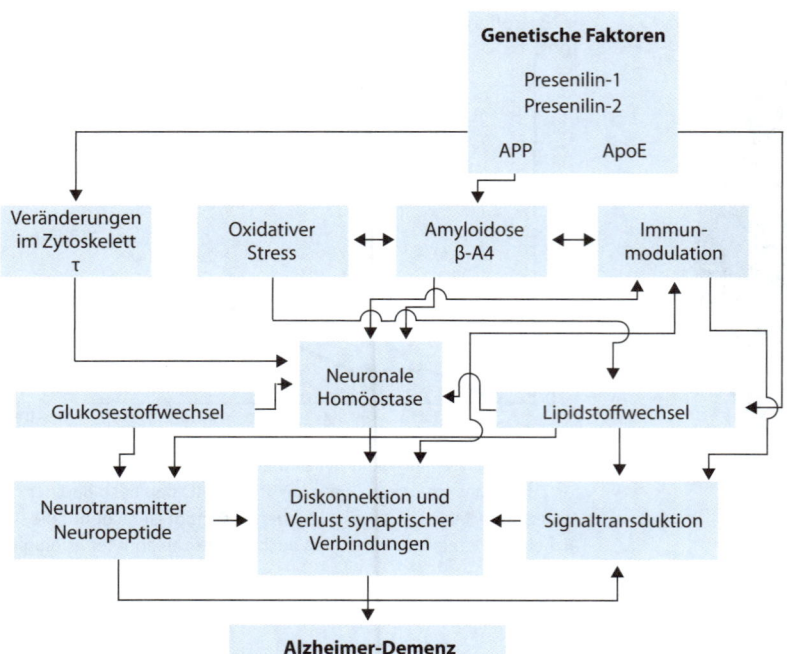

Abb. 17.3 Pathophysiologisches Modell der Interaktion zellulärer Schädigungen im Gehirn bei Alzheimer-Krankheit. (Frölich u. Padberg 2005); *APP* = Amyloid Precursor Protein; *ApoE* = Apolipoprotein E

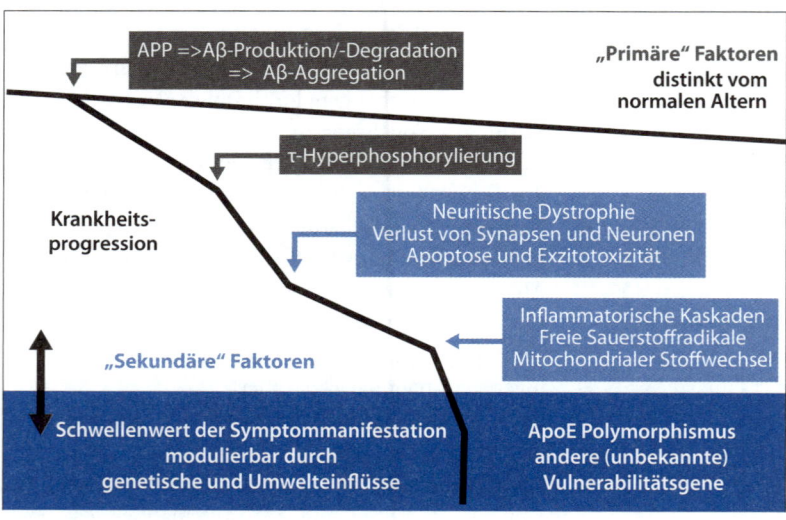

Abb. 17.4 Pathophysiologisches Modell zur Entstehung der Alzheimer-Krankheit

basalis Meynert und anderen Strukturen des basalen Vorderhirns

- **Störungen im glutamatergen System:** Verlust von Glutamatrezeptoren diffus im zerebralen Kortex und Hippocampus, Störungen des glutamatgesteuerten, spannungsabhängigen NMDA-(N-Methyl-D-Aspartat)-Rezeptors
- Weniger ausgeprägt sind Neurotransmitterreduktionen im **serotonergen und noradrenergen System**

> **Das Ausmaß des cholinergen Defizits im Gehirn korreliert gut mit dem Schweregrad der Demenz und mit dem Ausmaß der Ablagerungen von Amyloidplaques und neurofibrillären Bündeln. Auch der Verlust der Glutamatrezeptoren korreliert mit dem Grad der Demenz.**

Die Alzheimer-Krankheit tritt am häufigsten sporadisch auf. Selten findet sich (<5 %) eine manchmal schon bei 30- bis 40-Jährigen beginnende, **familiäre** Alzheimer-Krankheit. Bei den familiären autosomal-dominant vererbten Alzheimer-Demenzen (>3 betroffene Familienmitglieder) finden sich fast immer Mutationen auf Chromosomen 1 (Presenilin-2-Gen), 14 (Presenilin-1-Gen) oder 21 (Amyloid-Precursor-Protein-Gen), die krankheitsauslösend sind.

Der wichtigste genetische Risikofaktor für die Alzheimer-Krankheit mit spätem Beginn (▶ Abschn. 17.6) ist

◆ Verlust cholinerger Neurone im N. basalis Meynert sowie cholinerger Synapsen im Kortex und Hippocampus

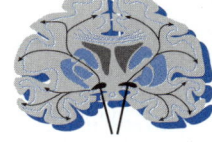

N. basalis Meynert

↓

◆ Reduktion von biochemischen Markern (ChAT und AChE) im Kortex und Hippocampus

↓

◆ Abnahme des verfügbaren ACh an den Synapsen

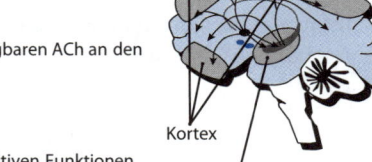

Kortex

↓

◆ Störungen der kognitiven Funktionen und Alltagskompetenz

Hippocampus

■ **Abb. 17.5** Cholinerges Defizit im Gehirn und seine Beziehung zu kognitiven Störungen bei Alzheimer-Krankheit; *ChAT* = Cholinacetyltransferase, *AChE* = Acetylcholinesterase, *ACh* = Acetylcholin

das ε4-Allel des Apolipoprotein-E-Gens. Sieben weitere genetische Risikofaktoren sind neuerdings identifiziert worden.

Neben den genetischen Risikofaktoren und dem Lebensalter gibt es lebensstilabhängige **Risikofaktoren** für die Alzheimer-Krankheit:

- Hypertonie, Hypercholesterinämie, Diabetes mellitus
- Geringe Schulbildung und niedrigere Intelligenz
- Geringe psychosoziale Betätigung
- Körperliche Inaktivität und Übergewicht
- Niedriger langfristiger Konsum von ungesättigten Fettsäuren in verschiedenen Diätbestandteilen (»mediterrane Diät«)

17.3.2 Vaskuläre Demenzen

Vaskuläre Demenzen basieren auf Beeinträchtigungen der zerebralen Durchblutung, sowohl ischämischer wie hämorrhagischer Genese. Wichtigster Risikofaktor ist die arterielle Hypertonie. Weitere Risikofaktoren für vaskuläre Demenzen sind alle kardiovaskulären Risikofaktoren wie Hypercholesterinämie, Diabetes mellitus, Nikotinkonsum und Blutgerinnungsstörungen.

17.3.3 Sekundäre Demenzen

Bei sekundären Demenzen liegen die Ursachen extrazerebral, können aber auch intrakranielle Raumforderungen umfassen. Sekundäre Demenzen treten im Rahmen von Systemerkrankungen oder anderen organischen Erkrankungen auf, z. B. im Rahmen von endokrinen Störungen (z. B. Hypothyreose, Hyperparathyreoidismus), Vitaminmangelzuständen, Elektrolytstörungen, hämatologisch

bedingten Störungen wie Anämien oder multiples Myelom, infektiösen Erkrankungen oder aufgrund von medikamentös-toxischen Ursachen. Seltene Ursachen im Rahmen von intrakraniellen Raumforderungen sind der Normaldruck-Hydrozephalus und (frontotemporale) Meningeome. Etwa 10 % der sekundären Demenzen sind bei gezielter Behandlung potenziell reversibel.

17.4 Klinik

Demenzen – Sie sind (langsam) progediente hirnorganische Syndrome, die gekennzeichnet sind durch einen Verlust früher vorhandener intellektueller Fähigkeiten (im Gegensatz zu angeborenen Intelligenzminderungen ▶ Kap. 33) unter Einschluss des Gedächtnisses.

Leitsymptom ist die neu aufgetretene **(Kurzzeit-)Gedächtnisstörung**. Diese wird begleitet von anderen kognitiven, emotionalen und motivationalen Störungen sowie von Auffälligkeiten im Sozialverhalten.

Diagnostische Leitlinien (ICD-10): F00–F03, G30 Demenzen

Allgemeine Demenz-Kriterien (»demenzielles Syndrom«):

- Abnahme der Gedächtnisleistung (zunächst vom Kurz-, später auch Langzeitgedächtnis)
- Abnahme der Leistung in mindestens einem weiteren kognitiven Bereich wie abstraktes Denkvermögen, Urteilsvermögen, Planungs- und Organisationsvermögen, Sprache
- Beeinträchtigung der Affektkontrolle, des Antriebs oder des Sozialverhaltens
- Beeinträchtigung der Alltagskompetenz
- Keine Störung des Bewusstseins (außer als Komplikation)
- Die Beeinträchtigungen des Gedächtnisses und anderer kognitiver Fähigkeiten bestehen seit mindestens 6 Monaten

Anhand klinischer Merkmale lassen sich Demenzen nach ihrem Schweregrad einteilen:

- **Leichte Demenz**: Aktivitäten des täglichen Lebens sind zwar beeinträchtigt, aber ein unabhängiges Leben ist mit Erinnerungshilfen möglich; komplexe Alltagsaktivitäten (technische Geräte, Finanzen) sind beeinträchtigt. Das Lernen neuen Materials ist erschwert.
- **Mittelgradige Demenz**: Nur einfache Tätigkeiten des Alltags können selbst ausgeführt werden (Ankleiden, Essen, Hygiene), Vertrautes oder gut Gelerntes wird

noch behalten, neue Informationen können aber nur gelegentlich und nur kurz behalten werden; die Betroffenen sind auf fremde Hilfe angewiesen
- **Schwere Demenz**: Nur Fragmente des Langzeitgedächtnisses sind noch erhalten, häufig werden Verwandte nicht mehr erkannt; vollständige Pflegebedürftigkeit

Eine andere gebräuchliche Einteilung von Demenzen anhand klinischer Merkmale ist die Einteilung in kortikale und subkortikale Demenzen, wobei die klinischen Grenzen sehr unscharf sind:
- **Kortikale Demenz**: Störung »spezifischer topographisch lokalisierbarer Funktionen« wie Amnesie (Lerndefizit), Aphasie, Agnosie, Apraxie (z. B. bei Alzheimer-Krankheit) oder frühe Persönlichkeitsstörungen (bei M. Pick)
- **Subkortikale Demenz** (z. B. Demenz bei M. Parkinson oder Huntington-Chorea oder subkortikale vaskuläre Demenz): Störung von »Basisfunktionen«; Kennzeichen sind Störungen der Exekutiv-Funktionen (Handlungsplanung), psychomotorische Verlangsamung, Verstimmtheit, Störungen der Aufmerksamkeit, Vergesslichkeit (Abrufstörung), extrapyramidalmotorische Symptome

17.4.1 Alzheimer-Krankheit

> **Diagnostische Leitlinien (ICD-10): F00.x, G30.x Alzheimer-Krankheit**
> - Vorliegen eines demenziellen Syndroms
> - Fehlen anamnestischer und klinischer Hinweise oder spezieller Untersuchungsbefunde, die auf eine System- oder andere Hirnerkrankung oder einen Substanzmissbrauch hinweisen, die eine Demenz verursachen könnten

Die Alzheimer-Krankheit beginnt in der Regel schleichend mit langsamer Verschlechterung (auch bei Alzheimer-Krankheit mit frühem Beginn ▶ Abschn. 17.6).

In der Frühphase der Erkrankung finden sich zunächst meist Merkfähigkeitsstörungen, häufig begleitet von depressiver Verstimmung, sozialem Rückzug, Antriebsminderung und Defiziten der Geruchsidentifikation. Eine Atrophie des Hippocampus (CT oder MRT), temporoparietale Stoffwechseldefizite in der Glukose-PET (▶ Abschn. 9.4.3) sowie eine Erhöhung des (Phospho-)τ-Proteins und/oder eine Erniedrigung der Amyloid-β-Peptidwerte im Liquor cerebrospinalis sind typische Alzheimer-Biomarker, die auch diagnostisch wegweisend sein können.

> Der Patient klagt in der Frühphase der Erkrankung zwar häufig über Vergesslichkeit, weicht aber bei Fragen nach kognitiven Einbußen häufig aus und ersetzt spezifische Informationen oft mit allgemeinen Floskeln (»erhaltene Fassade«).

Im weiteren Verlauf können hinzutreten:
- Angst und leichte Irritierbarkeit, Anklammerungstendenzen an nahe Bezugspersonen
- Apathie oder psychomotorische Unruhe, intermittierende Aggressivität
- Schlafstörungen wie Umkehr des Schlaf-wach-Rhythmus
- Wahnhafte Symptome und Halluzinationen (häufig »Fehlidentifizierungssyndrome«)
- Neuropsychologische Störungen wie Apraxie, semantische Aphasie mit Wortfindungsstörungen, Alexie, Agraphie, Akalkulie, visuospatiale Agnosie
- In fortgeschrittenem Stadium motorische Auffälligkeiten, Myoklonien und fokale neurologische Störungen, Harn- und Stuhlinkontinenz

17.4.2 Weitere Demenzformen

■ **Vaskuläre Demenz (ICD-10: F01)**
Kennzeichen:
- Vorliegen eines demenziellen Syndroms
- Plötzlicher Beginn mit stufenweiser oder fluktuierender Verschlechterung; aber auch ein langsam progredienter, eher fluktuierender Verlauf ist möglich
- Häufiges Auftreten neurologischer Herdzeichen
- Vorliegen vaskulärer Risikofaktoren
- Zeitlicher Zusammenhang zwischen dem demenziellen Syndrom und dem Nachweis einer zerebralen Infarzierung
- Gelegentlich zerebrale Krampfanfälle in der Vorgeschichte

■ **Gemischte Demenz (ICD-10: F00.2)**
Bei einer gemischten Demenz lassen sich biologische Befunde erheben, die für eine Alzheimer-Krankheit sprechen, gleichzeitig liegen aber auch Zeichen vaskulärer Veränderungen vor.

■ **Lewy-Körperchen-Demenz**
Charakteristisch für die Lewy-Körperchen-Demenz sind bei Vorliegen einer Demenz:

- Fluktuationen und Vigilanzschwankungen im Verlauf (ohne erkennbare vaskuläre Ursache)
- Halluzinationen (v. a. optisch-szenische)
- Extrapyramidale Symptome und hohe Empfindlichkeit für extrapyramidale Nebenwirkungen unter Antipsychotikatherapie
- Wiederholte unerklärte Stürze oder Episoden unerklärter Bewusstlosigkeit, schwere autonome Dysfunktion
- REM-Schlaf-Verhaltensstörung (lebhafte und angstbesetzte Träume im REM-Schlaf, die von Bewegungen begleitet sein können)

> **Tipp**
>
> Eine REM-Schlaf-Verhaltensstörung tritt häufig bei neurodegenerativen Demenzen auf, bei denen sich pathologische Ablagerungen des α-Synukleins finden.

Schwierig ist die Abgrenzung der Lewy-Körperchen-Demenz zur Demenz bei M. Parkinson (nur die zeitliche Abfolge von motorischen und kognitiven Störungen ist das diagnostische Kriterium).

Frontotemporale Demenzen

3 klinische Prägnanztypen:
1. Frontale/frontotemporale Variante (bvFTD)
2. Primär progressive Aphasie (PPA)
3. Semantische Demenz (SD) sowie Überlappung mit progressiver supranukleärer Blicklähmung (PSP), kortikobasaler Degeneration (CBD), amyotropher Lateralsklerose (FTD-ALS) (ICD-10: F02.0)
Kennzeichen:
- Längere Zeit stärkere Betroffenheit von Verhaltensstörungen als von kognitiven Störungen
- Wesensveränderungen und Verhaltensauffälligkeiten wie Distanz- und Kritiklosigkeit, verbale und soziale Enthemmung, aber auch Antriebsstörungen (ausgeprägte Apathie oder Aspontanität/Inflexibilität), unangepasstes Verhalten, Hyperoralität, Hypersexualität
- Sprachstörungen (Sprachstereotypien, flüssige oder nichtflüssige Aphasie)
- Familiäre Häufung (40 % sind familiär gebunden)

> Bei frontotemporalen Demenzen stehen kognitive Störungen zumindest zu Beginn der Erkrankungen nicht im Vordergrund, sondern prominent sind Wesensveränderungen und Verhaltensauffälligkeiten.

Weitere Demenzen

Weitere Demenzen im Rahmen anderer neurologischer Erkrankungen sind beispielsweise Demenz bei:

Tab. 17.1 Klinische Symptomatik verschiedener Demenztypen – differenzialdiagnostische Überlegungen. (Mod. nach Kalbe u. Kessler 2007)

Klinische Symptomatik	Alzheimer-Krankheit	Frontotemporale Demenz	Lewy-Körperchen-Demenz
Gedächtnis	+++	+	++
Sprache	++	(+) oder +++	+
Exekutive Funktionen	+	+++	++
Aufmerksamkeit	++	+	+++
Visuoperzeption/-konstruktion	++	0	+++
Praxie	+	0	+
Verhalten/Persönlichkeit	(+)	+++	(+)
Affekt	+	+	(+)
Andere	(+)	(+)	Halluzinationen, kognitive Fluktuationen

Beeinträchtigung: 0 = keine, + = leichte, ++ = mäßige, +++ = schwere

- **M. Parkinson**: entwickelt sich im Spätstadium einer Parkinson-Krankheit bei ca. 30 % aller Parkinson-Patienten; zunächst dominieren eine kognitive Verlangsamung und depressive Symptome, dann kommen Gedächtnisstörungen und visuell-konstruktive Störungen hinzu
- **Huntington-Chorea**: Zusammentreffen von choreiformen Bewegungsstörungen, Demenz und positiver Familienanamnese; **Cave**: der Erkrankungsbeginn ist manchmal maskiert durch im Vordergrund stehende psychische Auffälligkeiten wie Wesensänderungen mit Dissozialität bzw. Delinquenz oder Depression
- **Creutzfeld-Jakob-Krankheit** (Prionen-Erkrankung): Trias aus schnell voranschreitender Demenz (weniger als die Hälfte der Erkrankten überlebt ein halbes Jahr nach Beginn der Symptomatik), pyramidaler und extrapyramidaler Symptomatik mit Myoklonien, charakteristischem EEG mit triphasischen Wellen

Eine vergleichende Zusammenschau der klinischen Symptomatik von Demenz bei Alzheimer-Krankheit, frontotemporaler Demenz und Lewy-Körperchen-Demenz gibt Tab. 17.1.

> Je mehr die verschiedenen Demenz-Erkrankungen fortschreiten, desto mehr gleichen sich die Syndrome einander an, sodass in späten Phasen der Erkrankung syndromale Unterschiede zwischen den verschiedenen Demenzformen kaum oder nicht mehr auffallen.

17.5   Komorbidität

Wichtige psychiatrische Komorbidität bei Demenz ist die **depressive Störung** (Komorbidität 20–95 %). Ihre differenzialdiagnostische Abgrenzung ist mitunter schwierig, da depressive Symptome zum einen Begleitsymptom bei (beginnender) Demenz sein können, zum anderen können kognitive Störungen im Rahmen einer Depression auftreten (»depressive Pseudodemenz«, umstrittener Begriff). Als weitere Möglichkeit kann eine depressive Störung ein unabhängiger Risikofaktor einer später sich entwickelnden Demenz sein.

> Menschen mit einer depressiven Störung haben ein etwa doppelt erhöhtes Risiko, später eine Demenz zu entwickeln.

Da Demenzen Erkrankungen des höheren Lebensalters sind, bestehen bei den Patienten häufig vielfältige somatische Begleiterkrankungen, die es therapeutisch zu beachten gilt, die den Verlauf komplizieren und die kognitiven Störungen verschlechtern können.

17.6   Verlauf und Prognose

Neurodegenerative Demenzen beginnen schleichend, oft über eine Phase der leichten kognitiven Beeinträchtigung ohne Alltagseinbußen und entwickeln sich langsam-progredient über viele Jahre bis zu vollständiger Pflegebedürftigkeit und zum Tod.

In Frühstadien überlagern häufig die psychischen Erkrankungen (v. a. Antriebsminderung oder Depressivität und sozialer Rückzug) die noch diskreten kognitiven Störungen. Dies macht die Differenzialdiagnose zum normalen Altern oder zu depressiven Störungen im Alter schwierig. Andere nichtkognitive Auffälligkeiten, wie wahnhafte Überzeugungen, Aggressivität, Angst, Schlafstörungen, motorische Unruhe oder auch Apathie, treten meist später im Verlauf hinzu. Motorische Veränderungen (erhöhter Muskeltonus, Myoklonus, Gangstörung), fokale neurologische Defizite und epileptische Anfälle treten in der Regel erst im fortgeschrittenen Stadium auf (◻ Abb. 17.6).

Die frontotemporale Demenz zeigt häufig einen früheren Erkrankungsbeginn als die anderen Demenz-Er-

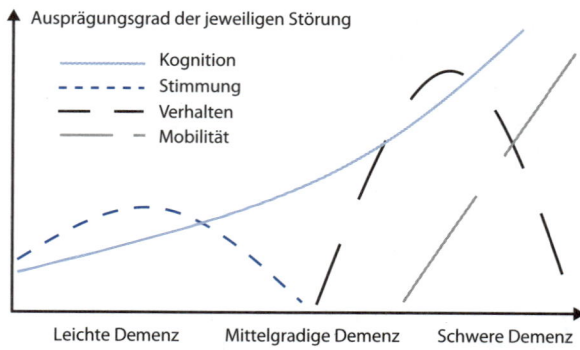

◻ **Abb. 17.6** Beeinträchtigung einzelner Funktionen über den Krankheitsverlauf bei Demenzen

krankungen. Die Demenz bei Alzheimer-Krankheit wird aus historischen Gründen manchmal noch nach dem Beginn der Erkrankung in eine frühe, d. h. vor dem 65. Lebensjahr, und eine spät beginnende Form unterteilt. Nur die Häufigkeit von Mutationen als Krankheitsursache, weder klinische noch neuropathologische Besonderheiten, rechtfertigen diese Unterscheidung.

Nach Diagnosestellung der Alzheimer-Krankheit beträgt die Überlebenszeit durchschnittlich etwa 9–12 Jahre. Todesursache sind meist infektbedingte Komplikationen wie Pneumonie und Sepsis infolge von eingeschränkter Kommunikationsfähigkeit und Bettlägerigkeit. Auch bei anderen neurodegenerativen sowie bei den vaskulären Demenzen ist die Lebenserwartung deutlich vermindert. Für die Lewy-Körperchen-Demenz und die frontotemporale Demenz wird eine durchschnittliche Erkrankungsdauer von ca. 8 Jahren angegeben. Bei vaskulären Demenzen ist die Lebenserwartung um etwa 50 % reduziert. Es sind aber auch stufenförmige Verläufe mit längeren Phasen ohne Fortschreiten der Erkrankung und Phasen leichter Besserung möglich.

17.7   Diagnostik und Differenzialdiagnosen

17.7.1 Diagnostik

> Eine frühzeitige syndromale und ätiologische Diagnostik ist Grundlage der Behandlung und Versorgung von Patienten mit Demenz-Erkrankungen und deshalb allen Betroffenen zu ermöglichen. Prognose und Behandlungsmöglichkeiten der verschiedenen Demenz-Formen sind unterschiedlich, und potenziell reversible Ursachen der kognitiven Störungen müssen nachgewiesen oder ausgeschlossen werden. Demenz ist zunächst eine klinische, beschreibende Diagnose; eine

prognostische Aussage ist damit nicht impliziert. Die ätiologische Zuordnung allein anhand klinischer Merkmale ist unzureichend.

Neben der Eigenanamnese ist insbesondere aufgrund der kognitiven Einbußen eine **Fremdanamnese** von zentraler Bedeutung. Familien- und Sozialanamnese geben Hinweise auf mögliche Risikofaktoren. Bei der Medikamentenanamnese sollte v. a. auf Arzneimittel mit kognitiv ungünstigen Nebenwirkungen wie **anticholinerge Medikamente** geachtet werden. Zu explorieren sind zudem vorbestehende psychische und somatische Erkrankungen wie Schädel-Hirn-Traumata, Infektionen, neurologische oder endokrinologische **Vorerkrankungen** oder **vaskuläre Risikofaktoren**. Darüber hinaus ist eine Einschätzung der **Alltagskompetenz** erforderlich. Bei der Durchführung diagnostischer Maßnahmen ist die Einwilligungsfähigkeit des Patienten zu prüfen und zu berücksichtigen (▶ Abschn. 50.2.3). Es sind ggf. Maßnahmen zu ergreifen, um eine gesetzliche Vertretung des Betroffenen für Fragen der Gesundheitsfürsorge zu schaffen (▶ Abschn. 50.2.2).

Im Rahmen des **psychopathologischen Befundes** ist die Erfassung kognitiver Störungen als auch nichtkognitiver Störungen, von denen Apathie bzw. Agitation sowie Depressivität und Ängstlichkeit und die wahnhaften Verkennungen besonders relevant sind, sehr bedeutsam.

Der **allgemein-körperliche** Befund ist Grundlage für die differenzialdiagnostische Abgrenzung von vielen sekundären Demenzen sowie komplizierender Begleiterkrankungen. Besondere Beachtung sollten kardiologische, endokrinologische und metabolische Erkrankungen finden.

Der **neurologische Befund** liefert differenzialdiagnostische Informationen zur Diagnostik und Abgrenzung anderer neurodegenerativer sowie Hinweise auf zerebrovaskuläre Erkrankungen.

Zur **laborchemischen** Basisdiagnostik bei Patienten mit demenziellem Syndrom gehört die Erfassung von:

- Blutbild
- Elektrolyte
- Nüchtern-Blutzucker
- TSH
- Blutsenkung oder CRP
- Leberwerte
- Nierenwerte
- Vitamin B_{12}

In klinisch unklaren Fällen oder bei bestimmten Verdachtsdiagnosen sind zusätzliche laborchemische Untersuchungen durchzuführen, z.B. Borrelien-, Lues- oder HIV-Serologie, Drogenscreening, Differenzialblutbild, Bestimmung von HBA_{1c}, Homocystein, Folsäure, Vitamin B_1, Vitamin B_6, Phosphat, fT3, fT4, Schilddrüsen-Antikörper, Cortisol, Parathormon, Bestimmung von Coeru-

loplasmin und Kupfer (bei Verdacht auf M. Wilson) oder von Quecksilber oder Blei (bei Verdacht auf eine entsprechende Intoxikation).

Bei Verdacht auf eine monogen vererbte Demenz-Erkrankung kann eine **molekulargenetische** Untersuchung angeboten werden.

> **Tipp**
>
> Eine isolierte Bestimmung des Apolipoprotein-E-Genotyps als genetischer Risikofaktor wird aufgrund mangelnder diagnostischer Trennschärfe und prädiktiver Wertigkeit im Rahmen der Diagnostik nicht empfohlen.

Eine **Liquoruntersuchung** (▶ Abschn. 7.6) empfiehlt sich in der Erstdiagnostik einer Demenz zum Ausschluss einer entzündlichen Gehirnerkrankung, wenn sich Hinweise aus der Anamnese, dem körperlichem Befund oder der Zusatzdiagnostik ergeben für

- eine infektiöse Erkrankung des ZNS oder
- eine Immunsuppression oder Immunvaskulitis mit Beteiligung des ZNS.

> **Tipp**
>
> Die neurochemische Demenzdiagnostik aus dem Liquor unterstützt im Rahmen der Erstdiagnostik die Differenzierung zwischen primär neurodegenerativen Demenz-Erkrankungen und anderen Ursachen demenzieller Syndrome. Die kombinierte Bestimmung der alzheimertypischen Biomarker (β-Amyloid 1–42, Gesamt-τ und Phospho-τ) ist der Bestimmung nur eines einzelnen Parameters überlegen und wird empfohlen.

Zu jeder Erstdiagnose einer Demenz ist eine **bildgebende Untersuchung** des Gehirns (CT, besser kraniale MRT) obligat, um behandelbare Ursachen (z. B. Normaldruckhydrozephalus, Tumor, subdurales Hämatom) zu erfassen und zur Unterstützung der Differenzialdiagnostik verschiedener primärer Demenzen. Eine Notwendigkeit für eine cMRT-Untersuchung zur routinemäßigen Verlaufskontrolle besteht im Regelfall nicht.

Bei der Alzheimer-Krankheit findet sich in der Regel eine zerebrale Atrophie mit Akzentuierung in der Hippocampusformation (◨ Abb. 17.7).

Fakultative funktionelle bildgebende Zusatzuntersuchungen stellen **SPECT** und **PET** (▶ Abschn. 9.4) dar. Diese können wertvolle Hinweise in der Differenzialdiagnostik der primären Demenzen liefern. Ein regelhafter Einsatz in der Diagnostik wird aber nicht empfohlen. Mittels HMPAO-SPECT lassen sich bei einer leichten bis mittel-

MR-Tomographie (Beurteilung T1-gewichteter Aufnahmen)

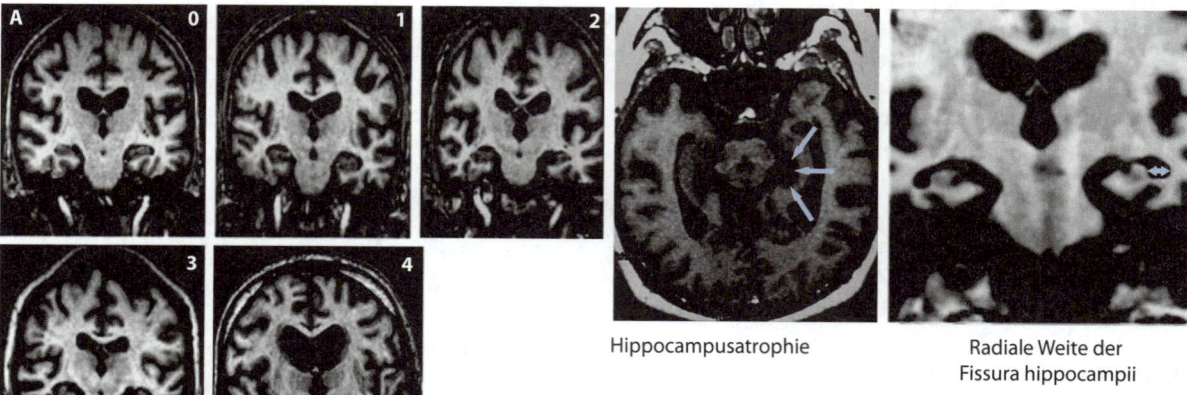

Hippocampusatrophie   Radiale Weite der
                             Fissura hippocampii

Visuelle Beurteilung des mesialen
Temporallappens (Grad 0–4)

Abb. 17.7 Kraniale MRT zur Diagnostik der regionalen Atrophie bei Alzheimer-Krankheit. (*Abb.-Teil links* reproduced from Scheltens et al. 1992 with permission from BMJ Publishing Group Ltd., *Abb.-Teil rechts* aus Frisoni et al. 1996 © by American Society of Neuroradiology)

schweren Alzheimer-Krankheit typischerweise nahezu symmetrische biparietale Perfusionsdefizite nachweisen, die keinem Gefäßversorgungsgebiet zuzuordnen und pathognomonisch für eine Alzheimer-Krankheit sind. Bei der FDG-PET findet sich häufig bereits bei leicht dementen Patienten – oft auch schon beim Auftreten erster kognitiver Störungen, die noch nicht das Ausmaß einer Alzheimer-Demenz erreichen – ein typisches Muster eines Hypometabolismus in den temporoparietalen und frontalen Assoziationsarealen des zerebralen Kortex. Bei der Lewy-Körperchen-Demenz liegt – im Gegensatz zur Alzheimer-Demenz – eine Reduktion des Dopamintransporterproteins im Striatum vor, was mittels FP-CIT-SPECT sichtbar gemacht werden kann.

Bei bestimmten Verdachtsdiagnosen, wie Epilepsien, Delir oder Creutzfeld-Jakob-Krankheit, ist das **EEG** ein wichtiges diagnostisches Messinstrument. Bei der Alzheimer-Krankheit zeigt sich im EEG regelhaft eine diffuse Verlangsamung des Grundrhythmus. Ein obligater Einsatz in der ätiologischen Zuordnung von Demenz-Erkrankungen wird aber nicht empfohlen.

Bei vaskulären oder gemischten Demenzen kann die Durchführung einer **Doppler- oder Duplex-Sonographie** der hirnversorgenden Gefäße indiziert sein.

Bei jedem Patienten mit Demenz oder Demenzverdacht sollte bereits bei der Erstdiagnose eine Quantifizierung der kognitiven Leistungseinbuße erfolgen. Für die ärztliche Praxis sind die einfachen und zeitökonomischen Tests als Testverfahren geeignet (▶ Abschn. 6.4). Das am häufigsten verwendete Screeninginstrument für kognitive Störungen ist der **Mini-Mental-Status-Test** (MMST; Folstein et al. 1990). Dieser ermöglicht eine schnelle, grobe

Abschätzung der kognitiven Defizite, ist aber in Frühstadien wenig sensitiv. Anhand des MMST kann eine Schweregradeinteilung der Demenz erfolgen in:

- Leichte Demenz bei MMST 20–26 Punkte
- Mittelgradige Demenz bei MMST 10–19 Punkte
- Schwere Demenz bei MMST <10 Punkte

Weitere Screeningverfahren sind der Demenz-Detektionstest (DemTect; Kessler et al. 2000) und der Test zur Früherkennung von Demenzen mit Depressionsabgrenzung (TFDD; Ihl et al. 2000). Zusätzlich bietet sich die kombinierte Durchführung des Uhrentests (Sunderland et al. 1989) an, ein sehr schnell durchführbarer, alltagsrelevanter, nicht sprachgebundener, relativ sensitiver, allerdings schlecht operationalisierter Kurztest.

Ausführliche neuropsychologische Tests sollten bei fraglicher oder leichtgradiger Demenz zur differenzialdiagnostischen Abklärung eingesetzt werden. Die Auswahl der geeigneten Verfahren richtet sich im Einzelfall nach der Fragestellung, dem Krankheitsstadium und der Erfahrung des Untersuchers. Gut validierte Instrumente sind z. B. die neuropsychologische Testbatterie des amerikanischen »Consortium to Establish a Registry for Alzheimer's Disease« (CERAD; Morris et al. 1989) oder die »Alzheimer's Disease Assessment Scale – cognitive Subscale« (ADAS-cog; Rosen et al. 1984).

Auch zur Erfassung der Beeinträchtigung der Alltagskompetenz sowie begleitender psychischer und Verhaltensauffälligkeiten stehen verschiedene Fremdbeurteilungsskalen zur Verfügung wie z. B. die »Behavior Rating Scale for Dementia of the Consortium to Establish a Registry for Alzheimer's Disease« (CERAD-BRSD; Tariot

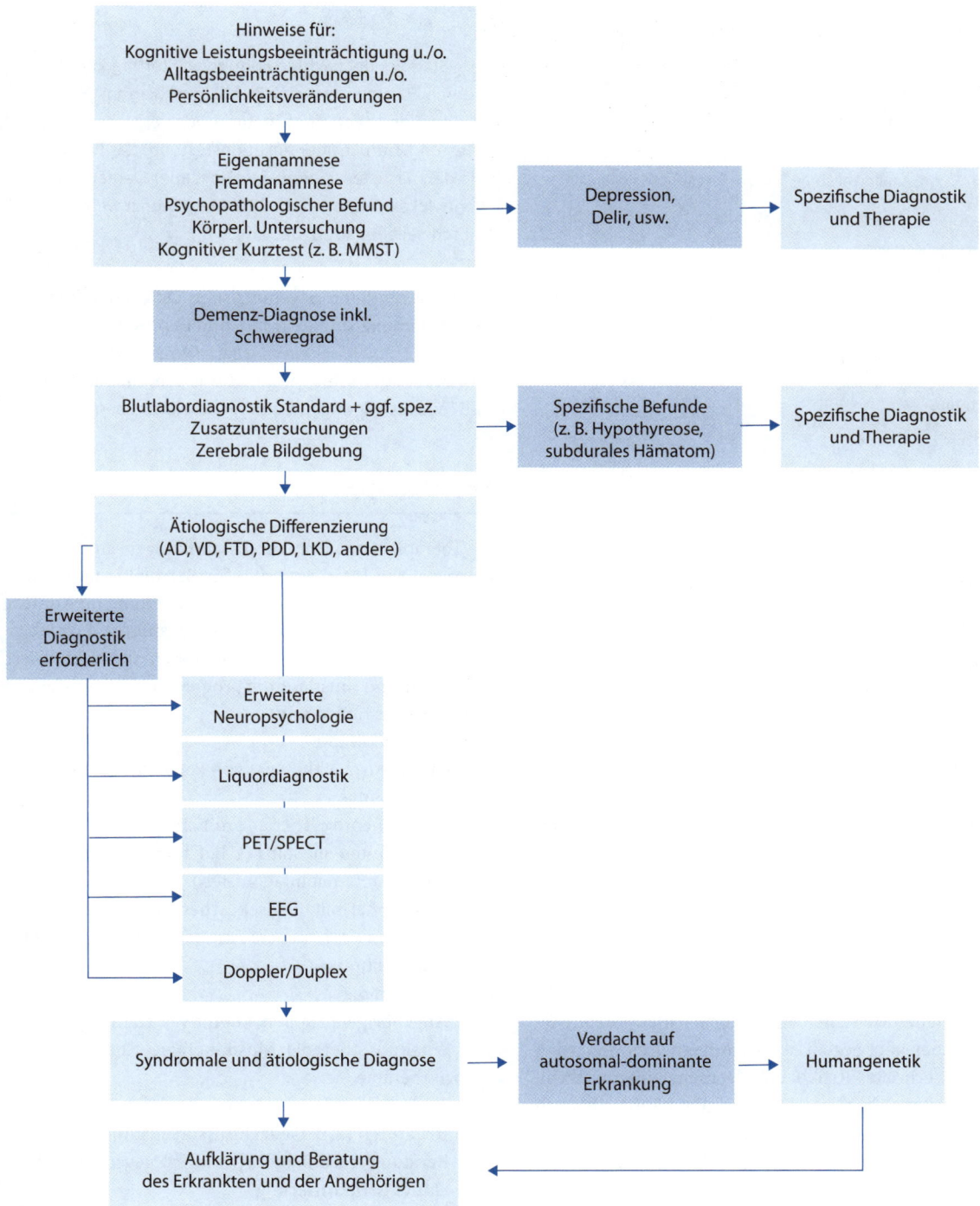

● **Abb. 17.8** Diagnostischer Prozess. *AD*: Alzheimer-Demenz, *VD*: vaskuläre Demenz, *FTD*: frontotemporale Demenz, *PDD*: Parkinson-Disease-Demenz, *LKD*: Lewy-Körperchen-Demenz. (DGPPN, DGN 2010)

et al. 1995) oder das Neuropsychiatrische Inventar (NPI; Cummings et al. 1994).

Eine Zusammenfassung und Veranschaulichung des diagnostischen Prozesses gibt ● Abb. 17.8.

17.7.2 Differenzialdiagnostik

Demenzen sind zunächst von normalen Alterungsprozessen abzugrenzen. Während bei demenziellen Erkrankungen in der Regel sowohl kristalline (auf Lernen und

◻ Tab. 17.2 Abgrenzung Demenz, Delir und Depression

Merkmal	Demenz	Delir	Depression
Beginn	Schleichend	Akut	Allmählich
Progression	Monate (allmählich)	Stunden (fluktuierend)	Wochen (allmählich)
Dauer	Jahre	Stunden, Tage, Wochen	Wochen bis Monate
Bewusstsein	Nicht getrübt	Getrübt/fluktuierend	Nicht getrübt
Zirkadianer Rhythmus	Gewöhnlich normal	Gestört	Teilweise gestört
Gedächtnis	Gestört	Gestört	Gewöhnlich normal
Emotionen	Angst, Traurigkeit, Wut	Angst, Wut	Traurigkeit, Anhedonie
Halluzinationen	Selten	Häufig	Sehr selten
Inhaltliche Denkstörungen	Selten	Kurz, sporadisch	Selten

Erfahrung beruhende Intelligenzkomponenten) als auch fluide Fähigkeiten (Geschwindigkeit, Problemlösen, Gedächtnisabruf) gleichermaßen beeinträchtigt sind, bleiben bei normalen Alterungsprozessen kristalline Fähigkeiten meist weitgehend intakt (▶ Abschn. 6.2.1).

Auch die **leichte kognitive Störung** (»mild cognitive impairment«, MCI) ist von der Demenz abzugrenzen. Die leichte kognitive Störung beschreibt eine selektiv beeinträchtigte Gedächtnisfunktion bei sonst unbeeinträchtigten kognitiven Funktionen und erhaltener Alltagskompetenz. Menschen mit einer leichten kognitiven Störung haben aber gegenüber der Allgemeinbevölkerung ein 10-fach erhöhtes Risiko, eine Demenz zu entwickeln. Der manifesten Alzheimer-Demenz geht häufig ein solch mehrjähriger Zeitraum mit leichter kognitiver Störung voraus. Bereits bei der leichten kognitiven Störung zeigen sich häufig – wie bei der Alzheimer-Krankheit – eine Geruchsidentifikationsstörung und depressive Syndrome.

> **Tipp**
>
> Im Stadium der leichten kognitiven Störung kann durch Zusatzuntersuchungen (Liquordiagnostik, bildgebende Verfahren, neuropsychologische Testung, Geruchsidentifikationstestung) das Risiko, in den nächsten Jahren eine Alzheimer-Demenz zu entwickeln, auf mehr als 80 % eingegrenzt werden (Eschweiler et al. 2010).

Weitere wesentliche **psychiatrische Differenzialdiagnosen der Demenz** sind delirante und depressive Störungen (◻ Tab. 17.2) sowie seltener Negativsymptomatik bei Schizophrenien oder schizophrene Residuen, die mit kognitiven Beeinträchtigungen einhergehen können.

17.8   Therapie

Die Therapie von Demenz-Erkrankungen umfasst die psychosozialen Interventionen für Betroffene und Angehörige und die pharmakologische Behandlung im Kontext eines Gesamtbehandlungsplans. Sie ist aufgrund variabler Symptom- und Problemkonstellationen individualisiert zu gestalten und muss auf die progrediente Natur der Erkrankung abgestimmt sein:
- Pharmakotherapie
  - Internistische Therapie von körperlichen Begleiterkrankungen
  - Antidementive Therapie mit einer als wirksam anerkannten Substanz (z. B. Cholinesterase-Inhibitoren, Glutamatantagonisten)
  - Psychopharmakologische Therapie von Begleitstörungen (z. B. neuere Antidepressiva, atypische Antipsychotika)
- Psychotherapie
  - Angehörigengruppen, kognitives Training, Selbsterhaltungstherapie, Musiktherapie, Kunsttherapie
- Soziotherapie
  - Ambulante und (teil-)stationäre Versorgungsstrukturen (z. B. Gedächtnissprechstunde), Beratung (rechtliche Aspekte, Pflegeversicherung), Umfeldstrukturierung

Sofern eine sekundäre Demenz mit einer behandelbaren Ursache vorliegt, ist eine kausale Therapie der Grunderkrankung anzustreben. Bei den anderen Demenzformen ist eine »restitutio ad integrum« nicht möglich und eine symptomatische Behandlung indiziert. Primäre Therapieziele sind hier die **Verbesserung der klinischen Symptomatik** (durch Besserung der kognitiven Defizite verbessern sich damit einhergehend meist auch Verhal-

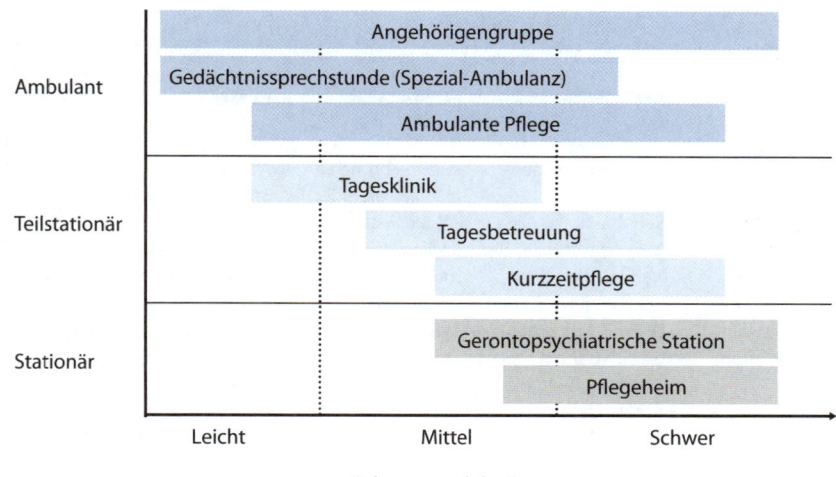

Abb. 17.9 Versorgungsstrukturen für Demenz-Patienten und ihr Einsatzbereich über den Krankheitsverlauf

tensauffälligkeiten und die Alltagskompetenz) und die **Verlangsamung der Progression**.

17.8.1 Psycho- und Soziotherapie

Psycho- und soziotherapeutische Behandlungsansätze umfassen:

- Kognitives Training (Studienergebnisse zum Einfluss auf kognitive Defizite sind heterogen)
- Feste Strukturierung des Tagesgeschehens mit definierten Fixpunkten wie Mahlzeiten, aber auch regelmäßig eingeplanten Spaziergängen ebenso wie Ruhezeiten
- Nutzung von Versorgungsstrukturen (☐ Abb. 17.9) zur Entlastung der pflegenden Angehörigen, zur aktivierenden Pflege von Patienten und zur Informationsvermittlung über die Erkrankung
- Selbsthilfegruppen für Angehörige
- Rechtliche, finanzielle und soziale Beratung der Patienten und ihrer Angehörigen

Zudem können den Patienten Bewegungstherapie, Ergotherapie und künstlerische Therapien angeboten werden, da diese möglicherweise zum Erhalt der Alltagskompetenz beitragen.

> **Tipp**
>
> - S3-Praxisleitlinien Demenzen (DGPPN, DGN): http://www.dgppn.de/publikationen/leitlinien/leitlinien0.html (Zugegriffen: 06.09.2011)
> - Kompetenznetz Degenerative Demenzen: http://www.knd-demenzen.de (Zugegriffen: 06.09.2011)

17.8.2 Pharmakotherapie

Da Demenz-Erkrankungen häufig eine multifaktorielle Genese und komplexe Pathophysiologie aufweisen, ist es sinnvoll, verschiedene Medikamente mit unterschiedlichen Wirkmechanismen einzusetzen. Zur symptomatischen Standardtherapie gegen die Kernsymptomatik der Demenzen gehören **Cholinesterase-Inhibitoren** (Rivastigmin, Galantamin, Donepezil) sowie der **NMDA-Rezeptorantagonist** Memantin (☐ Tab. 17.3). Es soll die höchste verträgliche Dosis angestrebt werden.

Cholinesterase-Inhibitoren sind als Standardtherapie der **Demenz bei Alzheimer-Krankheit** etabliert, wobei sich die zugelassene Indikation bei Alzheimer-Krankheit auf die **leichten bis mittelschweren** Demenzstadien beschränkt. Sie werden aber auch außerhalb der zugelassenen Indikation »off-label« bei anderen Demenz-Erkrankungen eingesetzt. Es ist gerechtfertigt, Patienten mit einer gemischten Demenz entsprechend der Alzheimer-Demenz zu behandeln. Die Auswahl eines Cholinesterase-Inhibitors sollte sich primär am Neben- und Wechselwirkungsprofil orientieren, da keine ausreichenden Hinweise für klinisch relevante Unterschiede in der Wirksamkeit der verfügbaren Substanzen vorliegen. Cholinesterase-Inhibitoren können bei guter Verträglichkeit im leichten bis mittleren Stadium fortlaufend gegeben werden. Wenn Zweifel an einem günstigen Verhältnis von Nutzen zu Nebenwirkungen eines Cholinesterase-Inhibitors auftreten, kann das Umsetzen auf einen anderen Cholinesterase-Inhibitor erwogen werden.

Der **NMDA-Rezeptorantagonist** Memantin ist ebenfalls schweregradbezogen für die Therapie der **mäßigen bis schweren Demenz bei Alzheimer-Krankheit** zugelassen. Bei leichtgradiger Alzheimer-Demenz ist eine Wirksamkeit von Memantin auf die Alltagsfunktion nicht belegt. Es findet sich ein nur geringer Effekt auf die Ko-

◻ Tab. 17.3 Antidementiva

Präparat	Dosis/Tag	Wirkung	Nebenwirkung	Kontraindika-tionen	Interaktionen
Donepezil (z. B. Aricept®)	5–10 mg (Beginn mit 5 mg 1-mal tgl. zur Nacht, ggf. Dosissteigerung nach 4–6 Wochen auf 10 mg 1-mal tgl.)	Besserung/Stabilisierung von Kognition, Alltagskompetenz und ggf. Verhaltensstörungen; cholinerge Stimulation	Cholinerge Nebenwirkungen: Sehr häufig: gastrointestinale Nebenwirkungen (v. a. Übelkeit, Diarrhö, Erbrechen), Gewichtsabnahme, Anorexie, Reduktion der Herzfrequenz, vereinzelt sinuatrialer oder atrioventrikulärer Block Selten: ZNS-Nebenwirkungen (Schwindel, Verwirrtheit, epileptische Anfälle, Insomnie, Müdigkeit), Muskelkrämpfe	Asthma bronchiale, höhergradiger AV-Block oder andere Herzrhythmusstörungen wie das Sick-Sinus-Syndrom oder schwere Bradykardie, floride Magen- oder Duodenalulzera, Störungen der Darmperistaltik oder der Sphinkterfunktion	Abbau v. a. über CYP450 3A4: Induktoren wie Johanniskraut oder Carbamazepin können den Wirkspiegel senken, Inhibitoren wie Erythromycin, Clarithromycin, Ketokonazol, Itrakonazol können den Wirkspiegel erhöhen. Der negativ chrono- oder dromotrope Effekt von β-Blockern, Digitalis und Verapamil kann verstärkt werden und zu bedrohlichen Bradykardien führen. Abschwächung der Wirkung durch Substanzen mit anticholinerger Wirkung oder Begleitwirkung
Galantamin (z. B. Reminyl®)	8–24 mg (Beginn mit 8 mg, Dosissteigerung um 8 mg nach 4–6 Wochen)	Besserung/Stabilisierung von Kognition, Alltagskompetenz und Verhaltensstörungen; cholinerge Stimulation	► Donepezil	► Donepezil	Abbau v. a. über CYP450 2D6: eine genetisch bedingte Veränderung an diesem Enzym (»slow metabolizer«) sowie Inhibition des Enzyms (z. B. durch Paroxetin oder Fluoxetin) können zur Wirkungsverstärkung führen. Der negativ chrono- oder dromotrope Effekt von β-Blockern, Digitalis und Verapamil kann verstärkt werden und zu bedrohlichen Bradykardien führen. Abschwächung der Wirkung durch Substanzen mit anticholinerger Wirkung oder Begleitwirkung
Rivastigmin (z. B. Exelon®)	**Oral:** 3–12 mg/Tag, verteilt auf 2 Einzeldosen (Beginn mit 1,5 mg 2-mal tgl. zu den Mahlzeiten; nach mindestens 14 Tagen Steigerung auf 2-mal 3 mg tgl.; weitere Dosissteigerungen nach jeweils mindestens 14 Tagen mögl., therapeutischer Bereich zwischen 6 und 12 mg/Tag) **Transdermales Pflaster:** Beginn mit 4,6 mg/24 h, nach 4 Wochen Steigerung auf 9,5 mg/24 h	Besserung/Stabilisierung von Kognition, Alltagskompetenz und möglicherweise von Verhaltensstörungen; cholinerge Stimulation	► Donepezil Bei Patienten mit M. Parkinson kann es zu einem vermehrten Auftreten von Tremor kommen. Bei der Anwendung des transdermalen Pflasters kann es zu Hautreaktionen an der Applikationsstelle kommen	► Donepezil	Verlängerung der Wirkung der in der Anästhesie verwendeten Muskelrelaxanzien vom Succinylcholin-Typ. Der negativ chrono- oder dromotrope Effekt von β-Blockern, Digitalis und Verapamil kann durch Cholinesterase-Inhibitoren verstärkt werden und zu bedrohlichen Bradykardien führen. Abschwächung der Wirkung durch Substanzen mit anticholinerger Wirkung oder Begleitwirkung

17

◻ Tab. 17.3 Fortsetzung

Präparat	Dosis/Tag	Wirkung	Nebenwirkung	Kontraindikationen	Interaktionen
Memantin (z. B. Axura®)	10–20 mg (Beginn mit 5 mg/Tag am Morgen, wöchentliche Steigerung der Dosis um jeweils 5 mg bis zur Maximaldosis von 20 mg)	Besserung/ Stabilisierung von Kognition, Alltagskompetenz und ggf. Verhaltensstörungen	Kopfschmerzen, Müdigkeit, Schwindel, aber auch Verwirrtheit, Obstipation	Schwere Niereninsuffizienz, Krampfanfälle in der Anamnese	Keine Wechselwirkungen

gnition. Eine Behandlung von Patienten mit leichter Alzheimer-Demenz mit Memantin wird deshalb nicht empfohlen. Eine **Add-on-Behandlung** mit Memantin bei Patienten, die Cholinesterase-Inhibitor erhalten, ist einer Monotherapie bei schwerer Alzheimer-Demenz überlegen. Eine Add-on-Behandlung kann deshalb erwogen werden.

Es existiert keine zugelassene oder durch ausreichende Evidenz belegte medikamentöse symptomatische Therapie für **vaskuläre Demenzformen**, die einen regelhaften Einsatz von Antidementiva rechtfertigen. Es gibt Hinweise für eine Wirksamkeit von Cholinesterase-Inhibitoren und Memantin, insbesondere auf exekutive Funktionen bei Patienten mit subkortikaler vaskulärer Demenz. Im Einzelfall kann eine Therapie erwogen werden. Hierbei handelt es sich aber um eine Off-label-Behandlung. Darüber hinaus gilt es hier, die vaskulären Risikofaktoren zu beeinflussen.

Bei der **Lewy-Körperchen-Demenz** haben sich Cholinesterase-Inhibitoren als hilfreich erwiesen (ebenfalls Off-label-Anwendung). Rivastigmin soll die Kognition bessern, den Antrieb steigern und Wahn und Halluzinationen mindern. Aufgrund der erhöhten Empfindlichkeit für extrapyramidale Nebenwirkungen sollten Antipsychotika hier zurückhaltend eingesetzt werden, wenn erforderlich, sollten eher Atypika gewählt werden.

Rivastigmin ist auch zur antidementiven Behandlung der **Demenz bei M. Parkinson** im leichten und mittleren Stadium wirksam und zugelassen und wird empfohlen.

Es gibt Hinweise, dass Rivastigmin einige Parameter kognitiver Funktionen bei Patienten mit **frontotemporaler Demenz** bessert. Die bisherige Evidenz erlaubt jedoch keine Empfehlung zugunsten von Cholinesterase-Inhibitoren bei frontotemporaler Demenz, zudem nicht gesichert ist, ob hier tatsächlich ein cholinerges Defizit vorliegt.

Es gibt keine überzeugende Evidenz für die Wirksamkeit ginkgohaltiger Präparate bei Alzheimer-Demenz oder anderen Demenzformen.

Bei begleitenden mittelgradigen bis schweren **depressiven Symptomen** können zudem SSRI verordnet werden; trizyklische Antidepressiva sind aufgrund ihrer anticholinergen Komponenten kontraindiziert. Vor dem Einsatz von Psychopharmaka bei Verhaltenssymptomen soll ein psychopathologischer Befund erhoben werden, der die therapeutischen Ziele definiert. Die medizinischen, personen- und umgebungsbezogenen Bedingungsfaktoren müssen identifiziert und soweit möglich behandelt bzw. modifiziert werden. Bei Eigen- oder Fremdgefährdung, die nicht anders abwendbar ist, kann eine unmittelbare pharmakologische Intervention erforderlich sein.

> **Aufgrund des Mangels an Acetylcholin bei Demenz-Erkrankten, der delirogenen Potenz und der potenziell negativen Effekte auf die Kognition ist die Anwendung psychotroper Medikation mit anticholinerger Wirkung zu vermeiden**

Bei **Aggressivität** und **psychotischer Symptomatik** können atypische Antipsychotika (z. B. Risperidon) eingesetzt werden. Für Patienten mit Parkinson-Demenz, Lewy-Körperchen-Demenz und verwandten Erkrankungen sind klassische und viele atypische Antipsychotika kontraindiziert, da sie Parkinson-Symptome verstärken und Somnolenzattacken auslösen können. Einsetzbare Antipsychotika bei diesen Erkrankungen sind Clozapin und mit geringerer Evidenz Quetiapin.

Niederpotente Antipsychotika (z. B. Melperon, Pipamperon) oder Atypika (z. B. Risperidon, Olanzapin) können bei **psychomotorischer Unruhe** sowie **Angst- und Erregungszuständen** angewendet werden.

> **Die Gabe von Antipsychotika bei Patienten mit Demenz ist mit einem erhöhten Risiko für Mortalität und für zerebrovaskuläre Ereignisse assoziiert. Hierüber muss aufgeklärt werden. Die Behandlung soll mit der geringstmöglichen Dosis und über einen möglichst kurzen Zeitraum erfolgen.**
> **Benzodiazepine sollen bei Patienten mit Demenz nur bei speziellen Indikationen kurzfristig eingesetzt werden.**

❓ Übungsfragen

1. Nennen Sie häufige Ursachen von Demenzen.
2. Fallbeispiel: Die allein lebende, verwitwete 75-jährige Elisabeth H. wird vom Rettungsdienst in die Notaufnahme eines psychiatrisch-psychotherapeutischen Fachkrankenhauses gebracht. Nachbarn der Patientin hatten den Rettungsdienst gerufen, nachdem die Frau im Bademantel aus ihrer Wohnung heraus auf die Straße gelaufen sei und immer wieder geäußert habe, dass eine fremde Person in ihrer Wohnung Dinge gestohlen habe, was sich jedoch nicht verifizieren ließ. Ein geordnetes Gespräch ist mit der Patientin nicht möglich. Frau H. ist desorientiert zu Ort, Zeit und Situation, wirkt ratlos und psychomotorisch unruhig und reagiert gereizt auf Ansprache. Fremdanamnestisch ist von dem hinzugezogenen Sohn der Patientin zu erfahren, dass diese schon seit mehreren Jahren einen verwirrten Eindruck mache, sie bisher aber immer noch alleine zurechtgekommen sei. Allerdings habe sich im letzten halben Jahr ihr Zustand deutlich verschlechtert, und ihre Wohnung mache einen verwahrlosten Eindruck. Ihm seien bei seiner Mutter ausgeprägte Gedächtnis- und Wortfindungsstörungen aufgefallen. Auch reagiere seine Mutter zunehmend gereizt, schon bei Nichtigkeiten, aber insbesondere dann, wenn man sie auf ihre Gedächtnisstörungen ansprechen würde. Die Patientin ist nicht bereit, sich freiwillig stationär aufnehmen zu lassen, sodass bei bestehender Eigengefährdung aufgrund der Verwirrtheit und Desorientiertheit eine Unterbringung nach PsychKG erfolgt.
   Ein während des stationären Aufenthaltes durchgeführter Mini-Mental-Status-Test (MMST) ergibt einen Punktwert von 14.
   a. Wie lauten die ICD-10-Kriterien für ein demenzielles Syndrom? Sind die Kriterien in dem vorgestellten Fallbeispiel erfüllt?
   b. Was bedeutet ein Punktwert von 14 im MMST?
   c. Welche weiterführenden diagnostischen Schritte sollten eingeleitet werden?
3. Schildern Sie charakteristische kognitive Defizite bei Alzheimer-Demenz.
4. Was sind klinische Kennzeichen der Lewy-Körperchen-Demenz?
5. Nennen Sie neuropsychologische Screeningverfahren und spezielle Testbatterien zur Diagnostik von Demenzen.
6. Führen Sie Neurodegenerationsmarker im Liquor an, die für die Diagnose einer Alzheimer-Krankheit sprechen können.
7. Wie lassen sich Demenz-Erkrankungen und kognitive Störungen im Rahmen einer depressiven Störung differenzialdiagnostisch voneinander abgrenzen?
8. Beschreiben Sie therapeutische Ansätze zur Behandlung der Alzheimer-Demenz.
9. Welche therapeutischen Ansätze würden Sie bei der Therapie vaskulärer Demenzen verfolgen?

Weiterführende Literatur

Cummings JL, Mega M, Gray K, Rosenberg-Thompson S, Carusi DA, Gornbein J (1994) The Neuropsychiatric Inventory: comprehensive assessment of psychopathology in dementia. Neurology 44: 2308–2314

Deutsche Gesellschaft für Psychiatrie, Psychotherapie und Nervenheilkunde (DGPPN), Deutsche Gesellschaft für Neurologie (DGN) (Hrsg) (2010) Diagnose- und Behandlungsleitlinie Demenz. Interdisziplinäre S3-Praxisleitlinien. Springer, Berlin Heidelberg

Eschweiler GW, Leyhe T, Klöppel S, Hüll M (2010) Neue Entwicklungen in der Demenzdiagnostik. Dtsch Ärztebl Int 107: 677–683

Frisoni GB, Beltramello A, Weiss C, Geroldi C, Bianchetti A, Trabucchi M (1996) Linear measures of atrophy in mild Alzheimer disease. Am J Neuroradiol 17: 913–923

Förstl H (2008) Demenzen – Perspektiven in Praxis und Forschung. Urban & Fischer, München

Folstein MF, Folstein SE, McHugh PR (1990) MMST. Mini-Mental-Status-Test. Deutschsprachige Fassung von Kessler J, Denzler P, Markowitsch HJ. Beltz, Weinheim

Frölich L, Hampel H, Hausner L, Prvulovic D, Müller-Spahn F (2011) Diagnostik und Therapie demenzieller Syndrome (ICD-10: F0). In: Vorderholzer U, Hohagen F (Hrsg) Therapie psychischer Erkrankungen – State of the Art. Urban & Fischer, München, S 1–18

Frölich L, Padberg F (2005) Allgemeine Pathophysiologie der Alzheimer-Demenz. In: Bergener M, Hampel H, Möller H-J (Hrsg) Gerontopsychiatrie. Grundlagen, Klinik und Praxis. Wissenschaftliche Verlagsgesellschaft, Stuttgart, S 193–233

Ihl R, Grass-Kapanke B, Lahrem P, Brinkmeyer J, Fischer S, Gaab N, Kaupmannsennecke C (2000) Entwicklung und Validierung eines Tests zur Früherkennung der Demenz mit Depressionsabgrenzung (TFDD). Fortschr Neurol Psychiatr 68: 413–422

Kalbe E, Kessler J (2007) Gerontoneuropsychologie – Grundlagen und Pathologie. In: Sturm W, Herrmann M, Münte T (Hrsg) Lehrbuch der klinischen Neuropsychologie. Spektrum Akademischer Verlag, Heidelberg, S 697–727

Kessler J, Calabrese P, Kalbe E, Berger F (2000) DemTect: A new screening method to support diagnosis of dementia. Psycho 26: 343–347

Mayer KU, Baltes PB (1996) Die Berliner Altersstudie. Akademie Verlag, Berlin

Mollenhauer B, Förstl H, Deuschl G, Storch A, Oertel W, Trenkwalder C (2010) Demenz mit Lewy-Körpern und Parkinson-Krankheit mit Demenz. Dtsch Ärztebl Int 107: 684–691

Morris JC, Heyman A, Mohs RC, Hughes JP, van Belle G, Fillenbaum G, Mellits ED, Clark C (1989) The Consortium to Establish a Registry for Alzheimer's Disease (CERAD). Part I. Clinical and neuropsychological assessment of Alzheimer's disease. Neurology 39: 1159–1165

Riepe MW, Frölich L, Gertz HJ, Haupt M, Kohler J, Mielke R, von der Damerau-Dambrowski V, Kurz A (2005) Evidenzbasierte medika-

mentöse Therapie der Alzheimer-Erkrankung – ein Diskussions-
beitrag aus Sicht von Praxis und Klinik. Dtsch Ärztebl 51/52: A
3587–3593

Rosen WG, Mohs RC, Davis KL (1984) A new rating scale for
Alzheimer's Disease. Am J Psychiatr 141: 1356–1364

Scheltens P, Leys D, Barkhof F, Huglo D, Weinstein HC, Vermersch P,
Kuiper M, Steinling M, Wolters EC, Valk J (1992) Atrophy of medial
temporal lobes on MRI in »probable« Alzheimer's diseases and
normal aging: diagnostic value and neuropsychological correlates. J Neurol Neurosurg Psychiatry 55: 967–972

Sunderland T, Hill JL, Mellow AM, Lawlor BA, Gundersheimer J, Newhouse PA, Grafman J (1989) Clock drawing in Alzheimer's disease:
a novel measure of dementia severity. J Am Geriatr Soc 37:
725–729

Tariot PN, Mack JL, Patterson MB, Edland SD, Weidner MF, Fillenbaum
G, Blazina L, Teri L, Rubin E, Mortimer JA (1995) The Behavior
Rating Scale for Dementia of the Consortium to Establish a Regis-
try for Alzheimer's Disease. The Behavioral Pathology Committee
of the Consortium to Establish a Registry for Alzheimer's Disease.
Am J Psychiatry 152: 1349–1357

Wilson RS, Arnold SE, Schneider JA, Tang Y, Bennett DA (2007) The
relationship between cerebral Alzheimer's disease pathology and
odour identification in old age. J Neurol Neurosurg Psychiatry 78:
30–35

Nichtsubstanzbedingte delirante Syndrome (F05) und andere organische psychische Erkrankungen (F04, F06, F07)

L. Frölich, F. Schneider

»Kurzinfo«

- Delirante Syndrome sind häufige, **ätiologisch unspezifische** akute hirnorganische Syndrome, die mit **Bewusstseins- und Orientierungsstörungen** sowie **kognitiven Beeinträchtigungen** einhergehen
- Auslöser sind akute **körperlich-systemische** oder **zerebrale** Erkrankungen oder **exogene Noxen**
- Risikofaktoren für die Entwicklung eines Delirs sind v. a. **hohes Lebensalter**, **Demenzen**, eine Suchterkrankung, Hospitalisierung und umfangreiche chirurgische Eingriffe
- Der Beginn ist **akut**, die Symptomatik ist im Tagesverlauf **wechselnd**
- Es ist ein potenziell lebensbedrohlicher Zustand, ein deliranter Patient ist als **Notfall** zu behandeln
- Bei identifizierbarer und behebbarer Ursache ist eine **kausale Behandlung** anzustreben
- Zur symptomatischen Therapie des nichtalkoholbedingten Delirs stehen insbesondere **Antipsychotika** zur Verfügung

18.1   Definition

Delirante Syndrome – Diese sind häufige, ätiologisch unspezifische und akut einsetzende organische Psychosyndrome mit Bewusstseins- und Orientierungsstörungen sowie kognitiven Defiziten.

Schon in der Antike wurden von Hippokrates delirante Zustandsbilder im Rahmen akuter Infektionserkrankungen beschrieben. In den hippokratischen Schriften findet sich die Bezeichnung »Phrenitis« (»phren-itis« = »Entzündung des Zwerchfells«), womit er auf eine primär körperlich verursachte psychische Erkrankung hinwies. Eingeführt wurde der Begriff des Delirs (»de lira ire« = »aus der Furche gehen« bzw. »aus der Spur geraten«) erstmals von Celsus (25 v. bis 50 n. Chr.), um akute und vorübergehende Verwirrtheits- und Erregungszustände zu bezeichnen, die auf der Basis einer somatischen, meist fieberhaften Erkrankung auftraten.

Es existiert eine Vielzahl synonym gebrauchter oder verwandter, heute meist obsoleter Begriffe, z. B.:

- **Akuter exogener Reaktionstyp** (nach K. Bonhoeffer, 1868–1948): Begriff zielt darauf ab, dass unterschiedliche, von außen auf das Gehirn einwirkende körperliche Erkrankungen oder Noxen zu gleichen psychischen Symptombildern führen können; Bonhoeffer unterschied 5 solcher exogener Reaktionstypen, darunter das Delir
- **Durchgangssyndrom** (nach H. H. Wieck, 1918–1980): Begriff betont den zeitlich befristeten Verlauf des

Delirs; Wieck zählte das Durchgangssyndrom zu den Funktionspsychosen

- **Funktionspsychose** (nach Wieck): potenziell reversible psychische Krankheitsbilder, welche durch eine unmittelbare Schädigung oder Funktionsstörung des Gehirns ausgelöst werden; hierunter klassifizierte Wieck Bewusstseinstrübung, Bewusstlosigkeit, Koma und das Durchgangssyndrom (nach Wieck gehört die Bewusstseinsstörung nicht zum Durchgangssyndrom)
- **Hirnorganisches Psychosyndrom** (HOPS)
- **Akutes Verwirrtheitssyndrom**

18.2   Epidemiologie

Die Prävalenz des nichtalkoholbedingten Delirs in der Allgemeinbevölkerung beträgt durchschnittlich etwa 1–2 %, nimmt jedoch mit dem Alter deutlich zu. Besonders häufig finden sich delirante Syndrome bei **älteren, hospitalisierten** Personen; die Prävalenz beträgt hier etwa 30 %. **Postoperativ** (insbesondere nach kardiochirurgischen Eingriffen oder operativer Versorgung von Schenkelhalsfrakturen) werden bei älteren Patienten Prävalenzraten von 15 bis 50 % berichtet, auf Intensivstationen von bis zu 80 %. Ein bis zwei Drittel der Fälle bleiben in der klinischen Routine undiagnostiziert.

18.3   Ätiologie

Delirante Syndrome sind Folge einer akuten zerebralorganischen oder systemischen Erkrankung, der Einwirkung oder des Entzugs toxischer Substanzen oder von Medikamenten (insbesondere mit anticholinerger Wirkung) oder treten v. a. bei älteren Patienten auch postoperativ auf. Ursachen eines **postoperativen Delirs** sind möglicherweise Blutverluste, Elektrolytstörungen, Fieber, Schmerzen, Stress oder die verabreichten Arzneimittel. Als bedeutsame Risikofaktoren für das Auftreten eines postoperativen Delirs nach gefäßchirurgischen Eingriffen wurden u. a. berichtet (Schneider et al. 2002, Böhner et al. 2003):

- Lebensalter über 65 Jahre
- Präoperativ depressive Grundstimmung
- Intraoperative Parameter, die mit einem erhöhten Blutverlust korreliert sind, z. B. erhöhter intraoperativer Transfusions-/Infusionsbedarf

Die Ursachen deliranter Syndrome können damit sehr unterschiedlich sein (◘ Tab. 18.1), häufig handelt es sich um ein **multifaktorielles Geschehen**.

Tab. 18.1 Mögliche Ursachen eines Delirs

Ursache	Beispiele
Zerebral	Tumor, Schädel-Hirn-Trauma, Hirninfarkt, zerebrale Blutung, Epilepsien
Kardiovaskulär	Herzinfarkt, Herzinsuffizienz, Schock
Infektiös	Zerebrale (z. B. Meningitis, Lues, HIV) oder systemische Infektionen (v. a. Pneumonien und Harnwegsinfekte)
Respiratorisch	Lungenembolie, COPD
Metabolisch	Elektrolytstörungen, Hypoxie, Azidose/Alkalose, Hypo-/Hyperglykämie, Leber- oder Niereninsuffizienz
Endokrin	Hypo-/Hyperthyreose, Nebennierenrindeninsuffizienz, M. Cushing, Hypo-/Hyperparathyreoidismus
Nutritiv	Exsikkose, Hypovitaminose
Intoxikation	Schwermetalle, Kohlenmonoxid, Arzneimittel (v. a. trizyklische Antidepressiva, Lithium, Anticholinergika, L-Dopa, Analgetika, Narkotika)
Substanzentzug	Alkohol, Benzodiazepine

Pathophysiologisch scheinen beim nichtalkoholbedingten Delir v. a. ein zentrales **cholinerges Defizit** sowie eine **dopaminerge Überaktivität** vorzuliegen. Aber auch andere Neurotransmitterveränderungen (u. a. von Noradrenalin, Serotonin, Glutamat, GABA) sowie eine veränderte Zytokinaktivität (IL-1, -2, -6, TNF-α, Interferon) spielen eine Rolle.

Risikofaktoren für die Entwicklung eines Delirs sind:
- Lebensalter (insbesondere alte Menschen sind prädisponiert, aber auch Kinder im Rahmen von Infektionskrankheiten)
- Männliches Geschlecht
- Zerebrale Vorschädigungen, Demenzen (vorbestehende Demenzen erhöhen das Delirrisiko um das Dreifache)
- Multimorbidität
- Polypharmazie
- Dehydratation, Malnutrition
- Alkoholabhängigkeit
- Delir in der Vorgeschichte
- Sensorische Einschränkungen
- Umfangreiche chirurgische Eingriffe, prolongierte Narkose, hektische stationäre Abläufe und Beeinträchtigungen des Tag-Nacht-Rhythmus (z. B. auf Intensivstationen)
- Längerer Schlafentzug
- Ortswechsel

18.4 Klinik

> **Diagnostische Leitlinien (ICD-10): F05 Delir, nicht durch Alkohol oder andere psychotrope Substanzen bedingt**
> - In jedem der folgenden Bereiche müssen Symptome vorliegen:
>   - Störung von **Bewusstsein** und **Aufmerksamkeit**
>   - Störung der **Kognition**
>   - Beeinträchtigung des Immediat- und des Kurzzeitgedächtnisses bei relativ intaktem Langzeitgedächtnis
>   - Desorientiertheit (v. a. zeitliche, aber in schweren Fällen auch zu Ort oder Person)
>   - **Psychomotorische Störungen** (oft dominiert Unruhe, die sich in nestelnden Bewegungen oder ständigem Umhergehen äußert; diese kann sich aber rasch mit einer ausgeprägten Lethargie sowie einem extremen Antriebsmangel abwechseln; begleitet ist dies gelegentlich mit einer erhöhten Schreckhaftigkeit oder Abwehrhaltung und Nichtkooperativität, die ärztliche und pflegerische Maßnahmen erschweren können)
>   - **Störung des Schlaf-wach-Rhythmus**
>   - Schlafstörung bis Schlaflosigkeit
>   - Nächtliche Verschlimmerung der Symptomatik
>   - Unangenehme Träume oder Albträume, die nach dem Erwachen als Halluzinationen oder Illusionen weiterbestehen können
>   - Plötzlicher Beginn und im Tagesverlauf wechselnde Symptomatik
>   - Objektiver Nachweis einer zugrunde liegenden zerebralen oder systemischen Erkrankung
> - Ausschluss: durch Alkohol oder andere psychotrope Substanzen bedingtes Delir (ICD-10: F10.4, F1x.4, ► Kap. 19)

Typische, aber nicht spezifische Symptome eines Delirs sind darüber hinaus:
- Affektive Störungen (Ängstlichkeit, Ratlosigkeit, Reizbarkeit, Stimmungslabilität, manchmal Euphorie oder Depression)
- Wahrnehmungsstörungen (meist optisch-szenische Halluzinationen und Verkennungen)

— Beeinträchtigungen des abstrakten Denkens sowie der Auffassung (mit oder ohne flüchtige Wahnideen, aber charakteristischerweise mit einem gewissen Grad an Inkohärenz)

Weitere häufig vorkommende Symptome sind eine erhöhte Suggestibilität, Tremor, Ataxie, Dysarthrie, Inkontinenz, erhöhte Krampfbereitschaft und vegetative Störungen (Hyperhidrosis, Fieber, Tachykardie, Hypertonie, Mydriasis, Übelkeit, Erbrechen).

Psychomotorische Subtypen des Delirs stellen das hyperaktive und das häufigere, aber unauffälligere hypoaktive Delir sowie Mischformen dar:

— **Hyperaktives Delir**: gesteigerter Antrieb, Unruhe, Nesteln, erhöhte Irritierbarkeit, Angst oder Schreckhaftigkeit, teilweise aggressive Reaktionen, vegetative Entgleisungen

— **Hypoaktives Delir**: verminderter Antrieb, Teilnahmslosigkeit, Schläfrigkeit, verlangsamtes, teils inkohärentes Denken, Konzentrationsstörungen, fehlender oder verminderter Blickkontakt

18.5 Komorbidität

Relativ häufig besteht eine Komorbidität von Delir und Demenz, was zu differenzialdiagnostischen Schwierigkeiten führen kann (▶ Abschn. 18.7).

18.6 Verlauf und Prognose

Typischerweise entwickelt sich das Delir **akut** (innerhalb von Stunden bis Tagen) und verläuft in der Regel **kurz** (<6 Monate) und **fluktuierend** (im Tagesverlauf wechselnd).

❯ Das Delir ist immer eine schwerwiegende und potenziell lebensbedrohliche Erkrankung, die zu Herz-/Kreislauf- und Multiorganversagen führen kann. Vor allem bei älteren Menschen ist das Delir mit einer erhöhten Letalität verbunden.

Bei komplikationslosem Verlauf remittiert das Delir in der Regel binnen 1–2 Wochen. Bei alten Menschen hat ein Delir eine ungünstige Prognose: Die Einjahressterblichkeit beträgt 35–40 %. Leichte kognitive Beeinträchtigungen können noch längere Zeit bestehen bleiben und insbesondere bei älteren Patienten auch dauerhaft persistieren.

18.7 Diagnostik und Differenzialdiagnosen

18.7.1 Diagnostik

Aufgrund der vielfältigen möglichen Ursachen eines Delirs ist neben der Erfassung des psychopathologischen Befundes und einer sorgfältigen Anamneseerhebung (Exploration zu psychischen, neurologischen und internistischen Vorerkrankungen, Sucht- und Medikamentenanamnese) eine umfassende körperliche Untersuchung notwendig:

— Allgemein-körperliche und neurologische Untersuchung

— Temperaturmessung (Entzündung, Sepsis?)

— Labor (metabolische, endokrine, toxische Störungen, Infektionen, Hypovitaminosen?)

— Urinanalyse (Harnwegsinfekt? Substanzmissbrauch?)

— EEG (Epilepsie? Bei deliranten Syndromen finden sich im EEG häufig deutliche Allgemeinveränderungen)

— EKG (kardiale Ursachen?)

— Thoraxröntgen (pulmonale oder kardiale Ursachen?)

— CCT/cMRT (zerebrale Läsionen?)

— Ggf. Liquordiagnostik (Meningitis?)

> **Tipp**
>
> Die bei vielen deliranten Patienten vorliegende erhöhte Suggestibilität kann mit der sog. Fadenprobe (Patient greift nach einem nicht vorhandenen Faden) oder mit einer Leseprobe (Patient liest von einem leeren Blatt) ermittelt werden.

Bewährt hat sich auch der Einsatz von Screeninginstrumenten wie der Confusion-Assessment-Methode (CAM; Bickel 2007) – ein Fremdbeurteilungsinstrument für Angehörige oder Pflegepersonal. Mit der CAM werden erfasst:

— Beginn und Verlauf der Symptomatik

— Störung der Aufmerksamkeit

— Inkohärenz des Denkens

— Veränderte Bewusstseinslage

Kognitive Funktionen lassen sich ebenfalls über entsprechende Screeninginstrumente (z. B. MMST, Folstein et al. 1990) abschätzen.

18.7.2 Differenzialdiagnosen

Eine wesentliche Differenzialdiagnose deliranter Syndrome sind **Demenzen** (▶ Kap. 17, ◼ Abb. 18.1). Im Vergleich zu demenziellen Syndromen finden sich beim Delir:

18

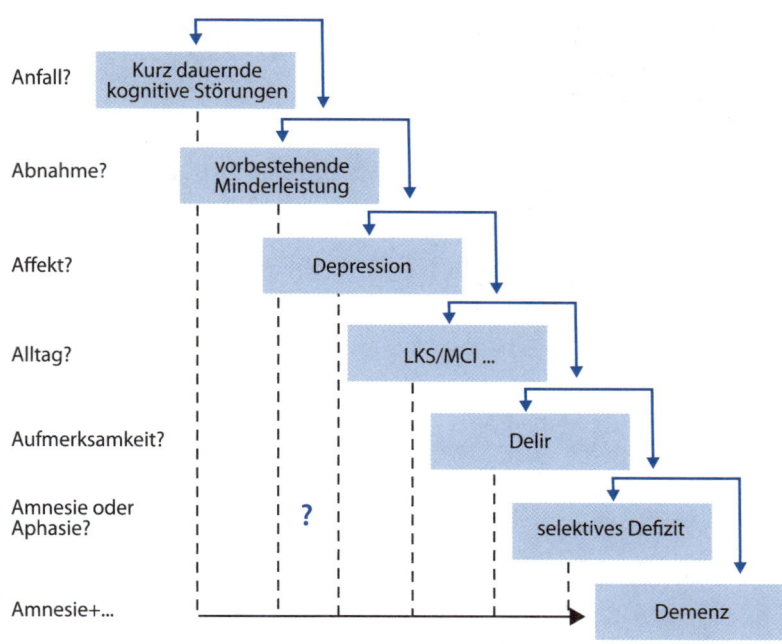

Kurz dauernde kognitive Störungen

Abnahme?

vorbestehende Minderleistung

Affekt?

Depression

Alltag?

LKS/MCI …

Aufmerksamkeit?

Delir

Amnesie oder Aphasie?

?

selektives Defizit

Amnesie+…

Demenz

◘ Abb. 18.1 Differenzialdiagnostische Abgrenzung kognitiver Störungen. (Beyreuther et al. 2002); *LKS* = Leichte kognitive Störung, *MCI* = mild cognitive impairment

- Akuter Beginn
- Fluktuationen der Symptomatik im Tagesverlauf
- Bewusstseinsstörung
- Häufig optische Halluzinationen
- Häufig erhöhte Suggestibilität

Andere psychische Erkrankungen, die differenzialdiagnostisch abzugrenzen sind:

- Schizophrene Erkrankungen (Halluzinationen und Wahnideen sind konstanter und strukturierter, keine Störung des Bewusstseins)
- Akute affektive Störungen
- Psychomotorische Anfälle

18.8 Therapie

Die effektivste Strategie gegen delirante Syndrome ist eine gute **Delirprävention**. Hierzu gehören, insbesondere bei stationär geführten Patienten:

- Explorieren von Risikofaktoren im Vorfeld einer Operation oder stationären Aufnahme, ggf. Acetylcholinesterase-Inhibitoren oder Antipsychotika (niedrigdosiert) präoperativ
- Aufklärung von Patienten und Angehörigen
- Ruhige, entspannende Umgebung schaffen
- Regelmäßiger und überschaubarer Tagesablauf
- Hilfen zur zeitlichen, örtlichen und situativen Orientierung und Tag-/Nachttriggerung ermöglichen (Uhr, Kalender, Vermeidung von Raum- und Personalwechsel, keine fensterlosen Räume, vertraute Gegenstände)

- Zuwendung ohne Überstimulierung
- Frühmobilisation des Patienten
- Ausreichende Hydratation, Ernährung und Oxygenierung
- Effektive Schmerztherapie
- Vermeidung delirogener Medikamente

Bei Vorliegen eines Delirs ist, soweit möglich, die **kausale Therapie** (z. B. bei Verdacht auf anticholinerge Genese Gabe von Acetylcholinesterase-Inhibitoren wie Physostigmin) einer symptomatischen Therapie vorzuziehen.

> **Delir ist immer ein Notfall! Wichtig sind das Erkennen eines Delirs und, soweit möglich, die kausale Therapie (◘ Abb. 18.2).**

Wichtige Sofortmaßnahmen:

- Kontrolle der Vitalparameter und Flüssigkeitsbilanzierung
- Wenn möglich, Absetzen von Risikomedikamenten
- Ggf. Korrektur einer metabolischen Störung
- Bei Infektionsverdacht zügige Einleitung einer kalkulierten Antibiotikatherapie

> **Patienten mit dem Vollbild eines Delirs bedürfen der stationären intensivmedizinischen Behandlung!**

Zur symptomatischen Therapie nicht substanzbedingter deliranter Syndrome stehen grundsätzlich **Antipsychotika** zur Verfügung (◘ Tab. 18.2).

Beim **Delir mit Wahn und Halluzinationen** und/oder starker psychomotorischer Unruhe und Agitation eignen sich hochpotente Antipsychotika, meist aus der Gruppe

| Identifikation von Risikofaktoren und auslösenden Faktoren | Symptomatische Therapie des Delirs | Prävention von Delirkomplikationen und supportive Maßnahmen |

■ **Abb. 18.2** Praktisches Vorgehen bei Delir. (Mod. nach Degirmenci et al. 2009)

- Medikamenten- und Suchtanamnese
- Fremdanamnese
- Umfassende allgemein-körperliche und neurologische Untersuchung
- Labordiagnostik einschließlich Infektdiagnostik

⬇

- Ausschalten Delir auslösender Faktoren einschließlich Absetzen oder Ersetzen delirogener Medikamente, ggf. Dosisreduktion
- Weiterführende Diagnostik, wenn keine auslösenden Faktoren identifizierbar

- Orientierungshilfen geben
- Normalen Schlaf-wach-Rhythmus und ungestörte Nachtruhe fördern
- Ruhige Umgebung und regelmäßigen Tagesablauf schaffen
- Effektive Schmerztherapie
- Aufklärung von Patient und Angehörigen
- Ggf. medikamentöse Behandlung bei starker Agitation/Unruhe, psychotischen Symptomen

- Atemwege freimachen, Aspiration verhindern
- Auf ausreichende Oxygenierung, Flüssigkeits- und Nahrungszufuhr achten
- (Früh-)Mobilisation und Thromboseprophylaxe
- Hautpflege und Dekubitus-prophylaxe

Tab. 18.2 Symptomatische medikamentöse Behandlung des nichtalkoholbedingten Delirs

Präparat	Dosis/Tag [mg]	Wirkung/Nebenwirkung
Haloperidol (z. B. Haldol®)	0,5–10	Antipsychotisch/EPMS und Krampfschwelle senkend
Melperon (z. B. Eunerpan®)	25–200	Antipsychotisch/EPMS und Krampfschwelle senkend
Risperidon (Off-label-Anwendung) (z. B. Risper-dal®)	0,5–2	Antipsychotisch, nur mäßig sedierend; häufige Nebenwirkung: orthostatische Dysregulation
Olanzapin (Off-label-Anwendung) (z. B. Zyprexa®)	2,5–5	Antipsychotisch, Sedierung

der Butyrophenone aufgrund der geringen anticholinergen Eigenschaften (die hohe extrapyramidal-motorische Potenz spielt wegen der meist kurzen Behandlungsdauer keine entscheidende Rolle). Standardsubstanz ist hier Haloperidol. Alternativen dazu stellen die atypischen Antipsychotika Risperidon und Olanzapin dar, die sich als ebenso wirksam in der symptomatischen Behandlung deliranter Syndrome erwiesen haben wie Haloperidol bei potenziell besserer Verträglichkeit, sodass diese insbesondere bei älteren (dementen) Patienten unter Berücksichtigung kardiopulmonaler Risiken sowie der erhöhten Sturzgefahr eingesetzt werden sollten.

Wenn v. a. eine **sedierende** und gegen psychomotorische Unruhe gerichtete Wirkung gewünscht wird, eignen

sich insbesondere niederpotente Antipsychotika; bevorzugt werden sollten Substanzen mit geringer anticholinerger Wirkung (z. B. Melperon).

Besteht ein **Delir im Rahmen eines Alkoholentzugssyndroms**, ist aufgrund der Senkung der Krampfschwelle von einer Behandlung mit Antipsychotika abzusehen; hier sind Benzodiazepine, ggf. kombiniert mit Haloperidol, oder Clomethiazol zu bevorzugen (▶ Abschn. 19.2.4).

18.9   Andere organische psychische Erkrankungen

18.9.1 Organisches amnestisches Syndrom (nicht durch Alkohol oder andere psychotrope Substanzen bedingt) (F04)

Das organische amnestische Syndrom zeichnet sich aus durch:
- Störungen v. a. des Kurzzeitgedächtnisses, weniger stark des Langzeitgedächtnisses (keine Störung des Immediatgedächtnisses)
- Antero- und retrograde Amnesie mit zeitlicher Desorientiertheit
- Häufig Konfabulationen, mangelnde Einsichts- und Entschlussfähigkeit, Apathie

Im Gegensatz zum Delir sind Bewusstsein, Aufmerksamkeit und Wahrnehmung nicht gestört.

Ätiologisch findet sich eine zerebrale Schädigung oder Erkrankung wie ein Insult oder Schädel-Hirn-Trauma. Häufiger ist ein amnestisches Syndrom auf der Grundlage eines langjährigen Alkoholmissbrauchs (sog. Korsakow-

Syndrom ► Abschn. 19.2.5; dieses wird nicht bei den organischen psychischen Erkrankungen klassifiziert).

Das organische amnestische Syndrom ist in Abhängigkeit von der zugrunde liegenden zerebralen Läsion potenziell reversibel.

18.9.2 Andere psychische Erkrankungen aufgrund einer zerebralen Schädigung oder Funktionsstörung oder einer körperlichen Krankheit (F06)

Zu den anderen psychischen Erkrankungen aufgrund einer zerebralen Schädigung oder Funktionsstörung oder einer körperlichen Krankheit gehören u. a. organische Halluzinose, organische wahnhafte (schizophrenieforme) Störung, organische affektive Störung, organische Angststörung usw. Diese Störungen unterscheiden sich von der Symptomatik her nicht von der primär »nicht organischen« psychischen Erkrankungen.

Allgemeine diagnostische Kriterien:
- Vorliegen einer zerebralen Erkrankung, Verletzung oder Funktionsstörung oder einer systemischen somatischen Erkrankung, die mit einer entsprechenden psychischen Symptomatik einhergehen kann
- Zeitlicher Zusammenhang zwischen dem Auftreten der zugrunde liegenden Krankheit und den psychischen Symptomen
- Rückbildung der psychischen Symptomatik nach Rückgang oder Verbesserung der zugrunde liegenden Erkrankung
- Kein überzeugender Hinweis auf eine andere mögliche Ursache

18.9.3 Organische Persönlichkeitsstörung (F07.0)

Eine organische Persönlichkeitsstörung in Form einer auffälligen Veränderung des prämorbiden Verhaltens geht zurück auf eine zerebrale Erkrankung, Läsion oder Hirnfunktionsstörung. Die organische Persönlichkeitsstörung gehört wie die demenziellen Syndrome zu den **chronischen** hirnorganischen Psychosyndromen.

Eine organische Persönlichkeitsstörung lässt sich diagnostizieren, wenn mindestens 2 der folgenden Kriterien vorliegen:
- Verminderte Fähigkeit, zielgerichtete Aktivitäten durchzuhalten oder Befriedigungen aufzuschieben
- Impulsivität
- Veränderte Emotionalität: Affektlabilität, Euphorie, inadäquate Witzelsucht, Gereiztheit, Wutausbrüche, Apathie

- Misstrauen, paranoides Denken und/oder ständige Beschäftigung mit einem einzigen, oft abstrakten Thema
- Auffälligkeiten der Sprache (Umständlichkeit, Begriffsunschärfe, zähflüssiges Denken)
- Verändertes Sexualverhalten

❓ Übungsfragen
1. Nennen Sie die klinischen Charakteristika des Delirs.
2. Führen Sie häufige Ursachen des Delirs auf.
3. Für welche Medikamente besteht ein erhöhtes Risiko, ein Delir auszulösen?
4. Beschreiben Sie Maßnahmen zur Delirprophylaxe.
5. Geben Sie Vorschläge für die symptomatische pharmakologische Behandlung eines nichtalkoholbezogenen Delirs.
6. Was wird unter organischer Halluzinose verstanden?

Weiterführende Literatur

Beyreuther K, Einhäupl KM, Förstl H, Kurz A (2002) Demenzen. Grundlagen und Klinik. Thieme, Stuttgart

Bickel H (2007) Deutsche Version der Confusion Assessment Method (CAM) zur Diagnose eines Delirs. Psychosom Konsiliarpsychiatr 1: 224–228

Böhner H, Hummel TC, Habel U, Miller C, Reinbott S, Yang Q, Gabriel A, Friedrichs R, Müller EE, Ohmann C, Sandmann W, Schneider F (2003) Predicting delirium after vascular surgery. A model based on pre- and intraoperative data. Ann Surg 238: 149–156

Degirmenci Ü, Kornhuber J, Weith M (2009) Delirante Syndrome. Psychiatr Psychother up2date 6: 377–388

Folstein MF, Folstein SE, McHugh PR (1990) MMST. Mini-Mental-Status-Test. Deutschsprachige Fassung von Kessler J, Denzler P, Markowitsch HJ. Beltz, Weinheim

Frölich L (2006) Andere chronische organische Störungen. In: Rupprecht R, Hampel H (Hrsg) Roter Faden Psychiatrie und Psychotherapie. WVG, Stuttgart, S 226–232

Lindesay J, McDonald A, Rockwood K (2009) Akute Verwirrtheit – Delir im Alter. Praxishandbuch für Pflegende und Mediziner. Huber, Bern

Pantel J (2006) Akute organische Störungen. In: Rupprecht R, Hampel H (Hrsg) Roter Faden Psychiatrie und Psychotherapie. WVG, Stuttgart, S 151–155

Potter J, George J (2006) The prevention, diagnosis and management of delirium in older people: concise guidelines. Clinical Medicine 6: 303–308

Schneider F, Böhner H, Habel U, Salloum JB, Stierstorfer A, Hummel TC, Miller C, Friedrichs R, Müller EE, Sandmann W (2002) Risk factors for postoperative delirium in vascular surgery. Gen Hosp Psychiatry 24: 28–34

Psychische und Verhaltensstörungen durch psychotrope Substanzen (F1)

U. S. Zimmermann, I. Mick, K. Mann

»Kurzinfo«

- Sowohl **genetische** als auch **Umweltfaktoren** beeinflussen die Entwicklung von Suchterkrankungen
- **Schädlicher Gebrauch** einer Substanz liegt vor, wenn infolge des Substanzkonsums bereits eine Gesundheitsschädigung körperlicher oder psychischer Art eingetreten ist
- Bei **Abhängigkeit** besteht ein unwiderstehliches Verlangen, sich eine psychotrope Substanz fortgesetzt oder periodisch zuzuführen, verbunden mit Kontrollverlust bezüglich des Konsums und einer substanzbezogenen Ausrichtung des Verhaltens; körperliche Aspekte hierbei sind Toleranzentwicklung und Entzugssymptome nach Reduktion oder Absetzen der Substanz
- Ein **Alkoholentzugssyndrom** geht mit ausgeprägter vegetativer Symptomatik einher und sollte grundsätzlich stationär behandelt werden
  - Akute Komplikationen sind v. a. Delir und zerebrale Krampfanfälle
  - Eine medikamentöse Therapie ist meist erforderlich und erfolgt vorwiegend mit Clomethiazol (nur im stationären Setting) oder Benzodiazepinen, teilweise mit Antikonvulsiva
- Neben **psycho- und soziotherapeutischen Maßnahmen** stehen zur **pharmakologischen Rückfallprophylaxe** nach Entgiftung von Alkohol Anticravingsubstanzen zur Verfügung (Acamprosat, Naltrexon)
- Therapeutische Maßnahmen bei der **Nikotinentwöhnung** bestehen in verhaltenstherapeutisch basierten Raucherentwöhnungsgruppen und Pharmakotherapie (Nikotinersatzpräparate, Vareniclin, Bupropion)
- Unter den Medikamenten mit Suchtpotenzial besitzen **Benzodiazepine** die größte Relevanz; eine Abhängigkeit von Benzodiazepinen kann auch bei therapeutischen Dosierungen ohne Dosissteigerung entstehen
- **Opiate/Opioide** besitzen ein **hohes Abhängigkeitspotenzial**; therapeutische Ziele können entweder **abstinenzorientiert** (stationäre Entgiftung, anschließende stationäre Rehabilitation) oder – zumindest vorübergehend – **schadensbegrenzend** sein (Substitutionsbehandlung mit Methadon, Bupropion oder Diamorphin)
- **Cannabinoide** sind eine häufige **Einstiegsdroge** für andere Suchterkrankungen; regelmäßiger Cannabiskonsum steigert das Risiko für die Entwicklung einer psychotischen Erkrankung; hochdosierter Cannabiskonsum kann einhergehen mit einem **amotivationalen Syndrom**
- **Partydrogen** (Kokain, andere Stimulanzien, Halluzinogene) haben eine stimulierende Wirkung und werden oft ohne eindeutige Präferenz gegenseitig austauschbar konsumiert
- **Polytoxikomanie (multipler Substanzgebrauch)** bezeichnet Mehrfachabhängigkeit, wobei die Substanzauswahl beliebig und ohne Präferenz erfolgt

19.1 Gemeinsame Aspekte von Suchterkrankungen

19.1.1 Klassifikation

Die ICD-10 klassifiziert die stoffgebundenen Suchterkrankungen nach der **Art der konsumierten Substanz**:
- F10: Störungen durch Alkohol
- F11: Störungen durch Opioide
- F12: Störungen durch Cannabinoide
- F13: Störungen durch Sedativa oder Hypnotika
- F14: Störungen durch Kokain
- F15: Störungen durch andere Stimulanzien einschließlich Koffein
- F16: Störungen durch Halluzinogene
- F17: Störungen durch Tabak
- F18: Störungen durch flüchtige Lösungsmittel
- F19: Störungen durch multiplen Substanzgebrauch und Konsum anderer psychotroper Substanzen

Für jede der aufgeführten Substanzen kann weiter die **Art der Erkrankung** in der ICD-10 kodiert werden:
- Akute Intoxikation (akuter Rausch) (F1x.0)
- Schädlicher Gebrauch (F1x.1)
- Abhängigkeitssyndrom (F1x.2)
- Entzugssyndrom (F1x.3)
- Entzugssyndrom mit Delir (F1x.4)
- Psychotische Störung (F1x.5)
- Amnestisches Syndrom (F1x.6)
- Restzustand und verzögert auftretende psychotische Störung (F1x.7)
- Sonstige psychische und Verhaltensstörungen (F1x.8)
- Nicht näher bezeichnete psychische und Verhaltensstörung (F1x.9)

19.1.2 Epidemiologie

In Deutschland sind etwa:
- 2 Mio. Menschen alkoholabhängig
- 4,3 Mio. Personen abhängige Raucher (insbesondere Jugendliche und junge Erwachsene)
- 1,4 Mio. Personen medikamentenabhängig, was bei der überwiegenden Mehrzahl von 1,1 Mio. auf Benzodiazepine zurückzuführen ist (zu zwei Dritteln sind Frauen betroffen)
- 240.000 Menschen von Cannabis abhängig
- 175.000 Menschen von sonstigen illegalen, sog. harten Drogen wie Heroin, andere Opiate, Kokain und Amphetaminen abhängig (◘ Abb. 19.1, ◘ Abb. 19.2)

Der Trend der letzten Jahre zeigt, dass der Heroinkonsum abnimmt, während der Konsum von Kokain und Am-

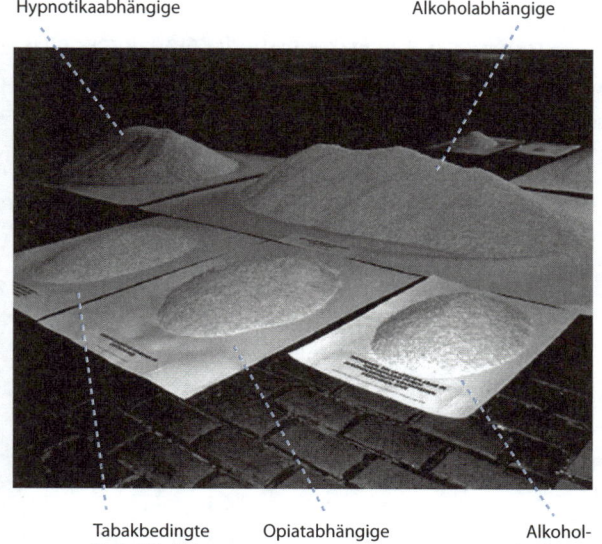

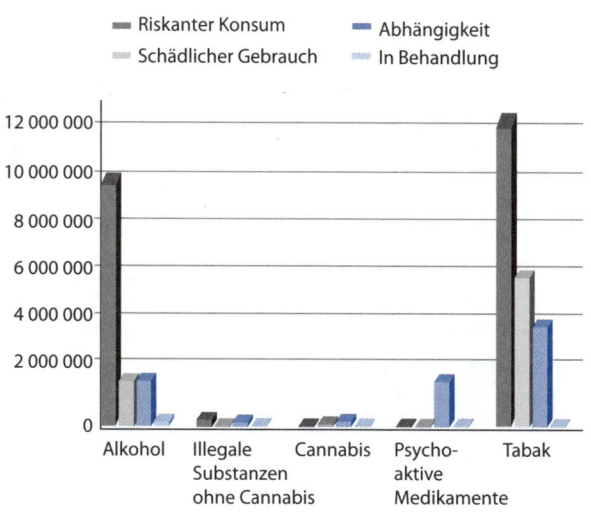

Abb. 19.1 Veranschaulichung der Häufigkeit verschiedener Abhängigkeitserkrankungen. Jedes Reiskorn stellt einen Menschen dar. Kunstaktion »Of All the People in All the World« der Gruppe »Stan's Café«, Mannheim 2005

Abb. 19.2 Häufigkeit von Konsum und Abhängigkeit von psychoaktiven Substanzen und ihrer Therapie in Deutschland. (Herbst et al. 1996, mod. nach Wienberg 2002)

phetaminen offenbar steigt. Gleichzeitig werden Alkohol, Tabak und Cannabinoide immer früher im Leben und in immer größeren Mengen konsumiert.

19.1.3 Ätiologie

Die Genese von Suchterkrankungen stellt ein multifaktorielles Geschehen dar, wobei sich genetische und Umweltfaktoren wechselseitig beeinflussen.

Ein genetischer Einfluss (insbesondere bei der Alkoholerkrankung) gilt als gesichert. Insgesamt dürfte der genetische Einfluss etwa ebenso stark sein wie der von Umweltfaktoren. Soziale Faktoren wie Verfügbarkeit von Drogen, gesetzliche Regelungen, soziale Strömungen und kulturelle Traditionen sowie das Verhalten von Gleichgestellten (Peergroup) spielen insbesondere für den Erstkonsum eine bedeutsame Rolle.

Eine bestimmte Suchtpersönlichkeit gibt es nicht, allerdings sind die emotional-instabile und die dissoziale Persönlichkeitsstörung mit einem erhöhten Risiko für eine Abhängigkeit, insbesondere von Alkohol, verbunden.

Unabhängig von anderen Entstehungsfaktoren fördert die reine Substanzwirkung für sich genommen die Suchtentwicklung, wobei das Suchtpotenzial der verschiedenen Substanzen differiert (Abb. 19.3).

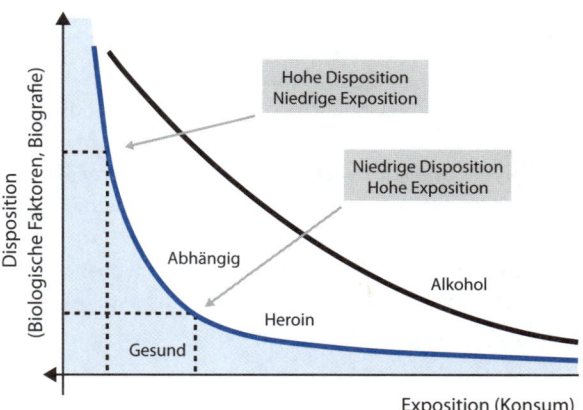

Abb. 19.3 Dispositions-Expositions-Modell zur Suchtentstehung. Bei ausgeprägter Disposition kommt es bereits bei niedriger Exposition zur Suchtentstehung und umgekehrt. Der Verlauf des Grenzbereichs ist abhängig vom Suchtpotenzial der jeweiligen Substanz

19.1.4 Diagnostik

Die ICD-10-Kriterien für schädlichen Gebrauch und Abhängigkeit gelten unabhängig von der jeweiligen Substanz.

> **Diagnostische Leitlinien (ICD-10): F1x.1 Schädlicher Gebrauch**
> — Aufgrund des Substanzgebrauchs eingetretene körperliche oder psychische Schäden
> — Die Art der Störung sollte deutlich festgestellt und bezeichnet werden können
>
> ▼

> — Das Konsummuster besteht seit mindestens einem Monat oder trat wiederholt in den letzten 12 Monaten auf

Diagnostische Leitlinien (ICD-10): F1x.2 Abhängigkeitssyndrom

Drei oder mehr der folgenden Kriterien müssen gleichzeitig während eines zusammenhängenden Zeitraums von einem Monat bestehen oder, falls sie für eine kürzere Zeit gemeinsam aufgetreten sind, sollten sie innerhalb von 12 Monaten wiederholt bestanden haben:

1. Körperliches Entzugssyndrom bei Reduktion oder Absetzen der Substanz
2. Toleranzentwicklung gegenüber den Substanzeffekten (Wirkungsverlust einer Substanz nach wiederholtem Konsum derselben)
3. Starkes Verlangen (»Craving«) oder eine Art Zwang, die Substanz zu konsumieren
4. Verminderte Kontrolle über den Substanzgebrauch, d. h. über Beginn, Beendigung oder die Menge des Konsums
5. Einschränkung wichtiger anderer Aktivitäten
6. Anhaltender Substanzkonsum trotz eindeutig schädlicher Folgen

Kriterien 1 und 2 beschreiben körperliche Abhängigkeitszeichen, Kriterien 3–6 Anzeichen der psychischen Abhängigkeit.

Hierbei ist zu beachten, dass körperliche Abhängigkeitszeichen nicht notwendigerweise auftreten müssen (Halluzinogene, Cannabisprodukte) und gelegentlich auch bei alkoholabhängigen Patienten fehlen.

19.1.5 Verlauf und Prognose

Unbehandelt verlaufen Suchterkrankungen meistens chronisch-progredient. Verläufe mit abstinenten Episoden, die von Rezidiven unterbrochen werden, stellen daher oft einen wesentlichen Therapieerfolg dar.

19.1.6 Therapie

Viele Betroffene zeigen anfänglich wenig Krankheitseinsicht oder bagatellisieren ihr Suchtproblem. Eine der wesentlichen Aufgaben in der **Kontaktphase** ist daher das Schaffen von Problembewusstsein und Veränderungsmotivation.

Dem Schaffen von Veränderungsmotivation dient als grundlegender Interaktionsstil die **motivierende Gesprächsführung** (Miller u. Rollnick 2005). Das Prinzip der motivierenden Gesprächsführung besteht darin, dass der Patient in der Diskussion über tatsächliche negative Folgen des Substanzkonsums selbst Einsicht gewinnt in die Notwendigkeit der Verhaltensänderung – ohne dass der Patient dabei belehrt oder beschuldigt wird. Wichtig hierbei ist auch das Festlegen von erreichbaren und sinnvollen Zielen.

Merkmale der motivierenden Gesprächsführung

- Empathische Grundhaltung mit Verzicht auf Konfrontation
- Förderung der Wahrnehmung von Diskrepanzen zwischen Selbstbild und Wirklichkeit
- Aufbau von Selbstvertrauen bezüglich der Fähigkeit zur Abstinenz
- Vereinbarung von gemeinsam erarbeiteten, exakt umschriebenen Behandlungszielen

Techniken der motivierenden Gesprächsführung

- Offene Fragen ohne implizite Wertung
- Reflektierendes Zuhören
- Positive Rückmeldungen
- Strukturierte Zusammenfassung der Äußerungen des Patienten

Hilfreich ist die Technik der motivierenden Gesprächsführung dann, wenn die Patienten zumindest ein gewisses Maß an Einsichts- und ausreichende Gesprächsfähigkeit mitbringen. Ist dies nicht der Fall und v. a. bei fortgeschritteneren körperlichen Folgeerkrankungen und nach häufigen frustranen Abstinenzversuchen ist eher eine konfrontative Kommunikation indiziert.

Eine **Entgiftung** sollte wegen möglicher Komplikationen im Grundsatz vollstationär durchgeführt werden.

Die rehabilitative **Entwöhnungsbehandlung** dient der Festigung der Abstinenz und umfasst daher primär psychotherapeutische, sozialpsychiatrische und rehabilitative Maßnahmen. Zu den verhaltenstherapeutischen Elementen können gehören:

- Analyse von Rückfallsituationen
- Rollenspiele zur Rückfallprophylaxe
- Soziales Kompetenztraining
- Expositionstraining

Die Entwöhnung kann stationär, teilstationär oder ambulant erfolgen. Kostenträger sind primär die Rentenversicherung, bei bereits berenteten oder nicht rentenversicherten Patienten die Krankenkassen.

An die Entwöhnungsbehandlung schließt sich zur weiteren Stabilisierung eine **Nachsorgephase** an. Die Nachsorge findet in der Regel ambulant statt und umfasst beispielsweise den Besuch von Selbsthilfegruppen.

Das primär anzustrebende therapeutische Ziel beim Vorliegen einer Abhängigkeitserkrankung ist die lebenslange vollständige Abstinenz. Eine Reduktion des Substanzkonsums im Sinne eines »**kontrollierten Konsums**« sollte nur bei riskantem oder schädlichem Gebrauch angeraten werden, wenn die oben beschriebenen Abhängigkeitskriterien nicht zutreffen.

19.2   Alkohol (F10)

Riskanter Konsum von Alkohol liegt laut WHO vor, wenn noch keine alkoholbedingte Schädigung eingetreten, jedoch bei Fortsetzen des Konsums zu erwarten ist. Bei Männern ist dies ab einer konsumierten Alkoholmenge von etwa 30 g/Tag, bei Frauen ab ca. 20 g/Tag der Fall (20 g Alkohol entsprechen beispielsweise 0,5 l Bier oder 0,25 l Wein). Nach aktuelleren Empfehlungen der Deutschen Hauptstelle für Suchtfragen (DHS) sind diese Grenzwerte sogar noch niedriger anzusetzen und liegen für Männer bei 20–24 g täglich, für Frauen bei etwa der Hälfte davon (10–12 g).

Riskanten Konsum von Alkohol betreiben ca. 10 Mio. Menschen in Deutschland, schädlichen Gebrauch mit bereits eingetretenen körperlichen oder psychischen Gesundheitsschäden etwa 3 Mio. Menschen.

> ❯ **Bereits bei relativ geringen Trinkmengen kann es bei regelmäßigem Alkoholkonsum zu körperlichen Folgeerkrankungen kommen, wie arterielle Hypertonie, Gastritis, Unfälle, Malignome.**

19.2.1 Klinik

Die Kriterien für das Vorliegen eines schädlichen Gebrauchs von Alkohol oder einer Alkoholabhängigkeit sind in ▶ Abschn. 19.1.4 beschrieben.

Die am besten validierte Typisierung Alkoholkranker stellt die Einteilung nach C. R. Cloninger dar:

- **Typ I**: später, langsamer Erkrankungsbeginn, geringere genetische Belastung, ausgeglichenes Geschlechterverhältnis, hohe »reward dependence« (Belohnungsabhängigkeit), starke »harm avoidance« (Schadensvermeidung), relativ gute soziale Einbindung, vergleichsweise gute Prognose
- **Typ II**: früher, schneller Beginn, starke genetische Belastung, häufig komorbide dissoziale oder emotional instabile Persönlichkeitsstörung, hohes »sensation seeking« (verstärkte Suche nach neuen, stimulierenden Reizen), v. a. Männer sind betroffen, oft Konsum weiterer Substanzen, relativ ungünstige Prognose

19.2.2 Diagnostik

Ein erstes Screening auf einen pathologischen Alkoholkonsum kann im Rahmen der Anamnese anhand des **CAGE-Tests** erfolgen, der aus 4 Fragen besteht:

- »**C**ut Down Drinking«: »Haben Sie daran gedacht oder auch versucht, Ihren Alkoholkonsum zu reduzieren?«
- »**A**nnoyance«: »Haben Sie sich schon einmal darüber geärgert, dass Ihr Trinkverhalten von anderen kritisiert wurde?«
- »**G**uilty«: »Empfinden Sie Schuldgefühle wegen Ihres Trinkens?«
- »**E**ye Opener«: »Haben Sie Alkohol benutzt, um morgens ›in Gang‹ zu kommen?«

Mindestens 2 positive Antworten geben Hinweis auf einen pathologischen Alkoholkonsum.

Bei Hinweisen auf Alkoholabhängigkeit oder schädlichen Gebrauch sollte das Alkoholkonsummuster genauer erfragt werden. Hierbei können spezifische Fragebögen behilflich sein, wie beispielsweise die deutsche Version des AUDIT-C-Screening-Tests (Wetterling u. Veltrup 1997).

Klinische, v. a. äußerliche, aber auch laborchemische Auffälligkeiten können zudem Hinweise auf das Vorliegen einer Alkoholabhängigkeit geben (◨ Tab. 19.1).

Typische **klinische Hinweiszeichen** sind:

- Rötung von Gesicht, Dekolleté, Handinnenflächen
- Konjunktivitis
- Vergröberte, vorgealterte Haut, Spider naevi
- Rhinophym, Dupuytren-Kontraktur
- Schwitzen, Zittern
- Foetor ex ore (Alkohol oder überdeckende stark riechende Lutschpastillen)
- Starkes Rauchen (bei mehr als 80 % aller Alkoholiker)
- Rippenfrakturen ohne Fremdeinwirkung (frisch oder im Röntgenbild)

Bei Hinweisen auf das Vorliegen einer Alkoholerkrankung sollten weitere Maßnahmen eingeleitet werden:

- Suchtdiagnose verifizieren bzw. ausschließen
- Screening auf:
  - Alkoholfolgeerkrankungen
  - Anderweitigen Suchtmittelgebrauch
  - Typische Infektionskrankheiten
  - Vitaminmangel

◻ Tab. 19.1 Laborkonstellationen, die auf Alkoholabhängigkeit hinweisen können (ohne Nennung der Zeichen einer Leberfunktionsstörung)

Parameter	Veränderung	Bemerkungen
γ-GT	Erhöht	Bei 70–80 %, normalisiert sich rasch, die Höhe korreliert nicht mit dem Schweregrad der Sucht oder der Leberschädigung
ALAT (GPT), ASAT (GOT)	Erhöht	Weniger spezifisch als γ-GT, zeigt eine Leberschädigung an
MCV	Erhöht	Aufgrund Vitamin-B_{12}-Mangels, normalisiert sich bei Abstinenz erst im Verlauf mehrerer Wochen
Thrombozyten, Erythrozyten	Erniedrigt	Wegen alkoholtoxischer Knochenmarksdepression
Natrium	Erniedrigt	
HDL-Cholesterin	Erhöht	
Asialotransferrin = carbohydratdefizientes Transferrin (CDT)	Erhöht	Höchste Spezifität, zeigt chronischen Alkoholkonsum von >60 g/Tag an, Normalisierung mit einer Halbwertszeit von 2 Wochen bei Abstinenz

19.2.3 Komorbidität und Folgeerkrankungen

Bei Verdacht auf eine Alkoholerkrankung muss immer auch an das komorbide Vorliegen **weiterer Suchterkrankungen** gedacht werden, was ggf. durch kombinierte Drogenschnelltests im Urin verifiziert werden kann (▶ Abschn. 7.5), wobei allerdings ein negatives Ergebnis selbst kurz zurückliegenden Drogenkonsum nicht mit Sicherheit ausschließen kann.

Oft bestehen neben der Suchterkrankung noch **weitere psychische Erkrankungen**, am häufigsten depressive Störungen, Angststörungen und Persönlichkeitsstörungen (insbesondere dissoziale Persönlichkeitsstörung).

Bei alkoholabhängigen Patienten ist aufgrund der mit der Erkrankung verbundenen Risikofaktoren (z. B. unzureichende Ernährung, Immundefizite) besonders auf das mögliche Vorliegen von **körperlichen Folgeerkrankungen** zu achten:
- Tuberkulose
- Hepatitis B und C sowie HIV
- Vitamin-B-Mangelerkrankungen, insbesondere Thiaminmangel (**Cave**: Gefahr der Wernicke-Enzepha-

lopathie; Thiamin sollte daher großzügig substituiert werden), Vitamin-B_{12}-Mangel
- Folgeerkrankungen des Rauchens, das mehr als 80 % aller Patienten mit einer Alkoholerkrankung exzessiv betreiben
- Alkoholische Fettleber bis hin zur Leberzirrhose
- Akute oder chronische Pankreatitiden
- Gastritis, Refluxösophagitis und Magen-Darm-Ulzera
- Ösophagusvarizen
- Oropharyngeale Neoplasien (v. a. bei kombiniertem Trinken und Rauchen)
- Polyneuropathie

19.2.4 Therapie

Voraussetzung für die Behandlung der Alkoholabhängigkeit ist zunächst die Entgiftung von Alkohol, die aufgrund potenziell lebensbedrohlicher Komplikationen im Rahmen eines Alkoholentzugssyndroms in der Regel vollstationär durchgeführt wird.

Qualifizierte Entgiftung – Sie basiert auf einem stationären Klinikaufenthalt von etwa 3 Wochen Dauer und setzt sich aus mehreren therapeutischen Komponenten zusammen, die von Ärzten, Psychologen, Gesundheits- und Krankenschwestern/-pflegern und Sozialarbeitern geleistet werden.

Therapeutische Komponenten der qualifizierten Entgiftung sind:
- Ärztliche Einzelgespräche
- Ärztliche Gruppenvisiten (medizinische Informationen und Erfahrungen über Suchterkrankungen)
- Gruppengesprächstherapie (individuelle Analyse von Abhängigkeitsentwicklung und Rückfallsituationen und deren Diskussion in der Gruppe)
- Kompetenztraining (Rollenspiele zur Bewältigung alkoholspezifischer schwieriger Situationen)
- Einüben von Entspannungsverfahren
- Frühsportgruppen
- Ergotherapeutische Gruppen (verbunden mit Training sozialer Kompetenzen während themenzentriertem Arbeiten)
- Tagesauswertung (Bilanz der Erlebnisse und Erkenntnisse des abgelaufenen Tages)

Alkoholentzugszeichen und ihre Behandlung

Alkoholentzugssyndrom – Es bezeichnet charakteristische, v. a. vegetative Symptome, die nach Beendigung regelmäßigen Alkoholkonsums auftreten. Dazu gehören Zittern, Schwitzen, Tachykardie, Hypertonie, Nervosität und Unruhe, Übelkeit und Erbrechen, Kopfschmerzen, Schlaflosigkeit, in schweren Fällen auch Fieber.

◘ **Tab. 19.2** Verwendete Medikamente und Zielsymptomatik bei Alkoholentzug[a]

Medikamente	Vegetative Entzugszeichen	Anfallsschutz	Delirprophylaxe	Anmerkung
Clomethiazol (Distraneurin®)	++	++	+	Wirkdauer nur 2–4 h
Benzodiazepine	++	++	0	Lang wirksame, z. B. Diazepam (z. B. Valium®); »Off-label-Anwendung«
Antipsychotika	0	–	++	Nur zur Delirtherapie in Kombination mit Anfallsschutz
Tiaprid (Tiapridex®)	+	0	?	Auch bei BAK[b] >1 ‰; »Off-label-Anwendung«
Carbamazepin (z. B. Tegretal®)	0	++	0	Auch bei BAK[b] >1 ‰
Clonidin (z. B. Catapresan®)	+	0	0	Kann den Schweregrad des Entzugs verschleiern, Zulassung zur Behandlung von Hypertonie

[a] +: wirksam, ++: gut wirksam, 0: unwirksam, –: kontraproduktiv; [b] BAK: Blutalkoholkonzentration.

Das Alkoholentzugssyndrom tritt etwa 12–24 h nach Abstinenz oder Trinkmengenreduktion auf. Krampfanfälle und Delirien können als Komplikationen des Alkoholentzugs vorkommen.

Pathophysiologisch ist das Entzugssyndrom durch Adaptionsvorgänge der Neurotransmitter **GABA** und **Glutamat** erklärbar: Chronischer Alkoholkonsum stimuliert das GABAerge und dämpft das glutamaterge System. Infolge neuroadaptiver Vorgänge kommt es bei fortgesetztem Alkoholkonsum reaktiv zur Unteraktivität von GABA und Überaktivität von Glutamat. Fällt die Wirkung von Alkohol plötzlich weg, führt dies zu einer neuronalen Übererregbarkeit, da die exzitatorische Wirkung von Glutamat gesteigert und gleichzeitig die inhibitorische Aktivität von GABA reduziert ist.

Generell kann davon ausgegangen werden, dass mit der Anzahl der Entzüge auch die Komplikationsrate steigt. So führen rezidivierende Entzüge zu immer gravierenderen Schäden, was auf exitotoxische Schädigung von Neuronen zurückzuführen ist.

Zur Erfassung und Überwachung des Alkoholentzugssyndroms ist es hilfreich, dies standardisiert beispielsweise mit Hilfe des **Alkoholentzugssymptombogens** (AESB) (Lange-Asschenfeldt et al. 2003) oder der deutschen Version der sog. **Clinical Institute Withdrawal Assessment for Alcohol** (CIWA-A-Skala; Stuppäck et al. 1995) zu tun. Im stationären Setting hat es sich bewährt, diese Skalen alle 2 h durchzugehen und den Entzug medikamentös zu behandeln, sobald die Punktzahl über einem gewissen Wert liegt. Ziele der medikamentösen Behandlung sind:

- Erleichterung des Entzugs für den Patienten durch Minderung der vegetativen Entzugssymptome
- Vorbeugung von epileptischen Anfällen und Delirien

Die zur Behandlung des Alkoholentzugs geeigneten Medikamente sind in ◘ Tab. 19.2 aufgelistet. Es ist zu beachten, dass bei entsprechend prädisponierten Patienten schwere Entzugssymptome bereits bei Blutalkoholkonzentrationen (BAK) zwischen 1 und 2 ‰ auftreten können. Andererseits sollte eine Behandlung mit Benzodiazepinen oder Clomethiazol erst dann erfolgen, sobald die BAK unter 1 ‰ gesunken ist, da sonst aufgrund der Interaktion mit Alkohol die Gefahr einer Übersedierung mit Atemstillstand zu hoch ist. Bei schweren Entzugszeichen trotz einer BAK von über 1 ‰ kann jedoch eine Behandlung mit Tiaprid und Carbamazepin bereits begonnen werden.

Clomethiazol ist nur zur stationären Behandlung zugelassen. Aufgrund der Nebenwirkungen von Clomethiazol (Atemdepression, hypotone Blutdruckreaktion, bronchiale Hypersekretion) sollte dieses Präparat nicht bei kardiopulmonalen Begleiterkrankungen angewandt werden. In diesem Fall ist eine Off-label-Behandlung mit **Benzodiazepinen** (z. B. 10 mg Diazepam pro Stunde bis zur Symptomfreiheit; die Tageshöchstdosis kann dabei bis zu 100 mg betragen) vorzuziehen. Allerdings haben Benzodiazepine, verglichen mit Clomethiazol, bei der Behandlung des Delirs keine ausreichende Effektivität.

Sowohl Clomethiazol als auch Benzodiazepine sollten nicht abrupt abgesetzt, sondern über 4–7 Tage langsam ausgeschlichen werden.

Zur Behandlung des Alkoholentzugs im ambulanten Setting wird die Kombination Tiaprid plus Carbamazepin empfohlen, wobei die Patienten hier 1- bis 2-mal täglich gesehen werden und dabei die Entzugsschwere beispielsweise mit dem AES-Bogen oder der CIWA-A erfasst werden sollte.

Aufgrund der möglichen Komplikationen wie Krampfanfälle und Delirien sollten Entzüge aber grundsätzlich möglichst unter stationären Bedingungen erfolgen. Eine ambulante Entgiftung kann dann erwogen werden, wenn folgende Bedingungen erfüllt sind:

- Anamnestisch keine schwerwiegenden Entzugserscheinungen bei Absetzversuchen
- Keinerlei Hinweise für frühere epileptische Anfälle oder Delir
- Ununterbrochene Betreuung durch eine häusliche Vertrauensperson gewährleistet
- Verzicht auf gefährliche Tätigkeiten (z. B. Führen von Kraftfahrzeugen) gewährleistet

❯ **Komplikationen sind zu erwarten bei positiver Anamnese für schwere vegetative Entzugserscheinungen, Entzugskrämpfen oder Delirien. Auch »Spiegeltrinker« mit einer täglichen Alkoholeinnahme von mehr als 150 g/Tag sowie polytoxikomane Patienten, Patienten mit psychischer oder somatischer Komorbidität (v. a. kardiovaskulär) sowie sozialer Instabilität sollten nicht ambulant entgiftet werden.**

■■ **Komplikationen der Alkoholentgiftung**

Unbehandelt kommt es bei einem Alkoholentzug in mindestens jedem 10. Fall zum Auftreten einer Komplikation, wobei Krampfanfälle und Delirien die häufigsten sind. Das Risiko einer Komplikation steigt mit der Höhe der Trinkmenge und der Dauer des Konsums sowie der Anzahl vorhergehender Entzüge.

Alkoholentzugsanfälle

Entzugsbedingte Krampfanfälle treten so gut wie immer in Form von Grand-mal-Anfällen auf, was auch noch einige Tage nach vollständigem Abklingen des vegetativen Entzugssyndroms möglich ist. Die Patienten müssen darüber aufgeklärt und eine entsprechende Verhaltensanpassung besprochen werden.

❯ **Das Führen von Kraftfahrzeugen sowie andere potenziell gefährliche Tätigkeiten sollten mindestens für 2 Wochen nach Beginn einer Alkoholentgiftung strikt vermieden werden.**

Alkoholentzugsanfälle sollten immer medikamentös behandelt werden, da die Gefahr des Übergangs in statusartige Häufungen oder einen Status epilepticus besteht. Notfallmäßig werden Benzodiazepine (rektal oder parenteral) gegeben. Zudem sollte eine rasche Aufdosierung mit einem Antikonvulsivum, z. B. Carbamazepin, erfolgen. Die antikonvulsive Therapie sollte für etwa 2 Wochen weitergeführt und danach innerhalb einer Woche ausgeschlichen werden.

Alkoholentzugsdelir

Das Alkoholentzugsdelir ist gekennzeichnet durch Desorientiertheit, innere Unruhe, Nesteln, starke Aufmerksamkeits- und Kurzzeitgedächtnisstörungen, rasche und plötzliche Wechsel von Hypo- und Hyperaktivität, Letzteres häufig gepaart mit raptusartigem fremdaggressiven Verhalten, das durch Halluzinationen und Wahngedanken geleitet sein kann. Die Halluzinationen sind in der Regel optischer Art (häufig kleine, dunkle bewegliche Punkte, die als »Tierchen« interpretiert werden) und oft klinisches Leitsymptom, jedoch nicht diagnostisch ausschlaggebend.

Eine vitale Gefährdung beim Alkoholentzugsdelir besteht aufgrund

- des psychosegeleiteten, desorganisierten Verhaltens mit resultierender Fremd- oder Eigengefährdung bis hin zum Suizid und
- der vegetativen Störungen mit massiver Hypertonie, Elektrolytentgleisung, Fieber, Atemregulationsstörungen und Grand-mal-Anfällen.

❯ **Patienten mit dem Vollbild eines Alkoholentzugsdelirs bedürfen intensivmedizinischer Behandlung und Überwachung, u. a. infolge der hohen erforderlichen Dosierungen sedierender und atemsupprimierender Medikamente.**

Die medikamentöse Behandlung besteht aus einer Kombination von Benzodiazepinen und einem Antipsychotikum, beispielsweise Diazepam und Haloperidol.

Wernicke-Enzephalopathie

Die Wernicke-Enzephalopathie (▶ Abschn. 19.2.5) geht nicht direkt ursächlich auf den Alkoholentzug zurück, tritt aber häufig in zeitlichem Zusammenhang zu diesem auf, da die Patienten oft mit Beginn der Abstinenz wieder anfangen, in nennenswertem Umfang Nahrung und dabei Kohlehydrate zu sich zu nehmen. Die Verstoffwechselung von Kohlehydraten kann die letzten Körpervorräte an Thiamin verbrauchen, sodass die Wernicke-Enzephalopathie als akute Thiaminmangelerkrankung auftritt. Eine Wernicke-Enzephalopathie kann entsprechend auch durch Glukoseinfusionen ausgelöst werden, die daher immer von einer Thiamingabe begleitet sein sollten. Die klassische Trias der Wernicke-Enzephalopathie besteht aus:

- Bewusstseinsstörung und Desorientiertheit
- Augenmuskelstörungen
- Gangataxie

Zentrale pontine Myelinolyse

Bei der zentralen pontinen Myelinolyse kommt es zur akuten Demyelinisierung der Brücke, aber auch des Thalamus und des Kleinhirns. Ursächlich liegt wahrscheinlich ein zu schnelles Ausgleichen einer Hyponatriämie, die re-

◘ Tab. 19.3 Medikamente zur Rückfallprophylaxe bei Alkoholabhängigkeit

Substanz	Tages-dosierung	Dosis-verteilung	Nebenwirkungen	Kontraindikationen	Pharmako-dynamik	Pharma-kokinetik ($t_{1/2}$)	Interaktion	Besonderheiten
Acamprosat (Campral®)	2 g (Gewicht <60 kg: 1,3 g)	2–2–2 Tbl. (Gewicht <60 kg: 2–0–2 Tbl.)	Diarrhö, GIT-Beschwerden, Juckreiz, Exanthem, Sedierung	Leberzirrhose Child-Pugh C, Niereninsuffizienz und Kreatinin >120 mmol/l, Schwangerschaft/Stillzeit	Moduliert NMDA- und metabotrope Glutamatrezeptoren	Langsame, unvollständige enterale Resorption, »steady state« nach 7 Tagen	Keine, insbesondere nicht mit Alkohol	Enthält hohe Mengen Kalzium (33 mg pro Tbl.)
Naltrexon (Adepend®)	50 mg	1–0–0 Tbl.	Schlafstörungen, Unruhe, GIT-Beschwerden, Appetitlosigkeit, Kopfschmerzen	Akute Hepatitis, schwerer Leberschaden, Einnahme von Opiaten in jeglicher Form	Blockiert Opiatrezeptoren	HWZ der Rezeptorblockade >72 h	Opiathaltige Schmerz- und Suchtmittel: Wirkungsabschwächung, möglicherweise jedoch Verstärkung von Nebenwirkungen	Nebenwirkungen bessern sich zumeist nach 3-tägiger Gewöhnung
Disulfiram (Antabus®)	0,2–0,5 g	1-mal tgl., alternativ 0,5 g jeden 2. Tag	Müdigkeit, Mundgeruch, Kopfschmerzen, Blutdruckabfall, Polyneuropathie, Depression, Psychosen, Transaminasenanstieg, Laktatazidose	KHK, schwere Herzrhythmusstörungen, klinisch manifeste Kardiomyopathie, zerebrale Durchblutungsstörung, fortgeschrittene Arteriosklerose, Ösophagusvarizen, I. Trimenon in der Schwangerschaft, Thyreotoxikose	Hemmt Acetaldehyddehydrogenase	Wirkung wird nur durch Enzymneubildung beendet, deshalb Wirkdauer bis zu 2 Wochen	Interaktion mit Alkohol, Paraldehyd (**Cave:** Acetaldehydsyndrom), verminderte hepatische Elimination von z. B. Phenytoin, oralen Antikoagulanzien, Diazepam, Wirkungsverstärkung durch Metronidazol	Rückgabe der Zulassung in Deutschland im Mai 2011 – Bezug über internationale Apotheken grundsätzlich möglich

gelmäßige Begleiterscheinung chronischer Alkoholintoxikationen ist, zugrunde. Symptome einer pontinen Myelinolyse sind:

- Leicht- bis mittelgradig ausgeprägte Sprech- und Schluckstörungen
- Zeichen der Pyramidenbahnschädigung mit Hyperreflexie
- Quadriplegie
- Bewusstseinsstörungen
- Im Extremfall voll ausgeprägtes Locked-in-Syndrom

▪ Pharmakologische Rückfallprophylaxe

Klinische Studien haben gezeigt, dass durch eine pharmakologische Rückfallprophylaxe mit sog. Anticravingsubstanzen (◘ Tab. 19.3) das Verlangen nach Alkohol reduziert und Rückfälle verhindert werden können.

Die rückfallverhütende Wirksamkeit des NMDA-Rezeptormodulators **Acamprosat** ist empirisch gut gesichert, insbesondere in Kombination mit psychotherapeutischen und psychosozialen Interventionen. Acamprosat hat kein relevantes Interaktionspotenzial und führt v. a. nicht zu erhöhter Alkoholtoxizität. Es besitzt zudem weder ein Abhängigkeitspotenzial noch andere eigene psychotrope Wirkungen. Daher sollte jedem alkoholabhängi-

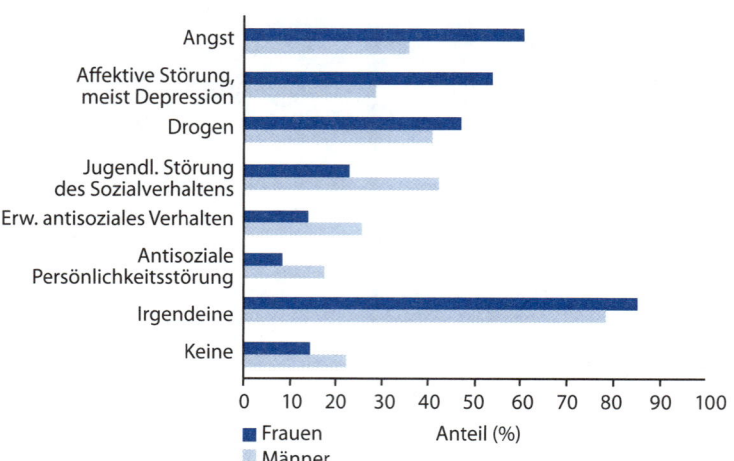

◘ Abb. 19.4 Lebenszeitprävalenz psychiatrischer Komorbidität bei alkoholabhängigen Frauen und Männern. (Daten aus Kessler et al. 1997)

gen Patienten direkt nach der Entgiftung eine Behandlung mit Acamprosat über 3–12 Monate angeboten werden.

Eine weitere Substanz zur medikamentösen Rückfallprophylaxe, die in Deutschland seit 2010 für diese Indikation zugelassen ist, stellt der Opiatrezeptorantagonist **Naltrexon** dar. Auch für diese Substanz konnte in Studien eine Verringerung der Rückfallrate von alkoholabhängigen Patienten nachgewiesen werden, besonders in Kombination mit begleitenden psychotherapeutischen Maßnahmen. Auch Naltrexon erhöht nicht die Alkoholtoxizität und besitzt selbst kein Abhängigkeitspotenzial. Die Gabe sollte über mindestens 3 Monate erfolgen.

Bis Mai 2011 war in Deutschland **Disulfiram** zugelassen, das aversiv wirkt, indem es in den Abbauweg des Alkohols eingreift (inhibiert die Acetaldehyddehydrogenase) und damit erst wirkt, wenn Alkohol getrunken wird. Sein Einsatz ist – v. a. in Deutschland – umstritten, da es bei Alkoholzufuhr dosisabhängig zu lebensbedrohlichen Unverträglichkeitsreaktionen kommen kann. In spezialisierten Behandlungssettings mit mehrfach wöchentlicher überwachter Einnahme und hochfrequentem Beratungsangebot gelingt es jedoch hiermit oft, auch bei hochgradig rückfallgefährdeten Alkoholikern zusammenhängende Abstinenzperioden zu erreichen. Die Wirkung von Disulfiram kann nach Absetzen noch bis zu 2 Wochen anhalten (zumeist jedoch etwa 1 Woche). Es empfiehlt sich, die Patienten vor einer Behandlung über die Wirkungen und Nebenwirkungen schriftlich aufzuklären und ein entsprechendes Einverständnis einzuholen. Im Mai 2011 gab die deutsche Herstellerfirma aufgrund von Problemen im Herstellungsprozess die nationale Zulassung zurück. Disulfiram kann zur Off-label-Behandlung bei individueller Begründung aber grundsätzlich über internationale Apotheken und eine patientenbezogene Anforderung bezogen werden.

■ **Behandlung komorbider Erkrankungen**

Die Behandlung komorbider psychischer Erkrankungen ist wichtiger Bestandteil der Nachsorge alkoholabhängiger Patienten. Grund hierfür ist, dass sich der Schweregrad der Suchterkrankung einerseits und psychische Begleiterkrankungen andererseits gegenseitig verstärken können. Grundsätzlich werden die komorbiden psychischen Erkrankungen genauso behandelt, als ob keine Alkoholstörung vorläge.

Die am häufigsten auftretenden komorbiden psychischen Erkrankungen sind in ◘ Abb. 19.4 zusammengestellt. Besonders häufig sind Angststörungen sowie depressive Störungen.

Als spezifische toxische Wirkung von Alkohol kann es zu alkoholinduzierten **depressiven Symptomen** kommen, die im Ausmaß einer schweren depressiven Episode gleichen können, sich im Gegensatz zu dieser jedoch bei Alkoholabstinenz innerhalb von 1 bis 2 Wochen entscheidend bessern oder sogar voll remittieren (ohne spezielle antidepressive Therapie). Daher sollte nach Abstinenzbeginn noch etwa 1–2 Wochen abgewartet werden, bevor die Indikation zu einer medikamentösen antidepressiven Behandlung gestellt wird. Dies gilt aber nur dann, wenn die depressive Symptomatik anamnestisch ausschließlich auf Trinkphasen begrenzt ist und nie in nennenswerter Form während Abstinenzzeiten in Erscheinung trat.

Auch bei den **Angststörungen** ist eine medikamentöse Behandlung erst dann sinnvoll, wenn sie nach mindestens 1- bis 3-wöchiger Abstinenz weiter besteht. Besonders gut untersucht ist bei Alkoholabhängigen mit Angststörungen das serotonerg wirksame Anxiolytikum Buspiron. In einer offenen klinischen Studie konnte gezeigt werden, dass dieses Präparat sowohl die Angstsymptomatik als auch das Verlangen nach Alkohol vermindert.

- **Psycho- und Soziotherapie, Selbsthilfegruppen**

In der psychotherapeutischen Nachsorge alkoholabhängiger Patienten stellt die wertfreie Grundhaltung des Therapeuten ein wesentliches Element dar. Statt einer Wertung des süchtigen Verhaltens sollten Verhaltensweisen des Patienten mit dessen Zielen abgeglichen werden.

Weitere grundlegende Komponenten sind Psychoedukation (▶ Kap. 16), motivierende Gesprächsführung (▶ Abschn. 19.1.6) und spezielle verhaltenstherapeutische Verfahren. Hierzu gehören das soziale Kompetenztraining (▶ Abschn. 14.3.1), die alkoholismusspezifische Psychotherapie (Brück u. Mann 2006) und die Ermutigung zum Besuch von Selbsthilfegruppen (▶ Kap. 16).

19.2.5 Alkoholassoziierte Störungen und ihre Behandlung

- **Akute Alkoholintoxikation (F10.0)**

Nach Alkoholkonsum kann es zu folgenden Intoxikationserscheinungen kommen:

- Enthemmung, Rededrang, Euphorisierung, Selbstüberschätzung bis hin zu selbst- oder fremdgefährdendem, aggressivem Verhalten, seltener zu Angst oder depressiver Verstimmung
- Störungen von Konzentration und Merkfähigkeit, Reaktionszeitverlängerungen, Bewusstseins- und Orientierungsstörungen
- Hypothermie, Mydriasis, Tachykardie, erweiterte Hautgefäße (Gesichtsröte)
- Zerebelläre Symptomatik wie verwaschene Sprache, unsicherer Gang, Koordinationsstörungen, Nystagmus

❯ **Die Symptome korrelieren interindividuell nicht hinreichend mit der Blutalkoholkonzentration (BAK).**

Der Grad der Intoxikation bei demselben Blutalkoholspiegel kann interindividuell sehr verschieden sein und sich auch intraindividuell infolge chronischen Alkoholkonsums durch Toleranzentwicklung deutlich vermindern. Daher ist es möglich, dass alkoholabhängige Patienten selbst bei Blutalkoholspiegeln zwischen 3 und 4 ‰ psychopathologisch und neurologisch weitgehend unauffällig sein können.

Bei fremd- oder selbstgefährdenden Erregungszuständen im Rahmen einer Alkoholintoxikation kann Haloperidol gegeben werden. Benzodiazepine sind bei Alkoholintoxikation aufgrund synergistischer Effekte am GABA$_A$-Rezeptorkomplex kontraindiziert.

- **Wernicke-Enzephalopathie (E51.2) und Korsakow-Psychose (F10.6)**

Wernicke-Enzephalopathie und Korsakow-Psychose werden als eine Krankheitsentität aufgefasst, da sich Letztere nahezu immer aus der Ersteren entwickelt und beide auf einen Mangel an Vitamin B$_1$ (Thiamin) zurückzuführen sind. Grundlage des Thiaminmangels bei Alkoholikern sind u. a. eine gestörte Leberfunktion, veränderte Proteinbildung, thiaminarme Kost und eine gestörte enterale Resorption.

- ■ **Wernicke-Enzephalopathie**

Zunächst treten bei der Wernicke-Enzephalopathie unspezifische gastrointestinale Symptome und Fieber auf. Klinisch charakteristisch ist dann die Trias aus:

- Bewusstseinsstörung und Desorientiertheit
- Augenmuskelstörungen (bilaterale Abducensparese, konjugierte Blicklähmung, internukleäre Ophthalmoplegie)
- Gangataxie

Zudem sind möglich:

- Pupillenstörungen
- Blickrichtungsnystagmus
- Störungen der vestibulären Funktionen
- Vegetative Dysregulation mit Hypothermie und Blutdruckabfall, Tachykardie, heftigem Schwitzen
- Sensomotorische Polyneuropathie

Bei schwerer Ausprägung kommt es zu Delir, Desorientiertheit, Apathie und Bewusstseinsstörungen bis hin zum Koma.

Pathomorphologisch findet sich beim Wernicke-Korsakow-Syndrom eine Schrumpfung und bräunliche Verfärbung der Mammilarkörper und der Hirnareale um den 3. Ventrikel. Diese sind Ausdruck stattgehabter punktförmiger Hirnblutungen. Kernspintomographisch lassen sich die hämorrhagischen Läsionen im Zwischenhirn und Hirnstamm nachweisen. Im EEG können sich unspezifische leichte bis mittelgradige Allgemeinveränderungen zeigen, häufig aber auch Normalbefunde.

Die Prognose ist beim Vollbild der Wernicke-Enzephalopathie ungünstig, wobei die Mortalität unbehandelt auf etwa 20 % geschätzt wird mit überwiegendem Übergang in ein Korsakow-Syndrom bei den überlebenden Patienten. Therapeutisch ist daher die möglichst rasche intravenöse Gabe von 300 mg Thiamin täglich über mehrere Tage hinweg erforderlich, worauf sich eine mehrwöchige Substitution von 100 mg Thiamin täglich oral anschließen sollte. Die orale Thiamingabe kann in Einzelfällen zu Erythemen und Juckreiz führen, welche nach Absetzen rasch reversibel sind (anaphylaktische Reaktionen sind sehr selten).

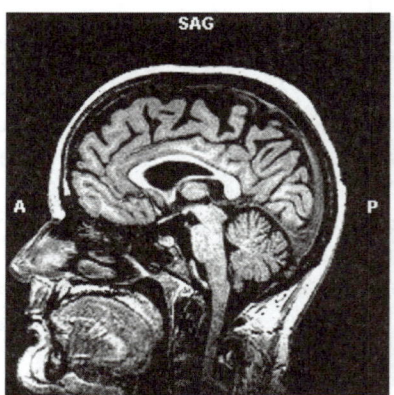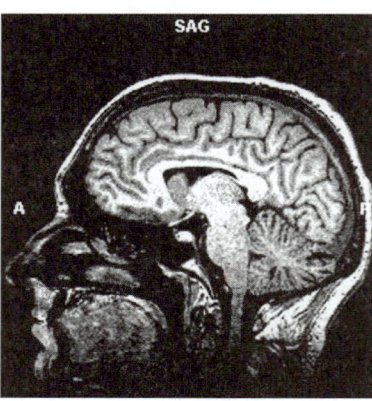

◘ Abb. 19.5 Hirnatrophie mit Verbreiterung der Sulci und Ventrikelerweiterung bei einer Person mit schädlichem Alkoholgebrauch (links) im Vergleich zur Darstellung einer gleichaltrigen Kontrollperson (rechts)

Korsakow-Psychose (amnestisches Syndrom)

Die Korsakow-Psychose besteht in einer isolierten **Störung des Kurz- und Langzeitgedächtnisses**, wobei das Immediatgedächtnis nicht gestört ist. Diese Gedächtnisstörung ist Ursache der ausgeprägten Desorientiertheit bezüglich Zeit, Ort, eigener Person und Situation sowie der als »Konfabulationen« bezeichneten Pseudoerinnerungen.

Typische Symptomtrias der Korsakow-Psychose:
- Störung von Kurzzeit- und Langzeitgedächtnis
- Desorientiertheit
- Konfabulationen

Psychopathologisch kommt es zudem zu:
- Konzentrations- und Antriebsstörungen
- Sprach- und Artikulationsstörungen
- Epileptischen Anfällen

Aufgrund der ausgeprägten Desorientiertheit bei fehlender Krankheitseinsicht sind diese Patienten in der Regel pflegebedürftig und benötigen eine gesetzliche Betreuung.

Die Therapie des Korsakow-Syndroms ist schwierig, am ehesten ist intensives neuropsychologisches Training Erfolg versprechend.

Alkoholhalluzinose (F10.52) und alkoholischer Eifersuchtswahn (F10.51)

Alkoholhalluzinose

Die Alkoholhalluzinose tritt vergleichsweise selten auf und ist differenzialdiagnostisch vom Delirium tremens abzugrenzen. Beiden Krankheitsbildern gemeinsam sind Angst und psychomotorische Erregtheit. Im Unterschied zum Delir sind bei der Alkoholhalluzinose die Halluzinationen nahezu ausschließlich akustischer Natur und sind häufig, jedoch nicht notwendigerweise, verbunden mit Wahnvorstellungen, die handlungsleitend werden können. Vegetative Erscheinungen und Orientierungsstörungen fehlen dabei vollständig.

Die Therapie muss in aller Regel stationär-psychiatrisch mit hochpotenten Antipsychotika erfolgen. Die Prognose ist in der Mehrzahl der Fälle gut. Kommt es zum Rückgang der Symptomatik und wird Abstinenz eingehalten, ist eine antipsychotische Dauertherapie nicht notwendig. Bei fortgesetztem Trinken kann es zu Rezidiven oder zum Persistieren kommen, wobei die dann chronisch verlaufende Halluzinose schlecht auf Antipsychotika anspricht und mit einer ungünstigen Prognose behaftet ist.

Alkoholischer Eifersuchtswahn

Der alkoholische Eifersuchtswahn ist ebenfalls relativ selten und meist mit fremdaggressivem Verhalten verbunden. Die Patienten sind hierbei unkorrigierbar davon überzeugt, dass ihr Partner untreu ist. Die Störung verläuft langsam chronisch-progredient und ist schlecht zu behandeln, da sie weder auf Antipsychotika noch auf psychotherapeutische Bemühungen anspricht. Wichtig ist auch hier die Alkoholabstinenz, in deren Folge sich die Symptomatik zurückbildet, was in der Regel aber sehr langsam geschieht.

Alkoholdemenz (F10.73)

Eine weitere Alkoholfolgeerkrankung ist die Alkoholdemenz, die differenzialdiagnostisch von Demenzen anderer Ursachen abzugrenzen ist, insbesondere von:
- Amnestischem Syndrom
- Hepatischer Enzephalopathie
- Enzephalitiden bei begleitenden Infektionserkrankungen (z. B. HIV)
- Demenz bei Alzheimer-Krankheit
- Frontotemporaler Demenz

Die Alkoholdemenz ist eine Ausschlussdiagnose und darf nur dann gestellt werden, wenn sie auch nach wenigstens 3 Wochen Alkoholabstinenz unverändert fortbesteht. Eine spezifische Therapie ist nicht bekannt, bestenfalls kann ein Fortschreiten durch Alkoholabstinenz vermieden werden.

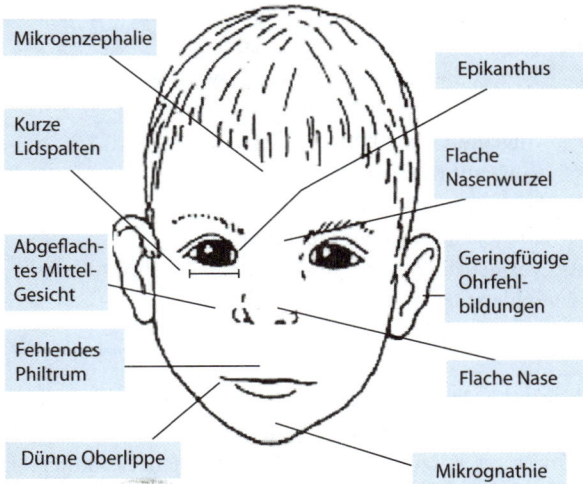

Abb. 19.6 Typische Gesichtsfehlbildungen bei Alkoholembryopathie

Mikroenzephalie

Epikanthus

Kurze Lidspalten

Flache Nasenwurzel

Abgeflachtes Mittel-Gesicht

Geringfügige Ohrfehlbildungen

Fehlendes Philtrum

Flache Nase

Dünne Oberlippe

Mikrognathie

Erwähnenswert ist, dass das Ausmaß atrophischer Hirnveränderungen nur sehr gering mit klinischen oder testpsychologischen Auffälligkeiten korreliert. Ein Beispiel für alkoholinduzierte Hirnatrophie ist in ◘ Abb. 19.5 dargestellt.

- **Alkoholembryopathie (fetales Alkoholsyndrom) (Q86.0)**

Infolge mütterlichen Alkoholkonsums während der Schwangerschaft kann es zur Alkoholembryopathie kommen. Dauerhafte Schädigungen infolge der Alkoholembryopathie sind charakteristische Gesichtsfehlbildungen (◘ Abb. 19.6), Minderwuchs und zentralnervöse Entwicklungsstörungen bis hin zu krankheitswertiger Intelligenzminderung.

> Jeglicher Alkoholkonsum während der Schwangerschaft kann das Ungeborene schädigen. Deshalb sollte während einer Schwangerschaft vollständige Alkoholkarenz eingehalten werden. Alkoholabhängigen Schwangeren sollte dringend zu einer sofortigen stationären Entgiftung geraten werden.

- **Neurologische Alkoholfolgeerkrankungen**

Eine Übersicht neurologischer Alkoholfolgeerkrankungen gibt ◘ Tab. 19.4.

◘ Tab. 19.4 Übersicht neurologischer Alkoholfolgeerkrankungen und ihrer Therapie

Krankheit	Leitsymptome	Maßnahmen
Wernicke-Enzephalopathie	Verwirrtheit, Augenmuskellähmungen, Ataxie	Sofortige parenterale Thiaminsubstitution, stationäre Aufnahme
Korsakow-Psychose (amnestisches Syndrom)	Gedächtnisstörungen, Desorientiertheit	Sofortige parenterale Thiaminsubstitution, stationäre Aufnahme
Zentrale pontine Myelinolyse	Sprech-/Schluckstörungen, Lähmungen mit Babinski-Zeichen	Symptomorientiert, stationäre Aufnahme
Alkoholbedingte Demenz	Störungen von Gedächtnis und höheren kognitiven Leistungen	Andere Demenzursachen ausschließen
Polyneuropathie	Distal beinbetonte brennende Schmerzen, Sensibilitätsstörungen und Paresen	Abstinenz, Thiamingabe, evtl. α-Liponsäure (wirkt als Infusion deutlich besser als oral)
Optische Neuropathie (»Alkohol-Tabak-Amblyopie«)	Visusverlust, Skotome, Erblindung	Substitution aller B-Vitamine
Alkoholische Kleinhirnatrophie	Stand-/Gangataxie, Blickrichtungsnystagmus; obere Extremität weniger betroffen	Sofortige parenterale Thiaminsubstitution, Abstinenz
Alkoholmyelopathie	Spastische Paraparese, Blasenstörungen	Abstinenz
Akute alkoholische Myopathie	Schmerzhafte Schwellung von Rumpf-/Extremitätenmuskulatur	Stationäre Aufnahme, Verhinderung von Nierenversagen wegen Rhabdomyolyse
Hypokaliämische Myopathie	Subakut auftretende schmerzlose, proximal betonte Paresen, schwere Hypokaliämie	Stationäre Aufnahme zur parenteralen Kaliumsubstitution
Chronische alkoholische Myopathie	Chronisch-progrediente proximal betonte Atrophie und Schwäche der Extremitätenmuskulatur, Becken > Schultergürtel	Abstinenz

19.3   Tabak (F17)

Nach Schätzungen der WHO rauchen weltweit ungefähr 1,1 Mrd. Menschen, was etwa einem Drittel der Weltbevölkerung entspricht.

Nikotin entfaltet eine **dosisabhängige** Wirkung an **nikotinergen Acetylcholinrezeptoren**. In geringen Dosen wirkt es dort als Agonist und übt über die cholinerg-katecholaminerge Aktivierung eine anregende und antriebssteigernde Wirkung aus. In höheren Dosierungen wirkt es als Antagonist und bedingt über eine cholinerge Blockade und β-Endorphinfreisetzung eine entspannende, beruhigende Wirkung.

Typische klinische **Hinweiszeichen auf Nikotinabhängigkeit** sind:

- Foetor, evtl. überdeckende, stark riechende Lutschpastillen
- Gelbverfärbung der Finger an der dominanten Hand
- Vergröberte, vorgealterte Haut, v. a. in Gesicht und Dekolleté
- Gemeinsames Vorkommen typischer Folgeerkrankungen wie COPD, Angiopathien

Zur Diagnostik und Erfassung der Stärke der Nikotinabhängigkeit hat sich der standardisierte Fragebogen nach Fagerstrøm etabliert (**Fagerstrøm-Test für Nikotinabhängigkeit**) (Heatherton et al. 1991). Als entscheidende von insgesamt 6 Kriterien gelten die beiden Fragen nach

- dem morgendlichen Rauchverlangen (Zeit bis zur ersten Zigarette) sowie
- der Zahl der Zigaretten pro Tag.

19.3.1 Therapie

Als Erfolg versprechende Therapiemethode hat sich der sog. **Rauchstopp** bewährt. Rauchstopp meint ein auf den Tag genau festgelegtes sofortiges Beenden des Rauchens (»Punkt-Schluss-Methode«). Diese Methode hat gegenüber einer schrittweisen Reduktion des Rauchens in der Regel eine höhere Erfolgsrate. Ein Jahr nach dem Rauchstopp liegt die Abstinenzrate noch zwischen 10 und 30 %. Frauen scheint dauerhafte Abstinenz schwerer zu fallen als Männern, da ihre Rückfallraten höher sind.

> **Nach Rauchstopp kann wegen veränderten hepatischen Abbaus bei verschiedenen Medikamenten eine Dosisanpassung notwendig werden (▶ Abschn. 12.4).**

▪ Entzugszeichen und -komplikationen

Bei Nikotinabhängigkeit kann es bereits nach stundenweiser Nikotinkarenz zu körperlichen Entzugserscheinungen

kommen, die meistens 1–4 Wochen, in Ausnahmefällen auch mehrere Monate anhalten können.

Symptome des **Nikotinentzugssyndroms** sind:

- Verstärktes Rauchverlangen
- Ungeduld, Unruhe, Ängstlichkeit
- Konzentrationsstörungen
- Senkung von Blutdruck und Herzfrequenz
- Orthostatische Dysregulation
- Vermehrter Hunger und Gewichtszunahme
- Schlafstörungen
- Depressive Verstimmung

Erwähnenswert ist, dass Patienten mit Angsterkrankungen oder depressiver Störung in der Anamnese häufig ein schwereres Entzugssyndrom durchmachen. Bei ihnen ist auch das Risiko für das erneute Auftreten einer krankheitswertigen und behandlungsbedürftigen depressiven Episode im Rahmen des Nikotinentzugs erhöht.

▪ Medikamentöse Entwöhnungshilfen

Zu den medikamentösen Entwöhnungshilfen gehören Nikotinersatzpräparate, Bupropion und Vareniclin (◼ Tab. 19.5).

▪▪ Nikotinersatzpräparate

Die verschiedenen Formen der Nikotinsubstitution (Pflaster, Kaugummi, Sublingualtablette) sind in ihrer Effektivität und ihrem Nebenwirkungsprofil gut untersucht. Die Abstinenzrate lässt sich damit um das 1,5- bis 2-Fache steigern. Es gibt Hinweise, dass bei starken Rauchern eine Kombinationsbehandlung mit verschiedenen Nikotinersatzpräparaten effektiver ist.

Bei der Nikotinsubstitution treten keine Nikotinspitzen wie beim Tabakkonsum auf, sodass aufgrund des Ausbleibens solcher Verstärkereffekte eine Abhängigkeitsentwicklung unwahrscheinlich ist.

▪▪ Andere medikamentöse Behandlungsverfahren zur Raucherentwöhnung

Eine andere unterstützende Substanz zur Raucherentwöhnung ist das dopaminerge/noradrenerge Antidepressivum **Bupropion**, insbesondere in den Fällen, bei denen es entweder zu einer vorübergehenden depressiven Affektstörung oder einer ausgeprägten depressiven Symptomatik im Zuge des Nikotinentzugs kommt. Bupropion ist in Deutschland für die Indikation der Raucherentwöhnung zugelassen. Im direkten Vergleich scheint Bupropion in etwa gleich wirksam zu sein wie eine Nikotinersatztherapie. Gegenwärtig wird es als **Mittel der 2. Wahl** nach den Nikotinersatzmitteln empfohlen.

Mit **Vareniclin** steht eine weitere Substanz zur Verfügung, die in Deutschland zur Unterstützung von Abstinenzbemühungen bei Nikotinabhängigkeit nach Rauch-

◻ Tab. 19.5 Medikamentöse Unterstützungsmöglichkeiten bei Raucherentwöhnung

Substanz	Tagesdosierung	Dosisverteilung	Nebenwirkungen	Kontraindikationen	Pharmakodynamik	Pharmakokinetik (t$_{1/2}$)	Interaktion	Besonderheiten
Nikotin	8–52 mg (Pflaster), bis 60 mg (Kaugummi)	1-mal tgl. (Pflaster), bis zu 16-mal tgl. (Kaugummi)	Lokale Reizungen, GIT-Beschwerden, Kopfschmerzen, Schwindel, Palpitationen, Vorhofflimmern	Schwere kardiovaskuläre Erkrankungen oder Herzinsuffizienz, kurz zurückliegender Schlaganfall, Schwangerschaft/Stillzeit	Substitution der Nikotinwirkung durch Stimulation von nikotinergen Acetylcholinrezeptoren	HWZ 30–120 min, HWZ der zerebralen Wirkung 15 min	Enzyminduktion in der Leber, Verringerung zirkulierender Katecholamine	Rezeptfrei, nur in Kombination mit regelmäßiger Beratung sinnvoll
Bupropion (Zyban®)	150–300 mg	1–2 Tbl. mit 8 h Abstand, nicht nach 16 Uhr	Schlafstörungen, Zittern, Konzentrationsstörungen, Unruhe, Kopfschmerzen, Schwindel, GIT-Beschwerden, Tachykardie, Blutdruck-Anstieg, Krampfanfälle, Reizbarkeit, Halluzinationen	Frühere epileptische Anfälle oder erhöhte Anfallsbereitschaft, schwere Leberzirrhose, bipolare affektive Störung, Bulimie/Anorexie	Wiederaufnahmehemmer für Dopamin und Noradrenalin		MAO-Hemmer, v. a. Tranylcypromin, Antipsychotika, andere Antidepressiva, Theophyllin, Malariamittel, Tramadol, systemische Steroide, Chinolole	Einschleichend dosieren
Vareniclin (Champix®)	Einschleichend 0,5–2 mg	1–0–1 Tbl.	Übelkeit, Erbrechen, Obstipation, Blähungen	Schwangerschaft, Stillzeit	»Pufferung« an nikotinischen Acetylcholinrezeptoren		Unbekannt	

stopp zugelassen ist. Vareniclin ist ein partieller Agonist am nikotinischen Acetylcholinrezeptor. Somit wirkt die Substanz ähnlich wie Nikotin selbst, jedoch in abgeschwächter Form. Durch Vareniclin kann daher die wesentlich stärkere Rezeptorstimulation durch Nikotin abgepuffert werden, wodurch das starke Suchtverlangen nach Tabak verringert werden soll.

■ **Psycho- und Soziotherapie**

Bei der Unterstützung der Einhaltung dauerhafter Abstinenz ist die Wirksamkeit psychotherapeutischer, vorwiegend verhaltenstherapeutischer Elemente gut belegt (v. a. in Form einer Gruppentherapie). Zu diesen Elementen gehören Psychoedukation, Motivationsförderung, Identifikation von Risikosituationen, Entwicklung von Bewältigungs- und Problemlösestrategien, Entspannungstechniken und körperliches Training.

19.3.2 Tabakassoziierte Störungen

■ **Intoxikation**

Die letale Dosis von Nikotin liegt für Erwachsene bei 40–60 mg. Nikotinintoxikationen kommen durch Rauchen in der Regel nicht vor. Allerdings können bei versehentlicher oraler Aufnahme von Nikotin (gerade bei Kindern) Intoxikationen auftreten.

Intoxikationssymptome sind:
- Kopfschmerzen
- Schwindelgefühl
- Übelkeit und Erbrechen
- Diarrhö
- Tremor
- Schwächegefühl in den Beinen

Bei schweren Vergiftungen können zudem tonisch-klonische Krämpfe, Schock bis hin zu Koma, Atemlähmungen und Herzstillstand auftreten.

■   **Folgeschäden**

Der Nikotinkonsum ist mit einer Reihe von somatischen Folgeerkrankungen verbunden. Raucher verlieren im statistischen Mittel etwa 8 Jahre ihres Lebens. Im Alter zwischen 35 und 69 Jahren verursacht Rauchen etwa 40–45 % aller Krebstodesfälle, 90–95 % aller Lungenkarzinome, 75 % aller chronisch-obstruktiven Lungenerkrankungen sowie 35 % aller kardiovaskulären Todesfälle. Das relative Risiko eines Herzinfarkts steigt auf das 3- bis 4-Fache des Nichtrauchers.

Erkrankungen und Symptome, die durch Tabakrauchen ausgelöst oder verschlechtert werden, sind:

- Chronisch obstruktive Bronchitis
- Lungenemphysem
- Pneumonien
- Bösartige Neubildungen (Lunge, Kehlkopf, Mundhöhle, Rachen, Speiseröhre, Bauchspeicheldrüse, Harnblase, Gebärmutter, Leukämie)
- Asthma
- Hypertonie
- Arterielle Verschlusskrankheiten
- Herzinfarkt
- Nierenerkrankungen
- Impotenz und Infertilität
- Hautalterung

19.4   Sedativa und Hypnotika (F13)

Unter den Sedativa und Hypnotika (◻ Tab. 19.6) sind heutzutage fast ausschließlich die Benzodiazepine von Relevanz.

Risikogruppen und **Hinweiszeichen** für Hypnotikaabhängigkeit sind:

- Alte Menschen, die unter körperlichen, mit Schmerzen verbundenen Krankheiten leiden
- Patienten mit chronischen Schlafstörungen
- Patienten mit Angsterkrankungen
- Patienten mit Persönlichkeitsstörungen oder anhaltender subdepressiv-dysphorischer Verstimmung
- Angehörige medizinischer Berufe
- Patienten mit vorbestehender Alkoholabhängigkeit oder Abhängigkeit von illegalen Drogen
- Patienten, die auf die Verweigerung entsprechender Rezepte unwillig und fordernd reagieren
- Beschaffung von Medikamenten oder Rezepten über Dritte
- Medikamentenbeschaffung über Privatrezept bei gesetzlich Krankenversicherten

Kurz zurückliegender Konsum von Barbituraten oder Benzodiazepinen kann durch Untersuchung der jeweiligen Substanz im Urin, weniger gut auch im Plasma nach-

◻ **Tab. 19.6** Abhängigkeitserzeugende Sedativa und Hypnotika und ihr Wirkmechanismus

Abhängigkeitserzeugende Substanz	Wirkmechanismus
Benzodiazepine	GABA$_A$-Rezeptor
Neuere Hypnotika (Zolpidem, Zopiclon, Zaleplon)	GABA$_A$-Rezeptor
Barbiturate	GABA$_A$-Rezeptor
Clomethiazol (Distraneurin®)	? Glycin-Rezeptor
Chloralhydrat (z. B. Chloraldurat®)	Ähnlich Ethylalkohol
γ-Hydroxybutyrat (GHB)	GABA$_A$-Rezeptor

gewiesen werden. Die Dauer der Nachweisbarkeit hängt dabei von der Eliminationsgeschwindigkeit der Substanz und der benötigten Stoffmenge ab. Der Nachweis von Flunitrazepam, Lorazepam und Alprazolam ist schwierig.

Eine Besonderheit bei der Abhängigkeit von Benzodiazepinen besteht darin, dass sie auch bei therapeutischen Dosierungen ohne Dosissteigerung entstehen kann. Man unterscheidet daher zwischen dieser sog. Niedrigdosisabhängigkeit und einer Hochdosisabhängigkeit:

- **Hochdosisabhängigkeit**: Diese geht mit einer Toleranzentwicklung, Dosissteigerung und schweren Entzugssymptomen einher
- **Niedrigdosisabhängigkeit**: Abhängigkeit bei einer Dosierung im therapeutischen Bereich (Tagesdosierungen bis 20 mg Diazepam-Äquivalent), wenn der Konsum über eine längere Zeit erfolgte; auch bei Niedrigdosisabhängigkeit kann es zu schweren Entzugssymptomen kommen

Schädliche **Begleitwirkungen** des längerfristigen Benzodiazepinkonsums sind affektive Indifferenz, kognitiv-mnestische Defizite, körperliche Schwäche sowie sekundäre Angst- und Schlafstörungen (bei anhaltendem Konsum geht die schlaffördernde Wirkung verloren).

19.4.1 Therapie

■   **Entgiftung**

❯ Die Entgiftung von Benzodiazepinen und von anderen Sedativa oder Hypnotika muss grundsätzlich langsam ausschleichend durchgeführt werden, da anderenfalls die Gefahr schwerwiegender Entzugserscheinungen entsteht.

Die letzten Reduktionsschritte sind in der Regel die schwierigsten, oft kommt es erst bei fast abgeschlossenem Entzug zum erstmaligen Auftreten von relevanten Entzugszeichen. Deshalb empfiehlt es sich, zu Beginn größere Reduktionsschritte durchzuführen, gegen Ende jedoch langsamer zu reduzieren. Dies ist aber nur dann praktikabel, wenn die eingenommenen Präparate eine mittlere bis lange Halbwertszeit aufweisen. Bei kurz- und ultrakurz wirksamen Benzodiazepinen kann die Umstellung auf ein länger wirksames Benzodiazepin sinnvoll sein, beispielsweise Diazepam oder Oxazepam (Tab. 19.7).

Trotz langsamen Ausschleichens muss regelhaft von der Entwicklung eines Benzodiazepinentzugssyndroms ausgegangen werden, zu dessen Milderung der Einsatz von Antikonvulsiva empfohlen wird. Zu beachten ist, dass ein Entzugssyndrom häufig mit deutlicher Latenz zur Dosisreduktion auftritt und sich über Wochen hinziehen kann.

Entzugszeichen sind:
- Schlafstörungen
- Ängstlichkeit
- Innere Unruhe
- Reizbarkeit
- Kopfschmerzen
- Tremor
- Muskelzuckungen
- Allgemeine Schwäche
- Schwindel
- Benommenheitsgefühl
- Appetitlosigkeit
- Konzentrationsstörungen
- Dysphorische Verstimmung
- Wahrnehmungsstörungen wie Metallgeschmack, Hyperakusis, Lichtscheue, Gefühl elektrischer Schläge, Depersonalisationserscheinungen

Als **Komplikationen eines Entzugs** können auftreten:
- Entzugs-Grand-mal-Anfälle (daher bei schweren Entzugserscheinungen anfallsschützende Therapie mit einem Antikonvulsivum)
- Delirien

Benzodiazepine bei Schwangeren

Schwangere sollten – unabhängig vom Zeitpunkt der Gravidität – versuchen, abstinent zu werden. Einerseits deshalb, weil Benzodiazepine teratogen wirken, andererseits kann es postpartal beim Kind zum sog. **Floppy-infant-Syndrom** mit vermindertem Muskeltonus, Sedierung, Hypotonie, Trinkschwäche und in schweren Fällen sogar Atemstörungen kommen. Daran kann sich ein vital bedrohlicher Benzodiazepinentzug des Neugeborenen anschließen (► Abschn. 11.6.3).

 Tab. 19.7 Äquivalenzdosen verschiedener Benzodiazepine im Vergleich zu 10 mg Diazepam (Beispiel: 6 g Bromazepam sind gleich wirksam wie 10 mg Diazepam)

Substanz	Handelsname	Äquivalenzdosis[a] [mg]
Diazepam	Valium®, Faustan®	10
Alprazolam	Tafil®	0,5–1
Bromazepam	Lexotanil®	6
Brotizolam	Lendormin®	0,5
Chlordiazepoxid	Librium®	20 (25)
Clobazam	Frisium®	20
Clonazepam	Rivotril®	2 (0,5)
Clotiazepam	Trecalmo®	5
Dikaliumclorazepat	Tranxilium®	20
Flunitrazepan	Rohypnol®	0,5 (1,0)
Flurazepam	Dalmadorm®	30 (15–30)
Halazepam	(In Deutschland nicht auf dem Markt)	40
Ketalozam	Contamex®	30
Loprazolam	Sonin®	1,5 (1)
Lorazepam	Tavor®	2 (1)
Lormetazepam	Noctamid®	1
Medazepam	Rudotel® (früher Nobrium®)	20
Metaclazepam	Talis®	10
Midazolam	Dormicum®	7,5
Nitrazepam	Mogadan®, Radedorm®	5
Nordazepam	Tranxilium N®	20
Oxazepam	Adumbran®	30 (20–40)
Oxazolam	Tranquit®	30
Prazepam	Demetrin®	20
Temazepam	Planum®, Remestan®	20
Tetrazepam	Musaril®	20
Triazolam	Halcion®	0,5

[a] Der Wert in Klammern gibt abweichende Meinungen verschiedener Autoren wieder.

19.5 Illegale und andere Drogen (F11–12, F14–16, F18)

19.5.1 Opiate und opiatartige Analgetika (F11)

Opiate wirken in Abhängigkeit von der Anflutungsgeschwindigkeit euphorisierend, tranquilisierend, analgetisch, antemdepressiv und antitussiv, obstipierend und peripher parasympathomimetisch. Sie besitzen ein relativ **hohes Abhängigkeitspotenzial**. Opiatabhängigkeit ist v. a. charakterisiert durch Toleranzentwicklung und das Auftreten von Entzugssymptomen bei abruptem Absetzen.

Aufgrund der ausgeprägten Toleranzentwicklung vertragen opiatabhängige Patienten hohe Dosierungen, die für Normalpersonen vital bedrohlich wären. Nach phasenweiser Abstinenz vermindert sich die Toleranz jedoch, sodass es bei erneutem Konsum früher gewohnter Dosen zu Überdosierungen (◘ Tab. 19.8) mit Todesfolge kommen kann.

Klinische Hinweiszeichen auf Opiatabhängigkeit sind:

- Forderung nach Rezepten für opiatartige Analgetika, Codein, Benzodiazepine
- Reduzierter Allgemeinzustand und Ernährungszustand bei jungen Patienten
- Einstichstellen, Abszesse, Vernarbungen über Venen
- Miosis (bei Intoxikation) bzw. Mydriasis (im Entzug)
- Massiver Tabakkonsum

Unter den Opiaten mit klinischer Relevanz kommt dem halbsynthetischen Heroin wohl die größte Bedeutung zu. **Heroin** (Diacetylmorphin) ist potenter und lipidlöslicher als Morphin und passiert daher schneller die Blut-Hirn-Schranke. Im Vergleich dazu flutet die Wirkung von **Methadon** langsamer an und ab, hat deshalb gegenüber Heroin bzw. Morphin kaum euphorisierende Wirkung und ist deshalb gut geeignet zur Substitutionsbehandlung.

Opiate werden therapeutisch in Arzneimitteln wie z. B. Analgetika, Anästhetika und in Mitteln gegen Diarrhö oder Husten eingesetzt. Die missbräuchliche Verwendung kann intravenös oder oral erfolgen, auch Rauchen oder Schnupfen (z. B. bei relativ reinem Heroin) sind übliche Konsumarten.

▪ Therapie

Die Therapie sollte auf einem **Gesamtbehandlungsplan** basieren, bei dem Abstinenzbemühungen zentraler Bestandteil sind. Wichtig ist, dass die vereinbarten Ziele für den Patienten realistisch erreichbar sind. Oft muss das langfristige Ziel vollständiger Abstinenz in Teilziele aufgegliedert werden, die von spezifischen anderweitigen un-

◘ **Tab. 19.8** Zeichen der Opiatintoxikation und ihre Therapie

Intoxikationszeichen	Notwendige Maßnahmen
Leichte Intoxikation: initiale Euphorie, gefolgt von Apathie, Dysphorie, psychomotorischer Unruhe oder Verlangsamung, Beeinträchtigung der Urteilsfähigkeit, Pupillenkonstriktion	Keine spezifischen Maßnahmen notwendig
Mittelschwere Intoxikation: Benommenheit, Müdigkeit, verwaschene Sprache, Aufmerksamkeits- und Gedächtnisstörungen	Überwachung von Herz-/Kreislauffunktionen und Atmung
Schwere Intoxikation: Pupillendilatation, Koma, Atemstillstand	Notfallmaßnahme: intravenöse Gabe von Naloxon ½ bis mehrere Ampullen je nach Effekt **Cave:** a) Auslösung eines schweren Entzugssyndroms durch Naloxon-Überdosierung; b) kürzere Halbwertszeit von Naloxon im Vergleich zu Opiaten, deshalb Notwendigkeit zur wiederholten Gabe im Abstand von 10 bis 30 min

terstützenden Maßnahmen begleitet werden. Solche **Teilziele** können sein:

- Vermeidung der gemeinsamen Nutzung von Injektionsnadeln
- Drogenkonsum nicht mehr i.v., sondern oral
- Substitutionsmittel anstelle von Drogen
- Verringerung der Dosierung substituierter Opiate
- Erreichen vollständiger Abstinenz von Opiaten und Ersatzdrogen

▪▪ Opiatentzug

Das **Opiatentzugssyndrom** ist zwar subjektiv sehr unangenehm, aber nicht lebensbedrohlich. Es beginnt bei reinem Heroinkonsum nach ca. 8 h, bei Methadon nach ca. 24 h und bei Buprenorphin nach 24–36 h. Es erreicht seine höchste Ausprägung bei Heroin nach 1,5–3 Tagen, bei Methadon nach mehr als 3 Tagen.

Symptome des Opiatentzugssyndroms sind:

- Heftiges Suchtverlangen
- Tränenfluss, Nasenlaufen, Niesen, Gähnen
- Schmerzen oder Krämpfe der Extremitätenmuskulatur
- Bauchkrämpfe, Übelkeit, Erbrechen, Diarrhö
- Pupillenerweiterung
- Frösteln, Schüttelfrost
- Tachykardie, Hypertonie

- Allgemeine motorische Unruhe, Schlafstörungen
- Syndrom der unruhigen Beine (»Anxietas tibiarum«, »Restless-legs-Syndrom«)

Im Rahmen einer geplanten Entgiftung sollte das Opiatentzugssyndrom pharmakologisch behandelt werden, da es keinerlei Hinweise darauf gibt, dass die Rückfallgefährdung nach sog. kalten Entzug geringer wäre. Zum opiatgestützten Entzug sollte die Eindosierung von Methadon wie unten beschrieben erfolgen. Unter stationären Bedingungen ist eine suffiziente Behandlung des Opiatentzuges auch mit Clonidin möglich. Hilfreich beim Entzug sind außerdem Ablenkung, ggf. Bettruhe, Wärme und nichtsteroidale Antirheumatika bei Muskelschmerzen.

▪▪ Opiatsubstitution

Viele Jahre lang war die Behandlung opiatabhängiger Patienten ausschließlich auf vollständige Opiatabstinenz ausgerichtet. Seit Mitte der 1990er Jahre etablierte sich mehr und mehr die Behandlung mit Drogenersatzstoffen (»Substitution«) mit dem vorrangigen Ziel der Schadensbegrenzung wie Reduzierung der Infektionsgefahr oder Senkung der Kriminalitätsrate und stellt nach neueren Metaanalysen die erfolgreichste Behandlung Opiatabhängiger dar. Sie nützt auch denjenigen Abhängigen, die durch abstinenzorientierte Therapien nicht (oder noch nicht) erreicht werden können. Opiatsubstitution umfasst neben der kontrollierten Abgabe des Substitutionsmittels häufig eine psychotherapeutische Behandlung und obligat eine psychosoziale Betreuung.

Zur Substitutionsbehandlung eingesetzt werden folgende lang wirksame Opiatagonisten (◻ Tab. 19.9):
- Methadon
- Levomethadon
- Buprenorphin

❯ **Die Verordnung von Benzodiazepinen an Drogenabhängige bringt keine ausreichende Linderung der Entzugssymptome und schafft oft eine neue Abhängigkeit.**

Die tägliche Substitutionsdosis muss – orientiert an klinischen Zeichen und in Absprache mit dem Patienten – individuell ermittelt werden, da diese abhängig ist von der individuellen Opiattoleranz und dem genetisch vermittelten Ansprechen auf Opiate.

Substitutionsmittel dürfen nur Ärzte verschreiben, die die Zusatzweiterbildung »Suchtmedizinische Grundversorgung« nachweisen können. Die Rahmenbedingungen der Substitutionstherapie sind u. a. in den BUB-Richtlinien (Richtlinien über die Bewertung ärztlicher Untersuchungs- und Behandlungsmethoden) enthalten. Alle Substitutionspatienten müssen anonymisiert an das Substitutionsregister der Bundesopiumstelle in Bonn gemeldet

werden. Dies soll v. a. dazu dienen, Doppelbehandlungen bei verschiedenen Ärzten zu vermeiden.

Vor Beginn der Substitutionsbehandlung ist das ausdrückliche Einverständnis des Patienten zu den geplanten Therapiemaßnahmen einzuholen. Auch die Ziele der Substitution sollten vor Behandlungsbeginn mit dem Patienten geklärt werden, am besten in Form eines Behandlungsvertrags.

> **Inhalt eines schriftlichen Behandlungsvertrags zur Substitutionsbehandlung (nach den Richtlinien der Bundesärztekammer)**
> - Wahl des Substitutionsmittels und mögliche Nebenwirkungen
> - Vergabemodus
> - Notwendigkeit des Verzichts auf Beikonsum anderer Stoffe, die den Zweck der Substitution gefährden oder die medizinisch gefährlich sind
> - Urin- und Alkoholkontrollen
> - Information über Abbruchkriterien
> - Erforderliche psychosoziale Begleitmaßnahmen
> - Aufklärung über evtl. Fahruntüchtigkeit
> - Schweigepflichtentbindungen gegenüber den beteiligten Institutionen (z. B. Kassenärztliche Vereinigung, psychosoziale Betreuungsstelle, mitbehandelnde Ärzte, Apotheke)
> - Information über zentrale Meldeverpflichtung in anonymisierter Form zur Verhinderung von Doppelvergaben

❯ **Eine Überlassung oder Mitgabe des Substitutionsmittels an den Patienten ist zu Beginn der Behandlung rechtlich nicht zulässig. Die Einnahme des Substitutionsmittels hat stets unter medizinischer Aufsicht zu geschehen.**

Erst im späteren Verlauf der Substitution darf eine **Take-home-Verordnung** erfolgen (für bis zu 7 Tage, bei Auslandsurlaub auch bis zu 30 Tage im Jahr unter Meldung an die Aufsichtsbehörde), wobei kein Rechtsanspruch auf eine Take-home-Verordnung besteht.

Dazu ist ein entsprechendes Betäubungsmittelrezept auszustellen. Voraussetzungen dafür sind:
- Entsprechender Behandlungsverlauf
- Einstellung auf eine stabile Dosis
- Fehlen von Beikonsum (auch von erheblichem Alkoholkonsum)
- Gewähr, dass das Substitutionsmittel vorschriftsmäßig eingenommen wird

❯ **Es ist wichtig, das soziale Umfeld des Patienten in die Therapie mit einzubeziehen und dabei**

19

□ **Tab. 19.9** Präparate zur Substitution

Substanz		Wirkstärken	Tagesdosis	Nebenwirkungen	Kontraindikationen	Pharmakodynamik	Interaktionen	Besonderheiten
Methadon	D/L-Methadon Rezeptur 1 % Lsg.	Individuell dosierbar	20–200 mg	Übelkeit, Sedierung, Obstipation, Atemdepression, Schwitzen, Pruritus, Exanthem, Kopfschmerzen, Antriebsstörung, zerebrale Krampfanfälle	Behandlung mit MAO-B-Hemmern, Narkotika-Antagonist oder Narkotika-Agonist/Antagonist (außer z. B. Behandlung einer Überdosis)	HWZ bis 24 h, dadurch Einmalgabe in 24 h ausreichend	Wirkungsverstärkung durch Alkohol und alle zentral dämpfenden Arzneimittel (Benzodiazepine), Clonidin und verwandte Substanzen, MAO-Hemmer, CYP3A4-Inhibitoren und -Induktoren	Rezeptur, mit Zusätzen, um missbräuchliche i.v.-Anwendung zu verhindern, vor Einnahme in der Praxis dosierbar oder in Einzeldosen durch Apotheker
	Methaddict® Tbl.	5 mg, bis 10 mg, 40 mg	20–200 mg	Wie oben	Wie oben	Wie oben	Wie oben	Tbl. vor Einnahme auflösen (Fruchtsaft)
Levomethadon	L-Polamidon® Lsg. zur Substitution	100 ml, 3-mal 100 ml, bis 500 ml	10–100 mg	Wie oben	Wie oben	Wie oben	Wie oben	Auch als Polamidon-Tropfen zur Schmerzbehandlung verfügbar
Buprenorphin	Subutex®	0,4 mg, 2 mg, 8 mg	2–24 mg	Nebenwirkungen weniger ausgeprägt wegen partiell antagonistischer Wirkung, sonst wie oben	Schwere respiratorische Insuffizienz, schwere Leberinsuffizienz, akuter Alkoholismus oder Delirium tremens, Behandlung mit MAO-Hemmern, Kinder und Jugendliche <18 Jahre: Vorsicht bei Asthma bronchiale oder respiratorischer Insuffizienz, Niereninsuffizienz, Leberinsuffizienz (Arzneimitteldosis ggf. herabsetzen); besonders sorgfältige ärztliche Überwachung bei Patienten mit bekannter oder vermuteter EKG-Veränderung (Verlängerung des QT-Intervalls) oder Elektrolyt-Ungleichgewicht (insbes. Hypokaliämie), Bradykardie und bei Behandlung mit Klasse-I- und -III-Antiarrhythmika	Partieller Agonist/Antagonist, Ceilingeffekt bei höheren Dosen >24 mg, nur sublinguale Resorption, hohe Rezeptoraffinität und lange HWZ, daher intermittierende Gabe alle 2 Tage möglich	Wie oben	Nur bei sublingualer Verabreichung wirksam, evtl. zerstampfen; auch zur Substitution in der Schwangerschaft geeignet

besonders soziale Kontakte zu Bezugspersonen zu stärken, die zuverlässig drogenfrei sind oder nie suchtkrank waren.

■■ Pharmakologische Rückfallprophylaxe

Zur medikamentösen Unterstützung der Entwöhnungsbehandlung nach erfolgter Opiatentgiftung ist in Deutschland Naltrexon zugelassen.

> ❯ Vor der ersten Gabe von Naltrexon ist es wichtig, dass die Patienten vollständig opiatfrei sind, da anderenfalls ein massives Opiatentzugssyndrom ausgelöst würde.

■■ Körperliche Begleiterkrankungen

Die Therapie bei Opiatkonsum umfasst auch die Behandlung körperlicher Begleiterkrankungen wie Infektionen mit Hepatitis B und C, HIV, Lues, Tuberkulose oder auch dermatologische Erkrankungen wie Spritzabszesse und lokale Infektion. Bei bestehender Hepatitis-C-Infektion ist über eine Interferonbehandlung zu entscheiden.

Grundsätzlich kann eine **Interferonbehandlung** während einer stabilen Opiatsubstitution durchgeführt werden. Zu beachten ist jedoch das erhebliche Risiko für neu auftretende schwere depressive Episoden als Nebenwirkungen des Interferons. Bei vorbekannten Depressionen sollten die Patienten deshalb prophylaktisch auf ein Antidepressivum eingestellt werden, bevor die Interferonbehandlung beginnt.

■ Abhängigkeit von opiathaltigen Analgetika

In der ICD-10 wird nicht zwischen der Abhängigkeit von opiathaltigen Schmerzmitteln und illegalen opiathaltigen Drogen unterschieden. Allerdings unterscheiden sich heroinabhängige Patienten in Entstehungsbedingungen und Verhalten stark von solchen Patienten, die außer opiatartigen Schmerzmitteln keine weiteren Suchtmittel einnehmen.

Schmerzkranke Tumorpatienten entwickeln nur extrem selten eine Abhängigkeit von opiathaltigen Analgetika. Zur Suchtentwicklung kommt es hingegen meist dann, wenn neben der schmerzauslösenden körperlichen Erkrankung **prädisponierende psychosoziale Bedingungen** vorliegen, z. B. durch traumatisches Erleben von Unfällen oder Verletzungen oder Missbrauchserfahrungen oder durch anhaltende Funktionseinschränkungen. Aktuelle psychosoziale Probleme können außerdem erheblichen Einfluss auf das Schmerzerleben nehmen.

> ❯ Gleichzeitig oder bereits vorher bestehende psychische Erkrankungen können die Gefahr einer Schmerzmittelabhängigkeit erhöhen, v. a. posttraumatische Belastungsstörungen,

Somatisierungsstörungen, somatoforme Schmerzstörungen oder auch anderweitige Suchterkrankungen.

Klinische Hinweiszeichen auf das Vorliegen einer Abhängigkeit von opiathaltigen Schmerzmitteln sind:
- Einfordern von Dosissteigerung
- Bitte um Rezeptierung von Analgetika gleichzeitig bei mehreren Ärzten
- Mangelnde Wirkung hochwirksamer Analgetika
- Forderung nach parenteraler Verabreichung von Opiaten
- Anhaltender Widerstand gegen Versuche der Dosisreduktion
- Bedarf anderweitiger psychotroper Medikation (Sedativa, Antidepressiva)
- Verschlechterung von sozialem, familiärem und beruflichem Funktionsniveau
- Frühere anderweitige Suchterkrankung
- Verlust bzw. Fälschen von Rezepten

Sofern eine Abhängigkeitserkrankung vorliegt, muss der Patient eindrücklich über diesen Umstand aufgeklärt werden, die weitere Rezeptierung sollte kritisch überdacht werden. Ebenso sollte mit dem Patienten und seinen Angehörigen über suchtbedingte Funktionseinschränkungen gesprochen werden. Liegen diese vor, muss zu einer Entgiftungsbehandlung geraten werden. Während des Entzugs kann es zur Zunahme der Schmerzen kommen, deren Ausmaß interindividuell sehr verschieden ist. Eine Exazerbation ist umso eher zu erwarten, je höher die psychiatrische Komorbidität ist. Bei einem erheblichen Anteil der Patienten wird die Entgiftung deshalb nur gelingen, wenn gleichzeitig intensive verhaltenstherapeutische Maßnahmen durchgeführt werden.

19.5.2 Cannabinoide (F12)

Der Konsum von Cannabis ist bei Jugendlichen und jungen Erwachsenen weit verbreitet. Cannabis ist häufig Einstiegsdroge für andere Suchterkrankungen.

Der wichtigste Suchtwirkstoff ist das Tetrahydrocannabinol (THC), das agonistisch an körpereigenen Cannabinoid-CB1-Rezeptoren im ZNS wirkt.

Die Wirkung von Cannabis ist dosisabhängig anregend (bei niedrigen Dosierungen) bzw. dämpfend (bei hohen Dosierungen). Auch Derealisationserleben und halluzinogene Effekte können in höheren Dosierungen vorkommen. Typisch ist auch das eventuelle Auftreten von »**Horrortrips**« (starke Angstzustände mit dem Gefühl des Bedrohtseins) bzw. »**Flashback-Psychosen**« (psychotische Episode Tage oder Wochen nach Cannabiskonsum).

Zudem steigert regelmäßiger Cannabiskonsum das Risiko für die Entwicklung einer **psychotischen Erkrankung**.

Bei einem geringen Prozentsatz der Konsumenten entwickelt sich eine manifeste Abhängigkeit. Diese geht in der Regel mit deutlichen Funktionseinbußen im Sinne eines **amotivationalen Syndroms** einher. Kennzeichen eines amotivationalen Syndroms sind:

- Deutliche Antriebslosigkeit
- Störungen von Konzentrations- und Leistungsfähigkeit mit nachlassenden Leistungen in Schule/Studium, Ausbildung, Beruf
- Allgemeiner Interessenverlust

Die akute Toxizität von Cannabisprodukten ist gering.

- **Therapie**

Die Behandlung der Cannabisabhängigkeit folgt den oben beschriebenen allgemeinen Grundprinzipien der Suchttherapie. Zur Anwendung kommen v. a. verhaltenstherapeutische Maßnahmen mit psychoedukativen Elementen.

Bei abruptem Absetzen eines langfristigen THC-Konsums kann es zu körperlichen und psychischen Entzugserscheinungen kommen. Diese beginnen meist 10 h nach dem letzten Konsum. Die einzelnen Symptome halten unterschiedlich lange an und erstrecken sich über einen Zeitraum von etwa 5 Tagen bis zu 3 Wochen.

Klinische Hinweiszeichen des Cannabisentzugs sind:

- Starkes Drogenverlangen
- Schlafstörungen, Albträume
- Affektlabilität, Ängstlichkeit, Reizbarkeit
- Hyperalgesie
- Schweißausbrüche, v. a. nächtlich
- Psychomotorische Unruhe, Nervosität

19.5.3 **Partydrogen: Kokain (F14), andere Stimulanzien (F15) und Halluzinogene (F16)**

Diesen 3 Substanzgruppen ist gemeinsam, dass sie stimulierend wirken, geringe oder keine körperliche Abhängigkeit verursachen und häufig ohne eindeutige Präferenz gegenseitig austauschbar konsumiert werden.

- **Kokain und Amphetamine**

Kokain und Amphetamine wirken über mesolimbische und mesokortikale dopaminerge Neurone durch synaptische Wiederaufnahmehemmung bzw. auch MAO-Inhibition sowie Umkehr des Katecholamin-Transports. Beide Substanzen erhöhen dadurch die Dopaminwirkung. Sie zeigen ähnliche Effekte und haben eine vergleichbare Toxizität.

Ihre Wirkung tritt schnell ein und umfasst:

- Angenehme Gefühlslage mit Euphorie und Wohlbefinden
- Höheren Grad an Wachheit
- Reduziertes Ruhe- und Schlafbedürfnis

Dieser sog. »rush« dauert nur wenige Minuten.

Psychopathologisch kann es auch zu einem paranoiden Syndrom bis hin zu akuten psychotischen Syndromen kommen, die dem Bild einer schizophrenen Psychose sehr ähneln.

Bei chronischem Gebrauch entwickelt sich eine gewisse Toleranz für die Effekte von Amphetamin, in geringerem Umfang ist dies auch bei Kokain der Fall. Beide Substanzen besitzen eine relativ starke abhängigkeitserzeugende Potenz.

Kokain kann oral, durch Injektion, durch Absorption über die Nasenschleimhäute oder durch Inhalation konsumiert werden. »Crack« ist eine harte, weiße Substanz, die beim Rauchen zu einem typischen Geräusch (»crackling sound«) führt. Mitunter wird Kokain auch mit Heroin gemischt und injiziert (Straßenname: »Speedball«).

Auch Amphetamine können oral, intravenös oder – wie z. B. das Metamphetamin (Straßenname: »Speed«) – über die Nasenschleimhaut (Schnupfen) appliziert werden. Eine besonders reine und kristalline Form des Metamphetamins (Straßenname: »Ice«) kann aufgrund des niedrigen Siedepunkts auch geraucht werden und entfaltet eine schnelle und stark stimulierende Wirkung. Amphetamine und amphetaminähnliche Substanzen finden sich als Inhaltsstoffe auch in Appetitzüglern oder kommen bei der Therapie hyperaktiver Kinder zur Anwendung (Psychostimulanzien, ▶ Abschn. 35.8.2), wobei hier die Suchtgefahr auch bei mehrjähriger Therapie als gering einzuschätzen ist.

Kokain und Amphetamin haben eine **biphasische Wirkung**. Zunächst manifestiert sich ein »**euphorisches Stadium**« mit Symptomen wie:

- Euphorie oder affektive Abstumpfung
- Gesteigerte Vitalität
- Übersteigerte Selbsteinschätzung bezüglich Kreativität und Leistungsfähigkeit
- Geselligkeit
- Streitlust
- Unruhe
- Hyperaktivität
- Soziale und sexuelle Enthemmung mit vermehrter Libido
- Vermindertes Schlafbedürfnis
- Zeichen vegetativer Erregung wie Schwitzen, Pupillendilatation, Tachykardie, Hypertonie, Erhöhung der Atemfrequenz

Sehr rasch nach Abklingen dieser Effekte kommt es – immer noch als unmittelbare Intoxikationszeichen – zu einem »**dysphorischen Stadium**« mit:
- Dysphorischer Verstimmung
- Niedergeschlagenheit
- Antriebslosigkeit
- Müdigkeit
- Erschöpfung

Diese gehen unmittelbar in ein Entzugssyndrom über.

Das dysphorische Stadium wird in der Regel durch erneuten Konsum zu bekämpfen versucht.

Komplikationen der Kokainintoxikation sind:
- Zentralnervöse Übererregung mit zerebralen Krampfanfällen
- Dyskinesien und Dystonien
- Fieber
- Zerebrale Minderdurchblutungen mit ischämischen Läsionen (wegen anhaltender Vasokonstriktion)

Zu den Komplikationen eines hochdosierten Amphetaminkonsums gehören:
- Herzrhythmusstörungen
- Hypertensive Krisen mit Gehirnblutungen
- Krampfanfälle
- Dyskinesien und Dystonien
- Bewusstseinstrübung bis zum Koma

Kasuistisch wurden auch Todesfälle im Zusammenhang mit massivem Fieber und Rhabdomyolyse berichtet.

■ **Halluzinogene**

Zu den Halluzinogenen werden pharmakologisch sehr unterschiedliche Substanzklassen gezählt, u. a. Ergotderivate (z. B. LSD), Phenylalkylamine (z. B. Ecstasy), Indolalkaloide (z. B. Psilocybin). Die halluzinogenen Effekte, die v. a. über die Aktivierung zentraler serotonerger Rezeptoren vermittelt werden, variieren je nach Substanz bezüglich Wirkungseintritt und Wirkungsdauer.

Phenylalkylamine (auch als »Entaktogene« bezeichnet) nehmen eine Sonderstellung ein, da sie dosisabhängig und vermutlich auf der Basis dopaminerger Mechanismen, auch amphetaminartig wirken und damit eine Art Mittelstellung zwischen Stimulanzien und klassischen Halluzinogenen einnehmen.

Ein körperliches Entzugssyndrom tritt bei Halluzinogenen nicht auf. Eine Toleranz entwickelt sich schnell in Bezug auf die euphorisierenden und psychedelischen Wirkungen, nicht jedoch in Bezug auf die vegetativen Wirkungen.

Die **Halluzinogenintoxikation** äußert sich in Form von:

- Massiver depressiver Verstimmung oder Angst (auch Angst, den Verstand zu verlieren)
- Beziehungsideen und sonstigen Wahnideen
- Beeinträchtigung der Urteilsfähigkeit
- Beeinträchtigung der Erfüllung sozialer oder beruflicher Pflichten

Halluzinogenbedingte **Wahrnehmungsveränderungen** treten typischerweise im Zustand vollständiger Wachheit auf. Hierzu gehören die subjektive Verstärkung von Wahrnehmungseindrücken, Depersonalisations- und Derealisationserleben, Illusionen, Halluzinationen sowie Synästhesien (Verschmelzung von Sinnesempfindungen). Charakteristisch ist auch das mögliche Auftreten von persistierenden, sehr kurz andauernden Wahrnehmungsstörungen (»flashbacks«; Wiedererleben von Wahrnehmungseindrücken, die zuvor im halluzinogen-intoxikierten Zustand erlebt worden waren, auch wenn inzwischen der Gebrauch von Halluzinogenen beendet ist).

Hinzu treten **vegetative Symptome** wie Mydriasis, Tachykardie, Schwitzen, Palpitationen, Verschwommensehen, Tremor und Koordinationsstörungen.

> **Bei einigen Halluzinogenen wie z. B. Fliegenpilzen, Engelstrompeten oder Ecstasy sind Überdosierungen vital gefährdend, es können Bewusstlosigkeit, Koma und Atemlähmung auftreten. Solche lebensbedrohlichen Komplikationen treten auch bei Jugendlichen/jungen Erwachsenen auf, die sich unter Ecstasy-Einfluss bei exzessivem Tanzen verausgaben.**

Entzugszeichen beim Entzug von Partydrogen sind nur gering ausgeprägt, entsprechend der geringen körperlichen Abhängigkeit. Im Vordergrund stehen eher psychische Symptome wie Depressivität und Antriebsmangel (◘ Tab. 19.10).

Die Behandlung affektiver Entzugssymptomatik erfolgt symptomorientiert mit Antidepressiva. Bei durch Halluzinogene ausgelösten Psychosen sowie verzögert auftretenden Echopsychosen gibt es die Besonderheit, dass diese durch eine Behandlung mit Antipsychotika paradoxerweise eher verschlechtert werden. Hier sind Benzodiazepine besser wirksam.

Wie bei allen anderen Suchterkrankungen auch spielen Selbsthilfegruppen eine wichtige Rolle bei der Verhinderung von Rückfällen bei Abhängigkeit von sog. Partydrogen.

Droge	Entzugszeichen	Entzugskomplikationen
Kokain	Nach wenigen Stunden bis Tagen: Dysphorie, Müdigkeit, lebhafte und unangenehme Träume, Insomnie oder Hypersomnie, Appetitsteigerung, Lustlosigkeit, starkes Drogenverlangen	Suizidalität
Amphetamine	Nach einem bis mehreren Tagen: Massives Drogenverlangen, Abgeschlagenheit, Depression, Müdigkeit, Ängstlichkeit, Konzentrationsstörungen	Suizidalität
Ecstasy	Nach 2–5 Tagen: Erschöpfung, Kopfschmerzen, Ängstlichkeit, Reizbarkeit	Keine
Halluzinogene	Keine	Keine

◻ **Tab. 19.10** Entzugszeichen beim Entgiften von Partydrogen

19.5.4 Flüchtige Lösungsmittel (F18)

Missbrauch oder Abhängigkeit von flüchtigen Lösungsmitteln bezieht sich auf den absichtlichen Gebrauch oder die Exposition gegenüber flüchtigen Inhalanzien. Zu den gebräuchlichen inhalierten Stoffen gehören aliphatische und aromatische Kohlenwasserstoffe (z. B. in Klebstoffen, Benzin), halogenierte Kohlenwasserstoffe (z. B. in Reinigungsmitteln, Treibgasen) und andere flüchtige Substanzen, wobei die meisten inhalierten Substanzen aus einer Mischung verschiedener Stoffe bestehen. Durch das Inhalieren wirken diese Stoffe relativ rasch, oft innerhalb weniger Minuten.

Es gibt keine eindeutige Evidenz für ein mögliches Entzugssyndrom, Toleranzentwicklung bei massivem Konsum wurde aber berichtet.

Klinisch bedeutsame Symptome, die durch regelmäßige Inhalation auftreten können, sind:
— Gleichgültigkeit
— Streitlust
— Apathie
— Beeinträchtigung der Urteilsfähigkeit
— Beeinträchtigung der Erfüllung sozialer oder beruflicher Verpflichtungen

Somatische und vegetative Symptome, die auftreten können, sind:
— Schwindel
— Nystagmus
— Koordinationsstörungen
— Undeutliche Sprache
— Unsicherer Gang
— Lethargie
— Reflexabschwächung
— Psychomotorische Verlangsamung
— Tremor
— Allgemeine Muskelschwäche
— Verschwommenes Sehen oder Diplopie (Doppelbilder)
— Im Extremfall Stupor und Koma

An somatischen Folgeschäden kann es zum »**Lösungsmittelschnüffler-Ausschlag**« um Nase und Mund kommen, zu respiratorischen Störungen (z. B. Nasenausfluss, Husten) sowie Verletzungen oder Brandwunden bei Inhalation entzündlicher Stoffe. Zudem können die Inhalanzien v. a. neurologische Störungen verursachen. Durch Hypoxie, Elektrolytverschiebungen oder Arrhythmie kann es sogar zum »plötzlichen Schnüfflertod« kommen.

An psychischen Folgeerkrankungen können intoxikationsbedingte Delirien, psychotische Störungen, affektive und Angststörungen sowie ein demenzielles Syndrom induziert werden.

19.6 Multipler Substanzkonsum (F19)

Multipler Substanzgebrauch (**Polytoxikomanie**) liegt nach der ICD-10 dann vor, wenn mehrere Substanzen nebeneinander konsumiert werden und kein Stoff oder keine Stoffgruppe vorherrscht. Der Substanzkonsum erfolgt chaotisch und wahllos, oder Bestandteile verschiedener Substanzklassen sind untrennbar vermischt.

Sind Patienten jedoch von mehreren Substanzen abhängig, wobei jede von ihnen gezielt und spezifisch konsumiert wird, ohne dass sie durch eine andere ersetzbar wäre, wird nicht F19 kodiert, sondern jede einzelne Suchterkrankung.

Patienten mit einer Polytoxikomanie haben eine wesentlich ungünstigere Prognose im Vergleich zu Patienten mit einer oder mehreren spezifischen Abhängigkeiten.

19.7 Missbrauch nichtabhängigkeitserzeugender Substanzen (F55)

Eine Reihe sehr heterogener Substanzen wird von Patienten missbräuchlich konsumiert, obwohl aufgrund des fehlenden Suchtpotenzials keines der Kriterien psychischer Abhängigkeit auftritt und wenn, dann nur geringe körperliche Entzugszeichen zu beobachten sind. Der Missbrauch

◘ Tab. 19.11 Beispiele für nichtabhängigkeitserzeugende Substanzen, die missbräuchlich benutzt werden

Substanzgruppe	Häufige zuvor oder gleichzeitig bestehende Erkrankungen oder Faktoren	Mögliche Komplikationen
Analgetika (Acetylsalicylsäure oder Paracetamol mit oder ohne Kombination mit Koffein, Metamizol)	Spannungskopfschmerz, somatoforme Schmerzstörungen, andere somatoforme Störungen	Gastrointestinale Ulzera, analgetikainduzierter Kopfschmerz, Phenazetinniere
Diuretika	Anorexia nervosa, Bulimie	Hypokaliämie; nach dem Absetzen kann es evtl. zu Reboundödemen kommen
Laxanzien	Anorexia nervosa, Bulimie, altersassoziierte Obstipation	Obstipation, Kotsteine
Anticholinergika (Biperiden)	Schizophrenie, M. Parkinson	Anticholinerges Delir
Dopaminagonisten (L-Dopa)	M. Parkinson	Psychosen, Hypersexualität
Antidepressiva	Schlafstörungen	Kopfschmerz bei Absetzversuchen
Antacida	Gastrointestinale Ulzera	In hohen Dosen Niereninsuffizienz
Steroide und Hormone	Bodybuilder, Leistungssportler	Unter anderem Cushing-Syndrom, steroidinduzierter Diabetes mellitus

dieser Substanzen wird nach ICD-10 deshalb nicht in das Suchtkapitel eingeordnet.

Am verbreitetsten ist der missbräuchliche Konsum nichtopiatartiger Analgetika, wozu es v. a. bei vorbestehenden chronischen Kopfschmerzen und unspezifischen Rückenschmerzen sowie bei somatoformen Schmerzstörungen kommen kann. Einzelne Substanzen und besonders Mischpräparate haben außerdem eine schwach euphorisierende Wirkung. Als Komplikation kann ein analgetikainduzierter Kopfschmerz auftreten. Die Therapie besteht im abrupten Absetzen jeglicher Analgetika. Hierdurch exazerbierte Kopfschmerzen erstrecken sich selten über mehr als wenige Tage und sprechen wahrscheinlich auf β-Blocker an.

Die anderen in ◘ Tab. 19.11 aufgeführten Substanzen sollten in der Regel ausschleichend abgesetzt werden.

❓ Übungsfragen

1. Definieren Sie schädlichen Gebrauch.
2. Definieren Sie Toleranz und körperliche Abhängigkeit.
3. Nennen Sie Symptome des Alkoholentzugs und die häufigsten Komplikationen.
4. Nennen Sie Vor- und Nachteile von Clomethiazol bei der Behandlung des Alkoholentzugssyndroms.
5. Welche Medikamente werden auch zur Rückfallprophylaxe bei Alkoholabhängigkeit eingesetzt?
6. Worin bestehen die Unterschiede zwischen einer Alkoholhalluzinose und einem Delirium tremens?
7. Fallbeispiel: Sie werden von den Chirurgen konsiliarisch zu dem 39-jährigen Patienten Patrick L. gerufen. Er befindet sich seit 3 Tagen in chirurgischer stationärer Behandlung nach operativer Versorgung einer distalen Radiusfraktur, die er sich bei einem Sturz in alkoholisiertem Zustand zugezogen hatte. Fremdanamnestisch ist von der Lebensgefährtin des Patienten zu erfahren, dass dieser ein »Alkoholproblem« habe. Sonst seien keine weiteren psychischen oder somatischen Erkrankungen bekannt. Der Patient erscheint nun deutlich verwirrt, ist örtlich, zeitlich und zur Situation desorientiert, wirkt motorisch unruhig und ängstlich. Er sehe kleine Menschen an der Wand und fühle sich durch diese bedroht. Sie beobachten einen feinschlägigen Tremor, starkes Schwitzen, eine gesteigerte Atemfrequenz und ein Nesteln an der Bettdecke. Der Patient hat aktuell einen Blutdruck von 180 zu 100 mmHg und eine Herzfrequenz von 130 Schlägen/min. Im Labor zeigt sich eine deutliche Erhöhung der Transaminasen sowie von γ-GT und MCV. Die BAK liegt bei 0,0 ‰.
   a) Welche Verdachtsdiagnose stellen Sie?
   b) Welche therapeutischen Maßnahmen leiten Sie ein?
8. Fallbeispiel: Sie werden vom Pflegepersonal zu dem 55-jährigen Patienten Robert N., der zur Entgiftung von Alkohol auf Ihrer Station ist, gerufen. Der Patient ist zeitlich und örtlich desorientiert, wirkt kognitiv sehr verlangsamt und apathisch. Sie stellen eine horizontale Blickparese sowie eine deutliche Stand- und Gangunsicherheit fest. Der Knie-Hacken-Versuch ist hypermetrisch.
   a) Was ist Ihre Verdachtsdiagnose?
   b) Wie würden Sie therapeutisch vorgehen?

9. Was ist mit Niedrigdosisabhängigkeit von Benzodiazepinen gemeint?

10. Nennen Sie Folgen des langfristigen Benzodiazepinkonsums.

11. Warum ist die Gabe von Naltrexon zur Entgiftungsbehandlung von Opiaten streng kontraindiziert?

12. Beschreiben Sie das amotivationale Syndrom im Rahmen eines langfristigen Cannabiskonsums.

13. Welche körperlichen Symptome sind bei einer Kokainintoxikation zu erwarten?

Weiterführende Literatur

Brück R, Mann K (2006) Alkoholismusspezifische Psychotherapie. Manual mit Behandlungsmodulen. Deutscher Ärzte-Verlag, Köln

Bundesärztekammer in Zusammenarbeit mit der Kassenärztlichen Bundesvereinigung (2001) Frei von Tabak – Ein Stufenprogramm zur Raucherberatung und Rauchertherapie in der Arztpraxis. In: Bundesärztekammer – Arbeitsgemeinschaft der Deutschen Ärztekammern (Hrsg) Texte und Materialien der Bundesärztekammer zur Fortbildung und Weiterbildung. Köln

Bundesärztekammer (2002) Richtlinien der Bundesärztekammer zur Durchführung der substitutionsgestützten Behandlung Opiatabhängiger. Dtsch Ärztebl 99: A1458–A1461

Diehl A, Mann K (2005) Früherkennung von Alkoholabhängigkeit. Dtsch Ärztebl 102: A2244–A2250

Gölz J, Backmund M, Gastpar M, Wittchen HU (2006) Unterversorgung und Fehlallokation. Dtsch Ärztebl 103: A2917

Haller R, Hinterhuber H, Mann K (2006) Empfehlung zur Substitutionstherapie. Neuropsychiatrie 20: 140–150

Heatherton TF, Kozlowski LT, Frecker RC, Fagerstrøm KO (1991) The Fagerstrøm Test for Nicotine Dependence: a revision of the Fagerstrøm Tolerance Questionnaire. Br J Addict 86: 1119–1127

Herbst K, Kraus L, Scherer K (1996) Repräsentativerhebung zum Gebrauch psychoaktiver Substanzen bei Erwachsenen in Deutschland. Schriftliche Erhebung 1995. Bundesministerium für Gesundheit, Bonn

Hintz T, Schmidt G, Reuter-Merklein A, Nakovics H, Mann K (2005) Qualifizierter ambulanter Alkoholentzug. Enge Kooperation zwischen Hausarzt und psychosozialer Beratungsstelle – Ergebnisse eines Modellprojektes. Dtsch Ärztebl 102: A1290–A1295

Kessler RC, Crum RM, Warner LA, Nelson CB, Schulenberg J, Anthony JC (1997) Lifetime co-ocurence of DSM-III-R alcohol abuse and dependence with other psychiatric disorders in the National Comorbidity Survey. Arch Gen Psychiatry 54: 313–321

Krausz M (2002) Modellprojekt: Heroin als Medikament. Dtsch Ärztebl 99: A26–A28

Lange-Asschenfeldt C, Müller MJ, Szegedi A, Anghelescu I, Klawe C, Wetzel H (2003) Symptom-triggered versus standard chlormethiazol treatment of inpatient alcohol withdrawal: clinical implications from chart analysis. Eur Addict Res 9: 1–7

Mann K, Loeber S, Croissant B, Kiefer F (2006) Qualifizierte Entzugsbehandlung von Alkoholabhängigen. Deutscher Ärzte-Verlag, Köln

Miller WR, Rollnick S (2005) Motivierende Gesprächsführung. Lambertus, Freiburg im Breisgau

Schmidt LG, Gastpar M, Falkai P, Gaebel W (2006) Evidenzbasierte Suchtmedizin. Deutscher Ärzte-Verlag, Köln

Stuppäck C, Barnas C, Falk M, Günther V, Hummer M, Oberbauer H, Pycha R, Whitworth A, Fleischhacker WW (1995) Eine modifizierte und ins Deutsche übersetzte Form der Clinical Institute Withdrawal Assessment for Alcohol Scale (CIWA-A). Wien Z Suchtforsch 18: 39–48

Wetterling T, Veltrup C (1997) Diagnostik und Therapie von Alkoholproblemen. Springer, Berlin Heidelberg

Wienberg G (2002) Versorgungsstrukturen von Menschen mit Alkoholproblemen in Deutschland – eine Analyse aus Public-Health Perspektive. In: Mann K (Hrsg) Neue Therapieansätze bei Alkoholproblemen. Pabst Verlag, Lengerich, S 17–45

19

Schizophrenie, schizotype und wahnhafte Störungen (F2)

T. Nickl-Jockschat, F. Schneider

»**Kurzinfo**«

- **Schizophrenien** zeichnen sich durch charakteristische Beeinträchtigungen der Kognition, des Affekts, der Wahrnehmung, des Verhaltens und oft auch der Motorik aus
  - Zeitlich wechselhafter Verlauf, meist mit **akuten episodischen Krankheitsmanifestationen** und im Verlauf zunehmenden **chronischen Defiziten**
  - **Manifestation** meist im 2. oder 3. Lebensjahrzehnt, bei Männern früher als bei Frauen
  - Ätiologisch spielen eine **genetische Belastung** sowie **umweltassoziierte Risikofaktoren** (intrauterin/perinatal und in der Pubertät/Adoleszenz) eine bedeutsame Rolle
  - Operationalisierung gemäß ICD-10 anhand des psychopathologischen Quer- und Längsschnittbefunds, apparative Ausschlussdiagnostik zur Abklärung einer nichtpsychiatrischen Ursache der Symptomatik
  - **Therapeutisch** kommen Psychopharmaka sowie psycho- und soziotherapeutische Maßnahmen zur Anwendung:
    - Atypische Antipsychotika sind Mittel der Wahl
    - Ggf. Benzodiazepine oder niederpotente Antipsychotika in der Akutphase zur Sedierung
    - Antidepressiva bei depressiver Begleitsymptomatik
    - Psychotherapie: Psychoedukation, Familienintervention, soziales Fertigkeitstraining, kognitiv-behaviorale Strategien
    - Soziotherapie: gemeindenahe Versorgung und rehabilitative/integrative Maßnahmen
- **Schizotype Störung** war früher den Persönlichkeitsstörungen und ist heute den Schizophrenien zugeordnet, sie zeichnet sich durch Fehlen eindeutiger psychotischer Symptome aus
- **Anhaltende wahnhafte Störungen** umfassen meist monothematische oder aufeinander bezogene, häufig wenig bizarre Wahninhalte, höhergradige formale Denkstörungen fehlen
- Kennzeichen **akuter vorübergehender psychotischer Störung** sind eine kurze Verlaufsdauer und oft vielgestaltige psychopathologische Symptome
- Bei **schizoaffektiven Störungen** prägen psychotische und affektive Symptome das klinische Bild in etwa gleichermaßen

20.1 Schizophrenie

20.1.1 Definition

Bei den Schizophrenien handelt es sich um eine – pathophysiologisch wahrscheinlich heterogene – Gruppe schwerer neuropsychiatrischer Störungsbilder.

Tab. 20.1 Grund- und akzessorische Symptome der Schizophrenien nach E. Bleuler

Grundsymptome	Akzessorische Symptome
Assoziationslockerung (Denkzerfahrenheit)	Sinnestäuschungen
Affektstörungen (Parathymie)	Wahnideen
Ambivalenz	Katatone Symptome
Autismus	Auffälligkeiten von Sprache und Schrift (z. B. Neologismen)
Störungen des subjektiven Erlebens der eigenen Person	

Schizophrenien – Sie zeichnen sich durch erkrankungstypische Beeinträchtigungen der Kognition, des Affekts, der Wahrnehmung und des Verhaltens aus, welche im zeitlichen Verlauf wechselhaft ausgeprägt sind. Diagnostisch wegweisend sind Störungen des formalen und des inhaltlichen Gedankengangs, Ich-Störungen sowie v. a. akustische Halluzinationen.

Historisch geht das Konzept der Schizophrenie v. a. auf **E. Kraepelin** (1856–1926), **E. Bleuler** (1857–1939) und **K. Schneider** (1887–1967) zurück.

E. Kraepelin konzipierte die Dichotomisierung der psychischen Erkrankungen: Dem »manisch-depressiven Irresein« (in etwa den heutigen affektiven Störungen entsprechend), das Kraepelin durch einen eher episodischen und benignen Verlauf gekennzeichnet sah, stellte er die **Dementia praecox** gegenüber. Diese manifestiere sich hauptsächlich im 2. und 3. Lebensjahrzehnt und sei insbesondere durch eine schlechte Prognose gekennzeichnet.

Dieser auf den Längsschnitt ausgerichteten Beschreibung stellte E. Bleuler eine stärker an der Querschnittssymptomatik orientierte Definition gegenüber. Entsprechend unterschied er zwischen **Grundsymptomen** und **akzessorischen Symptomen** von Schizophrenien (**Tab. 20.1**). Die Grundsymptome werden als die »4 As« zusammengefasst:

1. **A**ssoziationslockerung (entspricht dem Begriff der Denkzerfahrenheit im heute gebräuchlichen Sinn)
2. **A**ffektstörungen (Parathymie)
3. **A**mbivalenz
4. **A**utismus

Zudem sind Störungen des subjektiven Erlebens der eigenen Person (entspricht den Ich-Störungen) Grundsymptome der Schizophrenien. Bleuler prägte auch den Terminus »Schizophrenie«, da er die Spaltung der Persönlichkeit und die Verselbstständigung psychischer Teilfunktionen als die zentralen Krankheitsmechanismen ansah.

Tab. 20.2 Symptome 1. und 2. Ranges der Schizophrenien nach K. Schneider

Symptome 1. Ranges	Symptome 2. Ranges
Dialogische und kommentierende Stimmen	Alle anderen Halluzinationen jeder Sinnesmodalität (einschließlich sonstiger akustischer Halluzinationen)
Gedankenlautwerden	Ratlosigkeit
Leibliches Beeinflussungserleben	Depressive und euphorische Verstimmungen
Gefühl des Gemachten	Affektive Verarmung
Gedankeneingebung, Gedankenentzug, Gedankenausbreitung	Wahneinfälle
Wahnwahrnehmungen	

Mit seiner Einteilung der schizophrenen Symptome in **Symptome 1. und 2. Ranges** stellte K. Schneider eines der einflussreichsten Konzepte vor (**Tab. 20.2**). Auch hier erfolgt die Diagnosestellung anhand der Querschnittssymptomatik. Besonders charakteristische Symptomausprägungen werden entsprechend als »Erstrangsymptome« bezeichnet. Der große Einfluss von Schneiders Diagnosekonzept zeigt sich auch anhand der Tatsache, dass 3 der ersten 4 ICD-10 Kriterien (▶ Abschn. 20.1.4) Erstrangsymptomen entsprechen (lediglich der im Kriterium 4 geforderte bizarre, kulturunübliche Wahn entspricht einem Zweitrangsymptom).

20.1.2 Epidemiologie

> **Die Lebenszeitprävalenz für schizophrene Störungen beträgt weltweit ca. 1 %.**

Größere Schwankungen in den Prävalenzraten zwischen regional, kulturell oder ethnisch unterschiedlichen Populationen konnten nicht nachgewiesen werden. Aktuell ist keine Population bekannt, in der schizophrene Störungen nicht auftreten würden.

Die Jahresinzidenz beträgt etwa 1/10.000 Einwohner. Verschiedene Untersuchungen über einen Zeitraum von immerhin ca. 70 Jahren zeigten ebenfalls keine größeren Schwankungen in der Manifestationsrate. Diese Resultate sind auch bemerkenswert angesichts des Umstandes, dass in den Studien oft verschiedene Diagnoseinstrumente angewandt wurden.

Hinsichtlich der Erkrankungsfälle herrscht ein **ausgeglichenes Geschlechterverhältnis**, Männer erkranken jedoch im Schnitt um 5 Jahre früher als Frauen. Dies ist nicht zuletzt auf einen zweiten, flacheren postmenopausalen Manifestationsgipfel bei den Frauen zurückzuführen.

Querschnittsuntersuchungen zeigten, dass Schizophrenie-Patienten einen **niedrigeren sozioökonomischen Status** sowie einen **niedrigeren Bildungsabschluss** aufweisen. Bislang ist noch nicht sicher geklärt, ob die krankheitsbedingten Einschränkungen zu einem sozialen Abstieg führen oder ob ein erhöhtes Stresslevel aufgrund eines niedrigeren gesellschaftlichen Status zu einer Krankheitsmanifestation führt. Die aktuelle Datenlage, insbesondere von longitudinalen Kohortenstudien, legt jedoch augenblicklich eher den Schluss nahe, dass ein krankheitsbedingter sozialer Abstieg für diese Befunde verantwortlich ist.

20.1.3 Ätiologie

■ Risikofaktoren

Eine **familiäre Häufung** schizophrener Störungen ist bereits seit langem bekannt. Besteht eine genetische Verwandtschaft mit einem an Schizophrenie erkrankten Patienten, steigt auch das eigene Erkrankungsrisiko. So fanden epidemiologische Studien trotz einer breiten Varianz der Lebenszeitprävalenzraten (1–16 %) eine signifikant höhere Anzahl von Sekundärfällen bei Angehörigen von Erkrankten im Vergleich zu einer Kontrollgruppe ohne schizophrene Störungen bei genetisch Verwandten.

Zahlreiche Studien fanden eine Konkordanzrate von ca. 45 bis 75 % bei monozygoten Zwillingen. Dizygote Zwillinge wiesen demgegenüber eine deutlich niedrigere Konkordanzrate von 4 bis 15 % auf.

In einer der bislang umfassendsten Metaanalysen konnten Sullivan et al. (2003) eine **Heritabilität** des Krankheitsbildes von 81 % bestimmen und damit genetische Faktoren als wichtigste, wenngleich nicht alleinige Einflussfaktoren auf die Krankheitsdisposition nachweisen. Andere Arbeiten fanden in etwa vergleichbare Werte. Die bisherigen Forschungsergebnisse lassen auf einen polygenen Erbgang schließen.

Angesichts der prominenten Rolle von genetischen Faktoren in der Krankheitsentstehung intensivierte sich seit etwa Anfang der 1990er Jahre die Suche nach **Suszeptibilitätsgenen**. Entsprechend wurde eine Reihe von Kandidatengenen untersucht, die entweder aufgrund ihrer angenommenen oder nachgewiesenen pathophysiologischen Funktion und/oder ihrer chromosomalen Lage als geeignete Risikogene für Schizophrenien betrachtet wurden. Einige dieser Kandidatengene konnten ihren Status in mehreren unabhängigen Untersuchungen erhärten, so etwa Neuregulin-1(NRG1), Dysbindin (alternativ: Dystrobrevin-binding protein 1, DNTBP1) und Disrupted-in-schizophrenia 1 (DISC1) (▶ »Molekulargenetische Befunde«).

Auch ein **erhöhtes väterliches Lebensalter** zum Zeitpunkt der Konzeption erhöht das Risiko, an einer schizophrenen Störung zu erkranken. Da im Alter vermehrt De-novo-Mutationen in der Keimbahn auftreten, etwa durch eine verminderte Aktivität von antioxidativen bzw. DNA-Reparaturenzymen, könnte dieser Befund ebenfalls auf die Relevanz genetischer Risikofaktoren hinweisen.

> **Bei einer Heritabilität von ca. 80 % und einer Konkordanzrate von ca. 50 % stellen genetische Faktoren die wichtigsten, allerdings nicht die alleinigen Risikofaktoren für die Manifestation einer Schizophrenie dar.**

Umweltassoziierte Risikofaktoren lassen sich in 2 große Gruppen unterteilen:
1. Störungen der fetalen Hirnreifung, perinatale bzw. frühkindliche zerebrale Schädigungen
2. Noxen, die im Jugend- oder frühen Erwachsenenalter auftreten

Infektionserkrankungen des mütterlichen Organismus, v. a. während des 2. und des 3. Trimenon der Schwangerschaft, wurden als krankheitsbegünstigend beschrieben. Dabei existieren für zahlreiche Krankheitserreger teils widersprüchliche Daten. Gut beschrieben ist ein entsprechender Zusammenhang für virale Erreger wie Influenza- und Herpes-simplex-Viren sowie für den Rötelnerreger, v. a. wenn eine Infektion im letzten Drittel der Schwangerschaft erfolgt. Auch für das parasitäre Protozoon Toxoplasma gondii existieren entsprechende Daten. Da Toxoplasma gondii zumindest bei infizierten Nagetieren Veränderungen bei der dopaminergen Neurotransmission auslöst, wäre hier ein möglicher Zusammenhang zur Pathophysiologie schizophrener Störungen denkbar.

Für die Wichtigkeit infektiologisch-immunologischer Prozesse spricht auch der sehr gut replizierte Befund, dass eine **Geburt in den Wintermonaten** – mit einem erhöhten Infektionsrisiko für Mutter und Kind – mit einer erhöhten Wahrscheinlichkeit für die spätere Manifestation einer Schizophrenie einhergeht.

Die sog. **Virushypothese** konzentriert sich auf die unmittelbaren Schädigungen, die das Gehirn durch neurotrope Viren erleidet. Möglicherweise könnte hier Viren eine besondere Bedeutung zukommen, die ihr Erbgut in die DNA der Neurone des infizierten Individuums integrieren, um dann durch physiologische Veränderungen – etwa das Einsetzen der Pubertät – reaktiviert zu werden.

Die **Autoimmunhypothese der Schizophrenie** versucht demgegenüber, diese Befunde durch die Annahme zu erklären, dass etwa durch ein infektiöses Agens – z. B. ein Virus – die Bildung von Antikörpern ausgelöst wird,

die dann eine Kreuzreaktion gegen körpereigene Epitope hervorrufen. Entsprechend kommt es dieser Hypothese zufolge zu einer Autoimmunreaktion gegen neurales Gewebe, etwa gegen bestimmte Neuronenpopulationen oder Gliazellen. Eine solche Autoimmunreaktion könnte eine Entwicklungsstörung des fetalen bzw. des frühkindlichen Gehirns verursachen, die im Jugend- oder Erwachsenenalter eine erhöhte Vulnerabilität bedingt.

Vor allem tierexperimentelle Befunde weisen darauf hin, dass auch **maternale Zytokine** im Rahmen der Immunantwort als Noxen wirksam sein können. So spielen zahlreiche proinflammatorische Zytokine auch in Prozessen der Hirnreifung eine wichtige Rolle und könnten entsprechend die zerebrale Entwicklung nachhaltig beeinträchtigen.

Schwangerschafts- und Geburtskomplikationen, v. a. solche, die mit **Hypoxien des Gehirns** sowohl in utero als auch intra partum einhergehen, sind gut repliziert als Risikofaktoren beschrieben worden. Eine pathophysiologische Modellvorstellung geht davon aus, dass der dadurch bedingte Verlust an neuronalen Stammzellen in der periventrikulären Zone und der Fascia dentata des Hippocampus Reparaturmechanismen im adulten Gehirn erschwert und entsprechend das Auftreten psychotischer Episoden, aber auch von Residualzuständen begünstigt. Allerdings muss darauf hingewiesen werden, dass die gegenwärtige Datenlage bei weitem nicht ausreicht, um diese Hypothese zu verifizieren.

Der Konsum von illegalen Drogen, insbesondere von **Cannabis**, aber auch von **Amphetaminen**, ist einer der am besten belegten Risikofaktoren im Jugend- bzw. Erwachsenenalter. So konnten etwa Studien an niederländischen Populationen belegen, dass der Konsum von Cannabis das relative Risiko für die Manifestation einer Psychose um den Faktor 1,5–3 erhöht (Henquet et al. 2005).

Psychosozialer Stress ist eine bedeutende Noxe im Jugend- und Erwachsenenalter. Auch der Befund, dass **Urbanität** mit einem erhöhten Manifestationsrisiko einhergeht, kann durch die erhöhte psychosoziale Stressbelastung, die mit einem städtischen Umfeld einhergeht, erklärt werden. Das **»Expressed-emotions«-Konzept** verweist ebenfalls auf die Relevanz psychosozialer Stressoren. Dieses sehr gut validierte Modell zeigt, dass starker und hochfrequenter emotionaler Ausdruck – und zwar sowohl ablehnender als auch sehr fürsorglicher Natur – in Familien von Schizophrenie-Patienten zu erhöhten Rückfallraten führt. Ein gängiges Erklärungsmuster für diesen scheinbar paradoxen Befund ist die Annahme, dass ein stark emotional geprägtes innerfamiliäres Klima bei an Schizophrenie erkrankten Patienten aufgrund von Defiziten der Emotionsverarbeitung und der sozialen Interaktion als Stressor wirkt und entsprechend eine Exazerbation begünstigt. Zwar trifft das »Expressed-emotions«-Konzept keine Aussage über die initiale Manifestationswahrscheinlichkeit, stellt aber einen wichtigen – und durch die momentane Studienlage gut abgesicherten – Hinweis auf die pathogene Wirkung von Stress dar.

Da Frauen zwar nicht seltener, aber im Mittel etwa 5 Jahre später als Männer an einer Schizophrenie erkranken, wird eine protektive Wirkung weiblicher Geschlechtshormone diskutiert (▶ Abschn. 45.2.3). So wird ein entsprechender Zusammenhang etwa für Östradiol-17β diskutiert. Dass bei Frauen Psychosen postpartal oder postmenopausal gehäuft auftreten, kann als weiterer Hinweis in dieser Richtung angesehen werden.

■ **Molekulargenetische Befunde**

Die Befunde der molekulargenetischen Forschung sind hinsichtlich ihres Evidenzgrades uneinheitlich. Einige der wichtigsten Kandidatengene sollen hier exemplarisch vorgestellt werden.

Das Gen für **Neuregulin-1** kodiert für mehrere Isoformen und ist an einer Vielzahl von Aufgaben, u. a. neuronale Migration, Synaptogenese, gliale Differenzierung und Myelinisierung, beteiligt. Es wird angenommen, dass Mutationen im NRG1-Gen zu Störungen in den vulnerablen Phasen der Embryonalentwicklung führen, die die neuronale Entwicklung und Plastizität stören können und so zur Pathogenese der Schizophrenie entscheidend beitragen.

Kopplungsstudien an einer schottischen Familie konnten 2 Gene identifizieren, die **Disrupted-in-schizophrenia (DISC) 1** und **2** benannt wurden. Während DISC2 die Genexpression von DISC1 indirekt beeinflussen kann, bedarf die Funktionalität von DISC1 noch weiterer Charakterisierung. Es wird angenommen, dass DISC1 als synaptisches Protein fungiert. Tierexperimentell konnte eine wichtige Rolle von DISC1 bei der Reifung von Neuronen im Hippocampus nachgewiesen werden. Wird die Expression von DISC1 experimentell unterdrückt, steigert sich die Geschwindigkeit der neuronalen Reifung und Integration in den hippocampalen Neuronenverbund. Eine Übererregbarkeit und Fehlentwicklungen der dendritischen Verschaltung sind die Folge. Einer der Interaktionspartner von DISC1 ist das ebenfalls als Suszeptibilitätsgen beschriebene **Dysbindin**.

Die **Regulator-of-G-protein-Signaling**(RGS)-Familie spielt eine wichtige Rolle bei der Regulation der postsynaptischen Signalübertragung, insbesondere der Botenstoffe Dopamin, Serotonin und Noradrenalin. Als Gegenspieler der an der Signalübertragung beteiligten G-Proteine führt RGS4 zu einer Beendigung der dopaminergen Signaltransduktion. Mutationen des Gens führen in der Folge zu einer verlängerten Signaltransduktion.

Zu den wohl am intensivsten und häufigsten untersuchten Genen in Zusammenhang mit schizophrenen Psychosen zählt das **Catechyl-O-Methyltransferase-(COMT-)**Gen. COMT führt zur Inaktivierung von monoaminergen Botenstoffen, v. a. Dopamin. Eine Genvariante führt zu einer erhöhten Aktivität von COMT und damit zu einer erniedrigten Dopaminkonzentration im synaptischen Spalt. Neuropsychologisch bewirkt die erniedrigte synaptische Dopaminkonzentration von Risikotypträgern eine signifikant verschlechterte Leistungsfähigkeit des Arbeitsgedächtnisses und der Exekutivfunktionen. Entgegen ersten Annahmen scheint die COMT-Variante allerdings nicht mit einem erhöhten Krankheitsrisiko assoziiert zu sein, sondern sie scheint den Krankheitsverlauf v. a. wegen der schlechteren neuropsychologischen Leistungsfähigkeit negativ zu beeinflussen.

■ **Neuroanatomische Befunde**

Zahlreiche Untersuchungen beschäftigten sich mit den neuropathologischen Grundlagen der Schizophrenien. Regelmäßig konnten in strukturellen bildgebenden Studien **Vergrößerungen der Seiten-** bzw. des **3. Ventrikels** festgestellt werden. Strukturen des medialen Temporallappens, etwa **Hippocampus**, **Gyrus parahippocampalis** und **Amygdala** zeigten **Volumenminderungen**, ebenso wie der **Gyrus temporalis superior**. Auch **subkortikale Strukturen** wie das Cerebellum, die Basalganglien, das Corpus callosum und der Thalamus weisen Veränderungen auf (◨ Abb. 20.1).

Unklar blieb allerdings die Genese dieser strukturellen Abnormitäten. Vergleichsuntersuchungen zwischen schizophrenen Patienten, deren gesunden Verwandten 1. Grades und Kontrollprobanden ohne psychotische Erkrankungen in der Familienanamnese ergaben, dass Hirnstrukturanomalien **auch bei der Gruppe der Blutsverwandten** zu finden waren, wobei diese allerdings geringer ausgeprägt waren. Am stärksten verändert gegenüber der Kontrollgruppe war das hippocampale Volumen der Verwandten. Aber auch das Gesamtvolumen der grauen Substanz war verringert, während der 3. Ventrikel erweitert war. Sämtliche Anomalien waren allerdings bei den Verwandten deutlich geringer ausgeprägt als bei den Patienten. Diese Gruppenbefunde sprechen stark für eine genetische Ursache der Volumenminderungen bei Patienten und Verwandten.

Auch bei der Untersuchung von sog. **Hochrisiko-Personenengruppen**, d. h. Personen mit mindestens 2 an Schizophrenie erkrankten erst- oder zweitgradigen Verwandten, konnten strukturelle Veränderungen festgestellt werden. Volumetrische Untersuchungen an diesen Personen zeigten in mehreren Studien verkleinerte Strukturen des medialen Temporallappens, v. a. des Hippocampus und der Amygdala. Befunde einer Längsschnittstudie ergaben zudem Veränderungen im präfrontalen Gebiet. Auch konnte in dieser Längsschnittstudie gezeigt werden,

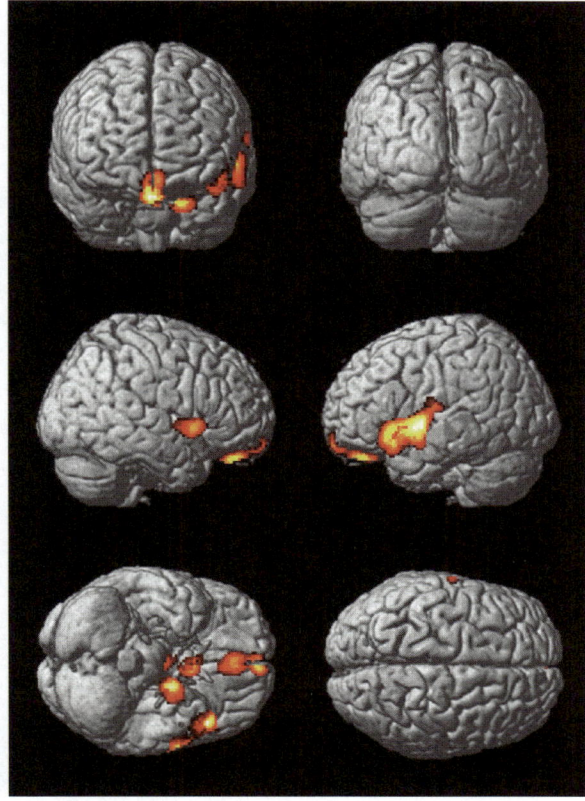

Abb. 20.1 Hirnstrukturelle Veränderungen bei Schizophrenie. Daten einer Metaanalyse (unpubliziert). Signifikante Abnahme der grauen Substanz bei Schizophrenie-Patienten im Bereich des linken inferioren frontalen Gyrus und des linken superioren temporalen Gyrus, beidseits im mittleren orbitalen Gyrus und im Gyrus rectus, im linken medialen Temporallappen, im Thalamus beidseits, in der rechten Insula und im linken basalen Vorderhirn

dass die beobachteten Veränderungen bei den Probanden deutlich stärker ausgeprägt waren, die später tatsächlich an Schizophrenie erkrankten (Sun et al. 2009).

Dabei sind die beschriebenen hirnstrukturellen Veränderungen bei schizophren Erkrankten nicht statisch, sondern **progredient**. Wiederholt konnten fortschreitende Verluste der grauen Substanz, v. a. im Frontal- und Temporallappen, sowie eine zunehmende Ventrikelerweiterung im Verlauf der Erkrankung beobachtet werden. Das Ausmaß der Veränderungen korrelierte mit der Schwere der Krankheitsepisoden.

- **Funktionelle Bildgebung**

Da **Störungen kognitiver Prozesse**, insbesondere Aufmerksamkeit, Abstraktionsvermögen und Gedächtnis, ein wichtiger Befund bei Schizophrenie-Patienten sind, sind sie von besonderem Interesse für die funktionelle Bildgebung. Als sehr trennscharf zwischen Patienten und Gesunden erweist sich der Continuous Performance Test (CPT), der v. a. **Aufmerksamkeitsleistungen und**

Arbeitsgedächtnisleistungen testet. In Studien zeigten Patienten bei der Durchführung des CPT wiederholt eine verminderte Aktivierung insbesondere dorsolateral präfrontaler und zingulärer Kortexareale. Andere Studien konnten diese Ergebnisse nicht reproduzieren und fanden v. a. eine aufgehobene präfrontale Lateralisierung. In einer weiteren großangelegten Studie an ersterkrankten Patienten mit einer schizophrenen Psychose ließ sich der Befund einer allgemeinen Hypofrontalität bei Belastungen des Arbeitsgedächtnisses ebenfalls nicht replizieren (Schneider et al. 2007). Hier fanden sich v. a. parietale Minderaktivierungen im Praecuneus und Hyperaktivierungen in inferior frontalen Arealen, hinweisend auf ein dysfunktionales ventrolaterales-parietales Netzwerk.

Störungen der Emotionsverarbeitung sind ein stabiler Befund bei Schizophrenie-Patienten (Schneider et al. 2006). Die neurobiologischen Grundlagen dieser vielfältigen affektiven Auffälligkeiten werden seit einiger Zeit mit zunehmender Häufigkeit untersucht. Paradigmen zur Emotionsdiskrimination werden dabei vielfältig genutzt, um emotionale Prozesse von Schizophrenie-Patienten zu untersuchen. Dabei konnten konsistent Hypoaktivierungen bei Patienten v. a. im Bereich des anterioren zingulären Kortex sowie des Amygdala-Hippocampus-Komplexes gefunden werden. Die Emotionsinduktion wird für die Emotionsforschung wegen ihrer Bedeutung für das alltägliche Leben zunehmend geschätzt. Bei Induktion von Freude und Trauer fand sich etwa trotz eines psychologisch vergleichbaren Induktionseffektes bei Patienten eine signifikant schwächere Aktivierung im Bereich der Amygdala.

Akustische Halluzinationen, v. a. das Hören von Stimmen, stellen ein wichtiges klinisches Symptom der Schizophrenie dar. Durch ihre primär subjektive Natur ist ihre Erforschung durch die funktionelle Bildgebung erschwert. Bislang wurden entweder dieselben Patienten innerhalb mehrerer Wochen zweimal gemessen, oder die Patienten gaben während einer längeren Messung an, wann akustische Halluzinationen bei ihnen auftraten. Beide Ansätze zeigten dabei konsistent, dass während des Auftretens akustischer Halluzinationen im Sinne von Stimmenhören u. a. der linke, bei manchen Untersuchungen auch der rechte obere und mittlere Temporallappen aktiviert war. Diese Hirnstrukturen sind auch beim Wahrnehmen realer Stimmen aktiv.

Da es sich bei der Schizophrenie um eine Erkrankung mit gewisser Heritabilität handelt, ist auch die Frage nach einer **Heritabilität pathologischer zerebraler Aktivitätsmuster** von Interesse. So konnte eine Studie zur Emotionsinduktion bei Schizophrenie-Patienten, genetisch Verwandten und gesunden Kontrollpersonen zeigen, dass – trotz eines vergleichbaren emotionalen Erlebens – nur bei gesunden Personen die Aktivität der Amygdala mit dem

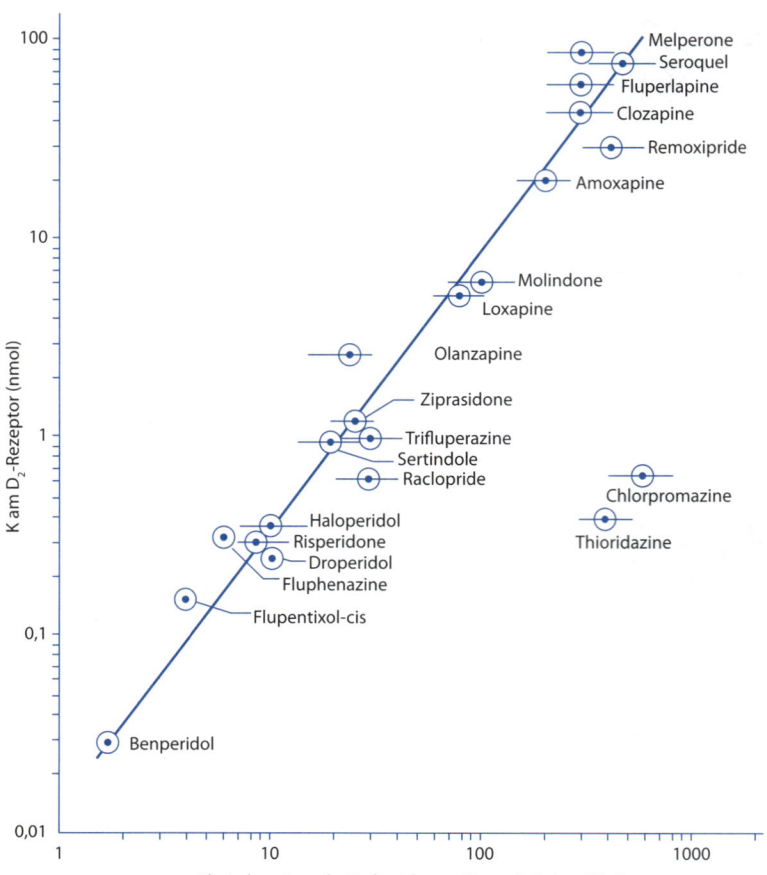

Abb. 20.2 Beziehung zwischen der Affinität zum D_2-Rezeptor und der durchschnittlichen Tagesdosis der Antipsychotika (K = Dissoziationskonstante der Antipsychotika als Maß für die Affinität zum D_2-Rezeptor). (Vernaleken 2008 nach Seeman 1976 und 2002)

subjektiven Erleben einen Zusammenhang aufwies, nicht aber bei den Schizophrenie-Patienten und deren Verwandten (Habel et al. 2004). Dies wurde als Hinweis auf genetisch determinierte Mechanismen emotionaler Prozesse interpretiert.

■ **Neurochemische Befunde**

Die Erkenntnis, dass antipsychotische Medikation antagonistisch auf dopaminerge Rezeptoren, v. a. die D_2-Rezeptoren, wirkt, begründete die **Dopaminhypothese der Schizophrenie**. Diese postuliert eine prä- oder postsynaptische Dysregulation des Dopaminstoffwechsels mit einer dopaminergen Überaktivität im limbischen System sowie einer Unteraktivität in frontalen Hirnregionen.

Tatsächlich konnten Studien nachweisen, dass die durchschnittliche antipsychotische Dosis der verschiedenen Substanzen invers mit ihrer Affinität zum D_2-Rezeptor korreliert ist, d. h., dass eine umso geringere Dosis wirksam ist, je stärker ihr Bindungspotenzial ist (■ Abb. 20.2). Da Antipsychotika je nach Substanz auch an andere Rezeptoren binden (etwa serotonerge oder histaminerge), allerdings nur für den D_2-Rezeptor ein entsprechend gesicherter Zusammenhang existiert, scheint ein entsprechend spezifischer Zusammenhang zu bestehen.

Allerdings kann die Hypothese nicht erklären, warum D_2-Antagonisten nicht zu einer Verbesserung der Negativsymptomatik führen. Hier scheinen im Gegenteil eher Dopaminagonisten zu wirken. Auch die Latenz, mit der antidopaminerge Substanzen antipsychotisch wirken, spricht gegen einen rein dopaminerg vermittelten Pathomechanismus.

Aufgrund dieser offenkundigen Probleme wurde in den 1980er Jahren die **Glutamathypothese der Schizophrenie** entwickelt. Bei Versuchen mit dem Anästhetikum Phencyclidin (PCP) zeigten Probanden psychosenahe Zustandsbilder mit akustischen und optischen Halluzinationen, aber auch katatoniforme Bilder und Negativsymptome. Da glutamaterge Projektionen einerseits dopaminerge Neurone aktivieren, andererseits aber über GABAerge Interneurone hemmend auf die Dopaminausschüttung wirken können, bieten sich glutamaterge Pathologien als entsprechende Erklärungsmöglichkeit an. Allerdings konnten Glutamatmessungen im Liquor und im postmortalen Gewebe keine eindeutigen Ergebnisse zeigen.

In den letzten Jahren wurde zunehmend die Rolle des **Serotonins** diskutiert. Ausgangspunkt waren Beobachtungen, dass insbesondere Antipsychotika mit antagonistischer Wirkung an serotonergen 5-HT$_2$-Rezeptoren positiv auf die Negativsymptomatik wirken.

> Am ehesten scheinen multivariate Störungen der Neurochemie vorzuliegen. Dabei scheinen Dysbalancen der monoaminergen Substanzen eine entscheidende Rolle zu spielen. Insbesondere eine dopaminerg-glutamaterge Dysbalance wird momentan diskutiert.

■ Endophänotypen

Alle Strategien, die bei Untersuchungen genetischer Prädispositionsfaktoren und insbesondere bei der Suche nach Risikogenvarianten zur Anwendung kommen, sind in sehr hohem Maße von der Definition des Krankheitsbildes, also des Phänotypen, abhängig. Bei Schizophrenien (und natürlich auch bei anderen psychischen Erkrankungen) erfolgt eine **Diagnosestellung** bislang ausschließlich aufgrund der **psychopathologischen Symptomatik**. Die momentanen diagnostischen Konventionen scheinen aber weniger eine homogene Krankheitsentität als vielmehr eine heterogene Krankheitsgruppe mit vielleicht teilweise unterschiedlichen zugrunde liegenden Pathophysiologien zu beschreiben. Entsprechend würde die Aussagekraft einer genetischen Analyse durch eine hohe Stichprobenheterogenität geschwächt werden. Auch ist zu beachten, dass sich Gene und Genvarianten zunächst auf Struktur und Funktion des Gehirns auswirken, die Psychopathologie dagegen nur indirekt beeinflussen.

Um diesen Problemen zu begegnen, wurde zunehmend die Erforschung der Zusammenhänge von genetischen Faktoren mit schizophrenieassoziierten neuroanatomischen und neurophysiologischen Merkmalen betrieben. Zur Abgrenzung von symptomdefinierten Phänotypen des Störungsbildes spricht man bei den hier interessierenden, der reinen klinischen Untersuchung nicht zugänglichen Parametern von sog. **Endophänotypen**. Neben einer Reduzierung der Stichprobenhomogenität können Endophänotypen auch zu einem verbesserten Verständnis der Pathophysiologie beitragen.

In einem 2003 erschienenen, viel beachteten Artikel besprachen Gottesman und Gould die Schwierigkeiten bei der Definition aussagekräftiger Endophänotypen und schlugen einen Katalog von Kriterien für valide Endophänotypen vor:

- Das betreffende Merkmal muss mit der Erkrankung assoziiert sein
- Das Merkmal selbst muss erblich sein
- Es tritt stabil und damit weitgehend unabhängig vom Krankheitsstadium auf (und sollte also etwa sowohl vor der Prodromalphase als auch nach Totalremission der Symptome nachweisbar sein)

- Endophänotyp und Erkrankung kosegregieren (werden also in Familien gemeinsam weitergegeben)
- Der bei Erkrankten gefundene Endophänotyp tritt bei nicht erkrankten Familienangehörigen häufiger auf als in der Allgemeinbevölkerung

Allerdings hat sich gezeigt, dass Endophänotypen auch nicht stärker genetisch assoziiert sind als die bekannten Diagnoseentitäten.

■ Pathophysiologische Modellvorstellungen

Wie gezeigt, stellen genetische Einflussgrößen wichtige, wenngleich nicht alleinige Risikofaktoren für die Entwicklung einer Schizophrenie dar. Zwar ist das exakte Zusammenspiel zwischen genetischen und nichtgenetischen Risikofaktoren noch nicht geklärt, allerdings existieren Modellvorstellungen bezüglich einer solchen Interaktion.

Eines der ältesten und basalsten Modelle ist das **Vulnerabilitäts-Stress-Coping-Modell** (Zubin u. Spring 1977, Nuechterlein u. Dawson 1984). Dabei stellt die Vulnerabilität eine subklinische angeborene und/oder erworbene Krankheitsdisposition dar, die erst durch das Hinzutreten weiterer Faktoren, etwa psychosozialer, aber auch biologischer Stressoren zum Ausbruch kommt.

Die »**Two-hit-Hypothese**« (Bayer et al. 1999) beschäftigt sich speziell mit der Frage der Interaktion genetischer und nichtgenetischer Faktoren. Dabei wird postuliert, zur Krankheitsentstehung müssten neben einer genetischen Prädisposition zusätzlich ein bzw. mehrere pathogene Umweltfaktoren (»**second hits**«) hinzukommen, etwa Infektionen, Geburtskomplikationen oder soziale Stressoren. Zentrale Annahmen waren ursprünglich, dass

1. die schizophrenieassoziierten Gene in verschiedenen Schlüsselphasen der neuronalen Entwicklung bzw. der Hirnreifung aktiv sind und
2. die Funktion dieser Gene durch die Second-hit-Faktoren beeinflusst werden können.

Tatsächlich spielen wohl mehrere Suszeptibilitätsgene in Prozessen der Hirnreifung und -entwicklung eine wichtige Rolle. Ob und inwieweit Umweltfaktoren tatsächlich deren Funktion beeinflussen oder anderweitig in die Pathogenese eingreifen, ist jedoch weiterhin unklar.

Die Hypothesen der Schizophrenie als neuronale Entwicklungsstörung bzw. als neurodegenerative Erkrankung sind 2 wichtige, möglicherweise einander ergänzende Modelle. Einen Ansatz zur Vereinbarung beider Modelle bietet die **Mehrläsionenhypothese** (Falkai 2008). Genetische Prädisposition und auf das fetale Gehirn einwirkende Noxen führen demnach zur Ausprägung der schizophrenieassoziierten Phänotypen im Sinne einer neuronalen Entwicklungsstörung, ohne jedoch automatisch eine Krankheitsmanifestation zu bedingen. Dabei

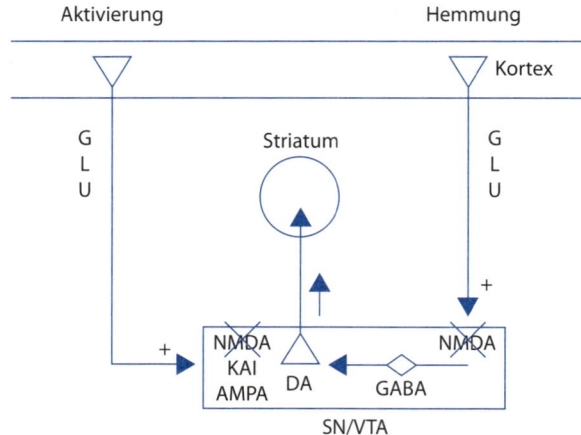

○ **Abb. 20.3** Schematische Darstellung der Interaktion zwischen GABAergem, glutamatergem und dopaminergem System. (Falkai 2008); *GLU* = Glutamat, *DA* = Dopamin, *NMDA/KAI/AMPA* = Rezeptoren, *SN* = Substantia nigra, *VTA* = ventrale tegmentale Area

ist festzuhalten, dass diese Veränderungen – auch deren genetisch bedingter Anteil – nicht notwendigerweise statisch sein müssen, sondern – etwa im Falle der neuroanatomischen Anomalien – durchaus dynamischen Charakter haben können. Auf neurochemischer Ebene ist ein Defizit sowohl der glutamatergen als auch der GABAergen Signaltransduktion bereits in dieser Phase anzunehmen. Kommt es dann – etwa durch Gebrauch von Cannabis oder Amphetaminen – zu einer weiteren Reduktion des GABAergen Tonus und dadurch bei fehlenden inhibitorischen Elementen zu einem »hyperdopaminergen Syndrom« (Falkai 2008, ○ Abb. 20.3), manifestiert sich eine psychotische Episode.

Die Mehrläsionenhypothese postuliert nun, dass – anders als etwa bei der polymorphen psychotischen Episode – bei Schizophrenie-Patienten die reparativen Mechanismen nicht mehr ausreichend intakt sind, um die Funktionsfähigkeit des neuronalen Netzwerkes wiederherzustellen. Tatsächlich konnte bei Risikovarianten in mehreren Schizophrenie-Suszeptibilitätsgenen gezeigt werden, dass sie zu Defiziten der Synaptogenese (etwa Neuregulin-1) oder der Neuroneogenese (etwa DISC1) führen können. Dies wäre dann der neurodegenerative Aspekt des Krankheitsbildes. Inwieweit die bei Chronizität der Erkrankung zu beobachtenden Hirnvolumenminderungen aufgrund einer Neurotoxizität der Erkrankung oder aufgrund einer funktionellen Degeneration der nun hypofunktionalen Neurone (oder einer dritten, noch unbekannten Ursache) auftreten, kann gegenwärtig noch nicht entschieden werden.

20.1.4 Klinik

> **Diagnostische Leitlinien (ICD-10): F20 Schizophrenie**
>
> Mindestens ein eindeutiges Symptom aus der folgenden Gruppe 1–4 (2 oder mehr, wenn weniger eindeutig) über einen Zeitraum von **mehr als einen Monat**:
> 1. Gedankenlautwerden; Gedankeneingebung; Gedankenentzug; Gedankenausbreitung
> 2. Kontroll- oder Beeinflussungswahn; Gefühl des Gemachten bzgl. Körperbewegungen, Gedanken, Tätigkeiten oder Empfindungen; Wahnwahrnehmung
> 3. Kommentierende oder dialogische Stimmen
> 4. Anhaltender kulturell unangemessener, bizarrer Wahn
>
> Mindestens 2 eindeutige Symptome aus der folgenden Gruppe 5–8 (mehr, wenn weniger eindeutig) über einen Zeitraum von **mehr als einen Monat**:
> 5. Anhaltende Halluzinationen jeder Sinnesmodalität
> 6. Neologismus, Gedankenabreißen oder -einschiebungen in den Gedankengang
> 7. Katatone Symptome (Erregung, Haltungsstereotypien, Negativismus usw.)
> 8. Negativsymptome wie Sprachverarmung, Affektverflachung, Apathie

Klassischerweise wird das klinische Bild zu Beginn der Erkrankung von episodisch auftretenden akuten Phasen mit vorwiegender **Positivsymptomatik** geprägt, während bei Chronifizierung eine zunehmende, oft therapieresistente chronische **Negativsymptomatik** zu häufig gravierenden psychosozialen Einschränkungen für die Patienten führt.

Negativsymptomatik – Negativsymptomatik bezeichnet v. a. den krankheitsbedingten Wegfall von psychischen Leistungen und Funktionen (z. B. Antriebsminderung, Affektverflachung).

Positivsymptomatik – Unter Positivsymptomatik werden alle Symptome zusammengefasst, die beim Erkrankten auftreten, beim Gesunden aber nicht vorhanden sind (z. B. Halluzinationen, Ich-Störungen).

▪ Wichtige Symptome

Zu den charakteristischen Symptomen von Schizophrenien gehören **Ich-Störungen**, darunter v. a. Gedankeneingebung, -entzug, -ausbreitung und Willensbeeinflussung.

Störungen des formalen Gedankengangs können in verschiedensten Schweregraden beobachtet werden.

Besonders typisch ist die sog. **Denkzerfahrenheit**. Bei entsprechend schwerer Ausprägung können der weitgehende Zerfall des Satzbaus (Paragrammatismus) bzw. ein Sprachzerfall mit vollkommen unverständlichen Äußerungen eines sinnleeren Wort- und Silbengemisches (Schizophasie) auftreten. Sowohl eine Beschleunigung als auch eine Verlangsamung des formalen Gedankengangs bis hin zu Denkhemmung und Mutismus oder auch Gedankenabreißen sind häufig beobachtbar – insbesondere in akuten psychotischen Episoden. Auch das Danebenreden und Neologismen stellen häufige Formen formaler Denkstörungen bei Schizophrenien dar.

Unter den **Wahrnehmungsstörungen** prägen meist akustische Halluzinationen das klinische Bild. Insbesondere **Stimmenhören** ist charakteristisch für Schizophrenien. Andere Formen akustischer Halluzinationen, etwa undifferenzierte Geräuschwahrnehmungen (Akoasmen), treten deutlich seltener auf. Oft erfolgt eine bizarre Ausgestaltung des Stimmenhörens durch den Patienten, der etwa berichtet, die Stimme komme aus einem bestimmten Körperteil usw.

Dialogische Stimmen als Rede und Gegenrede, etwa in Form eines Gesprächs über den Patienten, sind ebenso wie kommentierende Stimmen, die das Verhalten des Patienten berichten, besonders charakteristische Symptome der Schizophrenie. Imperative Stimmen, die dem Patienten Befehle erteilen, stellen häufig ein akutes Gefährdungspotenzial dar.

Neben akustischen können Halluzinationen jeder anderen Sinnesmodalität beobachtet werden. Taktile bzw. leibliche Halluzinationen (Zönästhesien) beschreiben Patienten meist als Wahrnehmung, an ihrem Körper etwa durch elektrische oder magnetische Prozesse Veränderungen zu erleben. Typischerweise werden diese Veränderungen als von außen gemacht und nicht etwa als »natürliches Phänomen« erlebt (zönästhetische Halluzinationen, ▶ Abschn. 4.4.7).

Wahn tritt bei fast 90 % aller Schizophrenie-Patienten auf. Oft geht die Wahnstimmung als unbestimmtes Gefühl einer bedrohlichen oder besonders bedeutungsvollen Atmosphäre einer psychotischen Episode voraus. Besonders charakteristisch für Schizophrenien sind auch **Wahnwahrnehmungen**.

Störungen der Affektivität treten sowohl während akuter psychotischer Episoden als auch bei Chronifizierung auf. Affektverflachung und Anhedonie prägen häufig das klinische Bild der schizophrenen **Negativsymptomatik**. Obwohl sie sich im Vergleich zur Positivsymptomatik häufig klinisch deutlich weniger beeindruckend präsentieren, stellen sie meist einen entscheidenden Faktor für das Ausmaß der psychosozialen Beeinträchtigung der Betroffenen – und auch für deren Lebensqualität – dar.

Parathymie und Paramimie sind Ausdruck des **inadäquaten Affekts** bei Schizophrenie-Patienten.

Katatone Symptome können bei jeder Unterform der Schizophrenie auftreten.

Störungen des Schlaf-wach-Rhythmus zählen zwar zu den unspezifischen Symptomen, können aber bereits erfolgter Diagnosestellung oft als frühe klinische Indikatoren für das Auftreten einer neuerlichen psychotischen Episode herangezogen werden.

Klinisch nicht wegweisend, aber möglicherweise ätiologisch von Interesse sind neurologische und vegetative Auffälligkeiten, die bei schizophrenen Patienten gehäuft zu finden sind. Unter den sog. »**neurological soft signs**« versteht man diffuse, nichtlokalisatorische Auffälligkeiten wie etwa generelle motorische Ungeschicklichkeit, verminderte Stereognosie und Graphästhesie usw. Daneben wurden etwa das vermehrte Auftreten von gastrointestinalen (etwa Neigung zu Obstipation und Diarrhö) oder urologischen (Poly- oder Oligurie, Potenzstörungen) Normabweichungen beschrieben.

Heidelberger NSS-Skala

»Neurological soft signs« (NSS) können mit Hilfe der Heidelberger NSS-Skala (Schröder et al. 1992) standardisiert erfasst werden. Untersucht werden:

- Gangbild
- Seiltänzergang
- Rechts-links-Orientierung
- Armhalte-Versuch
- Finger-Nase-Versuch
- Oseretzki-Test
- Diadochokinese
- Pronation/Supination
- Finger-Daumen-Opposition
- Spiegelbewegungen
- Zwei-Punkte-Diskrimination
- Graphästhesie
- Hand-Gesichts-Test
- Stereognosis
- First-edge-palm-Test
- Artikulation

■ **Untergruppen**

Die ICD-10 spezifiziert 7 Subgruppen schizophrener Störungen (die Kodierungen F20.8 [»sonstige Schizophrenie«] und F20.9 [»Schizophrenie, nicht näher bezeichnet«] sind unspezifisch und stellen keine Subgruppen im eigentlichen Sinne dar). Die Zuordnung erfolgt entsprechend der vorherrschenden, das klinische Bild prägenden Symptomatik, also v. a. dem **psychopathologischen Querschnittsbefund**. Es dürfen in geringerem Ausmaß auch Symptome präsent sein, die einer anderen Untergruppe zugeordnet werden.

Die ätiologische und prognostische Validität der Subgruppen ist fraglich. So konnten etwa Längsschnittuntersuchungen zeigen, dass sich die diagnostischen Subtypisierungen im Verlauf als nicht sehr stabil herausstellten und ein Wechsel der diagnostischen Subkategorie im Verlauf der Erkrankung auftreten kann. Bislang konnte nur für den paranoid-halluzinatorischen Typus Stabilität gezeigt werden. Auch erwiesen sich therapieresistente Patienten als stabiler in der Einordnung als solche mit guter therapeutischer Response.

▬▬ Paranoide Schizophrenie (ICD-10: F20.0)

Die paranoide Schizophrenie ist durch **akustische Halluzinationen**, v. a. **Stimmenhören**, und daneben von **Wahnvorstellungen** gekennzeichnet. Höhergradige formalgedankliche Störungen und Affektverflachung prägen nicht das klinische Bild.

Verfolgungs- und Beeinträchtigungs-, aber auch Größenideen, sind die häufigsten Wahnvorstellungen, daneben können aber auch unterschiedlichste andere Wahninhalte auftreten. Oft findet sich ein komplexes **Wahnsystem**.

Die Manifestation erfolgt oft in höherem Lebensalter als bei den anderen Subgruppen. Verschiedene Autoren beschreiben einen eher günstigen Verlauf.

▬▬ Hebephrene Schizophrenie (ICD-10: F20.1)

Bei der hebephrenen Schizophrenie stehen **Störungen des formalen Denkens** sowie des **Affekts** und des **Antriebs** im Vordergrund. Der formale Gedankengang ist ungeordnet und erscheint oft bizarr. Der Affekt präsentiert sich häufig inadäquat, läppisch und flach. **Manierismen** können vielfach beobachtet werden.

Aus dem Zusammenspiel von formalen Denkstörungen, Affekt- und Antriebsstörung resultieren oft höhergradige Defizite im sozialen Funktionsniveau. Auch die Langzeitprognose wird meist als eher schlecht eingeordnet. Die hebephrene Schizophrenie manifestiert sich vorwiegend zwischen dem 15. und dem 25. Lebensjahr.

▬▬ Katatone Schizophrenie (ICD-10: F20.2)

Psychomotorische Störungen sind das vorrangige Kennzeichen der Katatonien. Häufig wird eine Unterscheidung zwischen hypo- und hypermotorischen Symptomen getroffen:

Hypermotorische Symptome:
- Psychomotorische Erregung
- Motorische und sprachliche Stereotypien
- Echopraxie/Echolalie
- Manierismen

Hypomotorische Symptome:
- Stupor
- Negativismus
- Haltungsstereotypie
- Katalepsie

Hypermotorische Symptome können sich oft rasch mit hypomotorischen, etwa stuporösen Zustandsbildern, abwechseln. Die Patienten verharren spontan in bizarren Haltungen und widersetzen sich auch gegen äußere Versuche der Veränderung der Körperhaltung (**Haltungsstereotypien**). Ein wegweisender Untersuchungsbefund ist die **Flexbilitas cerea** (wächserne Biegsamkeit) beim passiven Bewegen des Patienten. Der Patient behält dann die vom Untersucher vorgegebene Körperhaltung auch bei sehr unbequemer Position über einen längeren Zeitraum bei (**Katalepsie**).

Insgesamt scheinen katatone Zustandsbilder seit Beginn der Antipsychotika-Ära Mitte des letzten Jahrhunderts deutlich rückläufig. Aufgrund von Selbst- und Fremdverletzungen, etwa während Erregungszuständen und Exsikkose bzw. nutritiven Mangelerscheinungen, besteht erhebliches Gefährdungspotenzial.

Eine mittlerweile ausgesprochen seltene, aber lebensbedrohliche Form der Katatonie ist die **maligne (= febrile/perniziöse) Katatonie**. Meist dominiert ein extremer Stupor das klinische Bild. Daneben treten Hyperthermie (ohne nachweisbare Infektion), Tachykardien und Exsikkose auf. Laborchemisch ist eine Rhabdomyolyse mit CK-Erhöhung festzustellen. Zyanose und Hämorrhagien sind Indikatoren für eine Intensivpflichtigkeit der Patienten. Die wichtigste Differenzialdiagnose ist das **maligne neuroleptische Syndrom** (▶ Abschn. 48.2.5).

▬▬ Undifferenzierte Schizophrenie (ICD-10: F20.3)

Wenn eine Zuordnung zu einer der anderen Subkategorien nicht vorgenommen werden kann, weil entweder deren Merkmale nicht eindeutig erfüllt sind oder Merkmale verschiedener Untergruppen in etwa identischer Ausprägung gleichzeitig vorliegen, kann die Diagnose einer undifferenzierten Schizophrenie formuliert werden. Die Diagnose sollte zurückhaltend gestellt werden und muss insbesondere gegen die postschizophrene Depression und das schizophrene Residuum abgegrenzt werden.

▬▬ Postschizophrene Depression (ICD-10: F20.4)

Affektive Störungen finden sich häufig vor, während und nach einer psychotischen Episode. Eine postschizophrene Depression wird diagnostiziert, wenn
- eine psychotische Episode in den letzten 12 Monaten vorausgegangen ist, aber zum aktuellen Zeitpunkt nicht mehr besteht,

- wenigstens ein Symptom der Schizophrenie noch besteht und
- die allgemeinen Diagnosekriterien einer depressiven Episode erfüllt sind.

Abgegrenzt werden muss die postschizophrene Depression von pharmakologisch induzierten psychopathologischen Veränderungen sowie einer vorliegenden Negativsymptomatik. Im Querschnittsbefund ist die schizoaffektive Störung (▶ Abschn. 20.5) eine wichtige Differenzialdiagnose.

Da eine unbehandelte postschizophrene Depression mit einem nicht unerheblichen Suizidrisiko einhergeht, sind korrekte Diagnose und konsequente Therapie wichtige suizidprophylaktische Maßnahmen.

▪▪ Schizophrenes Residuum (ICD-10: F20.5)

Die Diagnose eines schizophrenen Residuums muss bei folgenden Kriterien gestellt werden:

- Wenigstens eine psychotische Episode muss in der Anamnese vorliegen
- Während mindestens der letzten 12 Monate dominierten ausgeprägte Negativsymptome, während Positivsymptome entweder nicht oder nur in untergeordneter Intensität auftraten

Die Diagnose eines schizophrenen Residuums trifft noch keine Aussage darüber, ob es sich um einen dauerhaften Defekt oder eine zeitlich begrenzte Symptomatik handelt. So kann ein schizophrenes Residuum etwa auch während des Übergangs von einer akuten psychotischen Episode zu einer vollständigen Gesundung auftreten. Allerdings stellen schizophrene Residualzustände mit ausgeprägter Negativsymptomatik eines der wichtigsten aktuellen therapeutischen Probleme dar.

▪▪ Schizophrenia simplex (ICD-10: F20.6)

Bei dieser Subkategorie entwickelt sich eine progrediente, häufig ausgeprägte Negativsymptomatik bei Fehlen von akuten psychotischen Episoden. Im Vordergrund stehen dementsprechend eine zunehmende soziale Isolierung und Desintegration mit entsprechendem beruflichen und gesellschaftlichen Abstieg.

Da die Symptomatik oft sehr unspezifisch ist, sollte die Diagnose nur sehr zurückhaltend gestellt werden. Zu beachten ist, dass auch drogeninduzierte Störungen, aber auch neurologische Erkrankungen, dieses Bild imitieren können.

20.1.5 Komorbidität

Psychiatrische Komorbidität ist ein wesentlicher verlaufsmodulierender Faktor bei Schizophrenien. **Suchterkrankungen** weisen hier die häufigste Komorbidität auf. Neben der Alkoholabhängigkeit spielen v. a. Stimulanzienabhängigkeiten und Cannabiskonsum eine ungünstige Rolle, da beide Substanzklassen die Manifestation neuer psychotischer Episoden begünstigen (▶ Abschn. 20.1.3). Ein überdurchschnittlicher Teil der Schizophrenie-Patienten weist eine Nikotinabhängigkeit auf.

Somatische Begleiterkrankungen treten häufig auf und werden oft in ihrer Wichtigkeit verkannt. Studien an stationären und ambulanten Schizophrenie-Patienten konnten zeigen, dass etwa ein Drittel bis die Hälfte an einer behandlungsbedürftigen somatischen Erkrankung leidet (▶ Kap. 42). Insbesondere kardiozirkulatorische und adipositasassoziierte Erkrankungen (z. B. Diabetes mellitus Typ 2, metabolisches Syndrom) stellen nicht zuletzt aufgrund der Nebenwirkungen der antipsychotischen Behandlung (▶ Abschn. 20.1.8) Komplikationen dar, die der besonderen Aufmerksamkeit des Behandlers bedürfen. Nicht selten führen somatische Erkrankungen zu psychopathologischen Verschlechterungen.

20.1.6 Verlauf und Prognose

Schizophrene Störungen manifestieren sich meist in der Adoleszenz bzw. dem frühen Erwachsenenalter. Männer sind im Schnitt etwa 5 Jahre früher betroffen (Manifestation hauptsächlich zwischen dem 18. und dem 25. Lebensjahr) als Frauen, die nach einem ersten Manifestationsgipfel zwischen dem 22. und 28. Lebensjahr einen zweiten, flacheren postmenopausalen Gipfel aufweisen.

Bei ca. 75 % aller Betroffenen geht der Manifestation eine **Prodromalphase** mit unspezifischer Symptomatik voraus, die üblicherweise mehrere Jahre andauert (◻ Abb. 20.4). Schwindendes Interesse an Schule oder Beruf, Vernachlässigung der Körperhygiene, affektive Verflachung bzw. Affektdurchbrüche treten häufig in dieser Phase auf und werden nicht selten von den Bezugspersonen, aber auch hinzugezogenen Ärzten als »Adoleszentenkrise« verkannt.

Da diese Prodromalsymptome unspezifisch sind, konzentrieren sich die wissenschaftlichen Anstrengungen auf die Identifizierung von Personen mit erhöhtem Risiko einer Konversion, die von einer prophylaktischen Behandlung profitieren könnten. Neuere Studien konnten als Risikofaktoren mit hohem prädiktiven Wert identifizieren:

- Bereits erfolgtes Auftreten von Positivsymptomen
- Bizarre Denkmuster
- Störungen des Schlaf-wach-Rhythmus

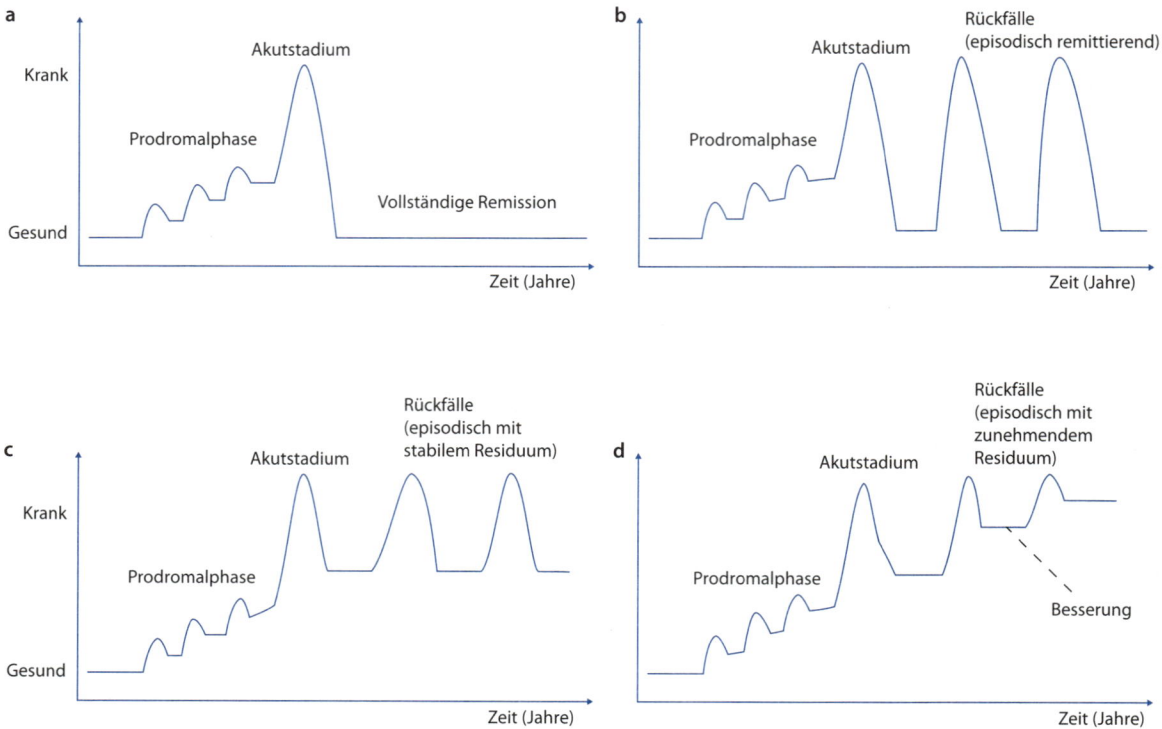

Abb. 20.4 Beispiele zeitlicher Verläufe einer schizophrenen Erkrankung und ihre Häufigkeit. **a** akute Episode ohne bleibende psychoso-ziale Beeinträchtigungen, **b** mehrere akute Episoden ohne bleibende psychosoziale Beeinträchtigungen zwischen den Episoden, **c** mehrere Episoden mit persistierenden psychosozialen Beeinträchtigungen zwischen den Episoden, **d** mehrere Episoden mit zunehmenden psychoso-zialen Beeinträchtigungen nach jeder Episode (durchgezogene Linie). (Nach Shepherd et al. 1989)

- Während des letzten Jahres niedriges psychosoziales Funktionsniveau
- Vorliegen einer schizotypen Störung
- Niedrige Schulbildung

Inwieweit sich eine prophylaktische Behandlung günstig auf das Risiko einer späteren Erkrankung auswirkt, ist augenblicklich Gegenstand der wissenschaftlichen Unter-suchungen. Aktuell wird versucht, den Risikograd einer Person zu identifizieren und dann abgestuft psychothera-peutisch und/oder medikamentös zu intervenieren.

Neuere Studien konnten zeigen, dass affektive – ins-besondere depressive – Symptome dem Erkrankungs-beginn häufig zeitnah vorausgehen. Meist markiert eine akute psychotische Episode den Erkrankungsbeginn; Ver-laufsformen ohne Positivsymptomatik mit reiner Negativ-symptomatik sind zwar möglich, aber selten. Der weitere Verlauf nach Erstmanifestation kann großen interindivi-duellen Varianzen unterliegen. Ein allseits akzeptiertes und validiertes Klassifikationsmodell für Verläufe schi-zophrener Erkrankungen existiert derzeit nicht, und die Befunde hierzu sind recht uneinheitlich. Allerdings zeigen nahezu alle Untersuchungen, dass bei einer Vielzahl aller Betroffenen der Wechsel von akuten psychotischen Epi-

soden und Remissionsphasen den Verlauf kennzeichnet (**Abb. 20.4**). Der überwiegende Anteil an Daten zeigt, dass bei einer Vielzahl der Patienten Residualzustände un-terschiedlichen Schweregrades mit psychosozialen Beein-trächtigungen vorkommen.

Die Identifizierung von Prädiktoren für den Langzeit-verlauf ist bislang nur unzureichend gelungen. Ein mögli-cher Grund dafür ist die hohe Anzahl von verlaufsmodu-lierenden Parametern, die in den entsprechenden Studien nicht allesamt erfasst werden können. Bislang liegen nur für den mittelfristigen Verlauf (also etwa für die folgenden 1–5 Jahre) belastbare Prädiktoren vor (**Tab. 20.3**).

Ein wesentlicher verlaufsmodulierender Parameter ist die konsequente psychopharmakologische, psycho- und soziotherapeutische Behandlung. Zahlreiche Studien konnten zeigen, dass mit Einführung der antipsychoti-schen Medikation sowohl die Langzeitprognose als auch die stationäre Behandlungsdauer deutlich verbessert wer-den konnten. Insbesondere die konsequente und frühzei-tige Behandlung von Frühwarnzeichen ist prognostisch günstig.

Die durchschnittliche **Lebenserwartung** ist bei Schi-zophrenie-Patienten reduziert (▶ Abschn. 42.2.1). Haupt-sächlich sind Suizide sowie krankheitsbedingte Unfälle

Tab. 20.3 Prädiktoren für den Verlauf von Schizophrenien

Positivere Prognose	Negativere Prognose
Prämorbide Persönlichkeit	
Extrovertierte Primärpersönlichkeit	Soziale Isolation
Gute soziale Einbindung	Schizoide Primärpersönlichkeit
Soziodemografische und familiäre Variablen	
Wenige »expressed emotions«	Starke »expressed emotions«
Verheiratet	Jeder andere Familienstand
Klinische Parameter	
Akuter Krankheitsbeginn, v. a. bei identifizierbarem auslösendem Ereignis im Vorfeld	Schleichender Krankheitsbeginn
Seltene und kurz andauernde Krankheitsepisoden	Häufige, lang andauernde Episoden
	Bei Erstmanifestation vorwiegend Negativsymptomatik
	Drogenabusus bzw. -abhängigkeit

mit Todesfolge und eine erhöhte Rate an körperlichen Erkrankungen dafür verantwortlich. Nach einer Studie von Nordentoft et al. (2002) begehen etwa 10 % der schizophrenen Patienten innerhalb eines Jahres nach Erstmanifestation der Erkrankung einen Suizidversuch. Halluzinationen und suizidales Verhalten in der Vorgeschichte sind dafür die stärksten Risikofaktoren.

20.1.7 Diagnostik und Differenzialdiagnosen

▪ Diagnostik

Für die Diagnose und Therapie der Schizophrenien existiert eine S3-Leitlinie der Deutschen Gesellschaft für Psychiatrie, Psychotherapie und Nervenheilkunde (DGPPN).

Die Diagnosestellung erfolgt anhand der operationalisierten Kriterien der ICD-10 (▶ Abschn. 20.1.4). Da zahlreiche psychische, aber auch somatische Krankheiten mit schizophreniformen Symptomen einhergehen können, kommt einer sorgfältigen differenzialdiagnostischen Abklärung immense Bedeutung zu. Die eingehende psychiatrische, pharmakologische und somatische Anamneseerhebung sowie die gründliche allgemein-körperliche und neurologische Untersuchung liefern wichtige differenzialdiagnostische Hinweise.

> Zahlreiche psychische, aber auch somatische Erkrankungen können mit schizophreniformen Symptomen einhergehen. Bei ca. 2–5 % der Patienten mit den Symptomen einer akuten Schizophrenie besteht eine andersartige primäre oder sekundäre Hirnerkrankung.

Bei **Erstmanifestation** schizophreniformer Symptome sollten durchgeführt werden:
- Labordiagnostik:
  - Bestimmung von Blutbild und Differenzialblutbild, C-reaktivem Protein (CRP), Serumelektrolyte, Leberwerten, Nierenwerten, TSH
  - Qualitatives Drogenscreening
- **Strukturelle Bildgebung** des Gehirns (**CT/MRT**) mit dem Ziel des Ausschlusses eines raumfordernden Prozesses bzw. der Frage nach Anhaltspunkten für eine entzündliche ZNS-Erkrankung
- Bei entsprechendem Verdacht auf eine entzündliche Genese sollten zusätzlich erfolgen: HIV-Test, Lues-Serologie, Lumbalpunktion

Unabhängig davon sollten ein EEG und EKG durchgeführt werden.

Auch eine **neuropsychologische Testung** kann oft wertvolle diagnostische Hinweise geben und eine gute Möglichkeit der Verlaufskontrolle darstellen.

Je nach Befundlage muss dann ggf. zusätzliche Diagnostik veranlasst werden, etwa weitere laborchemische oder radiologische Untersuchungen (z. B. Infektfokussuche, spezialisierte CT- und MRT-Diagnostik).

> Eine gründliche klinische Untersuchung (psychopathologischer Befund, allgemeinkörperlicher und neurologischer Untersuchungsbefund) sowie Labordiagnostik und strukturelle Bildgebung sind bei Erstdiagnose einer Schizophrenie essenziell.

Bei einer **Remanifestation** sollten folgende Untersuchungen durchgeführt werden:
- Neurologischer und allgemein-körperlicher Untersuchungsbefund (einschließlich Körpergewicht)
- Routinelabor (▶ oben)
- Kontrolle aller bei Erst- bzw. Voruntersuchung festgestellten Pathologika

▪ Differenzialdiagnosen

Die differenzialdiagnostische Abgrenzung der Schizophrenien muss sowohl gegen andere psychische, als auch gegen somatische (sog. sekundäre oder symptomatische Schizophrenien) Krankheits- und Störungsbilder erfolgen.

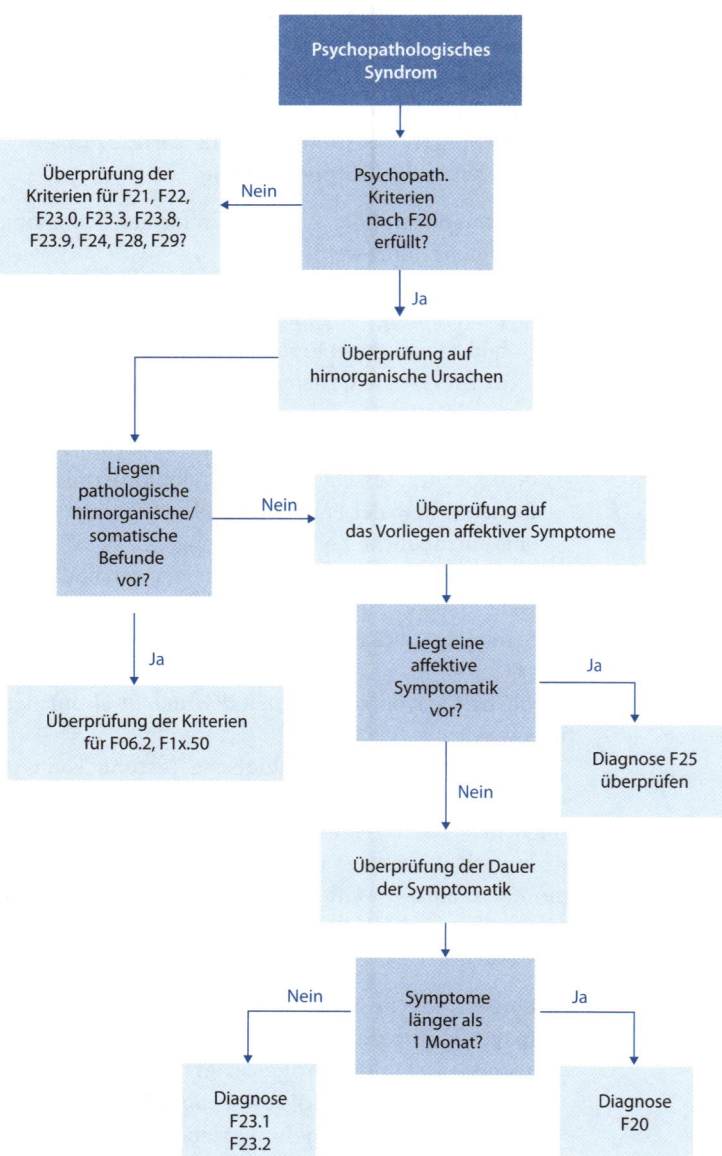

■ **Abb. 20.5** Differenzialdiagnostik der Schizophrenie nach ICD-10. (DGPPN 2006)

Wichtige psychiatrische Differenzialdiagnosen sind (■ Abb. 20.5):

- **Organische psychische Störungen**
- **Substanzinduzierte psychotische Störungen** (F1x.5)
- **Nichtorganische psychotische Störungen** (akute polymorphe psychotische Episode mit und ohne Symptome einer Schizophrenie, anhaltende wahnhafte Störung, schizoaffektive Störung)

Für die Abgrenzung zu den **substanzinduzierten psychischen Störungen** stellt insbesondere ein qualitatives Drogenscreening bzw. eine Bestimmung der Blutalkoholkonzentration ein unverzichtbares Instrument dar. Eine gezielte Suchtanamnese kann wichtige Hinweise liefern.

Neben den durch Einnahme von Amphetaminen, Kokain und Phencyclidin ausgelösten schizophreniformen Zustandsbildern verdient insbesondere die Alkoholhalluzinose (▶ Abschn. 19.2.5) Erwähnung.

Da bei zahlreichen Schizophrenie-Patienten eine Abhängigkeitserkrankung komorbide besteht und aggravierend auf die Schizophrenie wirkt, kann sich entsprechend eine differenzialdiagnostische Einordnung erschweren. Es sollte dann versucht werden, die Unterscheidung anhand der Anamnese bzw. des psychopathologischen Längsschnittbefundes zu treffen.

❯ **Eine gezielte Anamneseerhebung sowie die Beurteilung des psychopathologischen**

◻ Tab. 20.4 Psychiatrische Differenzialdiagnosen zur Schizophrenie

Krankheitsbild	Wichtige Unterscheidungskriterien
Substanzinduzierte psychotische Störung (F1x.5)	Zusammenhang zwischen Substanzeinnahme und psychotischer Symptomatik, qualitatives Drogenscreening, Blutalkoholkonzentration
Schizotype Störung (F21, ▶ Abschn. 20.2)	Fehlen eindeutiger psychotischer Symptome über einen längeren Zeitraum
Anhaltende wahnhafte Störung (F22, ▶ Abschn. 20.3)	Oft monothematischer, wenig bizarrer Wahn, fehlende höhergradige formale Denkstörungen und Halluzinationen
Akute vorübergehende psychotische Störung (F23)	Zeitkriterium (kürzer als 4 Wochen)
Schizoaffektive Störung (F25, ▶ Abschn. 20.5)	Affektive und psychotische Symptome prägen das Krankheitsbild in nahezu identischem Ausmaß
Schwere depressive oder manische Episode mit psychotischen Symptomen (F32.3 bzw. F30.2)	Oft synthyme Wahninhalte bei affektiven Störungen

◻ Tab. 20.5 Neurologische und internistische Erkrankungen mit schizophreniformen Symptomen

Krankheitsbild	Diagnostik
Zerebrale Raumforderung, v. a. frontal und temporal	Zerebrale Bildgebung, Herdbefund im EEG, ggf. fokalneurologischer Ausfall
Epilepsie (v. a. Temporallappenepilepsie)	EEG
Entzündliche/infektiöse ZNS-Erkrankungen	Lumbalpunktion, zerebrale Bildgebung (MRT)
Degenerative ZNS-Erkrankungen	Zerebrale Bildgebung, neuropsychologische Testung, ggf. Lumbalpunktion, ggf. Genotypisierung (z. B. bei Verdacht auf Huntington-Chorea)
Zerebrovaskuläre Erkrankungen	Zerebrale Bildgebung
Metabolische Erkrankungen (z. B. M. Wilson, Porphyrie usw.)	Gezielte laborchemische Diagnostik bei klinischem Verdacht (z. B. Kayser-Fleischer-Kornealring)
Endokrinopathie (Schilddrüse, Nebennierenrinde)	Hormonstatusbestimmung
Autoimmunerkrankung (z. B. Lupus erythematodes mit zerebraler Manifestation)	Autoantikörper, zerebrale Bildgebung
Vitaminmangelsyndrome (v. a. Vitamin-B_{12}-Mangel)	Vitaminspiegelbestimmung
Pharmakologisch induzierte Störungen	Medikamentenanamnese, ggf. Kontrolle der Medikamentenspiegel

> **Längsschnittbefundes hilft, eine Schizophrenie mit komorbider Abhängigkeitserkrankung von einer substanzinduzierten psychotischen Störung abzugrenzen.**

Gegenüber anderen Störungsbildern mit psychotischen Symptomen erfolgt die Abgrenzung gegen die anhaltenden wahnhaften Störungen sowie den schizoaffektiven Störungen v. a. anhand des **psychopathologischen Querschnittsbefundes**, gegen die akuten vorübergehenden psychotischen Störungen v. a. anhand der **zeitlichen Dauer**. Liegen die Symptome einer Schizophrenie zwar vor, bestehen allerdings erst seit weniger als einen Monat, muss eine **akute schizophreniforme psychotische Störung** (F23.2) diagnostiziert werden (◻ Tab. 20.4). Bestehen die Symptome im Verlauf für länger als einen Monat fort, muss die Diagnose dann entsprechend in eine Schizophrenie umgewandelt werden.

Eine weitere abzugrenzende wahnhafte Störung ist die **induzierte wahnhafte Störung** (F24). Diese ist ein selten vorkommendes Krankheitsbild, bei welchem ein ansonsten psychisch Gesunder die Wahninhalte eines Dritten aufnimmt. Meist stehen die betroffenen Personen in einer engen Beziehung zueinander. Bei 2 Betroffenen spricht man von einer »**folie à deux**«. Selten können ganze Familien betroffen sein (»**folie à famille**«). Oft genügt die Trennung von der primär wahnkranken Bezugsperson, um zu einer Remission der induzierten wahnhaften Störung zu kommen.

Bei Patienten mit **Persönlichkeitsstörungen** können zwar bisweilen bizarre Denkinhalte und erhebliche Störungen der sozialen Interaktion auftreten, bei fehlenden Halluzinationen bzw. höhergradigen formalen Denkstörungen fällt die Abgrenzung zu den Schizophrenien meist nicht schwer.

Zahlreiche **somatische Erkrankungen** können Ursache für eine schizophreniforme Symptomatik sein. Als psychiatrische Diagnose kommt dann die organische schizophreniforme Störung (F06.2) in Betracht. ◻ Tab. 20.5 gibt einen Überblick über die häufigsten infrage kommenden internistischen und neurologischen Erkrankungen.

20.1.8 Therapie

> ❯ Behandlungsziel ist nicht nur größtmögliche
> Symptomfreiheit, sondern die Ermöglichung
> einer weitestgehend freien, selbstbestimmten
> Lebensführung. Die Erstellung eines Gesamtbe-
> handlungsplans unter Einbeziehung des
> Betroffenen und seiner Bezugspersonen sowie
> der an der Therapie beteiligten Personen,
> Institutionen und Hilfsorganisationen ist dafür
> unabdingbar.

In den Akutphasen der Erkrankung steht die Pharmakotherapie im Vordergrund, die Ergänzung mit psycho-, so-
zio- und ergotherapeutischen Maßnahmen ist essenziell.

Entsprechend dem oben skizzierten Erkrankungsverlauf bei den Schizophrenien können mehrere Phasen der
Behandlung unterschieden werden, in denen jeweils pha-
senspezifische Behandlungsziele verfolgt werden sollten.

Therapieziele in der Akutphase
- Etablierung einer therapeutischen Beziehung
- Aufklärung über Krankheits- und Behandlungs-
  konzepte
- Beseitigung oder Verminderung der Krankheits-
  erscheinungen und der krankheitsbedingten
  Beeinträchtigung
- Verhinderung und Behandlung von Selbst- und
  Fremdgefährdung
- Einbeziehung von Angehörigen, Bezugsperso-
  nen und anderen Beteiligten im Einvernehmen
  mit den Betroffenen
- Verhinderung oder Verminderung sozialer Fol-
  gen der Erkrankung
- Motivation zur Selbsthilfe
- Vorbereitung der postakuten Stabilisierungs-
  phase durch Einleitung rehabilitativer Maßnah-
  men

**Therapieziele in der postakuten Stabilisierungs-
phase**
- Festigung der therapeutischen Beziehung
- Stabilisierung bei Remission und Abklingen der
  psychotischen Symptome
- Behandlung kognitiver und sozialer Defizite
  sowie weiterer Negativsymptomatik
- Förderung von Partizipation, Krankheitseinsicht
  und Compliance
- Intensivierte Aufklärung über Krankheits- und
  Behandlungskonzepte

▼

- Verstärkte Einbeziehung der Angehörigen und
  Bezugspersonen in Aufklärung, Rückfallpräven-
  tion und Behandlung im Einvernehmen mit den
  Betroffenen
- Früherkennung drohender Rückfälle
- Entwicklung individueller Copingstrategien
- Harmonisierung von Konflikten in der Familie
  und Umwelt
- Verständniserarbeitung der individuellen
  Bedeutung der Erkrankung (Sinngebung)
- Stabilisierung und Erweiterung sozialer Kontakte
- Vorbereitung und Weiterführung rehabilitativer
  Maßnahmen
- Motivation zur Selbsthilfe

Therapieziele in der Remissionsphase
- Aufrechterhaltung der therapeutischen Bezie-
  hung
- Ggf. Symptomsuppression
- Förderung sozialer Integration
- Rückfallprophylaxe, -früherkennung und -früh-
  intervention
- Suizidprophylaxe
- Verbesserung der Lebensqualität
- Berufliche Rehabilitation
- Motivation zur Selbsthilfe

▪ **Psycho- und Soziotherapie**

> ❯ Psycho- und soziotherapeutische Maßnahmen
> stellen im Verbund mit der Pharmakotherapie
> wichtige Behandlungsformen dar, die wesentlich
> Verlauf und Prognose mitbestimmen.

Psychotherapie sollte den biologischen Faktoren bei der
Schizophrenie Rechnung tragen und auf die **Bewältigung
der Krankheit** und ihrer Folgen abzielen. Wesentliche
Ziele sollten die **Akzeptanz** des Patienten sein, an einer
rezidivierend verlaufenden Erkrankung zu leiden, sein
Selbstmanagement zu verbessern und eine tragfähige
Problembewältigung zu erarbeiten. Dabei müssen die
Analyse und Einbeziehung der **individuellen Ressourcen**
des Patienten ebenso im Mittelpunkt des Therapieansatzes
stehen wie die Identifizierung **individueller Risikofaktoren** (z. B. soziale Kompetenzdefizite).

Erster Schritt ist auch hier der Aufbau einer **tragfähigen Arzt-Patient-Beziehung**. Auch eine **frühzeitige
Einbindung der Angehörigen** ist insbesondere für eine
Rezidivprophylaxe häufig entscheidend. Mit dem Patienten und – falls möglich – mit den Angehörigen und Bezugspersonen sollte möglichst früh in der Behandlung

ein **Krisenplan** erstellt werden. Dabei werden abgestufte Maßnahmen mit dem Patienten erarbeitet, die etwa beim Auftreten von Frühsymptomen von ihm eingeleitet werden, z. B. eine Kontaktaufnahme zum behandelnden Arzt oder zu seinen Angehörigen.

> Für psychoanalytische und tiefenpsychologisch fundierte Therapieverfahren existiert bislang kein Wirksamkeitsnachweis. Im Sinne einer evidenzbasierten und leitlinienorientierten Behandlung sollten sie deshalb keine Anwendung erfahren, wenn nicht Komorbidität oder andere Faktoren dafür sprechen.

Psychoedukation

Psychoedukation (▶ Kap. 16), also die Vermittlung von Informationen über die Erkrankung an den Patienten und seine Angehörigen, dient nicht nur der Compliance-Sicherung sowie der Vermeidung gesundheitsgefährdenden Verhaltens, sondern ist auch Grundlage für die gemeinsame Entscheidungsfindung bei der Behandlung. Zur Optimierung der Rückfallverhütung sollten psychoedukative Interventionen mit geeigneten kognitiv-verhaltenstherapeutischen Elementen kombiniert werden.

Da Schizophrenie-Patienten krankheitsbedingt und auch durch die Nebenwirkungen der Medikation kognitiven Einschränkungen unterliegen und oft nur über eine niedrige Aufmerksamkeitsspanne verfügen, muss sich die Informationsvermittlung an diesen Besonderheiten orientieren. Mehrere standardisierte Manuale stehen zur Auswahl (z. B. Bäuml et al. 2010). Dabei werden folgende Themenbereiche dem Patienten vermittelt:

- Krankheitsverlauf
- Rezidivhäufigkeit
- Frühwarnzeichen
- Diagnosekriterien
- Biologische und psychosoziale Krankheitsauslöser
- Behandlungsgrundlagen (pharmakologisch, psycho- und soziotherapeutisch)

Faktoren, die mit einer Ablehnung der Behandlung verbunden sind, kann durch eine effektive Psychoedukation gezielt begegnet werden. Solche sind insbesondere:

- Produktive psychotische Symptome und Denkstörungen
- Primäre und sekundäre depressive Symptomatik
- Kognitive Beeinträchtigung
- Niedriger sozioökonomischer Status
- Herkunftsland und Migrationsstatus
- Einstellungen zur Medikation und zum Versorgungssystem
- Vorhandensein medikamentöser Nebenwirkungen

Bei der Vermittlung von Informationen sollte berücksichtigt werden, dass Patienten als Folge des Wissens um den Krankheitsverlauf eine erhöhte Suizidalität aufweisen können. Deswegen sollte auf eine begleitende depressive Verstimmung geachtet und diese konsequent behandelt werden.

Psychoedukative Familienintervention und Einbeziehung der Angehörigen

Mit dem »**Expressed-emotions**«-Konzept (▶ Abschn. 20.1.3), das in Studien wiederholt als Parameter für Rückfälle validiert werden konnte, wurde die Grundlage für eine familien- und angehörigenorientierte Therapiemaßnahme zur Rückfallprophylaxe geschaffen.

Die manualisierte **psychoedukative Familienintervention (PEFI)** beinhaltet neben psychoedukativen auch kognitiv-behaviorale Elemente und soll hier beispielhaft kurz vorgestellt werden: Da ein verstärkter Ausdruck von Emotionen in der familiären Kommunikation mit einem erhöhten Rückfallrisiko einhergeht (sog. »**High-expressed-emotions**«-Muster, HEE-Muster), ist es das Ziel, durch Aufklärung, Einbeziehung und Training der Angehörigen, z. B. in ihren Kommunikationsmustern, einen Abbau von HEE-Mustern zu bewirken und entsprechend das Stresslevel und damit die Rückfallwahrscheinlichkeit des Patienten zu senken. Die Vermittlung von Informationen über Frühwarnzeichen, akute und chronische Symptome, Ursachen und Behandlung der Erkrankung soll helfen, ablehnende Haltungen der Angehörigen gegenüber dem Patienten und der Behandlung abzubauen. Dabei handelt es sich um ein durch zahlreiche Studien gut validiertes Vorgehen.

Angehörigengruppen in Form von Gesprächs- oder Informationsgruppen ohne aktive Einbeziehung der Betroffenen sollten in der Schizophrenie-Behandlung genutzt werden und können der Förderung des Krankheitsverständnisses und der Entlastung der Angehörigen dienen (▶ Kap. 16). Sie ersetzen jedoch bei schwer erkrankten Menschen mit schizophrener Psychose keineswegs Familienbetreuungsmaßnahmen.

Training sozialer Fertigkeiten

Defizite sozialer Fertigkeiten sind bei schizophrenen Patienten häufig anzutreffen. Studien konnten zeigen, dass ihr Auftreten vom Ausmaß der psychopathologischen Auffälligkeiten weitgehend unabhängig ist. Da dies nicht nur die Lebensqualität der Patienten senkt, sondern durch das erhöhte Stresslevel der Patienten eine potenzielle Rückfallgefahr beinhaltet, versuchen entsprechende Trainingsprogramme, Kompensationsstragien zu vermitteln. Beispielhaft soll das **integrierte psychologische Therapieprogramm** (IPT; Roder et al. 2008) vorgestellt werden. Daneben existiert eine Reihe weiterer manualisierter

Trainingsprogramme, darunter als eines der bekanntesten sicherlich das Gruppentraining sozialer Kompetenzen (GSK; Hinsch u. Pfingsten 2007).

Das IPT besteht aus 5 Stufen, die der Patient nacheinander durchläuft. Ziel ist eine Verbesserung des kognitiven und des sozialen Funktionsniveaus des Patienten.

Die einzelnen Module sind:
- **Kognitive Differenzierung** (basales Training von Abstraktions- und Differenzierungsfähigkeit)
- **Soziale Wahrnehmung** (Erkennen und Zuordnen von emotionalen Inhalten)
- **Kommunikationstraining** (Aufbau kommunikativer Kompetenzen)
- **Soziales Fertigkeitstraining** (Bewältigung auch von komplexeren Situationen)
- **Interpersonelles Problemlösen** (Zergliederung der persönlichen Probleme des Patienten in kleinere Unterabschnitte, Erarbeitung von Zielen und Zwischenzielen)

Neben diesen manualisierten Therapien sollten stets begleitend und niederschwellig Hilfen zur eigenen Lebensgestaltung, die Förderung der beruflichen Wiedereingliederung und die Verbesserung sozialer Aktivitäten als therapeutische Basismaßnahmen geleistet werden.

▪▪ Kognitiv-behaviorale Rehabilitation und Trainingsverfahren

Unter dem Oberbegriff der kognitiv-behavioralen Therapie- und Rehabilitationsmaßnahmen werden Verfahren zusammengefasst, die eine **systematische Förderung kognitiver Defizite** sowie eine **Reduktion der psychotischen Positivsymptomatik** zum Ziel haben. Grundlegend ist die Annahme, dass kognitive Defizite bei Schizophrenie-Patienten eine erhöhte Vulnerabilität für die neuerliche Manifestation psychotischer Episoden darstellen. Daneben stellt das Auftreten von therapieresistenten Positivsymptomen einen Anreiz für die Entwicklung von psychotherapeutischen Therapieverfahren dar.

Meist stehen aufgrund der prononcierten Defizite die Förderung von exekutiven Funktionen (Arbeitsgedächtnis, Handlungsplanung, Organisation) und Aufmerksamkeit (v. a. Daueraufmerksamkeit, selektive Wahrnehmung) im Zentrum der Maßnahmen. Versucht wird meist, eine Reautomatisierung kognitiver Teilfunktionen (»microskills«) zu erreichen. **Neurofeedbackverfahren** stellen neue und potenziell vielversprechende Therapiemaßnahmen etwa zur Behandlung chronischer Halluzinationen dar. Dabei wird z. B. mit Hilfe von Realtime-fMRT dem Patienten ermöglicht, durch unmittelbares Neurofeedback Techniken der Symptombeeinflussung zu erproben. Allerdings befinden sich diese Behandlungsverfahren noch in der Erprobung und sind von einer klinischen Alltagsanwendung noch weit entfernt.

▪▪ Ergotherapie

Ergotherapeutische Behandlungsformen basieren auf dem Prinzip, psychopathologische Symptome bzw. krankheitsbedingte Einschränkungen des Patienten durch spezifische Aktivitäten zu verbessern.

Ziele ergotherapeutischer Interventionen sind u. a. die Behandlung psychopathologischer Symptome, welche den Verlust von Handlungskompetenzen nach sich ziehen, die Erhöhung der Kompetenz für die Bewältigung von Alltagsaufgaben und sinnvoller Freizeitgestaltung sowie die Erhaltung oder Wiederherstellung von Fähigkeiten und Fertigkeiten, welche für eine Berufstätigkeit relevant sind.

Auch den arbeitstherapeutischen Maßnahmen kommt eine wichtige, empirisch abgesicherte Bedeutung zu.

▪▪ Soziotherapie

> ❯ Bei der Mehrheit der Schizophrenie-Patienten kommt es im Verlauf der Erkrankung zu erheblichen psychosozialen Defiziten. Entsprechend wichtig ist eine soziotherapeutische Versorgung. Wichtiges Grundprinzip ist die gemeindenahe Versorgung der Patienten.

Kernidee der **gemeindenahen Versorgung** ist eine Verbesserung der Behandlung psychischer Erkrankungen in dem Umfeld, in dem sie auch auftreten. Entsprechend wird eine Verkürzung der stationären Aufenthaltsdauern angestrebt, die durch eine Verbesserung der extramuralen Therapieangebote für chronisch Kranke ermöglicht wird.

Die gemeindenahe Versorgung schizophrener Patienten basiert auf 5 Grundprinzipien:

1. **Deinstitutionalisierung**: Die stationäre Behandlung chronisch kranker Schizophrenie-Patienten soll auf ein Mindestmaß reduziert werden. Wo möglich und sinnvoll, sollen ambulante oder teilstationäre Maßnahmen eingesetzt werden
2. **Sektorisierung**: Wohnortnahe Kliniken mit kleinem Einzugsgebiet sollen eine rasche Wiedereingliederung in den Alltag ermöglichen
3. **Kontinuität und Koordination**: Ein kontinuierliches Hilfsangebot über den Verlauf der Erkrankung von akuten Stadien über die Betreuung im ambulanten Bereich soll möglichst koordiniert erfolgen. Vor allem im angloamerikanischen Raum haben sich »case management« (kontinuierliche Betreuung durch eine Bezugsperson) oder »assertive community teams« (Team aus Spezialisten unterschiedlicher Fachrichtungen) durchgesetzt
4. **Orientierung an Patientenbedürfnissen**: Durch die Verwirklichung des Mitspracherechts sollen Patien-

tenbedürfnisse ein zentraler Orientierungspunkt der Behandlung und Versorgung sein
5. **Rückfallprävention**

Außerdem ist zu beachten, dass Patienten mit einer Schizophrenie aufgrund der erheblichen krankheitsbedingten Einschränkungen oft nicht am Erwerbsleben teilnehmen können. Bei Patienten, die auf dem 1. Arbeitsmarkt im Erwerbsleben stehen, sollte deshalb noch während der stationären Behandlung der psychosoziale Fachdienst der Integrationsämter eingeschaltet werden, um den bestehenden Arbeitsplatz auf dem 1. Arbeitsmarkt zu erhalten.

Berufliche Förderungswerke können herangezogen werden, wenn Beratungs- und Umschulungsmaßnahmen erforderlich werden. Werkstätten für Behinderte (WfB) stellen Beschäftigungsmöglichkeiten dar, wenn eine Verwendung der Patienten auf dem Arbeitsmarkt nicht mehr möglich ist (▶ Kap. 2).

Neben der beruflichen Versorgung sollte auch die Wohnform der Patienten berücksichtigt werden. Vor einer Heimunterbringung sollte die Bandbreite betreuter Wohnformen (ambulant betreutes Einzelwohnen, Wohngruppe) mit den Patienten besprochen und ggf. veranlasst werden (▶ Abschn. 2.2.9).

▪ Pharmakotherapie

Die pharmakologische Behandlung der Schizophrenie erfolgt primär mit **Antipsychotika**. Bei der Behandlung der akuten schizophrenen Episode stellen **atypische Antipsychotika** aufgrund der geringeren Rate an extrapyramidalmotorischen Störungen bei vergleichbarer Wirksamkeit gegenüber konventionellen Antipsychotika Medikamente der 1. Wahl dar, falls nicht der Patient selbst konventionelle Antipsychotika präferiert oder er darauf bereits ohne relevante Nebenwirkungen remittierte. Eine **Monotherapie** mit einem Antipsychotikum ist bei der Therapie der akuten schizophrenen Episode zu bevorzugen.

> **Atypische Antipsychotika sind Medikamente der 1. Wahl bei der Behandlung der Schizophrenie. Nach Möglichkeit sollte eine Monotherapie angestrebt werden.**

Wenn unter einem **typischen Antipsychotikum** eine gute Kontrolle der Symptome erreicht wurde und eine gute Verträglichkeit und Akzeptanz seitens des Patienten besteht, sollte nicht ohne andere Veranlassung auf ein atypisches Antipsychotikum umgestellt werden. In jedem Fall muss der Betroffene jedoch auf das erhöhte Risiko von **Spätdyskinesien** hingewiesen werden.

Die Darreichungsform der Antipsychotika variiert von Präparat zu Präparat. Prinzipiell sind eine orale (Tabletten, Saft, Dragees, Kapseln), intramuskuläre (kurzwirksame Präparate, mittel- und längerfristige Depotpräparate) und eine intravenöse Gabe möglich. Soweit möglich, sollte in der Akutphase die Medikation oral verabreicht werden. In Absprache mit dem Patienten kann im Verlauf dann – falls sinnvoll – auf eine i.m.-Depotmedikation umgestellt werden.

Die Dosierung der Antipsychotika sollte grundsätzlich so niedrig wie möglich gehalten werden. Insbesondere in der Eindosierungsphase sollten Dosissteigerungen – nicht zuletzt als compliancesichernde Maßnahme – unter entsprechender Berücksichtigung der Nebenwirkungen erfolgen. Eine Übersicht über die empfohlenen Dosen bei Beginn der Therapie sowie Zieldosen für Erst- und Mehrfacherkrankte findet sich in ▫ Tab. 20.6.

Die **Umstellung** der antipsychotischen Medikation sollte immer **überlappend** erfolgen. Die Indikation für eine stationäre Aufnahme für eine solche Umstellung sollte insbesondere bei sozial schlecht integrierten Patienten diskutiert werden.

> **Eine vorwiegende Negativsymptomatik sollte immer mit einem atypischen Antipsychotikum behandelt werden.**

Bislang besitzt in Deutschland nur Amisulprid die Zulassung für den Indikationsanspruch »primär negative Zustände (Defektsyndrom) mit Affektverflachung, emotionalem und sozialem Rückzug«. Allerdings sind bei zahlreichen anderen Atypika die in den Zulassungsbescheiden formulierten Indikationsansprüche so gefasst, dass sie zumindest implizit die Behandlung der Negativsymptomatik einschließen. So gilt z. B. für Ziprasidon die Zulassung »Behandlung der Schizophrenie« ohne explizite Einschränkung auf die Positivsymptomatik.

Bei Erregung, Angst und innerer Unruhe empfiehlt sich in akuten Krankheitsphasen die zeitlich befristete Kombination mit **Benzodiazepinen** (z. B. Lorazepam). Auch die Kombination mit einem **niederpotenten Antipsychotikum** ist hier möglich. Bei vorliegender depressiver Symptomatik sollte die Kombinationsbehandlung mit einem **Antidepressivum** erwogen werden. Die Kombination eines Antipsychotikums mit Stimmungsstabilisierern wie Carbamazepin, Valproinsäure oder Lithium zur Behandlung der Positivsymptomatik wird nicht empfohlen.

Bei der differenziellen Wahl der Medikation sollte diese auf das klinische Zielsyndrom abgestimmt werden. Dabei sollen auch folgende Faktoren Berücksichtigung finden:
- Früheres Ansprechen auf medikamentöse Therapie
- Nebenwirkungserfahrungen
- Applikationsform und Dosierung
- Begleitmedikation und medikamentöse Interaktionen
- Patientenpräferenzen
- Individuelles Risikoprofil

◻ **Tab. 20.6** Dosierungen von atypischen Antipsychotika. (DGPPN 2006)

Substanz	Empfohlene Start-dosis [mg/Tag]	Dosierungsinter-vall (empfohlene Verteilung der Gesamtdosis über den Tag)	Zieldosis Erster-krankte [mg/Tag]	Zieldosis Mehr-facherkrankte [mg/Tag]	Höchste empfohle-ne Dosis [mg/Tag]
Amisulprid (z.B. Solian®)	200	(1)–2	100–300	400–800	1200
Aripiprazol (z.B. Abilify®)	(10)–15	1	(15)–30	15–30	30
Clozapin (z.B. Leponex®)	25	(2)–4	100–250	200–450	900
Olanzapin (z.B. Zyprexa®)	5–10	1	5–15	5–20	20
Risperidon (z.B. Risperdal®)	2	1–2	1–4	3–6–(10)	16
Ziprasidon (z.B. Zeldox)	40	2	40–80	80–160	160

▪▪ Nebenwirkungen

Bei der Behandlung mit Antipsychotika ist mit dem Auftreten von Nebenwirkungen zu rechnen. Diese können in ihrem Ausmaß therapielimitierend sein. Das Nebenwirkungsprofil von atypischen Antipsychotika ist dem der typischen überlegen.

> Bis zu 80 % der schizophrenen Patienten nehmen ihre antipsychotische Medikation im Verlauf der Behandlung nicht wie verschrieben ein. Das Management von Nebenwirkungen stellt eine wichtige Maßnahme der Compliance-Sicherung dar.

Zu den subjektiv am stärksten empfundenen Nebenwirkungen der typischen Antipsychotika zählen die **extrapyramidal-motorischen Symptome (EPMS)** (▶ Kap. 10). Sie erklären sich durch die Blockade von nigrostriatalen D_2-Rezeptoren.

> Akut auftretende Nebenwirkungen von Typika sind Parkinsonoid, Akathisie und Frühdyskinesien. Sie sind – etwa durch eine Dosisreduktion oder die Gabe von Anticholinergika wie Biperiden – gut behandelbar (▶ Abschn. 48.2.5). Dagegen sind Spätdyskinesien nur partiell reversibel. Der Verzicht auf Typika bzw. ihr Einsatz in möglichst niedriger Dosis sind wichtige Präventivmaßnahmen.

Durch D_2-Rezeptorenblockade im tuberoinfundibulären System kommt es zu einem Anstieg des Prolaktinspiegels.

Entsprechend können **Libidoverlust, Potenzstörungen, Menstruationsstörungen, Galaktorrhö und Gynäkomastie** auftreten.

Demgegenüber stehen bei den Atypika v. a. **metabolische und kardiale Nebenwirkungen** im Vordergrund (▶ Abschn. 10.4.3).

Eine oft erhebliche **Gewichtszunahme** unter Behandlung mit Atypika ist eine der wichtigsten Nebenwirkungen. Der vermittelnde Mechanismus ist bislang noch nicht bekannt. Als ursächlich diskutiert wird v. a. eine Blockade der serotonergen und histaminergen Rezeptoren. Obwohl der Gewichtszunahme durch diätetische und verhaltenstherapeutische Maßnahmen entgegengewirkt werden kann, erweist sie sich in der klinischen Praxis häufig als schlecht beherrschbar. Als vaskulärer und diabetogener Risikofaktor kann so eine unmittelbare Auswirkung nicht nur auf die Lebensqualität, sondern auch die Lebenserwartung entstehen. Entsprechend häufig kommt es auch zur **Ausbildung eines Diabetes mellitus Typ 2** unter Behandlung mit Atypika (▶ Abschn. 10.4.3, ▶ Abschn. 41.8).

Besondere Beachtung müssen **Effekte einiger Atypika auf die Herzreizleitung** finden. Sie zeichnen sich v. a. durch die Verlängerung der frequenzadaptierten QT-Zeit (= QTc-Zeit) aus. Insbesondere **Sertindol, Ziprasidon** und **Clozapin** weisen entsprechende Risiken auf (▶ Abschn. 10.4.3).

> Veränderungen der QTc-Zeit unter Antipsychotikagabe können zu Torsaden führen. Regelmäßige EKG-Kontrollen können diese

schwere und potenziell lebensbedrohliche Komplikation verhindern helfen.

Atypika besitzen – in unterschiedlichem Ausmaß – auch anticholinerge Eigenschaften. Entsprechend können **Mundtrockenheit, Akkomodationsstörungen, Miktionsstörungen und Obstipation** auftreten.

Orthostatische Beschwerden und **Erhöhungen der Leberenzyme** sind meist gut beherrschbare Komplikationen. **Krampfanfälle** sind selten und wurden v. a. unter Gabe von Zotepin und Clozapin beschrieben.

> Unter Gabe von Clozapin wurde dosisunabhängig in seltenen Fällen eine Agranulozytose beschrieben. Deshalb muss während der ersten 18 Behandlungswochen wöchentlich die Leukozytenzahl kontrolliert werden, danach mindestens einmal im Monat. Bei Absinken der Leukozyten auf <3000/µl oder der neutrophilen Granulozyten auf <1500/µl muss das Präparat abgesetzt werden, bei Eosinophilie >3000/µl oder Thrombozytopenie <50.000/µl ist das Absetzen zu empfehlen. Aufgrund dieser Komplikationen wird Clozapin erst bei anderweitiger pharmakologischer Therapieresistenz eingesetzt.

Das **maligne neuroleptische Syndrom (MNS)** stellt eine akut lebensbedrohliche Komplikation einer Therapie mit Antipsychotika dar (▶ Abschn. 48.2.5).

> Das maligne neuroleptische Syndrom ist eine akut lebensbedrohliche Komplikation. Absetzen des auslösenden Präparats und Überwachung bzw. Sicherung der Vitalfunktionen sind entscheidend. Die Letalität beträgt 20 %.

Bei überwundenem MNS stellt sich die Frage nach der weiteren Behandlung der Grunderkrankung. Hier sollte eine Elektrokrampftherapie (EKT, ▶ Abschn. 15.1) erwogen werden.

▪▪ Spezielle Aspekte der Pharmakotherapie

Die Fortführung der antipsychotischen Medikation ist auch nach Abklingen der Akutsymptomatik zur Rezidivprophylaxe angezeigt. Neben der medikamentösen Behandlung sollte die Kombination mit psycho- und soziotherapeutischen Verfahren angestrebt werden, da die Rückfallrate dadurch weiter reduziert wird und der Krankheitsverlauf weiter verbessert werden kann. Etwa 20 % derjenigen Patienten, die eine erste psychotische Episode erleben, zeigen im Verlauf keine erneuten psychotischen Symptome mehr. Bisher existieren jedoch keine prognostischen Prädiktoren für medikamentös unbehandelt günstige Verläufe oder Faktoren, die eine solide

Abschätzung des Ansprechens auf die pharmakologische Therapie ermöglichen.

Die Auswahl der Langzeitmedikation sollte gemeinsam vom Betroffenen und dem behandelnden Arzt auf der Basis ausreichender Information über Nutzen und Nebenwirkungen getroffen werden. Zur Langzeittherapie sollte dasjenige Antipsychotikum beigehalten werden, unter dem eine Remission in der Akuttherapie bei guter Verträglichkeit erzielt werden konnte.

> Die Behandlung einer Erstmanifestation sollte über mindestens 12 Monate erfolgen, nach einem Rezidiv mindestens 2–5 Jahre.

Die Gabe eines **Depot-Präparats** dient nicht nur der Compliance-Sicherung, sondern kann auch durch die Vermeidung einer täglichen Medikamenteneinnahme zu einer erhöhten Patientenzufriedenheit führen. Bei den atypischen Antipsychotika stehen gegenwärtig für Olanzapin, Risperidon und Paliperidon Depot-Präparate zur Verfügung.

Die Behandlung **akuter Erregungszustände mit Eigen- und/oder Fremdgefährdung** verlangt meist eine Medikation über das Basisantipsychotikum hinaus. Dafür stehen sowohl **Benzodiazepine** als auch **niederpotente Antipsychotika** zur Verfügung. Ein Vorteil der Substanzklasse der Benzodiazepine ist ihre i.v.-Applizierbarkeit sowie die Tatsache, dass seltener kardiozirkulatorische Nebenwirkungen (Tachykardie, Hypotonie) auftreten. **Cave:** Ein erfolgter Alkoholkonsum des Patienten ist vor Gabe von Benzodiazepinen auszuschließen, da die Kombination von Benzodiazepinen mit Alkohol (wie auch schon die Kombination von Benzodiazepinen und Antipsychotika ohne Alkohol) zu einer Atemdepression führen kann. Nach aktueller Studienlage ist anzunehmen, dass die vorübergehende Behandlung mit Benzodiazepinen bei akut psychotischen Patienten nicht zu einem erhöhten Abhängigkeitsrisiko führt. Niederpotente Antipsychotika existieren auch als **Kurzzeitdepots** (etwa Zuclopenthixol).

Je nach Definition der medikamentösen **Behandlungsresistenz** sollen zwischen ein Drittel und ein Fünftel der Patienten eine geringe Besserung nach adäquater antipsychotischer Therapie aufweisen. Bei Behandlungsresistenz treten häufig langdauernde Krankenhausaufenthalte auf. Eine chronische Hospitalisierung kann jedoch auch bei geringer Symptomatik auftreten und ist kein Indikator mangelnden Ansprechens auf Antipsychotika.

Medikamentöse Behandlungsresistenz – Diese wird angenommen bei fehlender oder unbefriedigender Verbesserung der Zielsymptome trotz Behandlung in empfohlener Dosierung und Dauer jeweils zwischen 6 und 8 Wochen mit mindestens 2 Antipsychotika, wovon mindestens eines ein Atypikum sein sollte. Die Compliance sollte, ggf. mittels Spiegelkontrolle, gesichert sein.

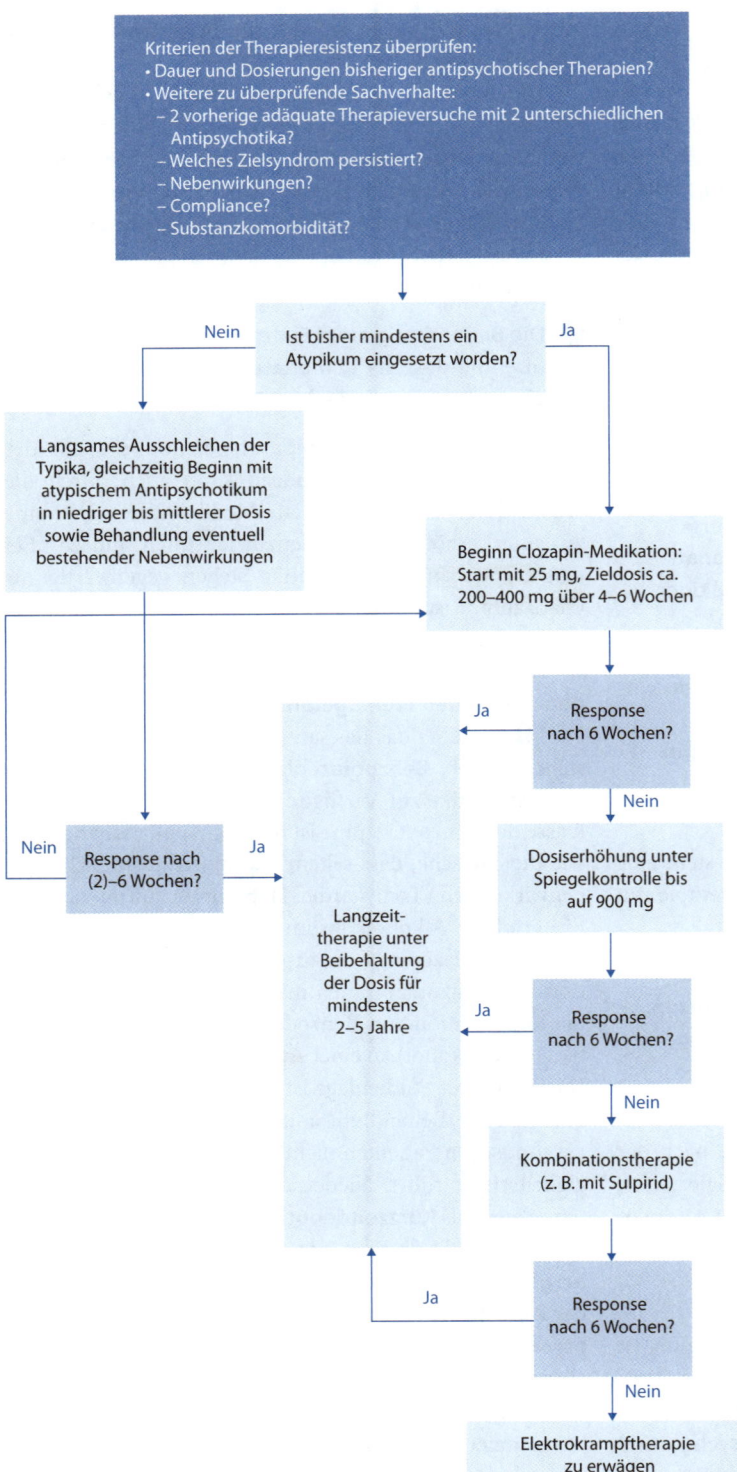

Abb. 20.6 Pharmakologische Behandlung bei medikamentöser Therapieresistenz. (DGPPN 2006)

Kriterien der Therapieresistenz überprüfen:
- Dauer und Dosierungen bisheriger antipsychotischer Therapien?
- Weitere zu überprüfende Sachverhalte:
  - 2 vorherige adäquate Therapieversuche mit 2 unterschiedlichen Antipsychotika?
  - Welches Zielsyndrom persistiert?
  - Nebenwirkungen?
  - Compliance?
  - Substanzkomorbidität?

Ist bisher mindestens ein Atypikum eingesetzt worden?

Nein → Langsames Ausschleichen der Typika, gleichzeitig Beginn mit atypischem Antipsychotikum in niedriger bis mittlerer Dosis sowie Behandlung eventuell bestehender Nebenwirkungen

Ja → Beginn Clozapin-Medikation: Start mit 25 mg, Zieldosis ca. 200–400 mg über 4–6 Wochen

Response nach 6 Wochen? — Ja → Langzeittherapie unter Beibehaltung der Dosis für mindestens 2–5 Jahre

Nein → Dosiserhöhung unter Spiegelkontrolle bis auf 900 mg

Response nach (2)–6 Wochen? — Nein / Ja → Langzeittherapie

Response nach 6 Wochen? — Ja → Langzeittherapie

Nein → Kombinationstherapie (z. B. mit Sulpirid)

Response nach 6 Wochen? — Ja → Langzeittherapie

Nein → Elektrokrampftherapie zu erwägen

Grundsätzlich sollten Antipsychotika nicht kombiniert werden. Bei Therapieresistenz und länger währendem Verlauf ist eine Kombinationsbehandlung jedoch möglich und sollte auch in Erwägung gezogen werden. In besonderen Fällen therapieresistenter Erkrankung kann die **Aug-** **mentation von Clozapin mit einem anderen Atypikum** versucht werden (Abb. 20.6).

Bei medikamentöser Behandlungsresistenz sollte eine **kognitive Verhaltenstherapie** zur Anwendung kommen (▶ Abschn. 14.3.1).

Eine **Elektrokrampftherapie (EKT)** ist bei eindeutiger medikamentöser Behandlungsresistenz nach adäquater Therapie in ausreichender Dosis und Zeitdauer als ultima ratio zu empfehlen (▶ Abschn. 15.1). Die Durchführung gleicht dabei im Wesentlichen der EKT-Behandlung bei depressiven Patienten mit einer Indexphase von ca. 6 bis 12 Behandlungen und einer anschließenden Erhaltungs-EKT.

Bei der **malignen/perniziösen Katatonie** ist die EKT bei Nichtansprechen auf pharmakologische Behandlungsversuche als notfallmäßige Behandlungsmaßnahme indiziert. Auch muss sie als nichtpharmakologische Alternativtherapie bei malignem neuroleptischem Syndrom erwogen werden.

20.2 Schizotype Störung

20.2.1 Definition

Schizotype Störungen – Sie zeichnen sich durch exzentrisches Verhalten sowie Anomalien des Denkens und des Affekts aus, die schizophrenienah wirken, jedoch niemals die diagnostische Schwelle zur Schizophrenie überschritten haben.

20.2.2 Epidemiologie

Für die schizotype Störung existieren kaum belastbare epidemiologische Daten. Schätzungen gehen von einer Punktprävalenz von ca. 2 bis 3 % aus. Sie wird gehäuft bei Angehörigen von Schizophrenie-Patienten angetroffen.

20.2.3 Ätiologie

Bei genetisch Verwandten von Patienten mit manifester Schizophrenie wurden vermehrt schizotype Störungen gefunden. Dies führte zur Annahme eines **genetischen Kontinuums** zwischen schizotypen Störungen und Schizophrenien. So scheinen sich insbesondere Teilaspekte der schizophrenen Negativsymptomatik bei schizotypen Störungen zu manifestieren, während das Spektrum der Positivsymptomatik weitgehend fehlt. Entsprechend hat die schizotype Störung in den letzten Jahren zunehmendes Interesse in der Schizophrenieforschung gefunden.

❯ Auch die ICD-10 folgt der Annahme eines Kontinuums zwischen Schizophrenien und schizotyper Störung. Entsprechend erfolgt die Zuordnung zur Gruppe der schizophrenen Psychosen und verwandten Störungen und nicht mehr, wie in früheren Ausgaben, zu den Persönlichkeitsstörungen.

20.2.4 Klinik

Diagnostische Leitlinien (ICD-10): F21 Schizotype Störung

Über einen Zeitraum von mindestens 2 Jahren sind mindestens 4 der folgenden Merkmale ununterbrochen oder wiederholt vorhanden:
- Kalter, unnahbarer Affekt
- Seltsames, exzentrisches und eigentümliches Verhalten und Erscheinung
- Wenig soziale Bezüge und Tendenz zu sozialem Rückzug
- Sonderbare Ansichten oder magisches Denken, welche das Verhalten beeinflussen und im Widerspruch zu den (sub-)kulturellen Normen stehen
- Misstrauen oder paranoide Vorstellungen
- Zwanghaftes Grübeln ohne inneren Widerstand
- Gelegentliche Körpergefühlsstörungen sowie Depersonalisations- und Derealisationserleben
- Denken und Sprache erscheinen vage, gekünstelt, umständlich, metaphorisch und stereotyp
- Gelegentliche vorübergehende »quasipsychotische« Episoden mit intensiven Illusionen, akustischen und anderen Halluzinationen sowie wahnähnlichen Ideen; diese Episoden treten in der Regel ohne äußeren Stimulus auf

Das Vorliegen einer Schizophrenie ist ein Ausschlusskriterium für die Diagnose einer schizotypen Störung.

Bei der schizotypen Störung fehlen die für eine Schizophrenie typische Symptomatik und ein zentrales Symptom, welches das Krankheitsbild prägt. Psychosenahe Episoden mit intensiven Illusionen und teilweise auftretenden akustischen Halluzinationen sowie wahnnahen Ideen können auftreten. Auch hier wird aber niemals die Schwelle zur Psychose im engeren Sinne überschritten.

20.2.5 Komorbidität

Studien zur Komorbidität schizotyper Störungen fanden ein gehäuftes gleichzeitiges Auftreten von **Persönlichkeitsstörungen**, v. a. der ängstlich-vermeidenden, der schizoiden, der paranoiden und der Borderline-Persönlichkeitsstörungen. Einige Autoren führen dies auf die teilweise überlappenden Diagnosekriterien zurück. Daneben wurde vereinzelt auch ein gehäuftes komorbides Auftreten von bipolaren Störungen sowie generalisierter Angststörung und sozialen und spezifischen Phobien beschrieben.

20.2.6 Verlauf und Prognose

Es zeigen sich **chronische Verläufe** mit wechselnder Intensität der Symptomausprägung. In ca. 10 % der Fälle erfolgt die **Manifestation einer Schizophrenie** im Verlauf. Ein eindeutiger Beginn lässt sich meist nicht feststellen, häufig werden bei den Patienten erstmals in der Jugend bzw. dem frühen Erwachsenenalter Auffälligkeiten festgestellt. Entwicklung und Verlauf entsprechen meist dem einer Persönlichkeitsstörung.

20.2.7 Diagnostik und Differenzialdiagnosen

Die Diagnosestellung erfolgt anhand der operationalisierten ICD-10-Diagnosekriterien.

> ❯ **Die diagnostische Kategorie der schizotypen Störung wird von der ICD-10 nicht zur allgemeinen Verwendung empfohlen, da keine klaren Grenzen etwa zur Schizophrenia simplex oder zu den schizoiden und paranoiden Persönlichkeitsstörungen vorhanden sind.**

Die differenzialdiagnostische Abgrenzung zur **Schizophrenie**, speziell zur **Schizophrenia simplex**, kann in manchen Fällen erhebliche Schwierigkeiten bereiten. Die Unterscheidung erfolgt durch das Fehlen eindeutiger und länger dauernder psychotischer Symptome bei der schizotypen Störung.

Gegenüber **schizoiden, ängstlich-vermeidenden** und **paranoiden Persönlichkeitsstörungen** hebt sich die schizotype Störung ab durch:

- Seltsames, exzentrisches Verhalten
- Auftreten inhaltlicher Denkstörungen
- Wahrnehmungsstörungen
- Vage und umständliche Sprache

Eine positive Familienanamnese für Schizophrenien ist ein weiteres Argument für das Vorliegen einer schizotypen Störung, ist aber keine Voraussetzung für die Diagnose.

Eine somatische Differenzialdiagnostik sollte analog zur Schizophrenie erfolgen.

20.2.8 Therapie

Insgesamt existieren nur wenige Studien zur Therapie bei schizotypen Störungen. Die Indikation für eine **supportive Psychotherapie** wird allgemein anerkannt. Auch von einem **Training sozialer Fertigkeiten** profitieren die Patienten.

Zum Einsatz **atypischer Antipsychotika** in niedriger Dosierung (Off-label-Anwendung) gibt es nur wenige Studien. Zumindest in einigen Fällen scheinen psychosenahe Symptome sowie Angst und eingeschränkte kognitive Fähigkeiten gut zu respondieren.

20.3 Anhaltende wahnhafte Störung

20.3.1 Definition

> **Anhaltende wahnhafte Störungen** – Sie sind wahrscheinlich eine Gruppe von Erkrankungen, bei denen ein langandauernder Wahn das einzige oder hervorstechendste klinische Merkmal ist. Oft ist der Wahn monothematisch oder besteht aus einem aufeinander bezogenen Wahnsystem.

20.3.2 Epidemiologie

Die anhaltende wahnhafte Störung wird eher selten diagnostiziert. Die Lebenszeitprävalenz wird auf etwa 0,05–0,1 % geschätzt. Nur ca. 1 % der in psychiatrischen Kliniken stationären Patienten werden unter dieser Diagnose behandelt. Frauen sind häufiger als Männer betroffen.

Ausbildungsstand und soziale Stellung sind meist bereits vor Diagnosestellung unterhalb des Bevölkerungsdurchschnitts. Das durchschnittliche Ersterkrankungsalter liegt höher als bei der Schizophrenie.

Da es einerseits nur wenige epidemiologische Studien zu dieser Störung gibt, andererseits aber das Störungsbild mit deutlich niedrigeren Beeinträchtigungen für die Patienten einhergeht als etwa die Schizophrenie, muss nach der aktuellen Datenlage die Frage noch offen bleiben, ob die anhaltende wahnhafte Störung insgesamt selten vorkommt oder lediglich selten zu einer psychiatrischen Behandlung führt.

20.3.3 Ätiologie

Die Ätiologie der anhaltenden wahnhaften Störung ist bislang weitgehend unbekannt. Nachdem Studien an Schizophrenie-Patienten Risikogenvarianten identifizieren konnten, die mit dem Auftreten von wahnhafter Sym-

20

ptomatik assoziiert waren, postulierten einige Autoren ein genetisches Kontinuum zwischen beiden Erkrankungen. Allerdings existieren bislang keine überzeugenden Belege für eine solche Verbindung. Auch andere neurobiologische Hypothesen wurden bislang nicht in Studien mit größeren Probandenzahlen getestet. Ein wesentliches Problem dieser Forschung ist sicherlich das sehr geringe Aufkommen dieser Patienten in der psychiatrischen Regelversorgung.

Studien zu Risikofaktoren existieren ebenfalls bislang nur in geringer Zahl. Menschen mit Behinderungen der Sinneswahrnehmung (z. B. Blindheit, Taubheit usw.) sollen ein erhöhtes Risiko aufweisen. Auch Migranten scheinen aufgrund der stressassoziierten Entwurzelung ein etwas erhöhtes Risiko aufzuweisen.

20.3.4 Klinik

> **Diagnostische Leitlinien (ICD-10): F22 Anhaltende wahnhafte Störungen**
> - Vorliegen eines Wahns oder Wahnsystems mit anderen als den für die Diagnose einer Schizophrenie typischen Inhalten (insbesondere etwa kein bizarrer, kulturunüblicher Wahn)
> - Der Wahn muss **mindestens 3 Monate** bestehen
> - Die allgemeinen Kriterien einer Schizophrenie werden nicht erfüllt
> - Anhaltende Halluzinationen jeder Sinnesmodalität dürfen nicht vorkommen
> - Depressive Symptome können vorkommen; die Wahngedanken müssen aber nach Rückbildung der affektiven Symptomatik weiterhin bestehen
> - Eine primäre oder sekundäre Erkrankung des Gehirns bzw. eine durch psychotrope Substanzen hervorgerufene Störung liegen nicht vor

Zu den häufigsten Wahnthemen (▶ Abschn. 4.4.6) bei anhaltenden wahnhaften Störungen gehören:
- Eifersuchtswahn
- Liebeswahn/Erotomanie
- Verfolgungswahn
- Größenwahn
- Hypochondrischer Wahn
- Querulatorischer Wahn
- Dysmorphophober Wahn

Besonderheiten stellen das Capgras-Syndrom und der Fregoli-Wahn dar. Beim **Capgras-Syndrom** wähnen die Patienten in einer bekannten Person einen Doppelgänger. Häufig weisen sie auf vermeintliche kleinste Unterschie-de zwischen der bekannten Person und dem angeblichen Doppelgänger hin. Dagegen behaupten die Patienten mit **Fregoli-Wahn**, Familienangehörige hätten die Gestalt von Fremden angenommen oder ein Familienangehöriger habe sich in einen anderen verwandelt.

20.3.5 Komorbidität

Hinsichtlich der Komorbidität treten am häufigsten affektive Störungen – meist **depressive Episoden** – auf. Diese manifestieren sich meistens erst nach dem Beginn der wahnhaften Symptomatik. Daneben wurde auch ein gehäuftes Auftreten von Panikattacken in Populationen mit anhaltender wahnhafter Störung beschrieben.

20.3.6 Verlauf und Prognose

Obwohl in einigen Fällen bereits in der Pubertät oder der Adoleszenz beginnend, manifestiert sich die wahnhafte Störung **meist nach dem 4. Lebensjahrzent**. Oft ist der **Beginn schleichend**. Der Wahn entwickelt sich dann meist aus überwertigen Ideen. In einem bisweilen jahrelangen Prozess kann es dann zur Ausbildung eines **systematisierten Wahns** kommen. Von der Wahnsymptomatik abgesehen, bleiben die Patienten **psychopathologisch stabil**. Insbesondere das **soziale Funktionsniveau** ist **nicht beeinträchtigt**. Im Gegensatz zum »Lebensknick« bei den Schizophrenien sind die Betroffenen meist familiär, sozial und beruflich gut integriert. Allerdings kann es aufgrund der Wahnsymptomatik, etwa bei querulatorischem Wahn, zu erheblichen Konflikten mit dem Umfeld kommen. In den allermeisten Fällen strengen die Patienten wiederholt Gerichtsprozesse an. In sehr seltenen Fällen kommt es v. a. bei männlichen Patienten mit Eifersuchtswahn zu tätlichen Übergriffen gegen die Partnerin, in Extremfällen wurden Tötungsdelikte beschrieben.

Der Verlauf ist meist deutlich günstiger als bei den Schizophrenien. Bei ca. **50 %** der Patienten kommt es im Verlauf zu einer **Vollremission**. Prognostisch besonders günstig ist eine akute Manifestation in jungem Lebensalter. Bis zu 20 % der anhaltenden wahnhaften Störungen werden im Verlauf als Schizophrenie identifiziert, ca. 5 % als affektive Störung. Diese vermeintlichen Konversionen unterstreichen die Notwendigkeit einer korrekten Erstdiagnose.

20.3.7 Diagnostik und Differenzialdiagnosen

Die Diagnosestellung erfolgt operationalisiert nach den ICD-10-Kriterien. Die apparative Diagnostik sollte analog zu der bei Schizophrenien erfolgen (▶ Abschn. 20.1.7).

Die differenzialdiagnostische Abgrenzung zur **Schizophrenie** erfolgt über den psychopathologischen Quer- und Längsschnittbefund. Da bei den Schizophrenien häufig bizarre Wahninhalte sowie verschiedenste weitere psychopathologische Auffälligkeiten (z.B. formalgedankliche Störungen, Stimmenhören usw.) vorliegen, fällt die Zuordnung meist nicht schwer. Trotzdem werden bis zu 20% der initial als anhaltende wahnhafte Störungen diagnostizierten Erkrankungen später als Schizophrenien erkannt. Entsprechend ist es wichtig, bei der Anamneseerhebung auf Hinweise zu achten, die auf aufgetretene formalgedankliche Störungen, Ich-Störungen oder akustische Halluzinationen usw. deuten.

> ❯ **Anhaltende wahnhafte Störungen grenzen sich von der Schizophrenie durch einen meist wenig bizarren Wahn ab. Insbesondere formale Denkstörungen treten nicht höhergradig auf, ebenso keine Halluzinationen.**

Entscheidend für die Abgrenzung zur **akuten polymorphen psychotischen Störung** ist das Zeitkriterium. Da nach ICD-10-Kriterien die Symptome der anhaltenden wahnhaften Störung für mindestens 3 Monate bestehen müssen, erfolgt bei kürzerem Bestehen die Einordnung als akute polymorphe psychotische Störung ohne Symptome einer Schizophrenie. Entsprechend muss eine Diagnoseänderung bei längerem Bestehen erfolgen.

Zwar können bei einer anhaltenden wahnhaften Störung auch affektive Symptome auftreten. Treten die wahnhaften Symptome allerdings nur in Begleitung affektiver Symptomatik auf, ist die Diagnose einer **affektiven Störung mit psychotischen Symptomen** wahrscheinlich. Insbesondere ein phasenhaftes Auftreten der Wahnsymptomatik ist ein starkes Argument gegen das Vorliegen einer anhaltenden wahnhaften Störung.

Bei **somatoformen Störungen** können zwar ebenfalls hypochondrische Inhalte auftreten. Allerdings wird hier nicht das Ausmaß einer durchgehend auftretenden wahnhaften Gewissheit erreicht.

Patienten mit **paranoider Persönlichkeitsstörung** neigen zwar auch zu misstrauischem Kontaktverhalten und querulatorischen Verhaltensmustern. Allerdings findet sich mehr ein generelles Misstrauen gegen die Umwelt, insbesondere zeigen sich keine Wahnideen bzw. kein systematisierter Wahn. Auch manifestieren sich paranoide Persönlichkeitsstörungen bereits in der Jugendzeit und damit meist früher als die anhaltende wahnhafte Störung.

Organische wahnhafte Störungen müssen insbesondere bei erstmaligem Auftreten der Symptomatik im höheren Lebensalter als wesentliche Differenzialdiagnosen erachtet werden. Insbesondere neurodegenerative Erkrankungen müssen hier in Betracht gezogen werden. Im Gegensatz zu späteren Stadien müssen kognitiv-mnestische Defizite bei erstmaligem Auftreten der wahnhaften Symptomatik nicht zwingend bei Erstexploration feststellbar sein. Eine sorgfältige neuropsychologische und apparative Abklärung (cCT/cMRT, ggf. ^{18}FDG-PET, Lumbalpunktion) kann hier entscheidende Hinweise liefern. Oft kann die Untersuchung im Intervall zur Diagnose etwa eines neurodegenerativen Prozesses beitragen.

> ❯ **Organisch bedingte wahnhafte Störungen stellen insbesondere bei Erstmanifestation der wahnhaften Symptomatik eine wichtige Differenzialdiagnose dar.**

Eine ausführliche Suchtanamnese und eine entsprechende laborchemische Diagnostik (z.B. Urin-Drogenscreening) sollten zur Differenzierung von wahnhaften Störungen durch **psychotrope Substanzen** erhoben werden. Neben dem Gebrauch von illegalen Drogen (z.B. Amphetamine, Kokain) muss auch an eine pharmakogene Induktion (z.B. Kortikosteroide, L-Dopa) gedacht werden. Eine Sonderform ist der **alkoholische Eifersuchtswahn**, der häufig auch mit einer Impulskontrollstörung assoziiert ist.

20.3.8 Therapie

Meist erfolgt die ärztliche Vorstellung fremdmotiviert durch das psychosoziale Umfeld. Das Kontaktverhalten der Patienten ist meist von Misstrauen, häufig von Ablehnung der Behandlung geprägt. Eine Krankheitseinsicht besteht in der Regel nicht. Entsprechend muss sich die Therapie an diesen schwierigen Rahmenbedingungen ausrichten.

Aufgrund der Seltenheit der Erkrankung existieren kaum valide Therapiestudien. Pharmakologisch sollte ein Therapieversuch mit **atypischen Antipsychotika** unternommen werden. Bei Eifersuchtswahn und hypochondrisch-körperbezogenen Wahninhalten existieren Einzelfallberichte und Fallserien, die ein gutes Ansprechen der Symptomatik auf **Risperidon** in niedriger Dosierung berichten.

> ❯ **Bei der Verordnung atypischer Antipsychotika handelt es sich formal gesehen um eine Off-label-Anwendung, da Atypika keine explizite Zulassung für die Behandlung »nicht schizophrener psychotischer Störungen« besitzen (im Gegensatz zu konventionellen**

20

Antipsychotika, deren Indikationsgebiete syndromal gefasst sind).

Bei Chronifizierung sollte die Einstellung auf ein **Depot-Präparat** erwogen werden. Neuere Arbeiten legen bei Komorbidität mit einer depressiven Symptomatik die Kombinationstherapie mit einem **serotonerg wirksamen Antidepressivum** nahe. Insbesondere akute Exazerbationen mit Erregung und Angst sprechen gut auf eine Medikation mit Antipsychotika an. Längerfristig gestaltet sich die Behandlung aufgrund einer oft reduzierten Compliance schwierig. Auch erweisen sich chronifizierte Zustandsbilder meist als therapierefraktär.

> **Eine pharmakologische Behandlung mit atypischen Antipsychotika wird empfohlen. Erste Erkenntnisse deuten auch auf eine Wirksamkeit serotonerger Antidepressiva als Komedikation hin.**

Ähnlichen Schwierigkeiten ist auch die **psychotherapeutische Behandlung** ausgesetzt. Zweifel der Therapeuten an den Wahninhalten führen meist zum Beziehungs- bzw. Therapieabbruch. Entsprechend sollten diese Inhalte zu Beginn der Therapie weder infrage gestellt noch bestätigt werden. Oft erscheint das Aufzeigen und Bearbeiten einzelner für den Patienten negativer Konsequenzen, die durch das Krankheitsgeschehen entstanden sind, als wichtiger Anknüpfungspunkt, der auch die Akzeptanz des Patienten findet. Entsprechend kann ein kognitiv-behavioraler Ansatz anknüpfen. Ziel eines solchen Ansatzes ist es, dass sich der Patient sicher, beschützt und nicht alleine fühlt. Die Einbeziehung der Angehörigen in die Therapie, einschließlich einer entsprechenden Psychoedukation, ist besonders wichtig.

> **Psychotherapeutisch sollte niemals ein konfrontativer Ansatz gegenüber Wahninhalten erfolgen, da dieser meist zum Therapieabbruch führt. Stattdessen sollte die Bearbeitung negativer Konsequenzen durch die Wahninhalte und die Einbeziehung der Angehörigen erfolgen.**

20.4 Akute vorübergehende psychotische Störungen

20.4.1 Definition

Akute vorübergehende psychotische Störungen – Sie sind eine heterogene Gruppe von Störungen mit akutem Beginn der psychotischen Symptomatik und relativ kurzem Krankheitsverlauf.

Je nach Symptomatik werden in der ICD-10 3 Unterformen unterschieden:

1. Akute polymorphe psychotische Störung ohne Symptome einer Schizophrenie
2. Akute polymorphe psychotische Episode mit Symptomen einer Schizophrenie
3. Akute schizophreniforme psychotische Störung

Als historische Vorläuferkonzepte der akuten vorübergehenden psychotischen Störungen können die **zykloiden Psychosen** nach K. Kleist (1879–1960) und K. Leonhard (1904–1988) angesehen werden. Dem Konzept nach handelt es sich um akut auftretende Krankheitsbilder mit polar angelegten, kurzen und schnell wechselnden Phasen und ohne Residualzustände (relativ günstige Prognose). Leonhard klassifizierte hierunter:

- **Angst-Glücks-Psychose**: v. a. Störungen des Affekts
  - Angstphase: ängstlicher Affekt, Misstrauen, Beziehungsideen bis zum Verfolgungswahn, Halluzinationen
  - Glücksphase: ekstatische Glücksgefühle, Eingebungsideen
- **Hyperkinetisch-akinetische Motilitätspsychose**: v. a. Störungen der Motorik mit Phasen psychomotorischer Erregung und übertriebener Ausdrucksmotorik sowie Phasen gehemmter Motorik
- **Erregt-gehemmte Verwirrtheitspsychose**: primär Störungen des formalen Denkens mit einerseits beschleunigtem und inkohärent-zerfahrenem Denken sowie andererseits verlangsamtem Denken

20.4.2 Epidemiologie

Die akuten vorübergehenden psychotischen Störungen weisen eine Lebenszeitprävalenz von ca. 0,2 bis 0,5 % auf. Frauen sind etwa doppelt so häufig betroffen wie Männer. Das Ersterkrankungsalter liegt meist in der Jugend bzw. im jungen Erwachsenenalter.

Vergleichende epidemiologische Studien konnten zeigen, dass insbesondere akute polymorphe psychotische Störungen in Entwicklungsländern ca. 10-mal so häufig vorkommen wie in den industrialisierten Ländern. Die Gründe für dieses vermehrte Vorkommen sind bislang nicht bekannt.

20.4.3 Ätiologie

Eine homogene Ätiologie der einzelnen Unterformen der akuten vorübergehenden psychotischen Störungen ist mit großer Wahrscheinlichkeit nicht gegeben. Weitgehend Einigkeit herrscht hinsichtlich der Annahme, dass ein **Kon-**

tinuum zwischen schizophrenen, schizoaffektiven und akuten vorübergehenden psychotischen Störungen besteht. Hierfür spricht insbesondere der Umstand, dass ca. zwei Drittel aller akuten schizophreniformen Störungen im Verlauf in eine Schizophrenie oder eine schizoaffektive Störung konvertieren.

Genetische Befunde sprechen – wenigstens bei den akuten schizophreniformen Störungen – für die Annahme eines Kontinuums zwischen den einzelnen Störungen. So weisen etwa die Verwandten von Patienten mit akuter schizophreniformer Störung ein erhöhtes Erkrankungsrisiko für Schizophrenien und affektive Störungen auf. Dabei ist die Prävalenz affektiver Störungen bei Verwandten von Patienten mit akuter schizophreniformer Störung höher als bei den Verwandten von Schizophrenie-Patienten. Bemerkenswerterweise finden sich mehr Verwandte mit akuten schizophreniformen Psychosen bei Patienten mit schizoaffektiven Störungen als bei Patienten, die selbst an akuten schizophreniformen Psychosen erkrankt sind.

Da bei den akuten polymorphen psychotischen Störungen häufig akute Belastungssituationen der Symptommanifestation vorausgehen, wurde diese Störungsgruppe historisch unter dem Begriff der »reaktiven (oder psychogenen) Psychosen« zusammengefasst. Angesichts der auf dem Vulnerabilitäts-Stress-Coping-Modell aufbauenden neueren pathophysiologischen Modellvorstellungen müssen diese simplifizierenden Erklärungsmodelle als veraltet eingestuft werden. Allerdings scheint – wenigstens bei einem Großteil der akuten polymorphen psychotischen Störungen – Stressoren eine wichtige Bedeutung in der Pathogenese zuzukommen.

20.4.4 Klinik

> **Diagnostische Leitlinien (ICD-10): F23 Akute vorübergehende psychotische Störungen**
> - Akuter Beginn innerhalb von 2 Wochen
> - Es liegen entweder eine schnell wechselnde »polymorphe« Psychopathologie oder die »typischen Symptome einer Schizophrenie« vor
> - Vorliegen einer akuten Belastungssituation (nicht obligat)
> - Die Symptomatik remittiert, bevor die Zeitkriterien für eine Schizophrenie (1 Monat) oder eine anhaltende wahnhafte Störung (3 Monate) erfüllt sind

Die Diagnosekriterien nach ICD-10 beziehen sich v. a. auf den **zeitlichen Verlauf**. Entsprechend ist also v. a. die **Dau-**

er der Symptome für die Zuordnung eines Störungsbildes entscheidend.

> ❯ **Das Zeitkriterium ist entscheidend für die Diagnose einer akuten vorübergehenden psychotischen Störung.**

Die ICD-Kriterien fordern das Vorliegen von einem von 2 Symptomengruppen: entweder ein **polymorphes, schnell wechselndes Erscheinungsbild** oder die »**typischen Symptome einer Schizophrenie**«. Entsprechend kann dann eine Differenzierung hinsichtlich der jeweiligen Unterform vorgenommen werden. Liegt letztgenannte Symptomatik vor, erfolgt die Zuordnung zu den **akuten schizophreniformen Störungen**. Im anderen Fall wird die Störung den **akuten polymorphen psychotischen Störungen** zugeordnet. Je nach Vorliegen entsprechender Symptome erfolgt dann die Differenzierung in akute polymorphe psychotische Störungen mit bzw. ohne Symptome einer Schizophrenie.

Das Vorliegen einer akuten Belastungssituation vor Beginn der Symptommanifestation ist nicht obligat für die Diagnosestellung, kann aber als diagnostisch hinweisend gewertet werden.

Bei den **akuten polymorphen psychotischen Störungen** ist – wie bereits der Name nahe legt – das klinische Bild vielgestaltig und oft durch sehr heterogene Symptome gekennzeichnet. Halluzinationen können ebenso auftreten wie Beziehungs- oder andere Wahnideen. Formale Denkstörungen können sich sowohl als beschleunigter, verworrener Gedankengang mit Logorrhö manifestieren, als auch etwa durch eine ausgeprägte Denkhemmung. Ausgeprägte Verwirrtheitszustände mit Personenverkennungen und Ratlosigkeit dominieren bisweilen die Klinik.

Störungen des Affekts können sich als Angstzustände, Dysphorie und Gereiztheit, aber auch als ekstatische Glücksgefühle zeigen. Daneben können manchmal auch katatoniforme motorische Phänomene sowohl hyper- (z. B. Grimassieren) als auch hypokinetischer (z. B. Haltungsverharren) Natur auftreten.

> ❯ **Charakteristisch ist das Nebeneinander bzw. der schnelle Wechsel dieser Symptome. Insbesondere die affektive Symptomatik ist häufigen und raschen Veränderungen unterworfen.**

Treten bei einem Patienten anhaltende Halluzinationen, v. a. Stimmenhören, Wahnideen bizarren Charakters, Ich-Störungen oder andere schizophrenietypische Symptome auf, erfolgt die Klassifizierung als akute polymorphe psychotische Störung mit Symptomen einer Schizophrenie.

Da bei akuten schizophreniformen Störungen per definitionem sowohl hinsichtlich ihrer Qualität als auch ihres Ausprägungsgrades die Symptomatik mit der einer

Schizophrenie vergleichbar ist, können sich paranoid-halluzinatorische, hebephrene oder etwa katatone Syndrome zeigen. Eine affektive Symptomatik kann vorhanden sein, ist aber nie so stark ausgeprägt, dass das Ausmaß einer (schizo-)affektiven Erkrankung erreicht wäre.

> ❯ **Qualität und Ausprägungsgrad der Symptomatik bei akuten schizophreniformen Störungen ist per definitionem mit einer Schizophrenie vergleichbar.**

20.4.5 Komorbidität

Zur Frage der Komorbidität akuter vorübergehender psychotischer Störungen existieren bislang nur wenige Untersuchungen. Eine skandinavische Studie fand Hinweise auf ein gehäuftes komorbides Auftreten von **Persönlichkeitsstörungen** (Jørgensen et al. 1996). Insgesamt ist die Datenlage zur Komorbidität aber noch spärlich und muss sicherlich noch als vorläufig angesehen werden.

20.4.6 Verlauf und Prognose

Die Symptomatik bei **akuten polymorphen psychotischen Störungen** manifestiert sich rasch innerhalb von höchstens 2 Wochen, oft sogar binnen weniger als 48 h. Im Verlauf kann die Symptomatik binnen Stunden oder Tagen ausgeprägten Fluktuationen unterliegen. Typisch ist ihr benigner Verlauf: Gewöhnlich kommt es schon nach Tagen oder Wochen zur vollständigen Remission.

Prognostisch günstig sind ein perakuter Beginn, ausgeprägte affektive Symptomatik und Verwirrtheit.

Circa ein Drittel der **akuten schizophreniformen Störungen** nimmt tatsächlich einen remittierenden bzw. phasischen Verlauf. Diese Patienten haben meist eine gute Prognose, bleiben also z. B. weiterhin beruflich und familiär gut integriert. Die überwiegende Mehrzahl muss im Verlauf als Schizophrenie, seltener als schizoaffektive Störung oder affektive Störung reklassifiziert werden. Es gilt dann die Prognose des jeweiligen Störungsbildes.

20.4.7 Diagnostik und Differenzialdiagnosen

Neben der operationalisierten Diagnosestellung gemäß ICD-10-Kriterien sollte die apparative Diagnostik analog zu der bei Schizophrenien erfolgen (▶ Abschn. 20.1.7).

Die Differenzialdiagnose zur **Schizophrenie** ergibt sich bei den akuten schizophreniformen Störungen und den akuten polymorphen psychotischen Störungen mit Symptomen einer Schizophrenie aus dem **Zeitkriterium**.

> ❯ **Bei Fortbestehen der schizophrenietypischen Symptomatik über die Grenze von einem Monat hinaus erfolgt die Diagnosestellung einer Schizophrenie.**

Analog hierzu erfolgt die Abgrenzung der akuten polymorphen psychotischen Störung ohne Symptome einer Schizophrenie zur **anhaltenden wahnhaften Störung**: Bei Fortbestehen der Diagnosekriterien über die Grenze von 3 Monaten hinaus muss dann die Diagnose geändert werden.

Da auch bei **drogen- bzw. medikamenteninduzierten psychotischen Störungen** eine rasche Manifestation der Symptome sowie eine meist recht kurze Dauer mit häufig rasch wechselnden Symptomen vorliegt, stellt diese Gruppe eine wichtige Differenzialdiagnose dar. Entsprechend essenziell ist ein möglichst frühzeitig erfolgendes Drogenscreening sowie eine sorgfältige pharmakologische und Drogenanamnese zur Einordnung.

Hinsichtlich **somatischer Erkrankungen** als Ursache der Symptomatik gelten die identischen Differenzialdiagnosen wie bei der Schizophrenie (▶ Abschn. 20.1.7).

20.4.8 Therapie

Bei allen Unterformen der akuten vorübergehenden psychotischen Störungen ist die Behandlung mit **hochpotenten Antipsychotika** angezeigt. Zur Kupierung von Angst- und Erregungszuständen können **niederpotente Antipsychotika** bzw. **Benzodiazepine** herangezogen werden. Die Gabe von Benzodiazepinen sollte jedoch nur passager erfolgen. Die Dosierung unterscheidet sich nicht prinzipiell von der bei Schizophrenien.

> ❯ **Bei den akuten vorübergehenden psychotischen Störungen sind hochpotente Antipsychotika Mittel der Wahl.**

Allerdings existieren bislang nur wenige kontrollierte Studien zu dieser Fragestellung. Insbesondere die Frage nach Art und Dauer einer optimalen Rezidivprophylaxe ist noch unklar.

Eine supportive Psychotherapie ist angezeigt. Insbesondere sollten – konzeptuell angelehnt an das Vulnerabilitäts-Stress-Coping-Modell – potenziell auslösende Stressoren identifiziert und suffiziente Copingstrategien entwickelt werden. Die Einbeziehung der Familie im Rahmen einer Psychoedukation kann hilfreich sein. Das psychotherapeutische Vorgehen entspricht im Wesentlichen dem bei akuten Schizophrenien.

20.5 Schizoaffektive Störungen

20.5.1 Definition

Schizoaffektive Störungen – Bei den schizoaffektiven Störungen prägen psychotische und gleichzeitig affektive Symptome in etwa gleichem Ausmaß das klinische Bild.

Für die Diagnosestellung wird gefordert, dass auch im Verlauf eindeutig psychotische und eindeutig affektive Symptome in gleichem Maße die Episoden prägen. Rein schizophrene oder rein affektive Episoden sollten dagegen selten vorkommen.

20.5.2 Epidemiologie

Die Lebenszeitprävalenz schizoaffektiver Störungen wird mit ca. 0,5–0,8 % angegeben. Circa 10–30 % aller psychiatrischen Krankenhausaufnahmen wegen Störungen aus dem psychotischen Formenkreis erfolgen wegen schizoaffektiver Störungen.

Das Geschlechterverhältnis ist ausgeglichen, einige Studien weisen allerdings auf eine geringfügig niedrigere Erkrankungsrate für Frauen hin. Das Erstmanifestationsalter ist typischerweise das späte Jugend- und frühe Erwachsenenalter.

20.5.3 Ätiologie

Den schizoaffektiven Störungen scheint mit großer Wahrscheinlichkeit keine einheitliche Ätiopathogenese zugrunde zu liegen. Vielmehr handelt es sich wohl um eine heterogene Gruppe von Erkrankungen.

Genetische Untersuchungen konnten zeigen, dass zwar das Psychoserisiko für erstgradig Verwandte von Patienten mit schizoaffektiven Störungen höher liegt als bei Verwandten von schizophren oder affektiv Erkrankten. Allerdings ließ sich keine genetische Determination der schizoaffektiven Störungen selbst beschreiben. Familienuntersuchungen konnten zeigen, dass sich bei schizoaffektiven Patienten mit vorwiegend schizophrenietypischer Symptomatik gehäuft Schizophrenien bei genetisch Verwandten finden. Entsprechend scheinen die schizoaffektiven Erkrankungen wenigstens auf genetischer Ebene ein Kontinuum zwischen schizophrenen und affektiven Erkrankungen darzustellen. Molekulargenetische Befunde weisen ebenfalls in diese Richtung.

20.5.4 Klinik

Diagnostische Leitlinien (ICD-10): F25 Schizoaffektive Störungen

Während derselben Störungsepisode und wenigstens für einige Zeit gleichzeitig müssen folgende beiden Kriterien erfüllt und das klinische Bild muss durch Symptome beider Kriterien geprägt sein:
- Die Störung erfüllt die Kriterien für eine affektive Störung (F30, F31, F32) mit dem Schweregrad mittel oder schwer
- Aus mindestens einer der 5 angeführten Symptomengruppen müssen Symptome für den Zeitraum von mindestens 2 Wochen vorliegen:
  - Gedankenlautwerden, Gedankeneingebung, Gedankenentzug, Gedankenausbreitung
  - Kontroll- oder Beeinflussungswahn; Gefühl des Gemachten bzgl. Körperbewegungen, Gedanken, Tätigkeiten oder Empfindungen
  - Kommentierende oder dialogische Stimmen
  - Anhaltender kulturell unangemessener, bizarrer Wahn
  - Danebenreden oder deutlich zerfahrene Sprache oder häufiger Gebrauch von Neologismen
  - Intermittierendes, aber häufiges Auftreten katatoner Symptome, wie z. B. Haltungsstereotypien, wächserne Biegsamkeit oder Neologismen

Die Symptomatik ist nicht bedingt durch eine andere primäre oder sekundäre Hirnerkrankung (F0) oder durch psychotrope Substanzen (F1).

> Bei einer schizoaffektiven Störung müssen gleichzeitig psychotische und affektive Symptome vorliegen, die in ihrem Ausprägungsgrad jeweils für sich alleine die Diagnose einer psychotischen bzw. einer affektiven Störung rechtfertigen würden.

Bei schizoaffektiven Störungen kann sich ein breites Spektrum schizophrenietypischer Symptome manifestieren. Ausgeprägte formalgedankliche Störungen, Ich-Störungen und Halluzinationen vorwiegend akustischer Natur, aber auch jeder anderen Sinnesmodalität, können ebenso präsent sein wie etwa katatoniforme Symptome. Insbesondere das Auftreten letztgenannter Phänomene ist per se kein Argument gegen das Vorliegen einer schizoaffektiven Störung. Der Wahn bei schizoaffektiven Störungen ist oft bizarr und nicht stimmungskongruent.

20

Affektive Symptome können sich sowohl als depressive als auch als manische Störung manifestieren. Bei der **schizomanischen Episode** kann die Stimmungslage gehoben, aber auch gereizt-aggressiv imponieren. Die Patienten zeigen sich logorrhöisch, antriebsgesteigert und leicht ablenkbar. Im Rahmen von **schizodepressiven Episoden** treten klassische Symptome der depressiven Störungen auf, etwa eine traurige Niedergestimmtheit mit Gefühlen von Hoffnungslosigkeit, Angst und Selbstentwertungstendenzen. Das **Suizidrisiko** ist bei schizodepressiven Episoden sogar noch höher als bei rein unipolaren depressiven Episoden.

20.5.5 Komorbidität

Hinsichtlich der Komorbidität konnte gezeigt werden, dass **Angststörungen** gehäuft bei Patienten mit schizoaffektiven Störungen auftreten. Vereinzelt berichten Studien auch von einem vermehrten Auftreten von Abhängigkeitserkrankungen.

20.5.6 Verlauf und Prognose

Meist beginnen schizoaffektive Störungen analog zu schizophrenen Erkrankungen in der Jugend bzw. im frühen Erwachsenenalter. Allerdings kann eine Erstmanifestation prinzipiell in jedem Lebensalter beobachtet werden. Bei ca. einem Fünftel bis einem Viertel der Patienten werden chronische Verläufe beschrieben. Beim Rest der Betroffenen manifestiert sich die Störung episodisch. Längere symptomfreie Intervalle über mehrere Jahre liegen dann zwischen den einzelnen Episoden.

Hinsichtlich ihrer Prognose haben schizoaffektive Störungen eine Mittelstellung zwischen den Schizophrenien und den rein affektiven Störungen: sie haben eine bessere Prognose als Erstere, aber eine schlechtere als Letztere. Schlechte prognostische Faktoren sind:

- Schlechte prämorbide Anpassung
- Schleichender Beginn der Erkrankung
- Fehlen auslösender Stressoren zu Beginn der Symptomatik
- Überwiegen schizophrener Symptome
- Ausbleiben einer Remission

Eine positive Familienanamnese für Schizophrenie ist ebenfalls ein negativer Prädiktor.

20.5.7 Diagnostik und Differenzialdiagnosen

Die Diagnosestellung gemäß ICD-10-Kriterien muss von einer apparativen Diagnostik analog zu der bei Schizophrenien und affektiven Störung begleitet werden (▶ Abschn. 20.1.7).

Eine Abgrenzung gegen eine **Schizophrenie** kann oft Schwierigkeiten bereiten, da diese auch mit affektiven Symptomen einhergeht. Hier kann oft nur der psychopathologische Längsschnittbefund eine diagnostische Einordnung ermöglichen. Im Vergleich zur schizoaffektiven Störung treten bei den Schizophrenien die affektiven Symptome in Relation zur Gesamtdauer der Erkrankung nur relativ kurz und meist nur während der Residualphase auf. Dies gilt insbesondere für die postschizophrene Depression.

Auch die Unterscheidung von den **affektiven Störungen mit psychotischen Symptomen** kann oft erhebliche Schwierigkeiten bereiten. Im Gegensatz zu den schizoaffektiven Störungen liegt bei den affektiven Störungen meist ein stimmungskongruenter, nicht bizarrer Wahn vor. Auch der psychopathologische Längsschnitt kann hilfreich sein.

Daneben müssen alle Differenzialdiagnosen der Schizophrenie und der affektiven Störungen diskutiert werden (▶ Abschn. 20.1.7, ▶ Kap. 21).

20.5.8 Therapie

Die **schizodepressive Störung** wird vorzugsweise mit **atypischen Antipsychotika** behandelt. In manchen Fällen remittiert unter einem solchen Therapieregime bereits die affektive Symptomatik. Meist ist aber die Kombination mit einem Antidepressivum sinnvoll. Allerdings ist die Datenlage für eine solche Kombinationstherapie schlecht.

> ❯ **Die Behandlung der schizodepressiven Episode erfolgt meist mit atypischen Antipsychotika. Die Kombination mit einem Antidepressivum kann sinnvoll sein.**

Bei der Therapie einer **schizomanischen Episode** sind **atypische Antipsychotika** oder **Lithium** Mittel der 1. Wahl. Bei Patienten mit akuter schizomanischer Symptomatik sind Lithium und Antipsychotika hinsichtlich ihrer Wirksamkeit vergleichbar. Häufig erfolgt deshalb eine entsprechende Kombinationsbehandlung mit Lithium als Basistherapie und der Gabe von atypischen Antipsychotika bei akuter Dekompensation. Auch eine Kombination von Carbamazepin oder Valproinsäure mit einem Antipsychotikum ist wirksam.

Insbesondere bei stark antriebsgesteigerten Patienten ist eine zusätzliche Sedierung nötig. Sie kann durch Benzodiazepine, aber auch durch niederpotente Antipsychotika erfolgen.

> ### Die Behandlung der akuten schizomanischen Phase erfolgt durch atypische Antipsychotika oder Lithium.

Als **Phasenprophylaxe** ist **Lithium** wirksam. Der Plasmaspiegel sollte dabei analog zu den affektiven Erkrankungen zwischen 0,6 und 0,8 mmol/l liegen. Auch für **Carbamazepin** konnte eine phasenprophylaktische Wirkung bei schizoaffektiven Erkrankungen nachgewiesen werden. Im Hinblick auf die Kombinationstherapie mit Antipsychotika liegen bislang nur wenige valide Studienergebnisse vor. In der klinischen Praxis hat sich trotzdem die Kombination eines klassischen Stimmungsstabilisierers mit einem atypischen Antipsychotikum bewährt.

> ### Bei Lithium und Carbamazepin konnte die phasenprophylaktische Wirkung nachgewiesen werden. Meist erfolgt eine Kombinationsbehandlung mit einem atypischen Antipsychotikum zur Phasenprophylaxe.

Zu beachten ist, dass atypische Antipsychotika und Carbamazepin keine explizite Zulassung für die Behandlung schizoaffektiver Störungen besitzen, die Anwendung also »off-label« ist. Für Lithium besteht die Zulassung u. a. zur Akutbehandlung manischer Syndrome und zur Rezidivprophylaxe rezidivierender manischer Episoden auch im Rahmen schizoaffektiver Psychosen.

Neben diesen pharmakologischen Bemühungen sind auch **kognitiv-behaviorale psychotherapeutische Maßnahmen**, analog zu den schizophrenen und den affektiven Störungen, angezeigt.

Tipp

- Früherkennungs- und Therapiezentrum für psychische Krisen (FETZ): http://www.fetz.org
- Kompetenznetz Schizophrenie: http://www.kompetenznetz-schizophrenie.de

---

❓ Übungsfragen

1. Nennen Sie die Grundsymptome der Schizophrenie nach E. Bleuler.
2. Wie hoch ist das allgemeine Lebenszeitrisiko für Schizophrenien einzuschätzen?
3. Benennen Sie Risikofaktoren für Schizophrenien.
4. Was wird unter dem Konzept der »expressed emotions« verstanden?
5. Nennen Sie die diagnostischen Subkategorien für schizophrene Störungen und definieren Sie diese kurz.

6. Fallbeispiel: Der 25-jährige Marco F. wird in Begleitung der Mutter und der Schwester in die Notaufnahme einer psychiatrisch-psychotherapeutischen Klinik gebracht. Mutter und Schwester des Patienten berichten, dass er sich seit mehreren Wochen schon sonderbar verhalte und sich immer mehr zurückziehe. Der Mutter berichtete er einmal von einem eigenartigen Gefühl auf der Haut, wie Strahlung, und äußerte die Angst, dass man ihm etwas antun wolle. Nun verlasse er seit etwa einer Woche das Haus nicht mehr, sei zeitweise motorisch sehr unruhig, ängstlich und aggressiv. Nachts schlafe er kaum noch. Auffällig sei auch, dass er die gleichen Bewegungen manchmal ständig wiederhole. Dann wiederum gäbe es auch längere Phasen, in denen er gar nicht mehr sprechen und sich auch nicht mehr bewegen würde, einhergehend mit einer Verweigerung von Nahrungs- und Flüssigkeitsaufnahme. Die psychiatrische Anamnese des Patienten sei leer, er nehme keine regelmäßigen Medikamente ein. Eine Tante mütterlicherseits habe sich suizidiert, die Gründe seien nicht bekannt. Aktuell ist der Patient wach, reagiert jedoch nicht auf Ansprache, sondern sitzt reglos auf einem Stuhl. Bei der allgemein-körperlichen Untersuchung bemerken Sie eine »wächserne Biegsamkeit« der Glieder.
    a. Welche Verdachtsdiagnose stellen Sie? Nennen Sie mögliche Differenzialdiagnosen.
    b. Der Patient entwickelt zudem eine erhöhte Körpertemperatur von 38,5 °C. Im Labor finden sich keine Hinweise auf einen Infekt. Wie lautet Ihre Verdachtsdiagnose? Nennen Sie eine wichtige Differenzialdiagnose.
7. Was sind Positiv- und Negativsymptome der Schizophrenie? Geben Sie Beispiele.
8. Nennen Sie Prodromalsymptome der Schizophrenien.
9. Welche kognitiven Funktionen sind bei Patienten mit Schizophrenie häufig beeinträchtigt?
10. Was ist die therapeutische Vorgehensweise bei Schizophrenien?
11. Warum wird die schizotype Störung in der ICD-10 nicht mehr in der Kategorie »Persönlichkeitsstörungen« geführt?
12. Wodurch grenzen sich die Wahnideen bei anhaltenden wahnhaften Störungen üblicherweise von den Wahnideen bei Schizophrenie ab?
13. Was verstehen Sie unter den akuten vorübergehenden psychotischen Störungen?
14. Was sind schizoaffektive Störungen?
15. Wie werden schizoaffektive Störungen behandelt?

Weiterführende Literatur

Bäuml J, Pitschel-Walz G, Berger H, Gunia H (2010) Arbeitsbuch PsychoEdukation bei Schizophrenie (APES). Mit Manual zur Gruppenleitung. Schattauer, Stuttgart

Bayer TA, Falkai P, Maier W (1999) Genetic and non-genetic vulnerability factors in schizophrenia: the basis of the «two hit hypothesis». J Psychiatr Res 33: 543–548

Correll CU (2010) Understanding schizoaffective disorder: from psychobiology to psychosocial functioning. J Clin Psychiatry 71 (Suppl 2): 8–13

Deutsche Gesellschaft für Psychiatrie, Psychotherapie und Nervenheilkunde (DGPPN) (2006) S3 Praxisleitlinien in Psychiatrie und Psychotherapie. Bd 1: Behandlungsleitlinie Schizophrenie. Steinkopff, Darmstadt

Falkai P (2008) Diagnose, Ätiologie und Neuropathologie der Schizophrenie. In: Kircher T, Gauggel S (Hrsg) Neuropsychologie der Schizophrenie. Symptome, Kognition, Gehirn. Springer, Berlin Heidelberg, S 36–43

Gottesman II, Gould TD (2003) The endophenotype concept in psychiatry: etymology and strategic intentions. Am J Psychiatry 160: 636–645

Habel U, Klein M, Shah NJ, Toni I, Zilles K, Falkai P, Schneider F (2004) Genetic load on amygdala hypofunction during sadness in nonaffected brothers of schizophrenia patients. Am J Psychiatry 161: 1806–1813

Henquet C, Murray R, Linszen D, van Os J (2005) The environment and schizophrenia: the role of cannabis use. Schizophr Bull 31: 608–612

Hinsch R, Pfingsten U (2007) Gruppentraining sozialer Kompetenzen (GSK). Grundlagen, Durchführung, Anwendungsbeispiele. Beltz, Weinheim

Jørgensen P, Bennedsen B, Christensen J, Hyllested A (1996) Acute and transient psychotic disorder: comorbidity with personality disorder. Acta Psychiatr Scand 94: 460–464

Lambert M, Karow A, Leucht S, Schimmelmann BG, Naber D (2010) Remission in schizophrenia: validity, frequency, predictors, and patient's perspective 5 years later. Dialogues Clin Neurosci 12: 393–407

Leucht S, Heres S, Kissling W, Davis JM (2011) Evidence-based pharmacotherapy of schizophrenia. Int J Neuropsychopharmacol 6: 1–16

Nelson HE (2010) Kognitiv-behaviorale Therapie bei Wahn und Halluzinationen. Ein Therapieleitfaden. Schattauer, Stuttgart

Nordentoft M, Jeppesen P, Abel M, Kassow P, Petersen L, Thorup A, Krarup G, Hemmingsen R, Jørgensen P (2002) OPUS study: suicidal behaviour, suicidal ideation and hopelessness among patients with first-episode psychosis. One-year follow-up of a randomized controlled trial. Br J Psychiatry Suppl 43: s98–s106

Nuechterlein KH, Dawson ME (1984) A heuristic vulnerability/stress model of schizophrenic episodes. Schizophr Bull 10: 300–312

Roder V, Brenner HD, Kienzle N (2008) Integriertes Psychologisches Therapieprogramm bei schizophren Erkrankten. IPT. Beltz, Weinheim

Schneider F, Habel U, Reske M, Kellermann T, Stöcker T, Shah NJ, Zilles K, Braus DF, Schmitt A, Schlösser R, Wagner M, Frommann I, Kircher T, Rapp A, Meisenzahl E, Ufer S, Ruhrmann S, Thienel R, Sauer H, Henn FA, Gaebel W (2007) Neural correlates of working memory dysfunction in first-episode schizophrenia patients: an fMRI multi-center study. Schizophr Res 89: 198–210

Schneider F, Gur RC, Koch K, Backes V, Amunts K, Shah NJ, Bilker W, Gur RE, Habel U (2006) Impairment in the specificity of emotion processing in schizophrenia. Am J Psychiatry 163: 442–447

Schröder J, Niethammer R, Geider FJ, Reitz C, Binkert M, Jauss M, Sauer H (1992) Neurological soft signs in schizophrenia. Schizophr Res 6: 25–30

Seeman P (2002) Atypical antipsychotics: mechanism of action. Can J Psychiatry 47: 27–38

Seeman P, Lee T, Chau-Wong M, Wong K (1976) Antipsychotic drug doses and neuroleptic/dopamine receptors. Nature 261: 717–719

Shepherd M, Watt D, Falloon I, Smeeton N (1989) The natural history of schizophrenia: a five-year follow-up study of outcome and prediction in a representative sample of schizophrenics. Cambridge University Press, Cambridge

Sullivan PF, Kendler KS, Neale MC (2003) Schizophrenia as a complex trait: evidence from a meta-analysis of twin studies. Arch Gen Psychiatry 60: 1187–1192

Sun D, Phillips L, Velakoulis D, Yung A, McGorry PD, Wood SJ, van Erp TG, Thompson PM, Toga AW, Cannon TD, Pantelis C (2009) Progressive brain structural changes mapped as psychosis develops in 'at risk' individuals. Schizophr Res 108: 85–92

Vernaleken I (2008) Pharmakodynamik und klinisches Wirkprofil antipsychotischer Substanzen. Psychiatr Psychother up2date 2: 365–388

Vieta E (2010) Developing an individualized treatment plan for patients with schizoaffective disorder: from pharmacotherapy to psychoeducation. J Clin Psychiatry 71 (Suppl 2): 14–19

Zubin J, Spring B (1977) Vulnerability – a new view of schizophrenia. J Abnorm Psychol 86: 103–126

Affektive Störungen (F3)

M. Härter, F. Schneider

»Kurzinfo«

- Affektive Störungen sind eine Gruppe von Erkrankungen, deren Hauptmerkmale eine – zumeist phasenhaft – ausgeprägte **Veränderung der Stimmung**, hin zum depressiven oder manischen Pol, sowie eine Änderung der **Antriebslage** sind
- Depressionen gehören zu den häufigsten psychischen Erkrankungen, etwa jede 4. Frau und jeder 8. Mann erkranken im Laufe ihres Lebens an einer Depression
- Von den unipolaren Verläufen sind die **bipolaren affektiven Störungen** zu unterscheiden, bei denen sowohl (hypo-)manische als auch depressive oder gemischte Episoden in der Anamnese vorkommen
- Für die Ätiologie affektiver Störungen spielen sowohl genetische, neurobiologische als auch psychosoziale Faktoren eine Rolle (**multifaktorielle Genese**)
- Eine sorgfältige **körperliche Untersuchung** und eine umfassende **Sucht- und Medikamentenanamnese** sind zum Ausschluss einer organischen Ursache bzw. substanzbedingter affektiver Syndrome notwendig
- Es besteht v. a. eine hohe Komorbidität der affektiven Störungen mit **Angststörungen, somatoformen Störungen** und **Suchterkrankungen**, auch **somatische Erkrankungen** sind häufig
- Affektive Störungen gehen mit einer **hohen Suizidrate** einher, Suizidalität muss daher regelmäßig eingeschätzt und aktiv exploriert werden
- Die Behandlung affektiver Störungen gliedert sich in **Akut- und Erhaltungstherapie** sowie **Rezidivprophylaxe**
- Bei **leichten depressiven** Episoden kann zunächst für etwa 2 Wochen eine aktiv-abwartende Haltung eingenommen werden; bei **mittelgradigen depressiven** Episoden sind Psycho- und Pharmakotherapie gleichwertige Behandlungsoptionen; bei **schweren depressiven** Episoden sollte eine Kombinationstherapie aus Psycho- und Pharmakotherapie erfolgen
- Nach Remission der depressiven Episode wird eine **Erhaltungstherapie** über mindestens 4–9 Monate empfohlen
- Bei rezidivierender depressiver Störung wird eine **Rezidivprophylaxe** über mindestens 2 Jahre empfohlen bzw. sollte eine angemessene psychotherapeutische Nachbehandlung angeboten werden
- Bei der akuten und prophylaktischen Behandlung einer **bipolaren affektiven** Störung steht eine Therapie mit **stimmungsstabilisierenden Medikamenten** (Lithium, Antikonvulsiva, einige atypische Antipsychotika) im Vordergrund, daneben ist auch eine begleitende, unterstützende und rückfallprophylaktische Psychotherapie indiziert

21.1 Definition

Affektive Störungen – Diese sind charakterisiert durch depressive und/oder manische Stimmungsveränderungen, die in der Regel die gesamte Lebensführung des Betroffenen beeinträchtigen. Neben den unipolaren Verläufen stellen die bipolaren affektiven Störungen eine Untergruppe affektiver Störungen dar, bei denen sich depressive und (hypo-)manische Krankheitsepisoden mit mehr oder weniger symptomfreien Intervallen dazwischen abwechseln.

Bereits in der Antike beschrieb Hippokrates in seiner 4-Säfte-Lehre den schwermütigen Melancholiker, wobei er die Ursache der Melancholie in einem Überschuss schwarzer Galle vermutete.

E. Kraepelin (1856–1926) sah die Depression und Manie als unterschiedliche Krankheitsbilder eines gemeinsamen Grundleidens, das er als »manisch-depressives Irresein« bezeichnete.

Etwa ab den 1960er Jahren findet sich, basierend auf Verlaufs- und Familienuntersuchungen, die Einteilung affektiver Störungen in unipolare und bipolare Verlaufsformen, die sich auch in den modernen Klassifikationssystemen widerspiegelt. Ein gebräuchliches umgangssprachliches Synonym der bipolaren affektiven Störung ist der Begriff der »manisch-depressiven Erkrankung«.

Neben der Einteilung in unipolare und bipolare Verläufe werden in der ICD-10 die episodenhaften affektiven Störungen (manische oder depressive Episode) von chronisch anhaltenden affektiven Störungen (Dysthymia, Zyklothymia) abgegrenzt.

Einteilung der affektiven Störungen gemäß ICD-10 (F3)
- Depressive Episode
  - Leicht, mittel, schwer
  - Bei leichter oder mittelgradiger Episode: mit oder ohne somatisches Syndrom
  - Bei schwerer Episode: mit oder ohne psychotische Symptome
- Manische Episode
  - Manie (mit oder ohne psychotische Symptome)
  - Hypomanie
- Rezidivierende depressive Störung (unipolar)
- Bipolare affektive Störung (Depression und Hypomanie/Manie; rezidivierende manische Episoden werden nach ICD-10 auch als bipolare affektive Störung klassifiziert)
- Anhaltende affektive Störungen (Zyklothymia, Dysthymia)

21

◻ Tab. 21.1 Epidemiologie affektiver Störungen in der deutschen, erwachsenen Allgemeinbevölkerung

	Unipolare depressive Störung[a]	Bipolare affektive Störung
Lebenszeitprävalenz[b]	~17 %	~1 %
12-Monats-Prävalenz[b]	~11 %	~1 %
Geschlechterverhältnis	♀ 2:1 ♂	♀ 1:1 ♂
Durchschnittlicher Erkrankungsbeginn	Häufig im 3. Lebensjahrzehnt	Um das 18. Lebensjahr

[a] (Rezidivierende) depressive Störung, Dysthymia.
[b] Bundesgesundheitssurvey 1998 (Jacobi et al. 2004).

21.2 Epidemiologie

Die Mehrheit der affektiven Störungen manifestiert sich in Form unipolarer Depressionen (ca. 65 % aller affektiven Störungen). Manische Phasen treten meist im Rahmen einer bipolaren affektiven Störung auf, eine einzelne manische Episode ist sehr selten.

Depressive Störungen gehören neben den Angststörungen zu den **häufigsten psychischen Erkrankungen** und nehmen weltweit zu. Es wird erwartet, dass Depressionen in den Industriestaaten bis zum Jahr 2030 die höchste Krankheitslast (Global Burden of Disease) verursachen. Schätzungsweise sind in Deutschland derzeit mindestens 5 % der Bevölkerung, also ca. 4 Mio. Menschen, von einer unipolaren Depression betroffen. Die Lebenszeitprävalenz für eine klinisch relevante depressive Störung beträgt weltweit durchschnittlich etwa 16–20 % (Angaben für Deutschland ◻ Tab. 21.1).

Frauen weisen ein etwa doppelt so hohes Risiko auf, an einer unipolaren depressiven Störung zu erkranken wie Männer, wobei auch ihr Rückfallrisiko höher ist. Bei den bipolaren Störungen sind beide Geschlechter ungefähr gleich häufig betroffen.

Bei etwa der Hälfte aller Patienten mit einer unipolaren Depression liegt der Erkrankungsbeginn bereits vor dem 31. Lebensjahr. Bipolare Störungen manifestieren sich in der Regel früher und beginnen häufig mit einer Manie.

Die Prävalenz einer unipolaren depressiven Störung ist zudem erhöht bei:
– Personen mit schwachem sozialen Beziehungsnetz (v. a. bei getrennt Lebenden, Geschiedenen, Verwitweten)
– Personen aus einkommensschwachen Schichten
– Arbeitslosen Personen

Diese Einflussfaktoren gelten daher als Risikofaktoren für das Auftreten einer depressiven Störung.

21.3 Ätiologie

Es wird eine **multifaktorielle** Genese der affektiven Störungen angenommen, mit einem Zusammenspiel genetischer, neurobiologischer und psychosozialer Faktoren.

Im Sinne einer erhöhten Vulnerabilität für affektive Störungen wird u. a. eine **genetische Prädisposition** diskutiert (insbesondere bei der bipolaren affektiven Störung). So beträgt die Konkordanzrate für eineiige Zwillinge bei unipolarer Depression ca. 50 %, bei bipolarer Störung ca. 80 %. Das Erkrankungsrisiko für Kinder bei einem erkrankten Elternteil wird für die unipolare Depression mit ca. 10 %, für bipolare Verläufe mit etwa 20 % beziffert.

Neben einer genetischen Vulnerabilität wird auch eine **entwicklungsbedingte Disposition** durch einschneidende lebensgeschichtliche Belastungen wie Verlust- und Trennungserlebnisse angenommen.

> Depressive Patienten haben in der Kindheit 2- bis 3-mal so häufig Verluste wichtiger Bezugspersonen durch Tod, Trennung oder Scheidung erlebt wie nichtdepressive Personen.

Umgekehrt sind intakte Sozialbeziehungen und tragende zwischenmenschliche Beziehungen protektive Faktoren.

Auch bestimmte **Persönlichkeitsmerkmale** und Verhaltensmuster wie Introvertiertheit, Neurotizismus, negative Selbstsicht und Meidung sozialer Kontakte prädisponieren zur Entwicklung einer depressiven Störung. Der deutsche Psychiater H. Tellenbach (1914–1994) brachte den Typus melancholicus, der charakterisiert ist durch ausgeprägte Ordentlichkeit, Pedanterie, Rigidität und ein hohes Anspruchsniveau an sich selbst, mit depressiven Störungen in Zusammenhang. Allerdings gibt es hierzu keine überzeugenden empirischen Belege.

Neurobiologische Veränderungen finden sich auf neuroanatomischer, neurochemischer und neuroendokrinologischer Ebene.

Demnach wurden für unipolare depressive Störungen **hirnmorphologische Auffälligkeiten** im Sinne von leichten frontotemporolimbischen Volumenminderungen beschrieben (v. a. reduziertes Hippocampusvolumen). Für bipolare affektive Störungen finden sich in der Literatur v. a. Beschreibungen von Veränderungen der Basalganglien, Volumenminderung des Temporallappens und im Präfrontalkortex sowie eine Zunahme der Ventrikelgröße.

Zu den **neurochemischen Modellen** affektiver Störungen gehören die Monoamin-Mangel-Hypothese der Depression und die cholinerg-aminerge Imbalance-Hypothese. Erstgenannte macht für die verschiedenen Symptome einer Depression einen relativen Mangel der Transmitter Serotonin, Noradrenalin und Dopamin verantwortlich. Die Wirkung der Antidepressiva unterstreicht die Bedeutung dieser Transmitter für die Genese einer Depression. Die cholinerg-aminerge Imbalance-Hypothese betont ein relatives Überwiegen des cholinergen Systems während der Depression und des noradrenergen und serotonergen Systems während einer Manie. Insgesamt gehen diese Hypothesen also von einer Dysbalance verschiedener Neurotransmitter aus. Daneben scheinen auch intrazelluläre Transduktionsmechanismen gestört zu sein, wie die therapeutische Wirkung von Stimmungsstabilisierern demonstriert.

Neuroendokrinologische Befunde der Depression beschreiben eine Regulationsstörung bzw. Überfunktion der Hypothalamus-Hypophysen-Nebennierenrinden-Achse, die zu einer erhöhten Basalrate von Cortisol und ACTH führt, was möglicherweise schädigende Wirkungen auf die Hirnentwicklung sowie -funktion hat. Diese Regulationsstörung führt auch zu einem pathologischen Dexamethason-Test (verminderte Supprimierbarkeit von Cortisol nach Dexamethasoneinnahme ▶ Abschn. 41.3), wie er bei depressiven Patienten wiederholt beschrieben wurde. Aber auch für manische und gemischte Phasen einer bipolaren Erkrankung konnte ein erhöhter 24-h-Cortisolwert und eine verminderte Supprimierbarkeit im Dexamethason-Test gezeigt werden. Des Weiteren lassen sich bei einigen depressiven Patienten subklinische (latente) Hypothyreosen und eine verminderte TSH-Sekretion nach TRH-Stimulation finden, also eine Regulationsstörung der Schilddrüsenachse.

Zudem scheinen **chronobiologische Faktoren** eine nicht unerhebliche Rolle bei Depressionen zu spielen. So finden sich bei einer Reihe von Patienten charakteristische Tagesschwankungen depressiver Symptome mit einem typischen Morgentief (morgens ist auch das Cortisol erhöht), Durchschlafstörungen mit morgendlichem Früherwachen, mehr oberflächliche und weniger Tiefschlafphasen, eine verkürzte REM-Latenz und eine erhöhte REM-Dichte. Für eine Störung biologischer Rhythmen sprechen auch Befunde, wonach bei Patienten mit Depression und bipolarer affektiver Störung ein gegenüber Kontrollen etwa 50 %iger Neuronenverlust im paraventrikulären Nukleus des Hypothalamus gefunden wurde, der bei der Modulation endogener Rhythmen eine wichtige Rolle spielt. Bei der sog. saisonalen Depression (▶ Abschn. 21.4.2), einer bestimmten Form der rezidivierenden depressiven Störung, zeigt sich eine saisonale Rhythmik der Stimmungsänderung mit einer Häufung im Herbst/Winter, was auf einen Einfluss von Licht und Melatonin hinweist.

Kognitive Konzepte zur Genese der Depression (z. B. nach A. T. Beck, Beck et al. 2001) betonen:

- Einen internalen, stabilen und globalen Attributionsstil durch lang anhaltende und als unkontrollierbar und unvorhersagbar erlebte Belastungen (»erlernte Hilflosigkeit«)
- Eine negative Wahrnehmung der eigenen Person, der Umwelt und der Zukunft (»kognitive Triade«)
- Negative Denkschemata, die zu Denkfehlern führen, wie Übergeneralisierungen und selektive Abstraktionen

Die sog. **interpersonelle Theorie** der Depressionsentstehung (nach Klerman et al. in Schramm 2010) sieht die Depression v. a. als Resultat mangelnder sozialer Kontakte und Fähigkeiten, was mit einem Verlust potenzieller Verstärker einhergeht.

Daneben existieren unterschiedliche **psychodynamische** Erklärungsansätze der Depression. So wird beispielsweise eine Störung in der oralen Entwicklungsphase postuliert mit resultierender Ich-Schwäche und dadurch besonderer Verletzlichkeit gegenüber Frustrations- und Enttäuschungserlebnissen bei gleichzeitiger Abhängigkeit von ständiger Zufuhr von Liebe. Auch eine unvollständige Trauerarbeit als Reaktion auf den Verlust eines geliebten »Objektes« mit nach innen gerichteten Aggressionsgefühlen wird als ursächlich gesehen. Die Manie wird in psychodynamischer Tradition vorwiegend als antidepressiver Mechanismus, als Abwehr eines schwächeren Zustands betrachtet, als »Überspielung« bzw. Verleugnung eines niedrigen Selbstwertgefühls oder eines »Objektverlusts«.

Am ehesten ist die Genese einer affektiven Störung im Sinne eines **Vulnerabilitäts-Stress-Coping-Modells** zu verstehen. Auf der Grundlage einer genetischen, neurobiologischen und entwicklungsgeschichtlich geprägten Disposition können weitere belastende, stressreiche Lebensereignisse wie z. B. Verlusterlebnisse (Tod eines Angehörigen, Scheidung, Arbeitsplatzverlust), Wochenbett, Überforderungen oder Kränkungen zur Auslösung der affektiven Störung führen, umso mehr, wenn protektive Faktoren wie soziale Unterstützung fehlen.

> ❯ Bei mindestens zwei Drittel aller Patienten findet sich im Vorfeld einer depressiven Episode ein kritisches Lebensereignis.

Nach dem sog. **Kindling-Modell** können solche Auslöser im Verlauf der Erkrankung ihre Bedeutung verlieren, sodass weitere Episoden einer affektiven Störung dann weitestgehend spontan auftreten. Das Kindling-Modell stammt ursprünglich aus tierexperimentellen Untersuchungen, bei denen nach wiederholten zerebralen elektrischen Stimulationen zerebrale Krampfanfälle schließlich auch spontan und unabhängig von einer elektrischen Reizung auftraten.

21.4 Klinik

Affektive Störungen bilden eine Gruppe von Störungen, deren Hauptmerkmal eine Veränderung der Stimmung und des Aktivitätsniveaus ist.

21.4.1 Depressive Episode

> **Diagnostische Leitlinien (ICD-10): F32 Depressive Episode**
>
> Über einen Zeitraum von mindestens 2 Wochen müssen mindestens 2 Hauptsymptome und wenigstens 2 Zusatzsymptome vorhanden sein.
> Zu den Hauptsymptomen gehören:
> - **Gedrückte Grundstimmung (tiefe Traurigkeit):** Gefühle der Verzweiflung und »inneren Leere« stellen sich ohne erkennbaren Anlass ein; die depressive Stimmung kann sich auch in einem Gefühl der Gefühllosigkeit ausdrücken; die depressive Stimmung besteht im Wesentlichen unbeeinflusst von den jeweiligen Lebensumständen, typisch kann aber ein deutlich ausgeprägteres Stimmungstief am Morgen sein
> - **Interessenverlust, Freudlosigkeit (Anhedonie):** Die Fähigkeit, sich an wichtigen Dingen oder Aktivitäten des Alltags zu freuen bzw. daran teilzunehmen, geht verloren; der Interessenverlust kann sich auf alle Lebensbereiche, also Familie, Freundeskreis, Beruf, aber auch Hobbys, Sport oder sexuelle Aktivitäten erstrecken
> - **Antriebsminderung, erhöhte Ermüdbarkeit (Energielosigkeit):** Das Gefühl einer starken inneren Müdigkeit und Energielosigkeit lässt jede Aktivität beschwerlich erscheinen; die Motivation zur Durchführung selbst einfacher Alltagsaktivitäten, wie Essenszubereitung oder Körperpflege, nimmt ab
>
> ▼

> Diese 3 Hauptsymptome sind zusätzlich von weiteren depressionstypischen Beschwerden begleitet.
> Zu diesen Zusatzsymptomen zählen:
> - **Verminderte Konzentration und Aufmerksamkeit**, verbunden mit Unentschlossenheit und verlangsamtem Denken
> - **Reduziertes Selbstwertgefühl und Selbstvertrauen**
> - **Gefühle von Schuld und Wertlosigkeit**; depressive Denkinhalte umfassen oft Themen wie Schuld, Sünde und Armut und können bei schweren Depressionen psychotische Inhalte umfassen
> - **Negative und pessimistische Zukunftsperspektive**; jeder neue Tag wird als Belastung und die Zukunft als aussichtslos erlebt
> - **Suizidgedanken oder Suizidhandlungen**; wenn Sinnlosigkeit und innere Leere das Denken bestimmen, können sich Lebensüberdruss und Suizidgedanken entwickeln und zu konkreten Suizidhandlungen führen
> - **Schlafstörungen**; zu den häufigsten Zusatzsymptomen gehören Ein- bzw. Durchschlafstörungen und morgendliches Früherwachen
> - **Verminderter Appetit** und als Folge dessen häufig Gewichtsabnahme; in seltenen Fällen (z. B. bei saisonal abhängiger Depression, SAD) gibt es auch das gegenteilige Phänomen mit deutlich gesteigertem Essverhalten
>
> Zusätzlich darf sich in der Anamnese keine (hypo-)manische Episode finden, und die depressive Episode darf nicht auf einen Substanzmissbrauch oder eine organische psychische Störung zurückzuführen sein.

In der ICD-10 werden depressive Episoden weiter unterschieden nach:
- Verlauf (monophasisch, rezidivierend/chronisch, bipolarer Verlauf)
- Schweregrad
- Vorliegen somatischer oder psychotischer Symptome

Der **Schweregrad** einer depressiven Episode (leicht, mittelgradig, schwer) richtet sich nach der Anzahl vorliegender Haupt- und Zusatzsymptome (◻ Abb. 21.1).

Bei der leichten und mittelgradigen depressiven Episode kann zusätzlich angegeben werden, ob ein »**somatisches Syndrom**« vorliegt oder nicht, die schwere depressive Störung schließt ein solches in der Regel mit ein. Die depressive Episode mit somatischem Syndrom wird manchmal auch als »vitale«, »melancholische« oder wurde früher als »endogene Depression« bezeichnet.

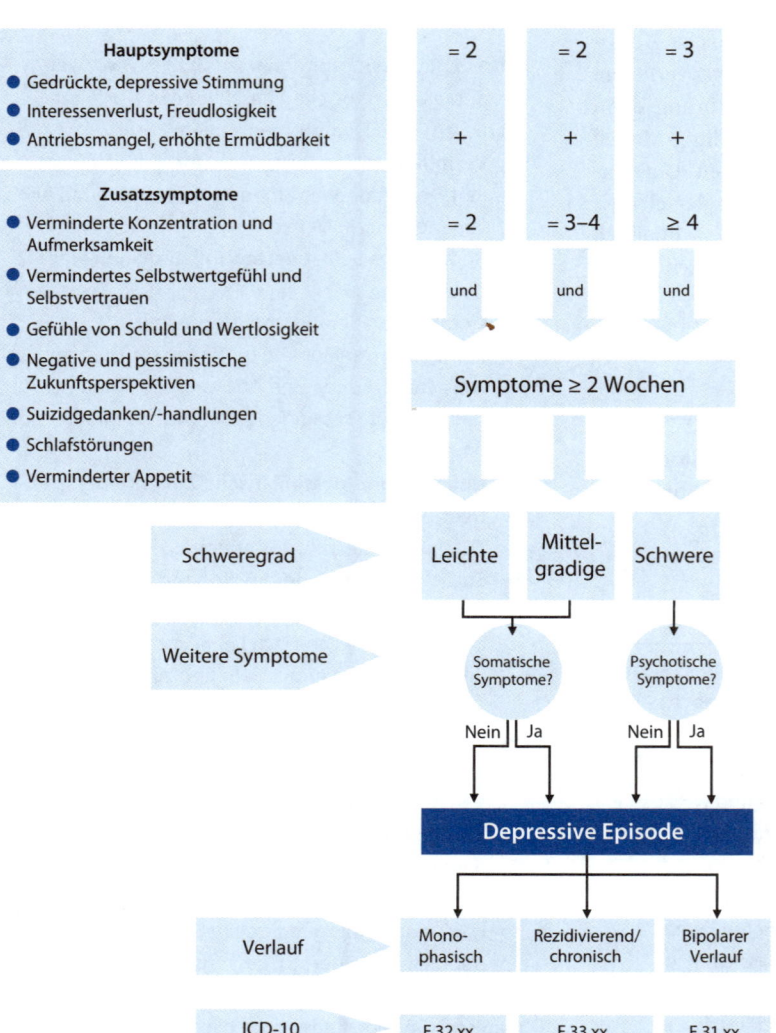

Abb. 21.1 Depressive Episode nach ICD-10

Hauptsymptome
- Gedrückte, depressive Stimmung
- Interessenverlust, Freudlosigkeit
- Antriebsmangel, erhöhte Ermüdbarkeit

Zusatzsymptome
- Verminderte Konzentration und Aufmerksamkeit
- Vermindertes Selbstwertgefühl und Selbstvertrauen
- Gefühle von Schuld und Wertlosigkeit
- Negative und pessimistische Zukunftsperspektiven
- Suizidgedanken/-handlungen
- Schlafstörungen
- Verminderter Appetit

	= 2	= 2	= 3
	+	+	+
	= 2	= 3–4	≥ 4
	und	und	und

Symptome ≥ 2 Wochen

Schweregrad: Leichte — Mittelgradige — Schwere

Weitere Symptome: Somatische Symptome? — Psychotische Symptome?
Nein | Ja   Nein | Ja

Depressive Episode

Verlauf: Monophasisch — Rezidivierend/chronisch — Bipolarer Verlauf

ICD-10: F 32.xx — F 33.xx — F 31.xx

Somatisches Syndrom

Ein somatisches Syndrom liegt vor, wenn mindestens 4 der folgenden Kriterien gegeben sind:
- Deutlicher Interessenverlust oder Verlust der Freude an normalerweise angenehmen Tätigkeiten
- Verminderte Fähigkeit, auf freudige Umstände emotional zu reagieren
- Frühmorgendliches Erwachen, 2 oder mehr Stunden vor der gewohnten Zeit
- Morgentief
- Psychomotorische Hemmung oder Agitiertheit
- Deutliche Appetitminderung
- Gewichtsabnahme, häufig mehr als 5 % des Körpergewichts im vergangenen Monat
- Libidoverlust

Ferner kann bei einer schweren depressiven Episode zwischen dem Vorliegen oder Nichtvorliegen psychotischer Symptome (Wahnideen, Halluzinationen, depressiver Stupor) unterschieden werden. Die Wahnthemen sind meistens – aber nicht immer – stimmungskongruent (synthym) und beziehen sich auf Versündigung, Schuld, Verarmung.

Eine Sonderform depressiver Störungen stellt die sog. **atypische Depression** dar. »Atypisch« deshalb, weil affektive Reagibilität und Schwingungsfähigkeit erhalten und Appetit und Schlafbedürfnis gesteigert sind. Häufig findet sich ein »bleiernes« Schweregefühl in den Extremitäten und eine gesteigerte Empfindlichkeit gegenüber vermeintlicher Kritik oder Ablehnung.

Zu Schwangerschaftsdepression und postpartaler Depression ► Abschn. 11.2.

Depressive Episoden können sich auch im Rahmen rezidivierender depressiver Störungen oder bipolarer affektiver Störungen manifestieren.

21

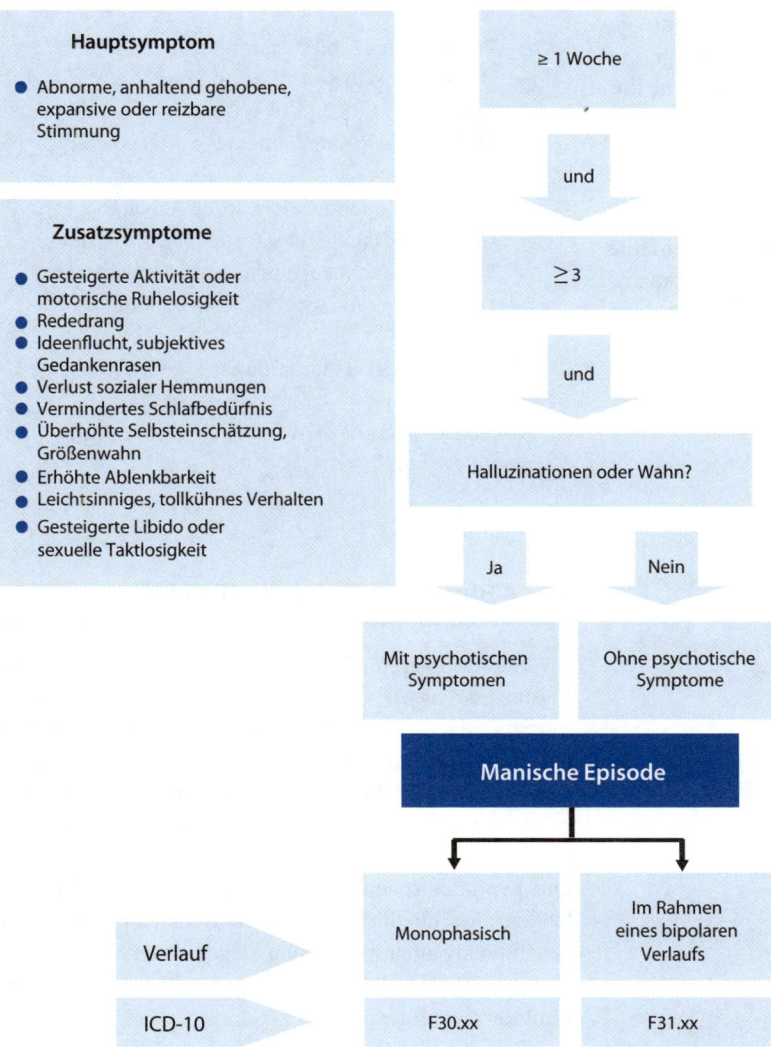

21.4.2 Rezidivierende depressive Störung

Findet sich außer der Indexepisode anamnestisch bereits mindestens eine weitere depressive Episode und keine (Hypo-)Manie, dann ist die Diagnose einer rezidivierenden depressiven Störung zu stellen.

Diagnostische Leitlinien (ICD-10): F33 Rezidivierende depressive Störung

 ▬ Anamnestisch gibt es bereits wenigstens eine depressive Episode (leicht, mittelgradig oder schwer) mit einem symptomfreien Intervall zwischen der aktuellen und früheren Episode von mindestens 2 Monaten
 ▬ Keine (hypo-)manische Episode in der Anamnese
 ▬ Die Episode ist nicht auf einen Substanzmissbrauch oder eine organische psychische Erkrankung zurückzuführen

Die ICD-10-Klassifikation ordnet auch die sog. **saisonale Depression** den rezidivierenden depressiven Störungen zu. Die saisonale Depression tritt wiederholt und jahreszeitlich gebunden auf, meist im Herbst/Winter mit vollständiger Remission im Frühjahr/Sommer. Charakteristisch ist eine atypische Symptomatik mit gesteigertem Appetit (v. a. Heißhunger auf Süßes), erhöhtem Schlafbedürfnis und längeren Schlafperioden sowie Kälteempfindlichkeit.

21.4.3 Manische Episode

Hauptsymptom der Manie ist eine situationsinadäquat euphorisch gehobene oder gereizte Stimmung, verbunden mit einem gesteigerten Antrieb. Die Manie kann auch mit **psychotischen Symptomen** einhergehen (◻ Abb. 21.2), dann oftmals in Form von Größen-, Liebes-, Beziehungs- und Verfolgungswahn.

Zu den häufigsten Komplikationen einer Manie gehören finanzielle Verschuldung durch leichtsinnige und überhöhte Geldausgaben (**Cave:** Eine akute manische Episode bedingt in der Regel Geschäftsunfähigkeit), Promiskuität, Beziehungs- sowie berufliche Probleme.

Eine nur leicht ausgeprägte Manie wird als **Hypomanie** bezeichnet. Hierbei ist die alltägliche Lebensführung nicht so schwerwiegend beeinträchtigt wie bei der Manie.

Alle Untergruppen dieser F30-Kategorie (Hypomanie, Manie ohne psychotische Symptome/mit psychotischen Symptomen) dürfen gemäß der ICD-10-Klassifikation nur für eine einzelne Episode verwendet werden (bei wiederholten Episoden ist eine bipolare Störung zu klassifizieren).

Diagnostische Leitlinien (ICD-10):
F30.0 Hypomanie

Die Stimmung ist an mindestens 4 aufeinanderfolgenden Tagen gehoben oder gereizt.
Mindestens 3 der folgenden Symptome müssen vorliegen und die persönliche Lebensführung beeinträchtigen:
- Gesteigerte Aktivität oder motorische Ruhelosigkeit
- Gesteigerte Gesprächigkeit, Logorrhö
- Konzentrationsstörungen oder Ablenkbarkeit
- Vermindertes Schlafbedürfnis
- Gesteigerte Libido
- Übertriebene Geldausgaben oder andere Formen leichtsinnigen Verhaltens
- Gesteigerte Geselligkeit

Die Episode ist nicht auf einen Substanzmissbrauch oder eine organische psychische Erkrankung zurückzuführen.

Diagnostische Leitlinien (ICD-10): F30.1 Manie ohne psychotische Symptome, F30.2 Manie mit psychotischen Symptomen

Die Stimmung ist – wenigstens eine Woche anhaltend – vorwiegend gehoben oder gereizt.
Mindestens 3 der folgenden Symptome müssen vorliegen und die alltägliche Lebensführung erheblich beeinträchtigen:
- Gesteigerte Aktivität oder motorische Ruhelosigkeit
- Gesteigerte Gesprächigkeit, Logorrhö
- Ideenflucht
- Verlust von normalen sozialen Hemmungen

- Vermindertes Schlafbedürfnis
- Überhöhte Selbsteinschätzung bis hin zu Größenwahn
- Ablenkbarkeit, andauernder Wechsel von Aktivitäten
- Tollkühnes oder rücksichtsloses Verhalten
- Gesteigerte Libido oder sexuelle Taktlosigkeit

Die Episode ist nicht auf einen Substanzmissbrauch oder eine organische psychische Erkrankung zurückzuführen.

F30.1: Wahn oder Halluzinationen kommen nicht vor

F30.2: Vorkommen von Wahnideen oder Halluzinationen

21.4.4 Bipolare affektive Störung

Bei einer bipolaren affektiven Störung (F31) müssen wenigstens 2 Phasen vorgekommen sein, bei denen Stimmung und Aktivitätsniveau deutlich verändert waren, darunter muss mindestens eine (hypo-)manische Episode sein. Das DSM-IV-TR unterscheidet die Bipolar-I-Störung (anamnestisch depressive und manische Episoden) sowie die Bipolar-II-Störung (anamnestisch depressive und hypomanische Episoden). Auch bei sich wiederholenden ausschließlich (hypo-)manischen Episoden wird eine bipolare affektive Störung diagnostiziert.

Zwischen den Krankheitsepisoden liegen in der Regel symptomfreie Intervalle.

Kommen die meiste Zeit während einer Episode sowohl depressive als auch (hypo-)manische Symptome vor (oder extrem schneller Wechsel manischer und depressiver Symptome), so spricht man von einer **gemischten Episode**.

Bei mindestens 4 Stimmungswechseln im Jahr liegt ein »**rapid cycling**« vor. Phasenwechsel innerhalb von Wochen oder Tagen wird als »**ultra rapid cycling**« bezeichnet.

Depressive Episoden im Rahmen einer bipolaren affektiven Störung unterscheiden sich klinisch grundsätzlich nicht von depressiven Episoden im Rahmen einer unipolaren depressiven Störung. Für einen eher bipolaren Verlauf sprechen jedoch ein früher Beginn, eine gehäuft atypische Symptomatik mit gesteigertem Appetit und Schlafbedürfnis sowie Therapieresistenz.

21

21.4.5 Anhaltende affektive Störungen

Diese Gruppe von Störungen ist gekennzeichnet durch anhaltende, meist fluktuierende Stimmungsveränderungen, bei denen die Mehrheit der einzelnen Episoden nicht ausgeprägt genug ist, um als depressive oder (hypo-)manische Episode gelten zu können. Da diese Störungen aber jahrelang andauern, ziehen sie beträchtliches subjektives Leiden mit sich.

Zu den anhaltenden affektiven Störungen gehören die **Dysthymia** und die **Zyklothymia**.

Zyklothymia – Über mehr als 2 Jahre wechselnde Phase von subsyndromaler oder leichter Depression und Hypomanie.

Dysthymia – Länger als 2 Jahre anhaltende subsyndromale depressive Störung.

»Double depression« – Kommt zu einer bestehenden Dysthymia eine ausgeprägte depressive Episode hinzu, wird dies als »double depression« bezeichnet.

Diagnostische Leitlinien (ICD-10):
F34.0 Zyklothymia

- Instabilität der Stimmung mit mehreren Phasen von Depression und Hypomanie über mindestens 2 Jahre (kein mehr als 2-monatiges symptomfreies Intervall während der 2-Jahres-Periode)
- In einer 2-Jahres-Periode war keine depressive oder hypomanische Stimmungsschwankung schwer genug, um die Kriterien für eine manische, mittelgradige oder schwere depressive Episode zu erfüllen

Wenigstens während einiger depressiver Phasen sollten mindestens 3 der folgenden Symptome vorhanden sein:

- Antriebsminderung
- Schlafstörungen
- Konzentrationsstörungen
- Verlust von Selbstvertrauen oder Gefühl der Unzulänglichkeit
- Sozialer Rückzug
- Interessenverlust an normalerweise angenehmen Tätigkeiten
- Reduzierte Gesprächigkeit
- Negative und pessimistische Zukunftsperspektive

Wenigstens während einiger Phasen gehobener Stimmung sollten mindestens 3 der folgenden Symptome vorhanden sein:

- Antriebssteigerung
- Vermindertes Schlafbedürfnis
- Überhöhtes Selbstwertgefühl
- Geschärftes oder ungewöhnlich kreatives Denken
- Vermehrte Geselligkeit
- Gesteigerte Gesprächigkeit
- Vermehrtes Interesse an sexuellen und anderen angenehmen Aktivitäten
- Übersteigerter Optimismus oder Übertreibung früherer Erfolge

---

Diagnostische Leitlinien (ICD-10):
F34.1 Dysthymia

- Über mindestens 2 Jahre konstante oder konstant wiederkehrende Depression; dazwischenliegende Phasen normaler Stimmung dauern selten länger als einige Wochen; hypomanische Episoden kommen nicht vor
- Keine oder nur sehr wenige depressive Episoden während einer 2-Jahres-Periode erfüllen die Kriterien für eine rezidivierende leichte depressive Störung

Wenigstens während einiger depressiver Phasen sollten mindestens 3 der folgenden Kriterien vorhanden sein:

- Antriebsminderung
- Schlafstörungen
- Verlust von Selbstvertrauen oder Gefühl der Unzulänglichkeit
- Konzentrationsstörungen
- Sozialer Rückzug
- Interessenverlust an normalerweise angenehmen Tätigkeiten
- Reduzierte Gesprächigkeit
- Negative und pessimistische Zukunftsperspektive
- Erhebliche Schwierigkeiten, mit alltäglichen Routineanforderungen fertig zu werden
- Neigung zum Weinen
- Gefühl von Hoffnungslosigkeit und Verzweiflung

▼

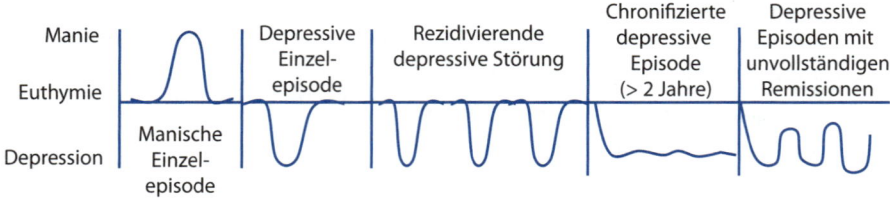

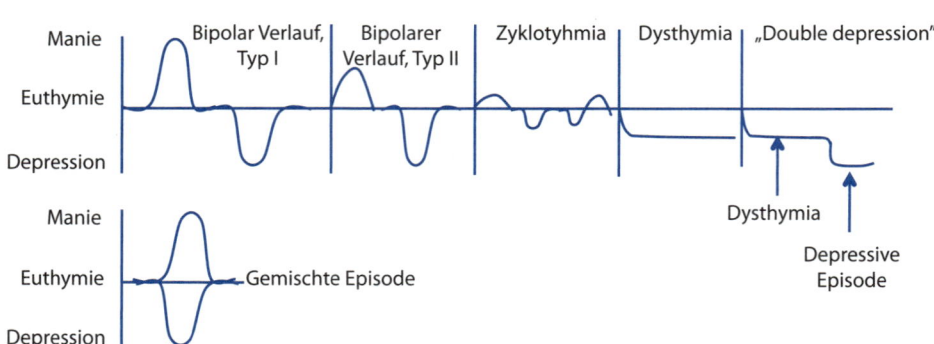

21.5 Komorbidität

Bei den affektiven Störungen besteht eine hohe Komorbidität mit **Angststörungen**, **somatoformen Störungen**, **Suchterkrankungen** (v. a. bei den bipolaren affektiven Störungen) und gehäuft mit Persönlichkeitsstörungen (insbesondere bei chronischen Depressionen) sowie Ess- und Zwangsstörungen.

Komorbidität geht meistens mit stärkerer Symptomschwere, Chronizität, höherer funktioneller Beeinträchtigung, einer höheren Suizidrate und einem geringeren Ansprechen auf eine medikamentöse oder psychotherapeutische Behandlung einher.

Nach einer depressiven Störung ist das **Risiko, körperlich zu erkranken**, beinahe 2-fach erhöht. Depressive Störungen beeinflussen Morbidität, Mortalität und die Lebensqualität von somatisch erkrankten Patienten erheblich und haben eine stärkere Inanspruchnahme medizinischer Versorgung und höhere Gesundheitskosten zur Folge. Das Sterblichkeitsrisiko von Patienten mit koronarer Herzerkrankung verdoppelt sich z. B. bei gleichzeitigem Vorliegen einer depressiven Störung (▶ Abschn. 40.1).

21.6 Verlauf und Prognose

Meistens verlaufen die affektiven Störungen **phasenweise bzw. rezidivierend** (■ Abb. 21.3), d. h., die Krankheitsepisoden sind zeitlich begrenzt und können auch ohne therapeutische Maßnahmen abklingen. Unbehandelt dauert eine unipolare depressive Episode durchschnittlich etwa 6–8 Monate. Die mittlere Episodendauer einer behandel-

ten unipolaren depressiven Episode wird auf etwa 4 Monate geschätzt.

Nach Erstmanifestation einer depressiven Episode treten bei der Mehrzahl der Patienten (55-65 %) im Laufe des Lebens mehrere depressive Phasen auf (**rezidivierende Depression**). Mit jeder weiteren depressiven Episode steigt das Wiedererkrankungsrisiko: Die Wiedererkrankungswahrscheinlichkeit liegt nach zweimaliger Erkrankung bereits bei 70 % und nach einer dritten Episode bei 90 %. Zudem verkürzen sich mit steigender Anzahl der Episoden ebenso wie mit zunehmendem Lebensalter die zeitlichen Abstände zwischen den depressiven Phasen.

Risikofaktoren für das Auftreten eines **Rückfalls** oder **Rezidivs** einer depressiven Episode sind:

— Residualsymptome
— Dysthymia, »double depression«
— Bipolarer Verlauf
— Bereits mehrere aufgetretene Episoden
— Lange Episodendauer
— Psychische oder somatische Komorbidität
— Psychotische, katatone, somatische Symptome
— Junges Alter bei Ersterkrankung
— Weibliches Geschlecht
— Ledig
— Mangel an sozialer Unterstützung

Bei etwa 15 % der depressiven Störungen kommt es – v. a. bei nicht adäquater Behandlung der akuten Episode – zu einem **chronischen Verlauf**, worunter die Dysthymia, die »double depression«, die chronische depressive Episode (>2 Jahre) sowie die rezidivierende depressive Störung mit unvollständiger Remission zwischen den Episoden zu klassifizieren sind. Chronische Depressionen sind häufig verbunden mit einem früheren Erkrankungsbeginn, höherer Komorbidität und stärkerer Beeinträchtigung im Vergleich zu akuten, episodischen Depressionen.

Nach einem WHO-Bericht weisen Patienten mit unipolaren Depressionen, gemessen an dem zentralen Indikator YLD (»years lived with disability«), der die Häufigkeit und Schwere einer Erkrankung berücksichtigt, mehr Lebensjahre mit Behinderungen auf als Patienten mit anderen Krankheiten. Ebenso gehen Depressionen – unabhängig davon, ob unipolarer oder bipolarer Verlauf – mit einer **hohen Suizidrate** einher. Das Suizidrisiko ist etwa 30-mal höher als in der Allgemeinbevölkerung. Bis zu 70 % der Betroffenen während einer aktuellen depressiven Episode leiden unter Suizidgedanken. Ungefähr ein Drittel aller Patienten mit einer Depression unternehmen einen Suizidversuch. 8,6 % aller Patienten, die im Verlauf ihres Lebens wegen Suizidalität und 4 % aller Patienten, die wegen einer depressiven Störung (ohne spezielle Suizidalität) stationär behandelt wurden, versterben durch Suizid (Bostwick u. Pankratz 2000).

> **Bis zu zwei Drittel aller Suizide erfolgen im Rahmen einer Depression.**

Bei bis zu 20 % der Patienten geht eine rezidivierende depressive Störung in eine bipolare affektive Störung über, d. h., es treten im weiteren Verlauf auch (hypo-)manische oder gemischte Episoden auf.

Etwa 10–20 % der Erkrankungsepisoden bei bipolaren Verläufen sind manische Phasen.

Bipolare affektive Störungen zeichnen sich durch ein sehr hohes Rückfallrisiko aus. So beträgt die Wahrscheinlichkeit eines erneuten Auftretens einer manischen Episode nach einer ersten Phase bis zu 95 %. Auch das Suizidrisiko liegt bei bipolaren Verläufen höher als bei unipolaren Verläufen.

21.7 Diagnostik und Differenzialdiagnosen

21.7.1 Diagnostik

Das frühzeitige Erkennen und Behandeln affektiver Störungen ist für eine optimale Therapie und zur Verringerung des Risikos einer Chronifizierung der Erkrankung und des Auftretens von Komplikationen von entscheidender Bedeutung.

Zur Abgrenzung der verschiedenen affektiven Störungen und ihres Schweregrads sind sowohl die aktuelle Symptomatik (**Querschnittsdiagnostik**) als auch der bisherige Verlauf ausschlaggebend und zu explorieren (**Längsschnittdiagnostik**).

Gerade zu Beginn der Erkrankung erleben sich Menschen mit einer Manie oder Hypomanie häufig nicht als krank und berichten daher oftmals nicht von sich aus über solche Episoden. Daher ist es besonders wichtig, solche Phasen der »Hochstimmung« aktiv zu erfragen.

Die meisten Menschen mit einer Depression suchen ärztliche Hilfe aufgrund von körperlichen Beschwerden wie Kopf-, Rückenschmerzen, Magen-Darm-Beschwerden oder Schwindel und berichten selten spontan über typische Symptome einer depressiven Episode. Eine solche sollte deswegen auch bei vielen primär körperlichen Beschwerden in Erwägung gezogen werden.

Tipp

2-Fragen-Test

Ein orientierendes grobes Screening auf eine mögliche depressive Episode kann anhand der folgenden beiden Fragen geschehen:

1. »Fühlten Sie sich im letzten Monat häufig niedergeschlagen, traurig, bedrückt oder hoffnungslos?«
2. »Hatten Sie im letzten Monat deutlich weniger Lust und Freude an Dingen, die Sie sonst gerne tun?«

Ein weiteres, besonders in der Primärversorgung gerne angewandtes Screening ist der WHO-5-Frageborgen zum Wohlbefinden. Dieser besteht aus 5 Aussagen zum psychischen Wohlbefinden in den letzten 2 Wochen (z. B. »In den letzten 2 Wochen war ich froh und guter Laune«), die auf einer 6-stufigen Skala auf ihr Zutreffen hin überprüft werden sollen.

> **Es ist zudem besonders wichtig, die Patienten aktiv und empathisch zur Suizidalität zu explorieren (regelmäßig auch im Behandlungsverlauf).**

Bei der Anamneseerhebung ist auf eine positive Familienanamnese für affektive Störungen und auf die Einnahme von Medikamenten oder anderen Substanzen zu achten, denn zahlreiche Substanzen können affektive Syndrome verursachen (▶ Kap. 13).

Zum **Ausschluss einer somatischen Grunderkrankung**, welche die affektive Störung verursachen oder auch begleiten könnte und um eventuelle Kontraindikationen einer Psychopharmakotherapie zu identifizieren, ist eine sorgfältige allgemein-körperliche und neurologische Untersuchung sinnvoll. Bei entsprechendem Verdacht kann eine umfangreichere somatische Zusatzdiagnostik notwendig werden.

Störungsspezifische Fragebögen können die Diagnostik affektiver Störungen sinnvoll ergänzen. Hierfür steht eine nicht geringe Auswahl geeigneter Instrumente zur Verfügung. Zu den gebräuchlichsten gehören (▶ Abschn. 6.4):

- Beck-Depressions-Inventar (BDI-II, Selbstbeurteilungsverfahren; Beck et al., dt. Bearbeitung von Hautzinger et al. 2009)
- Patient Health Questionnaire (PHQ-D, Selbstbeurteilungsverfahren; Spitzer et al., dt. Übersetzung von Löwe et al. 2002)
- Hamilton-Depressionsskala (HAMD, Fremdbeurteilungsverfahren; Hamilton 2005)

Zur Maniediagnostik gehören beispielsweise:
- Manie-Selbstbeurteilungsskala (MSS; Krüger et al. 1998)
- Bech-Rafaelson-Manie-Skala (BRMAS, Fremdbeurteilungsverfahren; Bech 2005)

21.7.2 Differenzialdiagnosen

▪ Depression

Differenzialdiagnostisch sind eine Reihe körperlicher und psychischer Erkrankungen sowie Medikamente und andere Substanzen auszuschließen, die mit einer depressiven Symptomatik einhergehen können.

Wichtige **somatische Differenzialdiagnosen** sind:
- Endokrinologisch-metabolische Erkrankungen: Hypo-/Hyperthyreose, Hypo-/Hyperparathyreoidismus, M. Cushing, M. Addison, Hypoglykämie, Diabetes mellitus, Phäochromozytom, Porphyrie, M. Wilson, Urämie, Vitamin-B_{12}-Mangel, Folsäuremangel
- Infektionserkrankungen, z. B. infektiöse Mononukleose, Tuberkulose, Influenza
- Maligne Erkrankungen, z. B. Hirntumoren, Leukämie, Pankreaskarzinom
- Kollagenosen und Autoimmunerkrankungen, z. B. Lupus erythematodes, Panarteriitis nodosa
- Kardiovaskuläre Erkrankungen, z. B. Herzinsuffizienz, Herzinfarkt, Arrhythmien
- Pulmologische Erkrankungen, z. B. COPD, Asthma, Schlafapnoe
- Gastrointestinale Erkrankungen: chronisch entzündliche Darmerkrankungen, M. Whipple, Pankreatitis
- Zerebrale Erkrankungen, z. B. M. Alzheimer, M. Parkinson, Huntington-Chorea, multiple Sklerose, Neurosyphilis, Borreliose, Epilepsie, Hirninsulte
- Anämie

Zu den wichtigsten **psychiatrischen Differenzialdiagnosen** gehören:
- Erkrankungen aus dem **schizophrenen Formenkreis** (schizophrene Negativsymptomatik, schizoaffektive

Störung, postschizophrene Depression); die Wahninhalte depressiver Patienten entsprechen häufig der Affektlage (sind stimmungskongruent/synthym), oft handelt es sich um einen Versündigungs-, Schuld-, Verarmungs-, hypochondrischen oder nihilistischen Wahn; die Wahninhalte schizophrener Patienten sind oftmals bizarrer, magisch-mystischer Art; bei einer postschizophrenen Depression sind die Kriterien für eine depressive Episode erfüllt, der Betroffene litt aber innerhalb der vorangegangenen 12 Monate unter einer schizophrenen Episode, wobei noch einige schizophrene Symptome vorhanden sind
- **Demenz** (an eine beginnende Demenz soll v. a. bei älteren Patienten ohne bisherige depressive Episoden gedacht werden; zur Abgrenzung depressiver Pseudodemenz und Demenz ▶ Kap. 17)
- **Depressive Anpassungsstörung**, z. B. als Trauerreaktion nach einem Verlusterlebnis; Kriterien, welche für die Abgrenzung besondere Beachtung finden sollten, sind:
  - Dauer der niedergedrückten Stimmung (Trauerreaktionen lassen zumeist innerhalb von 2 Monaten nach einem schweren Verlust nach)
  - Ansprechbarkeit für positive Ereignisse (bei Depressionen ist die niedergedrückte Stimmung in der Regel nicht durch positive Ereignisse auslenkbar, bei Trauerreaktionen ist die Schwingungsfähigkeit erhalten)
  - Bewältigung des Alltags (bei Depressionen erheblich beeinträchtigt)
  - Vegetative Symptome (Trauerreaktionen sind in der Regel nicht mit vegetativen Symptomen verbunden)
  - Selbstzweifel, Schuldgefühle (Trauerreaktionen gehen für gewöhnlich nicht mit anhaltenden schweren Selbstzweifeln oder starken Schuldgefühlen einher)

Daneben können depressive Symptome im Rahmen von Angststörungen, somatoformen Störungen, Suchterkrankungen, Ess- und Persönlichkeitsstörungen auftreten (hiervon abzugrenzen ist die häufige Komorbidität mit diesen Störungen).

> ❯ **Als Hinweise für eine behandlungsbedürftige Depression können Symptome wie Schuldgefühle, starrer Affekt, Tagesschwankungen mit Morgentief, depressive Wahnvorstellungen, Suizidalität oder ein phasenhafter Verlauf der Erkrankung mit früheren depressiven Episoden angesehen werden.**

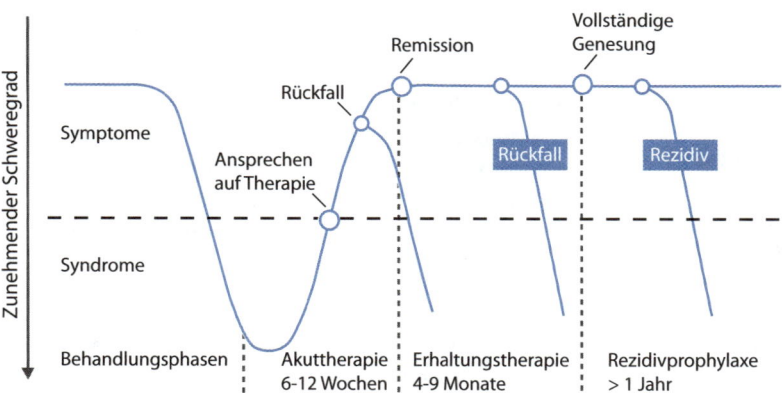

Abb. 21.4 Behandlungsphasen (nach Kupfer 1991)

Daneben gibt es zahlreiche Medikamente (▶ Kap. 13) oder andere Substanzen wie Alkohol, die ein depressiogenes Potenzial haben oder wo der Entzug von entsprechenden Substanzen (z. B. von Benzodiazepinen, Koffein, Nikotin) mit depressiven Symptomen einhergehen kann.

- **Manie**

Mögliche **somatische Differenzialdiagnosen** sind:
- Endokrinologisch-metabolische Erkrankungen, z. B. Hyperthyreose, M. Cushing, M. Addison, Vitamin-B_{12}-Mangel
- Neurologische Erkrankungen wie multiple Sklerose und Epilepsie
- Zerebrale Infektionen wie Neurosyphilis, AIDS
- Zerebrale Neoplasien

Wichtige **psychiatrische Differenzialdiagnosen** der Manie mit psychotischen Symptomen sind die Schizophrenie und die schizoaffektive (schizomanische) Störung.

Daneben kann ein manisches Syndrom durch Medikamente (▶ Kap. 13) und Drogen wie Stimulanzien, Halluzinogene und Alkohol verursacht werden.

21.8 Therapie

Die Behandlung einer affektiven Störung gliedert sich allgemein in 3 Phasen (■ Abb. 21.4):
1. **Akuttherapie:** Ziele sind Linderung des Leidensdrucks und das Erreichen einer möglichst vollständigen Remission, da Residualsymptome das Rezidivrisiko erhöhen
2. **Erhaltungstherapie:** Ziel ist die Aufrechterhaltung der Remission und die Verhinderung eines Rückfalls
3. **Langzeit- bzw. Rezidivprophylaxe:** Ziel ist die langfristige Symptomfreiheit und damit Verhinderung eines Rezidivs

Wichtig für die Adhärenz des Patienten sind **psychoedukative** Maßnahmen wie die Vermittlung eines adäquaten Krankheitsmodells, Informationen über die Erkrankung und den Verlauf, die intensive Aufklärung über die vorgeschlagenen Behandlungsmaßnahmen und -alternativen (medikamentöse, psychotherapeutische Therapie und weitere Therapieverfahren ▶ Abschn. 21.8.3), das Thematisieren der Behandlungsdauer, der Wirkweise, Wirklatenz und Nebenwirkungen der Antidepressiva bzw. Stimmungsstabilisierer (insbesondere über das zeitliche Auseinanderfallen von Wirkung und Nebenwirkungen) und der aktive Einbezug in die Therapieentscheidungen (**partizipative Entscheidungsfindung**).

Darüber hinaus sollten Patienten und Angehörige über **Selbsthilfe-/Angehörigengruppen** informiert und, wenn angebracht, zur Teilnahme ermuntert werden (▶ Kap. 16).

Gerade bei leichten oder mittelgradigen depressiven Störungen kann eine Behandlung primär ambulant erfolgen. Dringende **Indikationen für eine stationäre Behandlung** sind:
- Akute Suizidalität oder anderweitige akute Eigengefährdung, z. B. durch Nahrungsverweigerung oder Fremdgefährdung
- Psychotische Symptome
- Depressiver Stupor
- Äußere Lebensumstände, die den Therapieerfolg behindern
- Gefahr depressionsbedingter Isolation und schwerwiegender psychosozialer Folgen
- Erfolglose ambulante Psychotherapie, Gefahr der Chronifizierung

21.8.1 Unipolare depressive Störungen

Grundsätzlich kommen, in Abhängigkeit von Symptomschwere, Erkrankungsverlauf und Patientenpräferenz, 4 Behandlungsoptionen infrage:

1. **Aktives beobachtendes Abwarten (»watchful waiting«):** Bei einer leichten depressiven Episode kann u. U. 2 Wochen lang zunächst eine aktiv abwartende Begleitung des Patienten erfolgen, wenn die Patienten eine Behandlung ablehnen oder davon ausgegangen werden kann, dass die depressive Symptomatik auch ohne depressionsspezifische Behandlung abklingt. Jedoch müssen während dieser Zeit eine regelmäßige aktive Überprüfung der Symptomatik und engmaschige stützende Gespräche erfolgen. Bei nach 2 Wochen noch anhaltender oder verschlechterter Symptomatik ist regelhaft eine spezifische Therapie indiziert.

2. **Psychotherapie:** Psychotherapie kann als alleinige Behandlung bei leichten bis mittelgradigen Depressionen und fehlender Selbstgefährdung indiziert sein, ebenso bei bestehenden Kontraindikationen gegen Antidepressiva oder Ablehnung von Antidepressiva durch den Patienten.

3. **Medikamentöse Behandlung:** Eine medikamentöse Behandlung mit Antidepressiva ist z. B. Grundlage bei mittelschweren und schweren Depressionen, chronischem Verlauf und unvollständigem Ansprechen auf eine alleinige Psychotherapie

4. **Kombinationstherapie:** Eine Kombinationstherapie (Psychopharmakotherapie und Psychotherapie) ist insbesondere bei unvollständigem Ansprechen auf eine alleinige medikamentöse oder psychotherapeutische Behandlung indiziert. Auch bei geringer Mitarbeit der Patienten bei einer alleinigen Therapiemaßnahme, schweren bzw. chronischen Depressionen, ausgeprägten psychosozialen Problemen oder bei Vorhandensein einer psychischen Komorbidität kann sie vorteilhaft sein.

> **Bei einer leichten depressiven Episode kann zunächst über 2 Wochen eine aktiv-abwartende Begleitung erfolgen.**
> **Bei mittelgradigen depressiven Episoden sind Psycho- und Pharmakotherapie gleichwertige Optionen.**
> **Bei schweren depressiven Episoden sowie anhaltenden depressiven Störungen bzw. chronischem Verlauf empfiehlt sich eine Kombinationstherapie aus Pharmako- und Psychotherapie.**

■ **Psychotherapie**

Bei mittelgradigen Depressionen besteht eine vergleichbare Wirksamkeit von alleiniger Psychotherapie und alleiniger Psychopharmakotherapie, jedoch bei längerer Wirklatenz der Psychotherapie (etwa bis zu 12 Wochen). Allerdings sind nachhaltigere Therapieeffekte bei psychotherapeutischen Ansätzen beschrieben, insbesondere gibt es Hinweise auf eine geringere Rückfallrate und höhere Compliance bei psychotherapeutischen Verfahren.

> **Im Anschluss an eine Akuttherapie sollte dem Patienten zur Stabilisierung des Therapieerfolgs und zur Senkung des Rückfallrisikos eine angemessene psychotherapeutische Nachbehandlung im Sinne einer Erhaltungstherapie angeboten werden.**

Die psychotherapeutische Erhaltungstherapie sollte über einen Zeitraum von 8 bis 12 Monaten nach Ende der eigentlichen Therapie in niederfrequenter Form erfolgen. Umfasste die Akuttherapie auch eine medikamentöse Behandlung, so sollte gleichzeitig auch diese in Form einer Erhaltungstherapie zunächst fortgeführt werden.

Es gibt eine Reihe störungsspezifischer psychotherapeutischer Behandlungsansätze (◘ Tab. 21.2), dazu gehören:

— Kognitive Verhaltenstherapie (Beck et al. 2001, Lewinsohn 1974)
— Interpersonelle Psychotherapie (IPT) (Klerman et al. in Schramm 2010)
— Cognitive Behavioral Analysis System of Psychotherapy (CBASP) (McCullough 2007)

Neben diesen störungsspezifischen Therapien sind weitere gebräuchliche Verfahren tiefenpsychologisch orientierte Kurzzeittherapien und Gesprächspsychotherapien (► Kap. 14).

Von den unterschiedlichen Psychotherapieverfahren ist die Wirksamkeit der kognitiven Verhaltenstherapie und der Interpersonellen Psychotherapie am besten gesichert.

■■ **Kognitive Verhaltenstherapie**

Die **Verhaltenstherapie** depressiver Störungen basiert auf der **Verstärker-Verlust-Theorie** und der **Theorie der erlernten Hilflosigkeit.** Danach gehören ein Mangel an positiver Verstärkung (»Belohnung«) sowie erlernte Hilflosigkeit (wiederholtes Erleben der »Nichtkontrollierbarkeit« belastender Situationen) und andere depressionsfördernde Verhaltensmuster zu den wesentlichen Faktoren für Entstehung und Aufrechterhaltung einer depressiven Störung. So findet sich im Vorfeld einer depressiven Störung häufig eine Reihe negativer Lebenserfahrungen und ein damit verbundener Verlust an positiver Verstärkung. Oftmals spielen auch Defizite bei sozialen Fähigkeiten, der Konfliktbewältigung und des Problemlösevermögens eine Rolle.

Die **kognitive Therapie,** von A. T. Beck (Beck et al. 2001) speziell für die Behandlung depressiver Störungen entwickelt, gründet auf der Annahme, dass das Denken Depressiver bezüglich des Selbst, der Umwelt und der Zu-

◘ Tab. 21.2 Indikationshinweise und Zielbereiche verschiedener Psychotherapieformen

	Kognitive Verhaltenstherapie	Interpersonelle Psychotherapie (IPT)	Tiefenpsychologisch orientierte Kurzzeittherapie	Cognitive Behavioral Analysis System of Psychotherapy (CBASP)
Mögliche Indikation	Patienten mit depressionsfördernden Verhaltensweisen und negativen Denkstilen	Patienten in aktuellen Konflikten mit anderen Personen oder in veränderten Lebenssituationen oder Rollen	Patienten mit chronischen Selbstwert- und Sinnproblemen und einer Kindheitsgeschichte mit Missbrauch, Verlusten oder Trennungen	Patienten mit chronischer Depression
Zielbereiche	Einüben sozialer Fertigkeiten, Aufbau angenehmer und regelmäßiger Aktivitäten, Erlernen von Entspannungstechniken, Bearbeitung unrealistischer negativer Kognitionen über das Selbst, die Welt und Zukunft, Erkennen und positive Bewertung von Erfolgserlebnissen	Konflikte und Defizite in interpersonellen Beziehungen: Trennung, Trauer, interpersonelle Auseinandersetzungen, soziale Rollenkonflikte und Rollenveränderungen, interpersonelle Defizite	Intrapsychischer Konflikt, der durch aktuelle Auslöser reaktiviert wurde, Aufdeckung und Bewältigung des unbewussten Konflikts durch Bearbeitung von Übertragungs- und Gegenübertragungsmechanismen im Rahmen der therapeutischen Beziehung	Patient soll in die Lage versetzt werden, die Konsequenzen seiner eigenen chronisch depressiven Verhaltensmuster zu erkennen und Verantwortung für seine Situation und seine Veränderungsmöglichkeiten zu übernehmen, soziale Problemlösung, empathische Responsivität

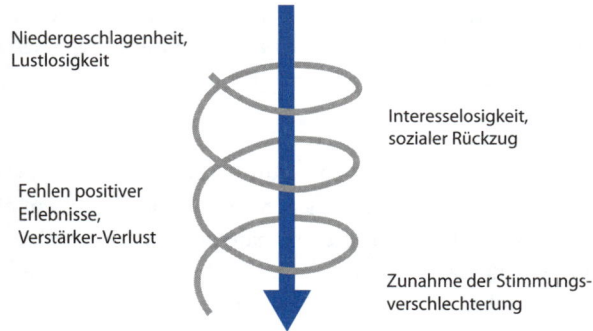

Niedergeschlagenheit, Lustlosigkeit

Interesselosigkeit, sozialer Rückzug

Fehlen positiver Erlebnisse, Verstärker-Verlust

Zunahme der Stimmungsverschlechterung

◘ Abb. 21.5 Depressionsspirale

kunft (»**kognitive Triade**«) durch automatische, sich wiederholende negative Gedankenketten (**negative Schemata**) bestimmt ist, die in belastenden Situationen aktiviert und verstärkt werden. Diese »kognitiven Verzerrungen« sind einseitig, übertrieben negativ, selektiv und willkürlich und ebenfalls aus den lebensgeschichtlichen Erfahrungen des Patienten erklärbar.

Entsprechend soll bei der **kognitiven Verhaltenstherapie**, ausgehend von einer individuellen Problemanalyse und den daraus abgeleiteten therapeutischen Interventionsmaßnahmen, das Problemverhalten des depressiven Patienten korrigierend verändert und ein verbessertes Problemlöserepertoire entwickelt werden. Ein weiterer wichtiger Aspekt ist die Förderung von Erfolgserlebnissen durch den Aufbau positiver Aktivitäten sowie der Ausbau sozialer Fertigkeiten, um das Selbstwertgefühl des Patienten und seine Beziehungsfähigkeit zu verbessern und die »Depressionsspirale« (◘ Abb. 21.5) zu durchbrechen. Außerdem werden Entspannungstechniken zur Reduktion von Angst, Stress und Schlaflosigkeit eingeübt. Im Rahmen der kognitiven Therapie wird der Patient angeleitet, seine negativen Selbstkonzepte, Überzeugungen und Gedankenketten sowie deren Verhaltenskonsequenzen zu erkennen, sie auf ihre Angemessenheit hin zu überprüfen und alternative Denk- und Verhaltensmuster auszuprobieren.

▪▪ Interpersonelle Psychotherapie (IPT)

Die Interpersonelle Psychotherapie ist eine spezifisch für depressive Störungen entwickelte Kurzzeittherapie mit 12–20 wöchentlichen Einzelsitzungen. Depressionen werden hier unabhängig von den Ursachen immer in einem psychosozialen und interpersonellen Kontext gesehen. Ziel ist daher die **Bewältigung belastender zwischenmenschlicher und psychosozialer Stressoren,** wie unbewältigte Trauer, Rollenkonflikte, soziale Isolation und familiäre, berufliche oder soziale Konflikte, unabhängig davon, ob diese Stressoren zur depressiven Störung beitragen oder die Folge der depressiven Störung sind. Der therapeutische Prozess umfasst 3 Phasen, die jeweils unterschiedliche Schwerpunkte haben:

1. Anfangsphase (1.–3. Sitzung): Im Vordergrund stehen die Aufklärung über die depressive Störung, die Beziehungsanalyse und die Identifizierung der Problembereiche

2. Mittlere Phase (4.–13. Sitzung): Erlernen geeigneter Strategien und Fähigkeiten zur Bearbeitung der in der ersten Phase festgelegten Problembereiche, wie z. B. die Bewältigung der sozialen und interpersonellen Schwierigkeiten, die mit der Depression in Verbindung stehen

3. Schlussphase (14.–16. Sitzung): Zusammenfassung des Therapieprozesses, Vorbereitung auf die Zeit nach der Behandlung mit Strategien zum Umgang mit künftigen Problemen, Wiedereingliederung des Patienten in den Alltag

▪▪ Cognitive Behavioral Analysis System of Psychotherapy (CBASP)

Die CBASP wurde speziell zur **Behandlung chronischer Depressionen** entwickelt. Sie vereint **behaviorale, kognitive** und **interpersonelle** Strategien. Grundgedanke ist, dass depressive Patienten aufgrund von frühkindlichen Traumatisierungen und wiederholt negativen Lebenserfahrungen in vulnerablen Phasen einen Stillstand in der kognitiv-emotionalen Entwicklung aufweisen und sich auf einer Ebene des »**präoperatorischen Denkens**« (im Sinne des Entwicklungspsychologen J. Piaget [1896–1980]) befinden. Präoperatorisches Denken ist gekennzeichnet durch globales Denken sowie Egozentrizität der Patienten in ihrer Sicht der eigenen Person und auch der anderer Personen und eine Unzugänglichkeit für logische Argumentationen.

Die CBASP zielt darauf ab, den Patienten schrittweise zu formal-operativem Denken, zur sozialen Problemlösung und zur empathischen Responsivität anzuleiten. Die wesentlichen Interventionen beinhalten:

- Situationsanalysen, mit Hilfe derer Patienten einen kausalen Zusammenhang zwischen ihren Verhaltens- und Denkweisen und den jeweiligen Konsequenzen herstellen sollen
- Anschließendes Training von Verhaltensfertigkeiten und Einüben von Verantwortungsübernahme für Situationen und Veränderungsmöglichkeiten
- Interpersonelle Strategien zur Gestaltung der therapeutischen Beziehung

Die CBASP hat sich als gut wirksam zur Behandlung chronischer Depressionen erwiesen. Es kann ein wesentlicher zusätzlicher Effekt zur Psychopharmakotherapie belegt werden. Auch scheint hier eine Kombinationstherapie im Vergleich zur Einzeltherapie die besten Erfolge zu erzielen.

▪▪ Tiefenpsychologische Kurzzeittherapien

Tiefenpsychologisch orientierte Kurzzeittherapien gründen auf **S. Freuds** (1856–1939) **Depressionskonzept**, wonach depressive Störungen auf unbewussten Prozessen beruhen, die durch einen frühen Objektverlust oder trau-matisierende Enttäuschungserlebnisse und eine dadurch bedingte starke narzisstische Bedürftigkeit mit gegen sich selbst gerichteten aggressiven Impulsen bedingt sind. Da den Betroffenen diese intrapsychischen Konflikte nicht bewusst sind, finden sie auch keine adäquaten Lösungsmöglichkeiten zu ihrer Bewältigung. Das Bewusstmachen und das Verstehen der pathogenetisch relevanten Konflikte sind jedoch die Voraussetzung, dass der Patient diese meistert, und Ziel der tiefenpsychologisch orientierten Kurzzeittherapien.

Bei Depressionen spielt die Kurzzeittherapie besonders dann eine Rolle, wenn begrenzte Krisen, wie z. B. ein Verlusterlebnis, der Auslöser sind.

▪ Pharmakotherapie

Bei der subsyndromalen oder leichten depressiven Störung konnte bisher keine statistisch signifikante überlegene Wirksamkeit der Antidepressiva gegenüber Placebo nachgewiesen werden, wohl aber bei mittelgradigen und schweren depressiven Episoden.

Generell sollte bei jedem Patienten die antidepressive Medikation mit einer niedrigen Anfangsdosis innerhalb des empfohlenen Dosisbereichs beginnen. Bei älteren Patienten sollte bei TZA – wenn indiziert – diese Anfangsdosis halbiert und ggf. langsam aufdosiert werden. Zudem sind bei TZA deren anticholinerge und chinidinartige Nebenwirkungen zu beachten (► Abschn. 10.2.1).

▪▪ Akuttherapie

Für die konkrete **Wahl eines Antidepressivums** (◻ Tab. 21.3) sollten neben den eigenen Erfahrungen insbesondere Patientenmerkmale entscheidend sein. Als primäre Auswahlkriterien gelten Schweregrad, früheres Ansprechen des Patienten, Patientenpräferenz, Kontraindikationen, Interaktionen, Nebenwirkungen, Komorbidität und Kosten.

> **Die neueren Antidepressiva sind den älteren TZA hinsichtlich Verträglichkeit und Sicherheit bei Überdosierung überlegen.**

Es ist nicht auszuschließen, dass Antidepressiva (möglicherweise eher SSRI als andere) zu Beginn der Therapie das Risiko für Suizidgedanken und -versuche erhöhen, sodass Patienten insbesondere zu Therapiebeginn engmaschig beobachtet werden sollten.

Bei der Behandlung depressiver Störungen mit **Phytopharmaka** spielen nur Johanniskrautextrakte (Hypericum perforatum) aufgrund ihrer häufigen Verordnung und auch Selbstmedikation in Deutschland eine Rolle. Sie können wegen ihrer guten Verträglichkeit und relativ geringen Nebenwirkungen für die Behandlung leichter bis mittelschwerer Depressionen eingesetzt werden. Bei schweren Depressionen konnte aber keine ausreichende

21

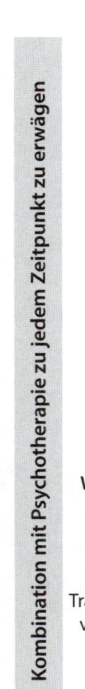

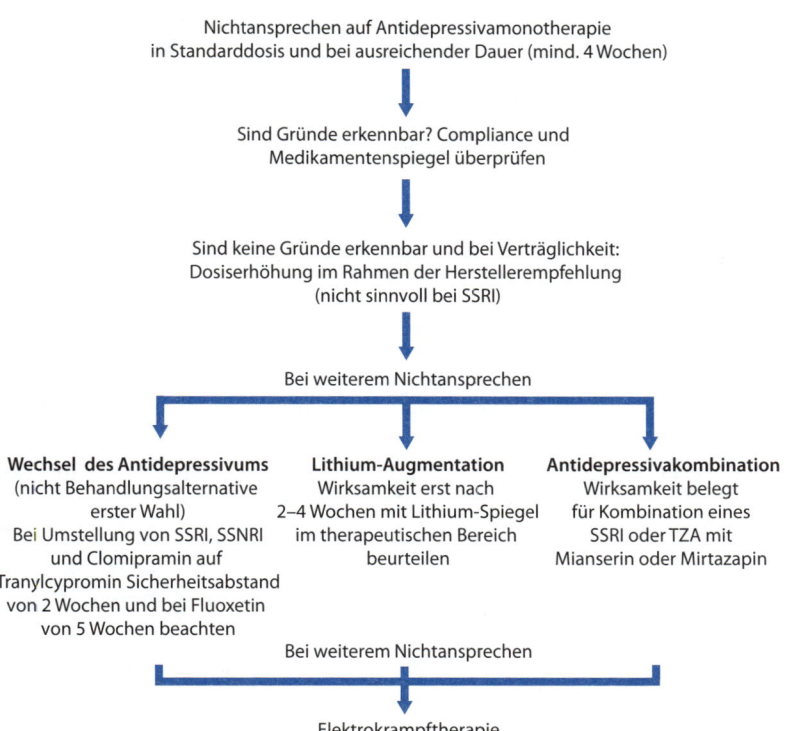

Kombination mit Psychotherapie zu jedem Zeitpunkt zu erwägen

Nichtansprechen auf Antidepressivamonotherapie
in Standarddosis und bei ausreichender Dauer (mind. 4 Wochen)

Sind Gründe erkennbar? Compliance und
Medikamentenspiegel überprüfen

Sind keine Gründe erkennbar und bei Verträglichkeit:
Dosiserhöhung im Rahmen der Herstellerempfehlung
(nicht sinnvoll bei SSRI)

Bei weiterem Nichtansprechen

Wechsel des Antidepressivums
(nicht Behandlungsalternative
erster Wahl)
Bei Umstellung von SSRI, SSNRI
und Clomipramin auf
Tranylcypromin Sicherheitsabstand
von 2 Wochen und bei Fluoxetin
von 5 Wochen beachten

Lithium-Augmentation
Wirksamkeit erst nach
2–4 Wochen mit Lithium-Spiegel
im therapeutischen Bereich
beurteilen

Antidepressivakombination
Wirksamkeit belegt
für Kombination eines
SSRI oder TZA mit
Mianserin oder Mirtazapin

Bei weiterem Nichtansprechen

Elektrokrampftherapie

☐ **Abb. 21.6** Pharmakotherapie
bei therapieresistenten depressiven
Störungen

Wirksamkeit belegt werden. Zudem existieren Johanniskrautpräparate mit recht unterschiedlichen Zusammensetzungen, und die Wirkstoffkonzentration ist oft nicht ausreichend standardisiert. Als CYP3A4-Induktor hat Johanniskraut außerdem ein sehr hohes Interaktionspotenzial. Es kann zur Wirkungsabschwächung parallel eingenommener Medikamente (u. a. orale Kontrazeptiva, Antikonvulsiva, Antikoagulanzien, SSRI) führen und beim Absetzen entsprechend durch einen Anstieg der Serumkonzentration zur erhöhten Toxizität von Wirkstoffen (z. B. Ciclosporin, Theophyllin, HIV-Medikamente, Antidepressiva wie Amitriptylin, Nortriptylin). Daher ist Johanniskraut nicht als Mittel der 1. Wahl zu empfehlen.

Für andere Phytopharmaka, wie z. B. Baldrian, liegen keine hinreichenden Belege für eine Verordnung bei depressiven Störungen aus klinischen Studien vor.

Sind Schlafstörungen, psychomotorische Unruhe oder Ängste stark ausgeprägt, sollte ein Präparat mit initial sedierender Wirkung bevorzugt werden.

Bei Patienten mit **atypischen Depressionen** haben sich v. a. die MAO-Hemmer und SSRI bewährt.

Bei der **saisonal abhängigen Depression** werden aufgrund der Annahme eines v. a. serotonergen Defizits SSRI und MAO-Hemmer sowie Bupropion empfohlen.

Bei depressiver Episode **mit psychotischen Symptomen** sollte eine Kombination eines Antidepressivums und eines Antipsychotikums erwogen werden.

Zur Behandlung der **Dysthymia** und »**double depression**« ist die Wirksamkeit von Antidepressiva (bevorzugt

SSRI) belegt, sodass die Indikation für eine pharmakologische Behandlung hier geprüft werden muss. Auch sollte der Patient darüber informiert werden, dass eine Kombination der Pharmakotherapie mit Psychotherapie gegenüber einer Monotherapie wirksamer ist.

❯ **70 % der Patienten sprechen auf eine in ausreichender Dosierung und adäquater Dauer durchgeführte Psychopharmakotherapie an.**

Bei **therapieresistenten depressiven Störungen** kann bei vielen Antidepressiva wie TZA, Venlafaxin und Tranylcypromin eine Aufdosierung im Rahmen der Anwendungsempfehlungen des Herstellers sinnvoll sein. Allerdings gilt dies nicht für SSRI. Für SSRI ließ sich kein Zusatzeffekt einer Hochdosistherapie nachweisen, nur ein Mehr an Nebenwirkungen. Hier kann eine Lithium-Augmentation erwogen werden. Die Wirksamkeit anderer Augmentationen mit Antikonvulsiva, Dopaminagonisten, Psychostimulanzien, Schilddrüsen- oder anderen Hormonen ist nicht in gleicher Weise belegt wie für die Lithium-Augmentation.

Als einzige Antidepressiva-Kombination bei Nichtansprechen auf eine Monotherapie kann die Kombination eines SSRI oder TZA einerseits und Mianserin oder Mirtazapin andererseits empfohlen werden (☐ Abb. 21.6).

Sollten diese Strategien nicht zum Erfolg führen, soll eine Elektrokrampftherapie erwogen werden. Zusätzlich sollte Patienten mit einer therapieresistenten Depression immer eine angemessene Psychotherapie angeboten werden.

◻ Tab. 21.3 Präparateauswahl (▶ Abschn. 10.2, ▶ Kap. 12)

Präparat	Anfangs-dosis/ Tag [mg]	Standard-dosis/Tag [mg]	Nebenwirkungen (NW)	Interaktionen
Selektive Serotonin-Rückaufnahme-Inhibitoren (SSRI)				
Citalopram (z. B. Cipra-mil®)	20	20–40	Häufig gastrointestinale NW, Unruhe, Schlaf-störungen, Kopfschmerzen, sexuelle Funktions-störungen; Blutungsneigung kann erhöht sein, gelegentlich Hautausschläge (bei zusätzlichem Fieber und immunallergischen Symptomen absetzen!), Sinusbradykardie, Hyponatriämie, in Einzelfällen SIADH, selten extrapyramidal-motorische Störungen	Geringes Interaktionspotenzial
Escitalopram (z. B. Cipra-lex®)	10	10–20	Wie Citalopram	Geringes Interaktionspotenzial
Fluoxetin (z. B. Fluctin®)	20	20–40	Wie Citalopram	Hohes Interaktionspotenzial (inhibi-torische Wirkungen auf CYP2D6)
Fluvoxamin (z. B. Fevarin®)	50	100–250	Wie Citalopram	Hohes Interaktionspotenzial (inhibitorische Wirkungen auf u. a. CYP1A2, CYP2C19)
Paroxetin (z. B. Seroxat®)	20	20–40	Wie Citalopram	Hohes Interaktionspotenzial (inhibi-torische Wirkungen auf CYP2D6)
Sertralin (z. B. Zoloft®)	50	50–100	Wie Citalopram	Geringes Interaktionspotenzial
Selektive Serotonin-Noradrenalin-Rückaufnahme-Inhibitoren (SSNRI)				
Duloxetin (z. B. Cymbal-ta®)	30–60	60	Wie Citalopram	Kombination mit CYP1A2- oder CYP2D6-Inhibitoren erhöht den Plasmaspiegel
Venlafaxin (z. B. Trevilor ret.®)	37,5–75	75–225	Wie Citalopram und zusätzlich dosisabhängig Hypertension	Bericht über Intoxikation bei Kom-bination mit Tramadol; Einzelfall-berichte über Serotoninsyndrom bei Kombination mit Fluoxetin oder Paroxetin
Serotonin-Modulatoren				
Trazodon (z. B. Thombran®)	50–100	200–400	Häufig Sedierung, Schwindel, gastrointestinale NW, Mundtrockenheit, orthostatische Hypoto-nie, Herzrhythmusstörungen **Cave:** seltene NW des Priapismus	Metabolisierung über CYP3A4
Noradrenalin-Serotonin-Modulatoren				
Mirtazapin (z. B. Remer-gil®)	15	15–45	Häufig Sedierung, Benommenheit, Kopfschmer-zen, orthostatische Hypotonie, Gewichtszunah-me, Mundtrockenheit, Ödeme **Cave:** mögliche Induktion einer Agranulozytose	Geringes Interaktionspotenzial
Selektiver Noradrenalin- und Dopaminwiederaufnahmehemmer				
Bupropion (z. B. Elontril®)	150	150–300	Sehr häufig Schlaflosigkeit, Kopfschmerzen, Mundtrockenheit, gastrointestinale NW, häufig Agitiertheit, Überempfindlichkeitsreaktionen der Haut, Angst, Zittern, Schwindel, Ge-schmacks-/Sehstörungen, Tinnitus, Hypertonie, Fieber, Brustschmerzen	Metabolisierung v. a. über CYP2B6, inhibitorische Wirkungen auf CYP2D6

21

Tab. 21.3 Fortsetzung

Präparat	Anfangs-dosis/ Tag [mg]	Standard-dosis/Tag [mg]	Nebenwirkungen (NW)	Interaktionen
Melatoninrezeptoragonist und Serotonin-5-HT$_{2c}$-Rezeptorantagonist				
Agomelatin (z. B. Valdo-xan®)	25	25–50	Häufig Kopfschmerzen, Migräne, Schwindel, Schläfrigkeit, Schlaflosigkeit, Angst, gastrointestinale NW, vermehrtes Schwitzen, Rücken-schmerzen, erhöhte Transaminasen	Keine Kombinationen mit CYP1A2-Inhibitoren
Tri- und tetrazyklische Antidepressiva (nichtselektive Monoamin-Rückaufnahme-Inhibitoren) – TZA				
Amitriptylin (z. B. Saroten®)	25–50	100–300	Wie Amitriptylinoxid, aber anticholinerge NW und orthostatische Hypotonie sehr häufig	Wie Amitriptylinoxid
Amitripty-linoxid (z. B. Equilibrin®)	30–60	100–300	Sehr häufig Sedierung, Gewichtszunahme, häufig anticholinerge NW, sexuelle Funktions-störungen, orthostatische Hypotonie, EKG-Veränderungen **Cave:** kann die Krampfschwelle herabsetzen	Kombinationen mit Fluvoxamin oder Inhibitoren von CYP2D6 führen zur Erhöhung des Plasma-spiegels **Cave:** Unter Kombinationen mit Fluoxetin ist über schwere Intoxika-tionen berichtet worden
Clomipramin (z. B. Anafra-nil®)	25–50	100–250	Häufig anticholinerge NW, sexuelle Funktions-störungen, orthostatische Hypotonie, Gewichts-zunahme, EKG-Veränderungen, gastrointestinale NW, Sedierung, innere Unruhe, Schlafstörungen **Cave:** kann die Krampfschwelle herabsetzen	Kombination mit Fluvoxamin führt zur Erhöhung des Plasmaspiegels
Desipramin (z. B. Petylyl)®	25–50	100–250	Häufig Agitation, Schlafstörungen, selten anti-cholinerge NW, sexuelle Funktionsstörungen, orthostatische Hypotonie, Gewichtszunahme, EKG-Veränderungen	Kombination mit CYP2D6-Inhibito-ren erhöht den Plasmaspiegel
Doxepin (z. B. Aponal®)	25–50	100–300	Sehr häufig anticholinerge NW, Sedierung, orthostatische Hypotonie, häufig sexuelle Funktionsstörungen, Gewichtszunahme, EKG-Veränderungen	Kombinationen mit Fluvoxamin führt zur Erhöhung des Plasma-spiegels
Imipramin (z. B. Tofranil®)	25–50	100–300	Häufig anticholinerge NW, Agitation, Schlafstö-rungen, orthostatische Hypotonie, Gewichts-zunahme, EKG-Veränderungen, gelegentlich Sedierung, sexuelle Funktionsstörungen **Cave:** kann die Krampfschwelle herabsetzen	Kombinationen mit Fluvoxamin oder Inhibitoren von CYP2D6 führen zur Erhöhung des Plasma-spiegels
Maprotilin (tetrazyklisch) (z. B. Ludio-mil®)	25–50	100–225	Häufig anticholinerge NW, Sedierung, orthosta-tische Hypotonie, Gewichtszunahme, sexuelle Funktionsstörungen, EKG-Veränderungen **Cave:** erhöhtes Anfallsrisiko/Krampfrisiko	Kombination mit CYP2D6-Inhibito-ren erhöht den Plasmaspiegel
Nortriptylin (z. B. Nortri-len®)	25–50	50–200	Anticholinerge NW, Sedierung, innere Unruhe, Schlafbedürfnis, sexuelle Funktionsstörungen, orthostatische Dysregulation, Gewichtszunah-me, EKG-Veränderungen **Cave:** kann die Krampfschwelle herabsetzen	Kombination mit CYP2D6-Inhibito-ren erhöht den Plasmaspiegel
Trimipramin (z. B. Stangyl®)	25–50	100–300	Sehr häufig anticholinerge NW, Sedierung, orthostatische Hypotonie, Gewichtszunahme, häufig sexuelle Funktionsstörungen, EKG-Verän-derungen **Cave:** kann die Krampfschwelle herabsetzen	Kombinationen mit Fluvoxamin oder Inhibitoren von CYP2D6 führen zur Erhöhung des Plasma-spiegels

◻ Tab. 21.3 Fortsetzung

Präparat	Anfangs-dosis/ Tag [mg]	Standard-dosis/Tag [mg]	Nebenwirkungen (NW)	Interaktionen
MAO-Inhibitoren				
Moclobemid (reversibler MAO-A-Hemmer) (z. B. Aurorix®)	150	300–600	Häufig Schlafstörungen, Kopfschmerzen, Schwindel, gastrointestinale Störungen, gelegentlich Unruhe, Angst, Reizbarkeit	Hohes Interaktionspotenzial (inhibitorische Wirkungen auf CYP2D6)
Tranylcypromin (irreversibel, nichtselektiv) (z. B. Jatrosom®)	10	20–40	Sehr häufig orthostatische Dysregulation, Schlafstörungen, häufig Schwindel, Agitation, Angst, Mundtrockenheit, Palpitationen, Hypertonie **Cave:** hypertensive Krise; Gefahr eines Serotoninsyndroms	Hohes Interaktionspotenzial, Gefahr schwerer Neben- bzw. Wechselwirkungen mit anderen Medikamenten- oder Nahrungsmittelkomponenten; erfordert eine konsequente tyraminarme Diät

> **Bei Nichtansprechen auf die medikamentöse Akuttherapie trotz ausreichender Dosierung und Dauer (4–6 Wochen) sollte eine Lithium-Augmentation Vorrang vor einem Wechsel des Antidepressivums oder einer Antidepressiva-Kombination haben.**

▪▪ Erhaltungstherapie und Rezidivprophylaxe

Um das Risiko eines Rückfalls zu verhindern, sollte nach Remission einer depressiven Episode noch über mindestens 4–9 Monate das in der Akutphase erfolgreiche Antidepressivum in gleicher Dosierung wie in der Akutphase beibehalten werden (**Erhaltungstherapie**).

> **Durch eine medikamentöse und/oder psychotherapeutische Erhaltungstherapie kann das Rückfallrisiko um etwa 70 % vermindert werden.**

Bei wiederholt aufgetretenen depressiven Episoden wird empfohlen, das Antidepressivum über wenigstens 2 Jahre in gleicher Dosierung wie in der Akutphase weiter einzunehmen (**Rezidivprophylaxe**).

Bei **suizidgefährdeten** Patienten sollte in der Rezidivprophylaxe zur Reduzierung suizidaler Handlungen **Lithium** in Betracht gezogen werden.

21.8.2 Bipolare Störung

▪ Psychotherapie

Neben einer medikamentösen Therapie sind begleitende **psychoedukative** und rückfallprophylaktische **psychotherapeutische Maßnahmen** bei der Behandlung der bipolaren affektiven Störungen indiziert.

In einer akuten manischen Phase ist der Patient bei fehlender Krankheitseinsicht in der Regel nur für eine supportive psychiatrisch-psychotherapeutische Begleitung zugänglich.

Der beste Zeitpunkt für eine spezifische Psychotherapie ist die weitgehend symptomfreie Phase im Anschluss an eine akute Episode mit dem Ziel, das Risiko eines Rezidivs zu verringern. Am besten untersucht ist die Wirksamkeit der **kognitiven Verhaltenstherapie** bei der Behandlung bipolarer affektiver Störungen. Sie hilft insbesondere dabei, die Erkrankungsphasen abzumildern, sie hinauszuschieben oder sogar zu verhindern.

▪ Pharmakotherapie

Basis der medikamentösen Therapie bipolarer Störungen ist eine Behandlung mit stimmungsstabilisierenden Medikamenten. Dies gilt sowohl für die Akuttherapie als auch für die prophylaktische Therapie während symptomfreier Phasen. Eine stimmungsstabilisierende Wirkung haben Lithium, Antikonvulsiva und einige atypische Antipsychotika (◻ Tab. 21.4, ◻ Tab. 21.5). Bei der Auswahl stimmungsstabilisierender Medikamente sind deren unterschiedliche Wirkschwerpunkte zu berücksichtigen (◻ Abb. 21.7).

▪▪ Akuttherapie einer depressiven Episode im Rahmen einer bipolaren affektiven Störung

Die zur Behandlung einer bipolaren Depression eingesetzten Psychopharmaka stammen primär aus der Gruppe der Stimmungsstabilisierer, der Antidepressiva und der atypischen Antipsychotika. Adjuvant werden in der Akuttherapie ggf. auch Benzodiazepine angewandt.

Oftmals besteht bei den Patienten mit einer akuten depressiven Episode im Rahmen einer bipolaren Störung bereits eine laufende medikamentöse Therapie zur Phasenprophylaxe. Dann sollte zunächst eine Blutspiegelkontrolle der entsprechenden Substanz durchgeführt wer-

◼ **Tab. 21.4** Präparateauswahl (▶ Kap. 10, ▶ Kap. 12)

Präparat	Anfangsdosis/Tag [mg]	Standarddosis/Tag [mg]	Nebenwirkungen (NW)	Interaktionen
Stimmungsstabilisierer				
Carbamazepin (z. B. Tegretal®)	200–400	400–1000 Therapeutischer Carbamazepin-Spiegel liegt zwischen 6 und 12 µg/ml Zugelassen sind max. 800 mg/Tag (bzw. 900 mg/Tag Timinol retard®)	Sehr häufig Somnolenz, Sedierung, Schwindel, Ataxie, häufig allergische Hautreaktionen mit und ohne Fieber, Blutbildveränderungen, Appetitlosigkeit, Mundtrockenheit, Nausea, Veränderungen von Leberfunktionswerten, Hyponatriämie **Cave:** Sehr selten auftretende exfoliative Dermatitis bei Stevens-Johnson-Syndrom bzw. Lyell-Syndrom ist lebensbedrohlich (sofort absetzen!)	Hohes Interaktionspotenzial; keine Kombination von Carbamazepin mit anderen potenziell knochenmarkstoxischen Substanzen (Clozapin)
Lamotrigin (z. B. Lamictal®)	25	100–200	Sehr häufig Hautausschlag, Kopfschmerzen, Schwindel, Sehstörungen, häufig Agitiertheit, Reizbarkeit, Schlaflosigkeit, Müdigkeit, Nystagmus, Tremor, Ataxie, Arthralgie, Schmerzen, gastrointestinale Beschwerden **Cave:** selten schwere, lebensbedrohliche Hautreaktionen (Quincke-Ödem, Stevens-Johnson-Syndrom, Lyell-Syndrom)	Begleitend verabreichte Substanzen, welche die Glukuronidierung von Lamotrigin hemmen (z. B. Valproinsäure), können Plasmaspiegel rasch ansteigen lassen; bei gleichzeitiger Verwendung von Induktoren der Glukuronidierung (z. B. Carbamazepin, Phenytoin, Primidon) sollte jeweils die doppelte normale Dosis verabreicht werden
Lithium (z. B. Hypnorex®, Quilonum ret.®)	Eindosierung: Zur Phasenprophylaxe oder antidepressiven Augmentation Beginn mit 12–18 mmol/Tag, bei manischen Patienten sind 30–40 mmol/Tag möglich Zielkonzentrationen: Plasmakonzentration für — antimanische Wirkung: 0,9–1,1 mmol/l — phasenprophylaktische Wirkung: 0,6–0,8 mmol/l Lithium-Augmentation: 0,6–0,8 mmol/l (im höheren Lebensalter sind evtl. 0,4 mmol/l ausreichend) Bereits bei 1,5 mmol/l oder früher treten Überdosierungsphänomene auf		Häufig Tremor, kognitive Störungen, Polyurie/-dipsie, Gewichtszunahme, gastrointestinale Beschwerden, Struma, TSH-Anstieg, Leukozytosen	Hohes Interaktionspotenzial; Saluretika, nichtsteroidale Antiphlogistika und andere Substanzen, die die Clearance von Lithium verlängern, sollten vermieden werden, da sie das Risiko einer Lithium-Intoxikation erhöhen
Valproinsäure (z. B. Ergenyl®, Orfiril®)	500–1000	1200–2000	Sehr häufig Hyperammonämie, häufig Appetit- und Gewichtsveränderungen, gastrointestinale Beschwerden, vorübergehender Haarausfall, Blutbildveränderungen, Schläfrigkeit, Tremor, Parästhesien **Cave:** Bei gleichzeitiger Einnahme von valproinsäurehaltigen Arzneimitteln und Antikoagulanzien oder Antiaggreganzien kann es zu erhöhter Blutungsneigung kommen; in Einzelfällen Stevens-Johnson-Syndrom, Lyell-Syndrom, reversible Hypothermie	Hemmung von Glucuronyltransferase und CYP2C9

◻ Tab. 21.5 Zulassungsstatus der Präparate bei bipolaren affektiven Störungen. (Nach Benkert u. Hippius 2011)

Präparat	Akuttherapie	Phasenprophylaxe
Stimmungsstabilisierer		
Carbamazepin	Nein	Ja, bei Versagen von Lithium oder Kontraindikationen gegen Lithium
Lamotrigin	Nein	Ja, bei überwiegend depressiven Episoden
Lithium	Ja	Ja
Valproinsäure – retardierte Form	Ja, nur wenige Generika	Ja, nur wenige Generika
Atypische Antipsychotika		
Aripiprazol	Ja, mäßige bis schwere manische Episoden	Ja[a], bei überwiegend manischen Episoden
Olanzapin	Ja, mäßige bis schwere manische Episoden	Ja[a], nur manische Episoden
Quetiapin	Ja, mäßige bis schwere manische Episoden und schwere depressive Episoden bei bipolarer Störung	Ja[a], manische und depressive Episoden
Risperidon	Ja, mäßige bis schwere manische Episoden	Nein
Ziprasidon	Ja, leichte bis mäßig schwere manische und gemischte Episoden	Nein

[a] Nur wenn das Atypikum in der Akutbehandlung wirksam war (die rezidivprophylaktische Wirksamkeit wurde nur bei Patienten untersucht, die in der Indexepisode auf die Substanz angesprochen haben).

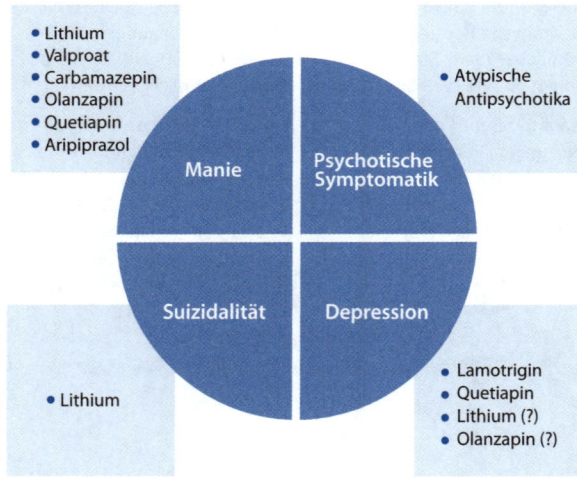

◻ Abb. 21.7 Wirkungsschwerpunkte stimmungsstabilisierender Medikamente. (Mod. nach Greil u. Stralendorff 2011)

den, um zu überprüfen, ob die bestehende Medikation im therapeutischen Bereich liegt. Gegebenenfalls kann dann durch eine Optimierung der prophylaktischen Therapie bereits eine Besserung der depressiven Symptomatik erzielt werden.

Besonderer Beachtung in der Therapie bipolarer Depressionen bedarf die Möglichkeit eines behandlungsinduzierten Umschwungs in eine manische oder hypomanische Episode. Vor diesem Hintergrund wird der Einsatz von Antidepressiva bei der akuten depressiven Episode

im Rahmen einer bipolaren affektiven Störung kontrovers diskutiert.

Bei einer **leichten depressiven Episode** wird daher empfohlen, diese zunächst mit Verhaltenstherapie und/ oder einem Stimmungsstabilisierer (Lithium) bzw. einem atypischen Antipsychotikum (Quetiapin, allerdings »off-label« bei leichter depressiver Episode) zu behandeln.

Bei **mittelgradigen und schweren depressiven** Episoden ist aber häufig die Gabe eines Antidepressivums notwendig. Bevorzugt sollten dann SSRI oder Bupropion zum Einsatz kommen, da unter diesen das Risiko, eine Manie zu induzieren, geringer sein soll als unter TZA oder Venlafaxin. Die längerfristige Gabe eines Antidepressivums sollte aber nur unter dem Schutz eines Stimmungsstabilisierers oder eines atypischen Antipsychotikums erfolgen.

Bei Patienten mit »**rapid cycling**« sollten Antidepressiva, auch die neueren SSRI, vermieden werden, da diese mit einer Induktion oder Verschlechterung eines »rapid cycling« verbunden sein können. Hier steht eine Therapie mit Stimmungsstabilisierern im Vordergrund.

Durch die Zulassung von Quetiapin (300 mg/Tag) zur Monotherapie bei schweren depressiven Episoden im Rahmen bipolarer Störungen steht mit diesem atypischen Antipsychotikum eine weitere Behandlungsoption der bipolaren Depression zur Verfügung.

Bei schweren bipolaren Depressionen kann auch ein Versuch mit Lamotrigin gestartet werden (»off-label«). Lamotrigin hat sich den Ergebnissen einer Metaanalyse

21

◘ Tab. 21.6 Empfohlene Tagesdosis der atypischen Antipsychotika zur Behandlung der akuten Manie. Guidelines der World Federation of Societies of Biological Psychiatry. (Nach Benkert u. Hippius 2011)

Präparat	Empfohlene Tagesdosis [mg]
Aripiprazol (z. B. Abilify®)	15–30
Olanzapin (z. B. Zyprexa®)	10–20
Quetiapin (z. B. Seroquel®)	400–800
Risperidon (z. B. Risperdal®)	2–6
Ziprasidon (z. B. Zeldox®)	80–160

> **Tipp**
>
> Auf typische (konventionelle) Antipsychotika sollte möglichst verzichtet werden, auch weil Patienten mit affektiven Störungen ein höheres Risiko für extrapyramidal-motorische Störungen aufweisen als Patienten mit schizophrenen Störungen und weil konventionelle Antipsychotika mit einem höheren Risiko für ein sog. Umkippen in eine Depression behaftet sind.

zufolge (Geddes et al. 2009) in der Akuttherapie erst bei schweren bipolaren Depressionen als eindeutig wirksam erwiesen.

▪▪ Akuttherapie einer manischen Episode

Die Akuttherapie der Manie gestaltet sich wegen oft fehlender Krankheitseinsicht schwierig. Eine unzureichende Mitarbeit ist häufig Grund für ein Nichtansprechen der Therapie.

> ❯ **Wichtig in der akuten Phase ist auch eine weitgehende Reizabschirmung des Patienten, um eine sprachliche und motorische Erregung nicht zu fördern.**

Zur Akuttherapie der Manie werden v. a. atypische Antipsychotika (Aripiprazol, Olanzapin, Quetiapin, Risperidon und Ziprasidon, ◘ Tab. 21.6), Lithium und retardierte Valproinsäure eingesetzt. Zu beachten ist, dass Lithium eine antimanische Wirklatenz und eine fehlende Sedierung besitzt, sodass anfänglich häufig eine vorübergehende zusätzliche Therapie mit Benzodiazepinen oder mit Antipsychotika notwendig wird.

Im Vergleich zu Lithium haben atypische Antipsychotika die Vorteile einer besseren Handhabbarkeit, eines schnelleren Wirkungseintritts und einer im Allgemeinen besseren Verträglichkeit. Auch Valproinsäure hat gegenüber Lithium den Vorteil eines schnelleren Wirkungseintritts und kann rascher aufdosiert werden. Carbamazepin ist zwar auch wirksam in der Akuttherapie der Manie, ist aber aufgrund eines hohen Interaktionspotenzials (CYP3A4-Induktor) nicht Mittel der Wahl.

Bei **gereizter Manie** sollten atypische Antipsychotika bevorzugt werden. Eine Alternative kann retardierte Valproinsäure sein. Lithium wirkt hier nicht so gut.

Bei **schweren manischen Syndromen**, besonders mit **psychotischen** Symptomen, muss häufig auf eine medikamentöse Kombinationstherapie zurückgegriffen werden. Am besten evaluiert ist die Kombination eines atypischen Antipsychotikums zusammen mit Valproinsäure oder Lithium.

▪▪ Akuttherapie einer gemischten Episode

Daten sprechen für eine Wirksamkeit von atypischen Antipsychotika bei der Akuttherapie einer gemischten Episode, wobei bisher nur Ziprasidon zur Akutbehandlung der gemischten Episode bis zu einem mäßigen Schweregrad bei bipolaren Störungen zugelassen ist. Zudem gibt es Hinweise für eine Wirksamkeit von Lamotrigin. Die Kombination eines atypischen Antipsychotikums und eines Antikonvulsivums scheint besonders wirksam zu sein. Antidepressiva sollten – wie beim »rapid cycling« – bei der Therapie gemischter Episoden vermieden werden.

▪▪ Phasenprophylaxe

Bipolare affektive Störungen gehen mit einer hohen Wiedererkrankungswahrscheinlichkeit einher, sodass nach einer Episode einer bipolaren affektiven Störung eine Erhaltungstherapie über mindestens 12 Monate erfolgen sollte. Schon nach der ersten manischen Episode muss eine langfristige Rezidivprophylaxe erwogen werden. Nach einer zweiten Episode ist die langfristige Rezidivprophylaxe oft unumgänglich.

Neben Lithium sind einige Antikonvulsiva wie Carbamazepin, Lamotrigin und retardierte Valproinsäure zur Phasenprophylaxe bei bipolaren Störungen zugelassen (▶ Abschn. 10.3). Valproinsäure und Carbamazepin sind besonders bei vorwiegend manischen Phasen indiziert, Lamotrigin ist zur Prophylaxe depressiver Episoden im Rahmen bipolarer Störungen wirksam und zugelassen.

Valproinsäure sollte gegenüber Lithium vorgezogen werden bei:
- Häufigeren Vorphasen
- Gereizten Manien oder Mischzuständen

Lithium ist dagegen zu bevorzugen bei:
- Wenigen Vorphasen

- Vorwiegend euphorischen Manien in der Anamnese
- Suizidalität (ein Vorteil von Lithium ist ein nachgewiesener antisuizidaler Effekt)

Carbamazepin ist zugelassen zur Phasenprophylaxe, wenn Lithium nicht oder nicht ausreichend wirksam ist oder wenn Kontraindikationen gegen Lithium bestehen.

Auch wegen der besseren Handhabbarkeit und der im Allgemeinen besseren Verträglichkeit werden vermehrt atypische Antipsychotika wie Olanzapin, Quetiapin und Aripiprazol als stimmungsstabilisierende Medikamente eingesetzt. Olanzapin, Quetiapin und Aripiprazol sind zur Prophylaxe bei vorwiegend manischen Episoden zugelassen, wenn Patienten schon in der Akuttherapie der Manie auf das Präparat angesprochen haben. Quetiapin ist auch zur Prophylaxe depressiver Episoden bei bipolarer Störung zugelassen.

> **Lithium, Carbamazepin, Lamotrigin und Valproinsäure sind teratogen. Patientinnen sollten hierüber aufgeklärt werden. Gegebenenfalls muss vor Behandlungsbeginn ein Schwangerschaftstest durchgeführt werden.**

Tipp

Bei der Behandlung mit Stimmungsstabilisierern sind einige Routinelaboruntersuchungen regelmäßig einzuhalten (Blutbild, Elektrolyte, Leberenzyme). Bei Carbamazepin, Lithium und Valproinsäure sind regelmäßige Bestimmungen der Plasmakonzentration notwendig.

21.8.3 Weitere Therapieverfahren

Lichttherapie, Wachtherapie, körperliches Training und Elektrokrampftherapie sind weitere Therapieverfahren, die bei der Behandlung affektiver Störungen zum Einsatz kommen (▶ Kap. 15).

Lichttherapie hat sich insbesondere bei der saisonal abhängigen depressiven Störung als hilfreiches ergänzendes Verfahren erwiesen.

Wachtherapie (Schlafentzug) stellt eine sinnvolle Ergänzung bei der Behandlung depressiver Episoden dar, insbesondere wenn eine schnelle, allerdings häufig nur kurz anhaltende Besserung therapeutisch erwünscht ist. Vor allem Patienten mit deutlichen Tagesschwankungen der Stimmung mit Morgentief können von der Wachtherapie profitieren. Zu berücksichtigen ist, dass die Wachtherapie bei depressiven Episoden im Rahmen bipolarer affektiver Störungen das Switchrisiko in eine Hypomanie/Manie begünstigen kann.

Körperliches Training dient als unspezifisches Therapieverfahren generell der Steigerung des Wohlbefindens und kann so unterstützend helfen, depressive Symptome zu lindern.

Elektrokrampftherapie kommt überwiegend bei therapieresistenten, schweren unipolaren Depressionen und wahnhaften Depressionen oder depressivem Stupor in Betracht.

Weitere **Stimulationstherapien**, die aktuell in der Forschung als potenzielle Behandlungsoptionen therapieresistenter Depressionen untersucht werden, sind die transkranielle Magnetstimulation (TMS), die Magnetkrampftherapie (MKT), die Vagusnervstimulation (VNS) und die tiefe Hirnstimulation (THS). Diese Verfahren werden derzeit nur in Einzelfällen außerhalb wissenschaftlicher Studien durchgeführt.

Tipp

- Deutsche Gesellschaft für Bipolare Störungen e.V.: http://www.dgbs.de
- Deutsches Bündnis gegen Depression e.V.: http://www.buendnis-depression.de
- Kompetenznetz Depression mit zahlreichen Informationen aus Praxis, Forschung und Klinik für Ärzte und Patienten: http://www.kompetenznetz-depression.de
- Leitlinien der Depressionsbehandlung mit Entscheidungshilfen in migrantenrelevanten Sprachen für Betroffene: http://www.depression-leitlinie.de
- S3-Leitlinie/Nationale VersorgungsLeitlinie Unipolare Depression: http://www.awmf.org/uploads/tx_szleitlinien/nvl-005l_S3_Unipolare_Depression_2011-08.pdf (Zugegriffen: 06.09.2011)

? Übungsfragen

1. Wie hoch ist die Lebenszeitprävalenz einer unipolaren depressiven Störung?
2. Nennen Sie die Haupt- und Zusatzsymptome einer depressiven Episode gemäß ICD-10.
3. Wonach erfolgt die Schweregradeinteilung depressiver Episoden?
4. Welches sind Kriterien eines somatischen Syndroms?
5. Nennen Sie häufige Themen eines depressiven Wahns.
6. Wie hoch ist die Rezidivwahrscheinlichkeit nach einer ersten depressiven Episode?
7. Nennen Sie Risikofaktoren für ein Rezidiv einer depressiven Episode.
8. Beschreiben Sie das klinische Bild einer manischen Episode.

21

9. Welche anhaltenden affektiven Störungen werden in der ICD-10 unterschieden?

10. Was ist mit dem Begriff der »double depression« gemeint?

11. Grenzen Sie die bipolare Störung Typ I von der bipolaren Störung Typ II ab.

12. Wie ist ein »rapid cycling« definiert?

13. Fallbeispiel: In der Notaufnahme einer Klinik für Psychiatrie und Psychotherapie stellt sich eine 53-jährige Hausfrau in Begleitung ihres Ehemannes vor. Der Ehemann erzählt, dass seine Ehefrau seit 3 Wochen nachts immer wieder aufwache und dann nicht mehr einschlafen könne und sie in der letzten Nacht geäußert habe, dass sie überlege, sich vor einen Zug zu werfen. Die Patientin selbst gibt dazu an, dass sie die Schlafstörungen einfach nicht mehr aushalte. Die Hausarbeit schaffe sie nicht mehr, sie könne sich zu nichts mehr aufraffen und fühle sich nutzlos. Ihr würde nichts mehr Spaß machen, auch ihrem Hobby, dem Singen im Kirchenchor, würde sie nicht mehr nachgehen. Sie könne sich nicht mehr freuen und auch nicht mehr weinen. Zudem könne sie sich in letzter Zeit nur sehr schlecht konzentrieren. Weiter erfahren Sie, dass der Appetit der Patientin in letzter Zeit deutlich reduziert war und sie stark an Gewicht verloren habe. Die psychiatrische Vorgeschichte sei leer, ebenso wie die Sucht- und Medikamentenanamnese.

    a) Welche Verdachtsdiagnose stellen Sie?
    b) Welche Diagnostik veranlassen Sie?
    c) Welche therapeutischen Maßnahmen leiten Sie ein, wenn Ihre Verdachtsdiagnose zutreffend ist?

14. Welche psychotherapeutischen Verfahren haben sich bei der Behandlung von Depressionen besonders bewährt?

15. Über welchen Zeitraum sollte eine medikamentöse Erhaltungstherapie nach dem ersten Auftreten einer depressiven Episode wenigstens durchgeführt werden?

16. Schildern Sie mögliche medikamentöse Behandlungsoptionen einer akuten Manie.

17. Welche Substanzen eignen sich für die Rezidivprophylaxe einer bipolaren affektiven Störung mit hauptsächlich euphorischen manischen Phasen?

Beck AT, Rush AJ, Shaw BF (2001) Kognitive Therapie der Depression. Beltz, Weinheim

Benkert O, Hippius H (2011) Kompendium der psychiatrischen Pharmakotherapie. Springer, Berlin Heidelberg

Bostwick JM, Pankratz VS (2000) Affective disorders and suicide risk: a reexamination. Am J Psychiatry 157: 1925–1932

Deutsche Gesellschaft für Psychiatrie, Psychotherapie und Nervenheilkunde (DGPPN), Bundesärztekammer (BÄK), Kassenärztliche Bundesvereinigung (KBV), Arbeitsgemeinschaft der Wissenschaftlichen Medizinischen Fachgesellschaften e.V. (AWMF) (Hrsg) (2010) S3-Praxisleitlinien in Psychiatrie und Psychotherapie. Nationale Versorgungsleitlinie unipolare Depression. Springer, Berlin Heidelberg

Geddes JR, Calabrese JR, Goodwin GM (2009) Lamotrigine for treatment of bipolar depression: independent meta-analysis and meta-regression of individual patient data from five randomized trials. Br J Psychiatry 194: 4–9

Greil W, Stralendorff I von (2011) Bipolare Störungen (ICD-10 F3). Medikamentöse Therapie. In: Vorderholzer U, Hohagen F (Hrsg) Therapie psychischer Erkrankungen. State of the Art 2010/2011. Urban & Fischer, München, S 206–218

Härter M, Bermejo I, Niebling W (2007) Praxismanual Depression – Diagnostik und Therapie erfolgreich umsetzen. Deutscher Ärzte-Verlag, Köln

Hamilton M (2005) Hamilton-Depressions-Skala. In: Collegium Internationale Psychiatriae Scalarum (Hrsg) Internationale Skalen für Psychiatrie. Hogrefe Testzentrale, Göttingen

Hautzinger M, Meyer TD (2010) Bipolar affektive Störungen. Hogrefe, Göttingen

Hautzinger M, Keller F, Kühner C (2009) BDI-II. Beck-Depressions-Inventar. Revision. 2. Aufl. Pearson Assessment, Frankfurt

Jacobi F, Wittchen HU, Holting C, Höfler M, Pfister H, Müller N, Lieb R (2004) Prevalence, comorbidity and correlates of mental disorders in the general population: results from the German Health Interview and Examination Survey (GHS). Psychol Med 34: 597–611

Krüger S, Bräuning P, Shugar G (1998) Manie-Selbstbeurteilungsskala (MSS). Hogrefe Testzentrale, Göttingen

Kupfer DJ (1991) Long-term treatment of depression. J Clin Psychiatry 52 Suppl: 28–34

Lewinsohn PM (1974) A behavioral approach to depression. In: Friedmann RJ, Katz MM (Eds) Psychology of Depression. Contemporary Theory and Research. John Wiley & Sons, Oxford/England, pp 157–178

Löwe B, Spitzer RL, Zipfel S, Herzog W (2002) Gesundheitsfragebogen für Patienten (PHQ-D). Komplettversion und Kurzform. Testmappe mit Manual, Fragebogen, Schablonen. 2. Aufl. Pfizer, Karlsruhe

McCullough JP (2007) Behandlung von Depressionen mit dem Cognitive Behavioral Analysis System of Psychotherapy – CBASP. CIP-Medien, München

Schramm E (2010) Interpersonelle Psychotherapie. Mit dem Original-Therapiemanual von Klerman, Weissman, Rounsaville und Chevron. Schattauer, Stuttgart

Weiterführende Literatur

Assion H-J, Vollmoeller W (2006) Handbuch Bipolare Störungen. Grundlagen – Diagnostik – Therapie. Kohlhammer, Stuttgart

Bech P (2005) Bech Rafaelson Manie-Skala (BRMAS). In: Collegium Internationale Psychiatriae Scalarum (Hrsg) Internationale Skalen für Psychiatrie. Hogrefe Testzentrale, Göttingen

Angststörungen (F40, F41)

P. Zwanzger, F. Schneider

»Kurzinfo«

- Zu den Angststörungen zählen:
  - **Agoraphobie:** Angst vor Situationen oder Orten, in bzw. an denen eine Flucht schwierig oder Hilfe nicht erreichbar wäre
  - **Soziale Phobie:** Angst vor bestimmten sozialen Situationen, in denen Betroffene prüfender Beobachtung und Bewertung durch andere Personen ausgesetzt sind (Leistungs- und Interaktionssituationen, in relativ kleinen Gruppen)
  - **Spezifische (isolierte) Phobie:** die Angst ist auf ein spezifisches Objekt oder eine einzelne umschriebene Situation beschränkt
  - **Panikstörung:** wiederkehrende paroxysmal auftretende Angstanfälle mit ausgeprägter körperlicher Begleitsymptomatik; häufig mit Agoraphobie verbunden
  - **Generalisierte Angststörung (GAS):** ständige Sorgen und anhaltende, »frei flottierende« Ängste, häufig begleitet von verschiedenen unspezifischen körperlichen Beschwerden wie Verspannungen und Muskelschmerzen, Nervosität, Schwitzen u. a.
- Angststörungen gehören mit einer Lebenszeitprävalenz von insgesamt ca. 15–20 % und einer Punktprävalenz von ca. 7 % zu den **häufigsten** psychischen Erkrankungen
- Es besteht eine **multifaktorielle** Ätiologie, die am ehesten im Sinne eines **Vulnerabilitäts-Stress-Modells** verstanden werden kann
- **Hohe Komorbidität der Angststörungen untereinander,** aber auch mit depressiven Störungen, Suchterkrankungen und Persönlichkeitsstörungen
- Unbehandelt nehmen Angststörungen einen überwiegend **chronischen Verlauf**
- Angststörungen gehen oft mit ausgeprägter **körperlicher Symptomatik** einher, wichtig ist der Ausschluss eines organischen Grundleidens
- Methode der Wahl bei der Psychotherapie von Angststörungen ist die **kognitive Verhaltenstherapie**
- Zur medikamentösen Therapie kommen in erster Linie **Antidepressiva** oder **Antikonvulsiva** (v. a. SSRI, SSNRI, Pregabalin) zum Einsatz
- Häufig ist eine **Kombination** aus Psychotherapie und Psychopharmakotherapie indiziert

22.1 Definition

Angst stellt zunächst einmal ein sinnvolles und überlebenswichtiges normalpsychologisches Phänomen dar. Zu viel oder zu wenig davon oder Angst ohne adäquaten Grund kann jedoch mit erheblichen psychosozialen Beeinträchtigungen und deutlich verminderter Lebensqualität einhergehen.

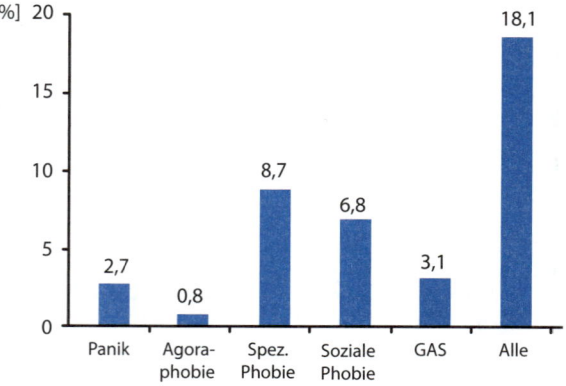

■ **Abb. 22.1** 12-Monatsprävalenz der einzelnen Angststörungen. (Mod. nach Kessler et al. 2005)

Angststörungen – Sie umfassen eine Gruppe von Erkrankungen, bei denen erhebliche Angst im Vordergrund steht, die ohne erkennbaren, nachvollziehbaren Grund oder infolge inadäquater Reize auftritt; diese Angst ist unverhältnismäßig und beeinträchtigt gewöhnliche soziale Aktivitäten.

Der deutsche Psychiater und Neurologe C. Westphal (1833–1890) gab erstmals 1871/72 eine Beschreibung der Agoraphobie als intensive Angst vor öffentlichen Plätzen, die in vielem bis heute noch aktuell ist.

S. Freud (1856–1939) führte den Begriff der Angstneurose ein, worunter er intensive, frei flottierende, nicht durch bestimmte Situationen oder Objekte ausgelöste Ängste fasste. Davon grenzte er die Phobien oder sog. Angsthysterien mit typischem Objekt- oder Situationsbezug ab.

Auch die modernen Klassifikationssysteme unterscheiden grob zwischen phobischen Störungen (ICD-10: F40) und anderen Angststörungen (ICD-10: F41), bei denen sich die Angst nicht auf bestimmte umschriebene Objekte oder Situationen bezieht.

22.2 Epidemiologie

Angststörungen gehören in ihrer Gesamtheit zu den **häufigsten psychischen Erkrankungen.** Die Lebenszeitprävalenz beträgt weltweit durchschnittlich etwa 15–20 %. Die Punktprävalenz für Angststörungen liegt bei ungefähr 7 %. Frauen sind im Vergleich zu Männern etwa doppelt so häufig von einer Angststörung betroffen. Unter den Angststörungen sind die spezifischen Phobien am häufigsten (■ Abb. 22.1), wobei diese im klinischen Alltag im Allgemeinen keine so große Rolle spielen, da Betroffene meist gut in der Lage sind, diese durch entsprechende Vermeidungsstrategien zu kontrollieren.

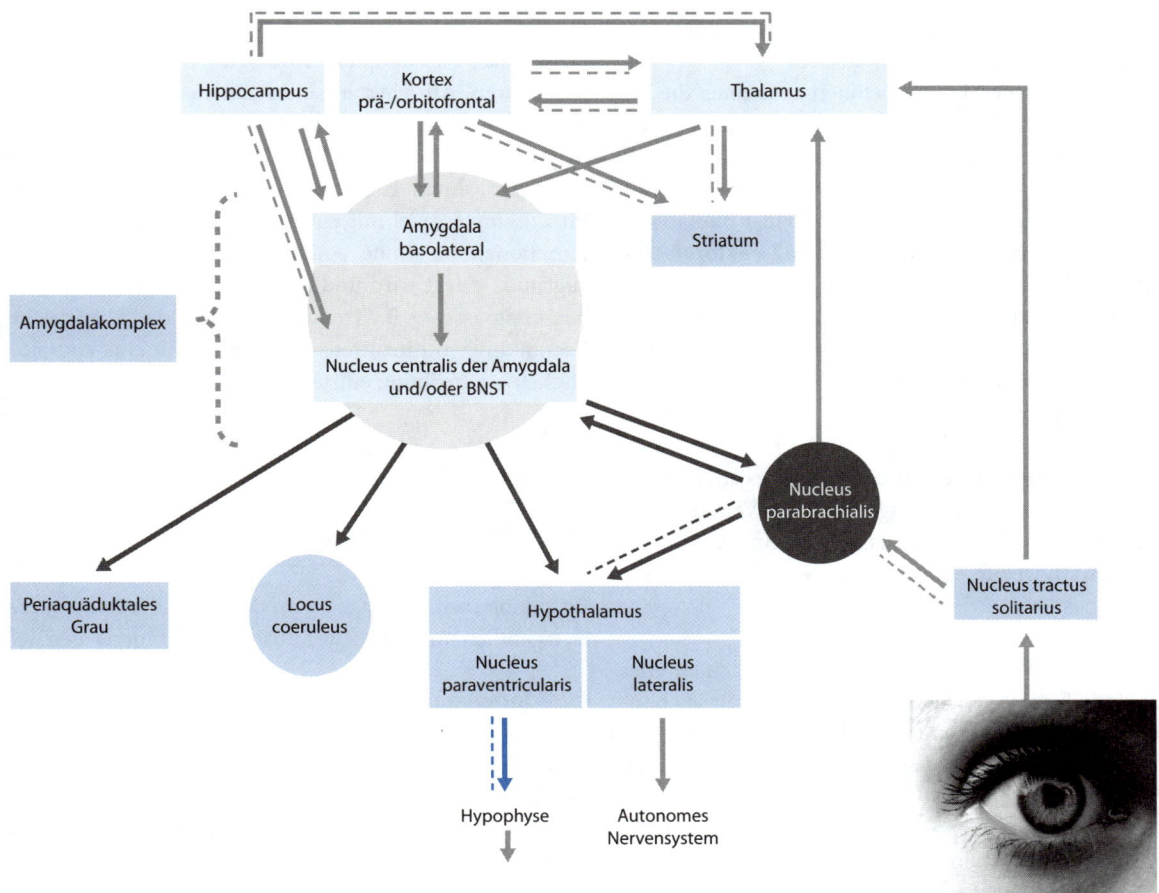

Abb. 22.2 Angstnetzwerk (*BNST* = Bed nucleus der Stria terminalis). (Mod. nach Gorman et al. 2000 sowie Davis u. Whalen 2001)

22.3 Ätiologie

Es wird eine **multifaktorielle** Genese der Angststörungen angenommen, bei der genetische, neurobiologische und psychosoziale Faktoren einen Einfluss ausüben und miteinander interagieren.

Zu den wichtigsten neurobiologischen Aspekten gehören in diesem Zusammenhang:
- Genetische Prädisposition
- Dysfunktion furchtrelevanter neuronaler Netzwerke
- Störung des Neurotransmittergleichgewichts

Im Sinne einer erhöhten Vulnerabilität für Angstanfälligkeit wird u. a. eine **genetische Prädisposition** diskutiert. Für die Panikstörung ergeben Zwillingsstudien 2- bis 3-fach höhere Konkordanzraten bei eineiigen im Vergleich zu zweieiigen Zwillingen. Erstgradangehörige von Patienten mit einer Panikstörung haben zudem ein 2- bis 3-fach höheres Risiko, ebenfalls eine Angststörung zu entwickeln. Der genetische Anteil an der Entstehung von Angststörungen scheint für die Agoraphobie und die spezifische Spritzenphobie mit bis zu 70 % am höchsten zu

sein, gefolgt von der Panikstörung (genetischer Anteil von etwa 40 bis 50 %) und der generalisierten Angststörung (genetischer Anteil von ca. 30 %) (Deckert u. Domschke 2003).

Moderne bildgebende Verfahren wie z. B. die funktionelle Magnetresonanztomographie oder die Positronenemissionstomografie tragen zunehmend zum besseren Verständnis der neurobiologischen Grundlagen von Angsterkrankungen bei. So wird bei Angsterkrankungen eine Dysregulation oder **Überempfindlichkeit des sog. Angstnetzwerkes** postuliert (◘ Abb. 22.2). Dabei handelt es sich um eine Reihe von verschalteten Hirnstrukturen, die bei der Regulation von Angst und Panik eine wichtige Rolle spielen. Eine zentrale Stellung innerhalb dieses Angstnetzwerkes nimmt die Amygdala ein. Neuere Studien weisen darauf hin, dass Angsterkrankungen möglicherweise Folge einer reduzierten Hemmung der Amygdala durch den präfrontalen Kortex sein könnten (Domschke et al. 2006). Die Dysregulation des Angstnetzwerkes steht möglicherweise in Verbindung mit einer Störung bzw. einem **Ungleichgewicht des Neurotransmitterhaushaltes**, insbesondere des Serotoninsystems, des noradrenergen und adenosinergen Systems und des γ-Amino-Buttersäure(GABA)-Systems.

Lerntheoretische Modelle betonen zum einen die Bedeutung des **Modelllernens** (Ängste der Eltern/Bezugspersonen), zum anderen von Konditionierungsprozessen. Ein klassisch lerntheoretisches Modell, das zur Erklärung von Entstehung und Aufrechterhaltung einer phobischen Angststörung entwickelt wurde, ist das **2-Faktoren-Modell** von O. H. Mowrer (1907–1982):

- 1. Faktor **klassische Konditionierung**: Ein vorher neutraler Stimulus wird durch raumzeitliche Kopplung mit einer angstauslösenden Situation zu einem konditionierten Stimulus, der für sich allein die Angst auslöst (konditionierte Angstreaktion)
- 2. Faktor **operante Konditionierung**: Negative Verstärkung durch Vermeidungsverhalten (Vermeidung des konditionierten Stimulus bewirkt eine Angstreduktion) führt zur Aufrechterhaltung der Angststörung

Nach der sog. »**Preparedness**«-Theorie erscheinen aber nicht alle Reize mit gleicher Wahrscheinlichkeit als phobische Objekte, da bestimmte Reiz-Reaktions-Verbindungen leichter gelernt werden als andere, weil sie biologisch »vorbereitet« sind.

Neben der exterozeptiven Konditionierung, bei der eine bestimmte Situation oder ein bestimmtes Objekt mit Angst gekoppelt wird, gibt es auch eine **interozeptive Konditionierung**, bei der körperliche Sensationen wie ein schneller Puls zu konditionierten Reizen für z.B. Panikattacken werden.

Kognitive Modelle unterstreichen die Relevanz **kognitiver Bewertungsprozesse**. Demzufolge sind dysfunktionale Wahrnehmungs- und Bewertungsmuster sowie Fehlinterpretationen eigener Körperempfindungen (Beispiel: verstärkt spürbarer Herzschlag wird als Zeichen eines drohenden Herzinfarkts gedeutet) und die Unterschätzung eigener Handlungsmöglichkeiten in vermeintlich gefährlichen Situationen in bedeutsamer Weise an der Entstehung von Angststörungen beteiligt.

Es gibt viele unterschiedliche **psychodynamische Modellvorstellungen** zur Erklärung von Angststörungen. Phobien werden beispielsweise erklärt als Verschiebung eines nicht ausweichbaren, unbewussten inneren Konfliktes in eine ausweichbare äußere Bedrohung (**Konfliktmodell**). Dabei hat das phobische Objekt in der Regel Symbolcharakter. Dem **Strukturschwächemodell** liegt die Annahme zugrunde, dass es beispielsweise aufgrund einer frühkindlichen traumatischen Erfahrung bzw. ungünstiger Entwicklungsbedingungen zu einer massiven Schwäche der Ich-Struktur gekommen ist und damit einhergehend zu einer geringen Frustrationstoleranz, sodass starke Angst schon bei minimalen Belastungen auftreten kann.

Keines der hier vorgestellten Modelle reicht für sich alleine aus, die komplexe Ätiologie einer Angststörung zu erklären. Am ehesten sind Angststörungen im Sinne eines **Vulnerabilitäts-Stress-Modells** zu verstehen, nach dem eine ererbte (genetische Komponente) oder erworbene (z. B. durch Fehlkonditionierungen) Vulnerabilität im Zusammenspiel mit einer Störung neurobiologischer Funktionen im Sinne einer erhöhten Angstanfälligkeit zugrunde gelegt wird und Stressoren wie belastende Lebensereignisse (z. B. Trennungssituationen, körperliche Erkrankungen) hinzutreten müssen, damit eine pathologische Angstreaktion entsteht.

22.4 Klinik

22.4.1 Phobische Störungen

Bei phobischen Störungen wird die Angst durch definierte, eigentlich ungefährliche Situationen hervorgerufen.

▪ Agoraphobie

Die Agoraphobie beschreibt eine Angst vor Situationen oder Orten, in bzw. an denen eine Flucht schwierig oder peinlich oder Hilfe nicht erreichbar wäre. Häufig findet sich eine Panikstörung bei gegenwärtigen oder zurückliegenden Episoden.

Diagnostische Leitlinien (ICD-10): F40.0 Agoraphobie

- Massive und andauernde Furcht vor oder Vermeidung von mindestens 2 der folgenden Situationen:
  - Menschenmengen
  - Öffentliche Plätze
  - Allein reisen
  - Reisen mit weiter Entfernung von zu Hause
- In den gefürchteten Situationen müssen mindestens 2 der folgenden Angstsymptome (davon mindestens 1 vegetatives Symptom) wenigstens zu einem Zeitpunkt gemeinsam aufgetreten sein:
  - Vegetative Symptome: Palpitationen, Herzklopfen oder erhöhte Herzfrequenz, Schweißausbrüche, Tremor, Mundtrockenheit
  - Symptome, die Thorax und Abdomen betreffen: Atembeschwerden, Beklemmungsgefühl, Thoraxschmerzen oder -missempfindungen, Übelkeit oder abdominelle Missempfindungen

▼

22

- Psychische Symptome: Schwindel, Gefühl von Unsicherheit, Schwäche oder Benommenheit, Derealisations- oder Depersonalisationserleben, Angst vor Kontrollverlust oder davor, »verrückt zu werden«, Angst zu sterben
- Allgemeine Symptome: Hitzewallungen oder Kälteschauer, Gefühllosigkeit oder Kribbelgefühle

- Deutliche emotionale Belastung durch das Vermeidungsverhalten oder die Angstsymptome; Betroffene haben die Einsicht, dass die Angst übertrieben oder unvernünftig ist
- Die Symptome beschränken sich auf die gefürchteten Situationen oder Gedanken an sie
- Die Symptome dürfen nicht durch andere psychische Erkrankungen bedingt sein

Zudem kann das Vorliegen oder Fehlen einer Panikstörung in der Mehrzahl der agoraphobischen Situationen kodiert werden:

- F40.00: Agoraphobie ohne Panikstörung
- F40.01: Agoraphobie mit Panikstörung

> **Tipp**
>
> Zwischen ICD-10 und DSM-IV-TR besteht bei gleichzeitigem Vorliegen von Agoraphobie und Panikstörung ein Unterschied in der Gewichtung der beiden Störungen. In der ICD-10 ist die Agoraphobie der Panikstörung »übergeordnet« (»Agoraphobie mit Panikstörung«), im DSM-IV-TR ist dies umgekehrt (»Panikstörung mit oder ohne Agoraphobie«).

■ **Soziale Phobie**

Bei der sozialen Phobie ist die Angst auf bestimmte soziale Situationen begrenzt, in denen der Betroffene der prüfenden Beobachtung durch andere Personen ausgesetzt ist. Sie ist häufig mit einem niedrigen Selbstwertgefühl und der Furcht vor Kritik oder Peinlichkeit verbunden.

Die Angstsymptome bei der sozialen Phobie können ein so starkes Ausmaß annehmen wie bei einer Panikattacke. Generell werden 2 Formen der sozialen Phobie unterschieden:

1. **Isolierte soziale Phobie**: Die Angst bezieht sich auf eine einzelne soziale Situation
2. **Generalisierte soziale Phobie**: Die Angst betrifft eine Vielzahl sozialer Interaktionen

Diagnostische Leitlinien (ICD-10): F40.1 Soziale Phobie

- Starke Angst davor, im Fokus der Aufmerksamkeit zu stehen oder sich peinlich zu verhalten oder Vermeiden solcher Situationen
- Die Angstsymptome treten in sozialen Situationen auf wie Essen oder Sprechen in der Öffentlichkeit, Teilnahme an kleinen Gruppen
- Es müssen in den gefürchteten Situationen mindestens 2 der bei F40.0 aufgelisteten Angstsymptome wenigstens zu einem Zeitpunkt gemeinsam aufgetreten sein sowie zusätzlich mindestens 1 der folgenden Symptome:
  - Erröten oder Zittern
  - Angst zu erbrechen
  - Miktions- oder Defäkationsdrang bzw. Angst davor
- Starke emotionale Belastung durch die Angstsymptomatik oder das Vermeidungsverhalten; Betroffene haben die Einsicht, dass die Angst übertrieben oder unvernünftig ist
- Die Symptome beschränken sich auf die gefürchteten Situationen oder Gedanken an sie
- Die Symptome dürfen nicht durch andere psychische Erkrankungen bedingt sein

■ **Spezifische (isolierte) Phobie**

Die Ängste sind auf ein ganz bestimmtes Objekt oder eine umschriebene Situationen beschränkt. Häufige phobische Objekte oder Situationen sind:

- Tiere (Zoophobie) wie Spinnen, Schlangen, Mäuse, Hunde, Insekten
- Große Höhen (Akrophobie)
- Flugreisen (Aviophobie)
- Aufenthalt in kleinen geschlossenen Räumen (Klaustrophobie)
- Blut-Spritzen-Verletzungsphobie
- Zahnarztphobie

Auch bei spezifischen Phobien können die Angstsymptome das Ausmaß wie bei einer Panikattacke erreichen.

> **Die Diagnose sollte nur gestellt werden, wenn die Angst ein erhebliches Leiden verursacht.**

Diagnostische Leitlinien (ICD-10): F40.2 Spezifische (isolierte) Phobie

- Starke Furcht vor einem bestimmten Objekt oder einer bestimmten, umschriebenen Situation (außer Agoraphobie oder soziale Phobie) oder Vermeidung solcher Objekte/Situationen
- Angstsymptome in den gefürchteten Situationen
- Starke emotionale Belastung durch die Angstsymptomatik oder das Vermeidungsverhalten; Betroffene haben die Einsicht, dass die Angst übertrieben oder unvernünftig ist
- Die Symptome beschränken sich auf die gefürchteten Situationen oder Gedanken an sie

22.4.2 Andere Angststörungen

Unter die anderen Angststörungen (ICD-10: F41.x) fasst die ICD-10 Manifestationsformen der Angst, die nicht auf bestimmte Objekte, Situationen oder Umgebungsbedingungen bezogen sind.

■ **Panikstörung (episodisch paroxysmale Angst)**

Bei der Panikstörung treten rezidivierende paroxysmale Panikattacken mit **vegetativer Begleitsymptomatik** auf. Die körperliche Symptomatik steht für den Betroffenen häufig im Vordergrund, sodass initial oft eine somatische Verursachung angenommen wird.

Anfänglich treten die Panikattacken noch unerwartet auf, mit der Zeit können sie zudem aber auch situationsgebunden oder -begünstigt auftreten.

Eine Panikattacke dauert meist 10–30 min, in seltenen Fällen aber auch länger.

Zwischen den Panikattacken liegen angstfreie Zeiträume, jedoch entwickelt sich häufig eine sog. **Erwartungsangst**, eine Angst vor der Angst (»Phobophobie«). Diese kann dazu führen, dass sich Betroffene sozial zurückziehen und eine Agoraphobie entwickeln. Zudem geht die Erwartungsangst mit einer erhöhten Angstbereitschaft und Sensibilisierung gegenüber körperlichen Sensationen einher, was weitere Panikattacken begünstigen kann.

Diagnostische Leitlinien (ICD-10): F41.0 Panikstörung

- Wiederholte Panikattacken, die nicht auf eine spezifische Situation oder ein bestimmtes Objekt bezogen sind und oft plötzlich und spontan auftreten

▼

- Charakteristika einer Panikattacke:
  - Einzelne Episode von intensiver Angst oder Unbehagen
  - Abrupter, völlig unvermittelter Beginn
  - Steigert sich crescendoartig innerhalb weniger Minuten zum Höhepunkt, die Dauer beträgt mindestens einige Minuten
  - Auftreten von mindestens 4 der folgenden Symptome, davon mindestens 1 vegetatives Symptom:
    - Vegetative Symptome: Palpitationen, Herzklopfen oder erhöhte Herzfrequenz, Schweißausbrüche, Tremor, Mundtrockenheit
    - Symptome, die Thorax und Abdomen betreffen: Atembeschwerden, Beklemmungsgefühl, Thoraxschmerzen oder -missempfindungen, Übelkeit oder abdominelle Missempfindungen
    - Psychische Symptome: Schwindel, Gefühl von Unsicherheit, Schwäche oder Benommenheit, Derealisations- oder Depersonalisationserleben, Angst vor Kontrollverlust oder davor, »verrückt zu werden«, Angst zu sterben, Ohnmachtsgefühle
    - Allgemeine Symptome: Hitzewallungen oder Kälteschauer, Gefühllosigkeit oder Kribbelgefühle
- Die Störung ist nicht auf eine andere körperliche oder psychische Erkrankung zurückzuführen

■ **Generalisierte Angststörung**

Charakteristisch für die generalisierte Angststörung ist eine **ständige** Sorge, die **unterschiedliche Inhalte** haben kann (z. B. Sorge um Finanzen, die Zukunft, die eigene Gesundheit oder die anderer).

❯ Grundsätzlich unterscheiden sich die Sorgen von Menschen mit einer generalisierten Angststörung inhaltlich nicht von denen gesunder Personen, allerdings werden diese Sorgen von den Betroffenen als unkontrollierbar erlebt. Zudem beschäftigen sie sich den Großteil des Tages mit ihren Sorgen.

Die Patienten befinden sich in einem andauernd ängstlich angespannten und hypervigilanten Zustand, einhergehend mit Muskelverspannungen, innerer Unruhe, Schlafstörungen und Konzentrationsschwierigkeiten.

Sie zeigen oft ein geringes Selbstvertrauen, mit Problemen und Schwierigkeiten zurechtzukommen. Häufig besteht zudem eine Fehleinschätzung bezüglich möglicher Gefahren oder Risiken, was zur Vermeidung ungewohnter Situationen und sozialer Kontakte führt und nicht dazu, sich mit Problemen auseinanderzusetzen.

> **Diagnostische Leitlinien (ICD-10): F41.1 Generalisierte Angststörung**
> — Mindestens 6 Monate mit vorherrschender Anspannung, Besorgnis und Befürchtungen in Bezug auf alltägliche Ereignisse
> — Mindestens 4 der folgenden Angstsymptome müssen vorliegen, davon mindestens ein vegetatives Symptom:
>   – Vegetative Symptome: Palpitationen, Herzklopfen oder erhöhte Herzfrequenz, Schweißausbrüche, Tremor, Mundtrockenheit
>   – Symptome, die Thorax und Abdomen betreffen: Atembeschwerden, Beklemmungsgefühl, Thoraxschmerzen oder -missempfindungen, Übelkeit oder abdominelle Missempfindungen
>   – Psychische Symptome: Schwindel, Gefühl von Unsicherheit, Schwäche oder Benommenheit, Derealisations- oder Depersonalisationserleben, Angst vor Kontrollverlust oder davor, »verrückt zu werden«, Angst zu sterben
>   – Allgemeine Symptome: Hitzewallungen oder Kälteschauer, Gefühllosigkeit oder Kribbelgefühle
>   – Symptome der Anspannung: Muskelverspannung, Schmerzen, Ruhelosigkeit und Unfähigkeit zum Entspannen, Gefühle von Aufgedrehtsein, Nervosität und psychischer Anspannung, Kloßgefühl im Hals oder Schluckbeschwerden
>   – Unspezifische Symptome: übertriebene Reaktionen auf kleine Überraschungen oder Erschrecktwerden, Konzentrationsstörungen, anhaltende Gereiztheit, Einschlafstörungen wegen Besorgnis
> — Die Störung ist nicht auf eine andere psychische oder organische Störung zurückzuführen oder substanzinduziert

22.5   Komorbidität

Es besteht eine hohe Komorbidität mit depressiven Störungen, substanzbezogenen Suchterkrankungen, Persönlichkeitsstörungen sowie der verschiedenen Angststörungen untereinander.

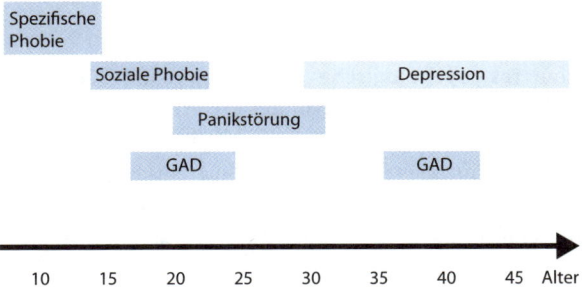

◻ **Abb. 22.3** Ersterkrankungsalter bei den einzelnen Angststörungen. (Mod. nach Perkonigg u. Wittchen 1995); *GAD* = generalisierte Angststörung

22.6   Verlauf und Prognose

Das typische Erstmanifestationsalter einer Angststörung hängt von der Art der Angststörung ab. So treten spezifische Phobien häufig bereits in der Kindheit auf, während sich die generalisierte Angststörung oft erst im mittleren Erwachsenenalter manifestiert (◻ Abb. 22.3).

Die Panikstörung verläuft besonders zu Beginn eher schubförmig, es wechseln sich Phasen intensiverer Symptomatik mit symptomfreien Intervallen ab.

Insgesamt nehmen Angststörungen unbehandelt einen oft **chronischen** Verlauf mit mitunter gravierenden psychosozialen Beeinträchtigungen, sie sind aber durch eine frühzeitige und zielgerichtete Therapie gut behandelbar.

22.7   Diagnostik und Differenzialdiagnosen

Neben einer gezielten Exploration von angstauslösenden Situationen, Kognitionen, (somatischen) Begleitsymptomen, Vermeidungsverhalten, resultierenden Beeinträchtigungen sowie der Sucht- und Medikamentenanamnese ist eine **sorgfältige somatische Diagnostik** unentbehrlich, um körperliche Manifestationen der Angst von einer organischen Erkrankung abgrenzen zu können. Die Diagnostik muss daher eine allgemein-körperliche und neurologische Untersuchung einschließlich EEG und EKG sowie eine laborchemische und bildgebende Diagnostik (cCT, cMRT) umfassen. Zu den obligat zu erhebenden Laborparametern gehören Blutbild, Elektrolyte, Blutzucker, Leber- und Schilddrüsenwerte. Je nach im Vordergrund stehender Symptomatik sollte zudem eine entsprechende fachärztliche Konsiliaruntersuchung (kardiologisch, gastroenterologisch usw.) veranlasst werden.

> **Wichtig ist der Ausschluss eines organischen Grundleidens, das die Symptomatik erklären könnte. Allerdings ist darauf zu achten, dass wiederholte, angstbegründete somatische**

Diagnostik hypochondrische Ängste verstärken kann.

Eine **testpsychologische Zusatzdiagnostik** kann eine sinnvolle Hilfestellung bei der Erhebung der Angstsymptomatik und der Schweregradeinschätzung bieten. Gebräuchliche Fragebögen sind beispielsweise das Beck-Angst-Inventar (BAI; Selbstbeurteilungsverfahren; Margraf u. Ehlers 2007) oder die Panik- und Agoraphobieskala (PAS; liegt als Selbst- oder Fremdbeurteilungsverfahren vor; Bandelow 1997).

Nützlich kann zudem das Führen von **Symptomtagebüchern** sein, um Zusammenhänge zwischen bestimmten Reizen und Angstsymptomen differenziert herausarbeiten und Therapiefortschritte veranschaulichen zu können.

Wichtige **somatische Differenzialdiagnosen**, die es zu berücksichtigen gilt, sind

- Kardiovaskuläre Erkrankungen (z. B. Herzrhythmusstörungen, koronare Herzerkrankung, Myokardinfarkt)
- Pulmonale Erkrankungen (z. B. Asthma, COPD, Lungenembolie, Pneumothorax)
- Zentralnervöse Erkrankungen (z. B. multiple Sklerose, zerebrale Anfallsleiden, M. Parkinson, Huntington-Chorea, M. Wilson)
- Schwindel, synkopale Ereignisse
- Endokrinologische Erkrankungen (z. B. Hypo-/Hyperthyreose, Phäochromozytom, M. Cushing, Hyperparathyreoidismus)
- Metabolische Erkrankungen (z. B. Hypoglykämie, Hypokaliämie)
- Elektrolytstörungen (z. B. Hypokaliämie, Hypokalziämie)
- Karzinoid

Zudem müssen andere psychische Erkrankungen (**psychiatrische Differenzialdiagnosen**) ausgeschlossen werden, wie:

- Depressive Störungen (gehen fast immer mit Ängsten einher)
- Erkrankungen aus dem schizophrenen Formenkreis (Ängste sind eher bizarr und beziehen sich auf Themen wie Verfolgung und Fremdbeeinflussung)
- Somatoforme Störungen (Ängste beziehen sich auf körperliche Erkrankungen oder Befürchtungen, an einem vermeintlichen Makel zu leiden)
- Anpassungs- und Belastungsstörungen (gehen mit ängstlicher Symptomatik einher)
- Demenzielle Erkrankungen

Angststörungen können auch **substanzinduziert** sein, beispielsweise durch Koffein, Nikotin, Schilddrüsenhormone, Appetitzügler, Natriumglutamat (»China-Restaurant-Syndrom«), Kortikosteroide, Bronchodilatatoren, Alkohol, Amphetamin, Halluzinogene oder durch Entzug von Alkohol, Benzodiazepinen oder Opiaten.

22.8 Therapie

Zur Therapie von Angststörungen sind zunächst psychotherapeutische Verfahren indiziert. Unter diesen hat sich v. a. die kognitive Verhaltenstherapie als wirksam und effektiv erwiesen. Je nach Schwere der Angststörung sowie psychiatrischer Komorbidität ist eine Kombinationsbehandlung aus Psycho- und Pharmakotherapie sinnvoll. Die medikamentöse Therapie erfolgt vorrangig mit den neueren Antidepressiva.

22.8.1 Psychotherapie

Psychotherapeutisches Standardverfahren zur Behandlung von Angststörungen ist die **kognitive Verhaltenstherapie** – je nach Art der Angststörung mit unterschiedlichem Schwerpunkt (◻ Tab. 22.1). Zu den wichtigsten Therapieelementen gehören:

- Psychoedukative Maßnahmen mit Vermittlung eines rationalen Störungskonzepts als Grundlage der Therapie
- Expositions-/Konfrontationstherapie
- Kognitive Verfahren

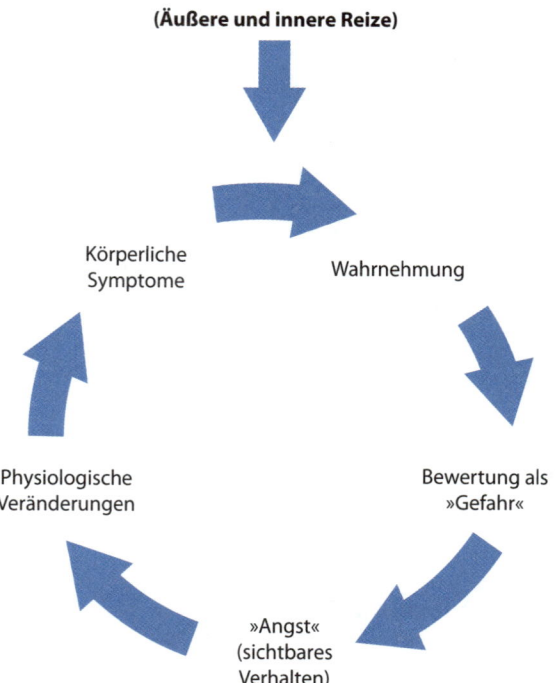

◻ **Abb. 22.4** Teufelskreismodell der Angst. Entwicklung von Panikattacken durch Aufschaukelung körperlicher Empfindungen und kognitiver Fehlinterpretationen. (Mod. nach Vriends u. Margraf 2008)

◨ Tab. 22.1 Kognitive Verhaltenstherapie bei Angststörungen

Angststörung	Vorrangige Therapieelemente
Panikstörung und Agoraphobie	— Vermittlung eines Störungskonzepts zur Erklärung von Angst und Panikattacken, z. B. Teufelskreismodell der Angst (◨ Abb. 22.4) — **Reaktionsexposition**: Der Patient wird angehalten, den Panikzustand mit den körperlichen Sensationen (interozeptive Exposition) gezielt herbeizuführen (= **paradoxe Intervention**) und zu beschreiben; dabei soll der Patient auf automatische Gedanken achten und beobachten, wie dadurch vegetative Reaktionen ausgelöst werden — **Kognitive Umstrukturierung** zur Veränderung der dysfunktionalen automatischen Gedanken bzw. der Fehlinterpretation körperlicher Empfindungen — Einüben von Kompetenzen zur Beeinflussung körperlicher Symptome (z. B. Entspannungsverfahren, Atemtechniken) — **In-vivo-Exposition mit Reaktionsmanagement** zur Therapie des agoraphobischen Vermeidungsverhaltens: Konfrontation mit den angstauslösenden Situationen zur Habituation an die Angst; hilfreich ist es, den Patienten im Vorfeld eine Angstkurve (◨ Abb. 22.5) zeichnen zu lassen, denn der Patient erwartet, dass die Angst in der angstauslösenden Situation immer weiter zunimmt; in der Therapie kann diese Erwartung dann überprüft und revidiert werden; wichtig dafür ist, dass der Patient so lange in der Angst auslösenden Situation bleibt, bis die Angst von alleine abnimmt (der Patient sollte die Angst dabei nicht unterdrücken oder sich nicht ablenken)
Soziale Phobie	— Vermittlung eines Störungsmodells — **Soziales Kompetenztraining**, Selbstsicherheitstraining — **Kognitive Umstrukturierung**: Identifikation und Modifikation dysfunktionaler Denkschemata wie »Alles-oder-Nichts-Denken«, Übergeneralisationen, selektive Abstraktionen (▶ Abschn. 14.3.1) oder negativer Selbstinstruktionen und unrealistischer Anforderungen an die eigene Person — **In-vivo-Exposition** — Zusätzlich zur Einzeltherapie kann ein **gruppentherapeutisches** Setting sinnvoll sein
Spezifische Phobie	— Vorrangig sind **Reiz-Expositionsverfahren**
Generalisierte Angststörung	— Vermittlung eines Störungsmodells — Selbstbeobachtung anhand eines Sorgentagebuches — Zentral ist die **kognitive Umstrukturierung**: Modifikation der ängstlich-dysfunktionalen Kognitionen und der andauernden Katastrophenantizipation z. B. durch Realitätsüberprüfung und Entkatastrophisierung — **Entspannungsverfahren** und **Biofeedback** zur Beeinflussung der ständigen Anspannung, der häufigen muskuloskeletalen Verspannungen und der Hypervigilanz — **Sorgen-Exposition** — Soziales Selbstsicherheitstraining

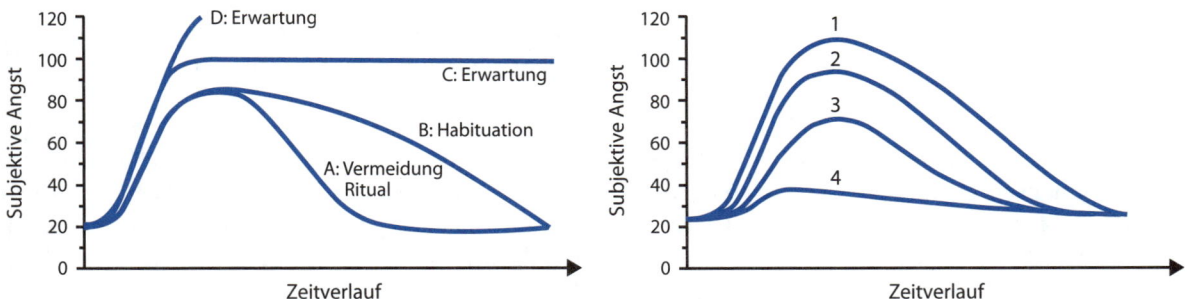

◨ Abb. 22.5 Angstverlaufskurven. Grafische Darstellung des Verlaufes von Angst und Erregung bei der Konfrontation mit Angstreizen. Charakteristisch ist ein schneller Anstieg mit einem langsameren Abfallen der Angst. Ohne Therapie zeigen Patienten üblicherweise Vermeidungsverhalten (*Kurve A:* Vermeidung) und erreichen nicht den Punkt, an dem die Kurve von alleine abfällt (*Kurve B:* Habituation). Die *Kurven C und D* zeigen vom Patienten befürchtete Verläufe mit einer scheinbar unendlich anhaltenden (*Kurve C*) oder immer weiter ansteigenden (*Kurve D*) Angst. Die rechte Grafik zeigt die Verlaufskurven bei therapeutischer Konfrontation: Die Patienten machen die Erfahrung, dass die Angst von alleine abnimmt, wobei die Angstkurve bei wiederholter Konfrontation immer weiter abflacht. (Margraf u. Schneider 2008)

◘ Tab. 22.2 Auswahl der in Deutschland zugelassenen Präparate zur Behandlung der Panikstörung (und Agoraphobie)

Präparat	Tagesdosis zu Behandlungsbeginn [mg]	Durchschnittliche Tagesdosis [mg]	Zugelassene Tageshöchstdosis [mg]	Nebenwirkungen	Interaktionen/Besonderheiten
Citalopram (z. B. Cipramil®)	10	20	60	Übelkeit, gastrointestinale Beschwerden, Schlaflosigkeit/Erregung, sexuelle Dysfunktion	Wenig Interaktionen, nicht sedierend
Escitalopram (z. B. Cipralex®)	5	10	20	▶ Citalopram	▶ Citalopram
Paroxetin (z. B. Seroxat®)	10	40	60	Übelkeit, gastrointestinale Beschwerden, Schlaflosigkeit/Erregung, sexuelle Dysfunktion	Viele Interaktionen, potenter CYP2D6-Inhibitor, nicht sedierend
Venlafaxin (z. B. Trevilor® ret.)	37,5	75	225	Übelkeit, gastrointestinale Beschwerden, Schlaflosigkeit/Erregung, sexuelle Dysfunktion, Hypertension	Wenig Interaktionen, nicht sedierend
Clomipramin (z. B. Anafranil®)	10–25	75–225	300	Anticholinerge Nebenwirkungen, sexuelle Dysfunktion, orthostatische Hypotension, Gewichtszunahme, EKG-Veränderungen, Erniedrigung der Krampfschwelle	Stimmungsaufhellend

Darüber hinaus sind Entspannungsverfahren und hier insbesondere die progressive Muskelrelaxation nach Jacobson indiziert (eher nicht autogenes Training, da dieses die Wahrnehmung für körperliche Symptome noch verschärfen kann).

Bei Patienten mit Neigung zur Hyperventilation kann zudem ein gezieltes Atemtraining mit Schulung des Atemrhythmus sinnvoll sein.

Eine psychodynamische Therapie kann in Einzelfällen, abhängig von Persönlichkeitsstruktur und Introspektionsfähigkeit, hilfreich sein, v. a. wenn die Angststörung in Zusammenhang mit Beziehungs- und Entwicklungskonflikten steht.

22.8.2 Pharmakotherapie

Insbesondere bei Nichtansprechen auf psychotherapeutische Interventionen, bei chronifizierten, schweren Angststörungen, komorbiden psychischen Erkrankungen wie Depressivität oder bei Suizidalität ist die rasche Einleitung einer Psychopharmakotherapie indiziert.

> **Die Therapie von Angststörungen darf sich aber nicht allein auf eine Pharmakotherapie beschränken.**

Zur medikamentösen Therapie der Angststörungen werden im Wesentlichen 3 Medikamentengruppen eingesetzt:
- Antidepressiva
- Antikonvulsiva
- Benzodiazepine

▪ Panikstörung und Agoraphobie

Viele Antidepressiva haben sich als wirksam und effektiv in der Behandlung von Panikstörungen und Agoraphobie erwiesen.

Präparate der Wahl zur Behandlung der Panikstörung und Agoraphobie sind die moderneren SSRI oder SSNRI (Venlafaxin) (◘ Tab. 22.2). Auch Trizyklika wie Clomipramin haben sich als wirksam erwiesen. Da sie jedoch mit einer höheren Nebenwirkungsrate verbunden sind, sind sie nur Medikamente der 2. Wahl.

Um anfängliche Nebenwirkungen möglichst gering zu halten, sollte eine Anfangsdosis gewählt werden, die etwa halb so groß ist wie die zur Behandlung depressiver Störungen.

Der Patient muss darüber informiert werden, dass Antidepressiva eine Wirklatenz von etwa 2–4 Wochen besitzen und es zu Behandlungsbeginn vorübergehend zu einer Verschlimmerung der Symptomatik kommen kann. Gegebenenfalls muss daher zu Beginn der Behandlung für eine kurze, begrenzte Zeit ein Benzodiazepin additiv verabreicht werden.

Bei gutem Ansprechen auf das Antidepressivum sollte dieses nach Eintreten der Remission im Rahmen einer Erhaltungstherapie noch über mindestens 6–12 Monate weiter eingenommen werden. Bei der Erhaltungstherapie sind vielfach niedrigere Dosierungen nötig als bei der Therapie von Depressionen.

22

◻ Tab. 22.3 Auswahl der in Deutschland zugelassenen Präparate zur Behandlung der sozialen Phobie

Präparat	Tagesdosis zu Behandlungs- beginn [mg]	Durchschnitt- liche Tages- dosis [mg]	Zugelassene Tageshöchst- dosis [mg]	Nebenwirkungen	Interaktionen/Besonder- heiten
Escitalopram (z. B. Cipra- lex®)	5–10	10	20	Übelkeit, gastrointestinale Beschwerden, Schlaflo- sigkeit/Erregung, sexuelle Dysfunktion	Wenig Interaktionen, nicht sedierend
Paroxetin (z. B. Seroxat®)	10	20	50	Übelkeit, gastrointestinale Beschwerden, Schlaflo- sigkeit/Erregung, sexuelle Dysfunktion	Viele Interaktionen, potenter CYP2D6-Inhibitor, nicht sedierend
Venlafaxin (z. B. Trevilor® ret.)	75	75–225	225	Übelkeit, gastrointestinale Beschwerden, Schlaflo- sigkeit/Erregung, sexuelle Dysfunktion, Hypertension	Wenig Interaktionen, nicht sedierend
Moclobemid (z. B. Aurorix®)	150	300–600	600	Agitation, Schlafstörungen	Potenter CYP2D6-Inhibitor, Gefahr schwerer Neben- bzw. Wechselwirkungen mit anderen Medikamenten- oder Nahrungsmittelkompo- nenten

◻ Tab. 22.4 Auswahl der in Deutschland zugelassenen Präparate zur Behandlung der generalisierten Angststörung

Präparat	Tagesdosis zu Behandlungs- beginn [mg]	Durchschnitt- liche Tages- dosis [mg]	Zugelassene Tageshöchst- dosis [mg]	Nebenwirkungen	Interaktionen/Besonder- heiten
Escitalopram (z. B. Cipralex®)	5–10	10	20	Übelkeit, gastrointestinale Beschwerden, Schlaflo- sigkeit/Erregung, sexuelle Dysfunktion	Wenig Interaktionen, nicht sedierend
Paroxetin (z. B. Seroxat®)	10	20	50	Übelkeit, gastrointestinale Beschwerden, Schlaflo- sigkeit/Erregung, sexuelle Dysfunktion	Viele Interaktionen, poten- ter CYP2D6-Inhibitor, nicht sedierend
Venlafaxin (z. B. Trevilor® ret.)	75	75–225	225	Übelkeit, gastrointestinale Beschwerden, Schlaflo- sigkeit/Erregung, sexuelle Dysfunktion, Kopfschmerzen Hypertension	Wenig Interaktionen, nicht sedierend
Duloxetin (z. B. Cymbalta®)	30	60–120	120	Übelkeit, Schwindel, Kopf- schmerzen, Mundtrockenheit	Metabolisierung über CYP1A2 und daneben über CYP2D6
Pregabalin (z. B. Lyrica®)	75	150–600	600	Sedierung, Schwindel	Keine Interaktionen
Buspiron (z. B. Bespar®)	10	15–30	60	Sedierung, Schwindel, Kopfschmerzen, Nervosität, Erregung	Metabolisierung hauptsäch- lich über CYP3A4
Hydroxyzin (z. B. Atarax®)	25	37,5–75	75	Sedierung, Schwindel, Kopfschmerzen, Nervosität, Erregung	Potenter CYP2D6-Inhibitor
Opipramol (z. B. Insidon®)	50	50–200	300	Ödeme, Haarausfall, paralyti- scher Ileus	Sedierend

Eine Umstellung auf eine andere Substanzgruppe aufgrund eines Nichtansprechens des verabreichten Antidepressivums sollte frühestens nach 8 Wochen erwogen werden.

Bei einer akuten Panikattacke können Benzodiazepine eingesetzt werden (z. B. Lorazepam-Schmelztablette 1–2,5 mg). Allerdings genügt bei akuten Panikattacken häufig auch ein beruhigendes Gespräch, sodass die Gabe eines Benzodiazepins die Ausnahme sein sollte.

- ## Soziale Phobie

Bei der Therapie der sozialen Phobie kommen primär Antidepressiva zum Einsatz. Präparate der Wahl sind SSRI, SSNRI oder MAO-Hemmer (◘ Tab. 22.3). Bei der isolierten sozialen Phobie kann auch die Gabe eines β-Blockers erwogen werden.

- ## Spezifische Phobie

Eine spezifische Phobie wird in der Regel nur psychotherapeutisch behandelt, eine medikamentöse Therapie ist für gewöhnlich nicht erforderlich.

- ## Generalisierte Angststörung

Für die Therapie der generalisierten Angststörung werden Antidepressiva mit Erfolg eingesetzt, aber auch Antikonvulsiva. Als besonders wirksam haben sich Paroxetin, Escitalopram, Venlafaxin und Pregabalin gezeigt (◘ Tab. 22.4).

❓ Übungsfragen

1. Wie hoch ist die Lebenszeitprävalenz von Angststörungen insgesamt einzuschätzen?
2. Welche Bedeutung hat die Amygdala bei der Ätiologie von Angststörungen?
3. Schildern Sie Kennzeichen der Agoraphobie.
4. Worin unterscheiden sich Agoraphobie und soziale Phobie?
5. Nennen Sie Charakteristika einer Panikattacke.
6. Welche organischen Erkrankungen sind differenzialdiagnostisch bei Verdacht auf eine Panikattacke zu berücksichtigen?
7. Fallbeispiel: Eine 35-jährige Patientin berichtet, dass sie seit mehreren Monaten unter andauernder Unruhe mit Konzentrationsstörungen sowie unter Ein- und Durchschlafstörungen mit Tagesmüdigkeit leide. Sie fühle sich unter ständiger Anspannung, begleitet von Kopfschmerzen. Sie arbeite als Lehrerin, habe daher auch ein geregeltes Einkommen, mache sich aber ständig Gedanken und Sorgen um ihre Zukunft und ihre finanzielle Situation. Sie habe Angst, dass sie den Anforderungen ihres Berufes irgendwann nicht mehr gerecht werden könne. Aktuell fühle sie sich beruflich schon beeinträchtigt durch ihre Konzentrationsstörungen und habe Angst, Fehler zu machen. Stark belasten würde sie auch die Sorge um ihren Vater, der schon seit Jahren an Diabetes erkrankt sei. Sie sei ständig von der Angst ergriffen, dass dieser bald sterben könnte. Zunehmend komme sie von ihren Ängsten und Sorgen nicht mehr los, so sehr sie sich auch bemühe, sie zu unterdrücken.
   a. Welche psychiatrische Verdachtsdiagnose stellen Sie?
   b. Was ist der Unterschied zu den anderen Angsterkrankungen?
8. Geben Sie für die einzelnen Angststörungen Beispiele möglicher Screeningfragen.
9. Beschreiben Sie anhand eines Beispiels das Teufelskreismodell der Angst zur Entstehung einer Panikattacke.
10. Nennen Sie Therapieoptionen bei Angststörungen.

> **Tipp**
>
> Gesellschaft für Angstforschung: http://www.gwdg.de/~bbandel/gaf.htm (Zugegriffen: 06.09.2011)

Weiterführende Literatur

Bandelow B (1997) Panik- und Agoraphobie-Skala (PAS). Hogrefe Testzentrale, Göttingen

Bandelow B (2006) Angst- und Panikerkrankungen. Ätiologie – Diagnostik – Therapie. Uni-Med, Bremen

Bandelow B, Zohar J, Hollander E, Kasper S, Möller HJ (2005) Leitlinien der World Federation of Societies of Biological Psychiatry (WFSBP) für die medikamentöse Behandlung von Angst-, Zwangs- und posttraumatischen Belastungsstörungen. Wissenschaftliche Verlagsgesellschaft, Stuttgart

Davis M, Whalen PJ (2001) The amygdala: vigilance and emotion. Mol Psychiatry 6: 13–34

Deckert J, Domschke K (2003) Genetische Befunde bei Angsterkrankungen. PsychoNeuro 29: 154–158

Dengler W, Selbmann HK (2000) Leitlinien zur Diagnostik und Therapie von Angsterkrankungen. Praxisleitlinien in Psychiatrie und Psychotherapie, Bd 2. Steinkopff, Darmstadt

Domschke K, Braun M, Ohrmann P, Suslow T, Kugel H, Bauer J, Hohoff C, Kersting A, Engelien A, Arolt V, Heindel W, Deckert J (2006) Association of the functional – 1019C/G 5-HT1A polymorphism with prefrontal cortex and amgdala activation measured with 3 T fMRI in panic disorder. Int J Neuropsychopharmacol 9: 349–355

Gorman JM, Kent JM, Sullivan GM, Coplan JD (2000) Neuroanatomical hypothesis of panic disorder, revised. Am J Psychiatry 157: 493–505

Kessler RC, Chiu WT, Demler O, Merikanga KR, Walters EE (2005) Prevalence, severity, and comorbidity of 12-month DSM-IV disorders in the National Comorbidity Survey Replication. Arch Gen Psychiatry 62: 617–627

Margraf J, Ehlers A (2007) Beck-Angst-Inventar (BAI). Pearson Assessment & Information GmbH, Frankfurt am Main

Margraf J, Schneider S (2008) Panikstörung und Agoraphobie. In: Margraf J (Hrsg) Lehrbuch der Verhaltenstherapie. Bd 2. Springer, Berlin Heidelberg, S 3–29

Perkonigg A, Wittchen H-U (1995) Epidemiologie von Angststörungen. In: Kaspar S, Möller H-J (Hrsg) Angst- und Panikerkrankungen. Gustav Fischer Verlag, Jena, S 137–156

Vriends N, Margraf J (2008) Panikstörung und Agoraphobie. Psychiatr Psychother up2date 2: 89–102

Volz HP, Kapfhammer R-D (2009) Generalisierte Angststörung: Krankheitsbild, Komorbiditäten, Psycho- und Pharmakotherapie. Schattauer, Stuttgart

Zwanzger P, Deckert J (2007) Angsterkrankungen – Ursachen, Diagnostik, Therapie. Nervenarzt 78: 349–360

Zwangsstörungen (F42)

P. Zwanzger, F. Schneider

»Kurzinfo«

- Zwangsstörungen können sich in Form von wiederholt sich aufdrängenden und als unangenehm empfundenen **Zwangsgedanken** (Ideen, Vorstellungen, Impulsen) oder **Zwangshandlungen** oder häufig einer Kombination von beidem manifestieren
- Mit einer Lebenszeitprävalenz von 2 bis 3 % sind sie **relativ häufige** psychische Erkrankungen
- Ätiologisch scheinen genetische, neurobiologische (z. B. Dysbalance im frontostriatothalamischen Regelkreis, Dysregulation der serotonergen Neurotransmission) und psychosoziale (z. B. klassische und operante Konditionierung, kognitive Bewertungsprozesse) Faktoren eine Rolle zu spielen
- Es besteht eine hohe Komorbidität mit anderen psychischen Erkrankungen, v. a. **depressiven Störungen** und **Angststörungen**
- Unbehandelt nehmen sie häufig einen **chronischen Verlauf**
- **Kognitive Verhaltenstherapie mit Exposition und Reaktionsverhinderung** ist Therapie der 1. Wahl bei Zwangshandlungen; insbesondere wenn Zwangsgedanken im Vordergrund stehen, und bei sekundärer depressiver Symptomatik ist eine Kombination von Psychotherapie und Psychopharmakotherapie mit **serotonergen Antidepressiva** am effektivsten

23.1 Definition

Zwangsstörungen – Sie treten in Form von wiederholt sich aufdrängenden Gedanken und/oder Handlungen auf, die von den Betroffenen als unangenehm empfunden und häufig als unsinnig erachtet werden und gegen die der Patient (oft erfolglos) versucht, Widerstand zu leisten.

Zwänge wurden als eigenständige psychische Erkrankung erstmals 1838 von dem französischen Psychiater J. Esquirol (1772–1840) beschrieben. In Deutschland leistete der Psychiater und Neurologe C. Westphal (1833–1890) mit seiner 1877 erschienenen Publikation »Über Zwangsvorstellungen« einen wesentlichen Beitrag zur Abgrenzung der Zwangsphänomene als eigene diagnostische Kategorie, insbesondere gegenüber Angststörungen und depressiven Störungen.

23.2 Epidemiologie

Für Zwangsstörungen beträgt die Lebenszeitprävalenz weltweit durchschnittlich etwa 2–3 %, die 6-Monatsprävalenz etwa 1–2 %. Zwangsstörungen sind damit keine so seltenen psychischen Erkrankungen, wie früher angenommen wurde.

Ein Häufigkeitsgipfel von Zwangsstörungen liegt zwischen dem 30. und 44. Lebensjahr.

Das Geschlechterverhältnis ist annähernd ausgeglichen.

23.3 Ätiologie

Sowohl genetische und neurobiologische als auch psychosoziale Faktoren sind an der Entstehung von Zwangsstörungen beteiligt.

Für eine **genetische** Mitbeteiligung sprechen Befunde familiärer Häufung von Zwangserkrankungen. Erstgradangehörige haben im Vergleich zur Allgemeinbevölkerung ein etwa 4- bis 6-fach höheres Risiko, eine Zwangserkrankung zu entwickeln (Nestadt et al. 2000, Grabe et al. 2006).

Neurobiologische Modelle postulieren eine Dysbalance von direkter und indirekter Schleife im **kortikostriatalen Regelkreis** zugunsten der direkten Schleife mit exzitatorischer Wirkung auf den Thalamus aufgrund einer verstärkten Hemmung des Globus pallidus internus und eine dadurch bedingte Abschwächung der Hemmung des Thalamus (◘ Abb. 23.1). Dies führt im Sinne positiver Rückkopplungsschleifen zur Hochregulation thalamokortikaler Systeme. Durch die Dysbalance kommt es zu einer verminderten Filterfunktion der Basalganglien gegenüber kortikalen Informationen und damit einhergehend zu repetitiven und stereotyp ablaufenden, situationsunangepassten Verhaltensmustern und Gedanken.

Unterstützt wird dieses Modell durch die Beobachtung, dass neuropsychiatrische Erkrankungen, die mit einer Beeinträchtigung der Basalganglien (v. a. des Nucleus caudatus) einhergehen (z. B. Gilles-de-la-Tourette-Syndrom ▶ Kap. 36), häufig mit Zwangssymptomen einhergehen sowie durch Ergebnisse neurochirurgischer Eingriffe und durch bildgebende Befunde. So konnte beispielsweise in PET-Studien ein relativ erhöhter Ruhemetabolismus im **orbitofrontalen Kortex** und **Nucleus caudatus** nachgewiesen werden. Zudem scheint eine Dysregulation insbesondere der **serotonergen** Neurotransmission vorzuliegen, was durch die positive Beeinflussung der Zwangssymptomatik durch vorwiegend Serotoninwiederaufnahmehemmer unterstützt wird. Insbesondere frontostriatal befindet sich eine hohe serotonerge Rezeptordichte, was die Bedeutung des frontostriatalen Systems

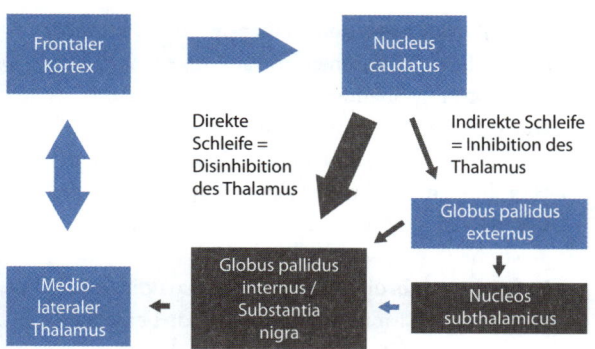

◻ Abb. 23.1 Schematische Darstellung eines Modells zur Pathophysiologie der Zwangsstörung; *blau* = exzitatorische Bahnen, *grau* = inhibitorische Bahnen. (Mod. nach Saxena et al. 2001)

- Sie werden als **eigene** Gedanken/Handlungen erlebt und nicht als von außen oder anderen eingegeben
- Sie **wiederholen sich** ständig und werden von Betroffenen als **unangenehm** empfunden, und mindestens ein Gedanke oder eine Handlung wird als übertrieben und **unsinnig** angesehen
- Betroffene leisten erfolglos **Widerstand** gegen mindestens einen Gedanken oder eine Handlung
- Die Ausführung eines Zwangsgedankens oder einer Zwangshandlung darf für sich genommen nicht angenehm sein, unabhängig von einer vorübergehenden Erleichterung von Spannung und Angst

für die Zwangsstörung unterstreicht. Darüber hinaus scheint auch das dopaminerge Neurotransmittersystem bei Zwangserkrankungen eine Rolle zu spielen.

Nach **lerntheoretischer** Vorstellung wird zur Erklärung der Zwangsstörungen häufig das ursprünglich für Angststörungen entwickelte **2-Faktoren-Modell von Mowrer** herangezogen (► Abschn. 22.3). Demnach sind auch bei den Zwangsstörungen klassische und operante Konditionierung an Entstehung und Aufrechterhaltung der Erkrankung beteiligt.

Kognitive Modelle betonen die Relevanz kognitiver Bewertungsprozesse. Demzufolge gehen Zwänge zurück auf eine unangemessene Bewertung aufdringlicher Gedanken als verwerflich, inakzeptabel oder bedrohlich, wodurch Angst entsteht. Durch verhaltensbezogene oder kognitive Rituale kann diese dann kurzfristig bewältigt bzw. »neutralisiert« werden.

Aus klassisch **psychoanalytischer** Sicht wird mitunter eine Fixierung auf die anale Phase mit der Entwicklung eines strengen »Über-Ichs« angenommen, verursacht durch forcierte Sauberkeitserziehung. S. Freud (1856–1939) beschrieb den dazugehörigen Charakter mit der sog. analen Trias: sparsam, ordnungsliebend und eigensinnig. Die Zwänge stellen nach diesem Modell einen Kompromiss zwischen Trieberfüllung und Triebabwehr dar.

23.4 Klinik

Diagnostische Leitlinien (ICD-10): F42 Zwangsstörung

Zwangsgedanken und/oder -handlungen müssen **mindestens 2 Wochen** lang an den meisten Tagen vorliegen und folgende Merkmale aufweisen:

▼

Unterschieden werden grob 2 Formen der Zwangserkrankung, nämlich Zwangsgedanken (ICD-10: F42.0) und Zwangshandlungen (ICD-10: F42.1), wobei häufig beide zusammen auftreten (ICD-10: F42.2).

Zwangsgedanken können sich in Form von zwanghaften Ideen, bildhaften Vorstellungen oder Impulsen manifestieren. Typische Inhalte sind aggressiver, sexueller, religiöser oder magischer Art sowie Gesundheit, Ansteckung, Schmutz/Kontamination, Ordnung, Symmetrie und Kontrolle. Die Zwangsimpulse beziehen sich häufig auf aggressive Verhaltensweisen, verbunden mit der quälenden Angst, den Impulsen nachzugeben und in eine Handlung umzusetzen (z. B. Angst, seinem Kind etwas anzutun). Allerdings werden zwanghafte Impulse so gut wie nie in die Tat umgesetzt.

Als Reaktion auf die Zwangsgedanken können stereotyp sich wiederholende **Zwangshandlungen** auftreten, deren Ausführung kurzfristig zu einem Spannungsabfall führt.

❯ **Bei dem Versuch, Zwänge zu unterdrücken, tritt meist massive Angst auf.**

Unter den Zwangshandlungen finden sich am häufigsten Kontroll- und Waschzwang sowie nachfolgend Ordnungszwang und Zählzwang.

23.5 Komorbidität

Zwangsstörungen gehen mit einer hohen Rate an psychiatrischen Komorbiditäten einher, v. a. mit **depressiven Störungen** und **Angststörungen**. Im Verlauf einer Zwangserkrankung tritt bei mehr als der Hälfte der Patienten zusätzlich eine Depression auf.

Weitere häufige komorbide psychische Erkrankungen sind Cluster-C-Persönlichkeitsstörungen (▶ Kap. 30), Anorexia nervosa, sekundärer missbräuchlicher Substanzmittelkonsum und Tic-Störungen.

> ❯ **Viele psychische Erkrankungen gehen mit zwangsähnlichen Phänomenen einher und werden daher zu den sog. Zwangsspektrumsstörungen gezählt. Hierzu gehören Tic-Störungen, Essstörungen, Impulskontrollstörungen wie Trichotillomanie sowie somatoforme Störungen wie Hypochondrie und Körperdysmorphophobie.**

23.6   Verlauf und Prognose

Die Erkrankung manifestiert sich in der Regel in der **Adoleszenz**, manchmal auch schon in der Kindheit. In den meisten Fällen nimmt die Erkrankung unbehandelt einen **chronischen Verlauf**, Spontanremissionen sind selten, aber bei mindestens der Hälfte der Patienten remittiert die Symptomatik zumindest teilweise. Bei milder Symptomatik ist die Prognose durchaus günstig.

Zwangserkrankungen gehen häufig mit einer erheblichen Einschränkung der Lebensqualität einher, beeinträchtigt sind insbesondere soziale Beziehungen und die Arbeitsfähigkeit.

23.7   Diagnostik und Differenzialdiagnosen

> ❯ **Zwangsstörungen werden nicht selten übersehen, weil sie von Betroffenen oft aus Scham nicht berichtet werden. Daher muss explizit nach Zwängen gefragt werden!**

Die klinische Diagnose kann anhand testpsychologischer Verfahren quantifiziert werden. Zu den gebräuchlichsten Screeningverfahren gehören die Yale-Brown Obsessive Compulsive Scale (Y-BOCS, Fremdbeurteilungsverfahren; Goodman et al., dt. Übersetzung Hand u. Büttner-Westphal 1991) oder das Hamburger Zwangsinventar (HZI, Selbstbeurteilungsverfahren; Zaworka et al. 1983).

Differenzialdiagnostisch abzugrenzen sind vor allem:
- **Anankastische (zwanghafte) Persönlichkeitsstörung**: Im Unterschied zur Zwangsstörung, bei der die Betroffenen ihre Handlungen und Gedanken als quälend, unsinnig und persönlichkeitsfremd (ichdyston) erleben, bewerten anankastische Persönlichkeiten diese als berechtigt und sinnvoll, d. h., sie passen zur Persönlichkeit (sind ichsynton)

- **Erkrankungen aus dem schizophrenen Formenkreis**: Mit psychotischen Erkrankungen einhergehende Zwangsphänomene werden in der Regel als von außen gemacht oder gesteuert erlebt und nicht wie bei der Zwangsstörung als eigene Gedanken/Handlungen; zudem werden Wahngedanken mit subjektiver Gewissheit als richtig und gerechtfertigt angesehen
- **Depressive Störungen**: Die differenzialdiagnostische Abgrenzung ist mitunter schwierig, da beide Störungen nicht selten zusammen auftreten (▶ Abschn. 23.5); die im Rahmen einer depressiven Störung auftretenden Grübelzwänge werden im Gegensatz zu Zwangsgedanken nicht als unsinnig erlebt
- **Gilles-de-la-Tourette-Syndrom** und weitere psychiatrisch-neurologische Erkrankungen, bei denen die **Basalganglien** involviert sind (z. B. Sydenham-Chorea, bilaterale Nekrosen des Ncl. pallidus)

Zudem können Zwangsphänomene **substanzinduziert** sein, z. B. durch Amphetamine oder Kokain, aber auch durch Kortikosteroide oder L-Dopa.

23.8   Therapie

23.8.1 Psychotherapie

> ❯ **Die kognitive Verhaltenstherapie ist Mittel der Wahl bei der Behandlung von Zwangsstörungen.**

Am wirksamsten, insbesondere bei Zwangshandlungen, hat sich die **kognitive Verhaltenstherapie mit Exposition** (in der Regel schrittweise Exposition) und **Reaktionsverhinderung** erwiesen. Häufig kann dadurch eine deutliche klinische Besserung erreicht werden (Responderrate ca. 60 %), eine vollständige Remission ist selten. Auch auf Zwangsgedanken lässt sich das Expositionsprinzip anwenden, wenn auch mit einer niedrigeren Erfolgsrate.

Weitere psychotherapeutische Verfahren, die bei der Therapie von Zwangsstörungen mit Erfolg eingesetzt werden, sind kognitive Techniken in Form kognitiver Umstrukturierung (z. B. Entkatastrophisierung und Realitätskontrolle) oder Gedankenstopp bei Zwangsgedanken.

Unterstützend eingesetzt werden Psychoedukation und Entspannungsverfahren.

23

◻ Tab. 23.1 Antidepressiva zur Behandlung von Zwangsstörungen

Präparat	Tagesdosis zu Behandlungs-beginn [mg]	Durchschnitt-liche Tages-dosis [mg]	Zugelassene Tageshöchst-dosis [mg]	Nebenwirkungen	Interaktionen/Besonder-heiten
Clomipramin (z. B. Anafranil®)	25–50	75–150	300	Anticholinerge Neben-wirkungen, sexuelle Dys-funktion, orthostatische Hypotension, Gewichts-zunahme, EKG-Verände-rungen, Erniedrigung der Krampfschwelle	Stimmungsaufhellend
Citalopram (z. B. Cipramil®)	10–20	20–40	60	Übelkeit, gastrointestinale Nebenwirkungen, Unruhe, Schlaflosigkeit/Erregung, sexuelle Dysfunktion	Geringes Interaktionspo-tenzial, nicht sedierend; Off-label-Indikation
Escitalopram(z. B. Cipralex®)	10	10–20	20	► Citalopram	Geringes Interaktionspo-tenzial, nicht sedierend
Fluoxetin (z. B. Fluctin®)	20	20	60	► Citalopram	Hohes Interaktionspoten-zial (potenter CYP2D6-Inhibitor), nicht sedierend
Fluvoxamin (z. B. Fevarin®)	50	100–300	300	► Citalopram	Hohes Interaktions-potenzial (potenter Inhibitor u. a. von CYP1A2, CYP2C19), nicht sedierend
Paroxetin (z. B. Seroxat®)	10–20	40–50	60	► Citalopram	Hohes Interaktionspoten-zial (potenter CYP2D6-Inhibitor), nicht sedierend
Venlafaxin (z. B. Trevilor® ret.)	75	75–300	375	Übelkeit, gastrointestinale Beschwerden, Schlaflo-sigkeit/Erregung, sexuelle Dysfunktion, Hyperten-sion	Wenig Interaktionen, nicht sedierend; Off-label-Indikation

23.8.2 Pharmakotherapie

Insbesondere bei Patienten, bei denen Zwangsgedanken dominieren und/oder mit sekundärer depressiver Symp-tomatik, empfiehlt sich eine **Kombinationstherapie** aus Psychotherapie und Psychopharmakotherapie.

Unter den Psychopharmaka gelten Antidepressiva und darunter die **selektiven Serotoninwiederaufnahme-hemmer (SSRI)** als Substanzen der 1. Wahl. Unter den Tri-zyklika gilt das ebenfalls serotonerg wirkende **Clomipra-min** als Mittel der Wahl. Bei Nichtansprechen auf ein SSRI kann daher auf Clomipramin umgestellt werden oder es kann eine Augmentation mit einem atypischen Antipsy-chotikum versucht werden (◻ Tab. 23.1, ◻ Tab. 23.2). Ben-zodiazepine sind in der Regel nicht wirksam.

❯❯ Viele Antidepressiva müssen zur Therapie von Angst- und Zwangsstörungen meist höher dosiert werden als zur Behandlung depressiver Störungen. Zudem müssen sie – aufgrund längerer Wirklatenz – ausreichend lange verabreicht werden (>10 Wochen), bevor ein Nichtansprechen beurteilt werden kann und eine Umstellung erfolgen sollte.

Bei Ansprechen auf ein Antidepressivum wird empfohlen, dieses im Rahmen einer Erhaltungstherapie mindestens noch 1–2 Jahre weiter einzunehmen. Das Ausschleichen des Antidepressivums sollte dann möglichst in Kombina-tion mit Verhaltenstherapie erfolgen, da sonst eine hohe Rückfallgefahr (Rückfallquote bis ca. 80 %) besteht.

23.8.3 Andere Therapieverfahren

Eine weitere Therapieoption bei schwersten, therapieresis-tenten Fällen kann die **tiefe Hirnstimulation** sein. Hierbei werden stereotaktisch uni- oder bilateral Elektroden in den relevanten Hirnarealen (insbesondere ventrale innere

◘ Tab. 23.2 Antipsychotika zur Add-on-Therapie bei Zwangserkrankungen (Off-label-Indikation)

Präparat	Dosis [mg]	Nebenwirkungen	Interaktionen/Besonderheiten
Olanzapin (z. B. Zyprexa®)	5–20	Gewichtszunahme, Dyslipidämie, gesteigertes Risiko für Glukosestoffwechselstörungen	Metabolisierung v. a. über CYP1A2 und CYP2D6 – Verstärkung des Metabolismus durch gleichzeitiges Rauchen oder Carbamazepin (Induktoren von CYP1A2); Hemmung des Metabolismus durch Fluvoxamin und andere spezifische CYP1A2-Inhibitoren
Quetiapin (z. B. Seroquel®)	300–600	Sedierung, Hypotension, Gewichtszunahme, erhöhtes Diabetesrisiko, Erhöhung von Serumtriglyzeridspiegel und Gesamtcholesterin	Metabolisierung über CYP3A4
Risperidon (z. B. Risperdal®)	2–4	Gewichtszunahme, Blutzuckeränderung, extrapyramidal-motorische Störungen, Hyperprolaktinämie, sexuelle Funktionsstörungen, orthostatische Hypotonie, Tachykardie, selten anticholinerge Nebenwirkungen, QTc-Zeit-Verlängerung	Metabolisierung über CYP2D6 und geringer über CYP3A4 – Hemmung der Metabolisierung durch Inhibitoren von CYP2D6 (Fluoxetin); Vorsicht bei Patienten mit Hypertonie, kardiovaskulären Erkrankungen und vaskulärer Demenz
Zotepin (z. B. Nipolept®)	50–200	Anticholinerge Nebenwirkungen, orthostatische Hypotension, Senkung der Krampfschwelle, Gewichtszunahme, Sedierung	Metabolisierung hauptsächlich über CYP1A2 und CYP3A4 – Verstärkung des Metabolismus durch gleichzeitiges Rauchen oder Carbamazepin (Induktoren von CYP1A2); Hemmung des Metabolismus durch Fluvoxamin und andere spezifische CYP1A2-Inhibitoren

Kapsel, ventrales Striatum) implantiert. Dieses Verfahren wurde bisher in Einzelfällen erfolgreich angewendet, allerdings fehlen kontrollierte Studien, sodass eine abschließende Bewertung dieses Verfahrens noch nicht erfolgen kann.

❓ Übungsfragen

1. Wie ist die Lebenszeitprävalenz für Zwangsstörungen in der Gesamtbevölkerung einzuschätzen?
2. Beschreiben Sie ein neurobiologisches Modell zur Pathophysiologie der Zwangsstörungen.
3. Wie sind nach dem 2-Faktoren-Modell von Mowrer Entstehung und Aufrechterhaltung von Zwangsstörungen zu erklären?
4. Bei welchen psychischen Erkrankungen findet sich häufig eine Komorbidität mit Zwangsstörungen?
5. Wie lassen sich Zwangsgedanken differenzialdiagnostisch von Wahngedanken abgrenzen?
6. Nennen Sie Verfahren, die sich bei der Behandlung von Zwangsstörungen als effektiv erwiesen haben.

Tipp

Deutsche Gesellschaft Zwangserkrankungen e.V.:
http://www.zwaenge.de

Weiterführende Literatur

Bandelow B, Zohar J, Hollander E, Kasper S, Möller HJ (2005) Leitlinien der World Federation of Societies of Biological Psychiatry (WFSBP) für die medikamentöse Behandlung von Angst-, Zwangs- und posttraumatischen Belastungsstörungen. Wissenschaftliche Verlagsgesellschaft, Stuttgart

Grabe HJ, Ruhrmann S, Ettelt S, Buhtz F, Hochrein A, Meyer K, Kraft S, Reck C, Pukrop R, Freyberger HJ, Klosterkötter J, Falkai P, Maier W, Wagner M (2006) Familiality of Obsessive-Compulsive Disorder in nonclinical and clinical subjects. Am J Psychiatry 163: 1986–1992

Hand I, Büttner-Westphal H (1991) Yale-Brown Obsessive Compulsive Scale (Y-BOCS). Autorisierte deutsche Übersetzung und Bearbeitung. Verhaltenstherapie 1: 226–233

Nestadt G, Samuels J, Riddle M, Bienvenu OJ 3rd, Liang KY, LaBuda M, Walkup J, Grados M, Hoehn-Saric R (2000) A family study of obsessive-compulsive disorder. Arch Gen Psychiatry 57: 358–363

Oelkers C, Hautzinger M, Bleibel M (2007) Zwangsstörungen. Ein kognitiv-verhaltenstherapeutisches Behandlungsmanual. Beltz, Weinheim

Saxena S, Bota RG, Brody AL (2001) Brain-behavior relationships in obsessive-compulsive disorder. Sem Clin Neuropsychiatry 6: 82–101

Zaudig M, Hauke W, Hegerl U (2002) Die Zwangsstörung. Diagnostik und Therapie. Schattauer, Stuttgart

Zaworka W, Hand I, Jauernig G, Lünenschloß K (1983) Hamburger Zwangsinventar. Beltz Test GmbH, Göttingen

23

Reaktionen auf schwere Belastungen und Anpassungs-störungen (F43)

U. Habel, F. Schneider

»Kurzinfo«

- Reaktionen auf schwere Belastungen und Anpassungs-störungen stehen in **zeitlichem Zusammenhang** mit **traumatischen Ereignissen** oder **belastenden Lebens-umständen**, ohne die die Erkrankungen nicht aufgetre-ten wären
- Die ICD-10 fasst hierunter im Wesentlichen:
  - **Akute Belastungsreaktion**: Vorübergehende Störung mit einem gemischten, wechselnden Bild aus meist anfänglicher »Betäubung«, gefolgt von depressiver Stimmung, Angst, Ärger, Verzweiflung, Überaktivität oder Rückzug; die Reaktion tritt unmittelbar nach einer außergewöhnlich schweren Belastung auf und lässt rasch wieder nach (innerhalb von Stunden bis wenigen Tagen)
  - **Posttraumatische Belastungsstörung (PTBS)**: Verzö-gerte oder protrahierte Reaktion nach einem außer-gewöhnlich schweren Trauma (Latenz von Wochen bis Monaten) mit einer charakteristischen Symptom-Trias aus Wiedererleben des Traumas, Vermeidung traumaassoziierter Stimuli und einem Hyperarousal
  - **Anpassungsstörungen**: Zustände von subjektiver Bedrängnis und emotionaler Beeinträchtigung, die psychosoziale Funktionen behindern und innerhalb eines Monats nach einer einschneidenden Lebens-veränderung oder einem belastenden Lebensereig-nis von weniger katastrophalem Ausmaß als bei den Belastungsreaktionen/-störungen auftreten
- Die **Auftretenswahrscheinlichkeit einer PTBS** nach ei-nem Trauma hängt u. a. von der **Art des Traumas** ab (er-höhte Wahrscheinlichkeit bei durch Menschen absicht-lich verursachten und länger anhaltenden **oder** wieder-holten Traumatisierungen)
- Auch die individuelle **Vulnerabilität** (biologische Vulne-rabilität, Kindheitserfahrungen, Persönlichkeitseigen-schaften) und die zur Verfügung stehenden **Bewälti-gungsressourcen** beeinflussen Auftreten und Schwere-grad der Erkrankung; v. a. für die **PTBS** werden **neurobio-logische Besonderheiten** beschrieben (Dysregulation der Hypothalamus-Hypophysen-Nebennierenrinden-Achse mit Hypocortisolismus, erhöhte Katecholamin-freisetzung, verkleinerte Hippocampi, Hyperaktivität der Amygdala, Inhibition des Präfrontalkortex)
- Die **Prävalenz von Anpassungsstörungen** ist besonders hoch bei klinischen Populationen
- Therapeutischer Schwerpunkt liegt auf den **psychothe-rapeutischen Verfahren**
  - Bei akuter Belastungsreaktion und Anpassungsstö-rungen **stützende Gespräche**
  - Bei PTBS ist die Wirksamkeit der **traumafokussierten kognitiven Verhaltenstherapie** und die **Eye-Move-ment-Desensitization-and-Reprocessing(EMDR)-Therapie** am besten belegt; empfohlen wird ein **pha-**senorientiertes Vorgehen** mit zunächst Stabilisie-rung, dann Traumaexposition
- In ausgeprägteren Fällen einer PTBS oder Anpassungs-störung ist eine **Kombination mit Psychopharmaka**, v. a. mit SSRI, indiziert

24.1 Definition

Reaktionen auf schwere Belastungen und Anpassungsstörungen – Sie beschreiben psychische Beeinträchtigungen, die sich im Anschluss an ein extrem belastendes, traumatisches Lebensereignis (→ akute Belastungsreaktion, posttraumatische Belastungsstörung) oder eine einschneidende, besonders belastende Lebensver-änderung (→ Anpassungsstörungen) manifestieren.

Der deutsche Neurologe H. Oppenheim (1857–1919) präg-te erstmals den Begriff der **»traumatischen Neurose«**, die er als Folge einer »durch Erschütterung hervorgerufenen Funktionsstörung im Bereich des zentralen Nervensys-tems […]« verstand, wobei »äußere Verwundungen gar nicht entstanden« sind »oder sie sind so unbedeutend und oberflächlich, dass sie für die nervösen Folgeerscheinun-gen nicht verantwortlich gemacht werden können« (Op-penheim 1889, S. 86). Oppenheim sah als bedeutendsten Faktor das **psychische Erleben**: den Schreck und die Ge-mütserschütterung.

Die ICD-10 fasst unter die Reaktionen auf schwere Be-lastungen und Anpassungsstörungen (F43) im Wesentli-chen:

- Akute Belastungsreaktion (ICD-10: F43.0)
- Posttraumatische Belastungsstörung (PTBS) (ICD-10: F43.1)
- Anpassungsstörungen (ICD-10: F43.2)

Gemeinsame Merkmale dieser Erkrankungen sind ihre ätiologische Rückführbarkeit auf ein **belastendes Ereig-nis**, ohne das die Erkrankung nicht aufgetreten wäre, und die durch die Erkrankung verursachte **Beeinträchtigung der psychosozialen Funktionsfähigkeit**.

24.2 Epidemiologie

24.2.1 Reaktionen auf schwere Belastungen

Unmittelbar im Anschluss an das Erleben eines trauma-tischen Ereignisses, zeigen die meisten Betroffenen vorü-bergehend Symptome wie erhöhte Schreckhaftigkeit, eine Vermeidung traumaassoziierter Stimuli oder ungewollte Erinnerungen an das Trauma. Bei insgesamt bis zu ei-nem Viertel aller Betroffenen persistieren die Symptome jedoch, und es entwickelt sich das Vollbild einer **posttrau-**

matischen **Belastungsstörung**. Dabei sind die Inzidenzen für die PTBS u. a. abhängig von der **Art des erlebten Traumas**: Besonders hohe Inzidenzen zeigen sich nach Konzentrationslager-Haft und sexuellen Übergriffen, nach denen etwa die Hälfte aller Betroffenen eine PTBS entwickelt. Nach Unfällen und Naturkatastrophen sind es mit rund 5–10 % weitaus weniger.

> Bei absichtlich durch Menschen zugefügten Traumatisierungen (z. B. sexuelle Übergriffe) ist die Wahrscheinlichkeit, eine PTBS zu entwickeln, höher als nach Unfällen oder Naturkatastrophen.

In der Literatur findet man die Unterscheidung zwischen **Typ-I-Traumatisierung** (einmaliges, kurzdauerndes Trauma; Beispiel: Verkehrsunfall, Überfall) und **Typ-II-Traumatisierung** (mehrfaches bzw. lang anhaltendes Trauma; Beispiel: wiederholter sexueller Missbrauch), wobei Letztere mit einem höheren Risiko für die Entwicklung einer PTBS behaftet und auch schwerer zu therapieren ist.

Obwohl Männer zwar häufiger Traumatisierungen ausgesetzt sind (mit Ausnahme von sexuellem Missbrauch), zeigen Frauen in vielen Studien höhere Inzidenz- und Prävalenzraten für die PTBS. Insgesamt scheinen Frauen etwa doppelt so häufig von einer PTBS betroffen zu sein wie Männer, was mit den unterschiedlich hohen Wahrscheinlichkeiten, mit denen ein Trauma eine PTBS nach sich zieht, zusammenhängt.

Die **Lebenszeitprävalenz** für eine PTBS in der Allgemeinbevölkerung wird, basierend auf US-amerikanischen Stichproben, mit etwa 8 % angegeben (Kessler et al. 1995). Für europäische Länder werden in der Regel niedrigere Prävalenzen beschrieben, wobei immer Einflüsse von Kriegen und Naturkatastrophen als länderspezifische Besonderheiten berücksichtigt werden müssen.

Die Daten einer Erhebung von Maercker et al. (2008) an einer großen deutschen Bevölkerungsstichprobe im Altersbereich von 14 bis 93 Jahren ergaben eine **1-Monatsprävalenz** für das Vollbild der PTBS von etwa 2 %. Signifikante Geschlechtsunterschiede zeigten sich in dieser Studie nicht, allerdings deutliche Altersgruppeneffekte mit der höchsten Prävalenzrate bei den über 60-Jährigen, was v. a. auf traumatische Erlebnisse im 2. Weltkrieg zurückgeführt wurde.

24.2.2 Anpassungsstörungen

Es gibt kaum verlässliche Angaben zu den Prävalenzen der Anpassungsstörungen in der Allgemeinbevölkerung. In einer europäischen Multicenterstudie fanden sich für die Anpassungsstörungen mit depressiven Symptomen unter Zugrundelegung der ICD-10-Kriterien eine Punktprävalenz von 0,3 % und unter Berücksichtigung der DSM-IV-Kriterien eine Punktprävalenz von 0,5 % (Ayuso-Mateos et al. 2001).

In klinischen Stichproben werden deutlich höhere Prävalenzraten berichtet. Bei bis zu 20 % der Patienten, die sich in psychiatrisch-psychotherapeutischer Behandlung befinden, wird eine Anpassungsstörung diagnostiziert.

24.3 Ätiologie

Kennzeichen der Reaktionen auf schwere Belastungen und der Anpassungsstörungen ist ihre ätiologische Rückführbarkeit auf ein ungewöhnlich belastendes oder traumatisches Ereignis (z. B. sexueller oder körperlicher Missbrauch, Überfälle, Unfälle, Naturkatastrophen, Terrorismus) oder – im Falle der Anpassungsstörungen – eine einschneidende, belastende Lebensveränderung (z. B. Trauerfall, Trennungserlebnis, Emigration). **Ohne diese Ereignisse wäre die Erkrankung nicht aufgetreten.**

Für die Entwicklung einer Belastungsreaktion/-störung muss der Patient nicht notwendigerweise selbst von dem traumatischen Ereignis betroffen sein, sondern er kann es auch indirekt als Zeuge erlebt haben (selten).

Entscheidend für die Entwicklung einer PTBS sind der subjektiv erlebte **Verlust der Kontrolle** über das Ereignis, die subjektive Bewertung als lebensbedrohlich oder als ernsthafte Gefahr für die körperliche Unversehrtheit (die eigene oder die anderer) und das Erleben von Gefühlen der Angst, Wut oder Hilflosigkeit.

> Je schwerwiegender, andauernder und unvorhersehbarer ein traumatisches Ereignis ist, desto höher ist das Risiko, eine posttraumatische Belastungsstörung zu entwickeln.

Darüber hinaus beeinflussen in individuell unterschiedlichem Maße Risikofaktoren Auftreten und Schweregrad einer PTBS, so die individuelle Vulnerabilität (biologische Vulnerabilität, Kindheitserfahrungen, Persönlichkeitseigenschaften) und die zur Verfügung stehenden Bewältigungsressourcen (z. B. soziales Unterstützungssystem).

Faktoren, die im Fall eines traumatischen Ereignisses das **Risiko** für das Auftreten einer posttraumatischen Belastungsstörung **erhöhen**, sind:

- Weibliches Geschlecht
- Junges Alter
- Niedriger verbaler und kognitiver Entwicklungsstand
- Multiple Traumatisierung
- Geringes Ausmaß sozialer Unterstützung
- Eigene Schuldzuschreibung
- Symptome wie Panik, Dissoziation, hoher Stress
- Prämorbide Persönlichkeit
- Psychische und somatische Vorerkrankungen; unter den psychiatrischen Diagnosen insbesondere De-

24

pressionen, Persönlichkeitsstörungen (v. a. Border-line- und abhängige Persönlichkeitsstörung) sowie substanzbezogene Suchterkrankungen
— Frühe Trennungserlebnisse in der Kindheit

Insbesondere bei der posttraumatischen Belastungsstörung spielen auch **neurobiologische Faktoren** eine wesentliche Rolle:
— Genetische Vulnerabilität
— Dysregulation der Hypothalamus-Hypophysen-Nebennierenrinden-Achse mit einer reduzierten Cortisolkonzentration im Serum (im Gegensatz zur Depression, bei der ein Hypercortisolismus beschrieben wird) bzw. einem verstärkten Feedback von Cortisol auf das Stresshormonsystem; der Hypocortisolismus führt zu einer gestörten autoregulatorischen Hemmung stressbedingter Katecholaminfreisetzung und dieses wiederum zu einer Inhibition des präfrontalen Kortex und damit einhergehend zu einer Disinhibition der Amygdala
— Neurochemische Veränderungen: erhöhte noradrenerge Aktivität, Beeinträchtigung des Opioidsystems
— Hirnstrukturelle und -funktionelle Veränderungen: Hippocampusvolumenminderung, Hyperaktivität der Amygdala und Hypoaktivität im präfrontalen Kortex, erniedrigte Aktivität im Broca-Areal bei Erinnerungen an das Trauma

Die neurobiologischen Besonderheiten werden mit einer spezifischen Verarbeitung traumatischer Ereignisse in Verbindung gebracht. Es wird angenommen, dass die traumatische Situation ohne kortikale Verarbeitung und modulierenden Einfluss des Hippocampus direkt über den Thalamus an die Amygdala geleitet wird und als unbewerteter, fragmentierter und mit hoher vegetativer Erregung verbundener Gedächtnisinhalt abgespeichert wird (sog. **Traumagedächtnis**). Das Traumagedächtnis zeichnet sich dadurch aus, dass das Trauma nur ungenügend in seinen raum-zeitlichen Kontext und andere autobiografische Inhalte integriert ist und durch Trigger leicht reaktiviert werden kann.

24.4 Klinik

24.4.1 Akute Belastungsreaktion

Akute Belastungsreaktion – Sie kennzeichnet eine vorübergehende Störung auf eine außergewöhnlich schwere Belastung.

Die akute Belastungsreaktion entwickelt sich **unmittelbar** nach der Belastung und geht in der Regel innerhalb von Stunden oder wenigen Tagen wieder zurück.

Typisch ist ein **gemischtes, wechselndes Bild**, anfänglich mit einer **Art »Betäubung«** mit Bewusstseinseinnengung und Desorientiertheit. Nachfolgend finden sich meist depressive Symptome, Angst, Ärger, Verzweiflung, Rückzug oder Überaktivität, **ohne längeres Vorherrschen eines Symptoms**. Zumeist begleiten **vegetative Symptome** das Bild. Auch **dissoziative Phänomene** (z. B. Amnesie in Bezug auf das traumatische Ereignis, emotionale Losgelöstheit, Derealisation oder Depersonalisation ▶ Abschn. 25.4) können auftreten.

> **Diagnostische Leitlinien (ICD-10): F43.0 Akute Belastungsreaktion**
> — Erleben einer **außergewöhnlichen physischen und/oder psychischen Belastung**
> — **Beginn** der Symptome **unmittelbar** (innerhalb einer Stunde) nach der Belastung
> — **Baldiges Nachlassen** der Symptome: bei Entfernung aus der belastenden Situation Abklingen der Symptome nach spätestens 8 h, bei Fortbestehen der Belastung Nachlassen der Symptome nach spätestens 2 Tagen
> — Mindestens 4 der folgenden Angstsymptome müssen vorliegen, davon **mindestens ein vegetatives Symptom** (wie bei der generalisierten Angststörung ▶ Abschn. 22.4.2):
>   – Vegetative Symptome: Palpitationen, Herzklopfen oder erhöhte Herzfrequenz, Schweißausbrüche, Tremor, Mundtrockenheit
>   – Symptome, die Thorax und Abdomen betreffen: Atembeschwerden, Beklemmungsgefühl, Thoraxschmerzen oder -missempfindungen, Übelkeit oder abdominelle Missempfindungen
>   – Psychische Symptome: Schwindel, Gefühl von Unsicherheit, Schwäche oder Benommenheit, Derealisations- oder Depersonalisationserleben, Angst vor Kontrollverlust oder davor, »verrückt zu werden«, Angst zu sterben
>   – Allgemeine Symptome: Hitzewallungen oder Kälteschauer, Gefühllosigkeit oder Kribbelgefühle
>
> ▼

- – Symptome der Anspannung: Muskelverspannung, Schmerzen, Ruhelosigkeit und Unfähigkeit zum Entspannen, Gefühle von Aufgedrehtsein, Nervosität und psychischer Anspannung, Kloßgefühl im Hals oder Schluckbeschwerden
- – Unspezifische Symptome: Übertriebene Reaktionen auf kleine Überraschungen oder Erschrecktwerden, Konzentrationsstörungen, anhaltende Gereiztheit, Einschlafstörungen wegen Besorgnis
- Je nach Schweregrad weitere Symptome: sozialer Rückzug, Einengung der Aufmerksamkeit, Desorientierung, Ärger oder verbale Aggression, Verzweiflung oder Hoffnungslosigkeit, situationsinadäquate Überaktivität, unkontrollierbare und außergewöhnliche Trauer
- Die Störung ist nicht auf eine andere psychische oder körperliche Störung zurückzuführen oder substanzinduziert
- Es liegt aktuell keine andere psychische Erkrankung vor (mit Ausnahme von Persönlichkeitsstörungen oder der generalisierten Angststörung)

24.4.2 Posttraumatische Belastungsstörung

Eine posttraumatische Belastungsstörung manifestiert sich in der Regel mit einer **Latenz**, die wenige Wochen bis Monate nach dem **Erleben oder Beobachten** eines extrem traumatischen Ereignisses umfassen kann, das mit
- Androhung des Todes,
- schweren Verletzungen oder
- Bedrohung der körperlichen Unversehrtheit

einhergeht, verbunden mit dem subjektiv erlebten Verlust von Kontrolle über das Geschehen.

> **Je intensiver und direkter der Belastungsfaktor erlebt wurde, desto wahrscheinlicher scheint die Ausbildung der PTBS zu sein.**

Diagnostische Leitlinien (ICD-10): F43.1 Posttraumatische Belastungsstörung
- Erleben eines kurz- oder langanhaltenden Ereignisses von außergewöhnlicher Bedrohung mit katastrophalem Ausmaß, das bei nahezu jedem eine tiefe Verzweiflung hervorrufen würde (»**Traumakriterium**«)

▼

- **Wiedererleben** der traumatischen Situation durch Flashbacks, sich aufdrängende, lebendige Erinnerungen, Albträume
- **Vermeidung von Stimuli**, die mit dem traumatischen Ereignis in Zusammenhang stehen
- Teilweise oder vollständige **Amnesie** für wichtige Aspekte des traumatischen Geschehens oder anhaltende Symptome eines **erhöhten Erregungsniveaus** mit wenigstens 2 der folgenden Beschwerden:
  - – Schlafstörungen
  - – Reizbarkeit oder Wutausbrüche
  - – Konzentrationsstörungen
  - – Hypervigilanz
  - – Gesteigerte Schreckhaftigkeit
- Die Symptome treten **innerhalb von 6 Monaten** nach dem traumatischen Ereignis oder nach Ende der extremen Belastungsperiode auf (in einigen Fällen kann ein späterer Beginn berücksichtigt werden)

Charakteristische Symptome der PTBS sind:
- **Intrusionen**: Ungewolltes Wiedererleben der traumatischen Situation (sich aufdrängende Erinnerungen oder Wiederinszenierungen in Form von Flashbacks, Albträumen)
- **Vermeidung**: Vermeidung von Stimuli, die an das traumatische Ereignis erinnern, Teilamnesie, emotionale Abstumpfung
- **Hyperarousal**: Erhöhtes Erregungsniveau, das sich beispielsweise ausdrückt in Schlafstörungen, Konzentrationsstörungen, Reizbarkeit, innerer Unruhe, Angespanntheit

Weitere häufige Symptome sind:
- Gefühle der Hoffnungslosigkeit, Verzweiflung, ständiges Gefühl des Bedrohtseins, selbstschädigendes Verhalten, Suizidgedanken und -handlungen, aggressives Verhalten
- Quälende Schuldgefühle (beispielsweise überlebt zu haben, während andere nicht überlebt haben)
- Konflikte in zwischenmenschlichen Beziehungen oder am Arbeitsplatz, beispielsweise durch phobisches Vermeiden bestimmter Hinweisreize, erhöhte Reizbarkeit und Konzentrationsstörungen

24

24.4.3 Anpassungsstörungen

Anpassungsstörungen treten auf nach einschneidenden Lebensveränderungen oder belastenden Lebensereignissen von weniger katastrophalem Ausmaß als bei den Belastungsstörungen (z. B. nach einer Trennung/Scheidung, einem Trauerfall, Emigration, Eintritt in den Ruhestand).

Depressive und ängstliche Symptome sind zumeist vorherrschende Merkmale bei Anpassungsstörungen. Häufig zeigt sich ein gemischtes Bild aus depressiver Verstimmung, Angst und übermäßiger Besorgnis, z. B. mit den alltäglichen Anforderungen nicht mehr zurechtzukommen. Bei Jugendlichen finden sich oft auch Störungen des Sozialverhaltens.

Die Symptome sind so stark ausgeprägt, dass sie soziale Funktionen und Leistungen beeinträchtigen.

Diagnostische Leitlinien (ICD-10): F43.2 Anpassungsstörungen

- **Beginn** der Symptome **innerhalb eines Monats** nach einer psychosozialen Belastung von nicht außergewöhnlichem oder katastrophalem Ausmaß
- Symptome (außer psychotische Symptome), wie sie bei affektiven Störungen, Störungen des ICD-10-Kapitels F4 (neurotische, Belastungs- und somatoforme Störungen) und den Störungen des Sozialverhaltens vorkommen können, deren Kriterien aber nicht erfüllt werden (das vorherrschende klinische Erscheinungsbild wird mit der 5. Stelle kodiert):
    - F43.20 Kurze depressive Reaktion (nicht länger als 1 Monat anhaltend)
    - F43.21 Längere depressive Reaktion (nicht länger als 2 Jahre andauernd)
    - F43.22 Angst und depressive Reaktion gemischt
    - F43.23 Mit vorwiegender Störung von anderen Gefühlen
    - F43.24 Mit vorwiegender Störung des Sozialverhaltens
    - F43.25 Mit gemischter Störung von Gefühlen und Sozialverhalten
- Nach Ende der Belastung oder ihrer Folgen halten die Symptome nicht länger als 6 Monate an (außer bei der längeren depressiven Reaktion)

Während die ICD-10-Kriterien einen Beginn der Symptomatik innerhalb eines Monats nach der Belastung fordern, müssen die Symptome nach den DSM-IV-TR-Kriterien innerhalb von 3 Monaten auftreten.

24.5 Komorbidität

Bei der PTBS besteht eine hohe Komorbiditätsrate mit anderen psychischen Erkrankungen, am häufigsten mit Angststörungen, Depressionen, dissoziativen und somatoformen Störungen sowie mit Suchterkrankungen und der Borderline-Persönlichkeitsstörung. Diese Erkrankungen stehen häufig selbst in ursächlichem Zusammenhang mit dem traumatischen Ereignis.

Auch eine erhöhte Rate an Suiziden und Suizidversuchen ist bei Patienten mit einer PTBS zu berücksichtigen.

24.6 Verlauf und Prognose

Die akute Belastungsreaktion bildet sich definitionsgemäß innerhalb von Stunden bis wenigen Tagen zurück. Möglich ist aber auch ein Übergang in eine PTBS oder eine andere psychische Erkrankung wie depressive oder dissoziative Störungen.

Bei den meisten Betroffenen mit einer PTBS entwickeln sich die Symptome innerhalb weniger Wochen und Monate wieder zurück. Bei etwas mehr als einem Drittel persistieren die Symptome über mehr als 6 Jahre (Kessler et al. 1995). Insbesondere bei anhaltenden Belastungen besteht die Gefahr der Chronifizierung. Eine PTBS kann dann in eine andauernde Persönlichkeitsänderung nach Extrembelastung (ICD-10: F62.0) übergehen (▶ Abschn. 30.4.2) (eine solche kann sich aber auch ohne vorausgehende PTBS entwickeln). Eine Persönlichkeitsänderung nach Extrembelastung wird häufiger z. B. bei Überlebenden von Konzentrationslagern diagnostiziert.

Eine PTBS kann durch symptombedingte Beeinträchtigungen wie phobisches Vermeidungsverhalten, erhöhte Schreckhaftigkeit und Reizbarkeit oder Konzentrationsstörungen zu schwerwiegenden psychosozialen Komplikationen wie z. B. Arbeitsplatzverlust oder Konflikten in der Partnerschaft führen.

Anpassungsstörungen gelten als Risikofaktor für die Entwicklung einer depressiven Störung.

24.7 Diagnostik und Differenzialdiagnosen

Die Diagnostik der Belastungsreaktionen/-störungen und Anpassungsstörungen erfolgt nach den klinischen Kriterien (▶ Abschn. 24.4). Bei der Anamneseerhebung ist insbesondere der zeitliche Zusammenhang zu einem traumatischen Ereignis oder einer belastenden, einschneidenden Lebensveränderung zu explorieren.

Als diagnostische Hilfsinstrumente können psychometrische Testverfahren (Selbst- und Fremdbeurteilungsskalen) wie z. B. die Posttraumatische Diagnoseskala

(PDS; Steil u. Ehlers 2000; ▶ Abschn. 6.4) oder Interviews wie das strukturierte klinische Interview Clinician-Administered PTSD Scale (dt. Übersetzung von Schnyder u. Moergeli 2002) herangezogen werden.

Zum Ausschluss eines organischen Grundleidens und um körperliche Manifestationen der Belastungsreaktionen/-störungen und der Anpassungsstörungen von organischen Erkrankungen abgrenzen zu können, gehört zur umfassenden Diagnostik insbesondere auch eine sorgfältige körperliche Untersuchung. Schwere körperliche Erkrankungen und besonders intensivmedizinische Eingriffe und Erfahrungen im Zusammenhang mit solchen Erkrankungen können zudem mit der Entwicklung einer PTBS einhergehen bzw. eine PTBS auslösen.

Differenzialdiagnostisch sind die Belastungsreaktionen/-störungen und Anpassungsstörungen zunächst einmal untereinander abzugrenzen.

> **Tipp**
>
> Die akute Belastungsreaktion und die PTBS unterscheiden sich voneinander v. a. durch das **Zeitkriterium**:
> - Akute Belastungsreaktion: unmittelbares Auftreten nach dem traumatischen Ereignis
> - PTBS: verzögerte oder protrahierte Reaktion nach dem Trauma (Latenz von Wochen bis Monaten)
>
> Akute Belastungsreaktion und PTBS grenzen sich von den Anpassungsstörungen v. a. durch **Art und Schwere** des auslösenden Ereignisses ab:
> - Akute Belastungsreaktion, PTBS: Ereignis außergewöhnlicher Bedrohung von katastrophalem Ausmaß, das bei fast jedem eine tiefe Verzweiflung auslösen würde
> - Anpassungsstörungen: belastendes Ereignis oder einschneidende Lebensveränderung von weniger katastrophalem Ausmaß wie bei den Belastungsreaktionen/-störungen

Weitere wichtige Differenzialdiagnosen insbesondere der Anpassungsstörungen, bei denen v. a. depressive und Angstsymptome vorkommen, sind depressive oder Angststörungen. Bei den Anpassungsstörungen sind die Symptome nicht schwer genug oder so vorherrschend, dass die Kriterien einer spezifischen anderen psychischen Erkrankung erfüllt wären.

24.8   Therapie

Bei der Behandlung der Belastungsreaktionen/-störungen und Anpassungsstörungen liegt der therapeutische Schwerpunkt auf psychotherapeutischen Verfahren. Im Falle der akuten Belastungsreaktion und der Anpassungsstörungen sind häufig bereits stützende psychiatrisch-psychotherapeutische Gespräche ausreichend. Unterstützend können in ausgeprägten Fällen und vorübergehend auch Psychopharmaka zum Einsatz kommen.

Kontrovers diskutiert wird die Effizienz von **Frühinterventionen** in Form eines **Debriefings** nach einem traumatischen Ereignis mit dem Ziel der Prävention einer PTBS. Insgesamt ist die Wirksamkeit eines Debriefings in Hinblick auf die Prävention einer PTBS nicht belegt, es finden sich sogar negative Langzeitergebnisse hinsichtlich der Entwicklung einer PTBS. In den Leitlinien des britischen National Institutes for Clinical Excellence (NICE 2005) wird von einer routinemäßigen Anwendung des Debriefings abgeraten und zunächst ein abwartendes Beobachten (»watchful waiting«) empfohlen. **Frühzeitige kognitiv-verhaltenstherapeutische** Intervention kann aber sinnvoll sein bei Hochrisikopatienten und denjenigen, die bereits Symptome einer Belastungsreaktion oder -störung aufweisen.

Debriefing – Kurz dauernde und einmalige Frühintervention nach einem traumatischen Erlebnis. In der Regel wird den Betroffenen hierbei kurz nach dem Ereignis (meist im Gruppensetting) die Gelegenheit gegeben, über das Erlebte zu sprechen und sich das Erlebte nochmals vor Augen zu führen. Weiterer Bestandteil ist die Vermittlung von Informationen etwa über mögliche Traumafolgen und über Bewältigungsstrategien. Debriefing ist keine Psychotherapie und wird häufig nicht von Fachkräften, sondern lediglich von – wie auch immer – geschultem Personal geleitet.

24.8.1 Psychotherapie

■ **Akute Belastungsreaktion und Anpassungsstörungen**

Bei einer akuten Belastungsreaktion und bei Anpassungsstörungen ist oft eine kurze Krisenintervention mit stützenden Gesprächen ausreichend. Wichtig sind die Organisation sozialer Unterstützung, die Erarbeitung von Bewältigungsstrategien und die Abklärung von Suizidalität. Bei schwerwiegender Symptomatik und Suizidalität kann auch eine stationäre Aufnahme notwendig werden.

■ **Posttraumatische Belastungsstörung**

Wesentlicher Bestandteil der Therapien der PTBS ist die Exposition mit dem Trauma. Ziele einer solchen **Exposition** sind:
- Erfahrung des Aushaltenkönnens der belastenden Erinnerungen
- Erfahrung von Sicherheit
- Abbau von Vermeidungsverhalten und inadäquater Bewältigungsversuche

24

— Erarbeitung eines vollständigen Traumagedächtnis-ses, mit dem die Ereignisse in ihren Kontext einge-ordnet werden können

Da eine Exposition für die Betroffenen erheblich belas-tend ist, muss dieser eine **Stabilisierungsphase** voraus-gehen. In der Stabilisierungsphase werden beispielsweise Entspannungsverfahren und Skills eingeübt sowie Infor-mationen über das Krankheitsbild vermittelt.

> ❯ **Ziel ist es zunächst, eine ausreichende Stabilisierung und Bewältigungskompetenz zu entwickeln, auf deren Grundlage eine Konfrontation mit dem Trauma erfolgen kann.**

Am besten untersucht und evaluiert sind die traumafo-kussierte kognitive Verhaltenstherapie (z. B. Foa u. Ro-thbaum 1998) sowie die Eye-Movement-Desensitization-and-Reprocessing(EMDR)-Therapie zur Behandlung ei-ner PTBS.

Inhalte einer **traumafokussierten kognitiven Verhal-tenstherapie** sind psychoedukative Elemente sowie das Einüben von Entspannungsverfahren. Anschließend folgt in der Regel nach Erstellung einer Angsthierarchie eine Exposition in sensu bis zur Reduktion der Angst während des Erlebens der traumatischen Szene. Ergänzend kom-men Methoden der kognitiven Umstrukturierung zum Einsatz sowie bei ausreichender Stabilisierung eine Kon-frontation mit Angst auslösenden Stimuli in vivo.

Von Shapiro (1998) wurde die Methode der **EMDR** entwickelt. Die EMDR stellt keine eigenständige Therapie dar, sondern ist integraler Bestandteil eines Gesamtbe-handlungskonzepts. Grundlage der EMDR ist eine bila-terale Hemisphärenstimulation über sakkadische Augen-bewegungen, während derer sich der Patient das Trauma vorstellt. Die Wirkungsweise der EMDR ist nicht geklärt. Shapiro nahm an, dass die sakkadischen Augenbewegun-gen der hauptsächliche Wirkfaktor seien, worüber eine verbesserte Informationsverarbeitung erreicht werden könne. Ziel ist dabei die Integration der traumatischen Inhalte in einen rationalen und emotionalen Zusammen-hang über die Synchronisation der beiden Hirnhälften. Es stellte sich heraus, dass ähnliche Effekte allerdings auch durch akustische oder taktile Reize, durch welche die linke und rechte Körperhälfte abwechselnd stimuliert werden, erzielt werden können. Neben der **bilateralen Stimulie-rung** sind weitere wesentliche Komponenten der EMDR die wiederholte **imaginative Konfrontation** mit dem traumatischen Ereignis sowie eine **kognitive Umstruk-turierung**, die ebenfalls wichtige Wirkfaktoren darstel-len. Gezeigt werden konnte auch, dass die Stimulierung bei der EMDR mit einer Reduktion des Erregungsniveaus einhergeht. Manche Autoren sehen dies als Hinweis dafür, dass weniger das Prinzip der **Habituation** durch wieder-holte Konfrontation mit den traumatischen Vorstellungen therapeutisch wirksam ist als vielmehr das **Prinzip der re-ziproken Hemmung**, wie es auch bei der systematischen Desensibilisierung zum Tragen kommt.

Zwischen EMDR und traumafokussierter Verhaltens-therapie gibt es demnach einige Überschneidungen wie die imaginative Konfrontation und die kognitive Um-strukturierung. Ob und inwieweit die bilaterale Stimula-tion ein therapeutisch bedeutsamer Wirkfaktor ist, wird daher kontrovers diskutiert. Insgesamt gilt die EMDR als wirksam, jedoch scheint die Basis für die Evidenz nicht so stark zu sein wie für die traumafokussierte Verhaltensthe-rapie (NICE 2005).

Als weitere Erfolg versprechende Therapieformen werden in der Literatur die Imagery Rescripting and Re-processing Therapy (IRRT, Smucker et al. 2008) und die Narrative Expositionstherapie (NET, Schauer et al. 2011) genannt:

— **IRRT**: kognitiv-verhaltenstherapeutisches Verfahren, das eine imaginative Traumexposition mit dem Auf-bau von Stärke- und Bewältigungsbildern kombiniert
— **NET**: Verfahren, bei dem unter therapeutischer Anleitung ein schriftlicher Bericht über das Trauma verfasst wird

24.8.2 Pharmakotherapie

Psychopharmaka können in ausgepägteren Fällen einer **PTBS** ergänzend zur Psychotherapie verordnet werden. Die einzigen in Deutschland zugelassenen Substanzen zur Behandlung der PTBS sind die **Serotoninwiederaufnah-mehemmer (SSRI)** Paroxetin und Sertralin. Diese gelten als Mittel 1. Wahl bei der medikamentösen Behandlung einer PTBS. Unter einer Therapie mit Paroxetin ist auch eine Volumenzunahme der Hippocampi berichtet worden (Vermetten et al. 2003). Insgesamt ist die Wirklatenz der SSRI bei der Behandlung der PTBS noch größer als bei der Therapie einer depressiven Störung (bis zu 8–12 Wochen). Die Anfangsdosierung sollte eher niedrig, die Erhaltungs-dosis eher hoch gewählt werden. Empfohlen wird eine Behandlungsdauer von 1 bis 2 Jahren. **Cave**: Unter SSRI können Albträume auftreten.

Ebenfalls in Studien als wirksam erwiesen haben sich Venlafaxin und Mirtazapin sowie trizyklische Antidepres-siva, MAO-Hemmer und Antikonvulsiva wie Carbamaze-pin und Lamotrigin.

Zudem wurde ein Rückgang von Albträumen und Schlafstörungen bei PTBS durch den α-Blocker Prazosin berichtet.

Bei einer PTBS mit psychoseähnlichen Symptomen können zusätzlich atypische Antipsychotika wie Olanza-pin und Quetiapin eingesetzt werden (»off-label«).

Die Gabe von Benzodiazepinen sollte kritisch abgewägt werden. Sie können bei der akuten Belastungsreaktion mit Angst, Anspannung und Schlafstörungen vorübergehend Erleichterung verschaffen. Allerdings können Benzodiazepine auch die Symptomatik verschlechtern und zur Chronifizierung beitragen. Bei Unruhezuständen und Schlafstörungen können stattdessen sedierende Antidepressiva verordnet werden.

Auch bei den **Anpassungsstörungen** sind zur unterstützenden medikamentösen Behandlung **SSRI** die Mittel 1. Wahl.

❓ Übungsfragen

1. Wie ist ein Trauma nach der ICD-10 definiert?
2. Nennen Sie typische Traumata, die zu einer PTBS führen können.
3. Wie hoch ist der Anteil derer, die nach einem Trauma eine PTBS entwickeln?
4. Erläutern Sie die charakteristischen 3 Symptomgruppen einer PTBS.
5. Was ist eine akute Belastungsreaktion?
6. Nennen Sie die in der ICD-10 genannten Zeitkriterien (Latenz und Dauer) der Anpassungsstörungen.
7. Fallbeispiel: Der 32-jährige Andreas L. stellt sich am Wochenende in Ihrer Notaufnahme vor. Er wirkt im Kontakt verzweifelt, hilfesuchend. Herr L. berichtet, er habe einen »Nervenzusammenbruch«. Er leide seit etwa 2 Wochen, seitdem sich seine Freundin von ihm getrennt habe, unter »Heulkrämpfen« und Panikattacken mit Herzrasen und Zittern. In den letzten 4 Tagen habe er kaum schlafen können und aufgrund eines verminderten Appetits kaum etwas gegessen. Er fühle sich angespannt und deutlich niedergestimmt. Er sei entscheidungsunfähig, habe das Gefühl und die Besorgnis, in seinem Alltag nicht mehr zurechtzukommen, gehe auch seit einer Woche nicht mehr zur Arbeit, er sei Informatiker. Erschwerend komme hinzu, dass die neue Wohnung seiner Ex-Freundin noch nicht bezugsfertig sei und sie daher noch mehr oder weniger bei ihm wohne. Sie explorieren Herrn L. hinsichtlich Suizidalität. Er berichtet Ihnen von aktuellen lebensmüden Gedanken, distanziert sich aber deutlich von konkreten suizidalen Absichten oder Plänen. Die psychiatrische Vorgeschichte sei bisher leer, es gibt keine Suizidversuche in der Vorgeschichte, auch nicht im Familien-/Freundeskreis.
   a) Welche Verdachtsdiagnose stellen Sie?
   b) Wie gehen Sie weiter vor?
8. Welche Präparate sind zur medikamentösen Behandlung der PTBS in Deutschland zugelassen?

Weiterführende Literatur

Ayuso-Mateos JL, Vázquez-Barquero JL, Dowrick C, Lehtinen V, Dalgard OS, Casey P, Wilkinson C, Lasa L, Page H, Dunn G, Wilkinson G; ODIN Group (2001) Depressive Disorders in Europe: prevalence figures from the ODIN study. Br J Psychiatry 179: 308–316

Foa EB, Rothbaum BO (1998) Treating the trauma of rape. Cognitive-behavioral therapy for PTSD. Guilford, New York

Kessler RC, Sonnega A, Bromet E, Hughes M, Nelson CB (1995) Posttraumatic stress disorder in the National Comorbidity Survey. Arch Gen Psychiatry 52: 1048–1060

Maercker A, Forstmeier S, Wagner B, Glaesmer H, Brähler E (2008) Posttraumatische Belastungsstörungen in Deutschland. Ergebnisse einer gesamtdeutschen epidemiologischen Untersuchung. Nervenarzt 79: 577–586

National Institute of Clinical Excellence/NICE (2005) Post-Traumatic Stress Disorder: The Management of PTSD in Adults and Children in Primary and Secondary Care. NICE, London

Oppenheim H (1889) Die traumatische Neurose. Hirschwald, Berlin

Schauer M, Neuner F, Elbert T (2011) Narrative Exposure Therapy: A Short-Term Treatment for Traumatic Stress Disorders. Hogrefe, Göttingen

Schnyder U, Moergeli H (2002) German Version of Clinician-Administered PTSD Scale. Journal of Traumatic Stress 15: 487–492

Shapiro F (1998) EMDR – Grundlagen und Praxis: Handbuch zur Behandlung traumatisierter Menschen. Junfermann, Paderborn

Smucker M, Reschke K, Kögel B (2008) Imagery Rescripting & Reprocessing Therapy: Behandlungsmanual für Typ I Trauma. Shaker, Herzogenrath

Steil R, Ehlers A (2000) Posttraumatische Diagnoseskala (PDS). Psychologisches Institut, Universität Jena

Vermetten W, Vythilingam M, Southwick SM, Charney DS, Bremner JD (2003) Long-term treatment with paroxetine increases verbal declarative memory and hippocampal volume in posttraumatic stress disorder. Biol Psychiatry 54: 693–702

Dissoziative Störungen (Konversionsstörungen) (F44)

S. Weber-Papen, K. Mathiak, F. Schneider

25

»Kurzinfo«

- Heterogene Gruppe von Erkrankungen mit Störungen der integrativen Funktionen des **Bewusstseins** (Identitätserleben, Wahrnehmung, Gedächtnis) oder mit **funktionellen Beeinträchtigungen** von **Motorik, Sensibilität** oder **Sensorik**
- **Fehlen** einer die Symptome hinreichend erklärenden **organischen** Erkrankung
- Historisch eng mit dem **Hysterie**-Begriff verknüpft
- **Zeitlicher Zusammenhang** der dissoziativen Symptome mit **traumatisierenden Ereignissen, belastenden Lebensumständen oder unerträglichen Konflikten** (diese werden nicht selten vom Patienten geleugnet)
- **Hohe Komorbidität** mit anderen Erkrankungen
- Therapeutischer Schwerpunkt liegt auf den **psychotherapeutischen Verfahren**, empfohlen wird ein **phasenorientiertes Vorgehen**
- Gegebenenfalls unterstützende symptomorientierte Psychopharmakotherapie, v. a. zur Behandlung komorbider Störungen

25.1   Definition

Früher wurde im Zusammenhang mit den hier beschriebenen Störungen der Begriff »**Hysterie**« gebraucht. Bereits in der Antike benutzte Hippokrates diese Bezeichnung für bestimmte psychische und körperliche Funktionsstörungen **ohne somatisch diagnostizierbares Korrelat.** Er vermutete die Ursache in einem »Umherwandern« der Gebärmutter im Körper und mangelnde sexuelle Befriedigung. Die Hysterie wurde somit als typisches »Frauenleiden« betrachtet. Im Mittelalter galt die Hysterie als Zeichen der Besessenheit durch den Teufel (»stigmata diaboli«).

Im 19. Jahrhundert wurde v. a. durch den Neurologen J. M. Charcot (1825–1893) die Hysterie dann mehr als »somatisches Nervenleiden« verstanden. Charcot vertrat die Ansicht, dass die Hysterie auf das Zusammentreffen einer genetischen Disposition und eines Traumas oder einer Intoxikation zurückzuführen sei. In seinen berühmten Krankenvorstellungen bediente sich Charcot der Hypnose, um seinem Publikum »hysterische Anfälle« seiner Patienten zu demonstrieren. Hysterie wurde nun auch nicht mehr länger nur als Frauenleiden angesehen. S. Freud (1856–1939) rückte mit seinem Begriff »**Konversionshysterie**« die Hysterie wieder stärker in den »seelischen« Bereich. Er nahm als zentralen Pathomechanismus der Hysterie einen Konversionsprozess an (Umsetzung psychischer Energie ins Körperliche). Wohingegen Charcots Schüler P. Janet (1859–1947) die Abspaltung bestimmter Erlebnisinhalte aus dem Bewusstsein als wesentlichen Pathomechanismus ansah und damit den Begriff der **Dis**soziation (Abspaltung) prägte. Noch vor Charcot, Freud und Janet widmete sich der französische Arzt P. Briquet (1796–1881) der Hysterie, die er als »Hirnneurose« verstand, und entwickelte eine erste systematische Gruppierung hysterischer Phänomene, indem er diese einteilte in Hyperästhesien, Anästhesien, hysterische Paralyse, verzerrte Sinneswahrnehmungen, Anfälle und Krämpfe.

Der Begriff der Hysterie wird heute aufgrund negativer Prägung und uneinheitlicher Definitionen nicht mehr gebraucht. Stattdessen findet sich in den modernen psychiatrischen Klassifikationssystemen eine Aufspaltung in 4 an das Hysteriekonzept angelehnte Störungskategorien:

1. Somatoforme Störungen (▶ Kap. 26)
2. Histrionische Persönlichkeitsstörung (▶ Abschn. 30.4.1)
3. Dissoziative Störungen im engeren Sinne
4. Konversionsstörungen

Dissoziative Störungen im engeren Sinne – Dissoziative Bewusstseinsstörungen, d. h. Störungen der integrativen Funktionen des Bewusstseins, umfassen das Identitätserleben, das autobiografische Gedächtnis und die Wahrnehmung von sich oder der Umwelt. → Funktionsausfälle auf kognitiv-psychischer Ebene

Konversionsstörungen – Funktionsstörungen im Bereich der Willkürmotorik, Sensibilität und Sensorik. Diese Störungen lassen meist zunächst an eine neurologische Erkrankung denken, können aber durch eine solche nicht ausreichend erklärt werden (»pseudoneurologische Symptome«). → Funktionsausfälle auf körperlicher Ebene

Nach aktueller psychiatrischer Klassifikation (ICD-10) werden die nach älteren Vorstellungen getrennt beschriebenen Konversionsstörungen und dissoziativen Störungen im engeren Sinne unter ICD-10: F44 zusammengefasst.

Im DSM-IV-TR werden dissoziative Bewusstseinsstörungen sowie die Depersonalisationsstörung (▶ Abschn. 25.4) zu den dissoziativen Störungen gezählt, Konversionsstörungen werden den somatoformen Störungen zugeordnet.

25.2   Epidemiologie

Zuverlässige Prävalenzangaben existieren derzeit nicht. In verschiedenen Studien werden für die Gesamtheit dissoziativer Störungen durchschnittliche Prävalenzraten von ca. 1–5 % für die europäische und nordamerikanische Allgemeinbevölkerung angegeben. Bei stationär psychiatrischen Patienten liegen die Prävalenzangaben in einem Bereich von etwa 5–15 %.

Der Erkrankungsbeginn liegt oft im 3. Lebensjahrzehnt.

Bei Frauen werden dissoziative Störungen häufiger diagnostiziert als bei Männern (ca. 3:1).

Viel mehr noch als als eigenständige Erkrankung kommen einzelne dissoziative Phänomene im Rahmen anderer psychischer Erkrankungen wie der posttraumatischen Belastungsstörung (PTBS) (▶ Kap. 24) oder der emotional-instabilen Persönlichkeitsstörung vom Borderline-Typ (▶ Abschn. 30.4.1) vor.

25.3 Ätiologie

Es handelt sich um sog. **psychogene Erkrankungen**, bei denen eine enge, zeitliche Verbindung der Symptome mit traumatisierenden Ereignissen (z. B. sexuellem Missbrauch, Gewalt), unlösbaren oder unerträglichen Konflikten oder gestörten Beziehungen angenommen wird.

> **Primär somatische Ursachen sind per definitionem ausgeschlossen. Anamnestisch finden sich aber häufig körperliche Erkrankungen, die in die Symptomausgestaltung mit einfließen.**

In Anlehnung an das **Vulnerabilitäts-Stress-Coping-Modell** (▶ Abschn. 1.2.4) gibt es bestimmte Faktoren, die manche Menschen anfälliger machen, eine entsprechende dissoziative Störung (einschließlich Konversionsstörung) zu entwickeln. Zu diesen Faktoren gehören eine **genetische Disposition**, eine **erhöhte Suggestibilität** sowie **frühe traumatisierende Kindheitserfahrungen**, die dann in starken Belastungssituationen die Entwicklung einer dissoziativen Störung (Konversionsstörung) begünstigen können.

> **Häufig, aber nicht immer und regelhaft, liegt in der Kindheit ein traumatisches Ereignis.**

Primärer und sekundärer Krankheitsgewinn spielen als verstärkende Faktoren eine wesentliche Rolle:
- **Primärer Krankheitsgewinn:** »innere« Vorteile durch dissoziative Symptome (z. B. Verringerung innerer Anspannung durch das Umgehen des Konflikts)
- **Sekundärer Krankheitsgewinn:** »äußere« Vorteile wie vermehrte Zuwendung oder Entlastung von Pflichten

Neurobiologische Ansätze beschreiben Dysfunktionen der Hypothalamus-Hypophysen-Nebennierenrinden-Achse (HHN-Achse) und Störungen im Regelkreis von Thalamus, Amygdala, Hippocampus und präfrontalem Kortex durch häufige und/oder starke Stresserfahrungen. Neurochemisch scheinen das endogene Opioidsystem, das Serotoninsystem und das Glutamatsystem eine Rolle zu spielen.

Das **neurobehaviorale Konzept** begreift die Dissoziation hauptsächlich als eine Aktivierung serotonerg und opioid vermittelter zentraler Afferenzkontrollen, die dazu führt, dass der Organismus in Situationen enormer Bedrohung mit einem sog. Totstellreflex (»freezing«) reagiert, um so – evolutionsgeschichtlich gesehen – seine Überlebenschancen zu steigern. Damit einher geht u. a. der Verlust der Kontrolle über die Willkürmotorik und die Ausgrenzung der Affektwahrnehmung. Dieser Totstellreflex ist konditionierbar und auch auf nicht traumaassoziierte Reize generalisierbar.

Nach **psychoanalytischen** Vorstellungen handelt es sich um eine Abwehr und Umwandlung verdrängter psychischer Konflikte:
- »Übersetzung« unbewusster Konflikte in körperliche Symptome (**Konversion**; Symbolcharakter der Symptomatik) oder
- Abspaltung von der Realität (**Dissoziation**)

25.4 Klinik

> **Diagnostische Leitlinien (ICD-10): F44.x Dissoziative Störungen (Konversionsstörungen)**
> - Klinische Charakteristika, wie sie für die einzelnen dissoziativen Störungen in ICD-10 F44 (❏ Tab. 25.1) aufgeführt sind
> - Fehlen einer die Symptome hinreichend erklärenden körperlichen Erkrankung
> - Überzeugender zeitlicher Zusammenhang zwischen dissoziativen Symptomen und belastenden Ereignissen, Problemen oder Bedürfnissen

Die Symptome bei Konversionsstörungen entsprechen in der Regel den Vorstellungen des Patienten über die funktionellen Zusammenhänge im Körper und weniger den anatomischen oder physiologischen Gegebenheiten.

Aufgrund zunehmender medizinischer Aufklärung der Patienten hat sich im Laufe der Zeit ein Wandel in der phänomenologischen Ausgestaltung der Symptome vollzogen: Statt der dramatisch anmutenden Phänomene wie dem »**Arc de cercle**« (starke Dorsalflexion des Körpers; von J. M. Charcot beschriebenes Phänomen im Rahmen einer früher sog. Hysterie) finden sich heute oftmals subtilere und vielschichtigere Symptomatiken.

> **Es handelt sich nicht um Simulation, denn die Symptombildung erfolgt nicht absichtlich bzw. nicht bewusst.**

Eine Beziehung der Symptome zu psychisch belastenden Konflikten wird von den Betroffenen häufig geleugnet.

25

◘ Tab. 25.1 Dissoziative Störungen – Untergruppen

ICD-10-Ko-dierung	Spezifische Gruppe	Diagnosekriterien (ICD-10)	Weitere Kennzeichen
F44.0	Dissoziative Amnesie	Amnesie für wichtige persönliche Informationen, traumatisch belastende Ereignisse oder Probleme	Unvollständige, wechselnde Angaben, meist nur einzelne Gedächtnisinhalte betroffen (selektive und systematisierte Amnesie); dissoziative Amnesie kommt als Symptom auch bei dissoziativer Fugue und multipler Persönlichkeitsstörung vor
F44.1	Dissoziative Fugue	Plötzliches, unerwartetes Weggehen von zu Hause oder der gewohnten Umgebung, verbunden mit der Annahme einer neuen Identität oder Verwirrung über die eigene Identität und der Unfähigkeit, sich an die frühere Identität zu erinnern	Betroffene verhalten sich dabei oft unauffällig; Zeitdauer der dissoziativen Fugue kann von Stunden bis zu Jahren (selten) reichen; häufig besteht eine Amnesie für den Zeitraum der Fugue; abzugrenzen ist epileptische Fugue (postiktal auftretende Wanderzustände): bei dieser sind im Allgemeinen die Wanderungen weniger zielgerichtet, meist kürzer und fragmentarischer
F44.2	Dissoziativer Stupor	Beträchtliche Verringerung oder Fehlen willkürlicher Bewegungen, der Sprache und normaler Reaktionen auf äußere Reize wie Licht, Geräusche, Berührung	Erhalten sind ein normaler Muskeltonus, eine aufrechte Haltung und Atmung sowie die – jedoch häufig eingeschränkte – Koordination der Augenbewegungen
F44.3	Trance- oder Besessenheitszustände	Passagere qualitative Bewusstseinsveränderung oder Überzeugung, z. B. von einem Geist besessen zu sein (und somit einen Teil des persönlichen Identitätsgefühls zu verlieren)	Einschränkung und Einengung der Bewusstseinsbreite; häufig stereotypes Verhalten, vom Patienten nicht mehr als kontrollierbar empfunden; die Symptomatik darf nicht auf rituelle Handlungen beschränkt sein
F44.4	Dissoziative Bewegungsstörungen	Kompletter oder teilweiser Verlust der Bewegungsfähigkeit (Lähmungen), extremes Zittern (Tremor) oder Schütteln in den Extremitäten, Geh-/Gangstörungen; unterschiedliche Formen und verschiedene Grade mangelnder Bewegungskoordination (Ataxie), insbesondere in der unteren Extremität	Unwillkürliche Mitbewegungen, Anspannung der Antagonisten, normaler Reflexstatus
F44.5	Dissoziative Krampfanfälle	Plötzliche krampfartige Bewegungen ohne Bewusstseinsverlust	Im Gegensatz zu »echten« epileptischen Anfällen fehlen meist: Hinstürzen mit Verletzungen, Zungenbiss, Urin-/Stuhlabgang, epilepsietypische EEG-Potenziale, Prolaktinerhöhung (**Cave:** auch bei echten epileptischen Anfällen nicht immer erhöht; intermittierend echte epileptische Anfälle möglich)
F44.6	Dissoziative Sensibilitäts- und Empfindungsstörungen	Verlust oder Reduktion der Hautempfindlichkeit, des Hör-, Riech- oder Sehsinnes (Verlust der Sehschärfe, Verschwommensehen, Tunnelsehen); häufig Missempfindungen wie Kribbelgefühle	Pathologisch-anatomisch unwahrscheinlich (z. B. streng median begrenzt, nicht an Dermatomen orientiert)

Tab. 25.1 Fortsetzung

ICD-10-Ko-dierung	Spezifische Gruppe	Diagnosekriterien (ICD-10)	Weitere Kennzeichen
F44.80	Ganser-Syndrom	Vorbeireden (Vorbeiantworten auf einfache Fragen) oder Vorbeihandeln, Mimikry einer Demenz oder anderer psychischer Erkrankungen	»Pseudodemenz«: Betroffene erwecken den Eindruck einer akuten Intelligenzeinbuße; Auftreten meist in »gewinnbringenden« Situationen; häufig schwierige differenzialdiagnostische Abklärung, ob bewusstseinsnahe oder dissoziative Störung
F44.81	Multiple Persönlichkeit(sstörung) (dissoziative Identitätsstörung)	Existenz von 2 oder mehr unterschiedlichen Persönlichkeiten oder Persönlichkeitszuständen innerhalb eines Individuums, die wechselnd dominieren (Wechsel in der Regel auf innere oder äußere Auslösereize hin); eine Persönlichkeit ist sich der Existenz der anderen meist nicht bewusst; diese Diagnose wird kontrovers diskutiert	Umstrittene Diagnose: Erscheinungsbild eher auto- oder heterosuggestiv hervorgerufen; Diagnose in der Form wahrscheinlich auch nicht existent, sondern falsche differenzialdiagnostische Einordnungen

Manchmal ist bei den Patienten eine sog. »belle indifférence« anzutreffen: Die Patienten legen, trotz offensichtlich starker Beeinträchtigung und intensiv geschilderter Beschwerden, eine relativ gleichgültige und sorglose Haltung gegenüber der Krankheit an den Tag.

Anders als im DSM-IV-TR werden in der ICD-10 **Depersonalisations- und Derealisationssyndrome** in einer eigenständigen ICD-10-Kategorie »Andere neurotische Störungen« aufgeführt. Sie können aber zum Spektrum der dissoziativen Störungen gezählt werden.

Depersonalisations- und Derealisationssyndrom (ICD-10 F48.1)

— Entfremdung und Loslösung vom eigenen Denken, vom Körper oder der umgebenden realen Welt: Gefühl der Unwirklichkeit die eigenen Gedanken, den Körper oder die Umgebung betreffend

— Die Symptomatik muss anhaltend, rezidivierend oder so ausgeprägt sein, dass deutliches subjektives Leiden besteht

— Die Einsicht, dass die Veränderungen nicht von außen durch andere Personen oder Kräfte eingegeben wurden, bleibt erhalten

— Depersonalisations- und Derealisationsphänomene können auch im Rahmen einer schizophrenen, depressiven, phobischen oder Zwangsstörung auftreten, es sollte dann die Diagnose der im Vordergrund stehenden Erkrankung gestellt werden

25.5   Komorbidität

Häufig besteht eine Komorbidität mit anderen psychischen Erkrankungen, insbesondere Persönlichkeitsstörungen, Angststörungen, somatoformen und depressiven Störungen. Auch körperliche Erkrankungen wie Epilepsien werden als Begleiterkrankung beschrieben, sodass epileptische und dissoziative Krampfanfälle beispielsweise alternierend auftreten können.

> Charakteristisch scheinen eine Häufung psychiatrischer Komorbiditäten sowie anamnestisch multiple psychiatrische, aber auch somatische (insbesondere neurologische) Diagnosen zu sein.

25.6   Verlauf und Prognose

Der Verlauf zeichnet sich häufig aus durch einen abrupten Beginn und eine spontane Remission nach einigen Wochen oder Monaten, v. a. dann, wenn der Beginn mit einem traumatisierenden Lebensereignis verbunden war. Aber auch chronische und rezidivierende Verläufe sind möglich, besonders bei Lähmungen und Gefühlsstörungen und multipler Persönlichkeitsstörung, und wenn der Beginn mit unlösbaren oder interpersonalen Problemen verbunden war.

Dauern die Symptome länger als 2 Jahre an, sind Spontanremissionen eher selten zu erwarten.

25

Bei lange bestehender Erkrankung sind auch Symptom- und Syndromwechsel nicht selten, typischerweise zu somatoformen Störungen (▶ Kap. 26).

> ❯ **Verlauf und Prognose werden negativ beeinflusst durch komorbide Störungen, durch eine lange Zeit bis zur adäquaten Diagnosestellung und damit einhergehend eine lange Krankheitsdauer.**

25.7   Diagnostik und Differenzialdiagnosen

Im Zentrum der Diagnostik steht immer die Erstellung eines **psychopathologischen Befundes** (▶ Kap. 4). Bei der **Anamneseerhebung** sollten v. a. mögliche **ätiologische Faktoren** wie Traumata, besondere Belastungen und Konflikte exploriert werden.

> ❯ **Wichtig sind der Ausschluss eines organischen Grundleidens, das die Symptome erklären könnte, und die Feststellung eines engen zeitlichen Zusammenhangs der dissoziativen Symptome zu einem traumatischen, belastenden Ereignis, zu Konflikten oder unbefriedigten Bedürfnissen.**

Durch eine eingehende körperliche Untersuchung (▶ Kap. 5) muss eine **somatische Erkrankung als Ursache** der dissoziativen Symptome **ausgeschlossen** werden. Die körperliche Untersuchung hat hier v. a. einen neurologischen Schwerpunkt. Wichtige auszuschließende neurologische und andere Erkrankungen sind beispielsweise Epilepsien (z. B. postiktale Fugue, insbesondere bei Temporallappenepilepsie), intrakranielle Raumforderungen, multiple Sklerose, Migräne, systemischer Lupus erythematodes, Porphyrie, Intoxikationen, paroxysmale Ataxien, Myasthenia gravis und andere Muskelkrankheiten.

> ❯ **Hinweisend auf dissoziative Störungen (Konversionsstörungen) in Abgrenzung zu somatischen Erkrankungen können Fluktuationen der Symptomatik sein: Verstärkungen in emotional belastenden Situationen, Besserung unter Ablenkung.**

Je nach spezifischer Fragestellung können die allgemeine Labor- und apparative Diagnostik zum Ausschluss organischer Störungen erweitert werden, z. B.:

– Bei Verdacht auf einen dissoziativen Krampfanfall sollte Prolaktin im Serum kontrolliert werden: Nach epileptischen Anfällen organischer Genese ist dieses häufig erhöht; eine parallele Video- und EEG-Aufzeichnung (24-h-EEG) der Anfälle kann weitere Aufschlüsse geben

– Bei angegebenen Sensibilitätsstörungen oder Paresen bietet sich eine elektrophysiologische Abklärung an

Dissoziative Phänomene finden sich auch bei einigen anderen psychischen Erkrankungen, sie werden mitunter sogar als Diagnosekriterium gefordert, z. B.:

– Zustand mit anfänglicher »Betäubung« bei der akuten Belastungsreaktion
– Andauerndes Gefühl von »Betäubtsein« bei posttraumatischer Belastungsstörung
– Derealisations-/Depersonalisationserleben, Analgesien bei der Borderline-Persönlichkeitsstörung
– Depersonalisations- oder Derealisationserleben bei Panikstörungen
– Stupor im Rahmen einer schizophrenen oder affektiven Erkrankung
– Derealisations-/Depersonalisationserleben bei psychotischen Störungen (die Intaktheit des Realitätsurteils bei dissoziativen Störungen ist ein entscheidendes abgrenzendes Merkmal gegenüber psychotischen Störungen)

> ❯ **Treten dissoziative Störungen ausschließlich während einer anderen psychischen Erkrankung auf, so wird nur Letztere diagnostiziert, und die dissoziativen Phänomene werden als Symptom der primären Erkrankung eingeordnet.**

Zudem können dissoziative Phänomene in leichterer Ausprägung auch im Rahmen »normalpsychischer« Zustände auftreten, wie beispielsweise bei starker Übermüdung. Solche »leichten« dissoziativen Phänomene gehen aber nicht mit psychosozialen Beeinträchtigungen und Leiden einher.

Eine wichtige zu treffende Abgrenzung betrifft auch den Bereich der somatoformen Störungen (▶ Kap. 26). Konversionsstörungen und somatoformen Störungen gemein ist ein häufig somatisches Krankheitskonzept der Patienten, verbunden mit dem wiederholten Wunsch nach somatischer Abklärung. Zu den Unterschieden:

– Konversionsstörungen betreffen Störungen der körperlichen Funktionen, die in der Regel unter **willentlicher Kontrolle** stehen, oder den Verlust der sinnlichen Wahrnehmung; in der Regel besteht eine **Mono- bzw. Oligosymptomatik**
– Störungen mit **Schmerz** und anderen komplexen körperlichen Empfindungen, die durch das **vegetative Nervensystem** vermittelt werden (und für die sich wie bei den dissoziativen Störungen keine hinreichenden organischen Ursachen finden lassen), sind unter die somatoformen Störungen zu klassifizieren
– Die zu den somatoformen Störungen gehörende Somatisierungsstörung zeichnet sich durch Körpersymptome in **multiplen Organsystemen** aus

Tab. 25.2 Abgrenzung dissoziativer Störungen zu artifiziellen Störungen und Simulation		
Störungsbild	**Symptombildung**	**Motiv**
Dissoziative Störungen (Konversions-störungen)	Unbewusst	Unbewusst
Artifizielle Störungen	Bewusst	Unbewusst
Simulation	Bewusst	Bewusst

Gleichwohl sollten auch die Möglichkeiten der Simulation oder der artifiziellen Störung (▶ Kap. 32) in Betracht gezogen werden. Im Unterschied zu dissoziativen Störungen und ähnlich wie bei Simulation bilden Patienten mit einer artifiziellen Störung Symptomkomplexe bewusst, jedoch ist das zugrunde liegende Motiv des selbstschädigenden Verhaltens – anders als bei der Simulation – unbewusst (□ Tab. 25.2).

Inzwischen existiert eine Reihe spezifischer, standardisierter Diagnoseverfahren, die als Screeninginstrumente bei der Erfassung dissoziativer Phänomene, der Quantifizierung ihres Schweregrades und zur Erhöhung der Diagnosesicherheit hilfreich sein können. Zu diesen standardisierten Erhebungsverfahren gehören beispielsweise Selbstbeurteilungsfragebögen wie der »Fragebogen zu dissoziativen Symptomen« (FDS; Spitzer et al. 2005; ▶ Abschn. 6.4) oder strukturierte Interviews wie das »Strukturierte Klinische Interview für Dissoziative Störungen« (SKID-D; Gast et al. 2000), das allerdings nur die dissoziativen Störungen im engeren Sinne erfasst und nicht die Konversionsstörungen.

25.8 Therapie

Der Schwerpunkt der Therapie liegt bei den psychotherapeutischen Maßnahmen. Psychopharmakotherapie kann ergänzend und symptomorientiert zum Einsatz kommen, insbesondere zur Behandlung komorbider Störungen.

25.8.1 Psychotherapie

Mangels systematisch kontrollierter Therapiestudien für die dissoziativen Störungen einschließlich der Konversionsstörungen (Ruddy u. House 2005) können keine evidenzbasierten Aussagen darüber getroffen werden, welche Behandlungsstrategien zum Einsatz kommen sollten. Zwar existieren Behandlungsrichtlinien der International Society for Study of Dissociation (ISSD) (2005) für die dissoziative Identitätsstörung, diese entsprechen allerdings einem niedrigen Evidenzgrad. Orientiert an diesen Richt-

linien wird für traumaassoziierte Störungen ein **phasenorientiertes Vorgehen** empfohlen.

❯ Als sinnvoll wird ein phasenorientiertes psychotherapeutisches Vorgehen beschrieben, bei dem konfrontative Maßnahmen gut vorbereitet sein sollten.

■ **1. Therapiephase: Aufbau von Sicherheitserleben und Symptomreduktion**

Eine Therapiefähigkeit des Patienten ist oft erst erreicht, wenn die Symptomatik verringert und Motivationsarbeit geleistet wurde. Zur anfänglichen Symptomreduktion eignen sich je nach Störung u. a. Krankengymnastik, Entspannungsverfahren, Biofeedbackverfahren, ggf. soziotherapeutische Unterstützung und symptomatische Pharmakotherapie.

Zum Aufbau von Sicherheitserleben sollten Verhaltensweisen eingeübt werden, die Alternativen zum Rückzug in dissoziative Zustände darstellen.

Zentrale Bestandteile dieser 1. Therapiephase sind (nach Priebe u. Schmahl 2008):
- Psychoedukation mit behutsamer Vermittlung eines biopsychosozialen Krankheitsmodells, Entlastung durch Besprechung und Entkatastrophisierung der Symptome
- Identifikation von dissoziativen Symptomen und von Frühwarnzeichen (z. B. durch Verhaltensanalyse, Symptomtagebücher)
- Herausarbeiten von kurz- und langfristigen Vor- und Nachteilen der dissoziativen Phänomene, um deren Dysfunktionalität herauszuarbeiten
- Verbesserung der Gefühlsregulation und Spannungstoleranz (z. B. Anwendung von Interventionen aus der dialektisch-behavioralen Therapie, DBT, nach Linehan, ▶ Abschn. 30.8.2)
- Erlernen antidissoziativer Strategien (z. B. starke Sinnesreize, wie sie in der DBT eingesetzt werden, beispielsweise Igelball, Eis-Pack, Ammoniak riechen, Scharfes oder Saures schmecken)
- Erlernen alternativer Strategien (z. B. durch Problemlösetraining, soziales Kompetenztraining)

25

— Bearbeitung dysfunktionaler kognitiver Schemata (z. B. durch Realitätsprüfung, sokratischen Dialog)

■ **2. Therapiephase: Konflikt-/Traumatabearbeitung**

Ist der Patient in der Lage, dissoziative Symptome besser zu kontrollieren und dissoziative Zustände bei deren Auftreten zu durchbrechen, können in der 2. Therapiephase dann mögliche Traumata oder Konflikte explizit aufgearbeitet werden. Ziel hierbei ist schließlich die Reintegration der abgespaltenen Erfahrungen.

❯ **Nicht immer muss ein traumatisches Erlebnis in der Vergangenheit vorliegen. Wenn kein traumatisches Erlebnis erinnerbar ist, sollte von suggestiven Fragen in dieser Richtung abgesehen werden.**

Empfohlen werden v. a. Expositionsansätze (bevorzugt ein graduiertes Vorgehen) und kognitiv-narrative Umstrukturierung. Daneben kommen Hypnose oder psychodynamische Fokaltherapie zum Einsatz.

Spezifische Therapieprogramme für Traumatabearbeitung bei dissoziativen Störungen existieren derzeit noch nicht. Es kann auf bereits etablierte traumafokussierte Verfahren, wie sie bei der posttraumatischen Belastungsstörung zur Anwendung kommen, zurückgegriffen werden, insbesondere wenn eine PTBS als komorbide Störung vorliegt. Mit wechselnden Erfolgen wurde beispielsweise die Eye-Movement-Desensitization-and-Reprocessing-Therapie (EMDR) eingesetzt (▶ Abschn. 24.8.1).

Im weiteren Therapieverlauf sollten die zunächst noch hintereinander geschalteten Therapiephasen zunehmend parallel Berücksichtigung finden.

❯ **Wichtig ist, das richtige Gleichgewicht zwischen stabilisierenden und konfrontativen psychotherapeutischen Maßnahmen zu finden.**

Tipp

Allgemeine Empfehlungen für die Behandlung dissoziativer Störungen (Konversionsstörungen)
- Symptome des Patienten **ernst nehmen**
- Ein biopsychosoziales Krankheitskonzept **langsam** aufbauen
- Stets sollten ein primärer und v. a. auch sekundärer **Krankheitsgewinn beachtet** werden → Aufbau alternativer Verhaltensweisen
- Maßnahmen zur Stressreduktion und Erhöhung der Affekttoleranz (dadurch Reduktion der Dissoziationsbereitschaft)

- Zur Vermeidung von Folgeschäden und zur Symptomreduktion: Physiotherapie, Entspannungsverfahren, soziotherapeutische Unterstützung
- Bevorzugt ambulante Therapie, bei schweren Krisen und/oder Therapieresistenz auch stationäre Interventionen

25.8.2 Pharmakotherapie

Der Einsatz von Psychopharmaka erfolgt **symptomorientiert** und in **Ergänzung zur Psychotherapie** im Rahmen eines Gesamtbehandlungskonzepts.

In chronifizierten Fällen und bei Vorhandensein depressiver Symptome können selektive Serotoninwiederaufnahmehemmer hilfreich sein. Vorsicht und Zurückhaltung ist geboten bei den anxiolytisch wirksamen Benzodiazepinen: Diese können die dissoziative Symptomatik noch verstärken bzw. der Benzodiazepinentzug kann dissoziative Phänomene hervorrufen. Spezifisch für dissoziative Symptome wurde bisher der Opioidantagonist **Naltrexon** (Dosis meist 25–100 mg/Tag) in offenen Studien an Patienten mit einer Borderline-Persönlichkeitsstörung (Bohus et al. 1999) oder einer Depersonalisationsstörung (Simeon u. Knutelska 2005) mit positiven Resultaten (Symptomreduktion) eingesetzt. Jedoch handelt es sich um eine nicht zugelassene Indikation (Off-label-Anwendung) ohne gesicherten Wirksamkeitsnachweis.

❓ **Übungsfragen**

1. Was versteht man unter dem Krankheitsbild der dissoziativen Störungen (Konversionsstörungen)?
2. Welche Unterformen der dissoziativen Störungen (Konversionsstörungen) gibt es?
3. Erklären Sie die Begriffe »Depersonalisation« und »Derealisation«. Im Rahmen welcher Erkrankungen können Depersonalisation und Derealisation auftreten?
4. Welche differenzialdiagnostischen Erwägungen sind bei dissoziativen Störungen (Konversionsstörungen) erforderlich?
5. Grenzen Sie die Konversionsstörungen von den somatoformen Störungen ab.
6. Beschreiben Sie die therapeutische Vorgehensweise bei dissoziativen Störungen (Konversionsstörungen).

Weiterführende Literatur

Bohus MJ, Landwehrmeyer GB, Stiglmayr CE, Limberger MF, Böhme R, Schmahl CG (1999) Naltrexone in the treatment of dissociative symptoms in patients with borderline personality disorder: an open-label trial. J Clin Psychiatry 60: 598–603

Brand BL, Classen CC, McNary SW, Zaveri P (2009) A review of dissociative disorders treatment studies. J Nerv Ment Dis 197: 646–654

Fiedler P (2008) Dissoziative Störungen und Konversion: Trauma und Traumabehandlung. Beltz PVU, Weinheim

Gast U, Oswald T, Zündorf F, Hofmann A (2000) SKID-D Strukturiertes Klinisches Interview für Dissoziative Störungen. Hogrefe Testzentrale, Göttingen

International Society for Study of Dissociation (2005) Guidelines for treating dissociative identity disorder in adults. J Trauma Dissociation 6: 69–149

Priebe K, Schmahl C (2008) Dissoziative Störungen. Psychiatr Psychother up2date 2008: 241–256

Reddemann L, Hofmann A, Gast U (2006) Psychotherapie der dissoziativen Störungen. Thieme, Stuttgart

Ruddy R, House A (2005) Psychosocial interventions for conversion disorder. Cochrane Database Syst Rev, 19, Issue 4

Simeon D, Knutelska M (2005) An open trial of naltrexone in the treatment of depersonalization disorder. J Clin Psychopharmacol 25: 267–270

Spitzer C, Stieglitz RD, Freyberger HJ (2005) Fragebogen zu dissoziativen Symptomen (FDS). Hogrefe Testzentrale, Göttingen

Somatoforme Störungen (F45)

T. M. Michel, F. Schneider

»Kurzinfo«

- Somatoforme Störungen sind charakterisiert durch:
  - Wiederholte Darbietung **körperlicher Symptome** in Verbindung mit der beharrlichen **Forderung nach weiterer medizinischer Diagnostik** trotz mehrfach unauffälliger organischer Befunde oder
  - Medizinisch **unbegründete Gesundheitsbefürchtungen** oder -**ängste** oder die Überzeugung, an einem **vermeintlichen Makel** zu leiden
- Die Gruppe der somatoformen Störungen umfasst:
  - **(Undifferenzierte) Somatisierungsstörung**
  - **Hypochondrie**
  - **Somatoforme autonome Funktionsstörung**
  - **Anhaltende somatoforme Schmerzstörung**
- Mit einer 12-Monatsprävalenz von ca. 11 % gehören die somatoformen Störungen zu den **häufigsten** psychischen Erkrankungen
- Es besteht eine **multifaktorielle Ätiologie**, bei der sowohl biologische als auch psychosoziale Faktoren in individuell unterschiedlichem Ausmaß an der Genese beteiligt sind
- Die häufigste **Komorbidität** besteht mit depressiven Störungen, daneben mit Angst- oder Persönlichkeitsstörungen, nicht selten kommt es auch zu einem Medikamentenmissbrauch
- Somatoforme Störungen tendieren zur **Chronifizierung** und gehen mit erheblicher **Beeinträchtigung der Lebensqualität** sowie hohen **Gesundheitskosten** einher
- Symptomfreiheit, insbesondere nach Chronifizierung, ist nicht bei allen Patienten zu erreichen; Ziel ist dann die **Verbesserung der Lebensqualität** und die **Verhinderung psychosozialer Folgen**
- Im Vordergrund der Therapie stehen **kognitiv-verhaltenstherapeutische Methoden**; eine medikamentöse Therapie kann in bestimmten Fällen hilfreich sein

26.1 Definition

Somatoforme Störungen – Sie umfassen Erkrankungsbilder, bei denen körperliche Beschwerden oder ausgeprägte Gesundheitsbefürchtungen im Vordergrund stehen, die nicht oder nicht ausreichend auf eine organische Grunderkrankung zurückzuführen sind.

Historisch gehen die somatoformen Störungen zusammen mit den sog. dissoziativen und Konversionsstörungen auf das Hysteriekonzept zurück (▶ Abschn. 25.1).

Die ICD-10 unterscheidet in der Gruppe der somatoformen Störungen:

- **Somatisierungsstörung** (F45.0): Kennzeichen sind multiple, häufig wechselnde körperliche Beschwerden über einen Zeitraum von mehr als 2 Jahre

- **Undifferenzierte Somatisierungsstörung** (F45.1): nicht alle Kriterien einer Somatisierungsstörung sind vollständig erfüllt (z. B. das Zeitkriterium)
- **Hypochondrische Störung** (F45.2): unbegründete Befürchtung, eine schwere Erkrankung zu haben, oder Überzeugung, an einer körperlichen Entstellung oder Missbildung zu leiden
- **Somatoforme autonome Funktionsstörung** (F45.3): Beschwerden beziehen sich auf vollständig oder weitgehend vegetativ innervierte Organe
- **Anhaltende somatoforme Schmerzstörung** (F45.4): im Vordergrund stehen Schmerzsymptome

Die sog. Konversionsstörungen werden in der ICD-10 unter dem separaten Kapitel »Dissoziative Störungen (Konversionsstörungen)« aufgeführt (▶ Kap. 25), während sie im DSM-IV-TR als somatoforme Störungen klassifiziert werden.

Ein weiterer Unterschied zwischen beiden diagnostischen Klassifikationssystemen betrifft die somatoforme autonome Funktionsstörung, die sich als eigenes Erkrankungsbild nur in der ICD-10 findet. Zudem subsumiert die ICD-10 die körperdysmorphophobe Störung unter die hypochondrische Störung, während das DSM-IV-TR diese als eigene Kategorie aufführt.

26.2 Epidemiologie

Somatoforme Störungen gehören mit einer 12-Monatsprävalenz von ca. 11 % zu den häufigsten psychischen Erkrankungen in der deutschen Allgemeinbevölkerung (Jacobi et al. 2004; ▶ Kap. 1). Damit leiden etwa 5,4 Mio. Menschen in Deutschland unter einer somatoformen Störung, wobei Frauen insgesamt etwa doppelt so häufig betroffen sind wie Männer (dies gilt nicht für die hypochondrischen Störungen, bei der beide Geschlechter gleich häufig betroffen zu sein scheinen). Auch in Allgemeinarztpraxen und internistischen Praxen sind somatoforme Störungen weit verbreitet. Hier lässt sich bei ca. 20 % der Patienten eine somatoforme Störung diagnostizieren. Die Lebenszeitprävalenz für somatoforme Störungen wird mit etwa 16 % angegeben (Jacobi et al. 2004).

Besonders häufige somatoforme Beschwerden sind Schmerzen, psychovegetative Symptome, innere Unruhe und Müdigkeit.

26.3 Ätiologie

Im Sinne eines **biopsychosozialen** Krankheitsmodells wird – wie auch bei anderen psychischen Erkrankungen – das Zusammenwirken verschiedener Faktoren als ursächlich angesehen.

Zwillings- und Adoptionsstudien geben Hinweise auf eine **genetische Disposition**. So ergaben Zwillingsstudien höhere Konkordanzraten bei eineiigen im Vergleich zu zweieiigen Zwillingen (in einer norwegischen Studie 29 % Konkordanz bei dizygoten im Vergleich zu 10 % Konkordanz bei monozygoten Zwillingen, Torgersen 1986).

Als weitere ätiologisch bedeutsame neurobiologische Faktoren wurden beschrieben:
- Reduzierter Metabolismus im Frontalhirn (»**Hypofrontalität**«)
- **Hyperaktivität der Hypothalamus-Hypophysen-Nebennierenrinden-Achse**
- **Immunologische Veränderungen**, wie z. B. eine Reduktion proinflammatorischer Stoffe
- Störung im **serotonergen** Neurotransmittersystem

Neben diesen prädisponierenden biologischen Faktoren spielt die **individuelle Lebensgeschichte** als Vulnerabilitätsfaktor eine wichtige Rolle bei der Ätiologie somatoformer Störungen. Anamnestisch findet sich bei vielen Patienten mit einer somatoformen Störung eine Häufung von **belastenden Ereignissen in der Kindheit** wie schwere Erkrankungen (auch überproportional viele Krankheiten in der Familienanamnese), Vernachlässigung oder körperliche und sexuelle Gewalterfahrungen.

Als weitere Risikofaktoren für somatoforme Störungen gelten ein niedriger soziökonomischer Status, ein niedriges Bildungsniveau oder auch kulturelle Besonderheiten. Hohe Somatisierungsraten finden sich beispielsweise in China, wo emotionale Beschwerden noch stark stigmatisiert sind.

Als **auslösende Faktoren** lassen sich im Vorfeld der Manifestation vielfach **kritische Lebensereignisse** wie Verlusterlebnisse durch Trennung oder Scheidung, eine körperliche Erkrankung, aber auch chronische Konflikte bzw. Belastungen explorieren. Auch **traumatisierende Erlebnisse** gehen in vielen Fällen einer somatoformen Störung voraus. So wird nach Kriegen oder Umweltkatastrophen ein gehäuftes Auftreten somatoformer Störungen beschrieben. Vermutlich werden durch solche traumatischen Erfahrungen die Selbstwahrnehmung der Körperlichkeit, die Einstellung gegenüber den Körperfunktionen sowie die eigene Leistungsfähigkeit verändert.

Patienten mit einer somatoformen Störung besitzen häufig:
- **Psychophysiologische Hyperreaktivität**
- Erhöhte bzw. veränderte Wahrnehmung (**selektive Aufmerksamkeitszuwendung**) somatosensorischer Reize
- Typische dysfunktionale Kognitionen (**Katastrophendenken**) in Bezug auf die körperlichen Symptome

Im Sinne eines **Teufelskreises** führt eine verstärkte Wahrnehmung und Fehlinterpretation normaler körperlicher Vorgänge als bedrohlich und krankheitswertig zu starker Beunruhigung und Angst und einer Erhöhung des physiologischen Erregungsniveaus. Dies wiederum verstärkt die vegetativen Symptome und die Fokussierung der Aufmerksamkeit auf körperliche Symptome (▶ Kap. 22, ◘ Abb. 22.4). Der US-amerikanische Psychiater A. Barsky (1992) führte in diesem Zusammenhang auch den Begriff der »**somatosensory amplification**« (somatosensorische Verstärkung) ein. Daraus resultiert ein typisches Krankheitsverhalten mit körperlicher Schonung, intensiver Inanspruchnahme medizinischer Leistungen und einer ausgiebigen Beschäftigung mit möglichen Erkrankungen, was zur Aufrechterhaltung der somatoformen Störung beiträgt. Vielfach liegt dem auch ein unrealistisches Verständnis von Gesundheit als völlige Abwesenheit von körperlichen Missempfindungen zugrunde.

Auch **negative Affekte** fördern die Wahrnehmung somatischer Sensationen, die keinen Krankheitswert besitzen. Weiteren Einfluss auf die Krankheitsentwicklung und -ausgestaltung hat die individuelle Krankheitsvorstellung, moduliert durch soziales Lernen (Erziehung) und kulturelle Normen.

Gerade für die **Aufrechterhaltung** somatoformer Störungen spielen primärer (innerer) und sekundärer (durch die Umwelt bedingt, z. B. Zuwendung, Krankschreibung) **Krankheitsgewinn** eine wesentliche Rolle.

Psychoanalytische Ansätze beschreiben somatoforme Störungen als **Abwehr** unannehmbarer Wünsche und Triebimpulse. Aus der Psychoanalyse stammt auch das Konzept der **Alexithymie** (»Leseschwäche für Gefühle«), die als prädisponierender Faktor für die Entwicklung somatoformer Störungen gilt.

Alexithymie – Sie bezeichnet die Schwierigkeit, Emotionen wahrzunehmen und auszudrücken sowie Emotionen und körperliche Sensationen auseinander zu halten.

26.4 Klinik

Somatoforme Störungen zeichnen sich aus durch:
- Wiederholte Darbietung körperlicher Symptome ohne hinreichend erklärendes organisches Korrelat

26

- Fixierung auf eine organische Ursache der Beschwerden mit hartnäckigen Forderungen nach weiteren medizinischen Untersuchungen
- Keine ausreichende Entlastung (höchstens kurzzeitig) durch unauffällige körperliche Befunde
- Weigerung nachzuvollziehen, dass keine (ausschließliche) körperliche Ursache zugrunde liegt

> **Es können körperliche Ursachen der Symptome vorliegen, diese erklären jedoch nicht die Art, Qualität und Quantität des Leidens sowie die innere Anteilnahme des Patienten.**

Weitere Kennzeichen somatoformer Störungen sind häufige Arztwechsel (»doctor hopping«), eine umfangreiche Krankenakte sowie eine inadäquate Beschwerdenschilderung, die theatralisch-klagsam oder mit einer sog. »belle indifférence« (relativer Mangel an Betroffenheit gegenüber Art und Bedeutung des Symptoms) erfolgen kann.

26.4.1 Somatisierungsstörung

Charakteristisch für die Somatisierungsstörung ist ein **polysymptomatisches Bild** aus **vielfältigen** und **oft wechselnden körperlichen Beschwerden** ohne hinreichend erklärendes organisches Korrelat. Die Symptome können sich auf jedes Körperteil oder -system beziehen (jedoch keine typischen vegetativen Symptome). Die Art der Symptome und das daraus resultierende Verhalten führen zu Beeinträchtigungen familiärer und sozialer Funktionen.

Als diagnostisches Kriterium wird eine langjährige Anamnese (wenigstens 2 Jahre) gefordert, eine kürzer dauernde und weniger auffällige Symptomatik sollte als undifferenzierte Somatisierungsstörung klassifiziert werden (▶ Abschn. 26.4.2).

Diagnostische Leitlinien (ICD-10): F45.0 Somatisierungsstörung
- Über einen Zeitraum von mindestens 2 Jahren Klagen über multiple und wechselnde körperliche Beschwerden ohne ausreichend erklärendes Organkorrelat (eine evtl. vorliegende körperliche Erkrankung erklärt nicht Schwere, Ausmaß, Vielfalt und Dauer der Beschwerden)
- Ständige Beschäftigung mit den körperlichen Symptomen, die zu anhaltendem Leiden und wiederholten Arztbesuchen und/oder Forderung nach weiterer somatischer Diagnostik führt

▼

- Hartnäckige Weigerung, den Rat oder die Versicherung verschiedener Ärzte anzunehmen, dass keine körperliche Erkrankung die Ursache der Beschwerden ist
- Insgesamt sollten mindestens 6 verschiedene körperliche Symptome aus mindestens 2 verschiedenen Gruppen vorkommen:
  - Gastrointestinale Beschwerden (z. B. Bauchschmerzen, Aufstoßen, Rumination, Erbrechen, Übelkeit, häufiger Durchfall)
  - Kardiovaskuläre Symptome (z. B. Brustschmerzen, Atemlosigkeit ohne Anstrengung)
  - Unklare Haut- oder Schmerzsymptome (z. B. Klagen über Farbveränderungen der Haut, Jucken, Brennen, Prickeln, Taubheitsgefühl, Gliederschmerzen)
  - Urogenitale Symptome oder auch sexuelle oder menstruelle Störungen (z. B. Dysurie oder Klagen über die Miktionshäufigkeit, unangenehme Empfindungen im Genitalbereich)
- Die Störung darf nicht ausschließlich während einer schizophrenen oder anderen wahnhaften Störung, einer affektiven Störung oder einer Panikstörung auftreten

26.4.2 Undifferenzierte Somatisierungsstörung

Diagnostische Leitlinien (ICD-10): F45.1 Undifferenzierte Somatisierungsstörung
- Mindestens 6 Monate lang Darbietung multipler körperlicher Beschwerden in unterschiedlichen Organbereichen ohne entsprechende Organpathologie und Festhalten an der somatischen Ursachenzuschreibung trotz anderslautender Untersuchungsbefunde
- Nicht alle Kriterien der Somatisierungsstörung sind vollständig erfüllt

---

26.4.3 Hypochondrische Störung

Bei der hypochondrischen Störung stehen medizinisch unbegründete Gesundheitsbefürchtungen oder die Beschäftigung mit einem vermeintlichen Makel im Vordergrund. Charakteristischerweise überwiegt das Leiden an der Überzeugung oder Befürchtung, erkrankt oder entstellt zu sein, gegenüber dem Leiden an den Symptomen/Beschwerden an sich.

> **Diagnostische Leitlinien (ICD-10): F45.2 Hypochondrische Störung**
> - Anhaltende Überzeugung oder Befürchtung (über mindestens 6 Monate) an einer (höchstens 2) ernsthaften körperlichen Erkrankung(en) zu leiden (wird in der Regel vom Patienten benannt) oder anhaltende Beschäftigung mit einer angenommenen Entstellung oder Missbildung (dysmorphophobe Störung)
> - Anhaltendes Leiden und/oder Störung des alltäglichen Lebens durch die ständige Sorge um die Symptome und daraus resultierendes Aufsuchen medizinischer Diagnostik und Behandlungen
> - Beharrliche Weigerung, die Versicherung mehrerer Ärzte zu akzeptieren, dass den Symptomen oder Entstellungen keine ausreichende körperliche Ursache zugrunde liegt
> - Die Störung darf nicht ausschließlich während einer schizophrenen oder anderen wahnhaften Störung oder einer affektiven Störung auftreten

Im Gegensatz zu einem **hypochondrischen Wahn** haben die Patienten mit einer hypochondrischen Störung die Fähigkeit, sich nach einer Beruhigung oder einer weiteren Untersuchung wenigstens kurzfristig von ihrer Überzeugung zu distanzieren.

Des Weiteren sollte die hypochondrische Störung von einer **vorübergehenden hypochondrischen Befürchtung** abgegrenzt werden, die das diagnostische Zeitkriterium von wenigstens 6 Monaten nicht erfüllt.

26.4.4 Somatoforme autonome Funktionsstörung

Hauptmerkmal der Störung ist eine vegetative Symptomatik.

> **Diagnostische Leitlinien (ICD-10): F45.3 Somatoforme autonome Funktionsstörung**
> - Eindeutige vegetative Symptome, die vom Patienten einem bestimmten (vegetativ innervierten) Organsystem zugeordnet werden
>
> ▼

> - 2 oder mehr vegetative Symptome: Palpitation, Schweißausbrüche, Unruhe im Bauch, epigastrisches Druckgefühl, Hitzewallung, Erröten, Mundtrockenheit
> - Eines oder mehr der folgenden Symptome: Brustschmerzen bzw. Druckgefühl im Bereich des Herzens, brennendes und drückendes Gefühl im Epigastrium, Gefühl der Überblähung, Völlegefühl, subjektive Steigerung der Defäkationsfrequenz, Dysurie, erhöhte Miktionsfrequenz, Aerophagie, Singultus, Dyspnoe, Hyperventilation, außergewöhnliche Ermüdbarkeit bei leichter Anstrengung
> - Keine hinreichende organische Erklärung der Beschwerden
> - Die Symptome treten nicht ausschließlich im Zusammenhang mit einer phobischen oder Panikstörung auf

Die somatoforme autonome Funktionsstörung kann weiter eingeteilt werden nach dem betroffenen Organsystem (wird in der ICD-10 mit der 5. Stelle kodiert):
- Herz- und Kreislaufsystem (F45.30) (dazugehörige Begriffe: Herzneurose, neurozirkulatorische Asthenie, Da-Costa-Syndrom)
- Oberes Verdauungssystem (F45.31) (dazugehörige Begriffe: psychogene Aerophagie, psychogener Singultus, Dyspepsie, Pylorospasmus, Magenneurose)
- Unteres Verdauungssystem (F45.32) (dazugehörige Begriffe: psychogene Flatulenz, psychogenes Colon irritabile, psychogene Diarrhö)
- Atmungssystem (F45.33) (dazugehörige Begriffe: psychogene Hyperventilation, Singultus sowie psychogener Husten)
- Urogenitalsystem (F45.34) (dazugehörige Begriffe: psychogene Pollakisurie, Dysurie)

26.4.5 Anhaltende somatoforme Schmerzstörung

> **Diagnostische Leitlinien (ICD-10): F45.4 Anhaltende somatoforme Schmerzstörung**
> - Mehr als 6 Monate währender, an den meisten Tagen auftretender, schwerer belastender Schmerz ohne ausreichende organische Begründung
>
> ▼

26

— Durch die Symptomatik ist die Aufmerksamkeit des Patienten gebunden
— Die Störung tritt nicht während einer schizophrenen Störung oder nicht ausschließlich während einer affektiven Störung, einer (undifferenzierten) Somatisierungsstörung oder einer hypochondrischen Störung auf

Eine anhaltende somatoforme Schmerzstörung kann nur dann diagnostiziert werden, wenn keine anderen relevanten Somatisierungssymptome vorliegen.

Hinweisend auf eine nichtorganische Ursache eines Schmerzsyndroms sind Dauerschmerzen mit vager Lokalisation, die unabhängig von der Willkürmotorik sind und von schmerzverstärkenden oder -lindernden Faktoren.

26.4.6 Sonstige somatoforme Störungen

Unter die sonstigen somatoformen Störungen (ICD-10: F45.8) können alle anderen störenden Empfindungen klassifiziert werden, die nicht auf organische Ursachen zurückzuführen sind und die mit belastenden Ereignissen oder Problemen in Verbindung stehen.

Beispiele für sonstige somatoforme Störungen sind:
— Globus hystericus (Kloßgefühl in der Kehle)
— Andere Formen von Schluckstörungen (Dysphagie)
— Psychogener Schiefhals (Torticollis)
— Andere Störungen mit krampfartigen Bewegungen
— Psychogener Pruritus
— Andere Parästhesien
— Psychogene Dysmenorrhö (mit Ausschluss von Dyspareunie und Frigidität)
— Psychogenes Zähneknirschen

26.4.7 Verwandte Syndrome

In den letzten Jahren wurden einige, z. T. kontrovers diskutierte, neue Begriffe eingeführt, die sog. moderne Gesundheitsstörungen (»modern health worries«) beschreiben und noch keinen Eingang in die ICD-10 gefunden haben, aber am ehesten den somatoformen Störungen zugeordnet werden können, z. B.:
— **Burn-out-Syndrom (Erschöpfungssyndrom)**: die Klinik umfasst körperliche Symptome wie Kopfschmerzen, Herzbeschwerden, sexuelle Probleme, daneben Schlafstörungen, Erschöpfung, Hoffnungslosigkeit, Hilflosigkeit, aggressive Impulse, oft auch Depressivität und Angst, manchmal Zynismus, Gleichgültigkeit und Pessimismus; betroffen sind vielfach Menschen, die langfristig beruflich oder privat in einer helfenden, beratenden oder pflegenden Funktion für andere Menschen tätig sind; dieser Begriff entspricht am ehesten dem populärwissenschaftlichen Verständnis von Depression, Angst und Belastung
— **Multiple chemical sensitivity (multiple Chemikalienunverträglichkeit)**: bunte Präsentation körperlicher Symptome, die auf Umwelteinflüsse und Gifte zurückgeführt wird
— **Fibromyalgien**: wechselnde Muskelschmerzen
— **Irritable bowel syndrome**: vielfältige gastrointestinale Symptomatik
— **Sick building syndrome**: Auftreten von körperlichen Symptomen, für die eine ungenügende Klimatisierung von Räumen bzw. fehlerhafte Belüftung durch Klimaanlagen verantwortlich gemacht wird

Neurasthenie (ICD-10: F48.0)
Ein anderes, kontrovers diskutiertes Störungsbild, das in der ICD-10 zusammen mit dem Depersonalisations-/Derealisationssyndrom (▶ Abschn. 25.4) den »anderen neurotischen Störungen« (F48) zugeordnet wird, ohne klare Abgrenzung zu den somatoformen Störungen, ist die Neurasthenie (Erschöpfungssyndrom):
Über mindestens 3 Monate bestehen:
— Andauerndes und quälendes Erschöpfungs- oder Müdigkeitsgefühl nach bereits geringer geistiger oder körperlicher Anstrengung
— Zusätzlich wenigstens eines der folgenden unspezifischen Beschwerden:
  – Akute oder chronische Muskelschmerzen
  – Spannungskopfschmerz
  – Unfähigkeit, zu entspannen
  – Schlafstörungen
  – Benommenheit
  – Reizbarkeit
— Unfähigkeit, sich von den Beeinträchtigungen während Ruhephasen oder bei Ablenkung zu erholen

26.5 Komorbidität

Komorbide psychische Erkrankungen kommen bei somatoformen Störungen oft vor, am häufigsten sind depressive Störungen. Depressionen stellen gleichzeitig eine wichtige Differenzialdiagnose dar (▶ Abschn. 26.7), da diese ebenfalls häufig mit Klagen über somatische Beschwerden einhergehen. Neben den depressiven Störungen lassen sich gehäuft Angsterkrankungen, Persönlichkeitsstörungen und ein Medikamentenmissbrauch (v. a. bei der anhaltenden somatoformen Schmerzstörung) als komorbide Störungen diagnostizieren.

26.6 Verlauf und Prognose

Der Manifestationsbeginn somatoformer Störungen liegt meist im frühen Erwachsenenalter.

Somatoforme Störungen gehen mit erheblichen Einschränkungen der Lebensqualität einher und tendieren zur Chronifizierung, bei wechselnder Ausprägung der Symptome. Spontane Remissionen sind eher selten. Bei der Somatisierungsstörung stellt die Persistenz der somatoformen Beschwerden über mindestens 2 Jahre ein Diagnosekriterium dar.

Insbesondere das Vorliegen einer komorbiden Persönlichkeitsstörung oder einer anderen psychiatrischen Komorbidität und chronische Schmerzsyndrome sind prognostisch ungünstig.

Patienten mit somatoformen Störungen sind zu einem beträchtlichen Anteil nicht nur an direkten Behandlungskosten, sondern auch an indirekten Gesundheitskosten durch Arbeitsunfähigkeitszeiten und Frühberentungen beteiligt.

26.7 Diagnostik und Differenzialdiagnosen

26.7.1 Diagnostik

Bevor die Diagnose einer somatoformen Störung gestellt werden kann, muss ein organisches Grundleiden, das die Schwere, das Ausmaß, die Vielfalt und die Dauer der Beschwerden erklären könnte, durch eine sorgfältige körperliche Untersuchung ausgeschlossen werden (Problem: vielleicht sind die Symptome mit den gegenwärtig zur Verfügung stehenden diagnostischen Mitteln nicht objektivierbar). **Cave:** Auch bei Patienten mit diagnostizierter somatoformer Störung kann jederzeit eine organische Erkrankung auftreten oder sich eine bislang noch nicht festgestellte somatische Störung konkretisieren.

> **Allerdings ist darauf zu achten, dass wiederholte, unbegründete Untersuchungen zur Aufrechterhaltung der Erkrankung und zu einem organischen Krankheitskonzept beitragen können.**

Neben einer gezielten Exploration aktueller psychosozialer Umstände und Belastungsfaktoren, der Funktionalität der geschilderten Beschwerden und eines möglichen Krankheitsgewinns ist auch das Erfragen der subjektiven Ursachenüberzeugung des Patienten bedeutsam, da dies einen wichtigen Aufschluss über zu erwartende Interaktionsprobleme liefern kann.

Störungsspezifische Screeninginstrumente wie das Screening für somatoforme Störungen (SOMS; Rief u. Hiller 2008; ▶ Abschn. 6.4) können eine Hilfestellung bei der Erfassung somatoformer Störungen und der Schweregradeinschätzung geben.

26.7.2 Differenzialdiagnosen

Aufgrund der im Vordergrund stehenden körperlichen Beschwerden kommt eine Reihe somatischer Differenzialdiagnosen infrage, die es zu berücksichtigen gilt. Hierzu gehören v. a. Erkrankungen, bei denen relativ unspezifische oder vielfältige körperliche Symptome auftreten können, wie beispielsweise:

- Multiple Sklerose
- Myasthenia gravis
- Polymyalgia rheumatica
- Systemischer Lupus erythematodes
- HIV-Infektion und AIDS
- Porphyrie
- Schilddrüsenerkrankungen
- Neurogene Tumorerkrankungen
- Metastasierung
- Seltene metabolische Erkrankungen

Körperliche Beschwerden werden häufig auch bei anderen psychischen Erkrankungen, wie z. B. depressiven Störungen oder Angststörungen, berichtet.

> **Tipp**
>
> An eine psychische Genese ist v. a. dann zu denken, wenn **multiple somatische Symptome** deutlich **vor dem 40. Lebensjahr** auftreten.

- **Wichtige psychiatrische Differenzialdiagnosen**
- **Schizophrenie**: Körperliche Symptome erfüllen zumeist die »Wahnkriterien« (▶ Abschn. 4.4.6), oder es handelt sich um Wahrnehmungsstörungen (es imponiert meist der Charakter des »Von-außen-Gemachten« und der bizarre Charakter der Symptomatik)
- **Affektive Störung**: Wahrnehmung und Interpretation von körperlichen Symptomen in Abhängigkeit von der Grundstimmung; waren typische Symptome einer somatoformen Störung bereits vor Beginn der Depression vorhanden und bestehen diese auch nach Abklingen einer depressiven Episode fort, kann von dem Vorliegen beider Störungen ausgegangen werden
- **Angst-/Panikstörung**: Körperliche Symptome, insbesondere vegetative Symptome, treten meist paroxysmal bzw. in Angstsituationen auf; die Angst steht deutlich im Vordergrund
- **Dissoziative Störungen**: Kennzeichnend sind dissoziative Bewusstseinsstörungen oder Funktionsstörungen im Bereich der Willkürmotorik, Sensibilität und

26

Sensorik sowie eine Mono- bzw. Oligosymptomatik (»ausgestanzte pseudoneurologische« Symptome)
- **Posttraumatische Belastungsstörung**
- **Artifizielle Störung**: Körperliche Symptome durch Manipulation, es lässt sich ein objektivierbarer Befund erheben, z. B. das Nichtabheilen einer Wunde; die Patienten wirken durch die Symptome oft relativ wenig beeinträchtigt
- **Simulation und Rentenbegehren**: Bewusste Symptombildung

> **Im Gegensatz zu einer artifiziellen Störung und zur Simulation sind die Symptome bei somatoformen Störungen nicht absichtlich erzeugt und nicht willentlich steuerbar.**

26.8 Therapie

Zur Therapie der somatoformen Störungen sind primär psychotherapeutische Verfahren indiziert, wobei sich v. a. die **kognitive Verhaltenstherapie** als wirksam und effektiv erwiesen hat. In bestimmten Fällen, insbesondere bei psychiatrischer Komorbidität, können ergänzend auch Psychopharmaka zum Einsatz kommen.

Ziel der Therapie ist – bei nicht immer zu erreichender vollständiger Remission – die Symptomreduktion und Verringerung der Beeinträchtigungen im persönlichen und sozialen Bereich und damit eine Verbesserung der Lebensqualität und der psychosozialen Leistungsfähigkeit.

26.8.1 Psychotherapie

Im Vordergrund der Therapie stehen kognitiv-verhaltenstherapeutische Verfahren. Für die anhaltende somatoforme Schmerzstörung konnte die Wirksamkeit kognitiv-verhaltenstherapeutischer Verfahren empirisch gut untermauert werden. Ein kognitiv-verhaltenstherapeutischer Ansatz kann aber auch bei den übrigen somatoformen Störungen wirksam sein.

Zunächst ist das Herstellen einer vertrauensvollen Arzt-Patient-Beziehung wichtig. Patienten sollten auf dieser Grundlage dann schrittweise behutsam an ein alternatives biopsychosoziales Erklärungsmodell herangeführt werden, ohne ihre Beschwerden dabei abzuwerten.

> **Die Beschwerden des Patienten ernst nehmen!**

Zusammenhänge zwischen psychischen und körperlichen Symptomen sollten zusammen mit dem Patienten erarbeitet werden, z. B. anhand von Symptomtagebüchern, Verhaltensexperimenten oder auch Biofeedbackmetho-

den zur Veranschaulichung psychophysiologischer Zusammenhänge.

Im Rahmen der kognitiven Verhaltenstherapie werden außerdem dysfunktionale Kognitionen in Bezug auf Gesundheit und Krankheit identifiziert und modifiziert, körperliche Symptome werden durch den Einsatz von kognitiven Umstrukturierungstechniken und Verhaltensexperimenten reattribuiert.

Ergänzend haben sich als hilfreich erwiesen:
- Entspannungsverfahren (progressive Muskelrelaxation)
- Sport- und Bewegungstherapie zum Abbau von Schonverhalten
- Förderung sozialer Kontakte und Freizeitbeschäftigungen

Zudem ist darauf zu achten, dass die ärztlichen Kontakte nicht symptom-, sondern zeitkontingent stattfinden, um einen sekundären Krankheitsgewinn zu vermeiden.

26.8.2 Pharmakotherapie

Eine pharmakologische Therapie kann in bestimmten, schweren Fällen und bei psychiatrischer Komorbidität ergänzend zur Psychotherapie hilfreich sein, grundsätzlich ist hier aber Zurückhaltung geboten.

> **Es soll keine dauerhafte Verordnung von Medikamenten erfolgen.**

Das zurzeit in Deutschland einzige zugelassene Medikament zur Therapie der somatoformen Störung ist das **Anxiolytikum Opipramol**. Dieses führt möglicherweise zur Verbesserung der psychischen Symptomatik (Angst, Depression) bei Patienten mit somatoformen Störungen.

Kontrovers diskutiert werden die Anwendung von selektiven Serotoninwiederaufnahmehemmern (SSRI) wie Fluoxetin bei hypochondrischen Störungen (Off-label-Einsatz) und der Einsatz des trizyklischen Antidepressivums Amitriptylin bei der somatoformen Schmerzstörung. Einige Präparate mit dem Wirkstoff Amitriptylin sind zur langfristigen Schmerzbehandlung im Rahmen eines therapeutischen Gesamtkonzepts zugelassen. Es gibt Hinweise auf eine Wirksamkeit beim Fibromyalgiesyndrom, sodass Amitriptylin gemäß der S_3-Leitlinie zum Fibromyalgiesyndrom zu dessen Behandlung empfohlen wird.

❓ Übungsfragen

1. Machen Sie Angaben zur Häufigkeit somatoformer Störungen.
2. Erläutern Sie das Konzept der somatosensorischen Verstärkung.
3. Was sind Kennzeichen der Somatisierungsstörung?
4. Nennen Sie die diagnostischen Kriterien (gemäß ICD-10) der anhaltenden somatoformen Schmerzstörung.
5. Fallbeispiel: Der Medizinstudent Jörg K. stellt sich bei seinem Hausarzt vor und berichtet, dass er seit ein paar Wochen unter Myalgien und Muskelfibrillationen leide. Seine Muskulatur sei zudem schnell ermüdet und würde nach sportlicher Betätigung schmerzen. Er sei verzweifelt, da er befürchte, an ALS (amyotrophe Lateralsklerose) erkrankt zu sein, und habe Angst, bald zu versterben. Er kenne das Erkrankungsbild und die Prognose durch den Neurologiekurs, den er in diesem Semester besuche. Die hausärztliche Diagnostik ergibt keine wegweisenden Befunde. Herr K. drängt auf eine Überweisung zu einem Neurologen, was der Hausarzt auch veranlasst. Eine umfassende Diagnostik beim niedergelassenen Neurologen zeigt ebenfalls keine pathologischen Befunde, wodurch sich Herr K. zunächst entlastet fühlt. Aber schon sehr bald äußert er die Befürchtung, dass bei der Diagnostik vielleicht etwas übersehen worden sei. Sein Onkel sei vor kurzem ebenfalls durch eine zu spät erkannte Darmperforation bei einem Ileus an den Folgen einer Sepsis verstorben. Er sucht daher noch einen weiteren Spezialisten auf, aber auch dieser findet keine auffälligen organischen Befunde. Schließlich überweist der Hausarzt Herrn K. nach mehreren Monaten zu Ihnen, einem niedergelassenen psychiatrischen Kollegen.
   a. Welche Verdachtsdiagnose stellen Sie?
   b. Wie würden Sie therapeutisch vorgehen?
6. Fallbeispiel: Die 35-jährige Hausfrau und Mutter Angelika F. stellt sich mit einer Überweisung ihres Hausarztes zu einem niedergelassenen psychiatrisch-psychotherapeutischen Kollegen bei Ihnen vor. Sie berichtet, dass sie seit mehreren Monaten unter quälendem, ständigem Harndrang mit häufigem Wasserlassen leide. Dies beeinträchtige sie so sehr, dass sie schon kaum mehr das Haus verlasse, aus Angst, dass sie es nicht rechtzeitig auf eine Toilette schaffen könnte. Begleitende Symptome seien zeitweise auch starkes Schwitzen und Herzrasen. Frau F. wurde bereits durch ihren Hausarzt und anschließend auch vom niedergelassenen Urologen und Gynäkologen umfassend untersucht, ohne dass sich ein eindeutiges, die Symptome erklärendes Organkorrelat finden ließ. Sie fühle sich sehr unglücklich, da ihr bisher noch kein Arzt helfen konnte. Sie sei mit ihren »Nerven am Ende«. Zu alledem würde es auch in der Ehe schon länger kriseln, nachdem ihr Ehemann ihr vor etwa einem halben Jahr einen Seitensprung in der Ehe berichtet habe. Aber sie liebe ihren Mann und wolle ihn nicht verlieren. Er mache sich ebenfalls große Sorgen im ihre Gesundheit.
   a. Welche Verdachtsdiagnose stellen Sie?
   b. Begründen Sie Ihre Vermutung.
7. Was sind häufige psychiatrische Komorbiditäten der somatoformen Störungen?
8. Nennen Sie diagnostische Hinweise für das Vorliegen einer somatoformen Störung.

Weiterführende Literatur

Allen L, Woolfolk R, Escobar J, Gara M, Hamer R (2006) Cognitive behavioural therapy for somatization disorder – a randomized controlled trial. Arch Int Med 166: 1512–1518

Barsky AJ (1992) Amplification, somatization, and the somatoform disorders. Psychosomatics 33: 28–34

Jacobi F, Wittchen H-U, Hölting C, Höfler M, Pfister H, Müller N, Lieb R (2004) Prevalence, co-morbidity and correlates of mental disorders in the general population: results from the German Health Interview and Examination Survey (GHS). Psychol Med 34: 597–611

Morschitzky H (2007) Somatoforme Störungen: Diagnostik, Konzepte und Therapie bei Körpersymptomen ohne Organbefund. Springer, Wien New York

Rief W, Hiller W (2008) SOMS – Das Screening für somatoforme Störungen (Manual zum Fragebogen). Hogrefe Testzentrale, Göttingen

Torgersen S (1986) Genetics of somatoform disorders. Arch Gen Psychiatry 43: 502–505

Essstörungen (F50)

D. Wälte, F. Schneider

»Kurzinfo«

- Unter die Essstörungen fasst die ICD-10 **Anorexia nervosa** und **Bulimia nervosa**, im DSM-IV-TR wird außerdem die **Binge-Eating-Störung** aufgeführt
- Anorexia nervosa manifestiert sich meist im Alter von **14 bis 18 Jahren**, die Bulimia nervosa etwas später, meist zwischen **18 und 35 Jahren**; beides tritt bevorzugt beim **weiblichen Geschlecht** auf
- Ätiologisch spielen neben biologischen Faktoren insbesondere auch soziokulturelle und psychische Belastungen eine bedeutsame Rolle
- Häufig bestehen Komorbiditäten mit **depressiven Störungen**, Suchterkrankungen sowie Angst- und Zwangsstörungen
- Eine gründliche somatische Untersuchung ist obligat, nicht nur zur Ausschlussdiagnostik, sondern auch zur Erfassung potenzieller **organischer Komplikationen**
- Insbesondere die **Anorexia nervosa** ist verbunden mit einer **hohen Mortalitätsrate**
- Therapeutisch steht zunächst die **somatische Stabilisierung** des Patienten im Vordergrund, begleitet von stützenden Gesprächen, anschließend **kognitive Verhaltenstherapie** als Therapie der 1. Wahl; bei Anorexie ist meist eine stationäre Behandlung notwendig, bei den anderen Formen der Essstörung ist häufig eine ambulante Therapie ausreichend

27.1 Definition

Essstörungen im engeren Sinne umfassen Anorexia nervosa und Bulimia nervosa. Darüber hinaus wird im DSM-IV-TR zusätzlich (Anhang B) die Binge-Eating-Störung beschrieben. Diesen Erkrankungen gemeinsam sind eine Störung des Ess- und Gewichtskontrollverhaltens und eine »zwanghafte« Beschäftigung mit dem Thema »Essen«.

Anorexia nervosa (»Magersucht«) – Erheblicher, selbstverursachter Gewichtsverlust und die Beibehaltung eines für das Alter zu niedrigen Körpergewichts, getrieben von der Idee, trotz Untergewicht zu dick zu sein.

Bulimia nervosa (»Ess-Brech-Sucht«) – Heißhungerattacken, gefolgt von dem Versuch, dem dickmachenden Effekt der Nahrung durch Verhaltensweisen wie Erbrechen, Laxanzienabusus, Fasten usw. entgegenzuwirken.

Binge-Eating-Störung – Wiederholte Episoden von »Fressanfällen«, bei denen große Mengen von Nahrungsmitteln mit einem Gefühl des Kontrollverlustes verspeist werden **ohne** nachfolgende gegensteuernde Maßnahmen zur Gewichtsreduktion.

Anorexia nervosa wurde erstmals Ende des 17. Jahrhunderts von dem englischen Arzt R. Morton (1637–1698) beschrieben und als »nervous consumption« bezeichnet. Genauer definiert wurde die Erkrankung dann in der 2. Hälfte des 19. Jahrhunderts fast zeitgleich durch den englischen Nervenarzt W. Gull (1816–1890) und den französischen Internist E.-C. Lasègue (1816–1883), die beide die Psychogenese der Erkrankung betonten und den heutigen Begriff »Anorexia nervosa« prägten. Nachdem der Pathologe M. Simmonds (1855–1925) Anfang des 20. Jahrhunderts in Deutschland Zusammenhänge zwischen Kachexie und primärer Hypophysenvorderlappeninsuffizienz beschrieb, wurde die Anorexia nervosa in Deutschland eine zeitlang irrtümlicherweise auch als »Simmonds'sche Erkrankung« bezeichnet und mit primärer Hypophyseninsuffizienz gleichgesetzt. Dies führte mitunter dazu, dass als Therapie 1. Wahl nicht die Psychotherapie galt, sondern die Hormontherapie bis hin zur Implantation einer Hypophyse.

Bulimia nervosa wurde erst später, Ende des 20. Jahrhunderts, von dem britischen Psychiater G. Russell als eigenständiges Krankheitsbild beschrieben und von der Anorexia nervosa abgegrenzt.

Die Geschichte der **Binge-Eating-Störung** ist noch jüngeren Datums, diese Erkrankung fand erst in der 4. Auflage des DSM Berücksichtigung.

27.2 Epidemiologie

27.2.1 Anorexia nervosa

In einer Untersuchung von Wittchen et al. (1998) an einer deutschen Bevölkerungsstichprobe wurde bei 14- bis 24-jährigen Frauen für Anorexia nervosa eine **12-Monatsprävalenz** von 0,3 % erhoben sowie eine **Lebenszeitprävalenz** von 1,0 %. Die **Punktprävalenz** bei Frauen im Risikoalter zwischen 15 und 35 Jahren wird international auf etwa 0,6 % geschätzt. Die **Inzidenz** der Anorexia nervosa reicht von ca. 0,1 bis 12 pro 100.000 Einwohner. Die höchste Inzidenzrate findet sich bei Frauen im Alter zwischen 14 und 18 Jahren. **Frauen** sind etwa **10-mal häufiger** betroffen als Männer.

27.2.2 Bulimia nervosa

Bulimia nervosa ist in der Allgemeinbevölkerung häufiger anzutreffen als Anorexia nervosa. In der deutschen Untersuchung von Wittchen et al. (1998) fanden sich eine **12-Monatprävalenz** von 0,7 % und eine **Lebenszeitprävalenz** von 1,7 % für Bulimia nervosa bei Frauen im Alter zwischen 14 und 24 Jahren. Angaben für die **Punktprävalenz** der Bulimia nervosa bei Frauen zwischen 15 und 35

Jahren variieren in internationalen Studien zwischen 0,5 und 3 %. Die **Inzidenz** beträgt ca. 12 pro 100.000 Einwohner. Die höchste Inzidenzrate ist bei Frauen im Alter zwischen 18 und 35 Jahren zu verzeichnen. Auch bei Bulimia nervosa sind Frauen deutlich stärker vertreten als Männer, hier liegt das Verhältnis von **Frauen zu Männern** bei etwa **20:1**.

27.2.3 Binge-Eating-Störung

Die Binge-Eating-Störung weist eine **Lebenszeitprävalenz** von ca. 2,8 % auf (bezogen auf Frauen und Männer einer US-amerikanischen Bevölkerungsstichprobe; Hudson et al. 2007). Die Relation von Frauen zu Männern beträgt in etwa 1,5:1.

27.3   Ätiologie

Für die Ätiopathogenese der Essstörungen spielen sowohl biologische, psychologische als auch soziokulturelle Faktoren eine Rolle sowie gestörte Beziehungs- und Kommunikationsmuster in der Familie und andere belastende Lebensereignisse.

Ein solche Faktoren integrierender Ansatz stellt das **Diathese-Stress-Modell** dar, welches von einem interaktiven Zusammenwirken von prädisponierenden (Lernerfahrungen, genetische und neurobiologische Faktoren, prämorbide Persönlichkeit) auslösenden (psychisch belastende Lebensereignisse) sowie soziokulturellen (z. B. Schlankheitsideal) und aufrechterhaltenden (Teufelskreismodell – ◘ Abb. 27.1 – sowie interaktionelle Probleme) Bedingungen ausgeht.

Kognitiv-verhaltenstherapeutische Ansätze ziehen zur Erklärung der Entstehung und Aufrechterhaltung von Essstörungen häufig ein sog. **Teufelskreismodell** heran (◘ Abb. 27.1). Dieses Modell beschreibt einen Teufelskreis zwischen gezügeltem Essverhalten, der Störung der psychophysiologischen Reaktion von Hunger und Sättigung, der ständigen gedanklichen und emotionalen Beschäftigung mit dem Thema »Essen« und der Angst vor Gewichtszunahme.

Die Nahrungsverweigerung wird gelegentlich auch als Ausdruck des Widerstandes verstanden, z. B. gegen das Erwachsenwerden und die damit verbundene Übernahme von Verantwortung oder das Erbringen von Leistungen und als eine Möglichkeit, auf gewohnte kindliche Muster zurückzuzufallen.

Weibliches Geschlecht, jugendliches oder junges Erwachsenenalter, das Leben in der westlichen Bevölkerung und eine prämorbide Persönlichkeit, die sich durch Leistungsorientierung, geringes Selbstwertgefühl und Ängst-

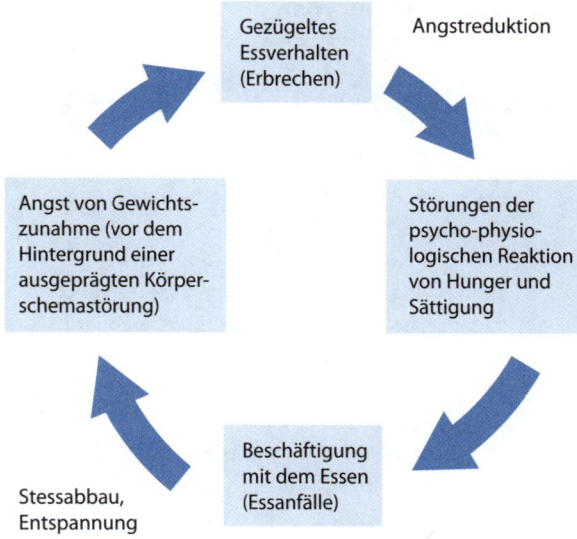

◘ Abb. 27.1 Teufelskreismodell der Essstörungen

lichkeit auszeichnet, können als **Risikofaktoren** für die Entstehung einer Essstörung angesehen werden.

27.4   Klinik

> ❯ Es handelt sich um Störungen des Essverhaltens oder des Gewichtskontrollverhaltens. Diese sind nicht sekundär durch andere Erkrankungen bedingt.

Zu allgemeinen Charakteristika von Essstörungen gehören u. a.:
- Gestörte Wahrnehmung des eigenen Körpers
- Übermäßige Beschäftigung mit dem Thema »Essen«
- Übertriebene Sorge um Körpergewicht und Figur
- Selbstwertprobleme
- Ängste
- Depressionen
- Schuldgefühle

Des Weiteren zeigen die Patienten häufig:
- Stark ausgeprägte Leistungsorientierung
- Verminderte Fähigkeit, Stress und Spannungen abzubauen
- Häufig Identitäts- und Autonomiekonflikte
- Häufig Interaktionsschwierigkeiten in Familie oder Partnerschaft

27.4.1 Anorexia nervosa

> **Diagnostische Leitlinien (ICD-10): F50.0 Anorexia nervosa**
> - Tatsächliches Körpergewicht mindestens 15 % unter dem erwarteten BMI (»Body-Mass-Index«, ▸ Abb. 27.2) oder BMI ≤17,5
> - Selbst herbeigeführter Gewichtsverlust durch Vermeidung von hochkalorischen Speisen und/ oder durch selbst induziertes Erbrechen oder Abführen, übertriebene körperliche Aktivitäten, Gebrauch von Appetitzüglern oder Diuretika u. a.
> - Körperschemastörung mit der Angst, zu dick zu sein; Betroffene legen für sich selbst eine sehr niedrige Gewichtsschwelle fest
> - Endokrine Störungen (bei Frauen mit Amenorrhö, bei Männern mit Libido- und Potenzverlust)
> - Verzögerung der Pubertät (bei präpubertärem Beginn der Erkrankung)

Weitere Kennzeichen der Anorexia nervosa sind:
- Übermäßige Beschäftigung mit und Interesse an allem, was mit Essen in Verbindung steht
- Häufig sozialer Rückzug, Isolation wegen Heimlichkeit und Scham (»splendid isolation«)
- Geringe bis keine Krankheitseinsicht

An **Untergruppen** der Anorexia nervosa lassen sich differenzieren:
- Anorexie **ohne** aktive Maßnahmen zur Gewichtsabnahme (F50.00)
- Anorexie **mit** aktiven Maßnahmen zur Gewichtsabnahme wie z. B. Erbrechen, Abführen (u. U. in Verbindung mit Heißhungerattacken) (F50.01)
- Bei der **atypischen Anorexia nervosa** ist das klinische Bild der Anorexie gegeben, jedoch fehlen eines oder mehrere der Kernmerkmale der Anorexia nervosa (F50.1)

■ Organische Komplikationen
Wiederholtes Erbrechen sowie Laxanzien- und Diuretikamissbrauch können zu **Störungen des Elektrolyt- und des Säure-Basen-Haushalts** führen:
- Hypokaliämie (**Cave:** lebensbedrohliche Herzrhythmusstörungen, irreversible Nierenschädigung), Hyponatriämie (meist Zeichen einer Hyperhydratation bei Polydipsie), Hypokalziämie, Hypochlorämie, Hypozinkämie
- Metabolische Azidose infolge Laxanzienmissbrauchs, metabolische Alkalose als Folge des Erbrechens

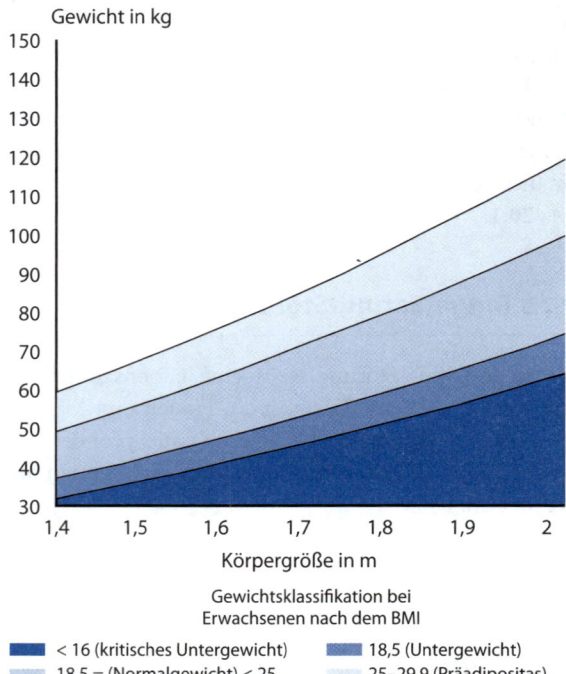

Gewicht in kg

Körpergröße in m

Gewichtsklassifikation bei Erwachsenen nach dem BMI

- ■ < 16 (kritisches Untergewicht)
- ■ 18,5 (Untergewicht)
- ■ 18,5 = (Normalgewicht) < 25
- ■ 25–29,9 (Präadipositas)

▸ **Abb. 27.2** Gewichtsklassifikation bei Erwachsenen nach dem BMI (*BMI* = Index zur Beschreibung des relativen Körpergewichts bezogen auf die Körpergröße; Bestimmung: Körpergewicht in kg dividiert durch die Körpergröße in m²)

- Muskelschwäche, Tetanie, Krampfanfälle

> **Aufgrund des gestörten Essverhaltens kann es zu gefährlichen Entgleisungen des Elektrolythaushaltes kommen.**

Aus der eingeschränkten Nahrungsaufnahme kann ein sog. **Starvationssyndrom** resultieren, eine »Sparschaltung« des Organismus mit:
- Bradykardie, Hypotonie
- Hypothermie
- Zyanose der Akren
- Ödemen
- Lanugobehaarung
- Hypercholesterinämie
- Brüchigen Haaren und Nägeln, Haarausfall, trockener, z. T. marmorierter Haut
- Magen-Darm-Passageverlangsamung
- »Pseudohirnatrophie« (Erweiterung der Liquorräume, Verminderung weißer und grauer Substanz ohne tatsächliches Absterben von Nervenzellen; meist reversibel bei Gewichtsnormalisierung)
- Gestörter Glukosetoleranz
- Osteoporose, vermindertem Längenwachstum und verzögerter Pubertätsentwicklung (bei Beginn vor der Pubertät)

Endokrine Störungen, die mit Anorexia nervosa einhergehen können:

- Störung der Hypothalamus-Hypophysen-Nebennierenrindenachse (Cortisol ↑)
- Störung der Hypothalamus-Hypophysen-Gonaden-Achse (LH, FSH, Östradiol ↓)
- Störung der Hypothalamus-Hypophysen-Schilddrüsen-Achse (»Low-T3-Syndrom«: Pseudo-Schilddrüsen-Funktionsstörung mit erniedrigtem fT3, normalem TSH)
- Somatotropes Hormon (STH) ↑
- Leptin ↓

> **Neben den bei Gewichtsrestitution meist reversiblen Symptomen stellen Osteoporose und Wachstumsstörungen ernst zu nehmende Langzeitfolgen dar, insbesondere bei Anorexie mit präpubertärem Beginn.**

27.4.2 Bulimia nervosa

Diagnostische Leitlinien (ICD-10): F50.2 Bulimia nervosa

- Andauernde Beschäftigung mit dem Essen, unwiderstehliche Gier nach Nahrungsmitteln und Essattacken, bei denen große Mengen Nahrung in sehr kurzer Zeit konsumiert werden
- Versuch, dem dick machenden Effekt der Nahrung durch verschiedene Verhaltensweisen entgegenzusteuern: selbst induziertes Erbrechen, Abführmittelmissbrauch, zeitweiliges Hungern, Gebrauch von Appetitzüglern, Schilddrüsenpräparaten oder Diuretika
- Krankhafte Furcht davor, dick zu werden; die selbst gesetzte Gewichtsgrenze liegt deutlich unterhalb des als optimal oder »gesund« betrachteten Gewichts; häufig findet sich in der Vorgeschichte eine Episode einer Anorexia nervosa

Sonderformen:

- **Atypische Bulimia nervosa** (F50.3): zeigt das klinische Bild der Bulimia nervosa, es sind jedoch ein oder mehrere Kernmerkmale der Bulimia nervosa nicht zu beobachten
- **Essattacken bei anderen psychischen Störungen** (F50.4): beispielsweise übermäßiges Essen im Sinne von psychogenen Essattacken, als Reaktion auf ein belastendes Ereignis (z. B. Unfälle, Trauerfälle) mit daraus resultierendem Übergewicht

- **Organische Komplikationen**

Organische Komplikationen, die aus dem für Bulimie charakteristischen wiederholten selbst induzierten Erbrechen resultieren können, sind:

- Schmerzlose Vergrößerung der Parotis (mumpsartiges Aussehen) mit Erhöhung der Serumamylase
- Petechien nach Erbrechen, Perforation des Ösophagus, Ösophagitis, Heiserkeit, retrosternaler Schmerz
- Mundwinkelrhagaden und Ulzera der Mundschleimhaut, ausgeprägte Karies und Schmelzdefekte der Zähne durch rezidivierenden Kontakt mit Magensäure
- Schwielen am Handrücken (»Russell's sign«) durch wiederholtes manuelles Auslösen des Würgereflexes

Zudem ist durch wiederholtes Erbrechen sowie Laxanzien- und Diuretikamissbrauch ebenso wie bei Anorexia nervosa mit **Störungen des Elektrolythaushalts und des Säure-Basen-Haushalts** zu rechnen.

27.4.3 Binge-Eating-Störung

Neben Anorexia nervosa und Bulimia nervosa fand die Binge-Eating-Störung Eingang in das DSM-IV-TR (in Anhang B). Gemäß ICD-10 wäre die Binge-Eating-Störung unter F50.9 (Nicht näher bezeichnete Essstörung) zu klassifizieren.

Forschungskriterien nach DSM-IV-TR für die Binge-Eating-Störung

A. Wiederholte Episoden von »Fressanfällen« (»Binge-Eating«); eine Episode von »Fressanfällen« ist durch die beiden folgenden Kriterien charakterisiert:
   - Essen einer Nahrungsmenge in einem abgrenzbaren Zeitraum, die definitiv größer ist als die, welche die meisten Menschen in einem ähnlichen Zeitraum unter ähnlichen Umständen essen würden
   - Gefühl des Kontrollverlustes über das Essen
B. Die »Fressanfälle« treten gemeinsam mit mindestens 3 der folgenden Symptome auf:
   - Wesentlich schneller essen als normal
   - Essen bis zu einem unangenehmen Völlegefühl
   - Essen großer Nahrungsmengen, wenn man sich körperlich nicht hungrig fühlt

▼

– Alleine essen aus Verlegenheit über die Menge, die man isst
– Ekelgefühle sich selbst gegenüber, Deprimiertheit oder große Schuldgefühle nach dem übermäßigen Essen
C. Deutliches Leiden wegen der »Fressanfälle«
D. Die »Fressanfälle« treten im Durchschnitt an mindestens 2 Tagen in der Woche für 6 Monate auf
E. Die »Fressanfälle« sind nicht mit dem regelmäßigen Einsatz unangemessener kompensatorischer Verhaltensweisen (Fasten, exzessive körperliche Aktivität) assoziiert, und sie treten nicht ausschließlich während einer Anorexia oder Bulimia nervosa auf

27.5   Komorbidität

Essstörungen treten in 50–75 % der Fälle zusammen mit **depressiven Störungen** auf. Häufig finden sich als komorbide Erkrankungen zudem Angststörungen (bei der Bulimia nervosa v. a. soziale Phobie). Etwa 20 % der Anorexien sind mit einer Zwangsstörung vergesellschaftet. Auch eine erhöhte Rate an Suchterkrankungen und Persönlichkeitsstörungen wird bei Essstörungen berichtet.

Es gibt Befunde, wonach Bulimia nervosa überzufällig häufig mit Diabetes mellitus Typ 1 vergesellschaftet ist. Nicht selten findet sich bei Patienten mit einer Essstörung und Diabetes ein sog. »Insulin-Purging« (Reduktion der Insulindosis zwecks Gewichtsreduktion). Diese ungünstige Konstellation kann sowohl die Behandlung des Diabetes als auch die der Essstörung erschweren.

27.6   Verlauf und Prognose

Essstörungen nehmen meist einen subchronischen bis chronischen Verlauf. Nicht selten gehen die verschiedenen Essstörungen auch ineinander über. Ebenso sind Diagnoseshifts zu und Komorbiditäten mit anderen psychischen Erkrankungen wie Depression, Angst-, Zwangs- oder Suchterkrankungen häufig.

Zu den Faktoren, welche den Verlauf der Anorexia nervosa ungünstig beeinflussen können, zählen ein sehr niedriges Körpergewicht zu Beginn der Behandlung sowie eine lange Krankheitsdauer. Daneben sind Heißhungeranfälle und Erbrechen sowie eine ausgeprägte Rigidität als ungünstige Faktoren für den Krankheitsverlauf zu werten.

> **Bei Anorexia nervosa ist die Mortalitätsrate mit 5–20 % sehr hoch und liegt damit höher als die für Depressionen und Schizophrenie.**

Auf den Verlauf der Bulimia nervosa nehmen insbesondere das gleichzeitige Vorliegen von erhöhter Impulsivität und/oder Substanzmissbrauch einen ungünstigen Einfluss.

27.7   Diagnostik und Differenzialdiagnosen

Im Rahmen der **Anamneseerhebung** sind insbesondere zu erfassen:
- Essverhalten (Vermeidung hochkalorischer Speisen, Beschränkung auf spezifische Lebensmittel, Rituale beim Essen, Horten von Lebensmitteln)
- Auftreten von Heißhungerattacken
- Angst vor Gewichtszunahme (exzessive Gewichtskontrollen)
- Gewichtsveränderungen über die Zeit, persönliches Zielgewicht
- Maßnahmen zur Gewichtsreduzierung (extremer Sport, Erbrechen, Laxanzien, Diuretika, Appetitzügler, Fasten)
- Einschätzung des eigenen Körpergewichts (Körperschemastörung)
- Zyklusanamnese (Menarche, Zyklusstörungen und Amenorrhö), Sexualanamnese (Libidoverlust)
- Alkohol-, Tabletten- oder Drogenmissbrauch

Aufgrund der vielfältigen möglichen organischen Komplikationen ist eine eingehende **allgemein-körperliche** und **neurologische Untersuchung** inklusive Labordiagnostik (**Cave:** Elektrolytstörungen) obligat. Bereits bei der Inspektion können wesentliche Veränderungen im Rahmen der Essstörung auffallen wie beispielsweise »Russell's sign«, Lanugobehaarung, Haarausfall, Parotitis, stark ausgeprägter Karies, periphere Zyanose, Cutis marmorata.

Zur Bestimmung des **BMI** ◘ Abb. 27.2.

Das **Blutbild** zeigt oftmals eine Neutropenie mit relativer Lymphozytose, bei Anämie und Thrombozytopenie, zudem kann ein erhöhter Hämatokritwert, verursacht durch eine verminderte Flüssigkeitszufuhr, vorliegen. Im Krankheitsverlauf kann es zu einer Erhöhung der Transaminasen, der harnpflichtigen Substanzen sowie von Amylase und Lipase kommen.

Bei den apparativen Untersuchungsmöglichkeiten spielt das **EKG** die größte Rolle. Hier ist es wichtig, auf mögliche EKG-Veränderungen wie QT-Verlängerung und Bradykardie zu achten.

Des Weiteren kann bei entsprechendem Verdacht eine zusätzliche Untersuchung des Gastrointestinaltraktes in-

Somatische Kriterien	Psychosoziale Kriterien	Psychotherapeutische Kriterien
• Untergewicht mit einem BMI ≤ 14 kg/m² oder • Lebensbedrohlicher Gewichtsverlust von mehr als 30 % des Ausgangsgewichts innerhalb kürzester Zeit (3 Monate oder weniger) oder • Hochgradige organische Komplikationen (z. B. EKG-Veränderungen als Hinweis auf ein erhöhtes kardiales Risiko, Elektrolytentgleisungen und Niereninsuffizienz) oder • Mehrfaches oder anhaltendes Erbrechen sowie häufige Infektionen bei kachektischen Patienten und ein ausgeprägter Substanzmissbrauch mit typischen Komplikationen	• Soziale Isolation des Patienten oder • Verdacht auf Misshandlung oder Missbrauch und • Teufelskreis festgefahrener, oft familiärer, Interaktionen	• Mangelnde Motivation für eine ambulante Therapie oder • Gescheiterte ambulante Therapieversuche • Suizidgefahr und ausgeprägte Selbstverletzungstendenzen • Eine neben der Essstörung vorliegende schwere psychische Erkrankung

Abb. 27.3 Kriterien für eine stationäre Behandlung

diziert sein. Zu den gastrointestinalen Störungen zählen beispielsweise Flatulenz, Obstipation, Ösophagitis und Komplikationen durch Laxanzienabusus sowie eine verzögerte Magenentleerung und atonische Magenerweiterung.

Im Rahmen der testpsychologischen Zusatzdiagnostik existieren störungsspezifische Fragebögen (▶ Abschn. 6.4).

Gestörtes Essverhalten kann auch **im Rahmen anderer psychischer Erkrankungen** auftreten, die es daher gilt, differenzialdiagnostisch auszuschließen. Dies sind insbesondere:

— Angst- und Zwangsstörungen mit ernährungsbezogenen Ängsten oder Zwangsgedanken
— Psychotische Erkrankungen mit ernährungsbezogenem Wahn
— Schwere depressive Störungen mit Appetitverlust
— Drogen- und Substanzmissbrauch

Zu den **differenzialdiagnostisch** infrage kommenden **somatischen Erkrankungen** zählen v. a.:

— Endokrine Erkrankungen (z. B. Diabetes mellitus, Schilddrüsenerkrankungen, Nebenniereninsuffizienz)
— Gastrointestinale Erkrankungen (z. B. Sprue, Pankreatitis, zystische Fibrose, Kolitis oder ösophageale oder intestinale Stenosen); diese können ein durch die Malassimilation bedingtes ähnliches Erscheinungsbild aufweisen
— Infektiöse Erkrankungen (z. B. Tuberkulose, Hepatitis, Endokarditiden oder HIV-Infektionen)
— Leber- und Nierenerkrankungen
— Maligne Erkrankungen

27.8 Therapie

Die Therapie der Essstörungen kann ambulant oder stationär erfolgen. Bei dem Vollbild einer **Anorexia nervosa** mit erheblichem Untergewicht ist in der Regel zunächst eine stationäre Therapie indiziert. Die Kriterien für eine stationäre Behandlung lassen sich in somatische, psychosoziale und psychotherapeutische Kriterien unterteilen (☐ Abb. 27.3).

❯ **Je nach Schweregrad der Essstörung müssen zunächst lebensbedrohliche somatische Faktoren ausgeschaltet werden.**

In schweren Fällen einer Anorexia nervosa ist zur Abwendung akuter Lebensgefahr eine sofortige stationäre Einweisung notwendig und eine somatische Stabilisierung anzustreben mit:

— Gewichtszunahme (Nahrungszufuhr via Magensonde oder parenteral; im stationären Setting sollte die wöchentliche Gewichtszunahme etwa 500 bis maximal 1000 g betragen, bis zu einer weitgehenden Gewichtsrestitution – bei Erwachsenen BMI zwischen 18 und 20 kg/m²)
— Behandlung einer durch selbst induziertes Erbrechen oder Laxanzienabusus resultierenden Hypokaliämie

❯ **Während der Behandlung müssen regelmäßige Kontrollen der Serumkaliumwerte erfolgen. Bei einer Hypokaliämie sollten im EKG Herzryhthmusstörungen ausgeschlossen werden und eine Kaliumsubstitution – wenn möglich oral – bis zur Normokaliämie erfolgen.**

Als hilfreich hat es sich erwiesen, klare Vereinbarungen in Form von »Verträgen« hinsichtlich Zielgewicht und wöchentlicher Gewichtszunahme mit dem Patienten zu schließen.

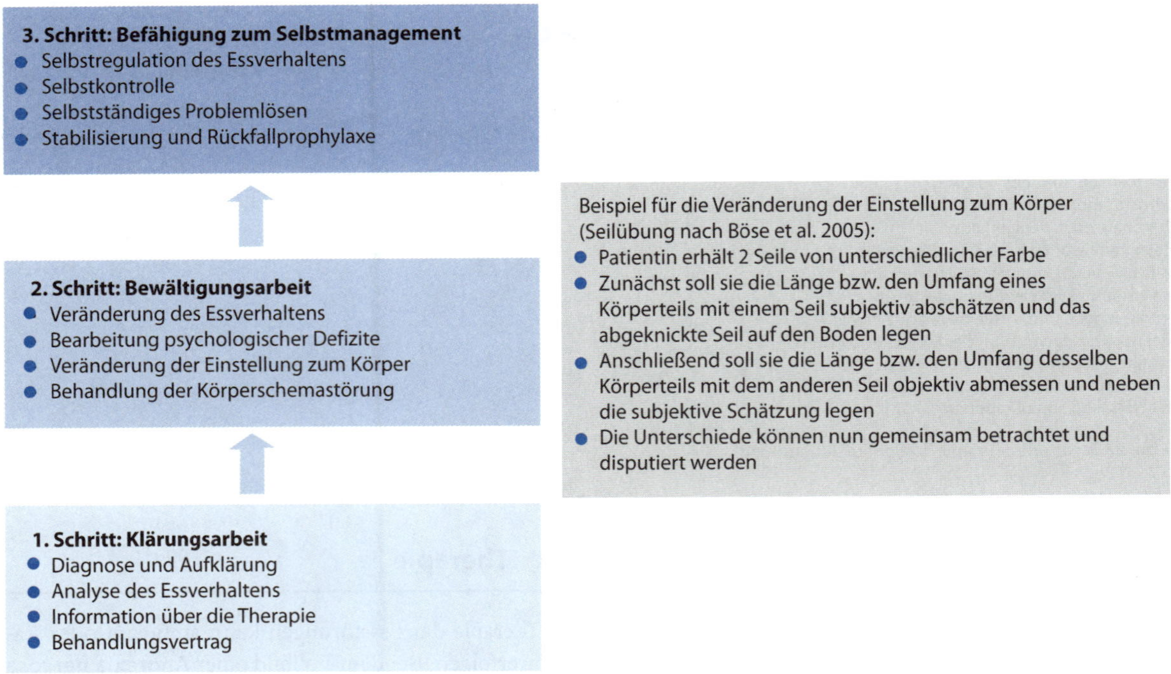

3. Schritt: Befähigung zum Selbstmanagement
- Selbstregulation des Essverhaltens
- Selbstkontrolle
- Selbstständiges Problemlösen
- Stabilisierung und Rückfallprophylaxe

2. Schritt: Bewältigungsarbeit
- Veränderung des Essverhaltens
- Bearbeitung psychologischer Defizite
- Veränderung der Einstellung zum Körper
- Behandlung der Körperschemastörung

1. Schritt: Klärungsarbeit
- Diagnose und Aufklärung
- Analyse des Essverhaltens
- Information über die Therapie
- Behandlungsvertrag

Beispiel für die Veränderung der Einstellung zum Körper (Seilübung nach Böse et al. 2005):
- Patientin erhält 2 Seile von unterschiedlicher Farbe
- Zunächst soll sie die Länge bzw. den Umfang eines Körperteils mit einem Seil subjektiv abschätzen und das abgeknickte Seil auf den Boden legen
- Anschließend soll sie die Länge bzw. den Umfang desselben Körperteils mit dem anderen Seil objektiv abmessen und neben die subjektive Schätzung legen
- Die Unterschiede können nun gemeinsam betrachtet und disputiert werden

Abb. 27.4 Ablauf einer kognitiven Verhaltenstherapie bei Essstörungen

Patienten mit **Bulimia nervosa und Binge-Eating-Störung** sollten vornehmlich ambulant behandelt werden. Bei Vorliegen bestimmter Indikationskriterien ist aber auch eine stationäre oder tagesklinische Therapie indiziert. Zu diesen Indikationskriterien gehören:
- Fehlende Möglichkeit oder Nichtansprechen auf eine ambulante Therapie
- Therapeutisch ungünstiges soziales Umfeld
- Hoher Schweregrad der Essstörung
- Psychische oder körperliche Komorbiditäten, die eine Indikation für eine stationäre Behandlung darstellen wie z. B. Suizidalität oder ausgeprägte Selbstverletzungstendenzen

27.8.1 Psychotherapie

> Der Schwerpunkt der Therapie von Essstörungen liegt auf den psychotherapeutischen Maßnahmen. Psychopharmakotherapie kann ergänzend und symptomorientiert eingesetzt werden.

Häufig stehen die Patienten einer Therapie sehr ambivalent gegenüber, sodass der **Aufbau von Therapiemotivation** und einer **tragfähigen therapeutischen Beziehung** einen hohen Stellenwert hat.

Zur Behandlung der Essstörungen haben sich **multimodale kognitiv-verhaltenstherapeutische** Ansätze

(Abb. 27.4) bewährt, einschließlich psychoedukativer Elemente und Ernährungsberatung. Klärungs- und Bewältigungsarbeit sowie die Erlangung der Befähigung zum Selbstmanagement bilden dabei wesentliche Schritte des Therapiekonzepts.

Insbesondere bei jugendlichen Patienten erwiesen sich auch familientherapeutische Interventionen als hilfreich.

> Berücksichtigt werden sollten im Rahmen eines multimodalen Therapieansatzes sowohl Probleme auf Verhaltensebene (z. B. fehlende Essensstruktur, Essensrituale) als auch dysfunktionale Denkmuster, eine mögliche Selbstwertproblematik und familiendynamische Konflikte.

27.8.2 Pharmakotherapie

> Eine alleinige Pharmakotherapie ohne zusätzliche Psychotherapie und Ernährungsberatung ist nicht indiziert.

- **Anorexia nervosa**

Zur spezifischen psychopharmakologischen Behandlung von Anorexia nervosa ist bisher kein Medikament zugelassen. Bei Anorexia nervosa kann bei anhaltender depressiver Verstimmung nach hinreichender Gewichtszunahme ein selektiver Serotonin-Wiederaufnahmehemmer (SSRI) verabreicht werden. Eine hinreichende Gewichtszunahme sollte möglichst deshalb abgewartet werden, weil eine depressive Symptomatik wenigstens zum Teil auch Folge des Starvationszustandes sein kann und daher bei Normalisierung von Gewicht und Essverhalten zurückgehen kann. Außerdem kann der Starvationszustand die Wirkung der Antidepressiva mindern. Gleichzeitig ist das erhöhte Risiko von Nebenwirkungen der Antidepressiva bei untergewichtigen Patienten, Patienten mit häufigem Erbrechen und Störungen des Wasser- und Elektrolythaushaltes zu beachten (z. B. kardiale Nebenwirkungen, Syndrom der inadäquaten ADH-Sekretion).

Bestehen eine extreme Gewichtsphobie, Gedankenkreisen um essstörungsbezogene Themen und eine psychotisch erscheinende Körperschemastörung, können atypische Antipsychotika (z. B. Olanzapin) in niedriger Dosierung zum Einsatz kommen (ebenfalls Off-label-Anwendung).

▪ Bulimia nervosa

Bei der Pharmakotherapie der Bulimia nervosa gelten selektive Serotonin-Wiederaufnahmehemmer als Medikamente der 1. Wahl. Hierbei verfügt Fluoxetin als einzige Substanz über die Zulassung zur Behandlung der Bulimie (bei Erwachsenen) im Rahmen eines zugleich auch psychotherapeutisch ausgerichteten Gesamtkonzepts. Die wirksame Tagesdosis von Fluoxetin bei der Behandlung der Bulimie liegt bei 60 mg.

▪ Binge-Eating-Störung

Unterstützend können Antidepressiva (bevorzugt SSRI und SSNRI) auch bei der Binge-Eating-Störung hilfreich sein, allerdings ist bisher in Deutschland kein Medikament für die Behandlung der Binge-Eating-Störung zugelassen, sodass es sich um eine Off-label-Anwendung handelt.

Tipp

- Deutsche Gesellschaft für Essstörungen e. V.: http://www.dgess.de
- S3-Leitlinie Essstörungen unter: http://www.awmf.org/uploads/tx_szleitlinien/051-026l_S3_Diagnostik_Therapie_Essstoerungen.pdf

---

❓ Übungsfragen

1. Nennen Sie die diagnostischen Kriterien (gemäß ICD-10) der Anorexia nervosa.
2. Geben Sie Beispiele für körperliche Auswirkungen der Anorexia nervosa.
3. Wie unterscheiden sich Bulimia nervosa und die Binge-Eating-Störung?
4. Welche anderen psychischen Erkrankungen sind häufig komorbid mit Essstörungen vergesellschaftet?
5. Wie hoch liegt die durchschnittliche Mortalitätsrate bei anorektischen Patienten?
6. Schildern Sie Grundzüge der Therapie von Essstörungen.
7. Wann ist eine stationäre Aufnahme von Patienten mit Anorexia nervosa indiziert?
8. Fallbeispiel: Die 20-jährige Versicherungsfachangestellte Bianca K. stellt sich in Begleitung ihres besorgten Freundes in der Notfallambulanz einer psychiatrisch-psychotherapeutischen Klinik vor. Die auffallend untergewichtige junge Frau scheint nur widerwillig dem Drängen ihres Freundes nachgegeben und den Weg in die Klinik gefunden zu haben und betont sofort, nicht stationär bleiben zu wollen. Sie berichtet, dass sie alleine wohne und mit ihrem jetzigen Freund seit etwas über einem Jahr zusammen sei. Es gäbe immer wieder Konflikte aufgrund ihres Essverhaltens. Ihr Freund werfe ihr auch ständig vor, dass sie sich zu sehr zurückziehe und sie nicht mehr viel zusammen unternehmen würden. Sie fühle sich unverstanden und traurig. Sie sei als Kind sehr übergewichtig gewesen, habe deswegen viel unter Hänseleien anderer Kinder gelitten. Mit 15 Jahren habe sie ihren ersten festen Freund gehabt, dieser habe sich aber nach 2 Jahren von ihr getrennt, wegen einer anderen, schlankeren jungen Frau. Sie habe sich selbst auch nie besonders hübsch gefunden und nach der Trennung von ihrem damaligen Freund eine Diät begonnen. Mit ihren Eltern habe sie über ihre Probleme nicht reden können. Eiserne Disziplin, viel Sport und gelegentliches Erbrechen hätten schließlich zu ihrem jetzigen Gewicht von 40 kg bei einer Körpergröße von 1,65 m geführt. Es habe sie auch irgendwie mit Stolz erfüllt, so erfolgreich Kontrolle über ihren Körper ausüben zu können. Sie empfinde sich nicht als zu dünn, im Gegenteil seien ihre Oberschenkel immer noch recht dick. Seit etwa 7 Monaten bleibe ihre Monatsblutung aus. Da ihre Konzentration in den letzten Monaten nachgelassen habe, komme sie auf der Arbeit momentan nicht gut zurecht, sie sei sehr langsam geworden und mache auch schon mal Fehler, ganz anders als früher.

   a. Wie ist der BMI der jungen Frau?
   b. Was ist Ihre Verdachtsdiagnose?
   c. Geben Sie Beispiele für somatische Differenzialdiagnosen.

Weiterführende Literatur

Böse R, Beisel S, Geissner E (2005) Konfrontationsverfahren in der stationären Therapie bei Anorexia und Bulimia nervosa. In: Neudeck P, Wittchen H-U (Hrsg) Konfrontationstherapie bei psychischen Störungen. Theorie und Praxis. Hogrefe, Göttingen, S 303–332

Herpertz S, Herpertz-Dahlmann B, Fichter M, Tuschen-Caffier B, Zeeck A (Hrsg) (2011) S3-Leitlinie. Diagnostik und Behandlung der Essstörungen. Springer, Heidelberg

Herpertz S, de Zwaan M, Zipfel S (2008) Handbuch Essstörungen und Adipositas. Springer, Berlin Heidelberg

Hudson JI, Hiripi E, Pope HG Jr, Kessler RC (2007) The prevalence and correlates of eating disorders in the National Comorbidity Survey Replication. Biol Psychiatry 61: 348–358

Jacobi C, Thiel A, Paul T (2008) Kognitive Verhaltenstherapie bei Anorexia und Bulimia nervosa. Beltz, Weinheim Basel

Wittchen HU, Müller N, Storz S (1998) Psychische Störungen: Häufigkeit, psychosoziale Beeinträchtigungen und Zusammenhänge mit körperlichen Erkrankungen. Gesundheitswesen 60 (Sonderheft 2): 95–100

27

Nichtorganische Schlafstörungen (F51)

M. Grözinger, F. Schneider

»Kurzinfo«

- Schlafstörungen sind **häufige** Beschwerden, sie beeinträchtigen neben dem Schlaf auch die **Befindlichkeit während des Tages** und die **Lebensqualität** insgesamt
- Schlafstörungen sind primärer Natur oder treten als Symptom von anderen psychischen oder somatischen Erkrankungen auf; sie bilden umgekehrt oft Risikofaktoren für andere Erkrankungen
- Neben einer sorgfältigen Anamneseerhebung sind Schlaftagebücher, störungsspezifische Fragebögen und ggf. weitere Zusatzuntersuchungen diagnostisch wegweisend
- Nichtorganische Schlafstörungen müssen differenzialdiagnostisch von organischen und substanzbedingten Schlafstörungen abgegrenzt werden; eine **somatische Abklärung** ist daher obligat
- Therapeutisch stehen bei nichtorganischen Schlafstörungen Psychoedukation, Psychotherapie, ggf. kombiniert mit zeitlich begrenzter Psychopharmakotherapie, im Vordergrund; bei einer organischen Grunderkrankung ist diese zu behandeln
- **Insomnien** umfassen Einschlafstörungen, Durchschlafstörungen oder eine schlechte Schlafqualität; typisch für die nichtorganische Form ist ein Grübeln über mögliche negative Konsequenzen
- **Hypersomnien** zeichnen sich aus durch eine übermäßige Schlafneigung oder einen verlängerten Übergang zum vollen Wachzustand, die nicht durch eine unzureichende Schlafdauer erklärt werden können
- **Störungen des Schlaf-wach-Rhythmus** beschreiben eine Desynchronisation zwischen individuellem Schlaf-wach-Rhythmus und den Vorgaben der Umgebung; prädisponierend für die nichtorganische Störung ist ein Lebensstil mit ständig wechselnden Aktivitäts- und Ruhephasen

- **Parasomnien** sind durch abnorme Ereignisse wie Schlafwandeln, Pavor nocturnus und Albträume gekennzeichnet, die episodisch im Zusammenhang mit Schlaf, mit bestimmten Schlafstadien oder deren Wechsel auftreten; Schlafwandeln und Pavor nocturnus treten aus dem Tiefschlaf, Albträume und REM-Verhaltensstörungen aus dem REM-Schlaf heraus auf
- Auch **organische Schlafstörungen** sind für die Psychiatrie relevant, weil sie häufig auftreten und enge Beziehungen zu psychischen Erkrankungen aufweisen; wichtige Schlafstörungen mit organischem Korrelat sind das **Restless-legs-Syndrom**, die **Schlafapnoe** und **Narkolepsie**

28.1   Einführung

Schlaf ist kein homogener Zustand, sondern besteht aus verschiedenen Schlafstadien. Unterschieden werden REM (**R**apid **E**ye **M**ovement)- und Non-REM-Schlaf, die sich im Verlauf einer Nacht in regelmäßigen Zeitabständen abwechseln und die Schlafzyklen definieren.

Der **Non-REM-Schlaf** umfasst die Stadien leichteren Schlafes und den Tiefschlaf. Mit fortschreitender Schlaftiefe nehmen durch eine wachsende Synchronisation der Neurone die EEG-Frequenz langsam ab und die Amplitude zu. Auch die Weckschwelle wird höher. Entsprechend den EEG-Graphoelementen (▶ Abschn. 8.2) wird der Non-REM-Schlaf in die Schlafstadien I, II und den Tiefschlaf (syn. »slow-wave-sleep«, SWS-Stadium) eingeteilt (◘ Tab. 28.1).

Der **REM-Schlaf** ist charakterisiert durch schnelle Augenbewegungen, einen nahezu fehlenden Muskeltonus und ein dem Wachzustand ähnliches EEG. Aufgrund der kortikalen Aktivierung bei gleichzeitig hoher Weckschwelle und stark verringertem Muskeltonus wird der

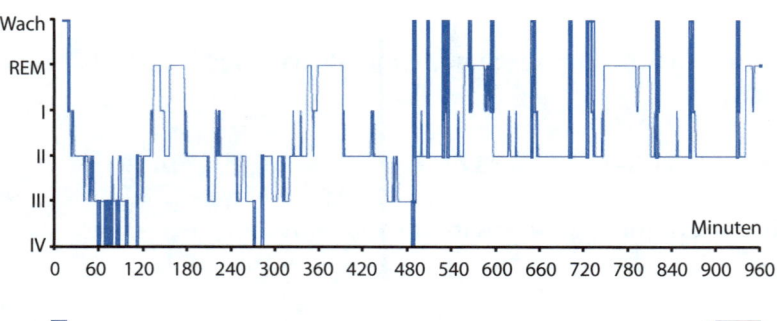
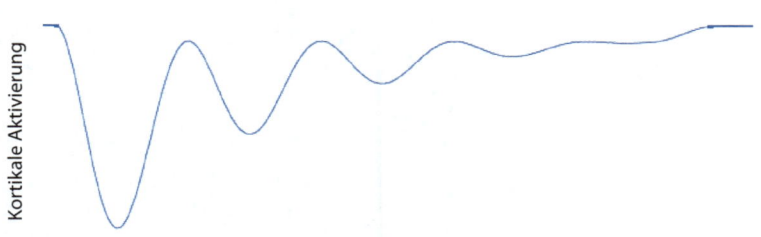

◘ **Abb. 28.1** Schlafprofil (Hypnogramm = Abfolge der einzelnen Schlafstadien) einer gesunden Person

Schlafstadium	EEG-Graphoelemente	Weitere Kennzeichen (▪ Abb. 28.2)
Schlafstadium I	Zunehmende θ-Aktivität, Vertexzacken	Langsame, rollende Augenbewegungen; leichte Muskelhypotonie; Stadium I entspricht dem Übergang vom Wach- in den Schlafzustand und wird nicht dem Schlaf im engeren Sinne zugerechnet
Schlafstadium II	Überwiegend θ-Aktivität mit Vertexzacken, Schlafspindeln und K-Komplexen	Deutlich verringerter Muskeltonus; macht zeitlich den Hauptanteil des Schlafes aus (ca. 50 % der Gesamtschlafzeit)
Tiefschlaf	θ- und δ-Aktivität, gelegentlich Schlafspindeln	Muskelhypotonie; Reduktion von Herzfrequenz, Blutdruck und Atemfrequenz; hohe Weckschwelle; vermehrte Ausschüttung von Wachstumshormon
REM-Schlaf	Vorwiegend θ-Aktivität	Rasche, konjugierte Augenbewegungen; hohe Weckschwelle; nahezu fehlender Muskeltonus; gesteigerter Puls, Blutdruck sowie erhöhte und unregelmäßige Atmung; Erektion des Penis bzw. Anschwellen der Klitoris; szenische Traumtätigkeit

▪ **Tab. 28.1** Schlafstadien und ihre Kennzeichen

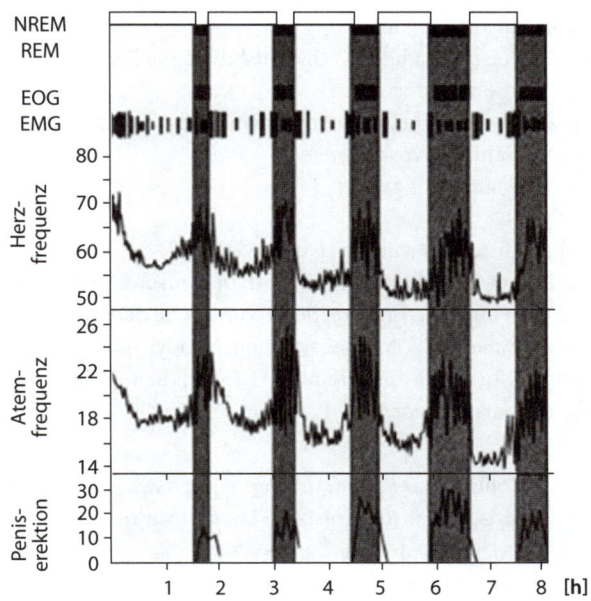

▪ **Abb. 28.2** Zeitverlauf physiologischer Parameter während der Nacht und deren Veränderung während des Non-REM-REM-Zyklus. (Mod. nach Jovanic 1974)

> **Schlafqualität und Schlafdauer unterliegen einer hohen interindividuellen Variabilität. Es gibt jedoch statistische Korrelationen mit allgemeiner Morbidität und Mortalität, ohne dass spezielle Erkrankungen besonders hervorstechen. Eine tägliche Schlafdauer von etwa 7 h ist statistisch am günstigsten. Weniger als 6,5 h oder mehr als 9 h sind mit erhöhter Morbidität und Mortalität verbunden. Eine kausale Beziehung kann hieraus nicht abgeleitet werden.**

REM-Schlaf auch als »paradoxer« oder »aktiver« Schlaf bezeichnet.

Im Laufe der Nacht nehmen Dauer und Intensität der Tiefschlafphasen ab, während die Dauer der REM-Phasen zunimmt (▪ Abb. 28.1). Mit zunehmendem Alter vermindert sich der Anteil des Tiefschlafs (► Abschn. 44.7).

Jeweils eine Non-REM- und eine REM-Phase bilden einen **Schlafzyklus**. Er dauert beim Menschen etwa 90–100 min. Pro Nacht werden in der Regel 4–6 Schlafzyklen durchlaufen.

Im Laufe der Nacht wacht ein gesunder Mensch ungefähr 25-mal auf. Erinnert werden diese sehr kurzen Wachphasen, die meist in zeitlicher Nähe zum REM-Schlaf liegen, nur, sofern sie länger als ein paar Minuten andauern.

Nichterholsamer Schlaf kann erhebliche Auswirkungen auf die Gesundheit und die Lebensqualität haben.

Nach dem sog. **Zwei-Prozess-Modell** der Schlafregulation (Borbély 1982) unterliegt das Schlaf-wach-Verhalten einer homöostatischen Regulation (Schlafdruck nimmt mit der Dauer der Wachheit zu) und einer schlafunabhängigen zirkadianen Rhythmik. Daneben bestimmt ein ultradianer (Bezeichnung für Rhythmen mit einer Periodenlänge von unter 24 h) Prozess den Non-REM-REM-Schlafzyklus. Dieser wird vom Hirnstamm aus gesteuert und ergibt sich aus der wechselseitigen Inhibition monoaminerger »REM-off«- und cholinerger »REM-on«-Neurone.

28.2 Klassifikation

Schlafstörungen – Sie umfassen neben einem Schlafdefizit auch andere Phänomene wie Hypersomnien, Parasomnien oder Störungen des Schlaf-wach-Rhythmus.

Schlafstörungen können:

- Ein eigenständiges Krankheitsbild darstellen (= primäre Schlafstörungen)
- Als Symptom einer psychischen oder körperlichen Erkrankung vorkommen
- Substanzbedingt sein

Schlafstörungen wurden daher in der ICD-10 etwas willkürlich in **nichtorganische** und **organische** Schlafstörungen eingeteilt. Entsprechend wurden sie dem Kapitel F (Psychische und Verhaltensstörungen) oder – bei organischem Korrelat – dem Kapitel G (Krankheiten des Nervensystems) zugeordnet.

28

> **Einteilung der Schlafstörungen nach ICD-10, Kapitel F (nichtorganische Schlafstörungen)**
> - Nichtorganische Insomnie (F51.0)
> - Nichtorganische Hypersomnie (F51.1)
> - Nichtorganische Störung des Schlaf-wach-Rhythmus (F51.2)
> - Parasomnien (F51.3–F51.5)
> - Sonstige nichtorganische Schlafstörungen (F51.8)
>
> **Einteilung der Schlafstörungen nach ICD-10, Kapitel G (organische Schlafstörungen)**
> - Ein- und Durchschlafstörungen (G47.0)
> - Krankhaft gesteigertes Schlafbedürfnis (G47.1)
> - Störungen des Schlaf-wach-Rhythmus (G47.2)
> - Schlafapnoe (G47.3)
> - Narkolepsie und Kataplexie (G47.4)
> - Restless-legs-Syndrom und periodische Beinbewegungen im Schlaf (G25.8)

> **❱❱ Bei den nichtorganischen Schlafstörungen des Kapitels F (ICD-10) werden psychogene Faktoren als Ursache angenommen.**

Ein eigenständiges Klassifikationssystem für Schlafstörungen liegt mit der **International Classification of Sleep Disorders (ICSD-2)** vor. Das Kriterium einer organischen oder psychogenen Genese ist hier nicht so zentral wie in der ICD-10.

> **International Classification of Sleep Disorders (ICSD-2)**
> Spezifiziert werden über 80 verschiedene Schlafstörungen, die in 6 Hauptkategorien eingeteilt werden:
> - Insomnien
> - Schlafbezogene Atmungsstörungen
> - Hypersomnien
> - Zirkadiane Schlaf-wach-Rhythmusstörungen
> - Parasomnien
> - Schlafbezogene Bewegungsstörungen
>
> Zusätzlich enthält diese Klassifikation 2 Sammelkategorien und 2 Appendices:
> - Isolierte Symptome, Normvarianten, ungelöste Probleme
> - Andere Schlafstörungen
> - Appendix A: Schlafstörungen, die assoziiert mit andernorts klassifizierbaren organischen Erkrankungen auftreten
> - Appendix B: Psychiatrische und verhaltensbedingte Störungen, die in der schlafmedizinischen Differenzialdiagnostik häufig vorkommen

28.3 Diagnostik

Zur Diagnostik von Schlafstörungen gehören:
- Gründliche und breit angelegte Anamnese und Fremdanamnese
- Schlaftagebücher und Schlaffragebögen
- Allgemein-körperliche und neurologische Untersuchung mit Labor und Bildgebung
- Ggf. spezifische Untersuchungen des Schlafes mittels Aktometrie, ambulanter Polygraphie, Polysomnographie oder spezieller zusätzlicher Verfahren (z. B. Multiple-Sleep-Latency-Test, Vigilanzmessung)

Im Rahmen der Anamneseerhebung müssen insbesondere das Schlafverhalten (Schlafanamnese; ◘ Tab. 28.2), körperliche und psychische Vorerkrankungen sowie die Einnahme von Medikamenten und anderen Substanzen ausführlich exploriert werden, da alle diese Faktoren mit Schlafstörungen einhergehen können.

> **❱❱ Nahezu alle psychischen Erkrankungen gehen mit Schlafstörungen einher, kündigen sich durch Schlafstörungen an oder werden durch Schlafstörungen moduliert.**

Wegweisend können auch fremdanamnestische Hinweise auf besondere nächtliche Verhaltensweisen sein, z. B. Schnarchen, ein auffälliger Atemrhythmus, Bewegungen, Lautäußerungen oder Zähneknirschen im Schlaf.

◻ Tab. 28.2 Schlafanamnese. (Nach Grözinger u. Schneider 2010)

Schlafbezogene Lebensgewohnheiten und Störungen	Zu explorierende Aspekte
Zu-Bett-Gehen	— Zeitpunkt — Regelmäßigkeit — Gewohnheiten — Wiederkehrende Befindlichkeiten — Einnahme von Medikamenten — Einnahme von Koffein, Alkohol, Nikotin und anderen zentral wirksamen Substanzen
Schlafhygiene	— Lärm — Licht — Temperatur — Liegekomfort — Starke motorische, geistige oder emotionale Anspannung — Nicht mit dem Schlaf in Verbindung stehende Tätigkeiten — Gewohnheiten des Partners
Nachtschlaf	— Subjektive Einschlafdauer — Häufigkeit und Dauer von Wachphasen, Verhalten während dieser Zeiten — Wasserlassen — Besondere Phänomene wie motorische Unruhe — Schwitzen — Missempfindungen — Schmerzen — Fremdanamnestische Hinweise auf Atempausen oder auffällige Bewegungen
Aufwachen	— Zeitpunkt — Regelmäßigkeit — Konstante Gewohnheiten — Wiederkehrende Befindlichkeiten
Tagesbefindlichkeit	— Müdigkeit und Einschlafneigung — Leistungsfähigkeit — Stimmung, Ängste — Befindlichkeiten — Vegetative Beschwerden
Verhalten am Tag	— Nickerchen — Einnahme von Medikamenten und anderen Substanzen — Strukturierung des Tages
Beschwerden	— Dauer — Zeitlicher Verlauf — Umstände beim ersten Auftreten
Berufliche und private Lebenssituation	— Konfliktsituationen — Belastungsfaktoren
Probleme des zirkadianen Rhythmus	— Schichtarbeit — Jetlag
Andere gesundheitliche Probleme	— Somatische und psychische Beschwerden und Erkrankungen

Weit verbreitete **Fragebögen** zur strukturierten Erhebung und Verlaufsdokumentation von Schlafstörungen sind:

- **Visuelle Analogskalen abends/morgens VIS-A und VIS-M** (Ott et al. 2005)
- **Schlaffragebögen SF-A und SF-B** (Görtelmeyer 2005)
- **Epworth Sleepiness Scale** (Johns 1992)
- **Pittsburgher Schlafqualitätsindex PSQI** (dt. Version von Riemann u. Backhaus 2005)

Anhand von **Schlaftagebüchern**, die über einen Zeitraum von mindestens 2 Wochen geführt werden sollten, kann die subjektive Schlafqualität erfasst werden. Gleichzeitig können dadurch das Problembewusstsein geschärft und die Motivation des Betroffenen, an der Bewältigung aktiv

28

mitzuarbeiten, gesteigert werden. Schlaftagebücher erlauben häufig eine Relativierung der von den Patienten generalisiert vorgebrachten Beschwerden und können damit Grundlage therapeutischer Arbeit sein. Allerdings besteht auch die Gefahr, dass sich durch die intensivere Selbstbeobachtung schlafbezogene Sorgen verstärken. Dies kann insbesondere bei ängstlichen Menschen der Fall sein. Das Führen der Schlaftagebücher sollte dann beendet werden.

Zusätzlich gibt es eine Reihe **neuropsychologischer Testverfahren** (▶ Kap. 6) zur objektiven Messung des Leistungsniveaus während des Tages. Diese erfassen verschiedene Aspekte des **Aufmerksamkeitssystems** wie selektive Aufmerksamkeit, geteilte Aufmerksamkeit und Vigilanz. Sie ergänzen die subjektiven Einschätzungen.

Die umfangreichste apparative diagnostische Untersuchung des Schlafes ist die **Polysomnographie**, die stationär im Schlaflabor durchgeführt wird. Hierbei wird ein Schlafprofil mit Hilfe eines Elektroenzephalogramms (EEG), einer Elektrookulographie (EOG) und einer Elektromyographie (EMG) erstellt (Basisparameter zur Bestimmung der Schlafstadien). Je nach Fragestellung werden weitere Parameter erfasst wie nasaler und oraler Atemfluss, Atemexkursionen, Atemgeräusche, EKG, grobe Lageveränderungen, Beinbewegungen, Temperatur, Sauerstoffsättigung und Blutwerte, wodurch mögliche organische Ursachen von Schlafstörungen wie nächtliche Beinbewegungen oder Atmungsstörungen beschrieben werden können.

> ❯ **Eine Polysomnograpie ist keine Screeningmethode. Sie ist mit erheblichem Aufwand verbunden und sollte nur nach sorgfältiger Indikationsstellung eingesetzt werden.**

Ein ergänzendes apparatives diagnostisches Verfahren stellt die **Aktometrie** dar. Das Aktometer ist ein uhrähnliches Gerät, das am Hand- oder Fußgelenk getragen wird und mit dem kontinuierlich über einen längeren Zeitraum die Bewegungsaktivität des Patienten aufgezeichnet wird. Hieraus können Rückschlüsse auf den Schlaf-wach-Rhythmus gezogen werden.

Zur Messung der Tagesschläfrigkeit findet der sog. **Multiple-Sleep-Latency-Test (MSLT)** Anwendung (Littner et al. 2005). Das Setting entspricht dem einer jeweils 20 min dauernden, tagsüber durchgeführten Polysomnographie, die zu 5 Zeitpunkten unter Ruhebedingungen in einem abgedunkelten Raum wiederholt wird. Registriert werden kurze Einschlafzeiten als Hinweis auf eine erhöhte Einschlafneigung und das Auftreten von frühen REM-Phasen zur Narkolepsiediagnostik.

Zum differenzialdiagnostischen Ausschluss einer somatischen Ursache von Schlafstörungen sind oft weitere Untersuchungen notwendig wie die Bestimmung von La-

borparametern (Blutbild, Entzündungswerte, Schilddrüsen-, Leber- und Nierenwerte), ein EKG, EEG sowie eine kraniale Bildgebung.

28.4 Nichtorganische Insomnie (F51.0)

28.4.1 Definition

Nichtorganische Insomnie – Sie bezeichnet eine anhaltende Schlafstörung mit einer als ungenügend empfundenen Dauer oder Qualität des Schlafes und einer übertriebenen Sorge über negative Konsequenzen, ohne dass eine substanzbedingte, somatische oder andere psychische Erkrankung als Ursache vorliegt. Eine vorübergehende Schlafstörung wird in der ICD-10 nicht als Krankheit bewertet.

28.4.2 Epidemiologie

Etwa 10 % der westlichen Bevölkerung leiden an chronischen insomnischen Beschwerden, bei etwa einem Drittel von diesen liegt eine nichtorganische Insomnie vor (DGSM 2009).

Das Erkrankungsrisiko steigt mit dem Alter und ist mit niedrigem sozioökonomischen Status assoziiert. Frauen sind häufiger betroffen als Männer.

28.4.3 Ätiologie

Als ein Modell für die nichtorganische Insomnie dient das **Hyperarousal-Konzept**. Demnach führt ein hohes emotionales, kognitives und physiologisches Erregungsniveau bei den Patienten u. a. zu einer gesteigerten Cortisolausschüttung durch eine erhöhte Aktivität der Hypothalamus-Hypophysen-Nebennierenrinden-Achse und zu einem erhöhten Anteil an schnellen EEG-Frequenzen. Von den Betroffenen wird dies häufig als Unvermögen erlebt, abschalten zu können. Es kommt zu einer zunehmenden Fokussierung der Aufmerksamkeit auf die Schlafstörung mit schlafbehindernden Gedanken, Ärger und Grübeln über den gestörten Schlaf. Dies steigert die Angespanntheit und das Hyperarousal weiter und trägt damit zur Aufrechterhaltung der Schlafstörung bei. Oft haben Betroffene auch unrealistische Erwartungen an den Schlaf, beobachten diesen verstärkt und zeigen darüber hinaus eine Fehlwahrnehmung ihres Schlafes, indem sie die nächtliche Wachzeit über- und die Schlafdauer unterschätzen.

> ❯ **Eine starke Selbstbeobachtung, Ärger über den gestörten Schlaf und die Erwartung negativer**

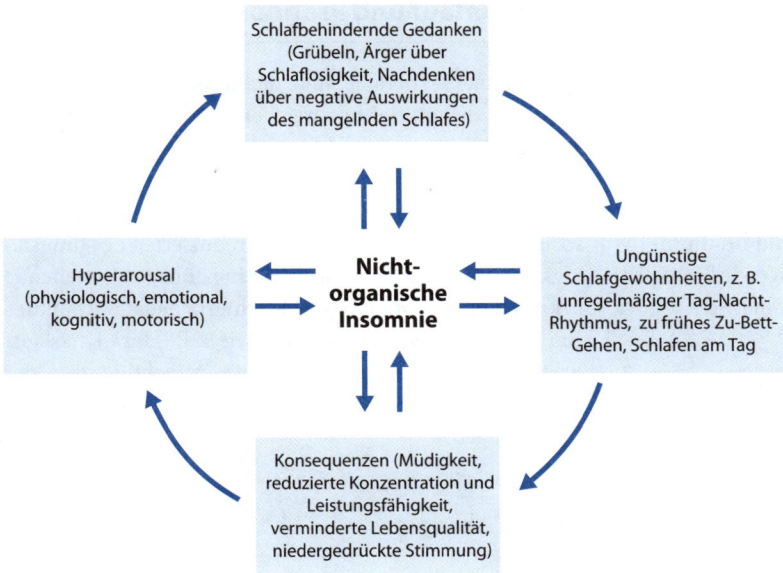

Abb. 28.3 Modell zur Genese und Aufrechterhaltung der nichtorganischen Insomnie. (Nach Morin 1993 u. Doerr et al. 2008)

Konsequenzen des Schlafdefizits erhöhen im Sinne eines Teufelskreises ein konstitutionell bedingtes Hyperarousal (◘ Abb. 28.3).

Mögliche Auslöser für Insomnien gibt es viele. Hierzu gehören chronischer Stress, eine generelle Grübelneigung und aktuelle Konflikte. Eine inaktive Lebensführung, ein unregelmäßiger Schlafrhythmus z. B. durch Schichtarbeit oder störende Umweltbedingungen, sowie die Veranlagung, auf Stress mit Schlafstörungen zu reagieren, können eine Insomnie begünstigen.

28.4.4 Klinik

> **Diagnostische Leitlinien (ICD-10): Nichtorganische Insomnie (F51.0)**
> - Klagen über Einschlaf-, Durchschlafstörungen oder nichterholsamen Schlaf
> - Die Schlafstörungen treten über einen Zeitraum von wenigstens 1 Monat mindestens 3-mal pro Woche auf
> - Sie verursachen deutlichen Leidensdruck oder Beeinträchtigungen der Alltagsaktivitäten
> - Die Betroffenen beschäftigen sich in übersteigertem Ausmaß mit der Schlafstörung und sorgen sich um negative Auswirkungen ihrer Schlafprobleme
> - Keine organische Ursache, keine substanzbedingten Schlafstörungen

Tab. 28.3 Schweregrad der Insomnie nach ICSD-R. (DGSM 2009)

Kriterien	Schweregrad		
	Leicht	**Mittel**	**Schwer**
Nichterholsamer Schlaf/Schlafstörungen	Nahezu allnächtlich	Allnächtlich	Allnächtlich
Beeinträchtigungen des Befindens in Form von Reizbarkeit, Ruhelosigkeit, Angst, Müdigkeit, Erschöpfung	Häufig	Immer	Immer
Soziale und berufliche Beeinträchtigung	Keine oder gering	Gering bis mäßig	Schwer

Die ICSD-R teilt die Insomnie in verschiedene Schweregrade ein (◘ Tab. 28.3).

28.4.5 Diagnostik und Differenzialdiagnosen

Diagnostik

Der Verdacht auf eine nichtorganische Insomnie ergibt sich meistens aus der Anamnese. Die Schlafgewohnheiten sollten dokumentiert und organische Ursachen ausgeschlossen werden. Wenn psychotherapeutische und pharmakologische Interventionen erfolglos bleiben oder sich Hinweise auf eine schlafbezogene Atmungsstörung erge-

28

ben, sollte eine Polysomnographie erfolgen (▶ Abschn. 28.3).

■ **Differenzialdiagnosen**

Eine Insomnie kann Symptom einer Vielzahl anderer psychischer und somatischer Erkrankungen sein. Tritt eine Insomnie im Zusammenhang mit einer solchen Erkrankung oder einem Substanzkonsum auf und bestimmt die Schlafstörung nicht das klinische Bild, so wird lediglich die Diagnose der zugrunde liegenden somatischen oder psychischen Erkrankung gestellt.

> **Für die Diagnose einer nichtorganischen Insomnie müssen psychische und somatische Erkrankungen als Ursachen ausgeschlossen werden.**

Zu den **somatischen Erkrankungen**, die differenzialdiagnostisch berücksichtigt werden müssen, gehören v. a.:

- Schlafapnoe-Syndrom
- Restless-legs-Syndrom (▶ Abschn. 28.8)
- COPD
- Asthma
- Refluxkrankheit
- Herzrhythmusstörungen
- Hormonelle Störungen wie Hyperthyreose
- Schmerzsyndrome
- Juckreiz

Daneben gibt es zahlreiche **Substanzen**, deren Einnahme oder Entzug eine Insomnie induzieren können. Dazu gehören Stimulanzien, Alkohol, Nikotin, Koffein, Theophyllin, antriebssteigernde Antidepressiva, Antiparkinsonmedikamente (L-Dopa, Dopaminagonisten), einige Antihypertensiva, Antibiotika, Migränemedikamente, Hormonpräparate (L-Thyroxin, Glukokortikoide), Dihydroergotamin, Nootropika (Piracetam) und Hypnotika (Reboundphänomene).

Auch **mangelnde Schlafhygiene** wie unregelmäßige und zu lange Bettzeiten, häufige Nickerchen am Tage und andere den Schlaf behindernde Verhaltensweisen können zur Insomnie führen.

28.4.6 Komorbidität

Patienten mit einer Insomnie haben gegenüber Menschen ohne Insomnie ein etwa 2-fach erhöhtes Risiko, später an einer depressiven Störung zu erkranken. Darüber hinaus gibt es Hinweise auf ein erhöhtes Risiko für Substanzmissbrauch und -abhängigkeit.

28.4.7 Verlauf und Prognose

Bei adäquater Therapie sind nichtorganische Insomnien gut behandelbar. Bei unzureichender oder fehlender Behandlung verlaufen nichtorganische Insomnien häufig chronisch.

Insomnien können zu gesundheitlichen und psychosozialen Beeinträchtigungen wie reduzierter Leistungsfähigkeit und erhöhter Unfallneigung führen. Bestehende Erkrankungen können verschlechtert, neue Erkrankungen können provoziert werden, wie z. B. Herz-Kreislauf-Erkrankungen, Immundefizite, Beeinträchtigungen der Blutzuckerregulation, Suchterkrankungen oder depressive Störungen.

28.4.8 Therapie

Die Behandlung der nichtorganischen Insomnie erfolgt mittels Psychotherapie, ggf. in Kombination mit Pharmakotherapie.

■ **Psychotherapie**

Psychotherapeutische Interventionen, die sich in der Behandlung nichtorganischer Insomnien bewährt haben, sind:

- Psychoedukative Maßnahmen einschließlich der Vermittlung schlafhygienischer Prinzipien
- Führen eines Schlaftagebuches
- Entspannungsverfahren
- Schlafrestriktion zur Erhöhung des Schlafdruckes
- Stimuluskontrolle und Strukturierung des Schlaf-wach-Rhythmus (so wenig Zeit wie möglich ohne Schlaf im Bett verbringen, Vermeidung von Tagesschlaf, keine Aktivitäten im Bett, die nicht dem Schlaf dienen – Ausnahme: Sex)
- Kognitiv-verhaltenstherapeutische Interventionen wie Bearbeitung dysfunktionaler Überzeugungen zum Schlaf, paradoxe Interventionen (»Symptomverschreibung«: z. B. Aufforderung des Patienten, möglichst lange wach zu bleiben), Ablenkung, Techniken zur Reduktion des Grübelns

> **Tipp**
>
> **Schlafhygienische Maßnahmen**
>
> - Einhaltung eines stabilen Tag-Nacht-Rhythmus und regelmäßiger Schlafzeiten
> - Verzicht auf »Nickerchen« am Tage
> - Nicht mehr Zeit im Bett verbringen als nötig
>
> ▼

- Koffein- und Nikotinkarenz, Alkohol nur in geringen Mengen
- Regelmäßiges körperliches Training (nicht kurz vor dem Schlafengehen)
- Keine schweren Mahlzeiten am Abend
- Entspannende Abendgestaltung
- Baden, Sauna oder Dampfbad vor dem Schlafengehen
- Kühles, gut belüftetes und verdunkeltes Schlafzimmer
- Kein Fernsehen oder Radiohören im Schlafzimmer
- In der Nacht nicht die Uhrzeit kontrollieren

▪ Pharmakotherapie

Bei therapieresistenten nichtorganischen Insomnien kann vorübergehend eine zusätzliche medikamentöse Behandlung notwendig werden (◨ Tab. 28.4). Eine solche sollte aber nur im Rahmen eines Gesamtbehandlungsplans erfolgen und nur in Kombination mit Psychotherapie.

Zur medikamentösen Therapie der Insomnie werden im Wesentlichen die neueren Benzodiazepinrezeptorago-nisten (»Z-Substanzen«: Zaleplon, Zolpidem, Zopiclon), sedierende Antidepressiva und niederpotente Antipsychotika eingesetzt.

Der Einsatz von Benzodiazepinen bei Schlafstörungen sollte möglichst vermieden werden, da Benzodiazepine zahlreiche Nebenwirkungen und Komplikationen verursachen können (z. B. Reboundeffekte, Hang-over, Toleranzentwicklung und Abhängigkeit, paradoxe Wirkungen, Verwirrtheit, Sturzgefahr). Zudem verändern Benzodiazepine die physiologische Schlafstruktur (Unterdrückung von REM-Schlaf und Tiefschlafanteilen) und können bei pulmonalen Erkrankungen und beim Schlafapnoe-Syndrom die nächtliche Atmung zusätzlich verschlechtern.

Moderne Non-Benzodiazepinhypnotika wie Zaleplon, Zolpidem oder Zopiclon haben ein günstigeres Nebenwirkungsprofil als Benzodiazepine, können aber ebenfalls schwere Abhängigkeitssyndrome verursachen.

Die sedierenden Antidepressiva Mirtazapin und Trimipramin haben sich als gut wirksam und nebenwirkungsarm gezeigt und gelten daher als Mittel der 1. Wahl (Off-label-Anwendung).

Die Pharmakotherapie sollte grundsätzlich zeitlich begrenzt sein. Patienten müssen auf ihre eingeschränkte

◨ **Tab. 28.4** Auswahl an Präparaten zur medikamentösen Behandlung der nichtorganischen Insomnie

Präparat	Tagesdosis [mg]	Speziell bei …	Nebenwirkungen (NW) und Besonderheiten
Zaleplon (z. B. Sonata®)	5–10	Einschlafprobleme wegen kurzer Wirkdauer (Halbwertszeit ca. 1 h)	Es können alle der den Benzodiazepinen eigenen NW auftreten Häufige NW: Amnesie, Dysmenorrhö; gelegentlich: Appetitlosigkeit, Lichtempfindlichkeit, Koordinationsstörung, Verwirrtheit, verändertes Sehvermögen; bei älteren Patienten und bei reduzierter Leberfunktion: niedrigere Dosis wählen
Zolpidem (z. B. Stilnox®)	5–10	Anwendungsdauer <4 Wochen	Es können alle der den Benzodiazepinen eigenen NW auftreten; insbesondere bei hoher Dosierung: Tagessedierung, Benommenheit, Kopfschmerzen, eingeschränkte Reaktion, unangemessenes Verhalten mit Amnesie, Übelkeit, Erbrechen, Schwindel (**Cave:** Sturzgefahr)
Zopiclon (z. B. Ximovan®)	3,75–7,5	Anwendungsdauer <4 Wochen	Es können alle der den Benzodiazepinen eigenen NW auftreten; häufige NW: metallischer Geschmack; insbesondere bei hoher Dosierung: Tagessedierung, Benommenheit, eingeschränkte Reaktion, unangemessenes Verhalten mit Amnesie, Gedächtnisstörungen; seltenere NW: Störungen des Magen-Darm-Trakts, Hautreaktionen
Melatonin retardiert (Circadin®)	2	Patienten ab 55 Jahren Anwendungsdauer <13 Wochen	Reizbarkeit, Rastlosigkeit, Insomnie, Albträume, Migräne, Schwindel, Somnolenz, Asthenie, Bauchschmerzen, Verstopfung, Mundtrockenheit, Hyperbilirubinämie, Hyperhidrose, Gewichtszunahme; nicht bei Leberfunktionsstörungen, Wirkverstärkung durch Alkohol Wirkspiegel durch Hemmung oder Induktion von CYP1A beeinflusst
Mirtazapin (Off-label-Indikation) (z. B. Remergil®)	7,5–30	Depressiven Störungen und längerdauernder Anwendung	Sedierende Wirkung setzt bereits bei niedrigen Dosierungen ein, meistens reichen 7,5 mg aus, um sicheres Einschlafen zu gewährleisten; längere Anwendung möglich; seltenere NW: orthostatische Hypotonie, Gewichtszunahme, intensives Traumerleben, Restless legs, morgendlicher Überhang (lässt nach einigen Tagen nach)

◨ Tab. 28.4 Fortsetzung

Präparat	Tagesdosis [mg]	Speziell bei …	Nebenwirkungen (NW) und Besonderheiten
Trimipramin (Off-label-Indikation) (z. B. Stangyl®)	12,5–100	Depressiven Erkrankungen	Sehr häufige NW: anticholinerge NW, orthostatische Hypotonie, Gewichtszunahme, herabgesetzte Krampfschwelle; häufige NW: EKG-Veränderungen, sexuelle Funktionsstörungen; hat gegenüber anderen sedierenden Antidepressiva die Eigenschaft, den REM-Schlaf nicht zu unterdrücken
Melperon (z. B. Eunerpan®)	25–100	Psychischen Erkrankungen und therapieresistenten Schlafstörungen	Häufige NW: orthostatische Dysregulation und Tachykardie; seltene NW: passagere Erhöhungen der Leberenzymaktivitäten, intrahepatische Cholestase, Ikterus; sehr seltene NW: Herzrhythmusstörungen
Pipamperon (z. B. Dipiperon®)	20–120	Psychischen Erkrankungen und therapieresistenten Schlafstörungen	Gelegentlich Hypotonie, Benommenheit, Depression, Kopfschmerzen, Tachykardie; selten Schlaflosigkeit, dosisabhängig extrapyramidal-motorische Störungen, Übelkeit, Erbrechen, Appetitlosigkeit, Hyperprolaktinämie, Sehstörungen, Harnretention, Ödeme, Speichelfluss, Schwitzen, Regulationsstörungen der Körpertemperatur, Leberfunktionsstörungen, Blutbildveränderungen; kann die Krampfschwelle senken
Prothipendyl (Off-label-Indikation) (z. B. Dominal®)	40–120	Psychischen Erkrankungen und therapieresistenten Schlafstörungen	Photosensibilisierung, extrapyramidal-motorische Störungen, Gewichtszunahme, Hypotonie, orthostatische Regulationsstörungen, anticholinerge NW; selten können schwere Allergien mit Bronchospasmen auftreten; kann die Krampfschwelle senken

Fahrtauglichkeit hingewiesen werden. Die Einschränkungen betreffen auch die Bedienung gefährlicher Maschinen oder die Bewältigung komplexer Aufgaben.

Einige pflanzliche Präparate mit Inhaltsstoffen wie Baldrian (es liegen 3 Metaanalysen vor) und Hopfen können leitliniengerecht zur Behandlung der Insomnie angewandt werden, können aber nur bei leichten Schlafstörungen empfohlen werden. Antihistaminika sind meistens nicht genügend wirksam und besitzen erhebliche anticholinerge Nebenwirkungen.

28.5   Nichtorganische Hypersomnie (F51.1)

28.5.1 Definition

Nichtorganische Hypersomnie – Sie bezeichnet eine anhaltende Störung mit exzessiver Tagesschläfrigkeit, mit Schlafattacken während des Tages oder mit einem verlängerten Übergang in den vollen Wachzustand nach dem Aufwachen. Diese Beschwerden sind nicht durch eine zu kurze nächtliche Schlafdauer erklärbar. Eine substanzbedingte, somatische oder andere psychische Erkrankung darf als Ursache nicht vorliegen.

28.5.2 Epidemiologie

Die genaue Prävalenz der nichtorganischen Hypersomnie ist unklar. Schätzungen zufolge beträgt sie in der Allgemeinbevölkerung bis zu 0,005 % (Billiard u. Dauvilliers 2001).

28.5.3 Ätiologie

Ätiologisch wird bei der idiopathischen Hypersomnie eine genetische Komponente angenommen, da sich Hypersomnien oft auch bei Familienangehörigen finden lassen. Zum anderen scheint eine Störung der Schlaf-wach-Regulierung mit einer Verschiebung hin zu leichten Non-REM-Schlafstadien eine Rolle zu spielen. Beim verhaltensbedingten Schlafmangelsyndrom sind eine ungünstige Lebensführung oder -umstände entscheidend.

28.5.4 Klinik

> **Diagnostische Leitlinien (ICD-10): Nichtorganische Hypersomnie (F51.1)**
> - Klagen über übermäßige Schlafneigung oder über Schlafanfälle während des Tages oder über einen prolongierten Übergang zum vollen Wachzustand (Schlaftrunkenheit). Die Beschwerden können nicht durch eine zu geringe Schlafdauer erklärt werden
> - Auftreten fast täglich über einen Zeitraum von mindestens 4 Wochen oder in wiederkehrenden Perioden kürzerer Dauer
> - Verursacht entweder deutlichen Leidensdruck oder eine Beeinträchtigung der Alltagsaktivitäten
> - Zusätzliche Symptome einer Narkolepsie oder Hinweise auf ein Schlafapnoe-Syndrom sind nicht vorhanden
> - Keine organische Ursache, keine substanzbedingten Schlafstörungen

28.5.5 Diagnostik und Differenzialdiagnosen

Die diagnostischen Maßnahmen entsprechen in den Grundzügen den in ▶ Abschn. 28.3 dargestellten. Speziell zur Messung der Tagesschläfrigkeit wird auch der **Multiple-Sleep-Latency-Test (MSLT)** angewendet (▶ Abschn. 28.3). Der standardisierten Erfassung des Schweregrades der Tagesschläfrigkeit dient die **Epworth Sleepiness Scale (ESS)** (Johns 1992), ein Fragebogen zur Quantifizierung der Einschlafneigung in unterschiedlichen Alltagssituationen (http://www.schlafapnoe-selbsthilfe.ch/pdf/diagnostik_pdf/di_epworth.pdf; zugegriffen: 06.09.2011).

Tritt die Schlafstörung als Symptom anderer Erkrankungen auf, wird sie nicht gesondert kodiert. Differenzialdiagnostisch sind insbesondere sekundäre Hypersomnien bei Schlafapnoe, Narkolepsie oder Restless-legs-Syndrom (▶ Abschn. 28.8) oder bei anderen organischen oder psychischen Erkrankungen auszuschließen.

28.5.6 Verlauf und Prognose

Bei der idiopathischen Hypersomnie liegt der Erkrankungsbeginn oft bereits vor dem 25. Lebensjahr, korrekt diagnostiziert wird die Erkrankung aber häufig erst mehrere Jahre später, und der Krankheitswert wird lange Zeit nicht erkannt. Exzessive Tagesschläfrigkeit kann mit erheblichen Einschränkungen der alltäglichen Funktionsfähigkeit einhergehen und die Lebensqualität dadurch stark beeinträchtigen.

28.5.7 Therapie

Die Therapie sollte in erster Linie nichtmedikamentöse Interventionen umfassen wie die Aufklärung und Beratung zur Schlafhygiene und die Etablierung eines regelmäßigen Schlaf-wach-Rhythmus. Dies trifft insbesondere dann zu, wenn es sich um ein verhaltensbedingtes Schlafmangelsyndrom handelt. Bei der idiopathischen Hypersomnie und allgemein bei therapierefraktären Störungen können zur Vigilanzsteigerung probatorisch Psychostimulanzien (▶ Abschn. 10.8) angewandt werden oder ggf. versucht werden, einen gestörten Nachtschlaf zu regulieren.

28.6 Nichtorganische Störung des Schlaf-wach-Rhythmus (F51.2)

Nichtorganische Störung des Schlaf-wach-Rhythmus – Die Störung bezeichnet einen anhaltenden Mangel an Synchronizität zwischen dem individuellen Schlaf-wach-Rhythmus und dem der Umgebung. Hieraus resultieren im Tagesverlauf Schlaflosigkeit und Hypersomnie. Eine substanzbedingte, somatische oder andere psychische Erkrankung darf als Ursache nicht vorliegen.

Tritt die Schlafstörung als Symptom anderer Erkrankungen auf, wird sie nicht gesondert kodiert. Verschiedene Subtypen, mit und ohne Störung des endogenen Zeitgebers, können unterschieden werden. Nichtorganische Störungen des Schlaf-wach-Rhythmus können durch Verhaltensweisen hervorgerufen werden, die eine Synchronisierung der inneren und äußeren Zeitgeber behindern. Prädisponierend ist ein Lebensstil mit oft wechselnden Aktivitäts- und Ruhephasen, z. B. durch Schichtarbeit oder häufige Transmeridianflüge.

> **Diagnostische Leitlinien (ICD-10): Nichtorganische Störung des Schlaf-wach-Rhythmus (F51.2)**
> - Desynchronisation zwischen dem individuellen Schlaf-wach-Rhythmus und dem der Umgebung
> - Schlaflosigkeit während der Nacht, Schläfrigkeit am Tage, fast täglich über einen Zeitraum von mindestens einem Monat oder wiederholt während kürzerer Zeiträume
> - Deutlicher Leidensdruck oder Beeinträchtigung alltäglicher Funktionen
> - Keine organische Ursache, keine substanzbedingten Schlafstörungen

Wichtige **therapeutische Elemente** sind:
- Beratung über schlafhygienische Maßnahmen
- Chronotherapie durch allmähliche Verlagerung der Schlafphasen bis zum Erreichen der adäquaten Schlafzeit und Einsatz von hellem Licht zu speziellen Tageszeiten
- Ggf. unterstützende medikamentöse Therapie mit Melatonin (Off-label-Anwendung)

28.7   Parasomnien (F51.3–F51.5)

Parasomnien – Sie sind durch abnorme Ereignisse wie Schlafwandeln, Pavor nocturnus und Albträume gekennzeichnet, die episodisch im Zusammenhang mit Schlaf, mit bestimmten Schlafstadien oder deren Wechsel auftreten. Sie werden entsprechend ihrer Assoziation mit dem Schlafverlauf klassifiziert.

Parasomnien werden unterschieden in:
- **Non-REM-Parasomnien**; diese umfassen das Schlafwandeln, die Schlaftrunkenheit und den Pavor nocturnus
- **REM-schlafassoziierte Parasomnien**; hierzu gehören Albträume und die REM-Schlaf-Verhaltensstörungen
- **Andere Parasomnien** wie schlafbezogene Essstörungen oder Enuresis

Die verschiedenen Zustände des Schlaf-wach-Zyklus werden durch charakteristische Kombinationen von physiologischen Variablen im EEG oder wie Muskeltonus und Bewusstsein bestimmt. Beim Übergang von einem Zustand in einen anderen verändern sich diese Variablen in synchronisierter Weise. Zum Beispiel beschleunigt sich das EEG beim Übergang vom Non-REM- zum REM-Schlaf, der Muskeltonus bricht zusammen, der Puls und die Atmung werden schneller und unregelmäßiger. Bei einer mangelnden Synchronisierung dieser physiologischen Variablen können Mischzustände auftreten. So können bei einer Vermengung von Wachzustand und Non-REM-Schlaf Schlaftrunkenheit, automatisches Verhalten und Mikroschlafepisoden auftreten.

Bei den **REM-Schlaf-Verhaltensstörungen** fehlt die normalerweise vorhandene Muskelatonie während des REM-Schlafs entweder teilweise oder völlig, wodurch Träume in Handlungen umgesetzt werden und es zu gefährlichen Eigen- oder Fremdverletzungen kommen kann. Die Störung ist oft mit degenerativen Erkrankungen des Nervensystems assoziiert und wird daher unter ICD-10 G47.8 aufgeführt.

Schlafwandeln und Pavor nocturnus sind primär Schlafstörungen des Kindes- und Jugendalters und treten bei Erwachsenen seltener auf. Sie sind genetisch mitbe-

dingt. Differenzialdiagnostisch müssen epileptische und dissoziative Störungen ausgeschlossen werden.

Die Verhaltensweisen im Rahmen von Parasomnien können durchaus komplex und zielgerichtet wirken, sind aber in der Regel dem Willen entzogen. Sie können enthemmte triebgesteuerte Handlungen beinhalten. Entgegen weit verbreiteter Mythen können sich Schlafwandler gefährden und verletzen. Parasomnien können durch Schlaffraktionierung, Medikamente, Fieber und organische Erkrankungen ausgelöst werden.

> **Diagnostische Leitlinien (ICD-10) der Parasomnien**
>
> **Schlafwandeln (Somnambulismus) (F51.3)**
> - Wiederholte Episoden mit Verlassen des Bettes während des Schlafes und Umhergehen
> - Auftreten meist im 1. Drittel des Nachtschlafes
> - Während einer solchen Episode haben Betroffene meistens eine starre Mimik, eine hohe Weckschwelle und zeigen wenig Reagibiltät auf Außenreize
> - Amnesie für die Episode
> - Nach dem Aufwachen können eine kurze Verwirrtheit und Desorientiertheit auftreten
>
> **Pavor nocturnus (F51.4)**
> - Wiederholte Episoden von Erwachen aus dem Schlaf, begleitet von einem Panikschrei, heftiger Angst, Körperbewegungen und vegetativer Übererregtheit mit Tachykardie, erhöter Atemfrequenz, Schwitzen
> - Auftreten meist im 1. Drittel des Nachtschlafes
> - Dauer einer Episode weniger als 10 min
> - Versuche, beruhigend auf den Patienten einzuwirken, lösen keine sinnvolle Reaktion aus, sondern Desorientiertheit und perseverierende Bewegungen
> - Nur begrenzte Erinnerung an das Geschehen
>
> **Albträume (F51.5)**
> - Aufwachen aus dem Schlaf mit detaillierter und lebhafter Erinnerung an Angstträume
> - Auftreten der Albträume meist in der 2. Nachthälfte
> - Nach dem Aufwachen sind Betroffene schnell orientiert und wach
> - Deutlicher Leidensdruck
>
> Eine organische Genese ist jeweils ausgeschlossen.

Zu den **therapeutischen Interventionen** gehören insbesondere schlafhygienische Maßnahmen. Psychotherapeutische Strategien zur Stressreduktion können versucht werden. In schweren Fällen kann ein medikamentöser Therapieversuch mit Clonazepam (0,5 mg zur Nacht) unternommen werden. Manchmal bilden Sicherungsmaßnahmen die wichtigste Intervention.

28.8 Schlafstörungen mit organischem Korrelat

Es gibt enge Beziehungen zwischen organischen Schlafstörungen und psychischen Erkrankungen. Psychiatrisch tätige Kollegen sollten deshalb zumindest über Grundkenntnisse im Bereich organischer Schlafstörungen verfügen. Die häufigsten dieser Störungen werden deshalb hier dargestellt, obwohl sie im Kapitel G der ICD-10 klassifiziert sind.

■ Restless-legs-Syndrom (G25.8)

Das Restless-legs-Syndrom (RLS) ist charakterisiert durch v. a. am Abend in Ruhephasen auftretende quälende Missempfindungen in den Beinen (meist in den Waden) in Form von Kribbelparästhesien, einem Gefühl von »Ameisenlaufen« bis hin zu Schmerzen. Diese Missempfindungen treten bei Entspannung im Sitzen und Liegen auf und lösen einen **Bewegungsdrang** aus. Umhergehen oder Streckung bringen vorübergehend Linderung der Beschwerden.

Ungefähr 5 % der Allgemeinbevölkerung leiden während einer Phase ihres Lebens unter einem RLS. Alle Altersgruppen können betroffen sein, meist aber ältere Menschen und Frauen.

Das primäre (idiopathische) RLS findet sich in 30–50 % der Fälle familiär gehäuft (autosomal dominanter Erbgang). Ursachen sekundärer (symptomatischer) Formen können sein:

- Eisenmangel
- Urämie (auch bei Dialyse)
- Rheumatische Erkrankungen
- Diabetes mellitus
- Polyneuropathie
- Schwangerschaft
- Schilddrüsenerkrankung
- Folsäure- und Vitamin B_{12}-Mangel
- Medikation mit Dopaminantagonisten, TZA, Lithium, Antikonvulsiva, Interferon, Östrogenen, H_2-Blockern, koffeinhaltigen Substanzen

Differenzialdiagnostisch muss gedacht werden an eine **Akathisie** (Sitzunruhe) unter Antipsychotika. Allerdings bezieht sich das Unruhegefühl bei einer Akathisie meist auf den ganzen Körper und ist nicht auf die Abend-/Nachtstunden begrenzt.

Daneben sind sensible Symptome einer Polyneuropathie, nächtliche Wadenkrämpfe, Schmerzen bei Varikose

oder eine arterielle Verschlusskrankheit differenzialdiagnostisch abzugrenzen.

Etwa 80 % der Patienten mit einem RLS leiden zusätzlich unter **periodischen Beinbewegungen im Schlaf** (»periodic leg movements in sleep«, PLMS). Diese können auch tagsüber auftreten (PLM) und auch ohne das Vorhandensein eines RLS. Es handelt sich dabei um kurze, ruckartige und regelmäßig auftretende ein- oder beidseitige Beinbewegungen. Durch diese Bewegungen kann es wiederholt zu kurzen Weckreaktionen (sog. Arousals) bis hin zum Erwachen kommen. Mit zunehmender Schlaftiefe werden die PLMS in der Regel seltener, mit der geringsten Häufigkeit im REM-Schlaf.

Der Verlauf eines unbehandelten RLS ist oft progredient, Spontanremissionen sind selten. Während einer Schwangerschaft kann sich ein vorbestehendes RLS verstärken. Eine deutliche Symptomlinderung kann durch eine dopaminerge Medikation erzielt werden. L-Dopa und Dopaminagonisten bilden einzeln oder in Kombination die Mittel 1. Wahl. Daneben führen Opiate wahrscheinlich durch eine Stimulierung dopaminerger Neurone zu einer Reduktion der Beschwerden. Bei symptomatischen Formen sollte, soweit möglich, die Grundkrankheit behandelt werden.

■ Schlafapnoe-Syndrom (G47.3)

Das Schlafapnoe-Syndrom ist eine relativ häufig vorkommende schlafbezogene Atmungsstörung. Etwa 2–3 % der deutschen Allgemeinbevölkerung leiden darunter. Risikopersonen sind adipöse Männer, Raucher und Menschen mit verstärktem Alkoholkonsum.

Unterschieden werden 2 Formen der Schlafapnoe, wobei beide Formen oft auch kombiniert auftreten:

1. **Obstruktive Schlafapnoe:**
   Bedingt durch die Tonusminderung der Schlundmuskulatur und das Zurückfallen der Zunge im Schlaf, manchmal in Kombination mit anatomischen Veränderungen, kommt es vorübergehend zu einer Verengung oder Verlegung der Atemwege im Rachen. Durch Schwingungen von Weichteilen in dem beschleunigten Luftstrom entstehen die typischen Schnarchgeräusche. Die obstruktive Schlafapnoe ist gekennzeichnet durch reduzierten Atemfluss bei normalem Atemantrieb. Die reduzierte (Hypopnoe) oder für 10 oder mehr Sekunden aussetzende Atmung (Apnoe) löst eine Weckreaktion aus (Arousal). Die daraus resultierende Tonuserhöhung der Muskulatur öffnet die Atemwege wieder. Dieser Vorgang wiederholt sich während der Nacht immer wieder, setzt den Organismus einem erheblichen Stress aus und bildet ein gesundheitliches Risiko. Wegen der Kürze der Ereignisse werden diese am nächsten Morgen meist

nicht erinnert. Sie können aber zu erheblicher Tagesmüdigkeit führen.

2. **Zentrale Schlafapnoe:**
   Im Wachzustand überlagern sich die willkürliche und die unwillkürliche Steuerung der Atmung. Im Schlaf und v. a. im REM-Schlaf ist diese Regulation anfälliger, sodass sich Funktionsstörungen oft zuerst während des Schlafes manifestieren. Die zentrale Schlafapnoe ist gekennzeichnet durch reduzierten Atemfluss bei reduziertem Atemantrieb infolge einer zentralen Fehlfunktion.

Bei Verdacht erfolgt in der Regel eine **abgestufte Diagnostik** durch Polygraphie, Vigilanzmessung und Polysomnographie. Insbesondere die obstruktive Schlafapnoe kann mit der »**Continuous-positive-airway-pressure(CPAP)-Maskenbehandlung**« (kontinuierliche positive Überdruckbeatmung) erfolgreich behandelt werden. Dabei wird der Kollaps der Atemwege durch eine extern zugeführte Belüftung verhindert. Weitere Maßnahmen, die bei leichten Formen der Schlafapnoe schon ausreichend sein können, sind Gewichtsreduktion, Alkohol- und Nikotinkarenz, das Vermeiden sedierender atemdepressorischer Substanzen und das Schlafen in Bauchlage.

- **Narkolepsie (G47.4)**

Die Narkolepsie ist eine Störung der Schlaf-wach-Regulation. Sie beginnt gewöhnlich mit einem andauernden Müdigkeitsgefühl und **imperativen Einschlafattacken**, auch in inadäquaten Situationen. Später treten weitere Symptome hinzu, typischerweise:

- **Kataplexie**: Anfallsartige Erschlaffung von Muskelgruppen bis zum Hinstürzen ohne Bewusstseinsverlust, häufig ausgelöst durch starke Emotionen
- **Schlaflähmung/-paralyse**: Beim Aufwachen besteht für kurze Zeit eine Unfähigkeit, sprechen oder sich bewegen zu können
- **Hypnagoge Halluzinationen**: Lebhafte, meist negativ erlebte, oft visuelle Sinnestäuschungen während des Einschlafens
- **Gestörte Schlafarchitektur**: Charakteristisch sind sehr früh auftretende REM-Phasen und eine Fraktionierung des Schlafs
- **Automatisches Verhalten**: Patienten führen während eines Zeitraumes komplexe, aber sinnlose Handlungen aus, an die sie sich später nicht erinnern

Ätiologisch spielen genetische Faktoren sowie immunologische Prozesse eine wesentliche Rolle. Es wird angenommen, dass ein autoimmunologischer Prozess hypocretinhaltige Neurone im lateralen Hypothalamus zerstört. Die Diagnose wird durch HLA-Klasse-II-Typisierung und die Bestimmung von Hypocretin-I im Liquor unterstützt.

Nichtmedikamentöse Therapiestrategien umfassen Psychoedukation, Tagesstrukturierung mit Einplanung von sog. Naps (Nickerchen) und psychotherapeutische Unterstützung.

Um die Einschlafattacken bzw. die Tagesmüdigkeit medikamentös anzugehen, werden in erster Linie Stimulanzien wie Modafinil und Methylphenidat eingesetzt, die für diese Indikation auch zugelassen sind. Kataplexien lassen sich durch Natriumoxybat (Btm-Pflicht wegen Missbrauchspotenzial; **Cave**: Wechselwirkungen mit atemdepressiven Substanzen) oder REM-schlafsupprimierende Antidepressiva (Off-label-Anwendung) lindern.

> **Tipp**
>
> - Deutsche Gesellschaft für Schlafforschung und Schlafmedizin (DGSM): http://www.dgsm.de
> - Deutsche Gesellschaft für Schlafforschung und Schlafmedizin (DGSM) S3 Leitlinie Nicht erholsamer Schlaf/Schlafstörungen: http://www.awmf.org/leitlinien/detail/ll/063-001.html (Zugegriffen: 06.09.2011)

? Übungsfragen

1. Welches Schlafstadium macht den Hauptanteil an der Gesamtschlafzeit aus? Nennen Sie Charakteristika dieses Stadiums.
2. Nennen Sie das in den ICD-10-Leitlinien der nichtorganischen Insomnie (F51.0) genannte Zeitkriterium für die Schlafstörung.
3. Was gehört zu den schlafhygienischen Maßnahmen?
4. Wie wird eine Hypersomnie diagnostiziert? Welche Befunde zeigen sich hierbei häufig?
5. Differenzialdiagnostisch müssen Pavor nocturnus und Albträume voneinander abgegrenzt werden. Nennen Sie Unterscheidungsmerkmale.
6. Nennen Sie 4 charakteristische Symptome der Narkolepsie.

Weiterführende Literatur

Billiard M, Dauvilliers Y (2001) Idiopathic hypersomnia. Sleep Med Rev 5: 349–358

Borbély AA (1982) A two process model of sleep regulation. Hum Neurobiol 1: 195–204

Deutsche Gesellschaft für Schlafforschung und Schlafmedizin (DGSM) (2009) S3 Leitlinie Nicht erholsamer Schlaf/Schlafstörungen. Somnologie 13: 4–160; http://www.awmf.org/leitlinien/detail/ll/063-001.html (Zugegriffen: 06.09.2011)

Doerr J-P, Spiegelhalder K, Riemann D (2008) Insomnien. Psychiatr Psychother up2date 2: 45–60

Görtelmeyer R (2005) Schlaffragebogen SF-A und SF-B. In: Collegium Internationale Psychiatriae Scalarum (Hrsg) Internationale Skalen für Psychiatrie. Beltz, Weinheim

Grözinger M, Schneider F (2010) Schlafstörungen. Diagnostik und Therapie. Continuing Medical Education (CME) e-paper CME 6: 61–73

Johns MW (1992) Reliability and factor analysis of the Epworth Sleepiness Scale. Sleep 15: 376–381

Jovanic U (1974) Schlaf und Traum. Fischer, Stuttgart

Littner MR, Kushida C, Wise M, Davila DG, Morgenthaler T, Lee-Chiong T, Hirshkowitz M, Daniel LL, Bailey D, Berry RB, Kapen S, Kramer M (2005) Standards of Practice Committee of the American Academy of Sleep Medicine. Practice parameters for clinical use of the multiple sleep latency test and the maintenance of wakefulness test. Sleep 28: 113–121

Morin CM (1993) Insomnia. Guilford Press, New York, London

Ott H, Oswald I, Fichte K, Sastre-y-Hernandez M (2005) Visuelle Analogskalen zur Erfassung von Schlafqualität (VIS-A und VIS-M). In: Collegium Internationale Psychiatriae Scalarum (Hrsg) Internationale Skalen für Psychiatrie. Beltz, Weinheim

Riemann D, Backhaus J (2005) PSQI. Pittsburgher Schlaf-Qualitäts-Index. In: Collegium Internationale Psychiatriae Scalarum (Hrsg) Internationale Skalen für Psychiatrie. Beltz, Weinheim

Weeß H-G (2010) Diagnostische Methoden. In: Stuck B, Maurer JT, Schredl M, Weeß H-G (Hrsg) Praxis der Schlafmedizin. Springer, Berlin Heidelberg, S 23–78

Sexualstörungen (F52, F64, F65)

S. Weber-Papen, F. Schneider

»Kurzinfo«
- Sexualstörungen umfassen:
  - **Sexuelle Funktionsstörungen**: Beeinträchtigungen des sexuellen Erlebens oder der sexuellen Aktivität während des sexuellen Reaktionszyklus
  - **Störungen der Geschlechtsidentität**: mangelnde Übereinstimmung zwischen gefühlter Geschlechtsidentität und biologischem Geschlecht
  - **Störungen der Sexualpräferenz**: sexueller Drang nach einem ungewöhnlichen Sexualobjekt oder einer unüblichen sexuellen Aktivität
- **Sexuelle Funktionsstörungen** stellen unter den Sexualstörungen insgesamt die **häufigste Symptomgruppe** dar, wobei sich deutliche Geschlechtsunterschiede innerhalb der Funktionsstörungen zeigen
- Die Äthiopathogenese ist **multifaktoriell**
- Die Diagnostik umfasst immer eine **ausführliche Sexualanamnese**
- Therapeutisch stehen **psychotherapeutische Interventionen** im Vordergrund
  - Wesentlicher Bestandteil der klassischen verhaltenstherapeutischen Sexualtherapie zur Behandlung **sexueller Funktionsstörungen** ist das Sensualitätstraining; v. a. bei Erektionsstörungen des Mannes können ergänzend medikamentöse (Phosphodiesterase-5-Hemmer) und andere interventionelle Therapiemaßnahmen zur Anwendung kommen
  - Bei der **transsexuellen Geschlechtsidentitätsstörung** ist eine längerfristige psychotherapeutische Betreuung notwendig, unter deren Begleitung und bei entsprechender Indikation eine schrittweise Anpassung an das Gegengeschlecht erfolgen kann (durch Alltagstest sowie hormonelle und operative Geschlechtsumwandlung, wobei die Rahmenbedingungen im **Transsexuellengesetz** geregelt sind)
  - **Störungen der Sexualpräferenz** sind oft schwer zu behandeln; zu den spezifischen verhaltenstherapeutischen Interventionen gehören verdeckte Sensibilisierung sowie Stimuluskontrollmethoden; ggf. kann unterstützend eine medikamentöse Behandlung zur Impuls- und Appetenzkontrolle erfolgen

29.1 Definition

Sexualstörungen – Sie umfassen Störungen sexueller Funktionen oder Abweichungen von der gesellschaftlich allgemein akzeptierten sexuellen Norm.

Sexualstörungen lassen sich einteilen in:
- **Sexuelle Funktionsstörungen** (ICD-10: F52): Störung der Phasen des sexuellen Reaktionszyklus

- **Störungen der Geschlechtsidentität** (ICD-10: F64): Transsexualismus oder Transvestitismus
- **Störungen der Sexualpräferenz** (ICD-10: F65) (synonym im DSM-IV-TR: Paraphilien): von der allgemein akzeptierten Norm abweichende sexuelle Phantasien, Bedürfnisse und Handlungen

29.2 Epidemiologie

29.2.1 Sexuelle Funktionsstörungen

Sexuelle Funktionsstörungen gelten als die **häufigsten Sexualstörungen**. Bei Frauen werden zumeist Appetenzstörungen und nachfolgend Orgasmusstörungen diagnostiziert. Auch Schmerzen beim Geschlechtsverkehr werden relativ häufig von Frauen berichtet. Bei Männern sind die Ejaculatio praecox sowie Erektionsstörungen sehr häufig.

In einer Metaanalyse (Simons u. Carey 2001) wurden – bezogen auf die Allgemeinbevölkerung – Prävalenzzahlen von 7 bis 10 % für Orgasmusstörungen der Frau, bis zu jeweils 5 % für Ejaculatio praecox und Erektionsstörungen des Mannes sowie bis zu jeweils 3 % für einen verzögerten Orgasmus oder vermindertes sexuelles Interesse des Mannes berichtet.

In klinischen Populationen sind die Prävalenzraten sexueller Funktionsstörungen durchweg noch höher als in der Allgemeinbevölkerung.

Insbesondere bei den Erektionsstörungen zeigt sich ein deutlicher **Alterseffekt**. Zwar sind sexuelles Interesse und Aktivität nicht unbedingt im Alter vermindert, doch können die mit dem Alterungsprozess einhergehenden physiologischen (z. B. hormonellen) Veränderungen und die erhöhte Morbidität (z. B. Diabetes mellitus, vaskuläre Erkrankungen) die sexuelle Reaktionsfähigkeit beeinträchtigen.

29.2.2 Störungen der Geschlechtsidentität

Verlässliche Prävalenzangaben für die Geschlechtsidentitätsstörungen liegen nicht vor.

Die Prävalenzangaben für die transsexuelle Geschlechtsidentitätsstörung sind aber durchweg höher für das biologisch männliche (Mann-zu-Frau-Transsexualismus) als für das biologisch weibliche Geschlecht (Frau-zu-Mann-Transsexualismus).

29.2.3 Störungen der Sexualpräferenz

Störungen der Sexualpräferenz (Paraphilien) treten mehrheitlich bei Männern auf. Zuverlässige Prävalenzangaben existieren auch hier bei einer geschätzt sehr hohen Dunkelziffer nicht.

Auf der Grundlage einer groß angelegten Befragung der erwachsenen Allgemeinbevölkerung in Schweden werden Prävalenzzahlen von ca. 8 % für voyeuristische und etwa 3 % für exhibitionistische Aktivitäten sowie von ca. 3 % (Männer) bzw. 0,4 % (Frauen) für fetischistischen Transvestitismus berichtet (Långström u. Seto 2006, Långström u. Zucker 2005).

29.3 Ätiologie

29.3.1 Sexuelle Funktionsstörungen

Sexuelle Funktionsstörungen können eine Reihe von Ursachen haben, wobei häufig körperliche und psychische Faktoren ineinander greifen. Den nichtorganischen sexuellen Funktionsstörungen liegen oft beruflicher oder privater Stress, Partnerschaftsprobleme, Versagensängste, psychosexuelle Traumatisierungen oder einschneidende Lebensereignisse wie die Geburt eines Kindes zugrunde. Negative Bewertung von Sexualität in der Herkunftsfamilie, Selbstunsicherheit, überkritische Selbstbeobachtung, hoher eigener Leistungsanspruch oder Probleme mit dem eigenen Körperbild können prädisponierende Faktoren darstellen. Zu den aufrechterhaltenden Bedingungen gehört vielfach eine gestörte oder mangelnde Kommunikation zwischen den Partnern über sexuelle Bedürfnisse oder Probleme.

29.3.2 Störungen der Geschlechtsidentität

Die Ätiologie der Geschlechtsidentitätsstörungen ist nicht abschließend geklärt. Es spielen sowohl biologische als auch psychosoziale Faktoren eine sich gegenseitig beeinflussende Rolle. Von biologischer Seite her werden genetische, pränatale hormonelle Abweichungen sowie endokrinologische Veränderungen als prädisponierende Faktoren für Transsexualität diskutiert. Psychodynamisch orientierte Erklärungsansätze betonen Fehlidentifikationen oder schwere Traumatisierungen in früher Kindheit.

29.3.3 Störungen der Sexualpräferenz

Auch bei den Störungen der Sexualpräferenz wird eine **multifaktorielle** Ätiopathogenese angenommen.

Unter den **biologischen Faktoren** scheinen v. a. Androgene und Serotonin von Bedeutung zu sein. Dies legen Hinweise auf eine therapeutische Wirksamkeit einer antihormonellen Therapie bei sexuell abweichendem Verhalten und serotonerger Medikamente auf die Kontrolle sexueller Impulsivitäten nahe. Allerdings findet sich nicht bei allen Betroffenen mit Sexualpräferenzstörung ein veränderter Hormonhaushalt.

Zudem scheint Dopamin, das an der Steuerung des allgemeinen Erregungsniveaus beteiligt ist, eine wesentliche Rolle zu spielen. Unterstützt wird dies durch Beobachtungen, wonach es bei Patienten mit M. Parkinson unter einer dopaminergen Therapie zu Hypersexualität und in Einzelfällen auch zu Paraphilien gekommen ist. Darüber hinaus werden Störungen im Temporallappen (auch bei Temporallappenepilepsie) in Verbindung gebracht mit sexuellen Präferenzänderungen. Allgemein können unspezifische Beeinträchtigungen des Gehirns beispielsweise über eine Störung der Impulskontrolle sekundär die Ausbildung von Paraphilien begünstigen.

Neben den biologischen Einflüssen sind **frühe Erfahrungen in der Kindheit** wie Bindungsstörungen und sexueller Missbrauch die Vulnerabilität potenziell erhöhende Faktoren. Solche Erfahrungen können den Aufbau von vertrauensvollen, intimen Beziehungen beeinträchtigen.

Zeiten emotionaler Belastung wie Partnerschaftsprobleme oder Krisensituationen wie Arbeitsplatzverlust können **Auslöser** für Störungen der Sexualpräferenz sein.

Lerntheoretische Ansätze betrachten sexuelle Präferenzstörungen als Resultat klassischer und operanter Konditionierung.

Gemäß S. Freuds (1856–1939) **psychoanalytischer Vorstellung** handelt es sich bei den früher so genannten »sexuellen Deviationen« um das Fortbestehen sexueller Partialtriebe, die in der Kindheit nicht adäquat verarbeitet und in die erwachsene, genitale Sexualität integriert wurden. Später wurden sexuelle Deviationen in psychoanalytischer Tradition als Abwehrmechanismen gegen Kastrationsängste oder prädipale Ängste verstanden oder als Reinszenierung und Umkehr einer in der Kindheit erlittenen »Niederlage«, über die nun triumphiert werden kann.

29.4 Klinik

Um als klinisch relevante Sexualstörung diagnostiziert und klassifiziert werden zu können, muss die jeweilige Störung mit Leiden oder psychosozialen Beeinträchtigungen des Betroffenen oder mit dem Leiden anderer einhergehen.

29.4.1 Sexuelle Funktionsstörungen

> **Diagnostische Leitlinien (ICD-10): F52 Sexuelle Funktionsstörungen, nicht verursacht durch eine organische Störung oder Krankheit**
> — Betroffene können die sexuelle Beziehung nicht so gestalten, wie sie es möchten
> — Häufiges Auftreten der Störung
> — Dauer mindestens 6 Monate
> — Die Störung ist nicht auf eine andere psychische oder körperliche Erkrankung zurückzuführen oder substanzbedingt

Der sexuelle Reaktionszyklus lässt sich in 4 Phasen einteilen: Appetenz, Erregung, Orgasmus und Entspannung bzw. Erregungsrückbildung. Sexuelle Funktionsstörungen (◘ Tab. 29.1) lassen sich diesen 4 Phasen zuordnen, ergänzt um sexuelle Funktionsstörungen in Verbindung mit Schmerzen.

29.4.2 Störungen der Geschlechtsidentität

Unter die Störungen der Geschlechtsidentität fallen im Wesentlichen der Transsexualismus und der Transvestitismus.

Transsexuelle Personen lehnen ihr biologisches Geschlecht und die damit verknüpften Rollenerwartungen mehr oder weniger stark ab. Das Gefühl, innerlich zerrissen zu sein, und Affektlabilität sind häufig.

> **Diagnostische Leitlinien (ICD-10): F64.0 Transsexualismus**
> — Wunsch, als Angehöriger des anderen Geschlechts zu leben und anerkannt zu werden; dieser Wunsch ist in der Regel verbunden mit dem Bestreben, den eigenen Körper durch hormonelle und chirurgische Maßnahmen dem gewünschten Geschlecht so weit wie möglich anzugleichen
> — Dauer mindestens 2 Jahre
> — Transsexualismus ist kein Symptom einer anderen psychischen Erkrankung und geht nicht mit einer Chromosomenaberration einher

Die Diagnose des Transsexualismus sollte erst im Erwachsenenalter gestellt werden, da während der Adoleszenz noch eine große Flexibilität hinsichtlich der Entwicklung der Geschlechtsidentität besteht. Allerdings treten erste Anzeichen vielfach schon in der Kindheit und Jugendzeit auf.

◘ **Tab. 29.1** Sexuelle Funktionsstörungen – Untergruppen (nach ICD-10)

Sexuelle Funktionsstörung	Beschreibung
Appetenzstörungen: — a) Mangel oder Verlust von sexuellem Verlangen (F52.0)	Zu a) Kein Verlangen und keine Suche nach sexueller Bedürfnisbefriedung
— b) Sexuelle Aversion und mangelnde sexuelle Befriedigung (F52.1)	Zu b) Sexuelle Aversion: sexuelle Aktivitäten sind mit negativen Gefühlen besetzt, bereiten kein Vergnügen oder Befriedigung
Versagen genitaler Reaktionen (F52.2)	Störungen der sexuellen Erregung: Erektionsstörungen (bei Männern), Lubrikationsstörungen (bei Frauen)
Orgasmusstörung (F52.3)	Fehlender oder stark verzögerter Orgasmus
Ejaculatio praecox (F52.4)	Unfähigkeit, die Ejakulation so zu kontrollieren, dass der Geschlechtsverkehr für beide Partner befriedigend verläuft
Nichtorganischer Vaginismus (F52.5)	Spasmus der die Vagina umgebenden Beckenbodenmuskulatur, der den Geschlechtsverkehr behindert; dies kann in unterschiedlichen Schweregraden auftreten, in schweren Fällen sind sogar das Einführen eines Tampons und eine gynäkologische Untersuchung unmöglich; häufig besteht eine Angst vor Schmerzen beim Versuch, etwas in die Vagina einzuführen
Nichtorganische Dyspareunie (F52.6)	Schmerzen beim Geschlechtsverkehr
Gesteigertes sexuelles Verlangen (F52.7)	Synonym: Nymphomanie

> **Diagnostische Leitlinien (ICD-10): F64.1 Transvestitismus unter Beibehaltung beider Geschlechtsrollen**
> — Tragen der Kleidung des anderen Geschlechts (sog. »cross dressing«), um sich vorübergehend dem anderen Geschlecht zugehörig zu fühlen
> — Keine sexuelle Motivation für das Tragen der Kleidung des anderen Geschlechts
> — Kein Wunsch nach Geschlechtsumwandlung

◘ Tab. 29.2 Störungen der Sexualpräferenz – Untergruppen (nach ICD-10)

Störung der Se-xualpräferenz	Beschreibung
Fetischismus (F65.0)	Ein bestimmtes unbelebtes Objekt (= Fetisch) ist die wichtigste Quelle sexueller Erregung oder unbedingt notwendig für diese
Fetischistischer Transvestitismus (F65.1)	Tragen von Kleidung des anderen Geschlechts zur sexuellen Erregung
Exhibitionismus (F65.2)	Neigung, das Genitale vor Fremden (meist des anderen Geschlechts) in der Öffentlichkeit zu zeigen, in der Regel verbunden mit sexueller Erregung und Masturbation, wobei Erektion und Masturbation während des exhibitionistischen Aktes nicht obligatorisch sind; Exhibitionisten erwarten meist, dass das Opfer erschrocken, verängstigt oder beeindruckt ist; leben Exhibitionisten in einer Partnerschaft, werden sie in dieser häufig als gehemmt, unterdrückt oder überfordert beschrieben
Voyeurismus (F65.3)	Neigung, andere Personen bei sexuellen oder intimen Aktivitäten zu beobachten, in der Regel verbunden mit sexueller Erregung und Masturbation
Pädophilie (F65.4)	Sexuelles Interesse und Befriedigung an Kindern in der Präpubertät. Für die Diagnose erforderlich ist ein Mindestalter des Täters von 16 Jahren und ein Altersunterschied zwischen Täter und Opfer von mindestens 5 Jahren
Sadomasochismus (F65.5)	Sexuelle Aktivitäten mit Zufügung (Sadismus) oder Erleben (Masochismus) von Schmerzen und/oder Demütigung als wichtigste Quelle sexueller Erregung oder unerlässlich für diese
Sonstige Störungen der Sexualpräferenz (F65.8)	Beispiele: − Frotteurismus: Sexuelle Erregung und Befriedigung durch engen Körperkontakt (Berühren oder Sich-Reiben an anderen Menschen) − Sodomie: Tiere als Sexualobjekte − Nekrophilie: Sexuelles Interesse und sexuelle Befriedigung an Leichen − Erotophonie: Obszöne Telefonanrufe

29.4.3 Störungen der Sexualpräferenz

Störungen der Sexualpräferenz (◘ Tab. 29.2) umfassen Fixierungen der **sexuellen Ausrichtung** auf unübliche Objekte oder Aktivitäten mit **suchtähnlichem Charakter**

(Kontrollverlust). Eine Sexualpräferenzstörung liegt dann vor, wenn die entsprechende sexuelle Ausrichtung innerhalb des Sexuallebens des Betroffenen deutlich überwiegt oder sogar einzige Quelle sexueller Erregung ist.

> **Diagnostische Leitlinien (ICD-10): F65 Störungen der Sexualpräferenz**
> − Wiederholt auftretende starke sexuelle Impulse und Phantasien, die sich auf ungewöhnliche Objekte oder Aktivitäten beziehen
> − Betroffene handeln entsprechend den Impulsen oder fühlen sich durch diese deutlich beeinträchtigt
> − Dauer mindestens 6 Monate

Die Störung ist dann klinisch relevant, wenn den entsprechenden Impulsen Handlungen folgen und diese zu Beeinträchtigungen (persönlich, beruflich, sozial) des Betroffenen oder Leiden anderer führen.

29.5 Komorbidität

Als häufige Komorbiditäten bei Sexualstörungen werden depressive Störungen und Angststörungen beschrieben.

Bei den Störungen der Sexualpräferenz bestehen zudem oft mehrere Sexualpräferenzstörungen im Sinne einer Komorbidität nebeneinander. Persönlichkeitsstörungen sind hier eine weitere häufige, die Prognose verschlechternde komorbide Erkrankung.

29.6 Verlauf und Prognose

29.6.1 Sexuelle Funktionsstörungen

Der Verlauf sexueller Funktionsstörungen ist sehr variabel. Unbehandelt können sexuelle Funktionsstörungen chronisch verlaufen und zu Trennungen/Scheidungen und massiven Selbstwertproblemen führen.

29.6.2 Störungen der Geschlechtsidentität

Das Zugehörigkeitsempfinden zum anderen Geschlecht besteht bei der transsexuellen Geschlechtsidentitätsstörung konstant und lässt sich nur durch entsprechende geschlechtsumwandelnde und begleitende psychotherapeutische Maßnahmen lindern. Viele transsexuelle Menschen erleben bereits in ihrer Kindheit und Jugendzeit das Gefühl, anders zu sein und im falschen Körper zu leben.

29.6.3 Störungen der Sexualpräferenz

Störungen der Sexualpräferenz, bei denen sexuelle Befriedigung ausschließlich durch das entsprechende Objekt oder die entsprechende Aktivität erzielt werden kann, sind relativ schwer zu beeinflussen. Realistisches Therapieziel ist dann oft eine verbesserte Kontrolle über die jeweiligen Impulse.

Manche Störungen der Sexualpräferenz, am häufigsten Pädophilie und Exhibitionismus, werden strafrechtlich sanktioniert.

Bei Straftätern mit Sexualpräferenzstörung wird die Prognose durch das gleichzeitige Vorliegen einer dissozialen Persönlichkeitsstörung verschlechtert.

29.7   Diagnostik und Differenzialdiagnosen

Grundlage der Diagnostik ist eine ausführliche Sexualanamnese (▶ Abschn. 5.2.2). Auch Auskünfte von Lebenspartnern können bedeutsame Informationen liefern. Wichtig ist zudem der Ausschluss einer somatischen, substanzbedingten oder anderen psychiatrischen Ursache.

29.7.1 Sexuelle Funktionsstörungen

Differenzialdiagnostisch sind bei den sexuellen Funktionsstörungen eine Reihe von **substanzbezogenen Ursachen** auszuschließen (▶ Kap. 10).

Unter den **Antidepressiva** sind besonders die selektiven Serotoninwiederaufnahmehemmer (SSRI) sowie der selektive Serotonin- und Noradrenalinwiederaufnahmehemmer (SSNRI) Venlafaxin mit der Nebenwirkung der sexuellen Funktionsstörungen (verminderte Libido, Erektionsstörungen, Ejakulationsverzögerung) behaftet (etwa 50–70 % der Patienten). Auch bei den älteren trizyklischen Antidepressiva werden sexuelle Funktionsstörungen beschrieben.

Eine weitere Substanzgruppe, unter denen sexuelle Funktionsstörungen häufig vorkommen, sind **Antipsychotika**. Als ursächlich hierfür werden v. a. direkte D_2-antagonistische Wirkungen und die D_2-antagonistisch vermittelte Prolaktinerhöhung angesehen.

Weitere substanzbedingte Ursachen vorwiegend erektiler Dysfunktionen können beispielsweise Lithium, Benzodiazepine, Antihypertensiva (z. B. β-Blocker), Kortikosteroide oder auch chronischer Alkoholkonsum, langfristiger, hoher Zigarettenkonsum sowie Opioide (Heroin, Methadon, Morphin) sein.

Auch psychische Erkrankungen können mit sexuellen Funktionsstörungen einhergehen. Dies ist insbesondere bei **depressiven Störungen** beobachtet worden.

Somatische Erkrankungen, die sexuelle Funktionsstörungen bedingen können und die es differenzialdi-

agnostisch auszuschließen und durch eine sorgfältige körperliche Untersuchung abzuklären gilt, sind in erster Linie urologischer und gynäkologischer Art (bei sexuellen Funktionsstörungen der Frau ist z. B. auch an die Reduktion der Östrogene in der Meno- oder Postmenopause zu denken). Aber auch neurologische und internistische Erkrankungen (z. B. Diabetes mellitus, Hyperlipidämie, kardiovaskuläre Erkrankungen) können zu erektilen Dysfunktionen führen.

> ❯ Sexuelle Funktionsstörungen werden selten spontan berichtet. Daher ist gezieltes Erfragen im Rahmen der Anamneseerhebung erforderlich.

29.7.2 Störungen der Geschlechtsidentität

Die **transsexuelle Geschlechtsidentitätsstörung** kann nur in einem **längerfristigen** diagnostisch-therapeutischen Prozess zuverlässig diagnostiziert werden, dessen wesentlicher Bestandteil der sog. Alltagstest ist (▶ Abschn. 29.8.2).

> ❯ Aufgrund weitreichender und irreversibler Folgen hormoneller und chirurgischer Maßnahmen zur Geschlechtsumwandlung ist eine sorgfältige Diagnostik und Differenzialdiagnostik unerlässlich.

Differenzialdiagnostisch abzugrenzen ist die transsexuelle Geschlechtsidentitätsstörung v. a. von:

- Vorübergehenden Unsicherheiten hinsichtlich der Geschlechtsidentität oder sexuellen Orientierung im Rahmen einer Adoleszenzkrise (ICD-10: F66.0 Sexuelle Reifungskrise)
- Problemen mit der geschlechtlichen Identität aufgrund der Ablehnung der eigenen Homosexualität
- Psychotisch motivierten geschlechtlichen Identitätsstörungen
- Schweren Persönlichkeitsstörungen, die sich auf die Geschlechtsidentität auswirken

Auch bei Transvestitismus und fetischistischem Transvestitismus kann es in Krisenzeiten passager zu einem Wunsch nach Geschlechtsumwandlung kommen, was von der transsexuellen Geschlechtsidentitätsstörung mit dem persistierenden Wunsch nach Geschlechtsumwandlung unterschieden werden muss.

Wesentlicher Unterschied zwischen Transvestitismus und fetischistischem Transvestitismus ist der, dass das Tragen der Kleidung des Gegengeschlechts beim Transvestitismus nicht sexuell motiviert ist. Unter Umständen geht aber eine Phase des fetischistischen Transvestitismus dem Transvestitismus voraus.

29.7.3 Störungen der Sexualpräferenz

Im Hinblick auf Störungen der Sexualpräferenz ist differenzialdiagnostisch insbesondere an Impulskontrollstörungen zu denken, im Rahmen derer es auch schon mal zu Paraphilien kommen kann und die zudem bei etwa 20 % der Betroffenen mit einer Sexualpräferenzstörung als komorbide Störung vorliegen (DGPPN, DGfS 2007).

29.8 Therapie

29.8.1 Sexuelle Funktionsstörungen

Bei den psychisch (mit)bedingten sexuellen Funktionsstörungen stehen zunächst psychotherapeutische Interventionen im Vordergrund.

> **Als behandlungsbedürftig gelten anhaltende bzw. rezidivierende sexuelle Funktionsstörungen.**

Der Grad **psychotherapeutischer Interventionen** ist abhängig vom Schweregrad der Funktionsstörung und reicht von einem einfachen Gesprächsangebot bis hin zu gezielten übenden Verfahren und Paartherapie. Ein entsprechendes Interventionsmodell mit verschieden intensiven Maßnahmen stellt das **PLISSIT-Modell** dar (Annon 1976):

- **P**ermission: Gesprächsangebot (Angebot, sexuelle Themen zu besprechen)
- **L**imited **I**nformation: Vermittlung gezielter Informationen über entsprechende sexuelle Störungen
- **S**pecific **S**uggestions: spezifische Empfehlungen zur Problemlösung
- **I**ntensive **T**herapy: gezielte, intensive Therapie

Manchmal lassen sich sexuelle Funktionsstörungen bereits durch eine verbesserte sexuelle Kommunikation zwischen den Partnern »überwinden«.

Als klassische, verhaltenstherapeutische Sexualtherapie gilt die Paartherapie nach Masters und Johnson (Masters u. Johnson 1973). Diese beinhaltet als wesentlichen Baustein ein **Sensualitätstraining** mit einer Reihe aufeinanderfolgender »Streichelübungen« und zunächst einem Koitusverbot. An die Streichelübungen schließen sich je nach sexueller Funktionsstörung verschiedene spezifische Methoden an, die auch bei Patienten ohne Partner in Einzeltherapien zur Anwendung kommen können. Hierzu gehören z. B. ein Training sexueller Phantasien, Übungen zur Ejakulationskontrolle oder das Hegarstifttraining bei Vaginismus. Bei Letzterem werden als häusliche Übung im entspannten Zustand Hegarstifte zunehmender Größe

intravaginal eingeführt (Prinzip der systematischen Desensibilisierung in vivo).

Kontraindiziert ist das Sensualitätstraining bei massiven Partnerschaftsproblemen. Hier kann eine entsprechende konfliktzentrierte Paartherapie sinnvoll sein.

Ergänzende **medikamentöse Interventionen** mit Phosphodiesterase-5-Hemmern wie Sildenafil, Tadalafil oder Vardenafil kommen v. a. bei Erektionsstörungen des Mannes zum Einsatz. Weitere mögliche interventionelle Therapieoptionen sind hier Schwellkörper(auto)injektionen, Schwellkörperimplantate oder Vakuumtherapie.

Hilfreiche Strategien bei sexuellen Funktionsstörungen, die durch Psychopharmaka, insbesondere SSRI, bedingt sind

- Beobachtendes Abwarten (bei leichten Störungen und zu Beginn einer Psychopharmakotherapie; bei SSRI wurde mit Fortdauer der Therapie bei einem Teil der Patienten ein Rückgang der sexuellen Funktionsstörungen beschrieben)
- Dosisreduktion, ggf. – wenn klinisch vertretbar – »drug holiday« (Aussetzen der SSRI-Medikation am Wochenende)
- Präparatewechsel
- Augmentierung mit einem anderen Pharmakon zur Neutralisierung oder Behandlung der sexuellen Funktionsstörung (z. B. mit Mirtazapin, Bupropion oder PDE-5-Inhibitoren)

29.8.2 Störungen der Geschlechtsidentität

▪ **Transsexualismus**

Die transsexuelle Geschlechtsidentitätsstörung verlangt meist eine längerfristige psychotherapeutische Betreuung und ggf. eine schrittweise Anpassung an das andere Geschlecht durch den Alltagstest, eine mehrmonatige Hormonbehandlung (▶ Abschn. 41.5) und eine operative Geschlechtsumwandlung.

> **Ziele der psychotherapeutischen Betreuung sind die Bearbeitung relevanter psychischer Belastungen und die Diagnosesicherung.**

Durch das **Transsexuellengesetz** (TSG) trägt die Rechtsordnung zur Diagnostik und Therapie der transsexuellen Geschlechtsidentitätsstörung 2 Regelungen bei:

1. »**Kleine Lösung**«: Durch eine Vornamensänderung wird dem Betroffenen im Rahmen eines sog. Alltagstests die möglichst realistische Erprobung der gegengeschlechtlichen Rolle ermöglicht; Voraussetzung ist hierfür nach dem TSG, dass das Zugehörigkeitsgefühl

zum anderen Geschlecht und der Wunsch nach Geschlechtsumwandlung seit mindestens 3 Jahren bestehen, d. h. das Zeitkriterium im TSG weicht von dem Zeitkriterien in der ICD-10 ab

2. **»Große Lösung«:** Durch eine Personenstandsänderung, d. h. die gerichtliche Feststellung des Gegengeschlechts, wird der Betroffene in seinem Bestreben um Anerkennung zum anderen Geschlecht unterstützt; Voraussetzungen für die Personenstandsänderung sind dauernde Fortpflanzungsunfähigkeit und eine vorausgehende operative Geschlechtsumwandlung

> **Tipp**
>
> Begutachtungsleitlinie geschlechtsangleichende Maßnahmen bei Transsexualität: http://www.mds-ev.de/media/pdf/RL_Transsex_2009.pdf (Zugegriffen: 06.09.2011)

- **Transvestitismus**

Beim Transvestitismus kann eine psychotherapeutische Betreuung bei Leidensdruck beispielsweise aufgrund mangelnder Akzeptanz des Transvestitismus im sozialen Umfeld und komorbiden Erkrankungen erforderlich werden.

29.8.3 Störungen der Sexualpräferenz

Grundlage der Therapie von Störungen der Sexualpräferenz stellen psychotherapeutische, v. a. kognitiv-verhaltenstherapeutische, Interventionen dar. Beispielsweise kann zum Abbau eines unerwünschten Annäherungsverhaltens die **verdeckte Sensibilisierung** zur Anwendung kommen. Hierbei wird in der Vorstellung die unerwünschte Verhaltensweise (paraphile Phantasie) mit einer darauf folgenden aversiven Konsequenz verbunden. Es bietet sich an, dieses Verfahren mit Interventionen zum Aufbau erwünschten Verhaltens zu kombinieren, wie beispielsweise der **verdeckten positiven Verstärkung**, bei der einer imaginierten erwünschten Verhaltensweise eine angenehme Vorstellung folgt. Im Rahmen von **Stimuluskontrollmethoden** sollen Betroffene lernen, Auslösereize des paraphilen Verhaltens zu erkennen und zu vermeiden.

Je nach Komorbidität sowie nach Schwere der Störung und insbesondere bei Sexualstraftätern kann ergänzend auch eine Psychopharmakotherapie erfolgen. Unter den Arzneimitteln wird v. a. auf selektive Serotoninwiederaufnahmehemmer (SSRI) zurückgegriffen (Off-label-Anwendung) oder auf eine antihormonelle Therapie mit Cyproteronacetat oder LHRH-Agonisten zur Verminderung des sexuellen Verlangens und der abweichenden sexuellen Phantasien und Praktiken.

? **Übungsfragen**

1. Welche sind die häufigsten sexuellen Funktionsstörungen beim Mann, welche bei der Frau?
2. Welche Antidepressiva führen besonders häufig zu sexuellen Funktionsstörungen?
3. Was wird unter Vaginismus verstanden?
4. Nennen Sie die ICD-10-Kriterien des Transsexualismus.
5. Wie lauten die ICD-10-Kriterien des Transvestitismus?
6. Fallbeispiel: Der 19-jährige Andreas K. stellt sich in Ihrer psychiatrisch-psychotherapeutischen Sprechstunde vor. Es fällt ihm erkennbar schwer, über den Grund seines Arztbesuches zu sprechen. Er berichtet, dass er so, wie er sich aktuell fühle, nicht mehr weiterleben könne. Er fühle sich innerlich zerrissen, fühle sich im falschen Körper geboren. Schon in der Kindheit habe er bevorzugt mit Mädchen gespielt, heimlich Frauenkleider getragen und sich geschminkt. Zweimal wurde er von seinen Eltern dabei ertappt, die ihn daraufhin bestraft hätten. Dennoch habe er weiterhin heimlich Frauenkleider getragen, was er auch heute noch tue, ihm aber nicht ausreiche. Gerne würde er dauerhaft als Frau leben. Als besonders belastend habe er in der Pubertät auch die Entwicklung seiner Geschlechtsorgane empfunden, die er als nicht zu ihm gehörig erlebe.
   a. Welche Verdachtsdiagnose stellen Sie?
   b. Nennen Sie Differenzialdiagnosen.
7. Was sind Störungen der Sexualpräferenz?
8. Was ist der Unterschied zwischen Transvestitismus und dem fetischistischen Transvestitismus?

Weiterführende Literatur

Annon JS (1976) The behavioral treatment of sexual problems. Volume I: Brief therapy. Harper & Row, New York

Becker S, Bosinski HAG, Clement U, Eicher W, Goerlich TM, Hartmann U, Kockott G, Langer D, Preuss W F, Schmidt G, Springer A, Wille R (1998) Standards der Behandlung und Begutachtung von Transsexuellen der Deutschen Gesellschaft für Sexualforschung, der Akademie für Sexualmedizin und der Gesellschaft für Sexualwissenschaft. Fortschr Neurol Psychiatrie 66: 164–169

Beier KM, Bosinski H, Loewit K (2005) Sexualmedizin. Urban & Fischer, München

Deutsche Gesellschaft für Psychiatrie Psychotherapie und Nervenheilkunde (DGPPN), Deutsche Gesellschaft für Sexualforschung (DGfS) (Hrsg) (2007) Behandlungsleitlinie Störungen der sexuellen Präferenz (Praxisleitlinien in Psychiatrie und Psychotherapie). Steinkopff, Darmstadt

Långström N, Seto MC (2006) Exhibitionistic and voyeuristic behavior in a Swedish national population survey. Arch Sex Behav 35: 427–435

Långström N, Zucker KJ (2005) Transvestic fetishism in the general population: prevalence and correlates. J Sex Marital Ther 31: 87–95

Masters WH, Johnson VE (1973) Impotenz und Anorgasmie. Goverts, Krüger & Stahlberg, Frankfurt am Main

Simons JS, Carey MP (2001) Prevalence of sexual dysfunctions. Results from a decade of research. Arch Sex Behav 301: 177–219

Persönlichkeitsstörungen (F60–F62)

K. Mathiak, M. Dyck, F. Schneider

»Kurzinfo«

- Persönlichkeitsstörungen sind charakterisiert durch **überdauernde** Erlebens- und Verhaltensmuster, die sich in **starren, unflexiblen**. Reaktionen und Denkweisen äußern und deutlich von den soziokulturellen Normen **abweichen** und **in vielen Lebensbereichen unzweckmäßig** sind
- Die Störung wirkt sich auf **mehrere Funktionsbereiche** aus wie Affektivität, Impulskontrolle, Antrieb, Wahrnehmung und Denken sowie zwischenmenschliche Beziehungen
- Persönlichkeitsstörungen gehen einher mit erheblichem **subjektiven Leidensdruck** seitens des Patienten und/oder seines Umfelds
- Der **Beginn** der Störung liegt im **Kindes- oder Jugendalter** mit dauerhafter Manifestation im Erwachsenenalter
- Als Prävalenzrate für Persönlichkeitsstörungen in der deutschen Allgemeinbevölkerung wird ein Wert von etwa 9 % angegeben
- Die Ätiopathogenese ist **multifaktoriell** mit einer erblichen Disposition und einer individuell variablen Diathese-Stress-Toleranzgrenze
- Klinik und Verlauf sind ganz häufig durch **komorbide Erkrankungen** mitbestimmt
- Therapeutisch stehen kontinuierliche Motivation zu spezifischen **psychotherapeutischen Verfahren** und die Behandlung von **Komorbiditäten** im Vordergrund

30.1 Definition

Persönlichkeitsstörungen – Sie sind gekennzeichnet durch tief verwurzelte, zeitlich stabile Verhaltensmuster, die sich in starren Reaktionen auf unterschiedliche persönliche und soziale Lebenslagen äußern.

Schon im Altertum wurden Charaktertypen definiert. Galenus (~129–199 n. Chr.) beschrieb, basierend auf der Säfte-Lehre von Hippokrates, die 4 Temperamente Sanguiniker, Melancholiker, Choleriker und Phlegmatiker. E. Kretschmer (1888–1964) postulierte in seiner Konstitutionslehre Zusammenhänge zwischen Körperbau, Charakter und der Anfälligkeit für bestimmte psychische Erkrankungen (◘ Abb. 30.1).

Der heutige Begriff der Persönlichkeitsstörungen löst die früher gebräuchliche Bezeichnung der »**Psychopathie**« und den psychoanalytisch geprägten Begriff der »**Charakterneurose**« ab, die beide eine ätiologische Hypothese über die Entstehung dieser Störungsgruppe enthielten. Während »Psychopathie« ursprünglich konstitutionelle, angeborene Charaktervarianten bezeichnete, wird der Begriff »psychopathy« im angloamerikanischen Sprachraum und im forensischen Kontext häufig noch synonym mit dem Begriff der Soziopathie verwendet, zur Beschreibung einer bestimmten Unterform der dissozialen Persönlichkeitsstörung (► Abschn. 30.4.1).

Persönlichkeiten und Persönlichkeitsstörungen lassen sich zum einen auf kategorialer, zum anderen auf dimensionaler Ebene beschreiben.

Eine **kategoriale Klassifikation** der Persönlichkeitsstörungen in verschiedene, abgrenzbare Subtypen findet sich bei den oben genannten historischen Typologien sowie den modernen Klassifikationssystemen ICD bzw. DSM (◘ Abb. 30.2).

Daneben existieren **dimensionale Persönlichkeitsmodelle** (◘ Abb. 30.3), welche die Persönlichkeit durch das Zusammenspiel verschieden stark ausgeprägter Persönlichkeitsdimensionen beschreiben, wobei Persönlichkeitsstörungen Extremvarianten darstellen.

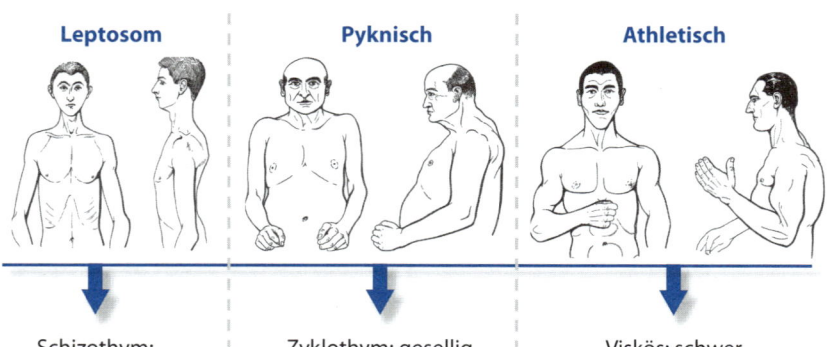

Leptosom   **Pyknisch**   **Athletisch**

Schizothym: ungesellig, still, feinfühlig, empfindlich; Neigung zu Schizophrenie

Zyklothym: gesellig, heiter, gutherzig, gemütlich, mitunter auch ruhig und schwer nehmend; Neigung zu bipolarer affektiver Störung

Viskös: schwer bewegliche Affektivität, Beharrungstendenz; Neigung zu Epilepsie

◘ **Abb. 30.1** Konstitutionstypologie nach E. Kretschmer. (Nach Kretschmer 1961)

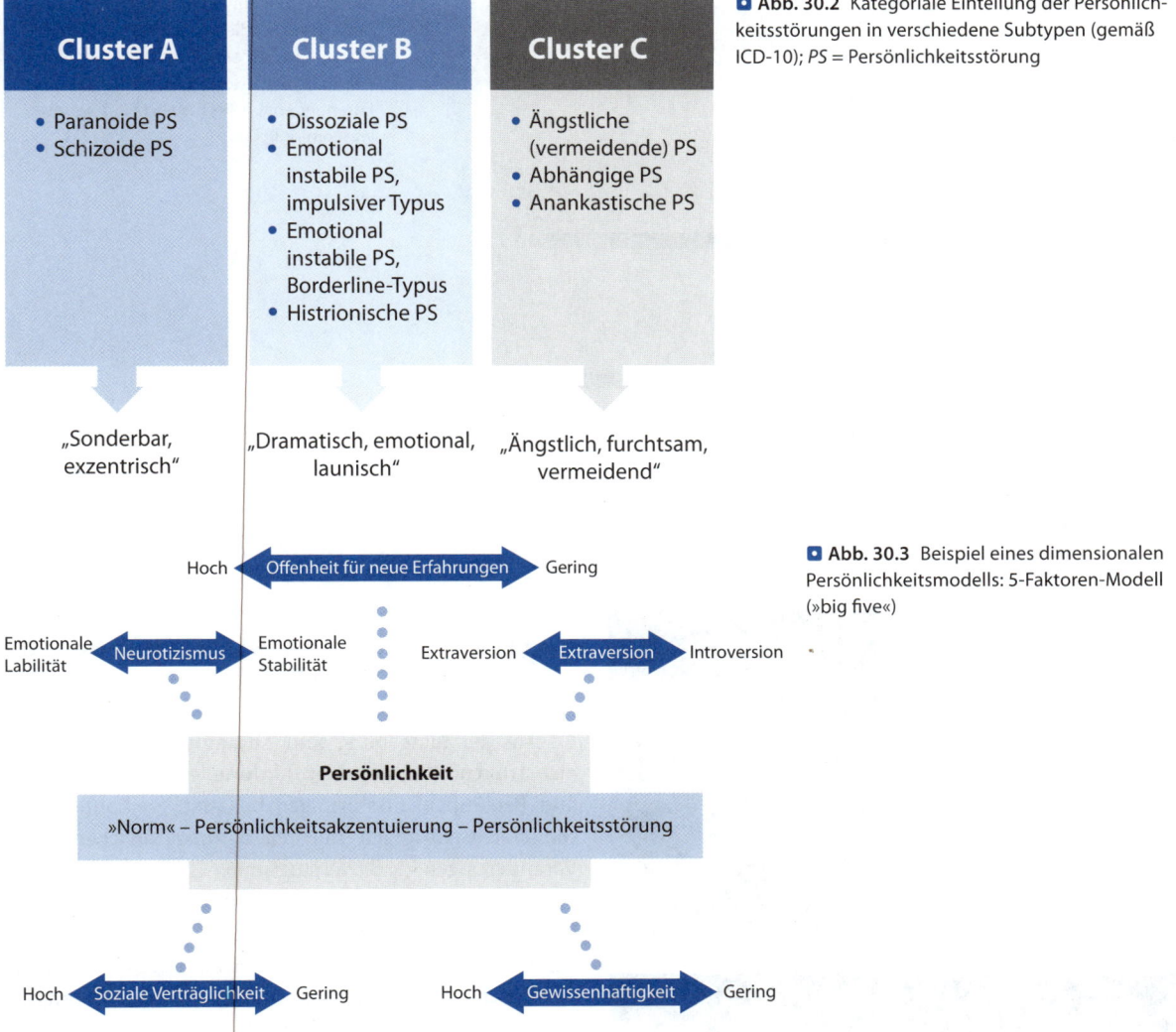

Abb. 30.2 Kategoriale Einteilung der Persönlichkeitsstörungen in verschiedene Subtypen (gemäß ICD-10); *PS* = Persönlichkeitsstörung

Cluster A

- Paranoide PS
- Schizoide PS

Cluster B

- Dissoziale PS
- Emotional instabile PS, impulsiver Typus
- Emotional instabile PS, Borderline-Typus
- Histrionische PS

Cluster C

- Ängstliche (vermeidende) PS
- Abhängige PS
- Anankastische PS

„Sonderbar, exzentrisch"

„Dramatisch, emotional, launisch"

„Ängstlich, furchtsam, vermeidend"

Abb. 30.3 Beispiel eines dimensionalen Persönlichkeitsmodells: 5-Faktoren-Modell (»big five«)

Hoch — Offenheit für neue Erfahrungen — Gering

Emotionale Labilität — Neurotizismus — Emotionale Stabilität   Extraversion — Extraversion — Introversion

Persönlichkeit

»Norm« – Persönlichkeitsakzentuierung – Persönlichkeitsstörung

Hoch — Soziale Verträglichkeit — Gering   Hoch — Gewissenhaftigkeit — Gering

30.2 Epidemiologie

Prävalenzraten von Persönlichkeitsstörungen in Europa und Nordamerika bewegen sich zwischen 4 und 15 %. Für die deutsche Allgemeinbevölkerung wird eine **durchschnittliche Prävalenzrate von 9,4 %** angegeben (Maier et al. 1992), wobei sich die Prävalenzangaben zwischen den verschiedenen Persönlichkeitsstörungssubtypen deutlich unterscheiden.

Unter psychiatrischen Patienten liegen die Prävalenzraten für Persönlichkeitsstörungen noch deutlich höher: zwischen 38 und 81 % bei ambulanten und 36–92 % bei stationären Patienten. Insgesamt scheint die ängstliche (vermeidende) Persönlichkeitsstörung die am häufigsten diagnostizierte Persönlichkeitsstörung zu sein (**Abb. 30.4**).

Generell gilt, dass die Prävalenzraten in Städten und niedrigen sozialen Schichten höher sind als in ländlichen Gebieten bzw. höheren sozialen Schichten. In transkulturellen Vergleichsstudien fanden sich allerdings zwischen verschiedenen Kulturkreisen keine Unterschiede in den globalen Prävalenzraten.

Die Geschlechterverteilung scheint bezogen auf die Gesamtheit der Persönlichkeitsstörungen ausgeglichen zu sein, differiert jedoch hinsichtlich klinisch diagnostizierten Subtypen. So dominiert bei der dissozialen Persönlichkeitsstörung das männliche Geschlecht, bei der Borderline-Persönlichkeitsstörung das weibliche.

30.3 Ätiologie

Im Sinne eines **biopsychosozialen Modells** mit einer individuellen Diathese-Stress-Toleranzgrenze sind Persönlichkeitsstörungen nur aus einem Zusammenwirken von Genetik, Entwicklung, Lerngeschichte und sozialem Umfeld zu verstehen.

Persönlichkeitsstörung

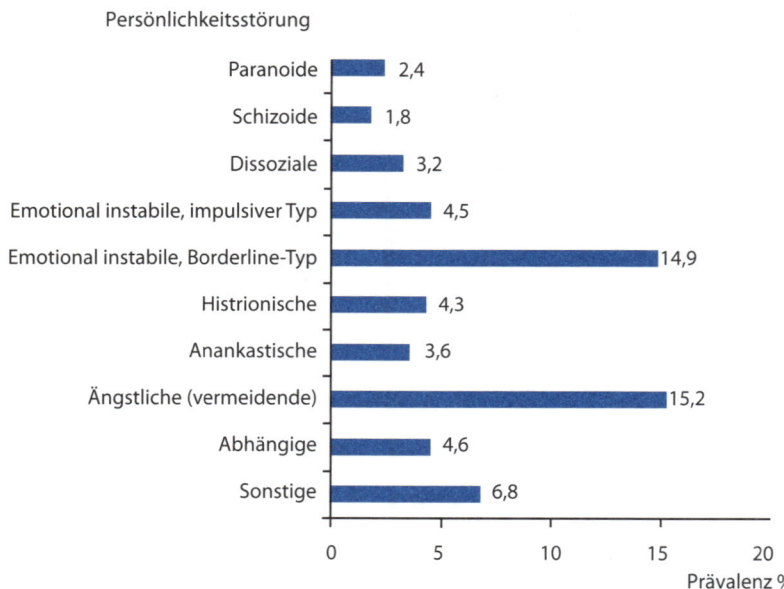

Abb. 30.4 Prävalenzdaten einer internationalen Studie der WHO an psychisch Kranken für die einzelnen Subtypen der Persönlichkeitsstörungen (Daten nach Loranger et al. 1994); Mehrfachdiagnosen waren möglich

30

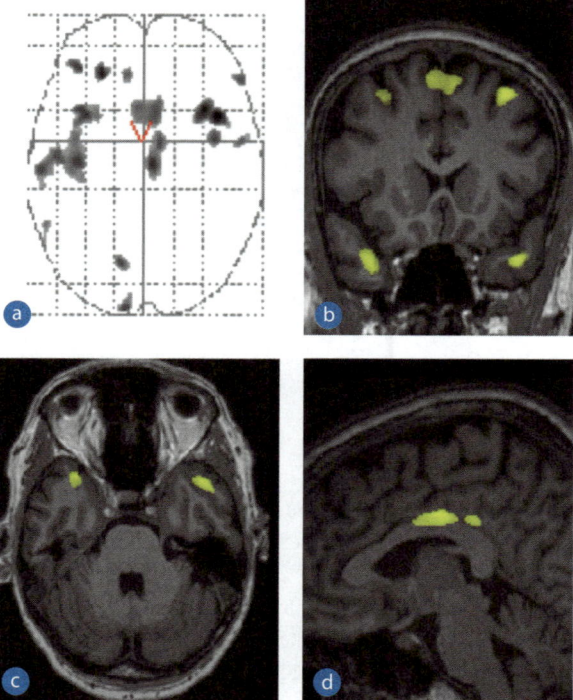

■ Verminderung der grauen Substanz, p<0,001
(unkorrigiert für multiple Vergleiche)

Abb. 30.5 Voxelbased morphometry (VBM). Strukturelle Unterschiede in der grauen Substanz bei männlichen Soziopathen (einer Unterform der dissozialen Persönlichkeitsstörung). Soziopathen zeigen verglichen zu Kontrollen eine Reduktion der grauen Substanz in frontalen (**b**) und temporalen (**b, c**) Hirnregionen und im rechten mittleren Gyrus cinguli (**d**). (Reprinted from Müller et al. 2008 © 2008 with permission from Elsevier)

Anhand von Zwillings- und Adoptionsstudien konnte der Einfluss genetischer Faktoren gesichert werden. Die **genetische Disposition** soll bis zu 40–50 % der Varianz der Persönlichkeit aufklären.

Aus der Bildgebung sind Zusammenhänge zwischen **hirnstrukturellen und -funktionellen Auffälligkeiten** und Persönlichkeitsstörungen bekannt. So können Persönlichkeitsstörungen mit relativ unspezifischen EEG-Veränderungen (z. B. verlangsamte Grundaktivität, insbesondere bei der dissozialen Persönlichkeitsstörung und Borderline-Persönlichkeitsstörung) einhergehen (sog. »minimal brain dysfunctions«). Erkenntnisse aus MRT-Untersuchungen weisen bei impulsiven Personen mit dissozialer Persönlichkeitsstörung (■ Abb. 30.5) oder Borderline-Persönlichkeitsstörung auf hirnstrukturelle und -funktionelle Auffälligkeiten präfrontaler, temporaler sowie subkortikal-limbischer Areale hin. Diese verursachen zwar nicht allein die Persönlichkeitsstörung, wie bei einer hirnorganischen Persönlichkeitsveränderung (► Kap. 18), können jedoch zur Symptomatik beitragen.

Biochemisch wird eine verminderte Aktivität des serotonergen Transmittersystems häufig mit Impulsivität und einer gestörten Aggressionskontrolle in Verbindung gebracht. Eine oft berichtete inverse Korrelation zwischen dem Serotoninabbauprodukt 5-Hydroxyindolessigsäure im Liquor oder Serum und aggressivem oder kriminellem Verhalten unterstützt diese Hypothese. Diese Transmitterveränderungen können aber auch als Folge der Symptomatik erklärt werden und geben daher keinen eindeutigen Hinweis auf die Ursache einer Persönlichkeitsstörung.

> **Eine neurobiologische Disposition muss nicht determinierend für Verhalten und Erleben sein, sondern kann durch Umweltfaktoren**

und Erziehungsstile weitgehend kompensiert werden, sodass ein normales psychosoziales Funktionsniveau erreicht werden kann.

Frühkindliche Lernprozesse und Erfahrungen können wiederum bei der Plastizität der Hirnreifung eine Rolle spielen. Zahlreiche Studien belegen einen Zusammenhang zwischen traumatischen Kindheitserfahrungen und der Entwicklung einer Persönlichkeitsstörung. Insbesondere die emotional instabile Persönlichkeitsstörung vom Borderline-Typus ist häufig assoziiert mit schweren psychischen und körperlichen Traumatisierungen in der Kindheit wie z. B. Gewalterfahrungen, emotionaler Vernachlässigung und sexuellem Missbrauch. In einer Studie von Zanarini et al. (2002) korrelierte der Schweregrad des sexuellen Missbrauchs in der Kindheit mit dem Ausprägungsgrad der Borderline-Symptomatik wie Affektkontrolle, Impulsivität, psychosoziale Desintegration und der Instabilität zwischenmenschlicher Beziehungen. Für die dissoziale Persönlichkeitsstörung gelten v. a. problematische frühe Beziehungserfahrungen wie fehlende emotionale Wärme durch Bezugspersonen sowie inkonsistente oder fehlende Erziehungsmaßnahmen als psychosoziale Risikofaktoren.

Kognitive Modelle beruhen auf der Annahme, dass sich persönlichkeitsgestörte Menschen durch ein starres, unflexibles Denkmuster und dysfunktionale Kognitionen auszeichnen (z. B. dichotomes »Schwarz-Weiß-Denken« bei der Borderline-Persönlichkeitsstörung).

Psychoanalytische Konzepte gehen von einer Störung der psychosexuellen Entwicklung, der Entwicklung der ICH-Funktionen und der Objektbeziehungen aus. Der frühere Begriff »Charakterneurose« beruhte auf der Annahme, dass sich Persönlichkeitsstörungen durch ein stabiles Muster von Abwehrmechanismen auszeichnen.

30.4 Klinik

Kennzeichen von Persönlichkeitsstörungen sind zeitlich stabile und situationsübergreifende deutliche Abweichungen im Denken (z. B. starres Denken wie Schwarz-Weiß-Denken, Gut-oder-Böse, Alles-oder-Nichts), in der Wahrnehmung und Affektivität (Gefühle werden oft aus nichtigem Anlass ausgelöst und können kaum beherrscht werden) sowie in zwischenmenschlichen Beziehungen. Die Störung führt zu deutlichen Einschränkungen beruflicher Leistungs- und sozialer Funktionsfähigkeit.

Diagnostische Leitlinien (ICD-10): F60.x Spezifische Persönlichkeitsstörungen, F61 Kombinierte und andere Persönlichkeitsstörungen
Allgemeine Kriterien:
1. Deutliche Unausgeglichenheit in den Einstellungen und im Verhalten in mehreren Funktionsbereichen wie Affektivität, Impulskontrolle, Antrieb, Wahrnehmen und Denken sowie in zwischenmenschlichen Beziehungen
2. Andauerndes und gleichförmiges Verhaltensmuster, nicht auf Episoden psychischer Krankheiten begrenzt
3. Tiefgreifendes und in vielen persönlichen und sozialen Situationen eindeutig unangepasstes Verhaltensmuster
4. Beginn der Störung liegt im Kindes- oder Jugendalter, manifestiert sich auf Dauer im Erwachsenenalter
5. Deutlich subjektives Leiden des Patienten oder nachteiliger Einfluss auf das Umfeld, welcher durch die Störung verursacht ist (manchmal erst im späteren Verlauf)
6. Infolge der Störung meist große Einschränkungen der beruflichen und sozialen Leistungsfähigkeit

Die Krankheitssymptome dürfen nicht direkt auf beträchtliche Hirnschädigungen oder -krankheiten oder auf eine andere psychische Erkrankung zurückzuführen sein.

> **Persönlichkeitsstörungen sind nur zu diagnostizieren, wenn ein erhebliches subjektives Leiden beim Patienten oder im Umfeld auftritt.**

30.4.1 Spezifische Persönlichkeitsstörungen (F60.x) und kombinierte und andere Persönlichkeitsstörungen ohne spezifische Symptombilder (F61)

■ Paranoide Persönlichkeitsstörung (F60.0)

Diagnostische Leitlinien (ICD-10): F60.0 Parano-ide Persönlichkeitsstörung

Die allgemeinen Kriterien für eine Persönlichkeits-störung (F60) müssen erfüllt sein, und mindestens 4 der folgenden Kriterien müssen vorliegen:

1. Übertriebene Empfindlichkeit bei Rückschlägen und Zurücksetzung
2. Neigung zu ständigem Groll; Beleidigungen, Verletzungen oder Missachtungen werden nicht verziehen
3. Misstrauen und eine starke Neigung, Erlebtes zu verdrehen, indem neutrale oder freundliche Handlungen anderer als feindlich oder verächt-lich missgedeutet werden
4. Streitsüchtiges und beharrliches, situationsun-angemessenes Bestehen auf eigenen Rechten
5. Häufiges ungerechtfertigtes Misstrauen gegen-über der sexuellen Treue des Ehe- oder Sexual-partners
6. Tendenz zu stark überhöhtem Selbstwertgefühl, das sich in ständiger Selbstbezogenheit äußert
7. Intensive Beschäftigung mit ungerechtfertigten Gedanken an Verschwörungen als Erklärungen für Ereignisse in der näheren Umgebung und in aller Welt

Menschen mit paranoider Persönlichkeitsstörung leiden mitunter an massiven Ängsten angesichts der von ihnen wahrgenommenen ständigen Bedrohung durch andere. In der ständigen Erwartung, hintergangen zu werden, gelingt es ihnen zudem kaum, vertrauensvolle Beziehungen auf-zubauen.

■ Schizoide Persönlichkeitsstörung (F60.1)

Diagnostische Leitlinien (ICD-10): F60.1 Schizo-ide Persönlichkeitsstörung

Die allgemeinen Kriterien für eine Persönlichkeits-störung (F60) müssen erfüllt sein, und mindestens 4 der folgenden Kriterien müssen vorliegen:

1. Wenige oder überhaupt keine Tätigkeiten berei-ten Vergnügen

▼

2. Emotionale Kälte und Distanziertheit oder flache Affektivität
3. Geringe Fähigkeit, warme, zärtliche Gefühle oder auch Ärger anderen gegenüber auszudrücken
4. Anscheinende Gleichgültigkeit gegenüber Lob oder Kritik
5. Geringes Interesse an sexuellen Erfahrungen mit einer anderen Person (unter Berücksichtigung des Alters)
6. Übermäßige Vorliebe für einzelgängerische Beschäftigungen
7. Übermäßige Inanspruchnahme durch Phantasie und Introspektion
8. Mangel an engen Freunden oder vertrauens-vollen Beziehungen (oder höchstens eine) und fehlender Wunsch nach diesen
9. Mangelnde Sensibilität im Erkennen und Befol-gen gesellschaftlicher Regeln

Personen mit schizoider Persönlichkeitsstörung zeichnen sich durch soziale Kontaktschwäche sowie eingeschränkte Erlebnis- und Ausdrucksfähigkeit aus. Durch die oft man-gelnde Sensibilität für soziale Normen oder Feinheiten von Interaktionsprozessen kommt es bisweilen zu unpassen-dem oder unbeholfenem Verhalten in sozialen Situationen.

■ Dissoziale Persönlichkeitsstörung (F60.2)

Diagnostische Leitlinien (ICD-10): F60.2 Dissozi-ale Persönlichkeitsstörung

Die allgemeinen Kriterien für eine Persönlichkeits-störung (F60) müssen erfüllt sein, und mindestens 3 der folgenden Kriterien müssen vorliegen:

1. Unbeteiligtsein gegenüber den Gefühlen anderer
2. Verantwortungslosigkeit und Missachtung sozi-aler Normen, Regeln und Verpflichtungen
3. Unvermögen, längerfristig Beziehungen beizu-behalten, aber keine Schwierigkeiten, Beziehun-gen einzugehen
4. Geringe Frustrationstoleranz und niedrige Schwelle für aggressives, auch gewalttätiges Verhalten
5. Unfähigkeit zum Erleben von Schuldbewusst-sein oder zum Lernen aus Erfahrung, besonders aus Bestrafung
6. Neigung, andere zu beschuldigen oder vor-dergründige Rationalisierungen für das eigene Verhalten anzubieten, durch welches die Person in Konflikt mit der Gesellschaft geraten ist

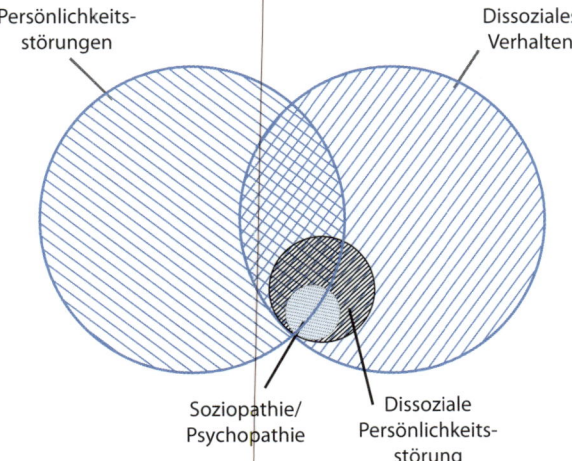

Persönlichkeits-
störungen

Dissoziales
Verhalten

Soziopathie/
Psychopathie

Dissoziale
Persönlichkeits-
störung

◨ **Abb. 30.6** Klassifikation des Konzepts Soziopathie/Psychopathie.
(Herpertz u. Saß 2000, © 2000 John Wiley & Sons, Inc.)

Hervorzuheben sind zudem eine **pathologische Angst-
freiheit** und **emotionale Hyporeagibilität** bei Personen
mit dissozialer Persönlichkeit.

Eine dissoziale Persönlichkeitsstörung (sog. antiso-
ziale Persönlichkeitsstörung im DSM-IV-TR) ist erst bei
Personen über 18 Jahren zu diagnostizieren. Die dissoziale Persönlichkeitsstörung macht sich im Kindes- und
Jugendalter häufig schon bemerkbar durch eine **Störung
des Sozialverhaltens** mit Schuleschwänzen, Weglaufen
von zu Hause, Stehlen und Lügen (▶ Abschn. 43.2).

Soziopathie, im angloamerikanischen Sprachraum
Psychopathie (»psychopathy«) genannt, ist ein zentraler
Begriff der forensischen Psychiatrie und beschreibt nach
dem Konzept von H. Cleckley (1903–1984) eine schwerer
ausgeprägte Unterform der dissozialen Persönlichkeitsstörung mit hoher krimineller Rückfallgefahr (◨ Abb.
30.6). Soziopathie ist demnach charakterisiert durch:

- Störungen im zwischenmenschlichen Bereich: betrü-
gerisch, manipulativ
- Störungen im affektiven Bereich: Mangel an Empa-
thie sowie an Reue und Schuld, Rücksichtslosigkeit,
Affektverflachung
- Antisoziales Verhalten (kriminelle Vielseitigkeit,
Verantwortungslosigkeit, Ausnutzen anderer) und
Impulsivität

In Abgrenzung zur primären Persönlichkeitsstörung kann
eine entsprechende Störung auch sekundär posttrauma-
tisch (durch eine zerebrale Schädigung) auftreten (»erworbene Soziopathie«).

- **Emotional instabile Persönlichkeitsstörung (F60.3)**

Emotional instabile Persönlichkeiten werden als launen-
haft charakterisiert und zeigen eine ausgeprägte Tendenz,

Impulse ohne Berücksichtigung ihrer Konsequenzen auszuagieren.

Unterschieden werden gemäß ICD-10 2 Typen der
emotional instabilen Persönlichkeit:

1. **Impulsiver Typus** (F60.30): Kennzeichnend sind
emotionale Instabilität und mangelnde Impulskontrolle, häufig sind zudem Ausbrüche von gewalttäti-
gem und bedrohlichem Verhalten, insbesondere bei
Kritik durch andere
2. **Borderline-Typus** (F60.31): Charakteristisch ist eine
Instabilität hinsichtlich des eigenen Selbstbildes, zwischenmenschlicher Beziehungen und der Stimmung;
dies äußert sich in Form von Spannungszuständen,
Selbstverletzungen, Suizidalität oder aggressiven
Durchbrüchen; meist besteht ein chronisches Gefühl
innerer Leere

**Diagnostische Leitlinien (ICD-10): F60.3 Emotio-
nal instabile Persönlichkeitsstörung**

Die allgemeinen Kriterien für eine Persönlichkeitsstörung (F60) müssen erfüllt sein.

Impulsiver Typus (F60.30)

Mindestens 3 der folgenden Kriterien müssen erfüllt
sein – darunter das 2. Kriterium:

1. Deutliche Neigung, unerwartet und ohne
Berücksichtigung der Konsequenzen zu handeln
2. Deutliche Tendenz zu Streitereien und Konflikten mit anderen, insbesondere dann, wenn
impulsive Handlungen verhindert oder kritisiert
werden
3. Neigung zu Ausbrüchen von Wut oder Gewalt
mit der Unfähigkeit zur Kontrolle der explosiven
Ausbrüche
4. Schwierigkeiten in der Beibehaltung von Handlungen, die nicht sofort belohnt werden
5. Wechselnde, launische Stimmung

Borderline-Typus (F60.31)

Mindestens 3 der beim impulsiven Typus erwähnten
Kriterien müssen vorliegen und zusätzlich mindestens 2 der folgenden Merkmale:

1. Störungen und Unsicherheit hinsichtlich
Selbstbild, Zielen und »inneren Präferenzen«
(einschließlich sexueller)
2. Neigung, sich auf intensive, aber unbeständige
Beziehungen einzulassen, oft mit der Folge
emotionaler Krisen
3. Übertriebene Bemühungen, das Verlassenwerden zu vermeiden
4. Wiederholt Drohungen oder Handlungen mit
Selbstbeschädigung
5. Andauernde Gefühle von innerer Leere

Personen mit einer emotional instabilen Persönlichkeit weisen meist **dichotome Denkmuster** auf, die auch als »Schwarz-Weiß-Denken« bezeichnet werden. Ebenso bestehen oftmals Muster wechselnder Idealisierung und kompletter Entwertung nahestehender Personen. Im Kontakt zu anderen Menschen fällt es Patienten schwer, Nähe und Distanz zu regulieren. Oftmals zeigen diese manipulatives Verhalten mit dem Ziel, Beziehungen zu kontrollieren.

- **Histrionische Persönlichkeitsstörung (F60.4)**

Diagnostische Leitlinien (ICD-10): F60.4 Histrionische Persönlichkeitsstörung

Die allgemeinen Kriterien für eine Persönlichkeitsstörung (F60) müssen erfüllt sein, und mindestens 4 der folgenden Kriterien müssen vorliegen:

1. Dramatisierung bezüglich der eigenen Person, theatralisches Verhalten, übertriebener Ausdruck von Gefühlen
2. Erhöhte Suggestibilität, leichte Beeinflussbarkeit
3. Oberflächliche und labile Affektivität
4. Andauerndes Verlangen nach aufregenden Erlebnissen, Anerkennung durch andere und Aktivitäten, bei denen die betreffende Person im Vordergrund steht
5. Unangemessen verführerisch in Erscheinung und Verhalten
6. Übermäßiges Interesse an körperlicher Attraktivität

Histrionische Persönlichkeiten haben ein starkes Geltungsbedürfnis sowie eine Neigung zu demonstrativem, unechtem und simulativem Verhalten. Ihr Denken ist geprägt von Sprunghaftigkeit, Ungenauigkeit und Unschärfe (impressionistischer Denkstil).

- **Anankastische (zwanghafte) Persönlichkeitsstörung (F60.5)**

Diagnostische Leitlinien (ICD-10): F60.5 Anankastische (zwanghafte) Persönlichkeitsstörung

Die allgemeinen Kriterien für eine Persönlichkeitsstörung (F60) müssen erfüllt sein, und mindestens 4 der folgenden Kriterien müssen vorliegen:

1. Übermäßige Zweifel und Vorsicht
2. Ständige Beschäftigung mit Details, Regeln, Ordnung, Plänen, Listen, Organisation

▼

---

3. Perfektionismus, der die Fertigstellung von Aufgaben behindert
4. Übertriebene Gewissenhaftigkeit und Skrupelhaftigkeit
5. Unverhältnismäßige Leistungsbezogenheit unter Vernachlässigung von Vergnügen und zwischenmenschlichen Beziehungen
6. Übermäßige Pedanterie
7. Rigidität und Eigensinn
8. Unbegründetes Bestehen auf der Unterordnung anderer unter eigene Gewohnheiten oder unbegründetes Zögern, Aufgaben zu delegieren

---

Anankastische Persönlichkeiten halten Emotionen oft zurück. Sie zeigen sich sehr sensibel gegenüber Kritik von höhergestellten Personen, während sie gegenüber untergeordneten Personen eine autoritäre und rigide Haltung einnehmen können. Oft finden sich ein Sammeltrieb und extreme Sparsamkeit bis hin zu ausgeprägtem Geiz. Im kognitiven Bereich neigen sie zu dichotomem Denken. Zudem können sich aufdrängende beharrliche und unerwünschte Gedanken oder Impulse auftreten, die allerdings nicht die Schwere einer Zwangsstörung erreichen.

- **Ängstliche (vermeidende) Persönlichkeitsstörung (F60.6)**

Diagnostische Leitlinien (ICD-10): F60.6 Ängstliche (vermeidende) Persönlichkeitsstörung

Die allgemeinen Kriterien für eine Persönlichkeitsstörung (F60) müssen erfüllt sein, und mindestens 4 der folgenden Kriterien müssen vorliegen:

1. Andauernde und umfassende Gefühle von Anspannung und Besorgtheit
2. Überzeugung, selbst sozial unbeholfen, unattraktiv oder minderwertig im Vergleich mit anderen zu sein
3. Übertriebene Sorge, in sozialen Situationen kritisiert oder abgelehnt zu werden
4. Persönliche Kontakte nur, wenn Sicherheit besteht, gemocht zu werden
5. Eingeschränkter Lebensstil wegen des Bedürfnisses nach körperlicher Sicherheit
6. Vermeidung beruflicher oder sozialer Aktivitäten, die intensiven zwischenmenschlichen Kontakt bedingen, aus Furcht vor Kritik, Missbilligung oder Ablehnung

---

Menschen mit ängstlich-vermeidender Persönlichkeitsstörung meiden in der Regel enge Beziehungen und Bindungen, aus Angst vor Kränkung und Ablehnung. Gleichzeitig sehnen sie sich jedoch nach Nähe, Akzeptanz und Sicherheit.

- ■ **Abhängige (asthenische) Persönlichkeitsstörung (F60.7)**

> **Diagnostische Leitlinien (ICD-10): F60.7 Abhängige (asthenische) Persönlichkeitsstörung**
>
> Die allgemeinen Kriterien für eine Persönlichkeitsstörung (F60) müssen erfüllt sein, und mindestens 4 der folgenden Kriterien müssen vorliegen:
> 1. Überlassung der Verantwortung für wichtige Bereiche des eigenen Lebens an andere
> 2. Unterordnung eigener Bedürfnisse unter die anderer Personen, zu denen eine Abhängigkeit besteht, und unverhältnismäßige Nachgiebigkeit gegenüber den Wünschen anderer
> 3. Mangelnde Bereitschaft zur Äußerung angemessener Ansprüche gegenüber Personen, zu denen eine Abhängigkeit besteht
> 4. Unbehagliches Gefühl beim Alleinsein aus übertriebener Angst, nicht für sich allein sorgen zu können
> 5. Häufige Ängste vor Verlassenwerden
> 6. Eingeschränkte Fähigkeit, Alltagsentscheidungen zu treffen ohne ein hohes Maß an Ratschlägen und Bestätigung von anderen

Abhängige Persönlichkeiten zeichnen sich durch ein sehr schwach ausgebildetes Selbstwertgefühl und Selbstvertrauen sowie geringe Durchsetzungsfähigkeit aus. Sie legen ein unterwürfiges und kooperatives Verhalten an den Tag, um akzeptiert zu werden und andere an sich zu binden.

> ❯ Im Trennungs- oder Todesfall der Bezugsperson besteht bei abhängigen Persönlichkeiten ein hohes Risiko für die Entwicklung einer Depression bis hin zur Suizidalität.

- ■ **Sonstige spezifische Persönlichkeitsstörungen (F60.8)**

Persönlichkeitsstörungen, für die nicht die spezifischen ICD-10-Kategorien F60.0–F60.7 zutreffen, können unter den sonstigen spezifischen Persönlichkeitsstörungen klassifiziert werden, wie beispielsweise die **narzisstische Persönlichkeitsstörung** (F60.80). Diese ist charakterisiert durch Großartigkeit in Phantasie und Verhalten bei gleichzeitiger Überempfindlichkeit gegenüber der Einschätzung durch andere sowie einen Mangel an Empathie. Das DSM-IV-TR führt weiter die spezifischen Typen der

depressiven und der passiv-aggressiven Persönlichkeitsstörung auf.

Das DSM-IV benennt als spezifische Persönlichkeitsstörung zusätzlich noch die schizotypische Persönlichkeitsstörung, während die ICD-10 diese als schizotype Störung den Schizophrenien und wahnhaften Störungen zuordnet (▶ Kap. 20).

- ■ **Kombinierte und andere Persönlichkeitsstörungen (F61) ohne spezifische Symptombilder**

Persönlichkeitsstörungen und -anomalien, die häufig zu Beeinträchtigungen führen, aber kein spezifisches, vorherrschendes Symptombild der in F60 beschriebenen Störungen aufweisen, können unter F61 klassifiziert werden.

30.4.2 Andauernde Persönlichkeitsänderungen, nicht Folge einer Schädigung oder Krankheit des Gehirns (F62)

Hierunter werden Persönlichkeitsänderungen gefasst, die Folge einer Extrembelastung (F62.0), einer schweren psychischen Erkrankung (F62.1) oder einer chronischen Schmerzerkrankung (F62.8) sind.

Für die Diagnose einer andauernden Persönlichkeitsänderung nach Extrembelastung muss ein zeitlicher Zusammenhang mit einer Extrembelastung wie Konzentrationslager, Folter oder längere Gefangenschaft mit Todesgefahr vorliegen. Die Persönlichkeitsveränderung muss mindestens 2 Jahre bestehen und mit deutlichen psychosozialen Funktionseinschränkungen einhergehen. Eine posttraumatische Belastungsstörung kann (muss aber nicht) vorangehen. Bei den Betroffenen zeigen sich häufig:

- ▬ Misstrauische oder feindliche Haltung gegenüber der Umwelt
- ▬ Sozialer Rückzug
- ▬ Gefühle der Leere oder Hoffnungslosigkeit
- ▬ Chronisches Gefühl von Nervosität wie bei andauernder Bedrohung
- ▬ Entfremdung

30.5 Komorbidität

Persönlichkeitsstörungen treten oft komorbid mit anderen psychischen Erkrankungen auf und erschweren deren Behandlung und Verlauf. Es finden sich vielfach komorbide affektive Störungen, Alkoholmissbrauch/-abhängigkeit, Angsterkrankungen, posttraumatische Belastungsstörungen (PTBS) oder Essstörungen (◨ Abb. 30.7). Insbesondere bei der emotional instabilen Persönlichkeitsstörung des Borderline-Typus ist die Lebenszeitprävalenz von anderen psychischen Erkrankungen nahe 100 % (Zanarini et

30

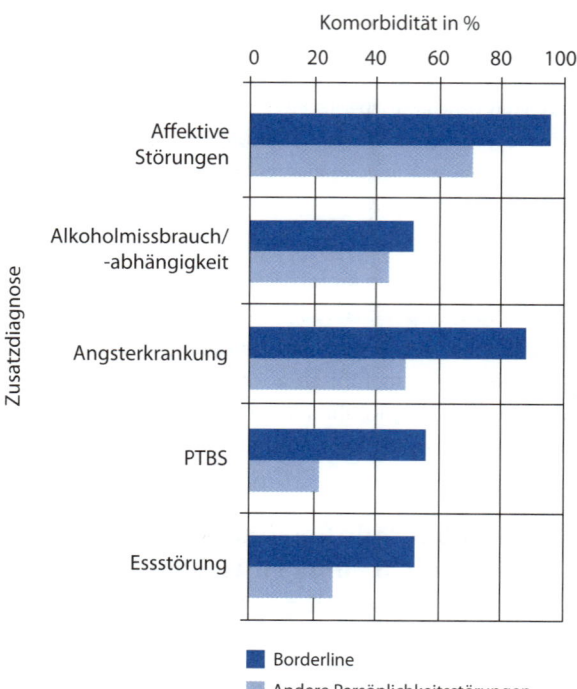

Komorbidität in %

Zusatzdiagnose

- Affektive Störungen
- Alkoholmissbrauch/ -abhängigkeit
- Angsterkrankung
- PTBS
- Essstörung

■ Borderline
■ Andere Persönlichkeitsstörungen

◘ **Abb. 30.7** Komorbiditätsraten bei Persönlichkeitsstörungen. (Nach Zanarini et al. 1998)

al. 1998). Im DSM-IV-TR werden die Störungen deswegen auf getrennten Achsen kodiert, die akuten psychischen Erkrankungen auf der Achse I und die Persönlichkeitsstörungen auf der Achse II. Zu beachten ist, dass die Diagnose einer spezifischen Persönlichkeitsstörung auch eine affektive Störung nicht mit einschließt. Somit ist es notwendig, etwa zusätzlich zu einer ängstlichen Persönlichkeitsstörung ggf. eine Depression oder Dysthymia zu diagnostizieren und zu behandeln.

Zudem lässt sich bei vielen Patienten mit einer Persönlichkeitsstörung gleichzeitig noch eine weitere Persönlichkeitsstörung diagnostizieren (Komorbidität von Persönlichkeitsstörungen untereinander).

30.6   Verlauf und Prognose

Die Störung **beginnt spätestens in der Adoleszenz** und ist dauerhaft im Erwachsenenalter zu beobachten. Vor Abschluss der mittleren Adoleszenz, was ca. dem 14. Lebensjahr entspricht, sind Persönlichkeitsstörungen nicht zu diagnostizieren, da erst dann die verantwortliche Auseinandersetzung mit dem sozialen Umfeld erfolgt.

Definitionsgemäß handelt es sich bei Persönlichkeitsstörungen um ein **andauerndes** Krankheitsbild, spezifische Behandlungen der Persönlichkeitsstörungen sind aber erfolgreich. Zudem hängt der Ausprägungsgrad der Verhaltensauffälligkeiten auch von den situativen Lebens-

umständen ab und kann in Abhängigkeit vom Alter der Patienten variieren. Insbesondere die emotional instabilen Persönlichkeitsstörungen können ab dem 40. Lebensjahr an Intensität verlieren, daher haben bis dahin die soziale Integration, die Reduktion des Suizidrisikos und die Reduktion von Folgeschäden einen hohen Stellenwert. Insgesamt weisen Befunde aus Langzeitstudien darauf hin, dass Persönlichkeitsstörungen im Allgemeinen und insbesondere die einzelnen Subtypen zeitlich nicht so stabil zu sein scheinen, wie es die Diagnosekriterien nahelegen. Shea et al. (2002) berichteten eine 2-Jahres-Stabilität der Persönlichkeitsstörungsdiagnosen von 40 bis 60 %.

Das **Suizidrisiko** ist bei Personen mit einer Persönlichkeitsstörung gegenüber der Normalbevölkerung erhöht. Das höchste Suizidrisiko besteht bei der emotional-instabilen Persönlichkeitsstörung vom Borderline-Typus, der dissozialen sowie der narzisstischen Persönlichkeitsstörung.

30.7   Diagnostik und Differenzialdiagnosen

> Eine einmalige diagnostische Erhebung wird meist dem Wesen der andauernden Persönlichkeitsstörung nicht gerecht, daher empfiehlt sich eine Diagnose nur nach Verlaufsbeobachtung.

Da bei akuten Belastungen und Lebenskrisen das Bild im einzelnen Interview einer Persönlichkeitsstörung ähneln kann, ist die Erfassung des Verlaufs von Bedeutung. Zusätzlich ist das Verhalten im sozialen Lebensumfeld zu beurteilen. Stärker als bei den meisten anderen psychischen Erkrankungen ist im Rahmen der Anamneseerhebung auch eine Fremdanamnese unerlässlich bzw. die Hinzuziehung weiterer Informations- und Datenquellen wie z. B. Informationen von Angehörigen, Vorbehandlern und aus Krankenakten.

Im Hinblick auf die häufig komorbiden Suchterkrankungen ist zu beachten, dass der Umgang mit Suchtmitteln oder Medikamenten von den Patienten oft bagatellisiert oder ein Missbrauch verschwiegen wird. Ein Alkohol- und Drogenscreening kann hier Hinweise liefern.

Zum Ausschluss einer körperlichen Erkrankung sind bei Erstdiagnostik einer Persönlichkeitsstörung eine sorgfältige allgemein-körperliche und neurologische Untersuchung einschließlich Labor, Ruhe-EKG sowie EEG sinvoll (bei speziellen Fragestellungen ist eine entsprechend ausgedehntere Diagnostik notwendig). Diskrete Koordinationsstörungen und Reflexdifferenzen können als »soft signs« zusammen mit einer Leseschwäche und Links-rechts-Verwechslungen auf frühkindliche Hirnschäden hinweisen.

◘ Tab. 30.1 Differenzialdiagnostische Abgrenzung

Persönlichkeitsstörung	Wichtige mögliche Differenzialdiagnosen
Paranoide Persönlichkeitsstörung	— Wahnhafte Störung mit Verfolgungswahn (ist meist auf ein Thema bezogen); Misstrauen bei paranoider Persönlichkeitsstörung erfüllt nicht die Wahnkriterien — Alkoholischer Eifersuchtswahn — Demenzielle Abbauprozesse können mit einem paranoiden Erscheinungsbild einhergehen — Narzisstische Persönlichkeitsstörung (diagnostische Überschneidungen wie überhöhtes Selbstwertgefühl und starke Selbstbezogenheit)
Schizoide Persönlichkeitsstörung	— Leichte Ausprägung des Asperger-Syndroms (neben einer Störung des Sozialverhaltens sind zudem Spezialinteressen und stereotype, repetitive Verhaltensmuster charakteristisch)
Dissoziale Persönlichkeitsstörung	— Dissoziales Verhalten, das im Rahmen von Substanzmissbrauch, einer psychotischen Störung aus dem schizophrenen Formenkreis oder einer manischen Episode auftritt
Emotional instabile Persönlichkeitsstörung, impulsiver Typus	— Aufmerksamkeitsdefizit-/Hyperaktivitätsstörung (ADHS) — Dissoziale Persönlichkeitsstörung
Emotional instabile Persönlichkeitsstörung, Borderline-Typus	— Posttraumatische Belastungsstörung (liegt häufig auch komorbid vor) — Schizophrenie (bei der Borderline-Persönlichkeitsstörung können kurzfristig Dissoziationen und flüchtige Halluzinationen auftreten) — Affektive Störung (im Rahmen der Borderline-Persönlichkeitsstörung können kurzfristig und reizgebunden depressive Verstimmungen auftreten) — Histrionische Persönlichkeitsstörung
Histrionische Persönlichkeitsstörung	— Borderline-Persönlichkeitsstörung — Narzisstische Persönlichkeitsstörung — Psychotische Störungen mit »pseudohysterischen« Störungsbildern
Anankastische Persönlichkeitsstörung	— Zwangsstörung (in der Regel umschriebene und weniger generalisierte Symptomatik)
Ängstliche (vermeidende) Persönlichkeitsstörung	— Soziale Phobie
Abhängige (asthenische) Persönlichkeitsstörung	— Affektive Störungen — Angststörungen
Narzisstische Persönlichkeitsstörung	— Manische Episode — Histrionische Persönlichkeitsstörung — Borderline-Persönlichkeitsstörung

Bei klinischem Verdacht auf eine Persönlichkeitsstörung empfiehlt sich eine operationalisierte Diagnostik, beispielsweise mit dem Strukturierten Klinischen Interview für DSM-IV, Achse II (**SKID II**, Fydrich et al. 1997) oder dem International Personality Disorder Examination (**IPDE**, Mombour et al. 1996), welches die Kriterien von ICD-10 und DSM-IV integriert. Dimensionale Persönlichkeitsmerkmale können ergänzend mit Hilfe von Selbstbeurteilungsinstrumenten wie dem NEO-Fünf-Faktoren-Inventar (NEO-FFI, Borhenau u. Ostendorf 2008), Eysenck-Persönlichkeits-Inventar (EPI, Eggert u. Ratschinski 1983) oder dem Minnesota Multiphasic Personality Inventory (MMPI, Hathaway u. McKinley, dt. Bearbeitung Engel 2000) erhoben werden. Zudem existieren störungsspezifische Instrumente wie das Borderline-Persönlichkeits-Inventar (BPI, Leichsenring 1997) oder

die »Psychopathy Checklist Revised« (PCL-R, Hare 2005), welche das verbreitetste diagnostische Instrument ist, um die Diagnose der Soziopathie zu unterstützen.

Wichtige Differenzialdiagnosen der einzelnen Persönlichkeitsstörungen sind in ◘ Tab. 30.1 aufgeführt.

> Es bestehen kontinuierliche Übergänge von adaptiven Persönlichkeiten über Persönlichkeitsakzentuierungen (ICD-10 Z73) bis hin zu Persönlichkeitsstörungen. Die Persönlichkeit des Individuums wird nur unzureichend in Form kategorialer Unterschiede abgebildet.

30.8   Therapie

30.8.1 Allgemeine Therapieprinzipien

Im Vordergrund der Therapie von Persönlichkeitsstörungen stehen zunächst die Motivation zur **Psychotherapie** und eine kontinuierliche psychiatrisch-psychotherapeutische Betreuung. Für einige der spezifischen Persönlichkeitsstörungen, insbesondere die Borderline-Persönlichkeitsstörung, sind inzwischen spezielle psychotherapeutische Verfahren entwickelt worden. Zudem sind bei der Therapie die häufig vorliegenden **Komorbiditäten** zu berücksichtigen.

Für die Psychotherapie bei Persönlichkeitsstörungen ist zunächst das Herstellen einer verlässlichen therapeutischen Beziehung mit klaren Regeln und Vereinbarungen die Basis. Zentrales Element ist daher das Schließen eines **Behandlungsvertrages** (Bohus u. Schmahl 2006), um einen längerfristigen Therapieerfolg nicht andauernd durch akute Ereignisse, wie (para-)suizidale Handlungen oder Drogenmissbrauch, zu hemmen. Auch scheinen bei den (häufigen) Komorbiditäten angepasste Programme sinnvoll, so für Süchte und andere Persönlichkeitsstörungen.

Es gibt keine Medikamente, die speziell zur Behandlung von Persönlichkeitsstörungen zugelassen sind. Unterstützend und immer in Kombination mit Psychotherapie können Psychopharmaka aber »off-label« bei bestimmten Zielsymptomen/-syndromen und zur Krisenintervention eingesetzt werden. Ansonsten ist die Pharmakotherapie primär auf die Behandlung der häufigen Komorbidität mit affektiven und anderen psychischen Symptomen gerichtet.

Zur Reduktion von Spannungszuständen und Ängstlichkeit kommen vorwiegend selektive Serotoninwiederaufnahmehemmer (SSRI) zur Anwendung.

In Krisensituationen kann die Verordnung von atypischen Antipsychotika indiziert sein, die auch als Bedarfsmedikation helfen können, Spannungszustände zu ertragen (**Cave**: Einige der Patienten mit Persönlichkeitsstörung können sehr empfindlich auf Antipsychotika reagieren).

Atypische Antipsychotika werden insbesondere zur Behandlung von Persönlichkeitsstörungen mit psychoseähnlichen Symptomen wie bei der Borderline-Persönlichkeitsstörung erfolgreich eingesetzt.

> **Bei der Pharmakotherapie ist das aufgrund des andauernden Charakters der Persönlichkeitsstörungen und der häufigen Komorbidität mit Süchten bestehende erhöhte Risiko für Benzodiazepinmissbrauch zu beachten.**

30.8.2 Therapie spezifischer Persönlichkeitsstörungen

▪ Paranoide Persönlichkeitsstörung (F60.0)

Aufgrund des Misstrauens des Patienten nimmt der Aufbau einer tragfähigen therapeutischen Beziehung häufig viel Zeit und Geduld in Anspruch. Entspannungsverfahren können hier den Einstieg in weitere therapeutische Maßnahmen erleichtern. Ein wichtiges Therapieziel liegt im Abbau des Misstrauens und im Aufbau sozialer Kompetenzen. Die Tendenz des Patienten zur Fehlinterpretation von Situationen sollte behutsam angesprochen werden. Im Rahmen kognitiv-behavioraler Therapien können dysfunktionale Grundannahmen und Verhaltensmuster identifiziert, überprüft und modifiziert werden.

Pharmakotherapeutisch kann der Einsatz von atypischen Antipsychotika erwogen werden; bei fanatisch-querulatorischen Verläufen kann auch ein Versuch mit Lithium oder Carbamazepin unternommen werden.

▪ Schizoide Persönlichkeitsstörung (F60.1)

Auch bei der schizoiden Persönlichkeitsstörung gestaltet sich der therapeutische Beziehungsaufbau wegen des gering ausgebildeten Interesses an zwischenmenschlichen Beziehungen eher schwierig. Zentrale Bestandteile der Therapie sind ein Training sozialer Fertigkeiten und der Wahrnehmungs- und Erlebnisfähigkeit, wobei sich eine Gruppentherapie anbietet. Kognitive Therapien fokussieren den Feedback-Kreislauf aus wenigen sozialen Beziehungen, geringer sozialer Kompetenz, Misserfolgen bei Kontaktaufnahme und erneutem sozialen Rückzug.

Pharmakotherapeutisch kann zur Behandlung von Affektverflachung und Anhedonie der Einsatz von Antidepressiva erwogen werden.

▪ Dissoziale Persönlichkeitsstörung (F60.2)

Psychotherapeutisch steht der Aufbau adäquater Verhaltensweisen, z. B. über das Angebot wertrelevanter Belohnungen, im Vordergrund.

> **Die Therapeuten sollten darauf achten, sich nicht vom Patienten manipulieren zu lassen und dem Patienten die maximal mögliche Eigenverantwortlichkeit zu übertragen.**

Bei der Behandlung von Straftätern haben sich insbesondere solche Behandlungsprogramme bewährt, die sich an folgenden Therapieprinzipien orientieren:

- Risikoprinzip (Intensität der Behandlung gemäß dem vorliegenden Risikopotenzial)
- Bedürfnisprinzip (Ausrichtung der Behandlung auf die kriminogenen Merkmale)

- Ansprechbarkeitsprinzip (Auswahl der Behandlungsmethoden gemäß dem handlungsorientierten Lernstil der Straftäter)

Ein multimodales kognitiv-behaviorales Behandlungsprogramm, für das sich Wirksamkeitsnachweise finden lassen, ist beispielsweise das »Reasoning-and-Rehabilition«-Programm.

Zur Minderung der Impulsivität und impulsiven Aggression kann medikamentös die Behandlung mit SSRI, Lithium, Carbamazepin oder niederpotenten Antipsychotika versucht werden.

Emotional instabile Persönlichkeitsstörung (F60.3)

Insbesondere für die Bordeline-Persönlichkeitsstörung sind Verbesserungen von störungsspezifischen Einschränkungen durch Psychotherapie gut dokumentiert. Für diese Störungsgruppe existieren zudem einige spezielle Psychotherapieverfahren. Am stärksten verbreitet ist die **dialektisch-behaviorale Therapie (DBT)** nach Linehan (Linehan 1996), welche ein weites Spektrum therapeutischer Methodik aus der kognitiven Verhaltenstherapie, der Gestalttherapie, der Hypnotherapie und auch aus dem Zen-Buddhismus integriert. Die Therapie besteht im Wesentlichen aus 4 Behandlungsbausteinen:

- Einzeltherapie
- Telefonberatung in Krisensituationen
- Fertigenkeitentraining (sog. Skillstraining) in der Gruppe zum Erlernen verbesserter Stresstoleranz sowie den adäquaten Umgang mit Gefühlen
- Regelmäßige Superivison der Therapeuten/-innen

Die Effektivität der Behandlung konnte in zahlreichen klinischen Studien nachgewiesen werden. Auch für Therapien wie der **Schematherapie** nach Young, Kernbergs übertragungsfokussierter Therapie (»**transference focussed therapy**«), oder der psychodynamisch basierten, mentalisierungsgestützen Therapie (»**mentalization-based treatment**«) nach Bateman und Fonagy, die spezifisch zur Behandlung der Borderline-Persönlichkeitsstörung (teilweise auch anderen Persönlichkeitsstörungen) entwickelt wurden, liegen Wirksamkeitsnachweise vor.

Ein zentrales Element der Psychotherapie der emotional instabilen Persönlichkeitsstörung scheint zu sein, einen Behandlungsvertrag zu schließen. Dabei werden Regeln festgelegt, unter welchen Bedingungen die Therapie durchgeführt wird und wann die Behandlung unterbrochen oder ggf. abgebrochen wird. Bei diesem Vorgehen ist es durchaus möglich, dass ein Patient an den Hausarzt verwiesen wird, bis eine Weiterbehandlung durch den Psychotherapeuten wieder möglich ist.

Die **pharmakologische Behandlung** der Borderline-Persönlichkeitsstörung basiert weiter auf wenig Evidenz. Symptome wie Affektregulation, Depressivität und Impulsivität sowie Ängstlichkeit scheinen auf atypische Antipsychotika und Stimmungsstabilisierer (z. B. Valproinsäure, Topiramat) ansprechen zu können. Olanzapin ist am häufigsten untersucht, zeigt aber auch deutliche Nebenwirkungen, insbesondere Gewichtszunahme. Antipsychotika werden üblicherweise niedriger dosiert als bei akuten Psychosen. Zwei doppelblinde Studien haben Hinweise für eine Wirkung von Omega-3-Fettsäuren auf Suizidalität und/oder Depression gefunden. Antidepressiva können die Depressivität verbessern. Für Symptome wie Dissoziation oder Leeregefühle gibt es keine gesicherte medikamentöse Behandlung.

Histrionische Persönlichkeitsstörung (F60.4)

Zentrale Bestandteile der Psychotherapie bei histrionischer Persönlichkeitsstörung sind kognitive Techniken zur Modifikation des impressionistischen Konfliktstils sowie Problemlösetraining, Entspannungsverfahren, Selbstinstruktionstraining oder soziales Kompetenztraining zum Aufbau adäquater Kommunikationsstrategien. Therapeutisches Ziel ist die Entwicklung eines positiveren Selbstwerterlebens, das es erlaubt, sich weniger an äußeren Gegebenheiten und Bedingungen orientieren zu müssen.

Pharmakotherapeutisch wird bei gleichzeitiger depressiver Symptomatik der Einsatz von SSRI empfohlen.

Anankastische (zwanghafte) Persönlichkeitsstörung (F60.5)

Psychotherapeutisch empfiehlt sich insbesondere der Einsatz kognitiver Verfahren, um dysfunktionale kognitive Muster und Regeln zu relativieren und in weniger automatisierte und schematische Denkabläufe umzustrukturieren. Zudem können Entspannungsverfahren hilfreich sein.

Zur medikamentösen Behandlung zwanghafter Symptomatik eignen sich SSRI.

Ängstliche (vermeidende) Persönlichkeitsstörung (F60.6)

Psychotherapeutisch sind v. a. verhaltenstherapeutisch-kognitive Ansätze einschließlich Programme zur Verbesserung sozialer Fertigkeiten, zur Desensibilisierung gegenüber angstauslösenden Stimuli sowie zur Stärkung des Selbstwertgefühls sinnvoll.

Zur Reduktion von Spannungszuständen und Ängstlichkeit können pharmakotherapeutisch SSRI eingesetzt werden.

Abhängige Persönlichkeitsstörung (F60.7)

Psychotherapeutisch werden Techniken zur Verbesserung der Eigenwahrnehmung (Gefühle und Bedürfnisse), zur

Vermittlung sozialer Kompetenzen sowie zur Identifikation und Modifikation verzerrter Kognitionen angewandt.

Auf pharmakologischer Ebene sind begleitende Symptome eines depressiven Syndroms oder einer Angststörung zu behandeln.

> **Tipp**
>
> - Arbeitsgemeinschaft für psychosoziale Gesundheit zu Persönlichkeitsstörungen: http://www.psychosoziale-gesundheit.net/psychiatrie/persoenlichkeit.html (Zugegriffen: 06.09.2011)
> - Arbeitsgemeinschaft Wissenschaftliche Psychotherapie Freiburg (AWP): http://www.borderline-online.de
> - Blumenwiesen-Informationen, Foren usw., u. a. zur Borderline-Persönlichkeitsstörung: http://www.blumenwiesen.org/borderline.html (Zugegriffen: 06.09.2011)
> - Borderline-Portal für Deutschland, Österreich und die Schweiz: http://www.borderline-plattform.de
> - Portal für und über narzisstische Persönlichkeitsstörungen: http://www.narzissmus.net

? Übungsfragen

1. Wie sind Persönlichkeitsstörungen definiert?
2. Wie ist die dissoziale Persönlichkeitsstörung charakterisiert?
3. Nennen Sie klinische Merkmale der emotional instabilen Persönlichkeitsstörung des Borderline-Typus.
4. Welche psychosozialen Belastungsfaktoren finden sich häufig bei Persönlichkeitsstörungen vom Borderline-Typus?
5. Nennen Sie spezielle psychotherapeutische Verfahren, die bei der Behandlung der Borderline-Persönlichkeitsstörung zum Einsatz kommen.
6. Fallbeispiel: Andreas K., 36-jähriger Physiker, alleinstehend, wird zunächst aufgrund einer depressiven Erkrankung stationär psychiatrisch-psychotherapeutisch behandelt, worunter es zu einer stetigen Besserung von Antrieb, Schlaf sowie Konzentration und Aufmerksamkeit kommt. Seine Stimmung beschreibt der Patient selbst als »normal«, jedoch wirkt sein Affekt verflacht. Insgesamt macht er einen eher distanziert-kühlen Eindruck, vermeidet häufig Blickkontakt. Aus Gesprächen mit dem Patienten ist Ihnen bekannt, dass dieser schon seit längerem in keiner festen Partnerschaft mehr gelebt hat. Seine letzte Beziehung sei eine Fernbeziehung gewesen. Diese Beziehung sei nach ein paar Monaten in die Brüche gegangen, da beide offensichtlich zu unterschiedliche Erwartungen aneinander hatten. Seine damalige Freundin habe ihm ständig vorgeworfen, er würde ihr gegenüber zu wenige Gefühle zeigen, und er habe das Gefühl gehabt, dass sie seinen Wunsch nach Unabhängigkeit nicht respektieren konnte. Seine bisherigen engen Beziehungen seien für ihn insgesamt eher belastend gewesen. Einer neuen Partnerschaft stehe er grundsätzlich nicht ablehnend gegenüber, jedoch vermisse er auch keine Zärtlichkeiten und Intimitäten. In seiner Freizeit sitze er häufig am Computer, viele Freunde habe er nicht. Er sei schon immer ein Einzelgänger gewesen, auch schon während der Schulzeit, gehe nicht viel weg, da er sich unter vielen Menschen eher unwohl fühle. Er habe in sozialen Kontakten schon viele negative Erfahrungen sammeln müssen und wisse in Gesprächen häufig nicht, was er sagen solle.
   a. An welche persönlichkeitsbezogene Verdachtsdiagnose denken Sie?
   b. An welchen Merkmalen machen Sie Ihre Verdachtsdiagnose fest?
   c. Nennen Sie eine Differenzialdiagnose.
7. Was versteht man unter einer andauernden Persönlichkeitsänderung nach Extrembelastung?
8. Welche spezifische Persönlichkeitsstörung wird unter psychiatrischen Patienten wohl am häufigsten diagnostiziert?
9. Welches sind die häufigsten komorbiden psychischen Erkrankungen bei Persönlichkeitsstörungen?
10. Welchen Stellenwert hat die Psychopharmakotherapie bei der Behandlung von Persönlichkeitsstörungen?

Weiterführende Literatur

Bohus M, Schmahl C (2006) Psychopathologie und Therapie der Borderline-Persönlichkeitsstörung. Dtsch Ärztebl 103: A3345–3352

Borhenau P, Ostendorf F (2008) NEO-FFI. NEO-Fünf-Faktoren-Inventar. Hogrefe Testzentrale, Göttingen

Bronisch T, Bohus M, Dose M, Reddemann L, Unckel C (2009) Krisenintervention bei Persönlichkeitsstörungen. Klett Cotta, Stuttgart

Deutsche Gesellschaft für Psychiatrie, Psychotherapie und Nervenheilkunde (DGPPN) (Hrsg) (2009) S2-Leitlinien für Persönlichkeitsstörungen. Steinkopff, Heidelberg

Dulz B, Herpertz SC, Kernberg OF, Sachsse U (2011) Handbuch der Borderline-Störungen. 2. Aufl. Schattauer, Stuttgart

Eggert D, Ratschinski G (1983) Eysenck-Persönlichkeits-Inventar. EPI. Hogrefe Testzentrale, Göttingen

Fiedler P (2007) Persönlichkeitsstörungen. Beltz-PVU, Weinheim

Fydrich T, Renneberg B, Schmitz B, Wittchen H-U (1997) SKID-II. Strukturiertes Klinisches Interview für DSM-IV. Achse II: Persönlichkeitsstörungen. Interviewheft. Hogrefe Testzentrale, Göttingen

Habermeyer V, Herpertz SC (2009) Diagnose und Therapie von Persönlichkeitsstörungen. Fortschr Neurol Psychiatr 77: 532–546

Hare RD (2005) Hare Psychopathy Checklist – Revised. PCL-R. Hogrefe Testzentrale, Göttingen

Hathaway SR, McKinley JC, dt. Bearbeitung von Engel R (2000) Minnesota Multiphasic Personality Inventory 2. MMPI-2. Hogrefe Testzentrale, Göttingen

Herpertz SC, Saß H (2000) Emotional deficiency and psychopathy. Behav Sci Law 18: 567–580

Herpertz S, Caspar F, Mundt Ch (Hrsg) (2008) Störungsorientierte Psychotherapie. Elsevier, München

Kretschmer E (1961) Körperbau und Charakter. 23./24. Aufl. Springer, Berlin Göttingen Heidelberg

Leichsenring F (1997) Borderline-Persönlichkeits-Inventar. BPI. Hogrefe Testzentrale, Göttingen

Linhan MM (1996) Dialektisch-Behaviorale Therapie der Borderline-Persönlichkeitsstörung. CIP-Medien, München

Loranger AW, Sartorius N, Andreoli A, Berger P, Buchheim P, Channabasavanna SM, Coid B, Dahl A, Diekstra RFW, Ferguson B, Jacobsberg LB, Mombour W, Pull C, Ono Y, Regier DA, Tyrer P (1994) IPDE: The International Personality Disorder Examination. The WHO/ADAMHA international pilot study of personality disorder. Arch Gen Psychiatry 51: 215–224

Maier W, Lichtermann D, Klingler T, Heun R (1992) Prevalences of personality disorders (DSM-III-R) in the community. J Person Disord 6: 187–196

Mombour W, Zaudig M, Berger P, Gutierrez K, Berner W, Berger K, von Cranach M, Giglhuber O, von Bose M (1996) Personality Disorder Examination. IPDE. Hogrefe Testzentrale, Göttingen

Müller JL, Gänssbauer S, Sommer M, Döhnel K, Weber T, Schmidt-Wilcke T, Hajak G (2008) Gray matter changes in right superior temporal gyrus in criminal psychopaths. Evidence from voxel-based morphometry. Psychiatry Res 163: 213–222

Shea MT, Stout R, Gunderson J, Morey LC, Grilo CM, McGlashan T, Skodol AE, Dolan-Sewell R, Dyck I, Zanarini MC, Keller MB (2002) Short-term diagnostic stability of schizotypal, borderline, avoidant, and obsessive-compulsive personality disorders. Am J Psychiatry 159: 2036–2041

Zanarini MC, Yong L, Frankenburg FR, Hennen J, Reich DB, Marino MF, Vujanovic AA (2002) Severity of reported childhood sexual abuse and ist relationship to severity of borderline psychopathology and psychosocial impairment among borderline inpatients. J Nerv Ment Dis 190: 381–387

Zanarini MC, Frankenburg FR, Dubo ED, Sickel AE, Trikha A, Levin A, Reynolds V (1998) Axis I Comorbidity of Borderline Personality Disorder. Am J Psychiatry 155: 1733–1739

Abnorme Gewohnheiten und Störungen der Impulskontrolle (F63)

K. Mathiak, F. Schneider

»Kurzinfo«

- Heterogene Gruppe von Störungen, bei denen bestimmten **unkontrollierbaren** Impulsen **wiederholt** Handlungen folgen, die für den Betroffenen und/oder andere Personen potenziell **schädlich** sind
- Die **ICD-10** klassifiziert hierunter pathologisches Spielen, pathologische Brandstiftung (Pyromanie), pathologisches Stehlen (Kleptomanie) sowie Trichotillomanie
- **Internetabhängigkeit** und die sog. Computerspielsucht werden auch als Impulskontrollstörung angesehen, haben allerdings eine hohe Komorbidität mit anderen psychischen Erkrankungen
- Umstritten ist, ob es sich bei den Impulskontrollstörungen um eine eigenständige Störungsgruppe handelt
- **Pathologisches Spielen** (Glücksspiele) ist wahrscheinlich die häufigste Impulskontrollstörung
- Ätiologisch sind v. a. **Lernprozesse, Persönlichkeitsfaktoren** (z. B. Impulsivität, »sensation seeking«) und **neurobiologische Risikofaktoren** (verminderte Aktivität des serotonergen sowie dopaminergen Systems, Funktionsstörung frontaler Hirnregionen) relevant
- Therapeutisch kommen insbesondere **Techniken der kognitiven Verhaltenstherapie** zum Einsatz, **soziotherapeutische Maßnahmen** sowie ergänzend Psychopharmakotherapie, bevorzugt mit **selektiven Serotoninwiederaufnahmehemmern** (SSRI)

31.1   Definition

Abnorme Gewohnheiten und Störungen der Impulskontrolle (ICD-10: F63) – Sie bezeichnen wiederholt auftretende und rational nicht begründbare Handlungen, die die Interessen des betroffenen Patienten und/oder anderer Menschen schädigen.

Bereits J. E. Esquirol (1772–1840) beschrieb 1838 mit dem Begriff »**monomanies instinctives**« Verhaltensweisen, die durch einen unwiderstehlichen Drang ohne erkennbares Motiv gekennzeichnet sind. E. Kraepelin (1856–1926) wählte 1896 den Begriff »**impulsives Irresein**« für Störungen, bei denen Betroffene einem unkontrollierbaren Impuls folgen, der bei Ausführung zur Erleichterung führt.

Die ICD-10 fasst unter die recht heterogene Gruppe der Impulskontrollstörungen:

- Pathologisches Spielen
- Pathologische Brandstiftung (Pyromanie)
- Pathologisches Stehlen (Kleptomanie)
- Trichotillomanie

Andere psychische Erkrankungen, die mit exzessiven Fehlverhaltensweisen infolge unkontrollierbarer Impulse einhergehen können, wie bestimmte sexuelle Störungen (Paraphilien), Essstörungen oder Persönlichkeitsstörun-

gen vom impulsiven Typ, werden nicht in diese Gruppe eingeordnet (eine Zugehörigkeit zu den Impulskontrollstörungen wird jedoch diskutiert).

Des Weiteren bleibt umstritten, ob es sich bei den Impulskontrollstörungen überhaupt um eine eigenständige Störungsgruppe handelt oder ob diese nicht eher Formen anderer Erkrankungen sind, mit denen sie Ähnlichkeiten aufweisen, wie die Aufmerksamkeitsdefizit-Hyperaktivitätsstörung (ADHS), Zwangsstörungen, Suchterkrankungen oder affektive Störungen. Jeweils 30 % der Erstgradangehörigen von Betroffenen mit pathologischem Spielen weisen eine affektive Störung bzw. eine stoffgebundene Suchterkrankung auf, was für eine genetische Beziehung dieser Erkrankungen spricht. Mitunter werden die Impulskontrollstörungen auch als »nichtstoffgebundene Süchte« bezeichnet.

31.2   Epidemiologie

Derzeit existieren kaum valide Angaben zur Epidemiologie der Impulskontrollstörungen. Die häufigste Impulskontrollstörung in Deutschland ist inzwischen wahrscheinlich pathologisches Spielen. Für pathologisches Spielen werden in Untersuchungen verschiedener Länder Prävalenzraten zwischen 0,1 und 3,4 % angegeben (Ebert 2008). Repräsentative Studien beschreiben ähnliche Raten für die Computerspielabhängigkeit, insbesondere bei Jugendlichen.

Die anderen in der ICD-10 aufgeführten Impulskontrollstörungen (Kleptomanie, Pyromanie, Trichotillomanie) sind eher seltene Erkrankungen.

Pathologisches Spielen, Computerspielabhängigkeit und Pyromanie finden sich häufiger beim männlichen Geschlecht, bei Kleptomanie und Trichotillomanie dominiert das weibliche.

31.3   Ätiologie

Die genauen Ursachen sind noch weitgehend ungeklärt, von einer multifaktoriellen, **biopsychosozialen** Betrachtungsweise ausgehend, scheinen aber insbesondere Lernprozesse, neurobiologische Risikofaktoren und Persönlichkeitsfaktoren wie Impulsivität, »sensation seeking« und eine Affektdysregulation für die Genese der Impulskontrollstörungen eine Rolle zu spielen.

Zu den neurobiologischen Risikofaktoren zählen eine Störung der Funktion frontaler Hirnregionen sowie eine verminderte Aktivität des serotonergen und dopaminergen Systems.

Häufig sind Störungen der Impulskontrolle assoziiert mit einer Hyperaktivitätsstörung im Kindesalter.

Psychosoziale Stressoren und negative emotionale Zustände werden als Auslöser und aufrechterhaltende Bedingungen angesehen, wobei die negativen emotionalen Zustände durch Ausagieren des Impulses (kurzfristig) zu vermeiden gesucht werden.

31.4 Klinik

> **Diagnostische Leitlinien (ICD-10): F63.x**
> **Abnorme Gewohnheiten und Störungen der Impulskontrolle**
> — Wiederholte Handlungen
> — Handlungen ohne vernünftige Motivation
> — Handlungen, die nicht kontrolliert werden können
> — Handlungen, die im Allgemeinen die Interessen des Betroffenen oder anderer Personen schädigen

31.4.1 Allgemeine Symptome

Betroffene sind unfähig, bestimmten Impulsen trotz negativer psychosozialer Folgen Widerstand zu leisten. Die Betätigungen können exzessive Formen annehmen und das Leben der Betroffenen zunehmend bestimmen.

Meist empfinden Patienten im Vorfeld der Impulshandlungen Gefühle der Erregung und eine wachsende Anspannung, die während und/oder sofort im Anschluss an die Handlung in Euphorie, Erleichterung oder Lustempfinden umschlägt.

Die Handlung an sich hat keinen objektivierbaren Nutzen oder wird nicht deswegen durchgeführt. Oft sind sich die Betroffenen darüber bewusst, dass ihre Handlungen sinnlos und falsch sind, u. U. treten nach der Handlung auch Reue und Schuldgefühle auf.

31.4.2 Untergruppen

◘ Tab. 31.1

◘ **Tab. 31.1** Impulskontrollstörungen – Untergruppen gemäß ICD-10: F63.x

Impuls-kontroll-störung	ICD-10-Kodierung	Kennzeichen
Patholo-gisches Spielen	F63.0	Unvermögen, dem Drang zu wiederholtem Glücksspiel zu widerstehen, trotz negativer psychosozialer Folgen wie Verarmung, gestörte Familienbeziehungen und Zerrüttung der persönlichen Verhältnisse. Charakteristischerweise suchen Spielsüchtige eher die mit dem Vorgang des Spielens verbundene Stimulation (den »Nervenkitzel«) als den Geldgewinn. Die gesuchte Stimulation bzw. Erregung nimmt typischerweise im Verlauf der Erkrankung ab, was durch zunehmend höhere Einsätze und eine riskantere Spielweise kompensiert wird. Hier zeigt sich ein vergleichbarer Verlauf wie bei den substanzbezogenen Suchterkrankungen mit Kontrollverlust, Toleranzentwicklung, Entzugserscheinungen und »Dosis-«steigerung
Patho-logische Brandstiftung (Pyromanie)	F63.1	Es kommt zu wiederholter Brandstiftung ohne erkennbares Motiv wie materieller Gewinn, Rache oder politischer Extremismus. Betroffene beschreiben Gefühle zunehmender Anspannung vor der Tat und starke Erregung sofort nach der Ausführung. Sie zeigen zudem ein großes Interesse an der Beobachtung von Bränden und an allem, was mit Feuer und Brand in Verbindung steht
Patholo-gisches Stehlen (Kleptomanie)	F63.2	Wiederholter Drang, Diebstähle zu begehen, wobei die gestohlenen Gegenstände dem Betroffenen nicht dazu dienen, sich selbst oder andere zu bereichern. Die gestohlenen Sachen werden oft gehortet, weggeworfen oder verschenkt. Betroffene berichten über eine zunehmende Spannung vor der Tat und ein Gefühl der Befriedigung während und sofort danach. Zwischen den Diebstählen treten mitunter Schuldgefühle auf, die aber einen Rückfall nicht verhindern

31

◘ Tab. 31.1 Fortsetzung

Impuls-kontroll-störung	ICD-10-Ko-dierung	Kennzeichen
Trichotillo-manie	F63.3	Unfähigkeit, dem Drang zu wider-stehen, sich Haare auszureißen, was zu sichtbarem Haarverlust führt. Typischerweise werden die Haare des Kopfes ausgerissen, aber auch Haare anderer Körperpar-tien (z. B. Augenbrauen) können betroffen sein. Häufig finden sich begleitend zudem andere Verhaltensstö-rungen wie Aufessen der Haare (Trichophagie), Nägelkauen oder Kratzen
Sonstige abnorme Gewohn-heiten und Störungen der Im-pulskont-rolle	F63.8	Dazugehörig: — **Störung mit intermittierend auftretender Reizbarkeit:** Wiederholte Episoden, in denen aggressiven Impulsen nicht widerstanden werden kann und die in Angriffen gegen Personen oder Sachbe-schädigung enden Ebenfalls hierunter verschlüsselt werden können: — **Pathologisches (impulsives) Kaufen:** Unwiderstehlicher Drang, Waren zu kaufen, die für sich genommen zwar nützlich, aber von der Menge her weit über den Bedarf hinausgehen, sodass der Kauf deshalb sinnlos ist. Die Gegenstände werden meist – ähnlich wie bei der Klepto-manie – gehortet, aber nicht sinnvoll verwertet — Anderes exzessives und störungswertes Verhalten wie **pathologischer Internet-, Computerspiel- oder Mobil-telefongebrauch**

31.5   Komorbidität

Impulskontrollstörungen treten oft zusammen mit ande-ren psychischen Erkrankungen auf:

- Häufige komorbide Störungen bei **pathologischem Spielen** sind affektive Störungen, substanzbezogene Suchterkrankungen, ADHS, Persönlichkeitsstörun-gen (v. a. dissoziale, emotional-instabile und narzissti-sche); **Cave:** Wie bei stoffgebundenen Suchterkran-kungen besteht ein erhöhtes Suizidrisiko!

- Bei **Internet- oder Computerspielabhängigkeit** wird bis zu 100 % Komorbidität mit affektiven oder Auf-merksamkeitsstörungen berichtet
- **Pyromanie** ist im Jugendalter oft verbunden mit ADHS, Störungen des Sozialverhaltens, Lernschwie-rigkeiten und leichten neurologischen Defiziten
- Als komorbide Störungen bei **Kleptomanie** werden depressive Störungen, Angststörungen, Essstörungen (v. a. Bulimie), ADHS und verschiedene Persönlich-keitsstörungen beschrieben
- Häufige komorbide Störungen der **Trichotillomanie** sind affektive Störungen, Angststörungen, Miss-brauch von psychotropen Substanzen, Essstörungen (v. a. Bulimie), ADHS, Zwangsstörungen

> ❯ Impulskontrollstörungen sollten nur dann als eigenständige Diagnose klassifiziert werden, wenn die Störung nicht durch eine andere psychische Erkrankung erklärbar ist.

31.6   Verlauf und Prognose

Der Beginn der meisten Impulskontrollstörungen liegt in der Adoleszenz. Eine Ausnahme bildet die Trichotilloma-nie, die durchschnittlich schon im Alter von 10 Jahren be-ginnt.

Impulskontrollstörungen zeigen eine Tendenz zur Chronifizierung. Unbehandelt verläuft pathologisches Spielen in der Regel chronisch-kontinuierlich. Bei der Py-romanie besteht wahrscheinlich ein episodischer Verlauf mit symptomfreien Intervallen von längerer Dauer. Klep-tomanie und Trichotillomanie zeigen sowohl chronische als auch episodische Verläufe.

31.7   Diagnostik und Differenzialdiagnosen

Impulskontrollstörungen sind zum einen abzugrenzen von Verhaltensweisen, die mit Vorsatz begangen werden (z. B. Diebstahl mit dem Ziel der Bereicherung), zum anderen von einer Vielzahl anderer psychischer Erkran-kungen, die eine verminderte Impulskontrolle bewirken können (bei denen die verminderte Impulskontrolle aber nur ein Symptom unter mehreren ist). Hierzu gehören in erster Linie:

- Aufmerksamkeitsdefizit-Hyperaktivitätsstörung (ADHS)
- Persönlichkeitsstörungen (insbesondere emotional instabile und dissoziale)
- Demenzielle Störung oder andere organische Störung mit Verwirrtheit (z. B. Legen eines Brandes oder

Diebstahl durch »vergessen, zu bezahlen«) oder impulsive Handlungen in einem intoxikierten Zustand

- Manien (z. B. exzessives Spielen im Rahmen einer manischen Episode)
- Depression (z. B. Diebstahl während einer depressiven Episode)
- Schizophrenie (z. B. Brandstiftung im Zusammenhang mit Wahnideen oder Halluzinationen)
- Zwangsstörungen (Zwangshandlungen werden primär als unangenehm empfunden)
- Störungen des Sozialverhaltens (ist z. B. bei Diebstahl oder Brandstiftung bei Kindern und Jugendlichen in Betracht zu ziehen)

Bei Verdacht auf Trichotillomanie sind zudem Hauterkrankungen wie Alopecia areata auszuschließen. Trichotillomanie ist außerdem von stereotypen Bewegungsstörungen (ICD-10: F98.4) mit Haarezupfen abzugrenzen.

Da die Impulshandlungen nicht selten nach Belastungssituationen auftreten, sind bei der Anamneseerhebung insbesondere die genauen Auslösebedingungen der impulsiven Handlungen zu erörtern. Wichtig ist auch, die Kognitionen und Emotionen vor, während und nach den Handlungen zu erfragen, was v. a. im Rahmen der kognitiven Verhaltenstherapie verwendet werden kann.

31.8 Therapie

31.8.1 Psycho- und Soziotherapie

Bei der Behandlung von Impulskontrollstörungen haben sich besonders **kognitiv-verhaltenstherapeutische** Interventionen bewährt wie Erlernen von Stimuluskontrolle, Expositionsverfahren, systematische Desensibilisierung, kognitive Umstrukturierung, Aufbau von Alternativverhalten sowie Stressbewältigungstraining, soziales Kompetenztraining und Training zur Verbesserung des Problemlöseverhaltens. Auch der Anschluss an Selbsthilfegruppen kann nützlich sein.

Speziell die Therapie **spiel- oder kaufsüchtiger Patienten** sollte sich an den **psychotherapeutischen Methoden der Suchtmedizin mit Abstinenzziel** orientieren. Die Therapie gliedert sich danach in die 3 Phasen Kontakt- und Motivationsphase, die eigentliche Entwöhnungsphase sowie die Nachsorgephase (Näheres ▶ Abschn. 19.1.6). Auch **soziotherapeutische Maßnahmen** sind ein obligater Bestandteil der Therapie. Diese umfassen beispielsweise die Aufklärung Angehöriger über die Verhaltensstörung und die damit verbundenen Gefährdungen oder auch die Zusammenarbeit mit diversen beteiligten Einrichtungen wie Banken, Spielstätten (z. B. »Sperrenlassen« in Casinos), Behörden (z. B. Schuldnerberatungsstellen) und Gerich-

ten (z. B. Einrichtung einer gesetzlichen Betreuung für finanziellen Belange des Patienten). Bei **Internetabhängigkeit** ist die Abstinenz im Allgemeinen nicht zu erreichen. Hier ist die **Behandlung der Komorbidität** bedeutsam, aber unter Berücksichtigung der starken funktionellen Einschränkung durch die Impulskontrollstörung.

Bei der Behandlung der **Pyromanie** haben sich als spezielle Verfahren v. a. die **grafische Interviewtechnik** (Analyse der mit der Brandstiftung assoziierten Ereignisse, Verhaltensweisen und Emotionen anhand einer bildlichen Darstellung und Entwicklung von Copingstrategien) sowie bei Kindern und Jugendlichen **psychosoziale Programme** (Einbinden in und Informationen über die örtliche Feuerwehrarbeit) als erfolgsversprechend erwiesen.

Zur Behandlung der **Trichotillomanie** wird mitunter auch das **Habit-Reversal-Training** angewandt (nach Verbesserung der Selbstwahrnehmung Erlernen einer alternativen, dem Problemverhalten inkompatiblen Ersatzhandlung).

31.8.2 Pharmakotherapie

Unterstützend und in Kombination mit psychotherapeutischen Maßnahmen kann eine medikamentöse Therapie zum Einsatz kommen. In Fallserien haben sich serotonerg wirkende Antidepressiva als hilfreich erwiesen, jedoch sind im Vergleich zur Pharmakotherapie depressiver Erkrankungen eine deutlich höhere Dosierung und eine insgesamt längere Behandlungsdauer notwendig (Off-label-Anwendung). Aufgrund eines relativ benignen Nebenwirkungsprofils werden bevorzugt **selektive Serotoninwiederaufnahmehemmer (SSRI)** empfohlen.

Bei pathologischem Spielen zeigten sich vereinzelt auch Lithium und Clomipramin als wirksam, Clomipramin außerdem bei der Behandlung der Trichotillomanie (ebenfalls Off-label-Anwendung).

Bei komorbiden psychischen Erkrankungen sollen diese entsprechend ihrer Art und Ausprägung psychopharmakologisch und/oder psychotherapeutisch behandelt werden.

> **Die Psychopharmakotherapie der Impulskontrollstörungen sollte aber immer in Kombination mit Psychotherapie erfolgen.**

? Übungsfragen

1. Beschreiben Sie die Charakteristika der Impulskontrollstörungen.
2. Welche Störungsbilder werden gemäß ICD-10 unter die »Abnormen Störungen und Störungen der Impulskontrolle« (F63) klassifiziert?

3. Wie sieht – unter epidemiologischen Gesichtspunkten – das Geschlechterverhältnis bei den in der ICD-10 genannten Impulskontrollstörungen aus?
4. Nennen Sie die ICD-10-Kriterien des pathologischen Spielens.
5. Nennen Sie häufige komorbide Störungen des pathologischen Spielens.
6. Nennen Sie Grundzüge bei der Therapie des pathologischen Spielens.

Weiterführende Literatur

Batthyány D, Pritz A (2009) Rausch ohne Drogen: Substanzungebundene Süchte. Springer, Wien
Ebert D (2008) Impulskontrollstörungen. Psychiatr Psychother up-2date 2: 321–336
Fiedler P (2005) Dissoziative, vorgetäuschte und Impulskontrollstörungen. In: Margraf J (Hrsg) Lehrbuch der Verhaltenstherapie, Bd 2. Springer, Berlin Heidelberg, S 377–394
Mücken D, Teske A, Rehbein F (2010) Prävention, Diagnostik und Therapie von Computerspielabhängigkeit. Dustri, München

31

Artifizielle Störung (F68.1)

F. Hölscher, F. Schneider

»Kurzinfo«

- **Selbst erzeugte oder vorgetäuschte** somatische oder psychische Erkrankungen, um eine Krankenrolle zu übernehmen
- Frühere Begriffe **»Pseudologia phantastica«** oder **»Münchhausen-Syndrom«**
- **By proxy**: Erzeugen oder Vortäuschen einer Erkrankung bei einer **anderen Person** zur Behandlungserlangung (in der Regel Mutter bei ihrem kleinen Kind)
- **Leugnen** der Selbstherbeiführung der Symptome
- **Kein äußerer Anreiz** für die Krankenrolle zu erkennen
- **Häufig in somatischen Kliniken zu finden**, selten in psychiatrisch-psychotherapeutischen Einrichtungen
- Hohe Komorbidität mit **Cluster-B-Persönlichkeitsstörungen**
- Weibliche Betroffene stammen **oft aus Gesundheitsfachberufen**
- Vielfach **chronischer Verlauf**
- **Beziehungsaufbau** als wichtigster Therapiebestandteil, im Anschluss daran hat sich die **Konfrontation mit Verdacht auf Selbstmanipulation** ohne Bestrafung als sinnvoll erwiesen

32.1 Definition

Patienten mit artifizieller Störung weisen Krankheitssymptome auf, die sie meist bewusst **selbst herbeigeführt** haben. Vordergründig ist **kein äußerlicher Nutzen durch die Erkrankung** oder durch eine Behandlung für den Patienten erkennbar.

Bereits seit Mitte des 19. Jahrhunderts besteht die artifizielle Störung als Krankheitsentität. A. Delbrück (1862–1944) führte 1891 den Begriff **»Pseudologia phantastica«** ein. Das seltenere **Münchhausen-Syndrom**, das R. Asher (1912–1969) 1951 in Anlehnung an die Geschichten über den »Lügenbaron« Münchhausen so bezeichnete, bezieht sich v. a. auf von Krankenhaus zu Krankenhaus wandernde Patienten, die ihre »Krankheits«-Geschichte mit erfundenen Ausführungen schmücken.

Artifizielle Störung im engeren Sinne – Wiederholtes Vortäuschen bzw. Erzeugen von Erkrankungen, z. B. durch heimliche Selbstverletzungen zur Erlangung der Krankenrolle.

Münchhausen-Syndrom – Erdachte Ausschmückungen (»pseudologia«) bezüglich der Selbstverletzungen; häufig suchen Patienten an verschiedenen Orten eine Behandlung auf; diese Form der artifiziellen Störung chronifiziert oft.

Münchhausen-by-proxy-Syndrom – Schädigung von nahen Bezugspersonen zur Erlangung einer Behandlung.

32.2 Epidemiologie

In Untersuchungen aus Deutschland und Kanada wird die Prävalenz der artifiziellen Störung in Allgemeinkrankenhäusern auf 0,6–0,8 % geschätzt. In Subpopulationen wie Patienten mit unklaren Fiebersymptomen kann der Anteil bis zu 9 % betragen.

Am häufigsten tritt die reine artifizielle Störung auf (ca. 80–90 %). Dabei handelt es sich oft um Frauen aus Gesundheitsfachberufen. Diese Patienten sind weniger auffällig als Patienten mit Münchhausen-Syndrom. Sie weisen ein höheres soziales Funktionsniveau auf.

Die artifizielle Störung als Münchhausen-Syndrom zeigen zumeist Männer mit komorbider Persönlichkeitsstörung, vorwiegend mit dissozialer oder Borderline-Persönlichkeitsstörung.

Das Münchhausen-by-proxy-Syndrom weisen häufig Mütter mit Kind auf.

Bei den Frauen mit artifizieller Störung üben bis zu 50 % einen Gesundheitsfachberuf aus. Männer sind zumeist sozial isoliert und haben häufig eine Abhängigkeitserkrankung.

32.3 Ätiologie

Gesicherte Erklärungsmodelle für die artifizielle Störung liegen nicht vor. Aus den vielen Fallstudien gibt es verschiedene Anhaltspunkte (Abb. 32.1), die jedoch keine Verallgemeinerung erlauben.

Häufig haben Patienten **Missbrauchserfahrungen** körperlicher, sexueller oder emotionaler Art gemacht. Auch **By-proxy-Erlebnisse** als geschädigtes Kind werden von Patienten berichtet. **Trennungs- und Umzugserfahrungen** finden sich ebenfalls gehäuft. Zudem können viele Erfahrungen mit Krankheiten in der Familie oder in der eigenen Biografie ein solches Verhalten bedingen.

Lerntheoretisch sind aufrechterhaltende Bedingungen für die Störung positive Verstärkung durch **Zuwendung und Lustgewinn**, außerdem **fehlende soziale Kontakte und/oder Kompetenz**. Der Patient kann durch häufige Krankenhausaufenthalte beruflichen oder privaten Verpflichtungen nur unzureichend nachkommen und wird somit weiter eingeschränkt auf sein dysfunktionales Verhalten. Aus kognitiver Sicht besteht ein **instrumentelles Köperbild**, d. h., der Körper wird eingesetzt, um persönliche Bedürfnisse zu erreichen. Dieses Körperbild wird durch weitere Behandlungen bestätigt. Die soziale Isolation führt zu fehlenden Korrekturen durch Bezugspersonen. Außerdem wird nur noch durch das Aufsuchen der Behandlung ein Gefühl von Größe oder Kontrolle erreicht.

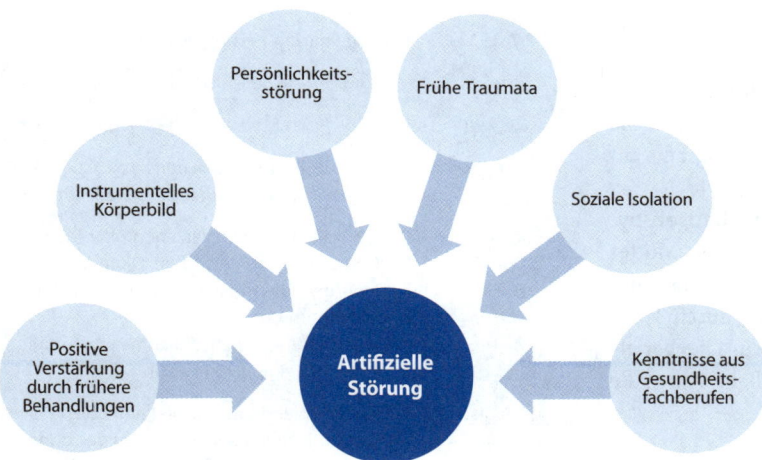

◰ Abb. 32.1 Faktoren für die Entstehung und Aufrechterhaltung der artifiziellen Störung

❯ **Der Großteil der Erklärungsmodelle zur artifiziellen Störung stammt aus dem tiefenpsychologischen Bereich. Dabei werden v. a. frühe traumatisierende Erlebnisse als ursächlich angenommen.**

Das Verhalten kann psychodynamisch als eine **Reinszenierung früherer traumatischer Erfahrungen** gedeutet werden. Dabei hat die Beziehung zum Behandler sowohl fürsorgliche als auch verletzende (z. B. durch Operationen) Aspekte. Dies zeigt sich in der Abhängigkeit des eigenen Wohls vom Behandler und im narzisstischen Erfolg der Behandlungserlangung bzw. über den früheren Täter.

Durch die Wiederholung des Traumas kann der Patient Kontrolle über eine früher nicht beherrschbare Situation erleben. Als schützender Abwehrmechanismus wird eine **Identifikation mit dem Aggressor** angenommen.

Eine **frühe Störung des Körperselbst** zeigt sich als reine Instrumentalisierung des eigenen Körpers zur Erlangung der Behandlung. Die **verzerrte subjektive Realität** (v. a. beim Münchhausen-Syndrom) dient oft als einzige Möglichkeit, den Selbstwert aufzubauen und zu erhalten.

❯ **Motive für die Selbstverletzung können sein: Affektregulation, Beendigung eines dissoziativen Zustandes, Selbstwertregulation, interpersonaler Appell, Lebensüberdruss, physiologische Stimulation.**

32.4 Klinik

Diagnostische Leitlinien (ICD-10): F68.1 Artifizielle Störung
- Anhaltende Verhaltensweisen, mit denen Symptome erzeugt oder vorgetäuscht werden und/oder Selbstverletzung, um Symptome herbeizuführen
- Es kann keine äußere Motivation gefunden werden (wie z. B. finanzielle Entschädigung, Flucht vor Gefahr, mehr medizinische Versorgung usw.)
- Häufigstes Ausschlusskriterium: Fehlen einer gesicherten körperlichen oder psychischen Erkrankung, die die Symptome erklären könnte

32.4.1 Allgemeine Symptome

Den Kernbereich artifizieller Störungen stellt das Erzeugen von körperlichen Krankheitssymptomen dar, z. B. pyogene Maßnahmen, schädigende Medikamenteneinnahme, Schnittverletzungen. Die Selbstverletzungen werden **willentlich** durchgeführt, jedoch mit deutlich **zwanghaftem Charakter**. Falls das heimliche Zufügen der Verletzungen durch das Behandlungspersonal festgestellt wird (z. B. durch unpassende Laborbefunde, Auffinden von Verletzungsgegenständen), werden Patienten oft damit konfrontiert und entlassen. Sie stellen sich dann nach kurzer Zeit wieder in einer anderen Klinik vor. Dabei imponiert eine ausgeprägte Bereitschaft, sich invasiver Diagnostik und Therapie zu unterziehen, sodass die selbstzugefügten Beeinträchtigungen und der Wunsch nach Behandlung auch zahlreiche Operationen nach sich ziehen können. Erst nach mehrmaligen Aufenthalten wird die Diagnose einer artifiziellen Störung gestellt.

Bei Patienten mit **Münchhausen-Syndrom** stellt die Störung oft den größten Teil des Lebensinhaltes dar. Sie weisen viele Beziehungsabbrüche in ihrer Biografie auf (evtl. auch akut) und sind häufig sozial isoliert.

Im Zusammenhang mit dem **Münchhausen-by-proxy-Syndrom** wird das Verhalten z. B. einer Mutter als psychische Erkrankung verstanden, jedoch muss hier besonders der **Schutz des Kindes**, evtl. auch durch Trennung vom Elternteil, berücksichtigt werden. Die Verletzungen des Kindes können lebensbedrohliche Ausmaße annehmen.

32.4.2 Verletzungsformen

In den meisten Fällen handelt es sich um somatische Selbstverletzungen. Daher finden sich Patienten mit artifizieller Störung vermehrt in somatischen statt in psychiatrisch-psychotherapeutischen Einrichtungen. Letztere werden aufgrund erhöhter Gefahr des »Entdecktwerdens« von Patienten gemieden.

32.5 Komorbidität

Häufig besteht eine Komorbidität mit anderen psychischen Erkrankungen, insbesondere Persönlichkeitsstörungen (Cluster B des DSM-IV-TR, v. a. Borderline- oder dissoziale Persönlichkeitsstörung), Abhängigkeiten, Essstörungen oder dissoziativen Störungen.

> Auch tatsächliche somatische Erkrankungen treten häufig komorbid auf, die dem Patienten z. B. durch Manipulation eine häufigere Behandlung ermöglichen.

32.6 Verlauf und Prognose

Die Störung tritt zumeist zwischen dem 20. und 40. Lebensjahr auf. Der Beginn kann schleichend sein und in unterschiedlich schnellem Maße ansteigen in der Anzahl der Selbstverletzungen, Arztkontakte oder stationären Aufenthalte. Häufig zeigt sich ein chronischer Verlauf. Bei etwa 25 % der betroffenen Frauen zeigt sich ein intermittierender Verlauf der Störung.

Ungünstig auf den Verlauf wirken sich eine schwer ausgeprägte Persönlichkeitsstörung, das Nichterkennen der Störung durch die Behandler, die seltene Bereitschaft der Patienten für eine psychiatrisch-psychotherapeutische Behandlung und iatrogene Schädigungen aus.

▢ Tab. 32.1 Artifizielle Störung – Häufiger vorgetäuschte Symptome

Symptome	Beispiele der Herbeiführung
Gastrointestinal	Zum Beispiel Diarrhöen durch Laxanzien, Blutungen im Rektum durch Selbstverletzung
Endokrinologisch	Hypokaliämie durch Verzehr großer Mengen von Lakritze, Laxanzien, Diuretika Hyperthyreose durch Einname von Schilddrüsenhormonen; Hypoglykämie durch Einnahme von Antidiabetika, Injektion von Insulin
Urologisch	Zum Beispiel Harnwegsinfektion oder Hämaturie durch Kontamination des Urins durch Blut oder Kot, Einbringen von Blut oder infizierten Lösungen in die Blase/den Harnwegstrakt
Kardiologisch	Zum Beispiel Herzrhythmusstörungen, Bradykardie, Hypertonie durch Einnahme entsprechender Medikamente
Gynäkologisch	Zum Beispiel vaginale Blutungen durch mechanische Manipulation, intravaginales Einbringen von Blut oder ätzenden Lösungen
Dermatologisch (▢ Abb. 32.2)	Schädigungen der Haut durch Aufbringen von Laugen oder Säuren auf die Haut, Hautinfektionen durch subkutane Injektion von infizierten Lösungen
Neurologisch	Zum Beispiel Vortäuschen von Synkopen, Lähmungserscheinungen, (meist Kopf-)Schmerzen
Psychische	Vortäuschen psychotischer Zustände, von Verwirrtheitszuständen, akuter Suizidalität
Andere	Fieber durch Thermometermanipulation, Einnahme pyrogener Substanzen; Anämie durch ständige Aderlässe, Wundheilungsstörungen durch Manipulation an Wunden

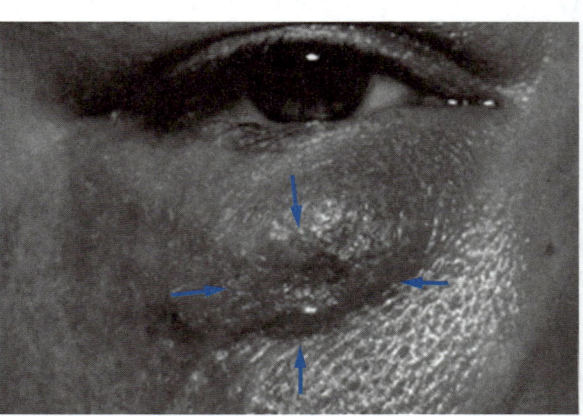

▢ Abb. 32.2 Beispiel für ein dermatologisches Symptom. 40-jährige Krankenschwester, die eine Entzündung durch Enterobacter cloacae herbeigeführt hat. (Reprinted from Ugurlu et al. 1999, © 1999 with permission from Elsevier)

32.7 Diagnostik und Differenzialdiagnosen

In der Anamnese sollten v. a. mögliche ätiologische Faktoren wie Traumata, Beziehungsabbrüche und akute Konflikte exploriert werden. Eine besondere Rolle kommt den Berichten früherer Behandler zu, da diese sowohl über die Häufigkeit als auch über das Verhalten des Patienten während dieser Aufenthalte Auskunft geben können.

> **Hirnorganische und neurologische Störungen, Schizophrenien oder Intoxikationen, in deren Rahmen ein solches Verhalten auftritt, schließen die Diagnose der artifiziellen Störung aus. Das Verhalten wird dann zur Grundstörung gerechnet statt zusätzlich diagnostiziert.**

Indikatoren für eine mögliche artifizielle Störung können sein (nach Feldman et al. 2001):
- Sich stets verschlechternde Symptomatik nach kurzfristiger Verbesserung oder vor Entlassung
- Hohe Bereitschaft zu invasiven Maßnahmen
- Häufige Vorbehandlungen in verschiedenen Kliniken
- Laborergebnisse widersprechen Aussagen des Patienten
- Diskussion um Ergebnisse der Diagnostik

> **Im DSM-IV-TR wird das Syndrom als vorgetäuschte Störung kodiert. Dabei werden vorwiegend psychische Symptomatik (300.16), vorwiegend körperliche Symptomatik (300.19) oder körperliche und psychische Symptomatik (ebenfalls 300.19) unterschieden.**

Die artifizielle Störung wird von somatoformen Störungen, Selbstverletzung in anderen Kontexten und Simulation durch die bewusste, zwanghaft-intendierte und heimliche Herbeiführung der Symptome unterschieden (◘ Tab. 32.2). Die Entscheidung über die Diagnose beim einzelnen Patienten ist jedoch häufig schwieriger als die theoretische Abgrenzung.

Studien haben ergeben, dass die Häufigkeit der Diagnose stark abhängig ist vom Wissen über die Störung.

> **Patienten mit Simulation erfüllen nicht die Kriterien einer psychischen Erkrankung (▸ ICD-10: Z76.5).**

◘ **Tab. 32.2** Differenzialdiagnostik der artifiziellen Störung

Störungsbild	Unterscheidung
Somatoforme Störungen	Symptome entstehen ohne Selbstherbeiführung
Selbstverletzung im Kontext anderer Störungen	Herbeiführung der Symptome ist oft schambehaftet, wird aber selten geleugnet und dient der Anspannungsreduktion statt der Aussicht auf eine Behandlung
Simulation (engl. »malingering«)	Externe Anreize sind vorhanden, wie akute juristische Verfahren, finanzielle Vorteile durch die Krankenrolle oder Konsum psychotroper Medikamente; Motivation für die Täuschung ist bewusst (≠ artifizielle Störung)

32.8 Therapie

> **In der Therapie überwiegen psychotherapeutische Strategien. Psychopharmaka werden v. a. zur Behandlung komorbider psychischer Erkrankungen eingesetzt. Alle Verfahren haben lediglich ein ganz geringes Evidenzlevel oder keine gesicherte Evidenz.**

32.8.1 Psychotherapie

Zu Beginn der Behandlung steht der **vertrauensvolle Beziehungsaufbau** im Vordergrund. Dabei muss der Behandler trotz des Verdachts, vom Patienten belogen zu werden, das Verhalten des Patienten weiter als Ausdruck der Erkrankung betrachten und darf nicht in die Rolle des Detektivs wechseln.

In den vielen Fallstudien werden verschiedenste Formen der Psychotherapie berichtet. Als sinnvoll hat sich nach der Phase des Beziehungsaufbaus eine **Konfrontation ohne Bestrafung** erwiesen. Von einer Konfrontation kann man absehen, wenn damit der therapeutischen Beziehung zu sehr geschadet wird (»Gesichtsverlust«) und wenn kein lebensbedrohliches Verhalten vorliegt.

Damit es durch die Konfrontation nicht zum Beziehungs- oder Behandlungsabbruch kommt, sollten mehrere Behandler (im stationären Setting) die Rollen des konfrontierenden und des vertrauenden Therapeuten unter sich aufteilen.

> ❯ **Sowohl im Bereich der Tiefenpsychologie als auch der Verhaltenstherapie finden die entsprechenden Techniken aus der Therapie der Borderline-Persönlichkeitsstörung Anwendung.**

Im Bereich der Verhaltenstherapie können Behandlungsstrategien neben dem Skillstraining auch Trainings zur sozialen Kompetenz oder Problemlösung sein. Es sollte versucht werden, im Sinne von Verhaltensaufbau soziale Kontakte des Patienten zu fördern und dabei interaktionelle Probleme zu bearbeiten. Einstellungen zum Körper sollten durch kognitive Techniken und Verhaltensübungen (z. B. angenehme körperliche Erlebnisse) verändert werden hin zu einem wertschätzenden statt instrumentellen Körperbild.

Tiefenpsychologisch steht das Verständnis für die Entwicklung der Problematik im Vordergrund. Geklärt werden sollten Ursachen, Bedeutung und zugrunde liegende Abwehrmechanismen im Rahmen der Selbstverletzung. Übertragungsmechanismen im Behandlungskontext und evtl. die Bearbeitung zurückliegender Traumata sind ebenfalls relevant.

32.8.2 Pharmakotherapie

Komorbide psychische Erkrankungen wie Depression oder Angststörungen sollten bei entsprechender Indikation medikamentös und/oder psychotherapeutisch mitbehandelt werden. Für die eigentliche Symptomatik der artifiziellen Störung gibt es bislang keine pharmakotherapeutischen Richtlinien.

❓ Übungsfragen

1. Nennen Sie die Kriterien für die artifizielle Störung nach ICD-10.
2. Nennen Sie die verschiedenen Formen, in denen die artifizielle Störung auftritt.
3. Fallbeispiel: Sie werden konsiliarisch in die chirurgische Notfallambulanz gebeten, da der dortige chirurgische Kollege den Verdacht hat, dass seine Patientin selbst manipuliere. Sie treffen dort auf eine 30-jährige junge Frau, von Beruf Krankenschwester, alleinstehend. Sie erfahren, dass die Patientin bereits mehrmals aufgrund von Bauchschmerzen im hiesigen Krankenhaus vorstellig wurde und vor 4 Wochen auch ein stationärer Krankenhausaufenthalt erfolgte, bei welchem neben einer Koloskopie auch eine Laparoskopie durchgeführt wurde, die beide ohne wegweisenden Befund blieben. Seitdem wird die Patientin immer wieder in der chirurgischen Notfallambulanz vorstellig, da sich die Wunden der

Laparoskopie stets stark entzündet zeigen und die Patientin zudem weiter Bauchschmerzen beklagt. Trotz lokaler Sanierung und Antibiotikatherapie ist die Wundinfektion nicht in den Griff zu bekommen. Die Patientin äußert ihre Unzufriedenheit mit den bisherigen Behandlungen und fordert vehement weitere diagnostische und therapeutische Schritte ein. Die Patientin schildert Ihnen ihre somatische Krankengeschichte sehr detailliert und präsentiert ein gutes medizinisches Wissen. Sie ist stark auf ihre somatischen Beschwerden fixiert und steht Ihnen als Psychiater sehr ablehnend gegenüber. Sie verneint jegliche psychischen Beschwerden.
   a. Nennen Sie nichtsomatische Differenzialdiagnosen.
   b. Worin liegen wesentliche Unterschiede zwischen diesen?
4. Wie ist der Verlauf der artifiziellen Störung, und was beeinflusst diesen?
5. Was können lerntheoretisch aufrechterhaltende Bedingungen für die artifizielle Störung sein?
6. Welche psychodynamischen Erklärungsansätze gibt es für die artifizielle Störung?
7. Was ist bei der Behandlung der artifiziellen Störung zu beachten?

Weiterführende Literatur

Eastwood S, Bisson JI (2008) Management of Factitious Disorders: A systematic Review. Psychother Psychosom 77: 209–218

Feldman MD, Hamilton JC, Deemer HN (2001) Factitious disoder. In: Philips KA (ed) Somatoform and factitious disorders. Review in Psychiatry vol 20 (No 3). American Psychiatric Publishing, Washington DC, London, pp 129–166

Fiedler P (2009) Artifizielle (vorgetäuschte) Störungen. In: Margraf J, Schneider S (Hrsg) Lehrbuch der Verhaltenstherapie. Bd 2: Störungen im Erwachsenenalter, Spezielle Indikationen, Glossar. Springer, Berlin Heidelberg, S 507–513

Kapfhammer HP (2009) Artifizielle Störungen. In: Schölmerich J (Hrsg) Medizinische Therapie. Springer, Berlin Heidelberg, S 903–922

Kanaan RA, Wessely SC (2010) The origins of factitious disorder. Hist Human Sci 23: 68–85

Rothenhäusler HB (2004) Heimlich selbstschädigendes Verhalten. Skript zur Vorlesung Praktische Konsiliarpsychiatrie und -psychotherapie. Online verfügbares Dokument zum Download unter: http://www.medunigraz.at/psychiatrie/skripten.htm (Zugegriffen: 06.09.2011)

Turner MA (2006) Factitious disorder: reformulating the DSM-IV criteria. Psychosomatics 47: 23–32

Ugurlu S, Bartley GB, Otley CC, Baratz KH (1999) Factitious Disease of Periocular and Facial Skin. Am J Ophthalmol 127: 121–247

Intelligenzminderungen (F7) und psychische Störungen bei Menschen mit geistiger Behinderung

F. Hölscher, F. Schneider

»Kurzinfo«

- Neben einem **niedrigen Intelligenzquotienten (IQ <70)** sind **alltagspraktische Fähigkeiten beeinträchtigt**
- Unterschieden werden **leichte, mittlere, schwere und schwerste** Intelligenzminderung
- 80–85 % der betroffenen Personen haben eine leichte Intelligenzminderung
- Mit **ansteigender Schwere** der Intelligenzminderung können **zunehmend organische ätiologische Faktoren** gefunden werden
- Es liegt eine **3- bis 4-mal höhere psychiatrische Komorbidität** vor als in der Allgemeinbevölkerung, häufig treten Autismus, atypisch verlaufende Psychosen und Verhaltensauffälligkeiten, seltener affektive Störungen, Angst- oder Zwangsstörungen und Abhängigkeiten bei Intelligenzminderung auf
- Zur Diagnostik gehören **Familienanamnese, testpsychologische, klinische und laborchemische Untersuchungen**
- Psychotherapie dient v. a. dem **Erlernen und Verbessern alltagspraktischer Tätigkeiten**, bewährt haben sich **Response-Kontingenz-Verfahren** aus der Verhaltenstherapie

33.1   Definition

Intelligenzminderung zeigt sich als **unterdurchschnittlich niedriger IQ (IQ <70)** mit **Störungen der Anpassungsfähigkeit**, die auf die niedrige Intelligenz zurückzuführen sind. Frühere bzw. synonyme Begriffe sind »geistige Behinderung«/»Retardierung«, »Oligophrenie«, »Debilität«, »Imbezillität«, »Idiotie«. In der ICD-10 werden entsprechend dem Schweregrad eine leichte, mittlere, schwere und schwerste Form der Intelligenzminderung unterschieden. Die Vorgaben in der ICD-10 sind als grobe Kategorisierung der allgemeinen Fähigkeiten und Fertigkeiten zu verstehen. Nicht selten sind **spezifische, gut ausgebildete Fähigkeiten** (z. B. spezifische Gedächtnisleistungen, Musikalität) vorhanden. Jedoch bildet die allgemeine Intelligenz die Grundlage für die Diagnose.

Intelligenzminderung – Sie bezeichnet eine sich in der Entwicklung manifestierende, stehen gebliebene oder unvollständige Entwicklung der Intelligenz und zugehöriger Fähigkeiten.

33.2   Epidemiologie

In **Deutschland** leben ca. **400.000 Menschen mit Intelligenzminderung**.

Pro Jahrgang gibt es etwa 3–4 % Kinder mit Lernbehinderung (IQ 70–84) und 1,5 % Kinder mit Intelligenzmin-

◻ Tab. 33.1 Überblick über die häufigsten ätiologischen Faktoren der Intelligenzminderung

Entwicklungsphase	Schädigungen
Pränatale Phase	Chromosomale Aberrationen (Down-Syndrom, Stoffwechselstörungen), Fehlbildungen, exogen (Alkoholembryopathie, Strahlen, Infektionen der Mutter)
Perinatale Phase	Geburtstraumen (z. B. Sauerstoffmangel), Frühgeburt
Postnatale Phase	Entzündliche ZNS-Erkrankungen, diffuse Schädel-Hirn-Traumen, exogene Noxen, Hypoxien

derung. Von Letztgenannten haben 80–85 % eine leichte, 10–12 % eine mittlere, 3–7 % eine schwere und 1–2 % eine schwerste Intelligenzminderung.

Nach manchen Studienergebnissen sind Jungen häufiger betroffen als Mädchen, v. a. bei der leichten Form der Intelligenzminderung. Dieser Befund könnte jedoch auch durch eine höhere Toleranz für die Symptomatik bei Mädchen verursacht sein.

Die leichte Intelligenzminderung ist in den meisten Fällen mit einem niedrigen sozioökonomischen Status verbunden. Zumeist haben auch die Eltern einen niedrigen IQ. Schwere Formen der Intelligenzminderung sind unabhängig von sozioökonomischen Faktoren und IQ der Eltern verteilt.

Die Prävalenz der geistigen Behinderung ist am höchsten in einer Alterskohorte mit 20 Jahren, darunter niedriger aufgrund von noch nicht abgeschlossener Entwicklung. In leichten Fällen fällt die Symptomatik erst in der Schule auf, nach dem 20. Lebensjahr sind viele Menschen mit geistiger Behinderung im privaten Umfeld versorgt und somit evtl. nicht in amtlichen Fallregistern verzeichnet. Hinzu kommt, dass intelligenzgeminderte Menschen eine **niedrigere Lebenserwartung** haben.

> **Faktoren, die mit Intelligenzminderung zusammenhängen, sind ätiologisch-organische Faktoren, sozioökonomischer Status, Geschlecht, somatische Erkrankungen und Alter.**

33.3   Ätiologie

Ursachen für geistige Behinderung sind in prä-, peri- und postnatale Faktoren einzuteilen (◻ Tab. 33.1). Je schwerer die Intelligenzminderung, desto wahrscheinlicher sind organische Ursachen. Bei leichter Intelligenzminderung kann nur in 30–50 % der Fälle eine organische Ursache gefunden werden. In dieser Kategorie zeigen sich zumeist Alkohol-/Drogenkonsum der Mutter als pränatale und Asphyxien oder Unreife des Neugeborenen als perinatale Ursachen. Häufig finden sich schon bei den Eltern und auch bei Geschwistern ein niedriger IQ. Bei schweren Intelligenzminderungen finden sich in 55–70 % der Fälle organische Ursachen. Dazu gehören v. a. pränatale Ursachen wie genetische Störungen oder nichtchromosomale Dysmorphiesyndrome.

Cans et al. (1999) berichten in einer Studie mit 1150 Kindern mit schwerer geistiger Behinderung (»severe mental retardation«, SMR) bei 25 % der Fälle von bekannten Ursachen, darunter häufig Trisomie 21, seltener sonstige Chromosomenanomalien, metabolische Erkrankungen, postnatale Infektionen oder Schädigungen. In 25,8 % der Fälle gab es vermutete Ursachen, darunter häufig kongenitale Anomalien, seltener familiäre Erkrankungen, Fetopathie, sonstige pränatale Störungen, neonatale Asphyxie, fetale Asphyxie, zerebrale Blutung, neonatale Infektion und sonstige neonatale Komplikationen. Die Ursache für die schwere geistige Behinderung blieb bei 49,3 % der untersuchten Kinder ungeklärt.

Typische chromosomal bedingte Syndrome, die mit Intelligenzminderung einhergehen, sind **Down-Syndrom, Williams-Beuren-Syndrom, Prader-Willi-Syndrom, Lesch-Nyhan-** oder **Fragiles-X-Syndrom**. Bei diesen finden sich in der Regel jeweils typische kognitive Fähigkeiten und Defizite.

33.4 Klinik

Diagnostische Leitlinien (ICD-10): F7 Intelligenzminderung
- Intelligenzminderung zeigt sich als eine sich in der Entwicklung manifestierende, stehen gebliebene oder unvollständige Entwicklung der geistigen Fähigkeiten, mit besonderer Beeinträchtigung von Fertigkeiten, die zum Intelligenzniveau beitragen, wie z. B. Kognition, Sprache, motorische und soziale Fähigkeiten
- Das Anpassungsverhalten ist stets beeinträchtigt, eine solche Anpassungsstörung muss aber bei Personen mit leichter Intelligenzminderung in geschützter Umgebung mit Unterstützungsmöglichkeiten nicht auffallen

▼

Genauere Kriterien können aufgrund transkultureller Unterschiede nicht vorgegeben werden, da die Anpassungsstörungen je nach Anforderungen und Umgebungsbedingungen unterschiedlich stark auffallen können.
Mit der 4. Stelle kann das Ausmaß der Verhaltensstörung klassifiziert werden (z. B. F70.1 Leichte Intelligenzminderung mit deutlicher Verhaltensstörung, die Beobachtung oder Behandlung erfordert). Wenn die Ursache der Intelligenzminderung bekannt ist, dann muss diese zusätzlich kodiert werden.
Eine Intelligenzminderung schließt zusätzliche Diagnosen aus Kapitel V der ICD-10 (F-Sektion) nicht aus.

33.4.1 Allgemeine Symptome

Da sich Intelligenz aus vielen einzelnen Faktoren zusammensetzt, stellt eine Intelligenzminderung keine einheitliche Entität dar. Bei der einzelnen Person können Fähigkeiten und Fertigkeiten sowohl intra- als auch interindividuell unterschiedlich gut ausgeprägt sein. Dabei zählen zu den **kognitiven Fähigkeiten** u. a. das Vorstellungsvermögen, Planung und Umsetzung von Handlungsabläufen, Aufmerksamkeit, Gedächtnis und logisches Denken. Geschicklichkeiten bei einzelnen einfachen Aufgaben können hervorstechen. Die **sozialen Kompetenzen** können sich ebenso wie die **emotionalen** und **motorischen** bis zu einem gewissen Grad unabhängig von den kognitiven Fähigkeiten entwickeln, sodass ein heterogenes Personenkollektiv unter die Kategorie Intelligenzminderung fällt.

33.4.2 Untergruppen

Personen mit **leichter Intelligenzminderung** weisen besonders sprachliche Defizite auf, d. h. beim Lesen und Schreiben. Der Spracherwerb ist verzögert, aber in den meisten Fällen für alltägliche Kommunikationen ausreichend. Leichte Formen der Erwerbstätigkeit oder Beschäftigung sind nach Anleitung möglich. Schwerwiegender als kognitive Defizite können eventuelle emotionale oder soziale Mängel sein, die sich als Überforderung in Partnerschaften oder bei der Kindererziehung zeigen.

Bei einer **mittleren Intelligenzminderung** sind neben den ausgeprägteren sprachlichen auch motorische Defizite erkennbar. Die Selbstversorgung ist ebenfalls erschwert, sodass ein eigenständiges Leben kaum möglich ist. Leichte praktische Tätigkeiten können unter Aufsicht durchgeführt werden. In den meisten Fällen sind körperliche Aktivitäten möglich, ebenso wie leichte Kommunikationen.

◘ Tab. 33.2 Schweregrade der Intelligenzminderung

(Lernbehinderung)[a]	Leichte Intelligenz-minderung	Mittlere Intelligenz-minderung	Schwere Intelligenz-minderung	Schwerste Intelligenz-minderung
(IQ 70–84)	IQ 50–69	IQ 35–49	IQ 20–34	IQ <20
ICD-10: F81.8/.9	ICD-10: F70	ICD-10: F71	ICD-10: F72	ICD-10: F73

[a] Bei der Lernbehinderung handelt es sich nicht um eine Form der Intelligenzminderung.

Bei **schweren und schwersten Formen** sind bis auf rudimentäre Reaktionen auf Anweisungen kaum sprachliche Kommunikationsformen möglich. In den meisten Fällen liegt eine körperliche Behinderung vor. Die Fähigkeit zur Selbstversorgung (Waschen, Essen, Hygiene) ist (fast) nicht vorhanden, häufig besteht eine Inkontinenz.

Die Einteilung in leichte, mittlere, schwere und schwerste Form der Intelligenzminderung geschieht nach dem ermittelten IQ-Wert (◘ Tab. 33.2). Dabei sollte der **Gesamteindruck** ausschlaggebend sein, nicht einzelne, evtl. sehr gut ausgeprägte Eigenschaften. Auch die in der ICD-10 angegebenen Kategorien nach IQ-Wert sind als Richtlinie zu verstehen, die an transkulturelle Unterschiede angepasst werden sollte.

33.5 Komorbidität

Das Risiko für eine oder mehrere psychiatrische Komorbiditäten ist im Vergleich zur Allgemeinbevölkerung **3-bis 4-mal erhöht**. Mit zunehmender Schwere der Intelligenzminderung steigt die Wahrscheinlichkeit komorbider somatischer oder psychischer Erkrankungen. Bei leichter geistiger Behinderung liegt die Prävalenz für psychische Erkrankungen bei 20–35 %, bei mittlerem Schweregrad bei 30–40 % und bei schwerer Ausprägung bei 60–70 %.

Als psychische Erkrankungen treten bei Menschen mit Intelligenzminderung frühkindlicher Autismus, atypisch verlaufende Psychosen und Störungen des Sozialverhaltens häufiger auf als in der Normalbevölkerung, seltener finden sich Schizophrenien, affektive Störungen, Angst- oder Zwangsstörungen und sehr selten Abhängigkeitserkrankungen. 75 % der Kinder mit einem frühkindlichen Autismus (▶ Kap. 34) sind geistig behindert. Mit zunehmender Schwere der Intelligenzminderung verändert sich das Spektrum komorbider psychischer Erkrankungen weg von dem der Allgemeinbevölkerung. Bei leichter geistiger Behinderung treten oft typische Störungen des Kindes- und Jugendalters auf (▶ Kap. 43), jedoch ist die Prävalenz für Enuresis, Enkopresis, Pica-Syndrom (Essverhaltensstörung, bei der ungewöhnliche, ungenießbare Substanzen wie z. B. Haare, Steine, Textilien u. a. gegessen werden), Polydipsie und Polyphagie erhöht.

Ursachen für die Unterschiede in der Prävalenz zur Allgemeinbevölkerung können zum einen genetisch bedingt sein. Zum anderen liegt eine geringere Belastbarkeit bei erhöhtem Alltagsstress vor. Auch eine Langzeitunterbringung kann sich negativ als Hospitalisationseffekt zeigen.

> Vor allem bei schwerer Intelligenzminderung treten bestimmte psychische Erkrankungen wahrscheinlich seltener auf (somatoforme Störungen, Phobien, affektive Störungen). Zusätzlich sind einzelne Störungen mit deutlichen Problemen in der Diagnostik behaftet, z. B. schizophrene Psychosen.

Als **Verhaltensauffälligkeiten** zeigen sich im Rahmen von Intelligenzminderung häufiger:
- **Hyperaktivität** (Schwierigkeiten, sich gezielt zu beschäftigen; Impulsivität)
- **Aggressives Verhalten** (plötzliches Angreifen mit Schlägen, Kratzen oder Beißen; Gegenstände beschädigen)
- **Selbstschädigendes Verhalten** (Haare ausreißen; sich beißen)
- **Stereotypien** (kreisende Bewegungen mit Armen oder Händen; Gegenstände aufstellen oder zum Mund führen)

> Unter Erethie versteht man die v. a. bei schwerer geistiger Behinderung auftretende Hyperaktivität mit Aufmerksamkeitsdefizit und Impulsivität.

33.6 Verlauf und Prognose

Meistens fällt eine Intelligenzminderung bereits in den ersten Lebensjahren (bei schwerer Intelligenzminderung) oder in den ersten Schuljahren (bei leichter Intelligenzminderung) auf.

Grundsätzlich handelt es sich um eine **chronische Störung**. Lediglich der Grad der Anpassungsfähigkeit kann durch frühe, hochfrequente Behandlung und Vermeidung von Hospitalisierung verbessert werden. Überforderungen im Alltag, Hospitalisation, eine erhöhte Gefahr für psychische Erkrankungen oder Opfer von Missbrauch oder Gewalt zu werden, können einen negativen Verlauf bedingen.

33.7　Diagnostik und Differenzialdiagnosen

Die Diagnostik unterteilt sich in Exploration des Patienten, der Angehörigen oder Betreuer, psychometrische Testverfahren und Labordiagnostik (◨ Abb. 33.1).

Zur **Intelligenz- und Entwicklungsdiagnostik** können die Testbatterie für geistig behinderte Kinder (TBGB, Bondy et al. 1975), der Snijders-Oomen-Nonverbaler Intelligenztest (SON-R, Tellegen u. Laros 2005) oder die Leiter-Scale (Roid u. Miller 1997) verwendet werden. Neben der Diagnostik kognitiver Fähigkeiten kann die Anpassungsfähigkeit z. B. mit den Vineland Adaptive Behavior Scales (VABS, Sparrow et al. 2005) oder dem Progress Assessment Chart (PAC, dt. Ausgabe von Grünzburg 1977) erfasst werden (zur weiteren Diagnostik ▶ Kap. 6).

> **Sowohl in der Diagnostik- als auch in der Therapiephase ist eine zielgruppenspezifische Interaktion, z. B. nonverbale Kommunikationsformen, notwendig.**

Der diagnostische Prozess ist in ◨ Abb. 33.2 dargestellt.

> **Intensive somatische Abklärungen sind wichtig zur Aufklärung der Ursache der Intelligenzminderung. So kann z. B. allein durch die Zuordnung zu prä-, peri- oder postnataler Ätiologie die Behandlung besser angepasst, die Familie bezüglich genetischer Dispositionen beraten und eine genauere Prognose gestellt werden.**

Als **Differenzialdiagnosen** sind umschriebene oder tiefgreifende Entwicklungsstörungen, Lernstörungen ohne Intelligenzminderung, Demenz, desintegrative Psychose (ICD-10: F84.3), Seh- oder Hörstörungen und Belastungsreaktionen aufgrund lebensgeschichtlicher Einflüsse (z. B. Missbrauch) zu beachten. Entscheidendes Kriterium dabei ist v. a. der IQ, zusätzlich das Alter bei Beginn der Störung. Beim Kanner-Autismus wird die Diagnose der

Anamnese	Medizinisch
Familie (Schwangerschaft, Geburt, Neonatalzeit, Entwicklung, akute Erkrankungen, Impfungen, psychosoziale Situation)	• Klinisch (Dysmorphien, Haut, Extremitäten, Abdomen) • Neurologisch (Motorik, Hören) • Opthalmologisch • EEG, CCT, Sonographie

Diagnostik

Psychologisch	Labor
• Kognitive Testung • Testung der (sozialen) Anpassungsfähigkeit	• Blut (Blutbild, Glukose, Harnstoff, Enzyme, Elektrolyte, Kupfer, Harnsäure, Laktat) • Urin (Aminoazidopathien, Organoazidurien, Sulfit-Test) • Chromosomenuntersuchung

◨ **Abb. 33.1** Diagnostische Verfahren bei Intelligenzminderung

◨ **Abb. 33.2** Diagnostischer Prozess bei Verdacht auf Intelligenzminderung. (Steinhausen 2006)

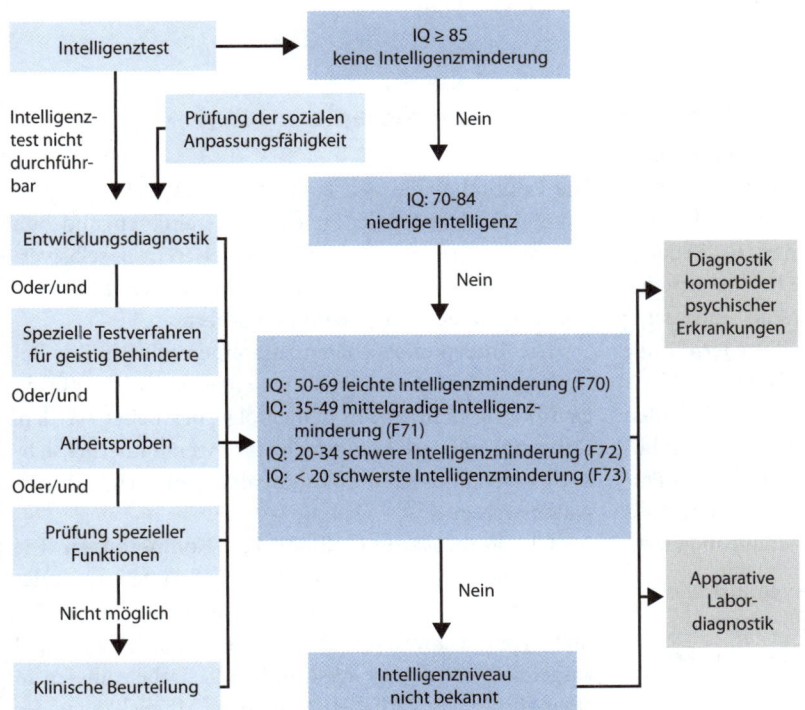

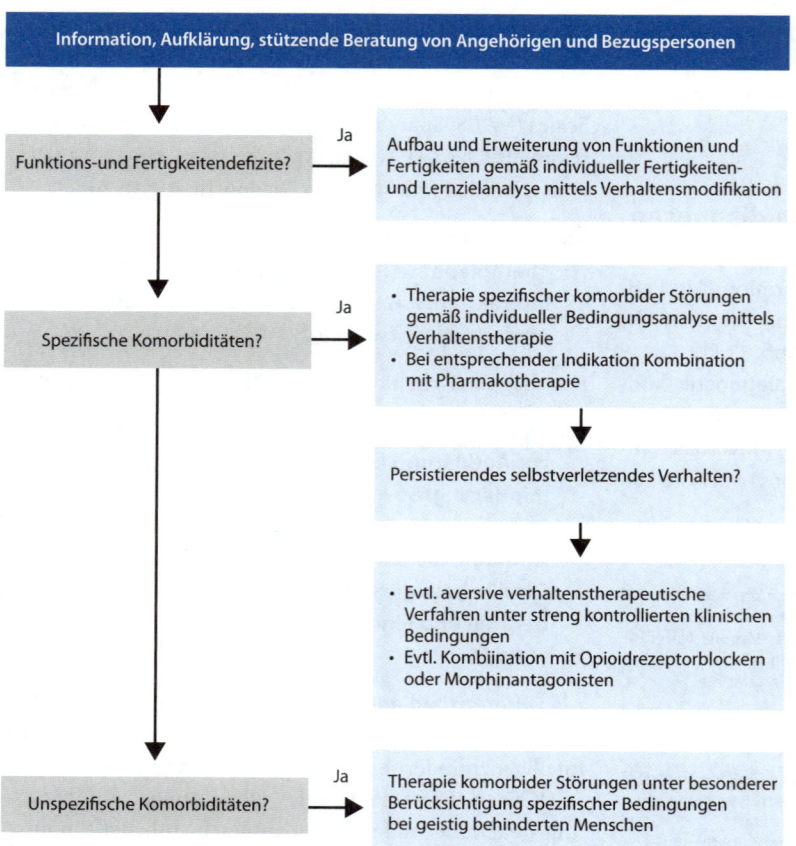

Abb. 33.3 Ablauf therapeutischer Maßnahmen bei Intelligenzminderung. (Steinhausen 2006)

Intelligenzminderung zusätzlich vergeben, bei der überaktiven Störung mit schwerer Intelligenzminderung und Verhaltensstereotypien (ICD-10: F84.4) nicht.

Personal eingesetzt wird (Chaplin 2009). Grundsätzlich ist jedoch die Behandlung über das Regelversorgungssystem anzustreben (DGPPN 2009).

33.8 Therapie

Therapeutische Ansätze haben das Ziel, die **Anpassungsfähigkeit** der Patienten **zu fördern** und **komorbide psychische Erkrankungen zu verbessern**. Dabei ist Psychotherapie zentral. Psychopharmaka können als Bedarfsmedikation oder als zusätzliche Therapie bei komorbiden Störungen gegeben werden. Im Vorfeld sind Aufklärung und Einbindung von Angehörigen oder Betreuern in die Therapie sinnvoll. Einen Überblick bietet ◘ Abb. 33.3.

Wenn möglich, sollte die Therapie in einer vertrauten Umgebung durchgeführt werden. Daher ist eine ambulante Behandlung vorzuziehen, die die betreuenden Personen einschließt und als Mediatoren nutzen kann. Falls dies nicht ausreicht, ist eine stationäre Therapie indiziert.

❯ Studien haben ergeben, dass die psychiatrische Behandlung von Personen mit Intelligenzminderung in allgemeinpsychiatrischen Kliniken nur sinnvoll ist, wenn speziell geschultes

33.8.1 Psychotherapie

Die Psychotherapie zielt zum einen darauf ab, Fähigkeiten und Fertigkeiten der Patienten zu trainieren, und zum anderen, unerwünschte Verhaltensweisen (z. B. selbstverletzende oder fremdaggressive) zu reduzieren. Die Techniken stammen aus der **Verhaltenstherapie**.

Die Therapieziele sollten zusammen mit Familie, Betreuern und, wenn möglich, Patienten nach Wichtigkeit geordnet und in dieser Reihenfolge bearbeitet werden. Dabei müssen auch komorbide Störungen mitberücksichtigt werden und deren Zusammenhang zu einzelnen Verhaltensweisen.

Die **Verbesserung alltäglicher Kompetenzen** wie selbstständiges Waschen, Ankleiden, Toilettengang oder Essen können durch **Verstärkungstechniken** und **Modelllernen** in einzelnen Schritten (»chaining«, »shaping«) ausgeformt werden (► Abschn. 14.3.1). Dabei müssen in einer vorherigen Verhaltensanalyse die Möglichkeiten des

Patienten berücksichtigt werden und Lernziele und -tempo daran adaptiert werden.

Die **Verhaltensanalyse** soll entsprechend dem **SORKC-Schema** (▶ Abschn. 14.3.1) typische Situationen und Auslöser für das entsprechende Verhalten, die vermutete Motivation des Patienten und die kurz- und langfristigen Konsequenzen des Verhaltens abbilden. An den einzelnen Punkten kann die Therapie ansetzen: zunächst Situationen umgestalten, dem Patienten Handlungsalternativen offerieren bzw. problematisches Verhalten verhindern und durch die betreuenden Personen unmittelbare, festgesetzte und eindeutige Konsequenzen folgen lassen.

Da v. a. Menschen mit schwerer Intelligenzminderung nur durch eigen- oder fremdaggressives Verhalten Aufmerksamkeit erhalten können, kann durch Zuwendung bei angemessenem und Time-out bei unerwünschtem Verhalten eine Verbesserung erreicht werden. Auch für eine wertschätzende Einstellung der Behandler gegenüber den Patienten ist die Suche nach den Bedürfnissen, die ursächlich für das Verhalten der Patienten sind, notwendig.

Selbstverletzendes Verhalten kann v. a. durch Erlernen von alternativem oder ausschließendem Verhalten (»habit reversal«) mit zusätzlichen Anreizen unterbunden werden. So können bei autoaggressivem Verhalten zunächst eine Handlungsalternative erprobt und dann verstärkende oder bestrafende Konsequenzen eingesetzt werden. Nachfolgend können durch schützende Maßnahmen selbstverletzende Handlungen unmöglich gemacht werden, wie z. B. Handschuhe oder Schutzhelme.

Aversive Verfahren sind Techniken 2. Wahl und nur unter kontrollierten, strukturierten und zeitlich begrenzten Bedingungen durchzuführen, d. h. durch ausgebildetes Personal mit klaren Vorgaben und Begrenzungen.

> ❯ **Response-Kontingenz-Verfahren haben sich als effektiver erwiesen als andere verhaltenstherapeutische Techniken oder Pharmakotherapie.**

33.8.2 Pharmakotherapie

Symptomorientiert können insbesondere bei psychomotorischen Erregungszuständen niederpotente Antipsychotika eingesetzt werden, bei dauerhafter Unruhe auch Antikonvulsiva. Dabei ist zu beachten, dass die Pharmakotherapie nicht die alleinige Intervention darstellt, sondern nur zusammen mit anderen, v. a. psychotherapeutischen Verfahren eingesetzt werden sollte.

Bei Kindern mit Intelligenzminderung und Hyperaktivität (ICD-10: F84.4) ist die Gabe von Methylphenidat kontraindiziert, da die Kinder darauf meistens mit vermehrter Unruhe reagieren. Allerdings ist auch die Diagnose von unsicherer nosologischer Validität.

Komorbide psychische Erkrankungen sollten bei passender Indikation zusätzlich pharmakotherapeutisch behandelt werden. Möglichst abzusehen ist dabei aber von (v. a. langfristiger) Polypharmazie.

❓ Übungsfragen

1. Welche IQ-Werte trennen gemäß ICD-10 zwischen leichter, mittlerer, schwerer und schwerster Form der Intelligenzminderung?
2. Was sind typische Auffälligkeiten bei schwerer Intelligenzminderung?
3. Nennen Sie Beispiele für prä-, peri- und postnatale ätiologische Faktoren einer Intelligenzminderung.
4. Was sind typische komorbide psychische Erkrankungen bei Intelligenzminderung, und welche psychischen Erkrankungen treten seltener auf?
5. Welche Techniken aus der Verhaltenstherapie sind bei Intelligenzminderung sinnvoll?
6. Was ist bei dem Einsatz von Psychopharmaka bei Intelligenzminderung zu beachten?

Weiterführende Literatur

Bondy C, Cohen R, Eggert D, Lüer G (1975) TBGB. Testbatterie für geistig behinderte Kinder. Hogrefe Testzentrale, Göttingen

Cans C, Wilhelm L, Baille MF, du Mazaubrun C, Grandjean H, Rumeau-Rouquette C (1999) Aetiological findings and associated factors in children with severe mental retardation. Dev Med Child Nerol 41: 233–239

Chaplin R (2009) Annotation: New Research into geneal psychiatric services for adults with intellectual disability and mental illness. J Intellect Disabil Res 53: 189–199

Deutsche Gesellschaft für Psychiatrie, Psychotherapie und Nervenheilkunde (2009) Zielgruppenspezifische psychiatrische und psychotherapeutische Versorgung von Erwachsenen mit geistiger Behinderung und zusätzlichen psychischen Störungen – Situation, Bedarf und Entwicklungsperspektiven. Online verfügbares Dokument: http://www.dgppn.de/de/publikationen/stellungnahmen/detailansicht/browse/1/article/141/stelungnahm-8.htm (Zugegriffen: 06.09.2011)

Dosen A, Gardner WI, Griffiths DM, King R, Lapointe A (2010) Praxisleitlinien und Prinzipien: Assessment, Diagnostik, Behandlung und Unterstützung für Menschen mit geistiger Behinderung und Problemverhalten. Europäische Edition. Materialien der DGSGB, Bd 21. Berlin

Grünzburg HC (1977) PAC.Pädagogische Analyse und Curriculum der sozialen und persönlichen Entwicklung. Hogrefe Testzentrale, Göttingen

Lovell RW, Reiss AL (1993) Dual diagnoses. Psychiatric disorders in developmental disabilities. Pediatric Clinics of North America 40: 579–592

Matson JL, Dempsey T (2009) The nature and treatment of compulsions, obsessions and rituals in people with developmental disabilities. Res Dev Disabilities 30: 603–611

Patel DR, Greydanus DE, Cales JL, Pratt HD (2010) Developmental disabilities across the lifespan. Disease-A-Month 56: 305–397

Roid G, Miller L (1997) Leiter International Performance Scale – Revised. Leiter-R. Hogrefe Testzentrale, Bern

Sparrow S, Cicchetti D, Balla D (2005) Vineland Adaptive Behavior Scales. Pearson Assessment, Minneapolis, MN

Steinhausen HC (2006) Intelligenzminderung und grenzwertige Intelligenz. In: Dt. Ges. f. Kinder- und Jugendpsychiatrie und Psychotherapie u. a. (Hrsg) Leitlinien zur Diagnostik und Therapie von psychischen Störungen im Säuglings-, Kindes- und Jugendalter. Deutscher Ärzte-Verlag, Köln, S 179–188

Tellegen PJ, Laros JA (2005) Snijders-Oomen Non-verbaler Intelligenztest. SON-R 5½–17. Hogrefe Testzentrale, Göttingen

33

Autismus-Spektrum-Störungen (F84)

T. M. Michel, U. Habel, F. Schneider

»Kurzinfo«

- Autismus-Spektrum-Störungen (im Wesentlichen früh-kindlicher Autismus, atypischer Autismus und Asperger-Syndrom) sind **tiefgreifende** Entwicklungsstörungen und charakterisiert durch die Symptomtrias aus Störungen der sozialen Interaktion und Kommunikation sowie eng umschriebene Interessen und stereotypes, repetitives Verhalten
- Es gibt vielfältige Hinweise auf eine **multifaktorielle biologische Pathogenese** (genetische Prädisposition, hirnmorphologische Auffälligkeiten, Störungen im Serotonin- sowie Endorphin-Dopamin-System, Dysfunktion neurotropher Faktoren)
- Etwa 1 % der Allgemeinbevölkerung weist eine Autismus-Spektrum-Störung auf, es ist überwiegend das **männliche Geschlecht** betroffen
- Der **Störungsbeginn** liegt immer in der **frühen Kindheit**, die charakteristischen Kernsymptome persistieren in der Regel auch bis in das Erwachsenenalter
- Die Kernsymptome sind derzeit ursächlich nicht behandelbar, verhaltenstherapeutisch orientierte Interventionen zielen v. a. auf eine Erweiterung des Verhaltensrepertoires in sozialen Situationen ab; eine medikamentöse Therapie kann das Verhalten etwas modifizieren bzw. einige Symptome positiv beeinflussen

34.1   Definition

Der aus Österreich stammende und nach Amerika emigrierte Kinder- und Jugendpsychiater L. Kanner (1894–1981) und der Wiener Kinderarzt H. Asperger (1906–1980) beschrieben beide Mitte der 1940er Jahre einen klinischen Symptomkomplex, der heute als »Autismus« bezeichnet wird. Einige Jahrzehnte früher wurde der Begriff »Autismus« zunächst als eines der 4 Kardinalsymptome der Schizophrenie (die »4 A«) von E. Bleuler (1857–1939) zur Bezeichnung eines »von der Welt nach Innen gewandt Seins« verwendet.

Autismus – Dabei handelt es sich um tiefgreifende Entwicklungsstörungen. Tiefgreifende Entwicklungsstörungen beschreiben schwere Beeinträchtigungen mehrerer Entwicklungsbereiche. So ist Autismus charakterisiert durch eine gestörte soziale Interaktion und Kommunikation sowie eng umschriebene Aktivitäten und Interessen und/oder stereotype, repetitive Verhaltensmuster.

Der Begriff »**Autismus-Spektrum-Störung**« (ASD) wird der Bezeichnung »Autismus« zunehmend vorgezogen, da der Unterschiedlichkeit und Mannigfaltigkeit der Manifestationen und der einzelnen betroffenen Individuen damit besser Rechnung getragen wird.

Unter dem Bild der ASD wird eine Reihe von Symptomenkomplexen zusammengefasst:

- Frühkindlicher Autismus (ICD 10: F84.0) (wird nach dem Erstbeschreiber, L. Kanner, auch als »Kanner-Autismus« bezeichnet)
- Atypischer Autismus (ICD-10: F84.1)
- Rett-Syndrom (ICD-10: F84.2)
- Asperger-Syndrom (ICD-10: F84.5) (benannt nach dem Erstbeschreiber H. Asperger)

Rett-Syndrom

Beim Rett-Syndrom handelt es sich um eine vermutlich X-chromosomal gebundene neurodegenerative Erkrankung mit autistischen Merkmalen. Bei dieser Erkrankung kommt es aber – anders als bei den anderen Symptomenkomplexen – zwischen dem 7. und 24. Lebensmonat zu einem Verlust bereits erworbener Fähigkeiten sowie zu charakteristischen Bewegungsstereotypien und neurologischen Symptomen. Das Rett-Syndrom ist fast nur bei Mädchen zu beobachten.

34.2   Epidemiologie

Gemäß aktueller Untersuchungen weist etwa 1 % der Bevölkerung (weltweit) eine sog. Autismus-Spektrum-Störung auf, dabei ist insbesondere das männliche Geschlecht betroffen, v. a. beim Asperger-Syndrom:

- Frühkindlicher Autismus: 3:1 (m/w)
- Atypischer Autismus: 3:1 (m/w)
- Asperger-Syndrom: 8:1 (m/w)

34.3   Ätiologie

Eine Reihe von Untersuchungen deutet auf eine multifaktorielle Genese der ASD mit einer starken **neurobiologischen** Komponente hin.

In den 1960er Jahren wurde v. a. der Einfluss der Mutter für die Entwicklung einer ASD verantwortlich gemacht. Dieser falsche Ansatz ist mittlerweile durch eine Reihe von neurobiologischen Untersuchungen widerlegt.

> ❯ »Falsche Erziehung« oder der Einfluss der Eltern ist sicher *nicht* ursächlich für die Entwicklung einer Autismus-Spektrum-Störung.

Es gibt viele Hinweise auf eine **genetische Veranlagung** der ASD. Konkordanzraten bei monozygoten Zwillingen werden mit 70–90 % angegeben und sind damit sehr hoch. Dabei scheint eine Vielzahl von Genen für die Entstehung der ASD eine Rolle zu spielen.

Es wurden zahlreiche **hirnmorphologische Abweichungen** im Gehirn von Patienten mit ASD festgestellt. Einer der am besten replizierten hirnmorphologischen Befunde bei ASD ist ein **vergrößertes Hirnvolumen** während der Entwicklung. Insgesamt ergeben sich Hinweise auf eine gestörte Hirnentwicklung im Bereich des Frontal- und Temporallappens bei ASD-Patienten. Die Dichte der grauen Substanz scheint in diesen Bereichen erhöht zu sein. Auch die weiße Substanz weist in den frontalen und temporalen Hirnarealen Anomalien auf. Studien bei älteren Kindern sowie Adoleszenten ergaben Hinweise auf Anomalien der weißen Substanz im Bereich des medialen und dorsalen präfrontalen Kortex, des Temporallappens, insbesondere des Gyrus temporalis superior, sowie des Corpus callosum. Die beschriebenen Auffälligkeiten sind am stärksten bei Kindern sichtbar. Insbesondere das erhöhte Gesamthirnvolumen ist im weiteren Wachstumsverlauf rückläufig, allerdings weisen auch erwachsene ASD-Patienten erhöhte Hirnvolumina auf. Bei Erwachsenen scheinen v. a. der Frontal- und der Temporallappen, aber auch der Parietallappen von einer vergleichsweise moderaten Volumenzunahme betroffen zu sein.

Bildgebende Studien weisen darauf hin, dass im Gehirn autistischer Patienten eine geringere Konnektivität zwischen einzelnen Hirnregionen besteht. Dadurch entstehen möglicherweise Schwierigkeiten bei der Integration sozialer und emotionaler Stimuli. Die Abnormalitäten in der weißen Substanz – und damit der anatomischen Konnektivität – könnten also eine plausible neuronale Grundlage für die beschriebenen Symptome bei ASD darstellen.

Als mögliche Ursache für die Störungen der anatomischen Konnektivität bei ASD wird eine **Dysfunktion neurotropher Faktoren** in Verbindung mit Veränderungen im System der freien Radikale diskutiert. Neuere Studien legen daher einen partialen Agonisten eines Neurotrophinrezeptors (TrkB) als mögliche neue Behandlungsstrategie für Autismus nahe.

Es zeigen sich außerdem Veränderungen in unterschiedlichen Neurotransmittersystemen bei ASD. Betroffen sind v. a. das **serotonerge** sowie das **dopaminerge System**. Es gibt auch die Hypothese eines hyperaktiven endogenen Opioidsystems.

Der Ansatz der **Kognitionstheorie**, der sich auf die Informations- und/oder Wahrnehmungsverarbeitungsstörungen bei Menschen mit Autismus bezieht, geht von einer kognitiven Störung aus, die sich in einer beeinträchtigten Fähigkeit zur Metarepräsentation äußert.

34.4 Klinik

Es finden sich bei Patienten mit ASD Beeinträchtigungen der sozialen Fähigkeiten und damit Auffälligkeiten im sozialen Kontakt, die sich oft in einer unangemessenen Einschätzung der Signale anderer manifestiert. Dies führt zu der vielfach beobachteten mangelnden situativen Verhaltensmodifikation. Insbesondere Menschen mit früh-

kindlichem Autismus vernachlässigen häufig eigene und fremde sozioemotionale Signale für die Anpassung zwischenmenschlicher Interaktionen, die sozioemotionale Gegenseitigkeit ist gestört. Das gedankliche Einfühlen in andere Menschen, als **Theory of Mind** (ToM) bezeichnet, fällt schwer. Dies führt in Kombination mit einem ausgeprägten Konkretismus im Denken oft dazu, dass Schwierigkeiten im Verstehen von anderen und ihren Absichten, aber auch von Ironie und Witz und dem »zwischen den Zeilen lesen«, auftreten. Symptome auf der Ebene der sozialen Interaktion und Kommunikation schränken die Fähigkeit ein, altersentsprechende Beziehungen aufzubauen.

Dazu kommen stereotype und repetitive Verhaltensweisen, Interessen und Rituale bzw. Routinen mit oft panischer Veränderungsangst. Besonders kennzeichnend sind das Beharren auf bestimmten Gewohnheiten sowie ritualisierte Handlungen. Es kann auch eine Vorliebe zu Objekten und bestimmten Teilen und Teilobjekten bestehen, die der Patient ständig bei sich trägt.

Neben der charakteristischen Kernsymptomatik der Autismus-Spektrum-Störungen zeigen sich häufig noch weitere neuropsychologische und psychopathologische Auffälligkeiten bei Menschen mit ASD. Hierzu gehören sensorische Defizite, Schlaf- und Essstörungen, selbstverletzendes und fremdaggressives Verhalten und Hyperaktivität.

34.4.1 Frühkindlicher Autismus

Diagnostische Leitlinien (ICD-10): F84.0 Frühkindlicher Autismus

- Manifestation eines Entwicklungsdefizits **vor dem 3. Lebensjahr** in wenigstens einem der folgenden 3 Bereiche:
    - Rezeptive oder expressive **Sprache**, wie sie in der **sozialen Kommunikation** verwandt wird
    - Selektive soziale Zuwendung oder wechselseitige **soziale Interaktion**
    - Funktionales oder symbolisches **Spielen**
- Insgesamt müssen wenigstens 6 Symptome aus 1., 2. und 3. vorliegen:
    1. Qualitative Auffälligkeiten der gegenseitigen **sozialen Interaktion** (in mindestens 2 Bereichen):
        - Unfähigkeit, Mimik, Blickkontakt, Gestik und Körperhaltung zur Regulation sozialer Interaktionen zu nutzen
        - Unfähigkeit, Beziehungen zu Gleichaltrigen aufzubauen

▼

– Mangel an sozioemotionaler Gegenseitigkeit; beeinträchtigte Fähigkeit, das Verhalten entsprechend des sozialen Kontextes zu modulieren; oder nur labile Integration emotionalen, sozialen und kommunikativen Verhaltens
– Beeinträchtigte Fähigkeit, spontan Freude, Interessen oder Tätigkeiten mit anderen zu teilen

2. Qualitative Auffälligkeiten der **Kommunikation** (in mindestens einem Bereich):
   – Defizit bei der Entwicklung der gesprochenen Sprache (ohne Kompensationsversuch durch alternative Kommunikationsformen wie Gestik und Mimik)
   – Relative Unfähigkeit, einen kommunikativen, sprachlichen Kontaktaustausch mit anderen zu beginnen oder aufrechtzuerhalten
   – Stereotype Sprache, Echolalie
   – Kaum spontane Phantasiespiele oder Imitationsspiele

3. Eng umschriebene **Interessen** und Aktivitäten, repetitive und stereotype **Verhaltensmuster** (in mindestens einem Bereich):
   – Umfassende Beschäftigung mit eng umschriebenen, in Inhalt und Schwerpunkt oder Intensität ungewöhnlichen Interessen
   – Zwanghafte Anhänglichkeit an bestimmte, nicht funktionale Handlungen oder Rituale
   – Stereotype und repetitive motorische Manierismen
   – Beschäftigung primär mit Teilobjekten oder nicht funktionalen Elementen eines (Spiel-)Gegenstandes

Bei dem frühkindlichen Autismus wird die Entwicklungsstörung v. a. in sprachlichen Fähigkeiten bereits vor dem 3. Lebensjahr deutlich. Ein Großteil der Kinder mit frühkindlichem Autismus kann offensichtlich keine kommunikative Sprache entwickeln. Und wenn eine kommunikative Sprache vorhanden ist, dann weist diese häufig einen monoton-maschinenhaften Charakter auf, d. h., Betroffene können die Sprachmelodie wenig modulieren und die Sprache ist teilweise abnorm in der Lautstärke. In der Sprache (sowie auch im Denken) sind Stereotypien, Echolalien und Perseverationen sowie pronominale Umkehr (Vertauschen von »ich« und »du«), semantische Pa-

raphrasien und auch Neologismen häufig zu beobachten. Die Sprache wird weniger zur sozialen Interaktion verwendet.

Grundsätzlich können sämtliche intellektuelle Begabungen beobachtet werden. Allerdings ist eine intellektuelle Minderbegabung häufig. Geht der frühkindliche Autismus mit einer durchschnittlichen Intelligenz einher, wird hierfür auch der Begriff »**High-Functioning-Autismus**« verwendet.

34.4.2 Atypischer Autismus

Der atypische Autismus unterscheidet sich vom frühkindlichen Autismus entweder in Hinblick auf das Manifestationsalter oder dadurch, dass nicht alle Kriterien in allen 3 Bereichen (wechselseitige soziale Interaktionen, Kommunikation, eingeschränktes, stereotypes, repetitives Verhalten) erfüllt sind.

Häufig findet sich diese Form bei sehr schwer intelligenzgeminderten Personen oder bei Personen, die an einer schweren umschriebenen Entwicklungsstörung der rezeptiven Sprache leiden (▶ Abschn. 43.1).

> **Diagnostische Leitlinien (ICD-10): F84.1 Atypischer Autismus**
>
> Bis auf das Manifestationsalter und die Anzahl der beeinträchtigten Bereiche entsprechen die Kriterien denen des frühkindlichen Autismus:
> – Manifestation des Entwicklungsdefizits im oder nach dem 3. Lebensjahr
> – Qualitative Auffälligkeiten der wechselseitigen sozialen Interaktion oder Kommunikation oder begrenzte, repetitive und stereotype Verhaltensmuster, Interessen und Aktivitäten

34.4.3 Asperger-Syndrom

Beim Asperger-Syndrom fehlt eine allgemeine Entwicklungsverzögerung. Es steht in der Diskussion, ob es sich dabei lediglich um eine leichtere Form des Autismus handelt, die sich nur durch den Schweregrad vom frühkindlichen Autismus unterscheidet.

Tab. 34.1 Vergleichende Zusammenschau der ASD

	Frühkindlicher Autismus	Atypischer Autismus	Asperger-Syndrom
Manifestation	Vor dem 3. Lebensjahr	Im oder nach dem 3. Lebensjahr	In der Regel nach dem 3. Lebensjahr
Symptomatik	Sprachentwicklung gestört; häufig stereotypes, repetitives Verhalten und stereotype Interessen; soziale Interaktionsstörung, Kommunikationsstörung	Unterschiedliche Symptomausprägung (autistische Symptomatik kann unvollständig sein), oft schwere Störung der rezeptiven Sprache; soziale Interaktionsstörung, Kommunikationsstörung	Sprachentwicklung normal, z.T. jedoch eigentümliche, geschraubte, affektierte Sprache; motorische Entwicklung gestört oder verzögert (motorische Ungeschicklichkeit); soziale Interaktionsstörung, Kommunikationsstörung
Intelligenzniveau	Häufig unterdurchschnittlich, jedoch alle Begabungen möglich	Häufig geistige Behinderung, jedoch alle Begabungen möglich	Meist durchschnittlich, jedoch alle Begabungen möglich

Diagnostische Leitlinien (ICD-10): F84.5 Asperger-Syndrom

— Fehlende allgemeine Entwicklungsverzögerung bzw. fehlender Entwicklungsrückstand der Sprache oder der kognitiven Fähigkeiten; allerdings häufig motorische Ungeschicklichkeit und isolierte Spezialfertigkeiten (aber nicht notwendigerweise)

— Qualitative Beeinträchtigung der gegenseitigen sozialen Interaktion

— Ausgeprägtes, umschriebenes Interesse oder begrenzte, repetitive und stereotype Verhaltensmuster

Im Gegensatz zum frühkindlichen Autismus zeichnen sich Menschen mit dem sog. Asperger-Syndrom oft sogar durch einen frühen Spracherwerb aus. Die Sprache bei Menschen mit Asperger-Syndrom kann jedoch häufig zu elaboriert und »gestelzt« klingen mit auffallend monotoner Sprachmelodie.

Aufgrund der motorischen Ungeschicklichkeit wirken die Betroffenen oft unbeholfen.

Zwar kann auch bei Menschen mit Asperger-Syndrom eine intellektuelle Minderbegabung vorkommen, jedoch weitaus häufiger liegt ein durchschnittliches allgemeines Intelligenzniveau vor.

> **Beim Asperger-Syndrom besteht oft eine auffällige Diskrepanz zwischen einer guten allgemeinen intellektuellen Leistungsfähigkeit und erheblichen Defiziten im sozialen Bereich.**

Eine vergleichende Zusammenschau von frühkindlichem Autismus, atypischem Autismus und Asperger-Syndrom gibt ◘ Tab. 34.1.

34.5 Komorbidität

Autismus-Spektrum-Störungen gehen häufig mit **Tic-Störungen** und der **Aufmerksamkeitsdefizit-/Hyperaktivitätsstörung** (ADHS) einher. In Bezug auf ADHS ist anzumerken, dass auf neurobiologischer und auf hirnphysiologischer Ebene starke Gemeinsamkeiten zum Autismus bestehen und die Komorbidität v. a. bei Kindern und Jugendlichen, weniger bei Erwachsenen beobachtet wird.

Zusätzlich leiden autistische Menschen vielfach unter erhöhter Ängstlichkeit, spezifischen Phobien und Zwangserkrankungen, Schlafstörungen (v. a. Insomnien) sowie selbstverletzendem Verhalten und Fremdaggression.

Betroffene mit einem Asperger-Syndrom scheinen zudem ein erhöhtes Risiko aufzuweisen, auch an einer Schizophrenie oder anderen psychotischen Störung zu erkranken.

Bei etwa 25 % der frühkindlichen Autisten treten **epileptische Anfälle** auf.

34.6 Verlauf und Prognose

Da es sich beim Autismus um eine tiefgreifende Entwicklungsstörung handelt, zeigen sich Auffälligkeiten bereits relativ **früh in der Entwicklung**.

In vielen Fällen suchen Eltern schon während des 1. Lebensjahres professionelle Hilfe, da ihnen die Andersartigkeit ihres Kindes auffällt. Dennoch wird die Diagnose häufig erst nach dem 3. Lebensjahr gestellt. Bei etwa 75 % der autistischen Kinder treten bereits vor dem 18. Lebensmonat autistische Tendenzen mit Störungen der Kommunikation und der sozialen Interaktion auf. Bei etwa 25 % werden diese Auffälligkeiten zwischen dem 18. und 36. Monat diagnostiziert. Im Säuglings- und Kleinkindalter (0–2 Jahre) zeichnet sich ein Teil der Kinder mit frühkindlichem Autismus durch ein sehr ruhiges, zurückgezogenes und »pflegeleichtes« Verhalten aus. Etwa 20 % der autistischen Kinder weisen eine weitgehend normale Entwicklung im 1. Lebensjahr auf. Andererseits gibt es auch Hinweise dafür, dass bereits im Säuglingsalter Auffälligkeiten in der sozialen Interaktion und dem sozialen Miteinander auftreten. Des Weiteren zeigen sich gelegentlich Schlafprobleme und Schwierigkeiten bei der Nahrungsaufnahme, aber auch ein Mangel an Imitation. Der Höhepunkt der ersten Auffälligkeiten liegt oft im Vorschulalter.

Bei betroffenen Kindern lässt die Schwere der Symptomatik oft bis zur Pubertät nach. Die spezifische Manifestation der Defizite ändert sich im Erwachsenenalter, doch bleibt die Kernsymptomatik in aller Regel bestehen. Allerdings können Beeinträchtigungen besonders bei begabten Betroffenen z. T. durch Erlernen von spezifischen Bewältigungsstrategien kompensiert oder abgemildert werden.

34.7   Diagnostik und Differenzialdiagnosen

Um die oben beschriebenen Defizite diagnostisch abzuklären, gibt es eine Reihe von klinischen und testpsychologischen Untersuchungen. Besonders wichtig sind eine genaue und detaillierte klinische Anamneseerhebung, insbesondere der frühkindlichen Entwicklung, die eine Befragung der Bezugspersonen einschließen sollte. Wichtig ist die klinische Verhaltensbeobachtung. Hilfreich für die Untersuchung sind spezielle Skalen zur Erhebung autistischer Symptome wie die Diagnostische Beobachtungsskala für Autistische Störungen (Autism Diagnostic Observation Schedule, ADOS; Lord et al. 1989) oder das revidierte Autismus Diagnostische Interview (Autism Diagnostic Interview-Revised, ADI-R; Lord et al. 1994). Daneben sollte eine umfassende Entwicklungs- und Intelligenzdiagnostik mittels entsprechender Testverfahren (▶ Kap. 6) durchgeführt werden.

Unabdingbar für die Diagnosestellung ist der differenzialdiagnostische Ausschluss von organisch bedingten Störungen durch eine sorgfältige allgemein-körperliche und neurologische Untersuchung einschließlich Bildgebung und EEG.

Intelligenzminderung mit emotionaler Verhaltensstörung (ohne Autismus) und andere psychische Erkrankungen wie depressive Störungen, psychotische Störungen, Tourette-Syndrom, ADHS, Hospitalismus, (elektiver) Mutismus, reaktive Bindungsstörungen, expressive Sprachstörungen, Landau-Kleffner-Syndrom, Savant-Syndrom und kombinierte rezeptiv-expressive Sprachstörung, die aufgrund der vorliegenden Symptomatik auch infrage kommen könnten, sind differenzialdiagnostisch zu be-

rücksichtigen. Häufig liegen diese psychischen Erkrankungen jedoch auch komorbide vor.

34.8   Therapie

34.8.1 Psychotherapie

In den letzten Jahrzehnten wurden viele psychotherapeutische Verfahren für Kinder mit Autismus entwickelt. Als häufig verwendete Methoden gelten:

- Frühe intensive globale Verhaltenstherapie Applied Behavior Analysis (ABA) nach O. I. Lovaas (Lovaas 1987)
- Verhaltensmodifikation einzelner Symptome
- Sog. TEACCH-Programm (Treatment and Education of Autistic and related Communication Handicapped Children; Schopler 1994)

Die ABA ist eine spezifische, besonders intensive Verhaltenstherapie, die sehr hochfrequente Therapieeinheiten (40 h in der Woche!) enthält. Diese Therapiesitzungen werden von einem Team unter enger Einbeziehung der Eltern durchgeführt. Das Verhalten wird in ganz kleine Einheiten aufgebrochen, um so eine gute Verständlichkeit für das autistische Kind zu ermöglichen. Der TEACCH-Ansatz geht davon aus, dass die Umwelt an die autistische Person optimal angepasst wird, sodass Patienten besser zurechtkommen und neue Verhaltensweisen leichter erlernen und üben können. Auch hier werden neue Lernschritte ganz genau in kleinste Teilschritte zerlegt.

Alle Therapien haben das gemeinsame Ziel, die soziale Interaktionsfähigkeit, Kommunikationsfähigkeit und Selbstständigkeit zu verbessern sowie Rituale, Zwänge, Auto- und Fremdaggression, Unruhe, grob- und feinmotorische Defizite sowie Isolation zu reduzieren. Prinzipien sind dabei unter anderem Kooperation mit den Eltern, Ganzheitlichkeit, Kompetenzorientierung und Strukturierung.

Im erwachsenenpsychiatrischen Bereich werden Verhaltenstherapie und soziales Kompetenztraining eingesetzt.

34.8.2 Psychopharmakotherapie

Zur Unterstützung der verhaltenstherapeutischen Interventionen wird oft eine Pharmakotherapie eingeleitet, da die therapeutische Arbeit nicht selten durch eine komorbide Symptomatik erschwert wird. Dies geschieht insbesondere, wenn sich intermittierende Verhaltensveränderungen zeigen (z. B. Erregungszustände bei z. B. sich verändernden Lebensumständen).

> **Bei der medikamentösen Therapie von komorbiden Störungen wie Depressionen und Störungen aus dem schizophrenen Formenkreis ist zu beachten, dass Patienten mit Autismus häufig besonders empfindlich auf Medikamente reagieren und dadurch die Nebenwirkungsrate höher ist.**

Die Psychopharmakotherapie kann einige der belastenden Begleitsymptome des Autismus verbessern. Die Erfolge der verhaltenstherapeutischen Behandlung in den Bereichen soziale Interaktion, sprachliche Kommunikation sowie Stereotypien können dadurch positiv beeinflusst werden.

> **Im engeren Sinne handelt es sich bei jeglichen medikamentösen Behandlungsversuchen der Symptome des Autismus letztlich um eine Off-label-Anwendung.**

Selektive **Serotoninwiederaufnahmehemmer (SSRI)** wirken erfolgreich auf repetitives und aggressives Verhalten. Unter Fluvoxamin zeigt sich eine Verbesserung der Sprache und sozialer Interaktionsfähigkeit.

Atypische Antipsychotika werden zur Behandlung von aggressivem und hyperkinetischem Verhalten sowie Stereotypien eingesetzt. In placebokontrollierten Studien wurde gezeigt, dass durch eine Behandlung mit Haloperidol Stereotypien, Hyperaktivität, Gereiztheit, Stimmungsschwankungen und auch soziales Rückzugsverhalten vermindert werden können. Aggressionen wurden in einer Studie signifikant durch Pimozid reduziert. Eine Reihe von Arbeiten zeigt die positive Wirkung von Risperidon bei der Therapie verschiedener Symptome im Rahmen der ASD, so z. B. Verminderung von Hyperaktivität, Aggression und repetitiven Verhaltensweisen. Der Medikationseffekt war dabei über mehrere Monate stabil.

Zur Verbesserung der Aufmerksamkeit sowie zur Reduktion von Hyperaktivität und Impulsivität werden teilweise **Stimulanzien** bei ASD eingesetzt.

Komorbide Symptome wie Epilepsien werden entsprechend mit **Antikonvulsiva** behandelt. Es zeigt sich, dass es oftmals zu einer Reduktion der Aggressivität und Verbesserung der Kommunikation kommt, die unabhängig von einer signifikanten Verminderung der Anfallshäufigkeit auftritt. Vermutlich kommt es durch eine Behandlung mit Antikonvulsiva auch bei Patienten mit ASD zu einer Verbesserung der affektiven Symptomatik bzw. zu einer Stimmungsstabilisierung. Kasuistiken beispielsweise deuten eine Behandlungseffektivität von Lamotrigin an, die jedoch bisher nicht in einer placebokontrollierten und doppelblinden Studie bestätigt werden konnte. Zu anderen Antikonvulsiva, wie Valproinsäure, gibt es ebenfalls kaum kontrollierte, randomisierte doppelblinde Studien. Die wenigen Befunde konnten allerdings klinisch einen positiven Einfluss auf Verhaltensauffälligkeiten nachweisen.

? Übungsfragen

1. Beschreiben Sie die Kernsymptomatik der Autismus-Spektrum-Störungen.
2. Fallbeispiel: Der 26-jährige Andreas K. wird in einer psychiatrisch-psychotherapeutischen Ambulanz vorstellig. Andreas K. berichtet, er sei Informatiker in einer großen Firma und bis vor ein paar Monaten auch zufrieden mit seiner Arbeitsstelle gewesen. Vor ein paar Monaten sei die Firma umgezogen und nun säße er in einem Großraumbüro, wo die ständigen akustischen Reize eine enorme Belastung seien. Er sei stets dafür bekannt gewesen, dass er sehr sorgfältig und präzise arbeite, dies würde ihm nun in dem Großraumbüro sehr schwer fallen. Außerdem komme es immer wieder zu kommunikativen Missverständnissen mit seinen Kollegen. Insgesamt sei er sehr unzufrieden mit der derzeitigen Situation und habe das Gefühl, dass ihn dies zunehmend depressiv mache. Er arbeite lieber für sich alleine, Kontakt zu Kollegen pflege er außerhalb der Arbeit eigentlich auch nicht. Er sei schon immer ein Einzelgänger gewesen, eine feste Partnerschaft sei er noch nie eingegangen. Grundsätzlich würde er sich schon eine Partnerin wünschen, aber bisher sei es ihm noch nicht gelungen, eine längerfristige Beziehung aufzubauen. Auffällig im Gespräch mit Herrn K. ist eine sehr förmliche und elaborierte Sprache, bei monoton gleichbleibender Sprachmelodie und fehlendem Blickkontakt. Sprache habe er sehr früh erlernt. Er habe schon immer ein sehr gutes Gedächtnis z. B. für Nummernschilder und geschichtliche Daten, dies zeigte sich schon im Schulalter. Allerdings sei er motorisch sehr ungeschickt. Generell sei er sehr perfektionistisch und halte gerne an Routinen fest. So habe auch alles in seiner Wohnung eine bestimmte Ordnung, wenn diese verändert werden würde, beunruhige ihn dies sehr. Die weitere Exploration ergibt, dass Herr K. soziale Kontakte bereits in der Kindheit vermied, so blieb er lieber zu Hause als mit anderen Kindern zu spielen. Auch hatte er Schwierigkeiten, die »So-tun-als-ob«-Spiele der anderen Kinder zu verstehen. Eine Intelligenzdiagnostik ergibt einen durchschnittlichen Intelligenzquotienten.
   a. Welche Verdachtsdiagnose stellen Sie?
   b. Welche Differenzialdiagnosen sind primär in Betracht zu ziehen?
3. Nennen Sie Unterschiede zwischen frühkindlichem Autismus und Asperger-Syndrom.

4. Was sind häufige Komorbiditäten der Autismus-
   Spektrum-Störungen?
5. Wie ist der Verlauf der Autismus-Spektrum-Störungen
   einzuschätzen?
6. Grenzen Sie Autismus-Spektrum-Störungen
   von anderen Erkrankungen ab, die mit einer
   intellektuellen Minderbegabung einhergehen.
7. Wie sehen die therapeutischen Strategien aus?

Weiterführende Literatur

Fombonne E (2005) Epidemiology of autistic disorder and other per-
    vasive developmental disorders. J Clin Psychiatry 66 (Suppl 10):
    3–8
Jesner OS, Aref-Adib M, Coren E (2007) Risperidone for ASD spectrum
    disorder. Cochrane Database Syst Rev: CD 005040
Lord C, Rutter M, Goode S, Heemsbergen J, Jordan H, Mawhood L,
    Schopler E (1989) Autism diagnostic observation schedule: a
    standardized observation of communicative and social behavior.
    J Autism Dev Disord 19: 185–212
Lord C, Rutter M, Le Couteur A (1994) Autism Diagnostic Interview-
    Revised: A revised version of a diagnostic interview for caregivers
    of individuals with possible pervasive developmental disorders. J
    Autism Dev Disord 24: 659–685
Lovaas OI (1987) Behavioural treatment and normal educational and
    intellectual functioning in young autistic children. J Consult Clin
    Psychol 55: 3–9
Michel TM, Sheldrick AJ, Frentzel T, Habel U, Herpertz-Dahlmann B,
    Herpertz S, Brügmann E, Schneider K, Schneider F (2010) Eva-
    luation der diagnostischen und therapeutischen Angebote für
    Patienten mit Autismus-Spektrum-Störungen (ASD) im Erwach-
    senenalter an deutschen Universitätskliniken. Fortschr Neurol
    Psychiat 78: 402–413
Newschaffer CJ, Croen LA, Daniels J, Giarelli E, Grether JK, Levy SE,
    Mandell DS, Miller LA, Pinto-Martin J, Reaven J, Reynolds AM, Rice
    CE, Schendel D, Windham GC (2007) The epidemiology of autism
    spectrum disorders. Annu Rev Public Health 28: 235–258
Nickl-Jockschat T, Michel TM (2011) Genetische und hirnstrukturelle
    Anomalien bei Autismus-Spektrum-Störungen: eine Brücke zum
    Verständnis der Ätiopathogenese. Nervenarzt 82: 618–627
Nickl-Jockschat T, Michel TM (2011) The role of neurotrophic factors in
    autism. Mol Psychiatry 16: 478–490
Schopler E (1994) A statewide program for the Treatment and Educa-
    tion of Autistic and related Communication handicapped Child-
    ren. In: Volkmar F (Ed) Child and adolescent psychiatric clinics in
    North America. Saunders, Philadelphia, PA, pp 91–103

34

Aufmerksamkeitsdefizit-/ Hyperaktivitätsstörung (ADHS) (F90) im Erwachsenenalter

M. Paulzen, U. Habel, F. Schneider

»Kurzinfo«

- ADHS gehört zu den häufigsten psychischen Erkrankungen im Kindes- und Jugendalter und setzt sich als Teil- oder Vollbild häufig bis ins Erwachsenenalter fort
- Kernsymptome sind eine **Aufmerksamkeitsstörung, Hyperaktivität** und **Impulsivität**; bei Erwachsenen finden sich als Begleitsymptome häufig auch eine emotionale Instabilität und desorganisiertes Verhalten
- Es gibt Hinweise für eine hohe **genetische Disposition**
- **Beginn** der Erkrankung liegt immer in der **Kindheit**
- Hohe Rate an psychiatrischen **Komorbiditäten**, **psychosozialen Beeinträchtigungen** und **gesundheitlichen Risiken**
- Eine effiziente Therapie umfasst die **Kombination** aus verhaltenstherapeutischen Interventionen und einer medikamentösen Therapie; Mittel der 1. Wahl ist **Methylphenidat**, als Alternativen kommen Atomoxetin oder nachfolgend Antidepressiva mit noradrenergem Wirkmechanismus zur Anwendung

35.1   Definition

Aufmerksamkeitsdefizit-/Hyperaktivitätsstörung (ADHS) – ADHS (auch »hyperkinetische Störung« genannt) zählt zu den Verhaltens- und emotionalen Störungen mit Beginn in der Kindheit und Jugend. Sie ist charakterisiert durch Aufmerksamkeitsdefizite, Hyperaktivität und Impulsivität.

Der 1844 von dem deutschen Arzt H. Hoffmann (1809–1894) in seinem Kinderbuch »Der Struwwelpeter« erschaffene »Zappelphilipp« dient heute vielfach als »Namenspate« der ADHS (»Zappelphilipp-Syndrom«). Erste klinische Fallbeschreibungen lieferte 1902 der englische Kinderarzt G. F. Still (1868–1941), der fälschlich von einem »Defekt der moralischen Kontrolle bei Kindern« sprach.

Die ICD-10 unterscheidet zwischen 2 Arten:

1. **Einfache Aktivitäts- und Aufmerksamkeitsstörung (F90.0)**
2. **Hyperkinetische Störung des Sozialverhaltens (F90.1)**, bei der die hyperkinetische Störung mit einer Störung des Sozialverhaltens kombiniert ist

Eine hyperkinetische Störung des Sozialverhaltens (F90.1) sollte nach dem 18. Lebensjahr allerdings nicht mehr diagnostiziert werden, stattdessen muss geprüft werden, ob eine Persönlichkeitsstörung als komorbide Erkrankung infrage kommt.

35.2   Epidemiologie

Im Kindes- und Jugendalter gehört ADHS zu den häufigsten psychischen Erkrankungen. Die weltweite Prävalenz der ADHS beträgt bei Kindern ungefähr 6–8 %, bei Erwachsenen wird die Prävalenz der ADHS auf etwa **4 %** geschätzt, wobei die Prävalenzangaben auch stark vom zugrunde gelegten Klassifikationssystem (ICD-10 oder DSM-IV-TR) abhängig sind.

Das **männliche Geschlecht** ist insgesamt häufiger betroffen als das weibliche (~3:1 im Kindes-/Jugendalter, ~2:1 im Erwachsenenalter). Geschlechtsunterschiede bei Kindern und Erwachsenen könnten aufgrund unterschiedlicher Symptomatik und Komorbiditäten zustande kommen.

35.3   Ätiologie

Ätiologisch wird **genetischen Faktoren** die größte Bedeutung zugesprochen. Die Heritabilität wird mit 65–90 % angegeben. Bei Familienangehörigen eines Patienten mit ADHS besteht ein ca. 3- bis 5-fach erhöhtes Risiko, ebenfalls eine ADHS zu entwickeln.

Neurobiologische Erklärungsansätze betonen sowohl hirnstrukturelle als auch -funktionelle Auffälligkeiten primär im frontostriatalen System sowie Störungen im dopaminergen und noradrenergen Neurotransmittersystem.

Aber auch **Umweltfaktoren** haben eine nicht zu unterschätzende Bedeutung und stellen bedeutsame Risikofaktoren dar. Allerdings scheinen auch hier die genetischen Faktoren das Ausmaß des Einflusses der Umwelt zu bestimmen. Zu solchen »externen« Risikofaktoren gehören neben psychosozialen Belastungen (z. B. negative Eltern-Kind-Beziehungen, instabile familiäre Verhältnisse) auch Komplikationen während der Schwangerschaft (z. B. Hypertonie, Stress) oder Geburt, ein niedriges Geburtsgewicht, pränatale Alkohol- und Nikotinexposition in utero sowie Infektionen und Toxine.

35.4   Klinik

Für die ADHS im Erwachsenenalter gibt es keine eigenen Kriterien in der ICD-10. Es gelten hier die gleichen ICD-Kriterien wie für das Kindesalter.

Diagnostische Leitlinien (ICD-10): F90.x Hyperkinetische Störungen

- Vorliegen von über das normale, altersentsprechende Maß hinausgehender Unaufmerksamkeit, Hyperaktivität und Impulsivität (>6 Monate bestehend) ▼

- **Unaufmerksamkeit**: mindestens 6 von 9 Symptomen:
  - Unaufmerksam gegenüber Details, Flüchtigkeitsfehler
  - Unfähigkeit, Aufmerksamkeit aufrecht zu erhalten
  - Nichtzuhören
  - Mangelnde Fähigkeit, Erklärungen zu folgen und Aufgaben entsprechend auszuführen
  - Desorganisiertheit
  - Vermeiden von Aufgaben, die Durchhaltevermögen erfordern
  - Verlieren/Verlegen von wichtigen Gegenständen
  - Leichte Ablenkbarkeit
  - Vergesslichkeit
- **Hyperaktivität**: mindestens 3 von 5 Symptomen:
  - Nicht still sitzen können
  - Situationsinadäquates Aufstehen
  - Exzessives Herumlaufen
  - Unruhig und laut bei Beschäftigung
  - Kaum beeinflussbare starke motorische Aktivität
- **Impulsivität**: mindestens 1 von 4 Symptomen:
  - Herausplatzen mit Antworten, bevor die Frage beendet ist
  - Ungeduld
  - Unterbrechen von Gesprächen anderer
  - Exzessives Reden ohne Rücksicht auf soziale Beschränkungen
- Beginn der Symptome liegt im Kindesalter (vor dem 7. Lebensjahr)
- Symptome müssen situationsübergreifend auftreten (z. B. sowohl zu Hause als auch auf der Arbeit)
- Symptome verursachen deutliches Leiden oder Beeinträchtigungen der psychosozialen Funktionsfähigkeit

Weitere klinische Merkmale der ADHS sind:
- Häufig zu beobachtende Achtlosigkeit und Impulsivität; denen zufolge neigen Betroffene zu Unfällen und kommen nicht selten mit dem Gesetz in Konflikt, da es – eher aus Unachtsamkeit als durch vorsätzliches Verhalten – zu Regelverletzungen kommt
- Distanzlosigkeit in sozialen Beziehungen
- Mangel an normaler Vorsicht und Zurückhaltung in potenziell gefährlichen Situationen

- Beeinträchtigungen kognitiver Funktionen, häufig Verzögerungen der motorischen und sprachlichen Entwicklung
- Sekundäre Komplikationen wie dissoziales Verhalten oder ein vermindertes Selbstwertgefühl

Bei ADHS **im Erwachsenenalter** bleiben zwar die zentralen Symptome Hyperaktivität, Impulsivität und Aufmerksamkeitsstörung bestehen, allerdings in altersspezifischer Ausprägung:
- Unaufmerksamkeit zeigt sich z. B. in leichter Ablenkbarkeit, schnell gelangweilt sein bzw. einem Bedürfnis nach stets neuen Reizen und Entscheidungsschwierigkeiten
- Motorische Unruhe verändert sich häufig hin zu einer inneren Unruhe, Betroffene beschreiben die Unfähigkeit, sich auszuruhen, und ein übermäßig starkes Mitteilungsbedürfnis
- Impulsivität äußert sich in Formen von Ungeduld, Handeln ohne nachzudenken (wahlloses Ausgeben von Geld, aus einem Impuls heraus neue Arbeitsstellen und Beziehungen beginnen) sowie Risiko suchendem Verhalten

Außerdem treten im Erwachsenenalter oft eine **emotionale Dysregulation** (Betroffene zeigen übermäßig häufige Stimmungsschwankungen und leiden an wiederholten kurzen Affektausbrüchen) sowie ein **desorganisiertes Verhalten** (z. B. fehlender Überblick, häufig zu spät kommen) hinzu.

Barkley et al. (2008) schlagen folgende **Diagnosekriterien für das Erwachsenenalter** vor:
- Leichte Ablenkbarkeit
- Neigung zu impulsiven Entscheidungen
- Schwierigkeiten, Verhalten oder Aktivitäten zu beenden, wenn sie beendet werden sollten
- Beginn unterschiedlicher Aufgaben, ohne Instruktionen zu lesen oder zu hören
- Schwierigkeiten, sich an Versprechungen oder Vereinbarungen zu halten
- Schwierigkeiten, Dinge in der richtigen Reihenfolge zu tun
- Schwierigkeiten, die zugelassene Geschwindigkeit beim Autofahren nicht zu überschreiten
- Schwierigkeiten, Freizeitaktivitäten ruhig auszuführen
- Schwierigkeiten, Aufmerksamkeit bei Aufgaben aufrecht zu erhalten
- Schwierigkeiten mit der Selbstorganisation bei Aufgaben

Wender-Utah-Kriterien

Speziell für das Erwachsenenalter wurden zur Unterstützung der Diagnosestellung die Wender-Utah-Kriterien entwickelt. Hiernach kann die Diagnose der ADHS im Erwachsenenalter gestellt werden, wenn neben einer Störung der Aufmerksamkeit und motorischer Hyperaktivität noch 2 weitere der unter 3–7 aufgelisteten Symptome vorliegen:

1. **Aufmerksamkeitsstörung:** beispielsweise leichte Ablenkbarkeit; Schwierigkeit, längeren Gesprächen zu folgen, sich auf schriftliche Dinge/Aufgaben zu konzentrieren
2. **Motorische Hyperaktivität:** z. B. Probleme, sich zu entspannen, still zu sitzen, einen Film im TV zu verfolgen, Zeitung zu lesen
3. **Affektlabilität:** häufiger Wechsel zwischen normaler und niedergedrückter Stimmung sowie leichter Erregung (meist reaktive Stimmungswechsel)
4. **Desorganisiertes Verhalten:** Unfähigkeit, Aktivitäten strukturell zu planen und zu organisieren; oft werden Aufgaben nicht zu Ende gebracht, planloser Wechsel von einer Aufgabe zur anderen
5. **Störung der Affektkontrolle:** erhöhte Reizbarkeit (z. B. im Straßenverkehr), schnelle Wutausbrüche, niedrige Frustrationstoleranz
6. **Impulsivität:** Ungeduld, Dazwischenreden, Unterbrechen anderer im Gespräch
7. **Emotionale Überreagibilität:** Schwierigkeiten, mit alltäglichen Stressoren umzugehen; schnell wird überschießend oder ängstlich reagiert

35.5 Komorbidität

ADHS stellt einen Risikofaktor für weitere psychische Erkrankungen dar. Etwa 65 % der betroffenen Kinder weisen eine psychiatrische Komorbidität auf, ca. 75 % der erwachsenen Patienten haben mindestens eine weitere psychische Erkrankung, der Durchschnitt liegt bei 3 weiteren psychischen Erkrankungen (Kooij et al. 2010). Zu den häufigsten Komorbiditäten gehören affektive Störungen, Angst-, Schlaf- und Persönlichkeitsstörungen (v. a. dissoziale, emotional instabile) sowie Substanzmissbrauch, Lern- und andere Entwicklungsstörungen.

Besonders hoch ist auch die Prävalenz des Rauchens unter Betroffenen mit ADHS: diese ist im Vergleich zu Erwachsenen ohne ADHS etwa doppelt so hoch.

ADHS scheint bei männlichen Patienten häufiger als bei weiblichen Patientinnen mit Verhaltens- oder Persönlichkeitsstörungen sowie substanzbezogenen Abhängigkeitserkrankungen verbunden zu sein.

35.6 Verlauf und Prognose

Bei rund **ein bis zwei Drittel** der Betroffenen **persistiert** die ADHS bis ins Erwachsenenalter hinein, einhergehend mit psychosozialen Beeinträchtigungen und hohen Komorbiditätsraten. Im Gegensatz zu den Aufmerksamkeitsdefiziten nehmen motorische Hyperaktivität und Impulsivität mit dem Alter oft an Intensität ab (zur Symptomausgestaltung im Erwachsenenalter ▶ Abschn. 35.4).

Einfluss auf den Verlauf und die Persistenz der Symptome nehmen der Schweregrad der Symptomatik, mögliche Komorbiditäten (▶ Abschn. 35.5) und die psychosozialen Umstände. Gestörte familiäre Interaktions- und Beziehungsmuster oder eine depressive Störung der Mutter können sich negativ auf Verlauf und Prognose auswirken.

Aus den Symptomen der ADHS resultieren häufig **soziale Komplikationen** und **gesundheitliche Risiken** wie eine erhöhte Rate an Arbeitslosigkeit, Scheidungen, Konflikte mit dem Gesetz, unerwünschten Schwangerschaften, eine erhöhte Unfallgefahr sowie ein erhöhtes Risiko für sexuell übertragbare Krankheiten.

35.7 Diagnostik und Differenzialdiagnosen

ADHS ist eine **klinische Diagnose**, die anhand der charakteristischen Symptomatik, die bereits in der Kindheit begonnen haben muss, durch Eigen- und Fremdanamnese, klinische Beobachtung und entsprechende Zusatzdiagnostik gestellt wird.

Bei der **Anamneseerhebung** sollten insbesondere die nachfolgend aufgeführten Aspekte sorgfältig exploriert und auch **fremdanamnestisch verifiziert** werden:

- Lern- und Sozialverhalten in Schule/Studium (aufschlussreich können Zeugnisse und Beurteilungen sein)
- Verhalten am Ausbildungs- oder Arbeitsplatz, in der Familie, bei Freunden und in Beziehungen
- Freizeitgestaltung
- Familienanamnese hinsichtlich ADHS, Tic-Störungen, Substanzmissbrauch, Persönlichkeitsstörungen, affektiven Störungen, Angststörungen, Entwicklungsstörungen

> **Für die Diagnose einer ADHS im Erwachsenenalter muss eine ADHS auch schon im Kindesalter gesichert vorgelegen haben.**

Hilfreich bei der Erfassung von ADHS können Selbst- und Fremdbeurteilungsfragebögen sein. Es existiert inzwischen eine Reihe solcher Screeninginstrumente zur

Tab. 35.1 Differenzialdiagnosen der ADHS. (Krause 2006)

Abzugrenzen sind …	Störung der Aufmerksamkeit	Motorische Unruhe	Impulsivität	Logorrhö	Gestörtes Sozialverhalten
Lebhaftes und impulsives Verhalten als Normvariante		+	+	+	(+)
Umschriebene Entwicklungsstörungen (z. B. Legasthenie, Dyskalkulie)	+	(+)			(+)
Epilepsie mit Absencen	+				
Tic-Störungen		+	(+)		(+)
Huntington-Chorea		+			
Primäre Hirnerkrankungen (raumfordernde, posttraumatische, postenzephalitische)	+	+	+	+	
Hyperthyreose	(+)	+	(+)		
Hypothyreose	+				
Restless-legs-Syndrom		+			
Störungen der Schlaf-wach-Regulation	+				
Substanzmissbrauch, -abhängigkeit	+	+	+	+	(+)
Nebenwirkungen von Medikamenten	+	+	(+)	(+)	
Allergien, juckende Ekzeme		+			
Depression	+				(+)
Agitierte Depression, Manie	+	+	+	+	+
Persönlichkeitsstörungen (v. a. dissozial, impulsiv bzw. emotional instabil, ängstlich-selbstunsicher)	(+)		+	(+)	+

Erfassung ADHS-spezifischer Symptome. Ein relativ umfangreiches diagnostisches Inventar sind die Homburger ADHS-Skalen für Erwachsene (HASE, Rösler et al. 2008), die verschiedene Instrumente beinhalten:

- **Wender Utah Rating Scale** (**Cave**: nicht zu verwechseln mit den Wender-Utah-Kriterien ▶ Abschn. 35.4): bewährter Fragebogen, um retrospektiv beim Erwachsenen das Vorhandensein der Symptomatik in der Kindheit zu eruieren (dt. Kurzversion von Retz-Junginger et al. 2002)
- **Wender-Reimherr-Interview (WRI)** eignet sich zur Erfassung der Wender-Utah-Kriterien (▶ Abschn. 35.4)
- ADHS-Selbstbeurteilungsskala (**ADHS-SB**) und eine diagnostische Checkliste (**ADHS-DC**), beide zur Beurteilung der Ausprägung der Symptome der ADHS im Erwachsenenalter und zur Verlaufsbeurteilung (gemäß der Kriterien in ICD-10 und DSM-IV)

Neben den klinischen Tests sind auch eine IQ-Messung sowie neuropsychologische Tests zur Messung von Aufmerksamkeit und Exekutivfunktionen (Reaktionshemmung, Interferenz, Arbeitsgedächtnis) sinnvoll (▶ Kap. 6).

> **Testpsychologische Untersuchungen können die Diagnosestellung erleichtern und die diagnostische Sicherheit erhöhen, sind aber zur Diagnosestellung alleine nicht hinreichend.**

Trotz der zahlreichen diagnostischen Instrumente bleibt die Erkrankung im Erwachsenenalter allerdings oft nicht diagnostiziert, da

- die Symptome im Erwachsenenalter weniger deutlich bzw. subtiler werden – im Erwachsenenalter werden z. B. eher innere Unruhe, Unaufmerksamkeit, Desorganisiertheit, sowie Beeinträchtigungen im Verhalten oder bzgl. der exekutiven Funktionen beobachtet –,
- häufig Komorbiditäten bestehen,
- es mitunter zum Erlernen von Bewältigungs- und Kompensationsstrategien kommt – hierdurch kann die Störung bei Erwachsenen weniger auffallen als bei Kindern –,
- das Kriterium des Alters bei Beginn der Störung für eine retrospektive Diagnose von ADHS bei Erwachsenen weniger reliabel und wichtig ist als die Persistenz der Störung über die Lebensspanne.

Zum **differenzialdiagnostischen Ausschluss** somatischer Grunderkrankungen (z. B. Schilddrüsenerkrankungen, Epilepsie, Schädel-Hirn-Traumata, Vigilanzstörungen aufgrund von Schlafstörungen wie Narkolepsie, Schlafapnoe-Syndrom, Restless-legs-Syndrom; **Tab. 35.1**) ist eine gründliche klinische Untersuchung (allgemein-körperlich und neurologisch) notwendig (▶ Kap. 5). Als Zusatzdiagnostik werden in den ADHS-Leitlinien für Erwachsene (Ebert et al. 2003) eine Schilddrüsenuntersuchung und ein EEG sowie bei entsprechendem Verdacht weiterführende somatische Zusatzuntersuchungen empfohlen.

Differenzialdiagnostisch muss auch an eine substanzbedingte Störung gedacht werden, sodass eine sorgfältige **Sucht- und Medikamentenanamnese** zu erfolgen hat, insbesondere hinsichtlich Barbituraten, Antihistaminika, Theophyllin, Sympathikomimetika, Steroiden, Antipsychotika (Akathisie!), anderen Psychopharmaka und illegalen Drogen (v. a. Cannabis; bei Hinweisen auf Substanzkonsum auch Drogenscreening).

> **Die Diagnostik wird mitunter dadurch erschwert, dass die möglichen Differenzialdiagnosen nicht selten auch als komorbide Störungen vorliegen.**

35.8   Therapie

Die Therapie erfolgt am besten **multimodal**. Eine spezifische multimodale Therapie sollte nach den deutschen ADHS-Leitlinien für Erwachsene (Ebert et al. 2003) spätestens dann beginnen, wenn eindeutig durch ADHS bedingt

- in einem Lebensbereich deutliche Störungen oder
- in mehreren Lebensbereichen leichte Störungen oder krankheitswertige Symptome bestehen (◘ Abb. 35.1).

Auch wenn randomisierte placebokontrollierte Studien bislang fehlen, sprechen die Daten für eine bessere Wirksamkeit einer **Kombination** aus Psychotherapie einschließlich Psychoedukation und Pharmakotherapie, da einige Symptome (z. B. Aufmerksamkeitsstörung, emotionale Instabilität) eher der Pharmakotherapie und andere (auch deren psychosoziale Folgen) eher einer Psychotherapie (z. B. Organisationsverhalten, Verhalten in Beziehungen) zugänglich sind. Zudem ist die Ansprechrate der Erwachsenen mit ADHS auf eine medikamentöse Behandlung sehr variabel (▶ Abschn. 35.8.2), oder Betroffene leiden unter deutlichen Nebenwirkungen. Viele der medikamentös behandelten Patienten erreichen auch keine Vollremission. Dies macht die Notwendigkeit auch psychotherapeutischer Interventionen deutlich.

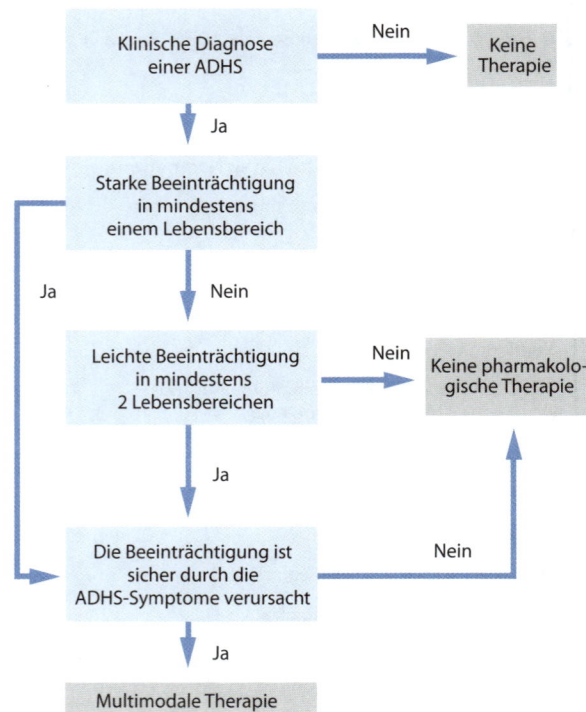

◘ **Abb. 35.1** Algorithmus zur Behandlungsindikation. (Ebert et al. 2003)

35.8.1 Psychotherapie

Psychotherapeutische Interventionen zur Behandlung der ADHS sind darauf gerichtet, die Regulation des Verhaltens zu verbessern, etwa dadurch, dass die Patienten trainieren oder lernen, ineffiziente Reaktionen zu unterdrücken und Aufmerksamkeit zu intensivieren. Konkret heißt dies:

- Einüben von Zeitmanagement
- Bewusste Limitierung von Aktivitäten (»eins nach dem anderen« – das bewusste Beginnen und Beenden von Aufgaben)
- Erlernen des Organisierens häuslicher und finanzieller Dinge
- Erlernen eines besseren Umgangs in Beziehungen und mit beruflichen Schwierigkeiten
- Verstehen von emotionalen Reaktionen im Zusammenhang mit der Erkrankung

Eine effiziente Behandlungsform, um impulsives und desorganisiertes Verhalten zu lindern, stellen Selbstinstruktions- und Selbstmanagementtrainings dar. Des Weiteren ist es sinnvoll und hilfreich, kognitive Funktionen zu trainieren (Aufmerksamkeits- und Gedächtnistraining, Neurofeedback, metakognitives Training).

Gruppentherapien zur Behandlung von ADHS im Erwachsenenalter basieren häufig auf Bausteinen der dialek-

◻ Tab. 35.2 Methylphenidat (MPH) und Atomoxetin zur Behandlung der ADHS im Erwachsenenalter

Präparat	Dosierung	Nebenwirkungen	Wechselwirkungen	Kontraindikationen	Besonderheiten
Unretardiertes MPH (z. B. Ritalin®) (Off-label-Anwendung)	– Bis zu 4-mal tgl. – Einschleichende Dosierung, initial 5–10 mg/Tag, Steigerung um 5–10 mg etwa alle 3–4 Tage entsprechend klinischem Ansprechen und Nebenwirkungen – Max. 60 mg/Tag	Appetitminderung, Schlafstörungen, Kopfschmerzen, Hypertonie, Tachykardie, evtl. Tics, evtl. zerebrale Krampfanfälle	Keine Kombination mit MAO-Hemmern; Interaktion mit vasopressorisch wirksamen Substanzen (Blutdruckerhöhung), Antikonvulsiva, Cumarinen, TZA (v. a. Desipramin und Imipramin)	Schwere Herz-Kreislauf-Erkrankungen, Hyperthyreose, Engwinkelglaukom, Anorexia nervosa, Schizophrenie, Manie, schwere Angsterkrankungen Vorsicht bei Epilepsien, Tic-Störungen	BtM-Pflicht
Retardiertes MPH (z. B. Medikinet adult®, derzeit einziges zugelassenes MPH-haltiges Präparat zur Behandlung erwachsener Patienten mit einer seit der Kindheit fortbestehenden ADHS)	– 2-mal tgl. – Initial 10 mg/Tag – Steigerung in wöchentlichen Schritten von 10 mg/Tag entsprechend klinischem Ansprechen und Verträglichkeit – Tageshöchstdosis 1 mg/kg KG; unabhängig vom Körpergewicht sollten 80 mg/Tag nicht überschritten werden (gemäß Fachinformation für Medikinet adult®)	► Unretardiertes MPH	► Unretardiertes MPH	► Unretardiertes MPH	► Unretardiertes MPH
Atomoxetin (Strattera®) (Off-label-Anwendung)	– 1- (bis 2-)mal tgl. – Initialdosis 40 mg/Tag, entsprechend klinischer Wirksamkeit auf 80 mg/Tag steigern – Max. 100 mg/Tag	Appetitminderung, Schlaflosigkeit, gastrointestinale Störungen, Tachykardie, Kopfschmerzen, trockener Mund, Hitzewallungen, sexuelle Funktionsstörungen	Bei Kombination mit Arzneimitteln, die das QT-Intervall verlängern, erhöhtes Risiko für QTc-Zeit-Verlängerung; CYP2D6-Inhibitoren erhöhen den Atomoxetinspiegel	Schwere Herz-Kreislauf-Erkrankungen, Engwinkelglaukom; Vorsicht bei Krampfanfällen in der Anamnese	Keine BtM-Pflicht, nur zur Behandlung der ADHS im Erwachsenenalter zugelassen, wenn es schon vor dem 18. Lebensjahr verordnet wurde und die Verordnung über das 18. Lebensjahr hinaus fortgesetzt wird

tisch-behavioralen Therapie (DBT; ► Abschn. 30.8.2) und der kognitiven Verhaltenstherapie (► Abschn. 14.3.1).

Kognitive Verhaltenstherapie zeigt vielversprechende Ergebnisse, insbesondere das Erlernen und Einüben verschiedener behavioraler Kompensationsstrategien sind dabei wesentliche Wirksamkeitsbestandteile.

Sinnvoll ist auch der Einbezug von Bezugspersonen oder Angehörigen.

Tipp

Dem Patienten sollten alle Maßnahmen empfohlen werden, die ihn dabei unterstützen, seinen Alltag besser zu organisieren (z. B. Zeitmanagement, Tagesstrukturierung) oder dem Abbau von Spannung dienen (z. B. Sport).

35.8.2 Pharmakotherapie

Die medikamentöse Therapie der 1. Wahl ist die Therapie mit Stimulanzien, und zwar mit **Methylphenidat (MPH)** (◘ Tab. 35.2). Im Erwachsenenalter liegen erst wenige placebokontrollierte Studien vor. Die Ansprechrate im Kindesalter liegt robust bei ca. 70 %, im Erwachsenenalter scheint sie mit 25–78 % deutlich variabler zu sein.

> ❯ **Nach den gegenwärtigen deutschen ADHS-Leitlinien für das Erwachsenenalter (Ebert et al. 2003) stellen Psychostimulanzien (Methylphenidat) die Substanzen 1. Wahl dar.**

Die Medikation mit Methylphenidat unterliegt der BtM-Pflicht und war bis vor kurzem nur zugelassen für Kinder und Jugendliche von 6 bis 18 Jahren. Das Bundesinstitut für Arzneimittel und Medizinprodukte (BfArM) hat inzwischen aber erstmals einer Erweiterung der Indikation auf das Erwachsenenalter zugestimmt. Derzeit ist Medikinet adult® allerdings das einzige MPH-haltige Präparat, das eine entsprechende Zulassung für das Erwachsenenalter besitzt.

Es stehen kurz wirksame MPH-Präparate (unretardiert, Wirkungsdauer etwa 4 h) sowie retardierte Formen (Wirkungsdauer etwa 6–12 h) zur Verfügung. Die Einnahme von unretardiertem MPH muss mehrmals täglich erfolgen (in der Regel morgens, mittags und bei Bedarf auch am frühen und späten Nachmittag), was die Compliance beeinflusst. Retardpräparate erleichtern die Einnahme, da hier eine tägliche Einmalgabe möglich ist.

Grundsätzlich ist aufmerksam auf mögliche Nebenwirkungen, v. a. des kardiovaskulären Systems, zu achten.

Erwachsene benötigen in der Regel eine auf das Körpergewicht bezogene, im Vergleich zu Kindern/Jugendlichen niedrigere Dosierung der Psychostimulanzien. Oft müssen die Präparate langfristig eingenommen werden, kontrollierte jährliche Auslassversuche werden aber empfohlen.

Die therapeutische Einnahme von MPH (sachgerechter oraler Einsatz) ist wahrscheinlich nicht mit einer erhöhten Missbrauchs- oder Abhängigkeitsgefahr verbunden. Zudem wird durch retardierte MPH-Präparate das Missbrauchspotenzial verringert. Trotzdem wird beim Vorliegen einer komorbiden Suchterkrankung empfohlen, alternative medikamentöse Präparate zu berücksichtigen.

Eine solche Alternative zu MPH stellt **Atomoxetin** dar (◘ Tab. 35.2). Eine Medikation mit dem hochselektiven und potenten Hemmstoff des präsynaptischen Noradrenalintransporters Atomoxetin ist im Erwachsenenalter nur dann zugelassen, wenn der Behandlungsbeginn vor dem 18. Lebensjahr lag. Für Atomoxetin bestehen kein Abhängigkeitspotenzial und keine BtM-Pflicht. Liegt als komorbide Erkrankung eine Tic-Störung vor, kann die-

se durch Atomoxetin gelindert werden, während diese durch MPH eher verstärkt würde. Insgesamt gilt Atomoxetin nach MPH als Mittel der 2. Wahl zur Behandlung der ADHS, bei komorbiden depressiven Störungen wird es allerdings auch als Mittel der 1. Wahl empfohlen.

Weitere Alternativen zu MPH und Atomoxetin stellen **Antidepressiva** mit einer noradrenergen Wirkung dar (Off-label-Verordnung), z. B.:

- Selektiver Noradrenalinwiederaufnahmehemmer (SNRI) wie Reboxetin
- Antidepressiva mit dualem Wirkprinzip wie Venlafaxin oder Duloxetin als kombinierte Serotonin- und Noradrenalinwiederaufnahmehemmer (SSNRI) (v. a. bei komorbider affektiver Störung)
- Bupropion (kombinierter Noradrenalin- und Dopaminwiederaufnahmehemmer)

Die Dosierungsempfehlungen der Antidepressiva zur Behandlung der ADHS im Erwachsenenalter liegen im Bereich der antidepressiven Therapie.

> **Tipp**
>
> ADHS im Erwachsenenalter – Leitlinien auf der Basis eines Expertenkonsensus mit Unterstützung der DGPPN (Ebert et al. 2003): http://media.dgppn.de/mediadb/media/dgppn/pdf/leitlinien/leitlinienadhs-erwachsen.pdf (Zugegriffen: 06.09.2011)

❓ Übungsfragen

1. Welchen Einfluss hat die Genetik bei der Ätiologie der ADHS?
2. Welche Neurotransmittersysteme scheinen bei der Pathogenese der ADHS die größte Rolle zu spielen?
3. Wie ändert sich das klinische Bild der ADHS im Erwachsenalter verglichen mit den klinischen Symptomen im Kindes-/Jugendalter?
4. Benennen Sie die Wender-Utah-Kriterien der ADHS im Erwachsenenalter.
5. Fallbeispiel: Der 30-jährige Olaf K. stellt sich in der ADHS-Sprechstunde für Erwachsene bei Ihnen vor. Er wünscht eine diagnostische Abklärung bezüglich des Vorliegens einer ADHS. Er habe im Internet über die Diagnose gelesen und vermute nun, dass diese Diagnose auch auf ihn zutreffe. Soweit er sich erinnern könne, bestünden bei ihm schon seit seiner Kindheit Konzentrationsschwierigkeiten und ein ausgeprägter Bewegungsdrang. Von seiner Mutter sei er häufig als »Zappelphilipp« betitelt worden. Zudem sei er sehr »schusselig«, so verlege er öfter wichtige Gegenstände wie Schlüssel oder sein Portemonnaie. Auch beruflich und privat gäbe es erhebliche

Probleme. Es falle ihm auf der Arbeit schwer, sich auf ein Projekt zu konzentrieren und dieses zu organisieren. Er lasse sich leicht ablenken und sei sehr ungeduldig. Wenn etwas nicht direkt klappt, wie er es sich vorstellt, werde er schnell aufbrausend. Seine Partnerin habe ihm aufgrund seiner Stimmungsschwankungen schon mit der Trennung gedroht. Welche diagnostischen Schritte leiten Sie ein?

6. Welches sind häufige komorbide Störungen bei ADHS?

7. Wie sieht die Pharmakotherapie der ADHS aus?

Weiterführende Literatur

Barkley RA, Murphy KR, Fischer M (2008) ADHD in adults. What the Science says. Guilford, New York

Ebert D, Krause J, Roth-Sackenheim C (2003) ADHS im Erwachsenenalter – Leitlinien auf der Basis eines Expertenkonsensus mit Unterstützung der DGPPN. Nervenarzt 74: 939–946; http://www.dgppn.de/fileadmin/user_upload/_medien/download/pdf/kurzversion-leitlinien/leitlinien-adhs-erwachsenenalter.pdf (Zugegriffen: 06.09.2011)

Edel M-A, Vollmoeller W (Hrsg) (2006) Aufmerksamkeitsdefizit-/Hyperaktivitätsstörung bei Erwachsenen. Springer, Berlin Heidelberg

Fayyad J, De Graaf R, Kessler R, Alonso J, Angermeyer M, Demyttenaere K, De Girolamo G, Haro JM, Karam EG, Lara C, Lépine JP, Ormel J, Posada-Villa J, Zaslavsky AM, Jin R (2007) Cross-national prevalence and correlates of adult attention-deficit hyperactivity disorder. Br J Psychiatry 190: 402–409

Goodman D (2009) Adult ADHD and comorbid depressive disorders: diagnostic challenges and treatment options. CNS Spectr 14 (Suppl 6): 5–7

Halmøy A, Fasmer OB, Gillberg C, Haavik J (2009) Occupational outcome in adult ADHD: impact of symptom profile, comorbid psychiatric problems, and treatment: a cross-sectional study of 414 clinically diagnosed adult ADHD patients. J Atten Disord 13: 175–187

Kooij SJ, Bejerot S, Blackwell A, Caci H, Casas-Brugué M, Carpentier PJ, Edvinsson D, Fayyad J, Foeken K, Fitzgerald M, Gaillac V, Ginsberg Y, Henry C, Krause J, Lensing MB, Manor I, Niederhofer H, Nunes-Filipe C, Ohlmeier MD, Oswald P, Pallanti S, Pehlivanidis A, Ramos-Quiroga JA, Rastam M, Ryffel-Rawak D, Stes S, Asherson P (2010) European consensus statement on diagnosis and treatment of adult ADHD: The European Network Adult ADHD. BMC Psychiatry 10: 67

Krause J (2006) Diagnostik und Therapie der ADHS im Erwachsenenalter. In: Edel M-A, Vollmoeller W (Hrsg) Aufmerksamkeitsdefizit-/Hyperaktivitätsstörung bei Erwachsenen. Springer, Berlin Heidelberg, S 29–48

Krause J, Krause K-H (2009) ADHS im Erwachsenenalter. Schattauer, Stuttgart

Retz-Junginger P, Retz W, Blocher D, Weijers HG, Trott GE, Wender PH, Rössler M (2002) Wender Utah Rating Scale (WURS-k). Die deutsche Kurzform zur retrospektiven Erfassung des hyperkinetischen Syndroms bei Erwachsenen. Nervenarzt 73: 830–838

Rösler M, Retz-Junginger P, Retz W, Stieglitz R-D (2008) HASE – Homburger ADHS-Skalen für Erwachsene. Hogrefe, Göttingen

Solanto MV, Marks DJ, Wasserstein J, Mitchell K, Abikoff H, Alvir JM, Kofman MD (2010) Efficacy of meta-cognitive therapy for adult ADHD. Am J Psychiatry 167: 958–968

Tic-Störungen und Tourette-Syndrom

I. Neuner, F. Schneider

»Kurzinfo«

- **Tics** sind unwillkürliche, plötzlich einschießende Muskelaktionen oder Lautäußerungen, die sich häufig stereotyp wiederholen und keinem offensichtlichen Zweck dienen
- **Tourette-Syndrom** bezeichnet eine komplexe Tic-Störung, bei der motorische und mindestens ein vokaler Tic länger als 1 Jahr auftreten, mit Beginn vor dem 18. Lebensjahr
- Das Ersterkrankungsalter liegt häufig im **3.–8. Lebensjahr**
- In der Ätiologie des Tourette-Syndroms und der anderen Tic-Störungen spielen sowohl eine **genetische Prädisposition** als auch prä-/perinatale und immunologische Prozesse sowie eine Störung verschiedener Neurotransmittersysteme eine Rolle; wichtiges neuroanatomisches Substrat ist der **kortikostriatothalamokortikale Regelkreis**
- Die Diagnosestellung erfolgt klinisch (Eigen- und Fremdanamnese, **Verhaltensbeobachtung**)
- Häufige Komorbiditäten sind v. a. **ADHS, Depression** sowie **Angst-** und **Zwangsstörungen**
- Therapeutisch wichtige Bausteine sind **Psychoedukation, verhaltenstherapeutische Techniken** und **Pharmakotherapie** (bevorzugt mit einem **atypischen Antipsychotikum** oder **Tiaprid**)
- Bei Therapieresistenz und sehr schwerer Ausprägung der Symptomatik scheint die **tiefe Hirnstimulation** eine weitere Option (experimenteller Ansatz, nur im Erwachsenenalter)

36.1 Definition

Tic-Störungen – Tic-Störungen sind eine Gruppe von Erkrankungen, deren vorwiegendes Symptom Tics sind.

Tics – Als Tics werden nicht zweckgebundene, unwillkürliche, rasch einschießende, stereotype muskuläre Aktionen oder Lautäußerungen bezeichnet.

In der ICD-10 werden unterschieden:
- **Vorübergehende Tic-Störung**
- **Chronische Tic-Störung**
- **Tourette-Syndrom**

Bei der vorübergehenden und chronischen Tic-Störung liegen isoliert nur motorische oder nur vokale Tics vor. Diese bestehen bei der vorübergehenden Tic-Störung maximal 1 Jahr, bei der chronischen Tic-Störung länger als 1 Jahr.

Beim Gilles-de-la-Tourette-Syndrom (kurz: Tourette-Syndrom) treten – über mehr als 1 Jahr hinweg – sowohl multiple motorische Tics als auch mindestens ein vokaler Tic auf. Erstmals wurde das Tourette-Syndrom 1825 von dem französischen Arzt und Taubstummenlehrer J. Itard (1774–1838) und 60 Jahre später von G. Gilles de la Tourette (1857–1904) beschrieben und nach diesem benannt.

36.2 Epidemiologie

Werden alle Tic-Störungen erfasst (vorübergehende, chronische und das Tourette-Syndrom), finden sich in populationsbasierten Studien Prävalenzzahlen von bis zu 7 %. Das männliche Geschlecht ist bei allen Tic-Störungen 3- bis 4-mal häufiger betroffen.

Die Prävalenzangaben für das **Tourette-Syndrom** schwanken je nach epidemiologischer Methode – abhängig davon, ob die Erfassung klinik- oder populationsbasiert durchgeführt wurde. Mehrere internationale, an Schulen durchgeführte Untersuchungen fanden in den letzten Jahren konsistent eine **Prävalenzrate um 1 %** (0,4–3,8 %). Für Amerika, Europa und Asien scheint die Häufigkeit ähnlich zu sein. Damit ist das Tourette-Syndrom nicht so selten, wie früher angenommen wurde.

36.3 Ätiologie

Eine **genetische Disposition** des Tourette-Syndroms und der anderen Tic-Störungen ist gut dokumentiert. Ein hoher Prozentsatz der Patienten mit Tourette-Syndrom kann einen Verwandten ersten Grades angeben, bei dem eine chronische Tic-Störung besteht oder zumindest in der Kindheit/Jugend vorlag. Während monozygote Zwillinge zu 50–70 % konkordant sind, zeigen dizygote Zwillinge nur eine Konkordanz von 9 %. Die bisherigen Ergebnisse deuten auf mehrere Regionen im Genom hin, die mit hoher Wahrscheinlichkeit an der Entstehung des Tourette-Syndroms beteiligt sind. Als ein mögliches Kandidatengen wurde u. a. SLITRK1 auf Chromosom 13 identifiziert, ein Gen, welches Proteine kodiert, die am Neuritenwachstum beteiligt sind. Allerdings ließ sich dieser Befund nicht konsistent replizieren.

Da trotz intensivster genetischer Studien bislang kein Gen eindeutig identifiziert werden konnte, geht man heute von einer genetischen Vulnerabilität aus, zu der noch andere Faktoren (beispielsweise Infektionen, prä- und perinatale Faktoren, ◘ Abb. 36.1) hinzukommen müssen, die die Genexpression beeinflussen.

In Hinblick auf **perinatale Faktoren** fand sich in einer Studie (Mathews et al. 2006) eine positive Korrelation zwischen mütterlichem Nikotinkonsum in der Schwangerschaft und dem Schweregrad (Tic-Intensität) des Tourette-Syndroms. Andere Variablen wie Alter des Vaters

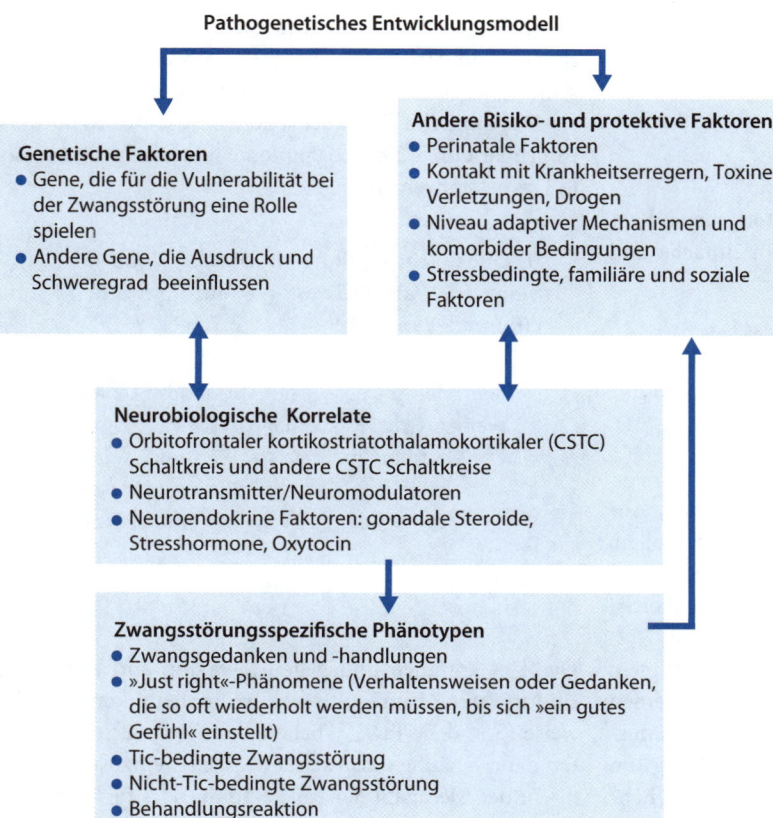

Pathogenetisches Entwicklungsmodell

Genetische Faktoren
- Gene, die für die Vulnerabilität bei der Zwangsstörung eine Rolle spielen
- Andere Gene, die Ausdruck und Schweregrad beeinflussen

Andere Risiko- und protektive Faktoren
- Perinatale Faktoren
- Kontakt mit Krankheitserregern, Toxinen, Verletzungen, Drogen
- Niveau adaptiver Mechanismen und komorbider Bedingungen
- Stressbedingte, familiäre und soziale Faktoren

Neurobiologische Korrelate
- Orbitofrontaler kortikostriatothalamokortikaler (CSTC) Schaltkreis und andere CSTC Schaltkreise
- Neurotransmitter/Neuromodulatoren
- Neuroendokrine Faktoren: gonadale Steroide, Stresshormone, Oxytocin

Zwangsstörungsspezifische Phänotypen
- Zwangsgedanken und -handlungen
- »Just right«-Phänomene (Verhaltensweisen oder Gedanken, die so oft wiederholt werden müssen, bis sich »ein gutes Gefühl« einstellt)
- Tic-bedingte Zwangsstörung
- Nicht-Tic-bedingte Zwangsstörung
- Behandlungsreaktion

☐ **Abb. 36.1** Zusammenfassung wichtiger Pathomechanismen zur Entstehung des Tourette-Syndroms. (Nach Neuner u. Ludolph 2009)

und Geburtsgewicht waren zwar auch mit der Symptomschwere korreliert, aber weniger stark als der mütterliche Nikotinkonsum. Dagegen zeigte sich in dieser Studie kein Einfluss von Hypoxie unter der Geburt, Forcepsgeburt oder Hyperemesis in der Schwangerschaft – Risikofaktoren, die in früheren Studien identifiziert werden konnten.

Auch **immunologischen Faktoren** wird bei der Genese des Tourette-Syndroms eine Bedeutung beigemessen. Bereits im 19. Jahrhundert wurde eine postinfektiöse Ätiologie von Tourette-Syndrom und Zwangsstörungen in Erwägung gezogen. Insbesondere von den β-hämolysierenden **Streptokokken** der Gruppe A (GABHS) wird angenommen, dass sie auch an der Entstehung von Tourette-Syndrom und Zwangsstörungen im Rahmen einer Autoimmunreaktion (pediatric autoimmune neuropsychiatric disorders associated with streptococcal infection, **PANDAS**) beteiligt sind. Diese pädiatrische Autoimmunerkrankung beruht auf einem molekularen Antigen-Mimikry, bei dem sich die zunächst gegen Bakterien gerichteten Antikörper aufgrund ähnlicher Oberflächenstrukturen sekundär gegen die körpereigenen Neuronen im Gehirn richten.

Einzelfallberichte dokumentieren neben Streptokokkeninfekten den Zusammenhang von Tics und Zwängen mit **viralen Infektionen** oder nach Infektion mit **Borrelia burgdorferi**. Nach antiviraler bzw. antibiotischer Be-

handlung kam es jeweils zu einem deutlichen Rückgang der Tic- und Zwangssymptomatik. Trotz aller Spekulationen und Unsicherheiten bezüglich der neuroimmunologischen Genese des Tourette-Syndroms sollte aufgrund entsprechender therapeutischer Implikationen bei akut einsetzender Tic-Symptomatik nach Infekten diese Möglichkeit in Betracht gezogen werden.

Hinweise auf die **neurobiologischen Korrelate** des Tourette-Syndroms kamen auch aus den medikamentösen Behandlungsansätzen. Aufgrund der therapeutischen Effekte der primär dopaminantagonistisch wirkenden Antipsychotika (europaweit Mittel der 1. Wahl bei der Behandlung des Tourette-Syndroms) und des α-2-Adrenorezeptor-Agonisten Clonidins (in den USA Mittel der 1. Wahl) wurde eine Beteiligung des **dopaminergen** und **noradrenergen** Neurotransmittersystems postuliert. Weitere Neurotransmitter wie Serotonin, Acetylcholin, GABA, Glutamat, Peptide wie Dynorphin scheinen ebenfalls eine Rolle zu spielen.

Bildgebungsstudien konnten regionale Auffälligkeiten insbesondere im Bereich der **Basalganglien**, in **orbitofrontalen Arealen**, im **sensomotorischen Kortex**, aber auch im **limbischen System** nachweisen. Diese Befunde bestätigen die Annahme, dass Alterationen in der dopaminergen Neurotransmission der **kortikostriatothalamo-**

kortikalen Bahnen eine wesentliche Rolle in der Pathophysiologie des Tourette-Syndroms spielen.

36.4   Klinik

Tics lassen sich nach ihrer Qualität in motorische und vokale Tics sowie nach ihrer Komplexität in einfache und komplexe Tics unterteilen.

Motorische Tics – Sie sind plötzliche, rasch einschießende Bewegungen, die im Gegensatz zu Myoklonien oft mehrere Muskeln und Muskelgruppen einbeziehen und anders als bei choreatischen Syndromen und tardiven Dyskinesien stereotyp, aber in der Regel unrhythmisch und in Serien wiederholt werden.

Einfache motorische Tics sind z. B. Augenblinzeln, Augenzwinkern, Grimassieren, Mundöffnen, Augenrollen, Stirnrunzeln, Kopfschütteln, Kopfnicken, Schulterzucken, krampfartiges Zusammenziehen von Zwerchfell-, Bauch- oder Rumpfmuskulatur.

Komplexe motorische Tics können sich als Hüpfen, Treten, Springen, Stampfen, Klopfen, Kratzen, Beißen oder Schlagen darstellen. Es finden sich Bewegungsmuster wie Antippen von Gegenständen oder Drehung um die eigene Achse. Gerade bei der **Echopraxie** (Nachahmen der Handlungen oder Gesten anderer Personen) und **Kopropraxie** (Ausführung obszöner Gesten), aber auch anderen komplexen Tics, findet sich ein fließender Übergang zu Zwangsphänomenen.

Als **einfache vokale oder phonetische Tics** finden sich Räuspern, Hüsteln, Schnäuzen, Spucken, Grunzen, Bellen und verstärkte in- und exspiratorische Atemgeräusche.

Als **komplexe vokale Tics** kommen neben zusammenhangslosem Wiederholen von Wörtern auch **Palilalie** (Wiederholen eigener Sätze, Wörter) und **Echolalie** (Nachsprechen von einzelnen Worten oder Sätzen) sowie **Koprolalie** (Ausstoßen obszöner Laute oder Wörter) vor. Diese 3 zuletzt genannten psychopathologischen Auffälligkeiten treten jedoch nur bei etwa 10 % der Tourette-Patienten auf.

Bei der **vorübergehenden Tic-Störung** (ICD-10: F95.0) treten in einem Zeitraum von mindestens 4 Wochen einzelne oder multiple motorische oder sprachliche Tics auf (aber nicht beides), wobei diese nicht länger als 1 Jahr anhalten dürfen. Der Beginn liegt vor dem 18. Lebensjahr.

Von einer **chronisch motorischen bzw. chronisch vokalen Tic-Störung** (ICD-10: F95.1) spricht man, wenn nur motorische bzw. nur vokale Tics isoliert vorliegen, allerdings für die Dauer von mindestens 1 Jahr. Ferner muss das Erstmanifestationsalter wie bei den anderen Tic-Störungen vor dem 18. Lebensjahr liegen. Man kann davon ausgehen, dass es sich bei chronisch motorischen Tic-Störungen und chronisch vokalen Tic-Störungen um unterschiedliche Schweregrade derselben Entität handelt.

Das klinische Krankheitsbild des **Tourette-Syndroms** ist primär durch die Leitsymptome motorische **und** vokale Tics gekennzeichnet.

> **Diagnostische Leitlinien (ICD-10): F95.2 Kombinierte vokale und multiple motorische Tics (Tourette-Syndrom)**
> — Multiple motorische Tics und mindestens 1 vokaler Tic (müssen aber nicht notwendigerweise gleichzeitig vorhanden sein)
> — Die Tics treten mehrmals am Tag auf, fast jeden Tag, länger als 1 Jahr, ohne Remission in dieser 1-Jahres-Periode, die länger als 2 Monate dauerte
> — Beginn vor dem 18. Lebensjahr

Die Tics kommen und gehen (»**waxing and waning**«), sind in ihrer Ausprägung sehr wechselhaft, können zeitweise (Stunden, Tage, Wochen) komplett verschwinden, um dann – häufig umso stärker – wieder einzusetzen.

In der Mehrzahl der Fälle sind die Tics für einen **begrenzten Zeitraum unterdrückbar.** Hier gibt es erhebliche **interindividuelle Unterschiede.** Manchen Tourette-Patienten gelingt es gut, Tics bei Aufgaben, die große Konzentration erfordern, zu unterdrücken. Andere Patienten reagieren gerade in Stresssituationen mit einer verstärkten Tic-Symptomatik. Während bei einigen Patienten die Tic-Störung in Ferien- und Urlaubszeiten deutlich rückläufig ist, kann sie bei anderen in ihrer Ausprägung unverändert oder sogar in einer Entspannungsphase verstärkt sein. Oft geht den Tics ein sensomotorischer Drang voraus (»sensomotorisches Vorgefühl«, »Aura«), der nur über einen gewissen Zeitraum beherrschbar ist, sodass die Patienten berichten, dass sie die Bewegung oder die Geräuschäußerung dann ausführen müssen.

Das Tourette-Syndrom kann entsprechend dem Vorkommen weiterer Verhaltensauffälligkeiten oder komorbider Erkrankungen in Subkategorien unterteilt werden:
— »**Einfaches Tourette-Syndrom**« mit motorischen und phonetischen Tics ohne andere Verhaltensauffälligkeiten
— »**Komplexes Tourette-Syndrom**« mit Koprolalie und -praxie, Echolalie/-praxie sowie Palilalie und -praxie
— »**Tourette-Syndrom plus**« mit weiteren psychopathologischen Phänomenen im Rahmen von komorbiden Erkrankungen (ADHS, Zwangs- und Angsterkrankungen, selbstverletzendes Verhalten)

36.5   Komorbidität

Chronische Tic-Störungen und das Tourette-Syndrom ohne weitere psychopathologische Auffälligkeiten sind eher die Ausnahme als die Regel. Untersuchungen an Schulen fanden hohe **Komorbiditätszahlen von 70 bis 80 %**.

ADHS ist die häufigste Komorbidität im **Kindesalter** und tritt in bis zu 35–90 % der Fälle auf. Disruptive, aggressive Verhaltensauffälligkeiten sind im Zusammenhang mit einer übermäßig gesteigerten Impulsivität und mangelnden Inhibitionskontrolle zu sehen. Im späteren Kindes- und Jugendalter kann sich eine Zwangsstörung entwickeln. Angststörungen wie Trennungsangst, soziale Phobie und generalisierte Angststörung treten ebenso überzufällig häufig auf wie affektive Störungen. Selbstverletzendes Verhalten, insbesondere Ritzen, ist bei Kindern seltener zu beobachten. In den jüngeren Altersgruppen zeigen sich eher andere autoaggressive Tendenzen (sich ins Gesicht schlagen, mit dem Kopf gegen die Wand schlagen).

Im **Erwachsenenalter** tritt selbstverletzendes Verhalten frequenter bei Tourette-Patienten mit Zwangsstörung auf als bei Patienten mit »einfachem« Tourette-Syndrom. Bei vielen erwachsenen Tourette-Patienten spielen **Zwangsphänomene** und **depressive Symptome** eine wichtige Rolle und verursachen einen hohen Leidensdruck.

36.6   Verlauf und Prognose

Die Abgrenzung der vorübergehenden Tic-Störung zur chronischen ist über das Kriterium der Zeit (länger als 12 Monate) definiert. Welche neurobiologischen Marker die Entwicklung einer Tic-Störung zu einem Tourette-Syndrom beeinflussen, ist derzeit unklar. Im natürlichen Verlauf des Tourette-Syndroms treten **meist zuerst motorische** Tics im **Alter von 3 bis 8 Jahren** auf, d. h. oft mehrere Jahre bevor dann vokale Tics hinzukommen. Bei 96 % der Kinder hat sich die Erkrankung bis zum 11. Lebensjahr manifestiert. Typischerweise wechseln die Tics sehr häufig in ihrer Lokalisation, Intensität und Häufigkeit. In der Mehrzahl der Fälle erreicht die Symptomatik ihren höchsten Schweregrad in der 1. Hälfte der 2. Lebensdekade (um das 12.–14. Lebensjahr), um dann während oder nach der **Pubertät** deutlich **abzunehmen**. Die Angaben, wie viele jugendliche Tourette-Patienten die Symptomatik tatsächlich verlieren, schwanken allerdings erheblich. Während einige Studien von einem Drittel sprechen, liegen die Angaben bei anderen Autoren bei zwei Drittel.

36.7   Diagnostik und Differenzialdiagnosen

Die Diagnose wird auf der Basis einer ausführlichen **Anamnese** (einschließlich Schwangerschafts- und Geburtsanamnese, frühkindliche Entwicklung, Infektionserkrankungen, v. a. Tonsillitiden, Scharlach) und der **klinischen Beobachtung** gestellt. Da es sich um eine rein klinische Diagnose handelt, wird gefordert, dass die Tics von einem erfahrenen Untersucher direkt (oder auf eindeutigen Videoaufnahmen) gesehen werden sollten. Tics sind individuell sehr unterschiedlich – z. T. über 8–10 h – unterdrückbar. Sie treten in der Sprechstundensituation möglicherweise gar nicht auf und entladen sich erst, wenn der Patient die Praxis/Klinik verlassen hat. Andererseits kann der Arzttermin auch eine besondere Belastung darstellen, in der die Tics aufgrund des hohen Stressniveaus besonders stark auftreten.

Symptomchecklisten, ausgefüllt von den Patienten, ihren Familienmitgliedern und Lehrern oder Ausbildern, sollen den Schweregrad der Tics in unterschiedlichen Lebenssituationen erfassen. Sie sind hilfreich zur Verlaufskontrolle, ersetzen jedoch nicht die direkte Beobachtung durch einen erfahrenen Kliniker. In deutscher Übersetzung sind die Yale-Tourette-Syndrom-Symptomliste (YTSSL; Cohen et al., bearbeitet von Steinhausen 1993) und die Yale Globale Tic-Schweregrad-Skala (YGTSS; Leckman et al. 1989, dt. Übersetzung von Steinhausen) erhältlich.

Laboruntersuchungen können bei Verdacht auf die unten genannten Differenzialdiagnosen hilfreich sein. Bei häufigen Infektionserkrankungen sollten der Anti-Streptolysin-Titer (ASL) und Anti-DNAse-B-Titer (ASD) bestimmt werden, um Tics als Symptome einer Autoimmunreaktion auszuschließen.

Elektrophysiologische Untersuchungen sind bei der Differenzierung von epileptischen Anfällen, Myoklonien oder dissoziativ bedingten Bewegungsstörungen hilfreich.

Im cCT und cMRT gibt es bisher auf Einzelfallebene keinen charakteristischen Befund, der auf ein Tourette-Syndrom hinweist, sondern eher dem Ausschluss z. B. raumfordernder oder ischämischer Prozesse dient.

Differenzialdiagnostisch ist insbesondere an folgende Erkrankungen zu denken:

- **Huntington-Chorea** (in der Regel erst ab dem 30. Lebensjahr symptomatisch, genetische Analyse möglich)
- **Chorea minor (Sydenham)** (postinfektiöser Autoimmunprozess nach Infektion mit ß-hämolysierenden Streptokokken der Gruppe A, Latenz 2–6 Monate)
- **Neuroankanthozytose**, die mit Dystonien, motorischen und vokalen Tics einhergehen kann (Akanthozyten im roten Blutbild, CK im Serum erhöht)

■ **Morbus Wilson** (Coeruloplasminspiegel im Serum erniedrigt, erhöhte Urinkupferausscheidung im 24-h-Urin)
■ **Schwerwiegende Entwicklungsstörungen** mit stereotypen Bewegungsstörungen und Tic-ähnlichen Manierismen (gleichzeitig bestehen hier auch Defizite in den Bereichen Sprache, Sozialisation und Kognition)

Zudem sind **medikamenten- oder substanzinduzierte Tics** auszuschließen (z. B. durch L-Dopa, Amphetamine oder Spätdyskinesien im Rahmen einer langjährigen Antipsychotikabehandlung).

36.8   Therapie

Die grundsätzlichen therapeutischen Maßnahmen unterscheiden sich zwischen vorübergehender Tic-Störung, chronischer Tic-Störung und Tourette-Syndrom nicht. Ob und wann welche therapeutische Maßnahme ergriffen werden soll, hängt vom subjektiven Leidensdruck der Patienten ab, häufig ist Psychoedukation der wichtigste Baustein. Therapeutische Maßnahmen umfassen:
■ Psychoedukation
■ Medikamentöse Therapie
■ Verhaltenstherapie
■ Experimentelle Ansätze wie die tiefe Hirnstimulation

36.8.1 Therapeutische Sofortmaßnahmen

Der erste und in seiner Bedeutung nicht zu unterschätzende Baustein ist die **Psychoedukation** des Patienten, der Familie und des sozialen Umfelds. Viele Menschen sind durch die unwillkürlichen abrupten Bewegungsstörungen und Laute stark irritiert. Häufig sind die Patienten dann durch eine diagnostische Einordnung mit klarer organischer Genese (Tenor Bewegungsstörung, Erkrankung der Basalganglien) erleichtert. Hilfreich und oft zwingend notwendig für Kinder und Jugendliche mit Tourette-Syndrom sind auch Gespräche mit den Lehrern und/oder Ausbildern, da es an Schulen ohne entsprechende Kenntnisse nicht nur zu Ausgrenzungen durch Mitschüler, sondern aufgrund von Unverständnis seitens der Lehrer nicht selten zu Schulausschlüssen kommt. Das offene Thematisieren der Erkrankung verbessert die primär eher negative Wahrnehmung des Tourette-Kranken deutlich und erleichtert die soziale Integration.

36.8.2 Psychotherapie

Kontrollierte klinische Studien, die das **Habit-Reversal-Training** (HRT) bei Kindern und Erwachsenen evaluierten, wiesen eine Verminderung der Tics und eine Verbesserung des psychosozialen Funktionsniveaus nach (Piacentini u. Chang 2001). Das Habit-Reversal-Training umfasst ein Training der Selbstwahrnehmung: Hier werden die Sinne des Patienten für seine Tics und deren Beeinflussbarkeit durch innere und äußere Reize geschärft, um daraus in einem Training inkompatibler Reaktionen eine Gegenregulation zu den Tics zu entwickeln. Das Training inkompatibler Reaktionen wird als die zentrale Methode bezeichnet. Eine individuelle Gegenbewegung soll durch beispielsweise Anspannung entgegengesetzter Muskelgruppen die Tic-Reaktion unmöglich machen. Die positive Verstärkung der einzelnen Behandlungsschritte und der Teilerfolge soll die Motivation des Patienten fördern und zur Symptomminderung beitragen.

Eine amerikanische Multicenterstudie konnte sehr gute Ergebnisse der **Comprehensive Behavioral Intervention for Tics** (CBIT) zeigen (Piacentini et al. 2010). Explizites Ziel dieses Programmes ist es, Tics im Alltag besser managen zu können, nicht die Tic-Störung zu heilen. Es kombiniert Elemente des HRT mit Psychoedukation, funktionsbasierten kognitiv-behavioralen Interventionen und der Entspannungstechnik der progressiven Muskelrelaxation nach Jacobson. Tics konnten bezüglich Häufigkeit und Schwere um 30–40 % reduziert werden.

36.8.3 Pharmakotherapie

Wichtigste Schritte für die Auswahl der Medikation sind die Berücksichtigung von Komorbiditäten und – zusammen mit dem Patienten – die Klärung der im Vordergrund stehenden Symptomatik. Häufig bessert die erfolgreiche Therapie einer depressiven Episode oder Zwangserkrankung auch indirekt die Tic-Symptomatik. Entgegen früheren Annahmen ist auch eine Behandlung von ADHS-Symptomen mittels Methylphenidat oder Atomoxetin parallel zur Tic-Behandlung möglich. Es erfolgt eine individuelle Eintitrierung der Medikation.

Die Behandlungsempfehlungen für das Tourette-Syndrom sind insgesamt sehr uneinheitlich. In Deutschland wird in den Leitlinien der Deutschen Gesellschaft für Kinder- und Jugendpsychiatrie und Psychotherapie **Tiaprid** als Mittel der 1. Wahl bei Kindern und Jugendlichen empfohlen (bei Kindern und Jugendlichen bis zu 3-mal 100 mg/Tag, bei Erwachsenen max. 3-mal 200 mg/Tag), während in den neurologischen Leitlinien **Sulpirid** (3- bis 6-mal 200 mg/Tag) oder **Risperidon** (2-mal 1 mg/Tag, im Kindes- und Jugendalter max. 4 mg/Tag) an 1. Stelle genannt werden. Die Therapie mit Haloperidol und Diazepam ist zwar zugelassen, erscheint aber aufgrund der Alternativen nicht empfehlenswert. Bei Erwachsenen gibt es sehr gute klinische Ergebnisse mit der Off-label-Medikation für **Aripiprazol** (Eindosierung mit 2,5 mg/Tag beginnen, auf 7,5–15 mg/Tag langsam steigern).

> ❯ Eine zunehmende Rolle für die Behandlung von Tics – allerdings in einer Off-label-Indikation – kommt den atypischen Antipsychotika wie Aripiprazol zu. Hier sind häufig deutlich niedrigere Dosen als z. B. für die Behandlung psychotischer Störungen ausreichend. Wichtig und mit dem Patienten vorher genau abzusprechen ist ein ausreichend langer Behandlungsversuch mit kleinschrittiger Aufdosierung der Medikation.

Bei Verdacht auf **Therapieresistenz** sollte eine gründliche Anamnese und Fremdanamnese in Hinblick darauf erfolgen, ob der Wirkstoff ausreichend lange und in ausreichender Dosierung eingenommen wurde und in Hinblick auf aktuell belastende Lebensumstände (Prüfung, Ausbildung, Schule, Scheidung der Eltern, Umzug, Trennung vom Partner), die den aktuellen Schweregrad erklären könnten. Zu berücksichtigen ist auch, dass der Schweregrad des Tourette-Syndroms in seinem natürlichen Verlauf fluktuiert, was eine vermeintliche Therapieresistenz vortäuschen kann.

36.8.4 Weitere Therapieformen

Für einen Teil der erwachsenen Patienten mit schwerem Tourette-Syndrom, die weder auf ausgefeilte medikamentöse Therapieregime noch auf intensive Psychotherapie ansprechen, kann die **tiefe Hirnstimulation** eine Option darstellen. Für das Tourette-Syndrom liegen Ergebnisse für die Stimulation im medialen Anteil des Thalamus, im Globus pallidus internus und im Nucleus accumbens vor.

Zur Behandlung einzelner, sehr quälender Tics kann der experimentelle Ansatz einer **Botulinumtoxininjektion** in die entsprechende Muskelgruppe indiziert sein.

Tipp
Deutsche Tourette-Gesellschaft e. V.: www.tourette-gesellschaft.de

❓ **Übungsfragen**

1. Wie sind Tics definiert?
2. Nennen Sie die ICD-10-Kriterien des Tourette-Syndroms.
3. Ein 13-jähriger Junge, der unter dem Tourette-Syndrom leidet, stößt im Unterricht mehrfach obszöne und aggressive Wörter aus. Wie nennt man dieses Phänomen, und wie häufig ist es?
4. In welchem Lebensalter sind die Symptome des Tourette-Syndroms oft besonders stark ausgeprägt?
5. Welche Erkrankungen sind häufige Komorbiditäten beim Tourette-Syndrom?
6. Nennen Sie die verschiedenen Komponenten der Behandlung von Tic-Störungen.

Weiterführende Literatur

Döpfner M, Rothenberger A (2007) Tic- und Zwangsstörungen. Kindheit & Entwicklung 16: 75–95

Kawohl W, Schneider F, Vernaleken I, Neuner I (2009) Chronic motor tic disorder and aripiprazole. J Neuropsychiatry Clin Neurosci 21: 224

Leckman JF, Riddle MA, Hardin MT, Ort SI, Swartz KL, Stevenson J, Cohen DJ (1989) The Yale Global Tic Severity Scale: initial testing of a clinicienrated Scale of tic severity. J Am Acad Child Adolesc Psychiatry 28: 566–573; dt. Übersetzung von Steinhausen HC, Download unter http://www.tourette-syndrom.de/download/yaleglobaleticscgweregradskala.pdf (Zugegriffen: 06.09.2011)

Mathews CA, Bimson B, Lowe TL, Herrera LD, Budman CL, Erenberg G, Naarden A, Bruun RD, Freimer NB, Reus VI (2006) Association between maternal smoking and increased symptom severity in Tourette's syndrome. Am J Psychiatry 163: 1066–1073

Müller-Vahl KR (2007) Die Benzamide Tiaprid, Sulpirid und Amisulprid in der Therapie des Tourette-Syndroms. Nervenarzt 78: 264–271

Neuner I, Ludolph A (2009) Tic-Störungen und Tourette-Syndrom in der Lebensspanne. Nervenarzt 80: 1377–1388

Neuner I, Podoll K, Lenartz D, Sturm V, Schneider F (2009) Deep brain stimulation in the nucleus accumbens for intractable Tourette's syndrome: follow-up report of 36 months. Biol Psychiatry 65: e5–e6

Piacentini J, Chang S (2001) Behavioral treatments for Tourette syndrome in tic disorders: state of the art. Adv Neurol 85: 319–331

Piacentini J, Woods DW, Scahill L, Wilhelm S, Peterson AL, Chang S, Ginsburg G, Deckersbach T, Dziura J, Levi-Pearl S, Walkup JT (2010) Randomized trial of a behavioral intervention for children with Tourette's Disorder. JAMA 303: 1929–1937

Scahill L, Erenberg G, Berlin CM Jr, Budman C, Coffey BJ, Jankovic J, Kiessling L, King RA, Kurlan R, Lang A, Mink J, Murphy T, Zinner S, Walkup J; Tourette Syndrome Association Medical Advisory Board: Practice Committee (2006) Comtemporary assessment and pharmacotherapy of Tourette syndrome. NeuroRx 3: 192–206

Steinhausen HC (1993) Die Yale-Tourette-Syndrom-Symptomliste von Cohen et al. (1985). Download unter http://wwwuser.gwdg.de/~ukyk/YTSSL.pdf (Zugegriffen: 06.09.2011)

Spezielle Aspekte

Allgemeine und spezielle Aspekte der Konsiliar- und Liaisonpsychiatrie und -psychosomatik

P. Schlotterbeck, F. Schneider

»Kurzinfo«

- Im Rahmen der **Konsiliarpsychiatrie** wird der konsiliarisch tätige Psychiater von Kollegen anderer Fachdisziplinen angefordert, einen bestimmten, zugewiesenen Patienten hinsichtlich einer psychiatrisch relevanten Fragestellung hin zu untersuchen und die Kollegen zu beraten

- Bei der **Liaisonpsychiatrie** ist der Psychiater fest und regelmäßig in das Behandlungsteam auf einer primär nichtpsychiatrischen Station integriert

- **Spezifikationen** der Konsiliar- und Liaisonpsychiatrie und -psychosomatik umfassen u.a. Psychoonkologie (▶ Kap. 39), Psychokardiologie (▶ Kap. 40) und Psychoendokrinologie (▶ Kap. 41) sowie weitere Bereiche wie Psychodermatologie, Psychoinfektiologie und Transplantationspsychiatrie/-psychosomatik

- Ein Viertel der **dermatologischen Patienten** leidet an behandlungsbedürftigen psychischen Erkrankungen, dabei stehen ängstliche und depressive Syndrome bis hin zur Suizidalität im Vordergrund

- Psychische Komorbiditäten einer **HIV-Infektion** können durch das HI-Virus selbst oder die virusbedingte Immunsuppression und damit verbundene Folgeerkrankungen verursacht sein (z.B. **HIV-Demenz, HIV-assoziiertes Delir**) oder reaktiv entstehen (**Belastungsreaktionen** bis hin zu schweren **depressiven Störungen**)

- Auch bei einer Reihe weiterer **Infektionskrankheiten** (z.B. Syphilis, Lyme-Borreliose, Tuberkulose) sind begleitende psychische Auffälligkeiten keine Seltenheit

- Patienten vor oder auch nach einer **Organtransplantation** sehen sich mit erheblichen Belastungen und Herausforderungen konfrontiert, was insbesondere zur Entwicklung depressiver und Angststörungen sowie von Belastungsreaktionen führen kann; unmittelbar nach einer Organtransplantation sind organische affektive Störungen und delirante Syndrome nicht selten

37.1 Einführung

Körper und Psyche beeinflussen sich gegenseitig in vielfältiger und komplexer Art und Weise, erkennbar an den zahlreichen Wechselwirkungen psychischer und körperlicher Erkrankungen. Beispielhaft seien hier einige somatische Erkrankungen aufgezählt, die psychische Symptome auslösen oder direkt begünstigen können:

- **Endokrinopathien** (▶ Kap. 41): z.B. Hypo-/Hyperthyreose, Diabetes mellitus, Nebennierenerkrankungen, Phäochromozytom
- **Kardiovaskuläre Erkrankungen** (▶ Kap. 40): z.B. Herzrhythmusstörungen, Herzinsuffizienz
- **Pulmonale Erkrankungen:** z.B. chronisch obstruktive Lungenerkrankung, Lungenembolie, Asthma bronchiale

- **Lebererkrankungen:** z.B. Hepatitis, Leberzirrhose
- **Nierenerkrankungen:** z.B. schwere Niereninsuffizienz
- **Maligne Neoplasien** (▶ Kap. 39)
- **Mangelsyndrome:** z.B. Mangelernährung, Vitamin-B_{12}-Mangel
- **Infektionen:** z.B. HIV-Infektion, Lues, Borreliose
- **Autoimmunerkrankungen:** z.B. systemischer Lupus erythematodes
- **Dermatologische Erkrankungen** (▶ Abschn. 37.3): z.B. Acne conglobata oder andere optisch entstellende Hauterkrankungen

Auch entsprechende **Medikamente** zur Behandlung obiger Erkrankungen können psychische Symptome bedingen (▶ Kap. 13).

Umgekehrt können psychische Erkrankungen somatische Erkrankungen auslösen oder direkt begünstigen (▶ Kap. 42). So kann etwa eine Alkoholabhängigkeit körperliche Folgeerkrankungen mit sich bringen, wie Schädigungen an Leber und Gehirn. Eine depressive Störung geht mit einem erhöhten Risiko für eine koronare Herzkrankheit einher (▶ Kap. 40, 42). Demenzielle Syndrome sind häufig vergesellschaftet mit bronchopulmonalen Infekten und Störungen des Elektrolythaushalts. Patienten mit einer schizophrenen Erkrankung neigen zur Entwicklung eines Diabetes mellitus und zeigen nicht selten eine veränderte Schmerzwahrnehmung (▶ Kap. 42).

Und auch **Psychopharmaka** können zu einer Reihe von somatischen Folgeerkrankungen führen. So ist z.B. bei einigen Antipsychotika der zweiten Generation das Risiko für die Ausbildung eines metabolischen Syndroms relativ erhöht (▶ Kap. 41).

Zudem kann die Verarbeitung schwerer körperlicher Erkrankungen wie einer bösartigen Tumorerkrankung oder einer HIV-Infektion **reaktiv** zu einer psychischen Erkrankung führen, z.B. zu einer depressiven Störung oder einer Belastungsreaktion.

37.2 Allgemeine Aspekte der Konsiliar- und Liaisonpsychiatrie

Bei stationären Patienten einer somatischen Abteilung ist die psychische (Ko-)Morbidität im Vergleich zur Allgemeinbevölkerung viel höher. Dieser Umstand geht in der Konsiliar- und Liaisonpsychiatrie auf.

Konsiliarpsychiatrie – Der konsiliarisch tätige Psychiater wird von Kollegen einer nichtpsychiatrischen Abteilung **angefordert**, um diesen bei einer psychiatrisch relevanten Fragestellung zu einem **bestimmten** Patienten beratend zur Seite zu stehen.

37

Liaisonpsychiatrie – Konzept zur näheren Zusammenarbeit von Psychiatern und anderen Fachkollegen. Der liaisonpsychiatrisch Tätige ist **fester Bestandteil** des Behandlungsteams einer nichtpsychiatrischen Abteilung und nimmt im Rahmen dessen beispielsweise auch regelmäßig an Patientenvisiten teil.

Während die Konsiliarpsychiatrie also v. a. als krisenorientiert gelten kann, zielt die Liaisonpsychiatrie besonders auf die Prävention und Früherkennung psychischer Krisen und Erkrankungen ab.

37.3 Psychodermatologie

37.3.1 Psychodermatologische Fragestellungen

Psychiatrische und psychotherapeutische Kompetenz werden zunehmend von Dermatologen in der Versorgung von Patienten mit Hauterkrankungen angefordert. Dermatosen werden in dieser Hinsicht als systemische biopsychosoziale Erkrankungen verstanden. Dabei stehen sowohl psychische Auslöser als auch die Krankheitsverarbeitung von Hauterkrankungen im Zentrum der Überlegungen. Im Besonderen stellen der Juckreiz und das damit verbundene Kratzen sowie die durch die teils entstellenden Hauterkrankungen verursachte soziale Stigmatisierung therapeutische Herausforderungen dar.

37.3.2 Juckreiz

Juckreiz ist eine unangenehme, durch Histamin vermittelte lokale Hautempfindung, die **Kratzen** provoziert. Die Intensität des Juckreizes ist sehr variabel, kann aber so quälend sein, dass Patienten während des Kratzens in dissoziative Zustände geraten oder gar suizidal werden. Ein großer Teil der Dermatosen geht mit Juckreiz einher. Ständiges Kratzen verhindert das Abheilen der Haut. Eine erfolgreiche Behandlung des Juckreizes ist somit zentrales Ziel einer interdisziplinären Therapiestrategie.

- **Lerntheoretisches Modell zur Aufrechterhaltung des Kratzens**

Bei Hautpatienten mit entsprechender Disposition führen kritische Situationen zu erhöhter diffuser Anspannung, die sich in Juckreiz äußert. Der Juckreiz wird dann mit Kratzen beantwortet. Dadurch lassen kurzfristig sowohl der Juckreiz als auch die psychische Anspannung nach. Verzögert führen dann aber sowohl die durch das Kratzen verursachten Hautverletzungen als auch ein Schuldgefühl aufgrund des wiederholten Kratzens zu erneuter Anspannung und zu verstärktem Juckreiz. Es entsteht ein »**Juckreiz-Kratz-Zirkel**«.

- **Verhaltenstherapie des Juckreizes**

Die Identifikation von Juckreizauslösern, der erfolgreiche Umgang mit Stressoren, das Steigern der sozialen Kompetenz sowie das Erlernen eines Entspannungsverfahrens und die Vermittlung von Selbstkontrolltechniken zur Kratzreduktion sind Inhalte einer entsprechenden Psychotherapie.

In einem »**Kratztagebuch**«, einem Selbstbeobachtungsprotokoll, werden Hautsymptome in Abhängigkeit psychischer und physikalischer Einflussfaktoren vermerkt. Dies erlaubt eine Identifikation der Juckreizauslöser, die in der Folge psychotherapeutisch bearbeitet werden können.

Im sokratischen Dialog werden dysfunktionale, stressinduzierende Kognitionen erkannt, konkretisiert, hinterfragt und diskutiert, um einen rationaleren und gesünderen Umgang mit spannungs- und juckreizauslösenden Kognitionen zu erreichen. Ziel ist eine **kognitive Umstrukturierung** stressauslösender Gedanken.

Zur **Erhöhung der sozialen Kompetenz** können bestehende Manuale, wie z. B. das Gruppentraining sozialer Kompetenzen (GSK) nach Hinsch und Pfingsten (2007), angewendet werden. In der Simulation von kränkenden Situationen können Betroffene lernen, innere Spannungen nicht durch Kratzen, sondern durch sozial kompetentes Auftreten zu reduzieren.

Schließlich werden **Entspannungstechniken** vermittelt, wie die Progressive Muskelrelaxation oder das Autogene Training. Auch Imaginationstechniken, wie z. B. die Suggestion einer glatten Hautoberfläche oder die Assoziation von Kühle auf der Haut, sind erfolgreich anwendbar.

Als **Selbstkontrolltechniken** gegen das Kratzen kommen Techniken, wie beispielsweise das Habit-Reversal-Training (aktive Gewohnheitsumkehr) nach Azrin und Nunn (1973), zum Einsatz. Dabei soll die Selbstwahrnehmung erhöht werden, um den Beginn von Verhaltensautomatismen, die zum Kratzen führen, unterbrechen zu können. Als Werkzeug werden konkurrierende Verhaltensweisen, wie Zwicken, Reiben, Kühlen oder kraftvolles Ballen der Hände zur Faust eingeübt und automatisiert.

37.3.3 Optische Entstellung

Die Häufigkeit psychischer Probleme bei Hautpatienten liegt bei 25–30 %. In besonderem Maße müssen dafür optische Entstellungen der Hautoberfläche verantwortlich gemacht werden. Demzufolge meiden Hautpatienten häufig die Öffentlichkeit, um soziale Ausgrenzung und persönliche Ablehnung zu vermeiden. Männliche Jugendliche mit **Acne conglobata** haben die höchste Suizidrate aller Hautpatienten. Dabei ist aber zu beachten, dass das subjektiv empfundene Krankheitserleben nicht mit dem objektiven ärztlichen Befund korrelieren muss.

Hauterkrankungen verlaufen in der Regel chronisch und in Schüben, die wiederum eine psychosoziale Reaktion zur Folge haben. Die psychiatrische und psychotherapeutische Behandlung stark entstellender Dermatosen zielt auf ungünstige persönliche Copingstrategien ab und versucht mit moderner Psychopharmakotherapie depressive und ängstliche Symptome zu reduzieren. Antidepressiva wie Escitalopram, Mirtazapin, Venlafaxin oder Agomelatin in antidepressiv wirksamer Dosierung kommen zum Einsatz. In der Psychotherapie stehen die Bearbeitung des Selbstwertkonzeptes, berufliche Belange sowie die Miteinbeziehung des sozialen Umfeldes im Vordergrund. Ziele sind sowohl emotionale Entlastung als auch die Integration der krankheitsbedingten Einschränkungen in den persönlichen Alltag.

37.3.4 Spezielle dermatologische Erkrankungen

■ Acne vulgaris

Akne-Patienten fühlen sich in der Öffentlichkeit oft befangen, unsicher oder gar abgelehnt. Besonders Jugendliche, die in dieser Zeit ihre psychosexuelle Identität ausbilden, leiden in besonderem Maße unter den Stigmata der Akne-Effloreszenzen. Es kommt vermehrt zu **depressiven** und **ängstlichen** Symptomen und zur Ausbildung eines **defizitären Selbstwertkonzepts**. Gleichzeitig zeigt sich, dass Akne-Patienten häufig aufgrund eigener Vorstellungen über die Entstehung ihrer Hauterkrankung und deren Behandlung non-compliant sind.

Die bislang angenommenen erhöhten Depressions- und Suizidraten unter der Therapie mit Isotretinoin konnten nicht bestätigt werden. Die Inzidenz depressiver Syndrome und auch die Suizidrate entsprechen der Vergleichsstichprobe Akne-Erkrankter ohne Isotretinoin-Therapie.

Besonders die Krankheitsbewältigung, die Erhöhung der Compliance, die Reduktion depressiv-ängstlicher Symptome sowie die Verhinderung sozialen Rückzuges sind Gegenstand psychotherapeutischer und pharmakologischer Intervention.

■ Alopecia areata

Psychische Erkrankungen finden sich bei Patienten mit Alopecia areata vermehrt. So konnte z. B. gezeigt werden, dass **belastende Lebensereignisse** dieser Erkrankung gehäuft vorausgehen. Andererseits führen Defizite der Krankheitsverarbeitung gehäuft zu **depressiven** und **ängstlichen** Reaktionen. Die Gabe von Imipramin scheint

einen positiven Einfluss sowohl auf die psychischen Symptome als auch auf den Haarwuchs zu haben.

■ Hauttumoren (Basaliom, Spinaliom, Melanom)

Psychische Einflüsse, die die Entstehung von Basaliomen und Spinaliomen begünstigen, konnten bisher nicht identifiziert werden. Für das maligne Melanom hingegen konnte im Tierversuch gezeigt werden, dass stärkere Stressreize zu einem erhöhten Tumorrisiko führen. Belege für den Einfluss von Copingvariablen auf die Überlebensraten beim Melanom liegen ebenfalls vor. Den bedeutendsten Faktor für die Überlebenszeit stellt demnach die **aktive Krankheitsverarbeitung** dar. Gruppenpsychotherapie, Stressmanagement sowie Entspannungsverfahren konnten im Rahmen von Studien positive Effekte auf die Überlebenswahrscheinlichkeit zeigen.

■ Kontaktekzem

Patienten mit Kontaktekzem weisen 5-mal mehr **Angsterkrankungen** auf als Vergleichspersonen. Außerdem sind **erhöhte Aggressionswerte** in dieser Patientengruppe beschrieben. Betroffene, bei denen keine Ursache für das Ekzem gefunden werden kann, zeigen deutlich vermehrt **Hilflosigkeit** und **depressive Symptome**. Die Krankheitsverarbeitung wird durch abhängiges Verhalten sowie durch das Ignorieren von Gefühlen negativ beeinflusst. Es konnte gezeigt werden, dass negatives Coping zu vermehrtem Juckreiz führt. Auch wenn keine kontrollierten Studien vorliegen, können Antipsychotika mit hoher Affinität zum H_1-Rezeptor als Behandlungsversuch eingesetzt werden. Hier kommen Substanzen wie Quetiapin oder Olanzapin in niedriger Dosierung sowie niederpotente Antipsychotika aus der Gruppe der Phenothiazine und Thioxanthene zum Einsatz.

■ Neurodermitis

Neurodermitis ist eine schubförmig verlaufende, starken Juckreiz verursachende entzündliche Hauterkrankung, die oft mit sog. anderen atopischen Erkrankungen (Asthma bronchiale, Heuschnupfen) vergesellschaftet ist. Auf der Grundlage einer erhöhten Reaktionsbereitschaft der Haut führen zahlreiche multimodale Auslöser, wie Allergene, psychische Stressoren, Klima, Wärme, Schweiß, Kratzen sowie Hauttrockenheit und vieles mehr zu Juckreiz, der mit Kratzen beantwortet wird. Durch die hohe Variabilität und Unvorhersehbarkeit der Krankheitsaktivität entsteht bei den Betroffenen oft das Gefühl, der Erkrankung ausgeliefert zu sein. Eine ursprünglich vermutete »Neurodermitis-Persönlichkeit« konnte bisher nicht belegt werden. Auch erhärtete sich die Annahme einer pathologischen Mutter-Kind-Interaktion nicht, wenngleich besondere, einschneidende Lebensereignisse (»life events«) eine Exazerbation der Erkrankung auslösen können. Es konnte auch gezeigt werden, dass bei der Neurodermitis eine deutliche Kulturabhängigkeit besteht.

Bei Neurodermitis-Patienten zeigten sich in Metaanalysen besonders **hohe Neurotizismus-Werte** sowie erhöhte Werte für **Depression** und **Angst**. Auch führt der Juckreiz zu Einschränkungen der Aufmerksamkeit, Konzentrationsfähigkeit und der Schlafqualität. Nicht selten kommt es zu rauschhaftem Kratzen mit Kontrollverlust oder werden Hilfsmittel verwendet, die zwar den Juckreiz stärker befriedigen, aber auch erheblich gewebeschädigender sind. Bei ca. 20 % der Betroffenen wird die Indikation einer Psychotherapie gestellt.

Zur diagnostischen Einschätzung steht der **Marburger Neurodermitis-Fragebogen**, der in der Fragebogenbatterie »Fragebogen zur Bewältigung von Hautkrankheiten« enthalten ist (Stangier et al. 1996), zur Verfügung. Fragen zu sozialer Angst, Juckreiz-Kratz-Zirkel, Hilflosigkeit, ängstlich-depressiver Stimmung, Lebensqualität sowie Krankheitsbewältigung erlauben eine genauere Abschätzung der Problembereiche und bilden die Grundlage der psychotherapeutischen Intervention. Die Interventionsstrategien umfassen dabei:

- Körperliche Ebene (Senkung des sympathischen Erregungsniveaus, Abbau der Stressreagibilität)
- Kognitive Ebene (Veränderung stressinduzierender Verarbeitungsmuster)
- Verhaltensebene (Erhöhung sozialer Kompetenzen, Kratzmanagement)

Die Techniken der bei Neurodermitis angewandten Psychotherapie wurden bereits unter ▶ Abschn. 37.3.2 beschrieben.

■ Urticaria

Der Zusammenhang von **emotionaler Belastung** und dem Ausbruch einer Urticaria konnte gezeigt werden. So benennen die Patienten häufig ein psychisch belastendes Ereignis als Auslöser. Dabei können die Betroffenen bewusstseinsnahe Gefühle wie Ärger und Wut beschreiben. Aber auch umgekehrt ist die emotionale Belastung durch den ständigen Juckreiz, dessen Unberechenbarkeit und die eingeschränkten Behandlungsmöglichkeiten beschrieben.

Methoden der psychotherapeutischen Intervention bei Urticaria stellen die konfliktfokussierte Kurzzeitpsychotherapie, Stressbewältigung, Entspannungsverfahren sowie Hypnose zur Linderung des Juckreizes dar. Auch hier können antihistaminerg wirksame moderne Antipsychotika versucht werden, systematisch gewonnene Wirksamkeitsnachweise liegen aber nicht vor.

■ Impulskontrollstörungen in der Dermatologie

Sich an der Haut manifestierende Impulskontrollstörungen sind:

- **Trichotillomanie** (▶ Kap. 31): häufigste dermatologische Impulskontrollstörung
- **Pseudo-Knuckle-Pads**: Schwielen, meist an den Fingerknöcheln, die durch Reiben oder Kauen entstehen und gehäuft bei Zwangskranken zu finden sind
- **Morsicatio buccarum**: Schleimhautschwielen an den Wangen in Höhe des Zahnschlusses, die durch Saugen und Beißen entstehen
- **Onychotillomanie**: selbst herbeigeführte Zerstörung des Nagels und der Nagelplatten

Bei diesen, die Haut betreffenden Störungen der Impulskontrolle kommt es unter psychischen Anspannungszuständen zu einem unbeherrschbaren Drang, die Haut oder Hautanhangsgebilde zu zerstören. Für den Betroffenen ist der Zusammenhang einer Spannungssituation und des mutilierenden Verhaltens nachvollziehbar.

Zentraler Ansatzpunkt einer psychotherapeutischen Behandlung ist daher die Einsicht, dass psychische Spannungen zu Problemverhalten führen. Dieses kann dann z. B. mit einem Habit-Reversal-Training (aktive Gewohnheitsumkehr, ▶ Abschn. 37.3.2) erfolgreich verhaltenstherapeutisch behandelt werden. Unterstützt werden kann die Verhaltenstherapie durch stark serotonerg wirksame Substanzen wie Clomipramin oder Escitalopram.

■ Wahnhafte Störungen in der Dermatologie

Patienten, die an einer **chronischen taktilen Halluzinose (Dermatozoenwahn)** leiden, sind davon überzeugt, dass ihre Haut von Parasiten befallen sei. Mit dieser Überzeugung suchen sie zunächst einen Hautarzt auf. Dabei werden nicht selten kleinere Hautpartikel präsentiert, die die wahnhafte Einschätzung, von Würmern oder Insekten befallen zu sein, untermauern sollen. Weibliches Geschlecht, spätes Erwachsenenalter und soziale Isolation begünstigen die Entstehung dieser Störung. Sie geht mit Juckreiz und selbstbeigebrachten Hautartefakten einher. Für den Dermatologen stellt es eine Herausforderung dar, den Patienten zu überzeugen, einen Psychiater aufzusuchen.

Die pharmakologische Behandlung entspricht der einer anderen wahnhaften Störung (▶ Kap. 20).

37.3.5 Psychotrope Wirkungen dermatologischer Medikamente

Immunmodulatorische Substanzen, wie Glukokortikoide und neuerdings auch Interferone, finden häufigen Einsatz in der Dermatologie. Während entzündliche Hauterkrankungen gut auf systemische und topische Kortikoide ansprechen, werden Interferone in der dermatologischen Onkologie, so z. B. bei der Behandlung des malignen Melanoms, erfolgreich eingesetzt. Dabei zeigen sich häufig psychische Nebenwirkungen.

Systemische **Glukokortikoide**, besonders wenn sie hochdosiert infundiert werden, können führen zu:

- Schlafstörungen
- Gereiztheit
- Euphorie
- Depression

Unter der immunmodulatorischen Therapie mit **Interferonen** sind beschrieben:

- Ängstlichkeit
- Reizbarkeit
- Nervosität
- Bewusstseinsstörungen
- Desorientiertheit
- Depression bis hin zur Suizidalität

Stationäre Hochdosis-Interferontherapie ist einer der häufigsten Gründe für den Dermatologen, notfallmäßig ein psychiatrisches Konsil vorzuschlagen. Dabei geht es nicht selten um die **Einschätzung von Suizidalität**. Grundsätzlich sind vom Absetzen des Immunmodulators über dessen Dosisreduktion bis hin zur Beibehaltung unter dem Schutz von Lorazepam und neueren Antidepressiva und Antipsychotika auf einer geschützten psychiatrischen Station alle therapeutischen Optionen gegeben. Diese hängen entscheidend von der jeweiligen Situation des Patienten und dessen Gefährdung ab und bedürfen einer sorgfältigen interdisziplinären Abwägung.

37.4   Psychoinfektiologie

37.4.1 HIV-Infektion

Durch eine Infektion mit dem HI-Virus ergeben sich vielfältige psychische Probleme bei dem Betroffenen, durch:

- das Virus selbst (z. B. HIV-Demenz)
- die virusbedingte Immunsuppression und damit verbundene Folgekrankheiten (z. B. HIV-assoziiertes Delir)
- die Krankheitsverarbeitung des Betroffenen
- die Reaktionen seiner Umwelt

▪ HIV-Demenz

Die HIV-Demenz beginnt **schleichend**. Dabei entwickeln sich mit zunehmender Schwere:

- Vergesslichkeit
- Verlangsamung des Denkens
- Mangel an Spontaneität

- Sozialer Rückzug
- Abnahme emotionaler Reaktionen, Apathie

Im weiteren Krankheitsverlauf treten emotionale Labilität, Reizbarkeit, Unruhe bis hin zur Agitation auf. Letztlich kommt es dann zur globalen Abnahme der intellektuellen Fähigkeiten, zu einem gesteigerten Schlafbedürfnis, zur psychomotorischen Verlangsamung bis hin zur Wortlosigkeit und zu neurologischen Defiziten (Inkontinenz, Epilepsien, Parästhesien, Paraparese).

▪ HIV-assoziiertes Delir

Ein delirantes Syndrom (▶ Kap. 18) ist eine relativ häufige Komplikation der fortgeschrittenen AIDS-Erkrankung. Ursachen sind oft **Infektionen** und **Neubildungen**, die aufgrund der HIV-bedingten Immunsuppression Raum greifen, wie z. B. Kryptokokkenmeningitis, Toxoplasmose, Zytomegalieenzephalitis, Pneumocystis-carinii-Pneumonie, Staphylokokkensepsis, Lymphome, Kaposi-Sarkome und Hirnabszesse.

Weitere infolge der AIDS-Erkrankung anzutreffende Ursachen für ein delirantes Syndrom können **Vitaminmangelerscheinungen** (v. a. Vitamin-B$_{12}$-Mangel), **Elektrolytstörungen** und **Verschiebungen des Säure-Basen-Haushalts** sein.

▪ Reaktiv verursachte psychische Symptome

Menschen mit einer HIV-Infektion sehen sich großen emotionalen Belastungen ausgesetzt. So finden sich häufig Angst vor dem Tod, vor Schmerzen, Stigmatisierung und Ausgrenzung, Hilflosigkeit, Angst vor der Ansteckung anderer, aber auch Wut auf andere oder Gefühle der Schuld, wenn sie beispielsweise an die Situation der Ansteckung denken. Auch die psychosozialen Belastungen aufgrund der Erkrankung können erheblich sein (z. B. Verlust des Arbeitsplatzes, des Freundeskreises oder auch des Partners).

Im Stadium der AIDS-Erkrankung zeigen sich bei Betroffenen daher deutlich mehr schwere depressive und andere psychische Erkrankungen als in der Allgemeinbevölkerung. Die Entwicklung einer **depressiven Störung** geht zudem mit einer geringeren Überlebensdauer bei AIDS-Erkrankten einher. An AIDS Erkrankte haben ein etwa **10-fach erhöhtes Suizidrisiko**.

Bei HIV-Patienten empfiehlt sich daher eine psychiatrische Mitbetreuung sowie bei entsprechendem Vorliegen einer behandlungsbedürftigen Depression die psychotherapeutische und medikamentöse Therapie. Bei der medikamentösen Therapie sind insbesondere selektive Serotonin-Wiederaufnahme-Inhibitoren (SSRI) (wenn keine chronische Diarrhö vorliegt) und selektive Serotonin-Noradrenalin-Wiederaufnahme-Inhibitoren (SSNRI) geeignet.

37.4.2 Syphilis

Syphilis verläuft in der Regel in 3 Phasen, wobei in jeder Phase psychische Symptome in Erscheinung treten können. Mit Fortschreiten der Infektion werden allerdings auch die psychischen Symptome auffälliger.

■ 1. Krankheitsphase

In der 1. Krankheitsphase finden sich häufig **Angstzustände** und **depressive Zustandsbilder**, was u. a. darauf zurückgeführt wird, dass der Betroffene die Schwere seiner Erkrankung realisiert.

■ 2. Krankheitsphase

In der 2. Krankheitsphase zeigen Patienten einen Symptomenkomplex aus **Desorientiertheit**, **Verwirrtheit**, erhöhter **Reizbarkeit**, **Ablenkbarkeit** und **Angst**. Eventuell finden sich auch eine maniform gehobene Stimmung und optische Halluzinationen.

■ 3. Krankheitsphase

Bleibt die Erkrankung unbehandelt, folgt nach wenigen Jahren bis zu Jahrzehnten die 3. Phase (**Neurosyphilis**, synonym: Neurolues), die heute aufgrund der Antibiotikatherapie nur noch selten zu sehen ist. Eines der Ausdrucksformen dieser Neurosyphilis ist die **progressive Paralyse**, die durch sozial unangepasstes Verhalten mit Verwirrtheit und Gereiztheit oder auch gehobener Stimmung und durch kognitive Störungen auffällt.

Bei weiterem Fortschreiten können sich Symptombilder zeigen wie:

- Manisches Syndrom
- Schweres depressives Syndrom mit nihilistischem Wahn
- Demenzielles Syndrom

Bei solch schweren psychischen Auffälligkeiten ist eine stationäre psychopharmakologische Behandlung unabdingbar. Ansonsten steht bei der Neurosyphilis die ursächliche antibiotische Therapie im Vordergrund.

37.4.3 Weitere Infektionskrankheiten

Es gibt zahlreiche weitere Infektionskrankheiten, die mit psychischen Symptomen einhergehen können, hierunter fallen die Lyme-Borreliose und die Tuberkulose.

Depressive Störungen, Konzentrationsstörungen bis hin zum demenziellen Syndrom und zu Persönlichkeitsveränderungen können sich im Laufe einer **Borreliose** (in der Regel im späteren Krankheitsverlauf) entwickeln.

Schwere depressive Störungen, Angstzustände, Reizbarkeit und kognitive Störungen können auch Ausdruck einer **tuberkulösen Hirnhautentzündung** sein.

Neben der symptomatischen Therapie der psychischen Erkrankung steht immer auch die Therapie der entsprechenden Grunderkrankung im Vordergrund.

37.5 Psychische Aspekte der Transplantationsmedizin

Eine bevorstehende oder auch bereits durchgeführte Transplantation ist mit erheblichen Belastungen und Herausforderungen für den Betroffenen verbunden.

37.5.1 Vor der Transplantation

Stellt sich die Indikation für eine Organtransplantation, wird der Organempfänger nicht nur auf seine körperlichen Empfängereigenschaften geprüft, sondern auch hinsichtlich seines psychischen Status, da dieser zumindest Einfluss auf das Gesundheitsverhalten und die Compliance des Patienten nach einer Organtransplantation haben kann.

Werden Patienten nun auf eine Warteliste gesetzt, müssen sie für den Fall der Fälle rund um die Uhr erreichbar sein und daher in einer ständigen Anspannung leben – mit dem Wissen, dass sich mit fortschreitender Wartezeit ihr Zustand verschlechtert und sie möglicherweise sterben, ohne eine Transplantation erhalten zu haben.

Patienten, die auf ein Spenderorgan warten, haben daher ein besonders hohes Risiko, eine **Belastungsreaktion** oder **depressive Störung** zu entwickeln. Auch das **Suizidrisiko** ist erhöht. Angst und Depression wiederum verschlechtern die Prognose nach einer erfolgten Transplantation.

Auf die verschiedenen Organsysteme bezogen, zeigen Beobachtungen folgende Zusammenhänge:

- Patienten mit **terminaler Niereninsuffizienz** entwickeln während der Dialyse häufig eine schwere depressive Episode und als schwerste Komplikation eine dialysebedingte Demenz
- Auf eine **Herz-** oder **Lungentransplantation** wartende Patienten entwickeln am häufigsten Angstsyndrome
- Bei Wartelisten-Patienten für eine **Herztransplantation** finden sich oft auch lange überdauernde leichtere depressive Verstimmungen bis hin zu schweren depressiven Episoden
- Auf eine **Leberspende** wartende Patienten haben aufgrund ihrer bereits vorbestehenden zerebralen

Schädigung ein deutlich erhöhtes Risiko, ein Delir zu entwickeln

- Patienten, die auf eine **Knochenmarktransplantation** warten, sind häufig depressiv, nicht zuletzt aufgrund der depressiogenen Wirkungen der Immunsuppressiva, die im Vorfeld verordnet werden

Wurden eine depressive Störung, eine Angststörung oder ein Delir diagnostiziert, sollten diese symptomatisch behandelt werden. Unter den Psychopharmaka zur Behandlung der depressiven und Angstsymptome haben sich insbesondere die neueren SSRI bewährt. Ebenso kann der zeitlich begrenzte Einsatz kurz wirksamer Benzodiazepine wie Lorazepam oder Alprazolam sinnvoll sein. Auch Buspiron wirkt gut gegen Angstsymptome, gilt als nicht abhängigkeitserzeugend und hat keinen nachteiligen Effekt auf die Atmung.

37.5.2 Nach der Transplantation

Direkt nach der Transplantation, besonders nach einer Knochenmarktransplantation und Bestrahlung, können als Komplikationen **Delir** und Enzephalopathie auftreten.

Durch die immunsuppressive, antibakterielle und virustatische Medikation nach einer Organtransplantation können auch **organische affektive Störungen** (depressive oder maniforme Syndrome) vorkommen.

Eine Organtransplantation bedeutet zudem eine Neuanpassung an das Spenderorgan mit eingeschränkten Lebensfreiheiten. Auch die durch die Immunsuppressiva bedingte erhöhte Infektanfälligkeit stellt einen ständigen Stressor dar. Und das Bewusstsein, dass eine Transplantation keine Heilung darstellt, verursacht eine ständig vorhandene Überlebensangst. Nach einer Organtransplantation kann daher die Angst und ständige Sorge vor einer möglichen Organabstoßung zur Entwicklung einer **depressiven Störung** und zu einem **erhöhten Suizidrisiko** führen.

Von allen Organtransplantierten zeigen Patienten mit einer Lungentransplantation die beste Lebenszufriedenheit und das höchste körperliche und psychosoziale Funktionsniveau. Patienten nach einer Leber- oder Nierentransplantation erzielen ein mittleres Lebensqualitätsniveau.

> **Tipp**
>
> - HIV und psychische Erkrankungen: http://www.hivbuch.de/hiv-und-psychiatrische-erkrankungen.html (Zugegriffen: 06.09.2011)
> - Psychosomatische Dermatologie (Psychodermatologie). Leitlinie der Deutschen Dermatologischen Gesellschaft (DDG), des Deutschen Kollegiums für Psychosomatische Medizin (DKPM), der Deutschen Gesellschaft für Psychotherapeutische Medizin (DGPM) und der Allgemeinen Ärztlichen Gesellschaft für Psychotherapie: http://www.awmf.org/uploads/tx_szleitlinien/013-024l_S2_Psychosomatische_Dermatologie.pdf (Zugegriffen: 06.09.2011)

? Übungsfragen

1. Geben Sie Beispiele für Wechselwirkungen psychischer und körperlicher Erkrankungen.
2. Was ist der Unterschied zwischen Konsiliar- und Liaisonpsychiatrie?
3. Nennen Sie psychische Begleiterkrankungen einer HIV-Infektion, die durch das Virus selbst oder die durch die virusbedingte Immunsuppression verursacht sein können.
4. Welche psychischen Symptome treten im Rahmen der Neurosyphilis auf?
5. Insbesondere welche psychischen Erkrankungen können unmittelbar nach einer Organtransplantation auftreten?
6. Wie kann man chronischen Juckreiz psychiatrisch-psychotherapeutisch behandeln?

Weiterführende Literatur

Arolt V, Diefenbacher A (2004) Psychiatrie in der klinischen Medizin. Konsiliarpsychiatrie, -psychosomatik und -psychotherapie. Steinkopff, Darmstadt

Azrin NH, Nunn RG (1973) Habit reversal: A method of eliminating nervous habits and tics. Behav Res Ther 11: 619–628

Härter M, Baumeister H, Bengel J (2006) Psychische Störungen bei körperlichen Erkrankungen. Springer, Berlin Heidelberg

Hinsch R, Pfingsten U (2007) Gruppentraining sozialer Kompetenzen (GSK). Beltz, Weinheim

Stangier (2002) Hautkrankheiten und körperdysmorphe Störungen. Hogrefe, Göttingen

Stangier U, Ehlers A, Gieler U (1996) Fragebogen zur Bewältigung von Hautkrankheiten (FBH). Hogrefe Testzentrale, Göttingen

Zipfel S, Löwe B, Schneider A, Herzog W, Bergmann G (1999) Lebensqualität, Depressivität und Krankheitsverarbeitung bei Patienten in der Wartezeit auf eine Herztransplantation. Psychother Psychosom Med Psychol 49: 187–194

37

Psychoimmunologie

H. Himmerich, F. Schneider

38

»Kurzinfo«

- Bei **schizophrenen Patienten** wird heute von einer **reduzierten Typ-1-Immunantwort** und einem **Übergewicht der Typ-2-Immunantwort** ausgegangen; zum Ausgleich dieser Imbalance wurde der Cyclooxygenase(COX)-2-Inhibitor Celecoxib als Augmentation zu einem Antipsychotikum mit Erfolg für die Subgruppe der akut erkrankten schizophrenen Patienten getestet
- Die **Zytokinhypothese der Depression** besagt, dass die vermehrte Zytokinproduktion das Risiko für das Auftreten einer Depression erhöht; entsprechend sind die therapeutische Gabe von Zytokinen sowie entzündliche Erkrankungen mit depressiven Störungen assoziiert; die experimentelle Gabe von Zytokinantagonisten und Immunmodulatoren wie Etanercept, Acetylsalicylsäure und Celecoxib führte dagegen zu einem schnelleren Ansprechen auf Antidepressiva oder hatte selbst eine antidepressive Wirkung
- Bei der **Demenz vom Alzheimertyp** (DAT) spielt ein neuroinflammatorischer Prozess, der durch Amyloid-β 42 (Aβ42) getriggert ist, eine zentrale Rolle; dieser inflammatorische Prozess ist durch aktivierte Mikroglia, Astrozyten und die Induktion der Zytokinproduktion charakterisiert und führt zu Synapsen- und Nervenzellschäden
- Mit Vorgängen im Immunsystem assoziierte **Nebenwirkungen der Psychopharmaka** sind Fieber, Granulozytose oder Agranulozytose, Serositis und Myokarditis, Gewichtszunahme, Sedierung und allergische Reaktionen

38.1   Einführung

Nervensystem und Immunsystem stehen durch ihre jeweiligen Botenstoffe in einer **engen Wechselbeziehung**. Beispielsweise besitzen Neuropeptide die Eigenschaft, an Immunzellen anzudocken und ihren Metabolismus zu beeinflussen. Andererseits können Zytokine zur Rezeptorresistenz von Neuropeptiden beitragen, die Verfügbarkeit von für die Neurotransmitterproduktion relevanten Aminosäuren reduzieren und neurotoxisch wirken. Zytokine sind an der Pathophysiologie der affektiven Störungen und der Schizophrenie sowie an der Pathophysiologie von entzündlichen und neurodegenerativen Erkrankungen des Nervensystems beteiligt. Das Immunsystem bietet jedoch auch die Möglichkeit, psychische Erkrankungen therapeutisch anzugehen, wenngleich sich diese Therapiemöglichkeiten noch im experimentellen Stadium befinden.

Des Weiteren scheint das Immunsystem an der Entstehung psychopharmakologischer Nebenwirkungen beteiligt zu sein. Auch die Wirkung der aktuellen psychischen Verfassung eines Patienten auf das Immunsystem ist Gegenstand der Psychoimmunologie.

Die hier vorgestellten und für die psychiatrisch-psychotherapeutisch-psychosomatische Praxis relevanten Zusammenhänge sind komplex und haben z. T. noch hypothetischen Charakter; die Evidenz für eine Rolle des Immunsystems bei der Entstehung und der Behandlung von psychischen Erkrankungen nimmt jedoch zu.

Psychoimmunologie – Diese ist ein interdisziplinäres Forschungsgebiet, das sich mit den Wechselwirkungen von Verhalten und Erleben, Nervensystem und Immunsystem beschäftigt.

Zur Beschreibung und Erforschung immunologischer Phänomene im heutigen wissenschaftlichen Sinne waren Kenntnisse über die Infektionswege von Erkrankungen, die Abwehrmechanismen des Körpers sowie bestimmte technische Voraussetzungen notwendig: die Messung der Körpertemperatur, die Erstellung eines Blutbildes und die Messung der Konzentration von Zytokinen.

Eine herausragende Forscherpersönlichkeit auf dem Gebiet der psychiatrischen Immunologie war der österreichische Nervenarzt **J. Wagner von Jauregg** (1857–1940). 1927 erhielt er den Nobelpreis für die Beobachtung, dass eine Impfung mit Malaria zu einer Besserung oder Heilung bei progressiver Paralyse führen konnte. Heute ist bekannt, dass es durch eine erhöhte Temperatur zu einer Wachstumshemmung der Treponemen kommt. Diese **Fiebertherapie** wandte Wagner-Jauregg jedoch auch bei Patienten an, die an einer Psychose erkrankt waren. Bereits als Assistenzarzt hatte Wagner-Jauregg begonnen, akribisch genau Krankengeschichten zu sammeln, in denen bei Patienten, die unter einer Psychose litten, eine fieberhafte Erkrankung aufgetreten war, und bemerkte dabei, dass Fieber bei bestimmten psychischen Erkrankungen (v. a. akuten Formen der Psychose) zu einer Besserung der Symptomatik führte. Auch wenn Malariaimpfung und Fiebertherapie derzeit keine therapeutische Verwendung finden, stellt Wagner-Jaureggs psychoimmunologische Therapieform für die Psychiatrie eine außerordentliche Leistung dar. Sie bedeutet den Anfang der Überwindung des sog. therapeutischen Nihilismus, einer bis zum damaligen Zeitpunkt vollkommenen Hilflosigkeit der Nervenärzte gegenüber den Leiden ihrer Patienten, und ist der Beginn der kausalen Therapie in der Psychiatrie.

Die von Wagner-Jauregg beobachteten Phänomene fügen sich inhaltlich gut in aktuelle psychoimmunologische Befunde ein, da die Fiebertherapie wahrscheinlich zu einer Ausbalancierung der bei akut schizophren Erkrankten reduzierten Typ-1-Immunantwort und so zur Heilung führte.

38.2 Immunsystem

Immunsystem – Mit dem Begriff »Immunsystem« wird das biologische Abwehrsystem höherer Lebewesen bezeichnet, das Schädigungen des Organismus durch Krankheitserreger verhindert, indem es diese Krankheitserreger als nicht zum Organismus gehörig erkennt und eliminiert.

Die Immunabwehr gliedert sich in die **angeborene** und die **adaptive** Immunabwehr (◧ Abb. 38.1). Die Zellen der angeborenen Immunabwehr können die weitere Immunreaktion des Organismus durch die Produktion von **Zytokinen** modulieren. Im Zentralnervensystem werden Zytokine von Astrozyten und Zellen der Mikroglia produziert. Wichtige Zytokine, die das Gehirn beeinflussen, sind die Interleukine IL-1, IL-6, Interferon-γ (IFN-γ) und Tumornekrosefaktor-α (TNF-α). Erhöhte lokale IL-1-, IL-6- und TNF-α-Konzentrationen sind bei Verletzungen des Gehirns, Infektionen, Schlaganfall, entzündlichen und neurodegenerativen Erkrankungen des Zentralnervensystems zu finden. IL-1, IL-6 und TNF-α können zur Verstärkung apoptotischer Prozesse und zur Einschränkung der Synapsenfunktion und der hippocampalen Neurogenese führen.

Zellen der adaptiven Immunabwehr sind die B-Zellen (u. a. Plasmazellen) und T-Zellen (u. a. T-Helfer-Zellen, zytotoxische T-Zellen). Nach ihren Zytokinsekretionsmustern lassen sich die T-Helfer-Zellen in 2 Subpopulationen differenzieren, die TH1-Zellen und TH2-Zellen. TH1-Zellen sezernieren v. a. IL-2 und IFN-γ. Wichtige TH2-Zytokine sind dagegen IL-4, IL-5 und IL-10. Die unterschiedlichen TH1- und TH2-Zytokine fördern unterschiedliche Immunantworten, die entsprechend als Typ-1- und Typ-2-Immunantwort bezeichnet werden. Typ-1- und Typ-2-Zytokine antagonisieren sich gegenseitig. Die Typ-1-Immunantwort aktiviert die zellvermittelte Immunantwort gegen Viren und Bakterien. Die Typ-2-Immunantwort fördert dagegen die B-Zell-Reifung und die humorale Immunantwort, die der Abwehr gegen Helminthen und Arthropoden dient, aber auch an allergischen Reaktionen auf Arzneimittel beteiligt ist. Solche allergischen Reaktionen können beispielsweise Hautreaktionen auf die Phasenprophylaktika Carbamazepin und Lamotrigin sein (Himmerich 2008).

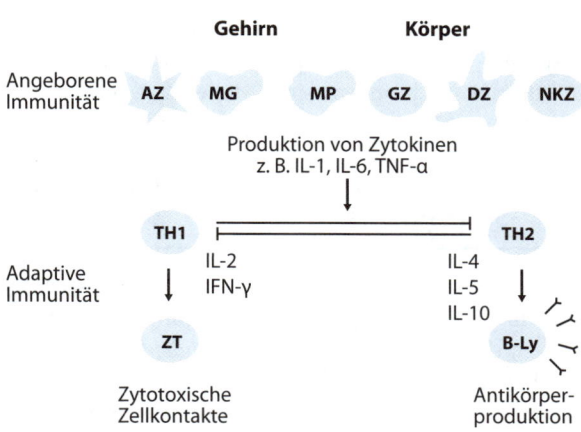

◧ **Abb. 38.1** Grundlagen der Immunantwort. *AZ*: Astrozyt, *MG*: Mikroglia, *MP*: Makrophage, *GZ*: Granulozyt, *DZ*: dendritische Zelle, *NKZ*: natürliche Killerzelle, *ZT*: zytotoxische T-Zelle, *B-Ly*: B-Lymphozyt, *IL*: Interleukin, *TNF*: Tumornekrosefaktor, *IFN*: Interferon

38.3 Immunologie schizophrener Störungen

Bei Patienten mit Schizophrenie wurden eine verringerte In-vitro-Produktion von IL-2 und erniedrigte Serumkonzentrationen von IFN-γ gefunden, woraus geschlossen wurde, dass schizophrene Patienten eine reduzierte Typ-1-Immunantwort aufweisen. Dagegen scheint bei schizophrenen Patienten eine Aktivierung der Typ-2-Immunantwort vorzuliegen. Verantwortlich für die immunologischen Charakteristika schizophrener Patienten könnten prä- oder postnatale Infektionen sein. Aufgrund der überwiegenden Typ-2-Immunantwort bei Schizophrenie werden Astrozyten aktiviert. Dadurch fällt vermehrt Kynureninsäure an, denn Astrozyten sind die Hauptquelle von Kynureninsäure. Diese ist der einzige bisher bekannte natürliche N-Methyl-D-Aspartat(NMDA)-Rezeptor-Antagonist, der bei Patienten mit Schizophrenie wahrscheinlich in zu hoher Konzentration vorliegt und so zu einer Unterfunktion des Glutamatsystems und in der Folge zu einer Fehlfunktion des Dopaminsystems führt, auf welches das Glutamatsystem modulierend wirkt (Müller u. Schwarz 2007).

Als therapeutische Konsequenz aus der dargestellten Hypothese kommen Immunmodulatoren in Betracht, die zu einer Aktivierung der Typ-1-Immunantwort oder zu einer Hemmung der Typ-2-Immunantwort, oder anders ausgedrückt zu einer Rebalancierung von Typ-1- und Typ-2-Immunantwort führen. Bisher wurden im Zusammenhang mit der Behandlung schizophrener Patienten v. a. Hemmer der Cyclooxygenase-2 (Cox-2) diskutiert und erste Studien zum **Cox-2-Inhibitor Celecoxib** als »add-on« zur Antipsychotikatherapie durchgeführt. Die Ergebnisse lassen darauf schließen, dass diese Medikamente für bestimmte Subgruppen von Patienten – v. a. akut Erkrankte – therapeutisch sinnvoll sind (Müller et al. 2010).

38.4 Immunologie der depressiven Störungen

Die Gabe von Interferonen zur Behandlung von Krebserkrankungen oder Hepatitis C hat als wichtigste Nebenwirkungen depressive Symptome wie Fatigue-Symptomatik, erhöhte Schläfrigkeit, Appetitverlust und kognitive Einbußen. Bei Tieren und Menschen führt die experimentelle Gabe von Typ-1-Zytokinen zum sog. »sickness behaviour«, das Symptome einer Depression widerspiegelt. Bei fast allen entzündlichen Erkrankungen wie chronisch inflammatorischen Darmerkrankungen, allergischen Hauterkrankungen und rheumatischen Erkrankungen ist das Risiko für eine Depression erhöht. Beispiele für entzündlich-rheumatische Erkrankungen, die mit einer Erhöhung der Prävalenz depressiver Störungen assoziiert sind und deshalb auch in differenzialdiagnostische Überlegungen bei depressiven Syndromen einfließen sollten, sind im Folgenden aufgeführt. Bei diesen Erkrankungen wirkt sich außerdem die depressive Erkrankung negativ auf die Lebensqualität und die Prognose des inflammatorischen Krankheitsprozesses aus.

Beispiele für mit einer depressiven Störung assoziierte entzündlich-rheumatische Erkrankungen:

- Arteriitis temporalis
- Lupus erythematodes
- M. Behçet
- M. Bechterew
- M. Boeck
- Systemische Sklerose
- ZNS-Vaskulitis

Bestimmte Zytokine wie IL-1 und TNF-α, die bei depressiven Patienten auch ohne entzündliche Erkrankung vermehrt gebildet werden, vermindern die Verfügbarkeit von Tryptophan, sodass dieses nicht mehr für die Synthese von Serotonin zur Verfügung steht. Außerdem wurde beschrieben, dass bestimmte Zytokine die Aktivität der Serotonintransporter erhöhen und so die serotonerge Signaltransduktion abschwächen. IL-1, IL-6, IFN-γ und TNF-α induzieren eine Stimulation der Hypothalamus-Hypophysen-Nebennieren-Achse (HHN-Achse). Diese Erkenntnisse sind Bestandteil der »**Zytokinhypothese der Depression**«.

Nicht nur bei Patienten mit einer schizophrenen Erkrankung, sondern auch bei Patienten mit einer Depression wurde der COX-2-Inhibitor Celecoxib aufgrund seiner ausgleichenden Wirkung auf die Balance der Typ-1- und Typ-2-Immunantwort als »add-on« zur antidepressiven Behandlung mit Reboxetin erfolgreich getestet (Müller et al. 2006). Auch zur Gabe von Acetylsalicylsäure (ASS) als »add-on« zur antidepressiven Behandlung, um den Therapieresponse zu beschleunigen, liegen positive Ergebnisse vor (Mendlewicz et al. 2006). Bei gleichzeitiger Gabe von SSRI und ASS ist ein erhöhtes gastrointestinales Blutungsrisiko zu beachten.

Bei Patienten mit Psoriasis, die mit dem TNF-α-Antagonisten Etanercept behandelt wurden, zeigte sich in 12 Behandlungswochen eine 50 %ige Symptomreduktion in den Depressionsskalen HAMD (Hamilton-Depressionsskala, Hamilton 2005) und BDI (Beck-Depressions-Inventar; Beck et al., dt. Bearbeitung von Hautzinger et al. 2009) unabhängig von der Verbesserung der Grunderkrankung (Tyring et al. 2006). Eine die Zytokinsignale antagonisierende Medikation scheint also bei depressiver Symptomatik aufgrund einer anderen Grunderkrankung die depressiven Symptome zu verbessern. Darüber, ob eine gegen bestimmte Zytokine gerichtete Behandlung auch bei Patienten mit Depression ohne organische Grunderkrankung hilft, kann aufgrund der aktuellen Datenlage nur spekuliert werden.

38.5 Immunologie der neurodegenerativen Störungen

Die Demenz vom Alzheimertyp (DAT) ist die häufigste neurodegenerative Form der Demenz bei älteren Patienten. Sie ist durch neurofibrilläre Ablagerungen, Amyloidplaques und einen Verlust an Synapsen und Neuronen charakterisiert. Ein neuroinflammatorischer Prozess, der durch Amyloid-β 42 (Aβ42) getriggert ist, scheint bei diesem neurodegenerativen Prozess eine zentrale Rolle zu spielen. Dieser inflammatorische Prozess wird durch aktivierte Mikroglia, Astrozyten und die Induktion der Zytokinproduktion charakterisiert und führt zu Synapsen- und Nervenzellschäden. Hierbei scheint v. a. das durch die Mikroglia produzierte IL-1 in der neurotoxischen Kaskade eine wesentliche Rolle zu spielen, die auch dadurch belegt wird, dass bestimmte Genvarianten des IL-1-Gens mit einem erhöhten Risiko assoziiert sind, an DAT zu erkranken. Epidemiologische Daten und klinische Studien deuten darauf hin, dass nichtsteroidale antiinflammatorische Medikamente das Risiko für die Entwicklung einer DAT reduzieren.

38.6 Immunologische Wirkungen und Nebenwirkungen der Psychopharmakotherapie

Immunmodulatorische Effekte psychotroper Substanzen sind seit 1954 bekannt, als eine verminderte endotoxininduzierte Letalität und ein tuberkulostatischer Effekt unter Therapie mit Chlorpromazin beschrieben wurden. In heutiger Zeit ist Clozapin eines der potentesten atypischen Antipsychotika. Sein einzigartiges Nebenwirkungsspektrum enthält Fieber, Granulozytose oder Agranulozytose, Serositis, Myokarditis und Gewichtszunahme. Diese Nebenwirkungen lassen immunmodulatorische Eigenschaften von Clozapin als sehr wahrscheinlich erscheinen. Es konnte gezeigt werden, dass die TNF-α-Plasmakonzentrationen während der Behandlung mit Clozapin ansteigen und dass Clozapinapplikation bei Ratten zu einer Erhöhung der TNF-α-Konzentration im frontalen Kortex führt. Studien aus den letzten Jahren legen prinzipiell einen Zusammenhang zwischen Gewichtseffekten psychopharmakologischer Medikamente und einer Aktivierung des TNF-α-Systems nahe (Himmerich 2008).

> **Mit Vorgängen im Immunsystem assoziierte Nebenwirkungen der Psychopharmaka**
> - Allergische Reaktionen
> - Fieber
> - Gewichtsveränderung
> - Granulozytose oder Agranulozytose
> - Sedierung
> - Serositis und Myokarditis

Eine psychopharmakologische Therapie hat nicht nur immunologische Nebenwirkungen, sie kann auch, wenn sie erfolgreich ist, die mit der psychischen Erkrankung assoziierte Störung des Immunsystems rückgängig machen. Antidepressiva aus unterschiedlichen Gruppen führen zu einer verringerten Ausschüttung von IFN-γ. Die immunsuppressiven Eigenschaften der Antidepressiva bezüglich der Typ-1-Immunantwort werden auch bei somatischen Erkrankungen therapeutisch ausgenutzt. So ist beispielsweise bei der interstitiellen Zystitis Amitriptylin ein Medikament der 1. Wahl. Auch die positive Wirkung der trizyklischen Antidepressiva auf Schmerzsyndrome ist wahrscheinlich teilweise durch ihre Wirkung auf die Zytokinproduktion zurückzuführen. Positiv soll sich auch eine erfolgreiche antipsychotische Therapie auf das Ungleichgewicht der Typ-1-/Typ-2-Immunantwort bei schizophrenen Patienten auswirken (Himmerich 2008; Müller u. Schwarz 2007).

? Übungsfragen

1. Nennen Sie immunologische Charakteristika der Schizophrenie.
2. Bei welcher Untergruppe von schizophrenen Patienten ist der COX-2-Inhibitor Celecoxib eine erfolgreiche Augmentationsstrategie?
3. Geben Sie Beispiele für entzündlich-rheumatische Erkrankungen, die mit einer Erhöhung der Prävalenz depressiver Störungen assoziiert sind.
4. Erläutern Sie die Zytokinhypothese der Depression.
5. Charakterisieren Sie den neuroinflammatorischen Prozess, der bei der Alzheimer-Demenz durch Aβ42 getriggert wird.
6. Nennen Sie Nebenwirkungen der Psychopharmaka, die mit Veränderungen im Immunsystem einhergehen.

Weiterführende Literatur

Hamilton M (2005) Hamilton-Depressions-Skala. In: Collegium Internationale Psychiatriae Scalarum (Hrsg) Internationale Skalen für Psychiatrie. Hogrefe Testzentrale, Göttingen

Hautzinger M, Keller F, Kühner C (2009) BDI-II. Beck-Depressions-Inventar. Revision. 2. Aufl. Pearson Assessment, Frankfurt

Himmerich H (2008) Neuroimmunologie. In: Holsboer F, Gründer G, Benkert O (Hrsg) Handbuch der Psychopharmakotherapie. Springer, Berlin Heidelberg, S 369–374

Mendlewicz J, Kriwin P, Oswald P, Souery D, Alboni S, Brunello N (2006) Shortened onset of action of antidepressants in major depression using acetylsalicylic acid augmentation: a pilot open-label study. Int Clin Psychopharmacol 21: 227–231

Müller N, Schwarz MJ (2007) Immunologische Aspekte bei schizophrenen Störungen. Nervenarzt 78: 253–263

Müller N, Schwarz MJ, Dehning S, Douhe A, Cerovecki A, Goldstein-Muller B, Spellmann I, Hetzel G, Maino K, Kleindienst N, Möller HJ, Arolt V, Riedel M (2006) The cyclooxygenase-2 inhibitor celecoxib has therapeutic effects in major depression: results of a double-blind, randomized, placebo controlled, add-on pilot study to reboxetine. Mol Psychiatry 11: 680–684

Müller N, Krause D, Dehning S, Musil R, Schennach-Wolff R, Obermeier M, Möller HJ, Klauss V, Schwarz MJ, Riedel M (2010) Celecoxib treatment in an early stage of schizophrenia: results of a randomized, double-blind, placebo-controlled trial of celecoxib augmentation of amisulpride treatment. Schizophr Res 121: 118–124

Tyring S, Gottlieb A, Papp K, Gordon K, Leonardi C, Wang A, Lalla D, Woolley M, Jahreis A, Zitnik R, Cella D, Krishnan R (2006) Etanercept and clinical outcomes, fatigue, and depression in psoriasis: double-blind placebo-controlled randomised phase III trial. Lancet 367: 29–35

Psychoonkologie

K. Mathiak, S. Franke, F. Schneider

»Kurzinfo«

- Nach aktuellem Stand der Forschung besteht bei ca. 30 % aller Tumorpatienten psychiatrisch-psychotherapeutischer Behandlungsbedarf
- Zur Diagnostik psychischer Belastungen und Störungen in der Onkologie sollten die hierfür speziell entwickelten Instrumente angewendet werden
- Häufigste **komorbide Störungen** sind v.a. **depressive und Angststörungen**
- **Tumorassoziierte Fatigue** kann nicht von depressiven Symptomen getrennt werden, stellt aber die psychophysische Erschöpfung in den Vordergrund
- Unter Berücksichtigung der verschiedenen Stadien der Krebserkrankung sind **Behandlungsziele** der Psychoonkologie die Förderung der **Krankheitsverarbeitung**, die **Reduktion psychischer Belastungen** sowie eine Erhaltung oder **Wiederherstellung der Lebensqualität**
- Therapeutisch kommen insbesondere **Techniken der kognitiven Verhaltenstherapie** zum Einsatz sowie ergänzend Psychopharmakotherapie, bevorzugt mit **selektiven Neurotransmitter-Wiederaufnahmehemmern**

39.1 Definition

Psychoonkologie – Diese meint eine interdisziplinäre psychiatrisch-psychotherapeutische Versorgung von Patienten mit Krebserkrankungen, die sich besonders mit psychosozialen Aspekten der Tumorerkrankung beschäftigt und diese Erkenntnisse für Prävention, Diagnostik, stationäre Akutbehandlung, Therapie, Rehabilitation und ambulante Nachbetreuung bis hin zu palliativer Versorgung und Sterbebegleitung nutzbar macht. Dabei wird der Einfluss einer Krebserkrankung auf psychische Veränderungen des Patienten, auf seine Angehörigen sowie das behandelnde Personal untersucht und zum anderen der Frage nach dem Einfluss psychischer Variablen auf das Erkrankungsrisiko und den Verlauf der Erkrankung nachgegangen. Ein weiterer zentraler Bereich ist die Entwicklung wirksamer Methoden zur psychosozialen Unterstützung sowie psychotherapeutischen Behandlung von Tumorpatienten.

Erste Ansätze der Psychoonkologie zeigten sich **Mitte der 1970er** Jahre, als die **Konsiliar- und Liaison-Psychiatrie** etabliert wurde, in der Psychiater, Chirurgen, Strahlentherapeuten und Onkologen vermehrt zusammenarbeiteten. Ab etwa 1975 wurde hier mit der Forschung und Entwicklung von Instrumenten zur quantitativen Bestimmung von Angst, Depression und der Lebensqualität begonnen. Man untersuchte den Einfluss von subjektiven Symptomen wie Schmerz auf kognitive Funktionen. Später legte sich der Fokus auf die **Ressourcen der Tumorpatienten**, um die psychologischen Belastungen zu bewältigen und eine Verbesserung der Lebensqualität zu erzielen. In den

1980er Jahren wurden weltweit Gesellschaften für Onkologie und Psychosoziale Onkologie gegründet. Heute ist die Psychoonkologie in einem **interdisziplinären System**, das sich mit den emotionalen Reaktionen sowohl der Patienten und ihrer Familien als auch der Behandler und Betreuer befasst. Daneben werden psychosoziale Faktoren identifiziert, welche die Morbidität und Mortalität der Krebserkrankung beeinflussen.

> **Leitlinien zur Krebsbehandlung (z. B. Mammakarzinom, Lungenkarzinom, Prostatakarzinom) sehen vor, dass allen Patienten von der Diagnose an ein niederschwelliges Angebot zur psychoonkologischen Beratung gemacht wird und entsprechende Behandlungskapazitäten zur Verfügung gestellt werden.**

39.2 Epidemiologie

Ungefähr 30 % der Patienten weisen im Verlauf ihrer Krebserkrankung begleitende psychische Erkrankungen auf und haben somit psychiatrisch-psychotherapeutischen Behandlungsbedarf (Schwarz u. Singer 2008). Neuere Studien weisen auf eine erhöhte Prävalenz bei gynäkologischen, urologischen und Lungentumoren hin. Eine psychosoziale Risikogruppe von 5 bis 10 % benötigt in der Regel sofortige Hilfe durch eine psychoonkologische Betreuung.

Risikofaktoren für eine psychische Erkrankung sind aktuellen Studien zufolge:

- Weibliches Geschlecht
- Junges Alter
- Schmerzen
- Stressbelastung
- Tumorstadium
- Psychische Vorerkrankungen

Bei Angehörigen onkologischer Patienten kommt es ebenfalls öfter zu akuten oder chronischen Belastungsreaktionen. Etwa ein Viertel der Angehörigen entwickeln psychiatrisch-psychotherapeutisch behandlungsbedürftige Störungsbilder, v.a. Anpassungsstörungen, sowie depressive und Angststörungen.

39.3 Ätiologie

Bei der Entstehung psychischer Symptome im Rahmen einer onkologischen Erkrankung ist ein Kontinuum von angemessener Krankheitsverarbeitung bis hin zur Reaktivierung einer vorbestehenden psychischen Erkrankung anzunehmen. Zusätzlich sind direkte biopsychische Einflussfaktoren des Tumorwachstums wie parakrine, inflammatorische oder anämische Auswirkungen sowie Komplikationen wie Schmerzsyndrome zu beachten. Die Effekte sind bei einer modernen Krebstherapie nicht von denen aus der Therapie abgeleiteten zu trennen. So wird Fatigue meist erst im Rahmen eine Strahlen-Chemotherapie beobachtet. Unter Berücksichtigung der häufig starken Auswirkungen im sozialen Umfeld ist meist eine monokausale Zuordnung nicht möglich und ein **biopsychosoziales Modell** zugrunde zu legen.

39.4 Klinik

> **Diagnostische Leitlinien (ICD-10)**
>
> Für psychoonkologische Fragestellungen und Behandlungen stehen keine separaten Diagnosekategorien bereit. In erster Linie werden somit Anpassungs-, affektive und posttraumatische Störungen diagnostiziert.
>
> Für **tumorassoziierte Fatigue** wurden ICD-10-Kriterien vorgeschlagen, die aber keine strikte Trennung von depressiven Symptomen zulassen und bisher nicht als Zusatzerkrankung kodiert werden: Vorliegen von 6 oder mehr Symptomen fast täglich über mindestens 2 Wochen:
> — Erhebliche Erschöpfung inadäquat zur Aktivität
> — Allgemeine Schwäche und Schwere der Glieder
> — Verminderung von Konzentration oder Aufmerksamkeit
> — Motivationsverlust
> — Schlaflosigkeit oder vermehrtes Schlafbedürfnis
> — Unerholsamer Schlaf
> — Enorme Anstrengung, um Inaktivität zu überwinden
> — Emotionale Reaktionen auf Überforderungsgefühl
> — Schwierigkeiten bei der Bewältigung des Lebensalltags
> — Subjektive Merkfähigkeitsstörung
> — Stundenlange Erschöpfung nach Belastungen
> Wenn diese Symptome zu signifikanten klinischen Bildern oder sozialen Störungen führen, die Symptomatik auf eine Krebserkrankung bzw. deren Therapie (meist Chemotherapie) zurückzuführen ist, aber nicht auf eine andere psychische Erkrankung, wird eine Einordnung als tumorassoziierte Fatigue empfohlen.

39.4.1 Allgemeine Symptome

Krankheitsverarbeitung im Sinne einer Adaptation an die neuen Lebensumstände ist ein Prozess, der basierend auf kognitiven Bewertungen, emotionalen Reaktionen, persönlichkeitsbedingten Handlungs- und Bewältigungsdispositionen sowie sozialen Kontextfaktoren stattfindet. Dabei hängt die konkrete Reaktion eines an Krebs erkrankten Menschen davon ab, wie beängstigend er die Situation erlebt und welche Hilfen ihm zur Bewältigung dieser zur Verfügung stehen.

Krebserkrankungen weisen unterschiedliche Phasen des Krankheitsverlaufes auf (◘ Tab. 39.1), die verschiedene psychische Belastungen und Konsequenzen zur Folge haben. Damit bilden in den einzelnen Phasen ganz unterschiedliche Ziele den Behandlungsschwerpunkt. Zu

◘ **Tab. 39.1** Kritische Phasen einer Krebserkrankung und ihre psychischen Belastungen

Krankheitsphase	Psychische Konsequenzen und Belastungen
Diagnosestellung/-mitteilung	— Schock — Verwirrung — Ohnmacht — Verleugnung — Schuldgefühle — Todesangst — Symbolisierung des Tumors — Ärger
Onkologische Behandlungen und ihre Nebenwirkungen	— Unruhe — Umgang mit Übelkeit und Erschöpfung — Umgang mit Schmerzen — Verletzbarkeit — Bedürfnis nach Kontrolle — Angst vor nicht ausreichender Wirksamkeit der Behandlung und Irreversibilität der Nebenwirkungen
Abschluss der Behandlung	— Zukunftsangst — Konfrontation mit körperlichen Veränderungen — Umgang mit behandlungsbezogener Inaktivität
Rehabilitation und Nachsorge	— Progredienz und Rezidivangst — Gesteigerte Beschäftigung mit der Gesundheit — Einsamkeit — Depressivität — Furcht vor Intimität und Sexualität — Angst vor Kontrolluntersuchungen – Antizipation negativer Testergebnisse — Finanzielle Sorgen — Soziale Isolation/familiäre Veränderungen

◻ Tab. 39.1 Fortsetzung

Krankheitsphase	Psychische Konsequenzen und Belastungen
Rezidiv bzw. Auftreten von Metastasen	– Schock – Hoffnungslosigkeit – Schuldgefühle – Vertrauensverlust – Gefühl der Entfremdung – Ärger
Palliative bzw. terminale Phase	– Depressivität – Demoralisierung – Verleugnung – Angst vor Kontrollverlust – Angst vorm Sterben

beachten ist weiter, dass Belastungen durch Verlauf und Therapie der Krebserkrankung auch psychische Vorerkrankungen erneut triggern können (z. B. Psychosen, Angststörungen, affektive Störungen) oder psychische Erkrankungen als direkte organische Folge auftreten können (z. B. Delir nach Ifosfamid).

39.5   Komorbidität

Die häufigsten psychischen Erkrankungen, die im Verlauf einer Krebserkrankung diagnostiziert werden, sind:
- Belastungsreaktionen (akut bzw. länger dauernd) mit Anpassungsstörungen, posttraumatischer Belastungsstörung (ICD-10: F43.0–43.9)
- Depressive Störungen (ICD-10: F32.0–33.9)
- Angststörungen (ICD-10: F40.0–41.9)

> **Wie bei anderen chronischen Erkrankungen besteht auch bei Tumorpatienten ein erhöhtes Suizidrisiko.**

39.6   Verlauf und Prognose

Der Verlauf der psychischen Begleitsymptome einer Krebserkrankung ist stark von dem der Grunderkrankung abhängig. Von raschen Sterbefällen bis kurativen Therapieergebnissen besteht eine hohe Variabilität. Das frühe Angebot von psychosozialen Interventionen verbessert die Lebensqualität in der häufig verkürzten Überlebenszeit. Möglicherweise können durch psychotherapeutische oder -pharmakologische Maßnahmen die Compliance verbessert und die Überlebenszeit verlängert werden.

39.7   Diagnostik und Differenzialdiagnosen

Zur Erfassung der Art und Schwere der psychosozialen Belastung stehen mehrere valide psychoonkologische Messinstrumente zur Verfügung. Neben einer ausführlichen Diagnostik eignen sich besonders sog. **Screeningverfahren**, z. B. Psychoonkologische Basisdokumentation (PO BADO, Herschbach et al. 2008), Hospital Anxiety and Depression Scale (dt. Version HADS-D, Hermann-Lingen et al. 2011), Fragebogen zur Belastung von Krebskranken (FBK-R23, Herschbach et al. 2003) dazu, in kurzer Zeit behandlungsbedürftige Patienten herauszufiltern, da nicht jeder onkologische Patient auch eine psychische Erkrankung entwickelt. Durch die Tumorerkrankung entstandene Belastungen sollten in Relation zu den Ressourcen in der Persönlichkeit und im psychosozialen Umfeld des Patienten gesetzt werden. Die **Behandlungsmotivation** des Patienten spielt dabei eine entscheidende Rolle. Eine Behandlungsindikation ist gegeben, wenn die Belastung hoch, die vorhandenen Ressourcen gering und die Behandlungsmotivation des Patienten groß ist oder wenn der Patient eine psychoonkologische Betreuung vorschlägt.

Folgende Dimensionen sind bei der psychoonkologischen Diagnosestellung zu berücksichtigen:
- Klassifikation der somatischen Symptomatik nach diagnostischen Kriterien (ICD-10)
- Schweregradabstufung bzw. Ausmaß der somatischen Symptome und Probleme (insgesamt)
- Beeinträchtigung der Lebensqualität durch die Krankheit bzw. subjektive Belastungen aus Sicht des Patienten
- Psychische Symptome/Probleme aus Sicht des Experten
- Ausmaß dysfunktionaler Krankheitsverarbeitung
- Bestand psychosozialer Ressourcen
- Motivation für psychoonkologische Maßnahmen

Differenzialdiagnostisch bedarf es einer Abklärung folgender Punkte:
- **Somatische Ursachen** von Depressionen bzw. Angstzuständen (z. B. ZNS-Metastasen, Delir, Substanzentzug, Medikamente usw.)
- Vorliegen einer primären **psychischen Erkrankung als Komorbidität**
- Psychische Symptome **als sekundäre Störung** infolge der Erkrankung, v. a. Anpassungsstörung, Depression, Angst und posttraumatische Belastungsstörung

◘ Tab. 39.2 Häufig angewandte verhaltenstherapeutische Interventionen (▶ Kap. 14) bei onkologischen Patienten

Intervention	Beispiel
Kognitive Umstrukturierung	▬ Sokratischer Dialog, Mehrspaltentechnik
Entspannung, Visualisierung	▬ Progressive Muskelrelaxation, Autogenes Training, Imagination
Operante Methoden	▬ Positive Verstärkung, Selbstverstärkung, Genusstraining
Rollenspiel	▬ Rollenspiel (mit Videofeedback), Selbstsicherheitstraining
Konfrontationsverfahren	▬ Systematische Desensibilisierung, Exposition und Reaktionsverhinderung

39.8 Therapie

39.8.1 Psycho- und Soziotherapie

Bei der psychoonkologischen Behandlung haben sich besonders **kognitiv-verhaltenstherapeutische Interventionen** bewährt. Voraussetzung hierfür ist die Reflexionsfähigkeit des Patienten vor dem Hintergrund des subjektiven Krankheitsmodells, sowie seine Therapiemotivation, d. h. die Bereitschaft, aktiv mitzuarbeiten und Neues auszuprobieren. Wichtig ist dabei die Abklärung von **realistischen Zielen**, die erreicht werden sollen. Dies kann Enttäuschung und Hoffnungslosigkeit vermeiden.

Allgemein zielt die Behandlung auf folgende Kriterien:
▬ **Reduktion von belastenden Symptomen**
▬ **Verbesserung der Lebensqualität**
▬ **Aufbau eines adäquaten Copingverhaltens**

Zum Einsatz kommen häufig die in ◘ Tab. 39.2 aufgeführten Interventionen.

Ein weiterer zentraler Punkt ist die Klärung von Werten und Lebenszielen des Patienten, die sich mit seiner Krebserkrankung häufig verändert haben.

Die individuelle Problemlösung erfolgt meist im Einzelsetting, während sich im Gruppentraining 2 wesentliche therapeutische Ansätze unterscheiden lassen:
1. **Psychoedukatives Gruppenkonzept:** Informationen und Problemlösestrategien im Umgang mit der Erkrankung sollen vermittelt werden
2. **Supportiv-expressives Gruppenkonzept:** Durch den Aufbau unterstützender Beziehungen zwischen den Gruppenmitgliedern wird eine gemeinsame Auseinandersetzung mit den existenziellen Themen angestrebt

Neben der psychotherapeutischen Behandlung spezifischer Problembereiche ist ein weiteres Teilgebiet die Beratung und supportive, begleitende Betreuung des Patienten und seiner Partner und Angehörigen. Zudem werden **Selbsthilfegruppen** für Patienten selbst, aber auch für ihre Angehörigen, angeboten.

39.8.2 Pharmakotherapie

Auch bei Tumorpatienten mit psychischen Erkrankungen ist eine psychopharmakologische Behandlung zu prüfen. Da bislang keine Evidenz für spezifische Therapiestrategien vorliegt, sollte die Behandlung nach den Leitlinien zur Behandlung nichtonkologischer Patienten erfolgen. Besonders Depressionen stellen eine gut behandelbare Zweiterkrankung dar, und es liegen Wirksamkeitsnachweise für Antidepressiva bei depressiven und Fatigue-Symptomen vor. Bei der Auswahl des geeigneten Antidepressivums kann zwischen sedierend-schlafanstoßend und aktivierend-nichtsedierend entsprechend der Symptomatik unterschieden werden.

Besonderer Beachtung bedürfen mögliche Nebenwirkungen und insbesondere Interaktionen (▶ Kap. 12) mit den anderen Therapien. Deswegen sollten von selektiven Neurotransmitter-Wiederaufnahmehemmern Substanzen mit geringerem Interaktionspotenzial bevorzugt werden, z. B. Sertralin, (Es-)Citalopram oder Mirtazapin; insbesondere CYP2D6-Hemmung (z. B. durch Paroxetin) reduziert die Wirksamkeit von Tamoxifen. Trizyklika (TZA) können effektiv sein, aber ein ungünstigeres Nebenwirkungsprofil haben und ggf. delirante Symptome induzieren. Insbesondere bei reduzierter Lebenserwartung werden auch Stimulanzien wegen des schnelleren Wirkeintritts diskutiert; die Evidenzbasis ist allerdings schwach. Benzodiazepine haben einen hohen Stellenwert, da effektiv Angst und Erregung reduziert werden können und das Abhängigkeitspotenzial insbesondere bei infauster Prognose eine geringere Rolle spielt.

❯ **Die Psychopharmakotherapie der psychischen Erkrankungen krebskranker Patienten sollte in Kombination mit Psychotherapie erfolgen und Nebenwirkungen und Interaktionen berücksichtigen.**

❓ **Übungsfragen**
1. Für welche Bereiche ist die psychoonkologische Betreuung konzipiert?
2. Nennen Sie Risikofaktoren für die Entstehung psychischer Erkrankungen als Folge einer Krebserkrankung.

39

3. Nennen Sie häufige komorbide psychische
    Erkrankungen bei Patienten mit einer
    Krebserkrankung.
4. Welche Dimensionen sind bei der psychoonko-
    logischen Diagnosestellung zu berücksichtigen?
5. Welche Punkte sind differenzialdiagnostisch zu
    beachten?
6. Was ist bei der Indikationsstellung einer psychothe-
    rapeutischen Behandlung bei Krebspatienten zu
    beachten?
7. Nennen Sie Grundzüge der Therapie psychiatrisch-
    psychotherapeutisch behandlungsbedürftiger
    Krebspatienten.

Weiterführende Literatur

Dorfmüller M, Dietzfelbinger H (Hrsg) (2009) Psychoonkologie.
    Diagnostik – Methoden – Therapieverfahren. Urban & Fischer,
    München
Dorn A, Wollenschein M, Rohde A (2007) Psychoonkologische Thera-
    pie bei Brustkrebs. Deutscher Ärzte-Verlag, Köln
Hermann-Lingen C, Buss U, Snaith RP (2011) Hospital Anxiety and
    Depression Scale – deutsche Version (HADS-D). Hogrefe Testzen-
    trale, Göttingen
Herschbach P, Weis J (2008) Screeningverfahren in der Psychoonko-
    logie. Testinstrumente zur Identifikation betreuungsbedürftiger
    Krebspatienten. Eine Empfehlung der PSO für die psychoonkolo-
    gische Behandlungspraxis. Deutsche Krebsgesellschaft e.V., Berlin
Herschbach P, Book K, Brandt T, Keller M, Marten-Mittag B (2008)
    The Basic Documentation for Psycho-Oncology (PO-PADO) – an
    Expert Rating Scale for the Psychosocial Experience of Cancer
    Patients. Onkologie 31: 591–596
Herschbach P, Marten-Mittag B, Henrich G (2003) Revision und psy-
    chometrische Prüfung des Fragebogens zur Belastung von Krebs-
    kranken (FBK-R23). Z Med Psychol 12: 69–76
Heußner P, Besseler M, Dietzfelbinger H, Fegg M, Lang K, Mehl U, Pou
    D (Hrsg) (2009) Manual Psychoonkologie: Empfehlungen zur
    Diagnostik, Therapie und Nachsorge. Zuckschwerdt , München
Schwarz R, Singer S (2008) Einführung Psychosoziale Onkologie. Ernst
    Reinhard, München

Psychokardiologie

M. Deuschle, F. Schneider

40

»Kurzinfo«

- Gut belegt ist der Zusammenhang zwischen einerseits **depressiven Syndromen** und andererseits erhöhtem Risiko für die **koronare Herzerkrankung** (KHK), eingeschränkter KHK-Prognose sowie KHK-Mortalität
- Aus dem Zusammenhang von Depression und KHK ergeben sich **klinische Konsequenzen**: Depressionsscreening, Prävention und Therapie von Depression bei Gefäßpatienten, Einschätzung des depressiven Patienten als KHK-Risikoproband (Screening auf und Therapie anderer Gefäßrisiken)
- Andere, weniger gut beforschte psychokardiologische Zusammenhänge sind z.B. KHK-Risiko bei Angst- und Persönlichkeitsstörung sowie Schizophrenie und Angststörung bei Patienten mit Defibrillator

40.1   Koronare Herzerkrankung

40.1.1 KHK und Depression: Epidemiologie

Schwedische Studien legen nahe, dass eine **erhebliche Exzesssterblichkeit** (die über das in der Allgemeinbevölkerung zu erwartende Maß hinausgehende Sterblichkeit) bei Patienten mit bipolarer Störung, unipolarer Depression und Schizophrenie vorliegt. Die Exzesssterblichkeit gegenüber der Normalbevölkerung ist wesentlich auf Suizid zurückzuführen, beruht jedoch auch zu einem nicht unerheblichen Teil auf natürlichen Todesursachen (bipolare Störung: 58 %, unipolare Depression: 47 %, Schizophrenie: 55 %). Die Exzesssterblichkeit durch natürliche Todesursachen wird hauptsächlich durch kardio- und zerebrovaskuläre Erkrankungen bedingt, während Karzinome nicht signifikant zum erhöhten Mortalitätsrisiko beitragen (▶ Kap. 42).

Wie erklärt sich die Exzesssterblichkeit durch Gefäßkrankheiten depressiver Patienten?

- Patienten mit Depressivität oder depressiver Episode haben prospektiv ein erhöhtes Risiko für eine koronare Herzerkrankung
- Patienten mit Post-Myokardinfarkt-Depression haben ein erhöhtes Risiko für einen ungünstigen Verlauf der kardiovaskulären Erkrankung, insbesondere ein erhöhtes Mortalitätsrisiko

40.1.2 Psychosoziale Risikoprädiktoren der KHK

Verschiedene psychosoziale Belastungsfaktoren sind mit einem erhöhten Risiko für kardiovaskuläre Erkrankungen und schlechterer Prognose bei manifester Herzerkrankung verbunden. Die Bradford-Hill-Kriterien für Kausalität in der Medizin (Stärke des Zusammenhangs, Folgerichtigkeit, Spezifität, Zeitlichkeit, biologischer Gradient, Plausibilität, Stimmigkeit, Analogie) sind weitgehend erfüllt. Allerdings gibt es keine Studie, die beweist, dass die Modulation oder Therapie des mutmaßlichen Risikofaktors (hier z.B. Depression) die Auftretenswahrscheinlichkeit oder Prognose von KHK beeinflusst. Dies ist ein entscheidender Unterschied zu klassischen Risikofaktoren (z.B. Rauchen und KHK), sodass man bis auf weiteres nicht von einer gesicherten Risikobeziehung sprechen kann.

Risikoprädiktoren für inzidente KHK
Langfristige, chronische Risikoprädiktoren
- Niedriger sozialer Status
- Chronischer Stress am Arbeitsplatz, Schichtarbeit
- Feindseligkeit, Neigung zu Ärger

Langfristige, episodische Risikoprädiktoren
- Depression, aber auch subklinische depressive Syndrome
- »Vitale Erschöpfung«: ein internistisches depressionsnahes Konzept (starke Ermüdung, Schlafstörung, Reizbarkeit)
- Negative Affekte (Angst, Ärger), Panikstörung

> Sozialer Status und depressive Syndrome sind Prädiktoren für eine inzidente koronare Herzerkrankung und sollten bei der klinischen Abschätzung des KHK-Risikos berücksichtigt werden.

Die Datenlage zur Behandlung psychosozialer Belastungen mit dem Ziel einer Prävention der KHK (Primärprävention) ist unzureichend.

Depression bei manifester KHK
Manifeste KHK ist deutlich mit Depressivität assoziiert. Die Prävalenz nach Myokardinfarkt wird auf 20–50 % geschätzt, wobei ca. 20 % der Patienten an depressiven Episoden leiden (**Post-Myokardinfarkt-Depression«**), während die anderen Fälle als Anpassungsstörungen zu betrachten sind. Häufig werden depressive Syndrome bei KHK, insbesondere nach Myokardinfarkt, als »verständliche« Reaktion im Sinne einer Anpassungsstörung ange-

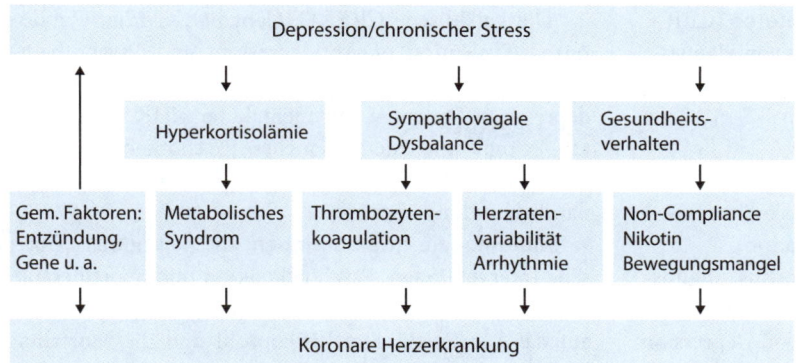

Abb. 40.1 Pathogenetische Aspekte zur Komorbidität von Depression und koronarer Herzerkrankung

sehen. Grundsätzlich ist daher bei allen entsprechenden Patienten eine differenzierte psychiatrische Diagnostik angemessen, um transiente Anpassungsstörungen von depressiven Episoden mit Behandlungsbedürftigkeit sicher abzugrenzen.

Bei ca. 50 % der Patienten klingt die Depressivität spontan wieder ab, während insbesondere Patienten mit vorbekannten depressiven Episoden einen ungünstigen Spontanverlauf der affektiven Symptomatik zeigen und antidepressive Therapie benötigen.

Depression bei manifester KHK ist ein bedeutsamer Risikoprädiktor für den Verlauf der Herzerkrankung und geht mit verdoppeltem Mortalitätsrisiko einher. Zusätzlich geht Depression mit eingeschränkter Compliance, reduzierter Lebensqualität, schlechterem Rehabilitationsergebnis und erhöhten Behandlungskosten einher.

■ **Andere psychosoziale Risikoprädiktoren bei manifester KHK**

Soziale Isolation und ein Mangel an sozialer Unterstützung oder Angsterkrankungen sind weitere, leider etwas schlechter untersuchte, negative psychosoziale Risikoprädiktoren für den Verlauf der kardialen Erkrankung.

❯ **Routinemäßiges Screening auf und Behandlung von psychosozialen Risikoprädiktoren wird in der Sekundärprävention der KHK empfohlen.**

40.1.3 Ätiologische Aspekte zur Assoziation von Depression mit KHK

Der Zusammenhang zwischen Depression und inzidenter KHK (■ Abb. 40.1) zeigte sich auch bei der Kontrolle klassischer Risikofaktoren. Eindeutig ist Depression nicht nur ein Marker anderer klinischer Indikatoren.

Dennoch erhöht Depression das Risiko für andere, »**klassische Risikofaktoren**« der KHK:

– Transient **Insulinresistenz** während depressiver Episoden und prospektiv erhöhtes Risiko für Diabetes mellitus Typ 2
– **Viszerale Adipositas**
– Wohl transient erhöhte Triglyzeride und reduziertes HDL-Cholesterin während depressiver Episoden
– Fraglich prospektiv erhöhtes Risiko für **Hypertonus** (Datenlage uneinheitlich) bei depressiven Patienten (auch der Effekt akuter Depression auf den aktuellen Blutdruck ist nicht abschließend geklärt)
– Assoziation von **metabolischem Syndrom** und (hypercortisolämischer) Depression (umgekehrt sind ausgeprägte vaskuläre Risiken mit »Late onset«-Depression assoziiert, »**Vascular depression**«-**Hypothese**).

Es gibt eine Reihe von Mechanismen, die gleichermaßen Depression und Gefäßkrankheiten begünstigen:
– Einige **genetische Varianten** sind zugleich mit Depression und Gefäßerkrankungen assoziiert:
  – **Methylentetrahydrofolat-Reduktase** (MTHFR): assoziiert mit Homocystein und Depression
  – **Serotonintransporter** (5HTT): assoziiert mit kardialen Ereignissen, Thrombozytenfunktion und Depression
– Frühkindliche Faktoren wie **niedriges Geburtsgewicht**
– Ernährungsbedingter Mangel an **ungesättigten Omega-3-Fettsäuren**

Biologische Aspekte der Depression, die das kardiale Risiko erhöhen:
– **Dysregulation des autonomen Nervensystems** mit Sympathikotonus, reduzierter Herzratenvariabilität und mutmaßlich erhöhter Arrhythmieneigung
– Aktivierung des Hypothalamus-Hypophysen-Nebennierenrinden-(**HHN-)Systems**: begünstigt fast alle »klassischen« Risikofaktoren

40

- Aktivierung von **Entzündungsmediatoren** (CRP, TNF-α, IL-6, die zur Destabilisierung von Plaques beitragen können)
- Erhöhte **Aktivität von Thrombozyten**

Dysfunktionales Verhalten depressiver Patienten:
- **Non-Compliance** bezüglich kardiovaskulärer Behandlung, Medikation und Rehabilitation
- **Lifestyle:** erhöhte Rate von Nikotinabusus, ungünstige Diät und Bewegungsmangel; diese Variablen erklären bis zu 50 % der Assoziation von Depression und kardialen Ereignissen bei KHK-Patienten

Es liegt zudem nahe, dass KHK-Patienten mit psychiatrischer Diagnose internistisch unzureichender als KHK-Patienten ohne psychische Erkrankung behandelt werden.

40.1.4 Behandlung von Depression und psychosozialen Belastungen bei KHK

Trizyklische Antidepressiva sind wegen einer Vielzahl kardiovaskulärer Nebenwirkungen (Hypotension, Erhöhung der Herzrate, Reizleitungsstörung, chinidinähnliche Wirkungen, reduzierte Herzratenvariabilität, ▶ Abschn. 10.2.1) bei Patienten mit KHK grundsätzlich nicht indiziert. Kleinere, unkontrollierte und trizyklikakontrollierte Studien unterstützen die Annahme von Wirksamkeit und kardialer Verträglichkeit der **selektiven Serotonin-Wiederaufnahme-Inhibitoren** (SSRI).

Bei Patienten mit Post-Myokardinfarkt-Depression zeigte die SADHART-Studie (Sertraline Antidepressant Heart Attack Randomized Trial, Glassman et al. 2002) günstige Effekte von Sertralin (50–200 mg), insbesondere wenn schwere oder rezidivierende Depressionen vorlagen. Die Inzidenz schwerer kardiovaskulärer Ereignisse zeigte sich unter Therapie mit Sertralin tendenziell reduziert.

In einer kleineren, placebokontrollierten Studie bei Patienten mit Post-Myokardinfarkt-Depression erwies sich Mirtazapin (30–45 mg) als sichere und wirksame Behandlung.

Die ENRICHD(Enhancing Recovery in Coronary Heart Disease Patients)-Studie (ENRICHD Investigators 2003) wurde bei Patienten mit Depression und/oder geringer sozialer Unterstützung nach Myokardinfarkt durchgeführt, wobei kognitive Therapie mit Standardbehandlung verglichen wurde. Die Psychotherapie führte nur zu geringer Besserung der Depression und zu keiner Besserung der kardialen Prognose. Eine relevante Subgruppe der Patienten wurde zusätzlich unkontrolliert mit einem SSRI behandelt und zeichnete sich durch eine verminderte Rate an koronarer Mortalität aus (~5 % vs. 10 %).

Die kanadische CREATE(Canadian Cardiac Randomized Evaluation of Antidepressant and Psychotherapy Efficacy)-Studie (Lespérance et al. 2007) verglich bei depressiven Patienten mit nichtakuter KHK Citalopram (20–40 mg) mit interpersoneller Psychotherapie (IPT). Dabei zeigte sich Citalopram, nicht jedoch IPT, der Standardbehandlung überlegen.

Multimodale Interventionen, die psychotherapeutische Interventionen, Psychoedukation und Sporttherapie integrieren, haben vermutlich einen günstigen Einfluss auf das kardiovaskuläre Risikoprofil und die Mortalität von KHK-Patienten.

> ❯ **SSRI sind bei Patienten mit akuter und chronischer KHK und insbesondere bei schweren, depressiven Syndromen sicher, wirksam und haben möglicherweise günstige Effekte auf das kardiale Risiko. Bei Patienten mit KHK ist die Wirkung von Psychotherapie auf Depression und kardiale Prognose unzureichend belegt. Insbesondere in der Sekundärprophylaxe von KHK-Patienten sind multimodale Therapieangebote, z. B. im Rahmen rehabilitativer Behandlungen, sinnvoll.**

40.2 Herzinsuffizienz

40.2.1 Epidemiologie der Herzinsuffizienz

Herzinsuffizienz ist eine häufige (Prävalenz 0,5–2 %) und zunehmende Erkrankung, bei der psychosoziale Faktoren einen wesentlichen Einfluss auf die Lebensqualität und die Prognose der Erkrankung nehmen.

40.2.2 Depression und Herzinsuffizienz

Häufig ist es schwierig, Symptome wie gestörter Schlaf oder Antriebsmangel eindeutig der kardialen oder psychischen Erkrankung zuzuschreiben, was die Diagnostik erheblich erschwert. Die Prävalenz von Depression nimmt mit dem Schweregrad der Herzinsuffizienz zu. Dabei hat eine Depression vermutlich einen starken, ungünstigen Einfluss auf die Mortalität von Patienten mit Herzinsuffizienz.

40.2.3 Therapie von Depression bei Herzinsuffizienz

Die Datenlage zu Wirksamkeit und Sicherheit von Antidepressiva, inklusive SSRI, ist uneinheitlich und erlaubt keine eindeutige Empfehlung. Die Nationale Versorgungsleitlinie »Chronische Herzinsuffizienz« empfiehlt, dass Patienten mit chronischer Herzinsuffizienz und Depression oder Angststörung zunächst Angebote im Rahmen der psychosomatischen Grundversorgung inklusive Psychoedukation erhalten sollten. Bei mittelschweren oder schweren Formen oder bei unzureichendem Effekt der Grundversorgung sollten weitere Behandlungsoptionen (Psychotherapie, Antidepressiva) angeboten werden. Wird eine Therapie mit Antidepressiva durchgeführt, so müssen bei den zumeist polypharmazeutisch behandelten Patienten natürlich Arzneimittelinteraktionen (▶ Kap. 12) vermieden werden.

40.3   Arterielle Hypertonie

Die Wechselbeziehungen zwischen arterieller Hypertonie und psychischen Erkrankungen sind komplex, vielgestaltig und noch wenig gesichert. Studiendaten weisen auf folgende Zusammenhänge hin:

- Ängstlichkeit und Depressivität scheinen Risikofaktoren für eine spätere arterielle Hypertonie und – wohl damit einhergehend – einen Schlaganfall zu sein
- Depression ist bei Patienten mit Hypertonus mit geringerer Compliance bezüglich antihypertensiver Medikation und schlechterer Prognose assoziiert, z. B. bezüglich Herzinsuffizienz
- Die Unterschiede der depressiogenen Wirkung von Antihypertensiva sind gering, und früher wurde wohl das Risiko bei Therapie mit β-Blockern überschätzt

40.4   Weitere Aspekte der Psychokardiologie

■ **Psychosoziale Aspekte der Herzchirurgie**

Während der Wartezeit auf einen kardiochirurgischen Eingriff sind Angst und Depressivität häufig. Da Depressivität sowohl vor als auch nach dem Eingriff mit erhöhter Mortalität verbunden ist, wird zu Screening und ggf. Therapie affektiver Syndrome geraten.

Bei Patienten mit Implantation eines Kardioverters finden sich häufig Depressivität, v. a. jedoch Angsterkrankungen. Eine psychopharmakologische und psychotherapeutische Behandlung sollte, wenn indiziert, durchgeführt werden.

? Übungsfragen

1. Nennen Sie psychosoziale Risikoprädiktoren der KHK.
2. Wie hoch ist die Prävalenz für eine Post-Myokardinfarkt-Depression einzuschätzen?
3. Welche besonderen Aspekte sind bei der Diagnostik einer Post-Myokardinfarkt-Depression zu beachten?
4. Außer der Depression sind welche anderen psychosozialen Aspekte bei Patienten in der Postmyokardinfarktphase zu beachten?
5. Wie behandeln Sie eine Post-Myokardinfarkt-Depression?
6. Nennen Sie besondere Belastungen aus dem Bereich der Kardiochirurgie, die häufig mit Depression und Angsterkrankungen einhergehen.

Weiterführende Literatur

ENRICHD Investigators (2003) Effects of treating depression and low perceived social support on clinical events after myocardial infarction. JAMA 289: 3106–3116

Glassman A (2008) Depression and cardiovascular disease. Pharmacopsychiatry 41: 221–225

Glassman AH, O'Connor CM, Califf RM, Swedberg K, Schwartz P, Bigger JT, Krishnan KRR, van Zyl LT, Swenson JR, Finkel MS, Landau C, Shapiro PA, Pepine CJ, Mardekian J, Harrison WM, Barton D, McIvor M; Sertraline Antidepressant Heart Attack Randomized Trial (SADHART) Group (2002) Sertraline treatment of major depression in patients with acute MI or unstable angina. JAMA 288: 701–709

Herrmann-Lingen Ch, Albus Ch, Titscher G (2008) Psychokardiologie. Ein Praxisleitfaden für Ärzte und Psychologen. Deutscher Ärzte-Verlag, Köln

Ladwig KH, Lederbogen F, Völler H, Albus C, Hermann-Lingen C, Jordan J, Köllner V, Jünger J, Lange H, Fritzsche K (2008) Positionspapier zur Bedeutung von psychosozialen Faktoren in der Kardiologie. Kardiologie 2: 274–287

Lespérance F, Frasure-Smith N, Koszycki D, Laliberté MA, van Zyl LT, Baker B, Swenson JR, Ghatavi K, Abramson BL, Dorian P, Guertin MC; CREATE Investigators (2007) Effects of citalopram and interpersonal psychotherapy on depression in patients with coronary artery disease: the Canadian Cardiac Randomized Evaluation of Antidepressant and Psychotherapy Efficacy (CREATE) trial. JAMA 297: 367–379

Rugulies R (2002) Depression as a predictor for coronary heart disease: a review and meta-analysis. Am J Prevent Med 23: 51–61

Van Melle JP, de Jonge P, Spijkerman TA, Tijssen JGP, Ormel J, van Veldhuisen DJ, van den Brink RHS, van den Berg MP (2004) Prognostic association of depression following myocardial infarction with mortality and cardiovascular events: a meta-analysis. Psychosom Med 66: 814–822

Psychoendokrinologie

H. Himmerich, F. Schneider

41

»Kurzinfo«

- Zu den Endokrinopathien mit psychopathologischen Symptomen und den endokrinologischen Differenzialdiagnosen psychischer Erkrankungen zählen **Kretinismus, M. Basedow, Hashimoto-Thyreoiditis, M. Addison, M. Cushing** und das **Phäochromozytom**
- Glukokortikoide, Schilddrüsenhormone, Sexualhormone und Appetitregulatoren spielen eine Rolle in der Pathophysiologie und Therapie psychischer Erkrankungen
- Mit Vorgängen im Hormonsystem assoziierte **Nebenwirkungen der Psychopharmaka** sind Gewichtszunahme, Diabetes mellitus Typ 2, Lipidstoffwechselstörungen, Prolaktinerhöhung und das Syndrom der inadäquaten ADH-Sekretion

41.1   Einführung

Psychoendokrinologie – Sie ist ein interdisziplinäres Forschungsgebiet, das sich mit den Wechselwirkungen von Verhalten und Erleben, Nervensystem und Hormonsystem beschäftigt.

Ausgehend von der Elementenlehre des Empedokles (5. Jh. v. Chr.) entwickelte Hippokrates von Kos (460–370 v. Chr.) die Humoralpathologie. Dieses Konzept unterschied die Körpersäfte weiße Galle, schwarze Galle, Blut und Schleim. Eine Ausgewogenheit der Körpersäfte wurde als »Eukrasie«, Störungen dieser Ausgewogenheit als »Dyskrasie« bezeichnet und als Ursache für die Entstehung von Krankheiten angesehen. Die Melancholie wurde beispielsweise auf einen Überschuss an schwarzer Galle zurückgeführt. Die Humoralpathologie bestimmte über fast 2000 Jahre das medizinische Denken und wirkte ideengeschichtlich bis ins 19. Jahrhundert.

Die wissenschaftliche Erforschung hormoneller Veränderungen wurde erst durch die Synthese und Entdeckung der Hormone zu Beginn des 20. Jahrhunderts und die Technik der Hormonbestimmung mittels Radioimmunassay (RIA) möglich. Dadurch konnten die wesentlichen hormonellen Achsen des Menschen beschrieben werden (◘ Tab. 41.1). Ein bedeutender Protagonist psychiatrisch-endokriner Krankheitskonzepte war M. Bleuler (1903–1994). Er begann in den 1940er Jahren, endokrine Erkrankungen und die daraus resultierenden psychischen Veränderungen systematisch zu beobachten. Weiterhin lieferte er in seiner Monografie »Endokrinologische Psychiatrie« 1954 eine erste umfassende Darstellung des bis dahin erlangten Kenntnisstandes über die verschiedenen hormonellen Regulationssysteme, ihre Störungen sowie ihre mögliche Bedeutung für die Entstehung psychischer Erkrankungen.

◘ **Tab. 41.1** Wichtige Hormonachsen des Menschen mit ihren zugehörigen Hormonen

Hormonachse	Hormone
Hypothalamus-Hypophysen-Nebennierenrinden-Achse	Kortikotropin-Releasing-Hormon (CRH), Adrenokortikotropes Hormon (ACTH), Glukokortikoide
Hypothalamus-Hypophysen-Schilddrüsen-Achse	Thyreotropin-Releasing-Hormon (TRH), Thyroideastimulierendes Hormon (TSH), Thyroxin (T4) und Thyronin (T3)
Hypothalamus-Hypophysen-Gonaden-Achse	Gonadotropin-Releasing-Hormon (GnRH), Follikelstimulierendes Hormon (FSH), Luteinisierendes Hormon (LH), Östrogene, Gestagene, Testosteron
Hypothalamus-Hypophysen-Mamma-Achse	Prolaktininhibierender Faktor = Dopamin, Prolaktin
Hypophysenhinterlappensystem	Antidiuretisches Hormon (ADH) = Vasopressin, Oxytozin

41.2   Endokrinopathien

Bei unbehandelten Verläufen endokrinologischer Erkrankungen treten auch psychopathologische Symptome auf. Für die psychiatrische Diagnostik und Differenzialdiagnostik wichtige Endokrinopathien sind in ◘ Tab. 41.2 dargestellt.

41.3   Glukokortikoide

Mitte der 1960er Jahre wurde erstmals beobachtet, dass während der Erkrankungsphase einer schweren **Depression** signifikant **erhöhte Cortisolkonzentrationen** im Blut nachweisbar sind; ein Befund, der sich in engem zeitlichen Zusammenhang mit der klinischen Besserung wieder normalisiert. Seitdem konnten zahlreiche, differenzierte Untersuchungen zu Veränderungen der neuroendokrinen Regulation bei Patienten mit Depression bestätigen, dass Veränderungen in der Regulation des Hypothalamus-Hypophysen-Nebennierenrinden-Systems   (HHN-System) zu den konsistentesten neurobiologischen Merkmalen affektiver Störungen zählen.

Bei Patienten mit einer Depression ist wahrscheinlich die Glukokortikoidrezeptorfunktion genetisch oder erworben verändert, weshalb es zu einer verringerten Feedback-Wirkung der Glukokortikoide und damit zu einer überschießenden Antwort im Dexamethason/CRH-Stimulationstest (Dex/CRH-Test) kommt. Mittlerweile

Tab. 41.2 Endokrinopathien, die zu psychopathologischen Veränderungen führen können

Erkrankung	Symptome	Pathophysiologie	Labordiagnostik
Kretinismus	Verlangsamung des Stoffwechsels, Missbildungen des Skeletts, Sprachstörungen, Schwerhörigkeit, verzögerte geistige Entwicklung	Angeborener Mangel an Schilddrüsenhormonen hemmt die Ausbildung von Axonen, Dendriten, Synapsen und Myelinscheiden	Hypothyreose-Screening bei Neugeborenen, TSH, T3, T4
Hashimoto-Thyreoiditis	Müdigkeit, Frieren, Gewichtszunahme, Konzentrationsstörungen, depressive Symptome	Autoimmune Entzündung der Schilddrüse	TSH, T3, T4, Thyreoperoxidase-Antikörper (TPO-AK), Mikrosomale Antikörper (MAK), Antikörper gegen Thyreoglobulin (TG-AK)
M. Basedow	Exophthalmus, Struma und Tachykardie	Antikörper gegen den TSH-Rezeptor stimulieren T3- und T4-Produktion	TSH, T3, T4, TSH-Rezeptorantikörper (TRAK)
Phäochromozytom	Erhöhter Blutdruck, Kopfschmerzen, Schwindel, Herzrasen und Schwitzen	Katecholamine produzierender Tumor	Plasma-Metanephrine
M. Addison	Müdigkeit, Schwäche, Verdauungsstörungen, Herzrhythmusstörungen, Pigmentstörungen	Unterfunktion der Nebennierenrinde	Natrium, Kalium, Cortisol und ACTH
Cushing-Syndrom	Vollmondgesicht, Plethora, Striae rubrae und Stammfettsucht, ängstliche und depressive Symptome	Hypercortisolismus unterschiedlicher Ätiologie (zentral, adrenal, ektopisch, iatrogen)	Cortisolausscheidung im 24-h-Urin, Insulin-Hypoglykämietest, CRH-Test, Dexamethason-Kurztest

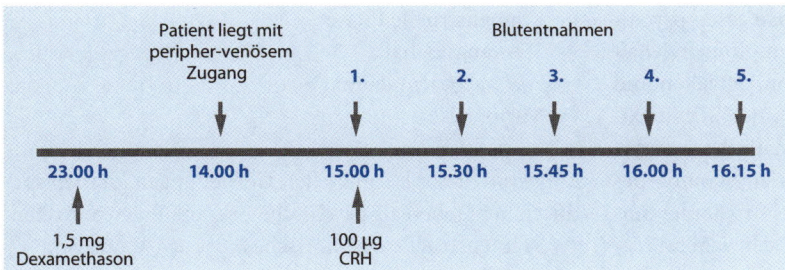

Abb. 41.1 Ablauf des Dex/CRH-Tests

gibt es positive Studien zur antidepressiven Wirksamkeit eines CRH-1-Rezeptorantagonisten (R121919), Inhibitoren der Cortisolsynthese (Ketoconazol, Metyrapon) und einem Glukokortikoidrezeptorantagonisten (Mifepriston-RU486/C-1073) (Kellner 2008). Keines dieser Medikamente wurde jedoch bisher als Antidepressivum zugelassen.

Dexamethason/CRH-Stimulationstest

Ein in der aktuellen psychiatrischen Forschung häufig angewendeter Test bei depressiven Patienten ist der kombinierte Dexamethason/CRH-Stimulationstest (■ Abb. 41.1 u. ■ Abb. 41.2). Beim kombinierten Dex/CRH-Test erhalten die Patienten am Vorabend gegen 23.00 Uhr 1,5 mg Dexamethason. Am darauf folgenden Tag beginnt der Test um 14.30 Uhr. Der Patient bekommt einen peripher-venösen Zugang gelegt und nimmt die Rückenlage ein. Um 15.00 Uhr

erfolgt die 1. Blutentnahme, die den Suppressionseffekt durch die Dexamethasonmedikation am Vorabend untersucht. Direkt hiernach (15.02 Uhr) werden 100 µg CRH i.v. injiziert. In den darauf folgenden Stunden wird wiederholt Blut entnommen, um das Ausmaß des durch die CRH-Injektion induzierten Cortisol- und ACTH-Anstiegs zu bestimmen. Bei depressiven Patienten ist die ACTH- und Cortisolfreisetzung im Vergleich zu gesunden Kontrollpersonen deutlich erhöht.

Der Dex/CRH-Test hat sich inzwischen in einigen Kliniken als Surrogatmarker der Depression etabliert, da die neuroendokrine Antwort auf den Dex/CRH-Test bei Patienten mit Major Depression erhöht ist, sich nach erfolgreicher Therapie normalisiert, einen Beitrag zur individuellen Vorhersage bezüglich des Therapieerfolgs bei antidepressiver Behandlung leistet und mit ihm nach erfolgreicher Therapie das Risiko für einen Rückfall in die

41

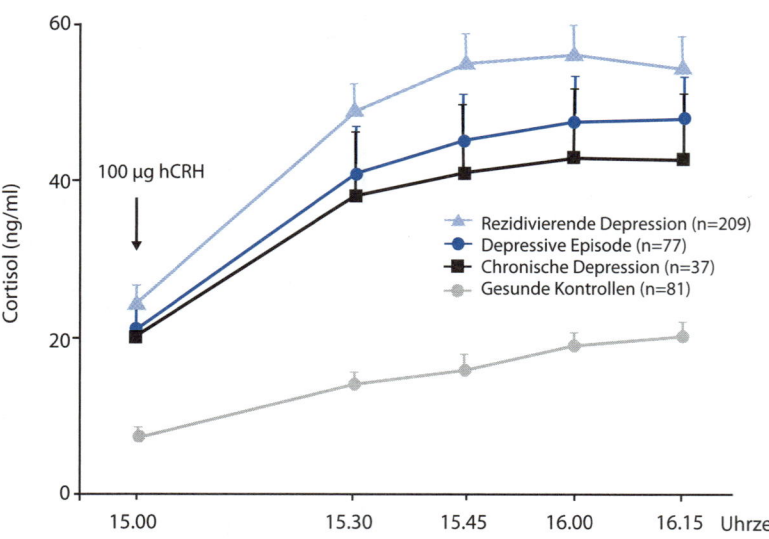

Abb. 41.2 Cortisolwerte im Dex/CRH-Test: Verlauf der Cortisolwerte im Dex/CRH-Test bei Patienten mit einer akuten Episode einer rezidivierenden depressiven Störung, einer depressiven Episode, einer chronischen Depression und bei gesunden Kontrollen. (Ising u. Holsboer 2006)

depressive Erkrankung abgeschätzt werden kann (Ising et al. 2005).

41.4   Schilddrüsenhormone

Die Schilddrüsenfunktion ist besonders wichtig für das psychische Wohlbefinden eines Menschen. Sowohl die **Hypothyreose** als auch die **Hyperthyreose** rufen psychische Symptome hervor. Die Skala der Symptomenvielfalt reicht dabei von Antriebsarmut bis zu Panikattacken und psychotischem Erleben. Beim Vollbild einer Schilddrüsenunterfunktion bestehen nicht nur somatische Symptome, sondern auch Antriebslosigkeit, Verlangsamung des Denkens und depressive Symptome bis hin zu akuter Suizidalität. Da sich die Hypothyreose meist schleichend entwickelt, wird die Diagnose nicht selten verzögert gestellt.

Die Behandlung mit **Schilddrüsenhormonen** ist als **Augmentationsstrategie** zu einem Antidepressivum bei der Depressionsbehandlung möglich. Die Gabe von T3 oder T4 zusätzlich zu einer antidepressiven Medikation wurde in mehreren Studien an euthyreoten Patienten mit therapierefraktärer Depression untersucht. In einer Metaanalyse wurde beschrieben, dass mit einer T3-Augmentation doppelt so viele Patienten auf eine antidepressive Therapie ansprachen als im Vergleich zu den Patienten, die lediglich die antidepressive Medikation erhielten. Außerdem konnte ein beschleunigtes Ansprechen auf eine antidepressive Therapie mit Imipramin oder Amitriptylin bei zusätzlicher Gabe von T3 gezeigt werden.

41.5   Sexualhormone

Zeiten eines erhöhten Risikos für die Entwicklung einer affektiven oder auch psychotischen Störung treten bei Frauen auf, wenn es zu starken Hormonschwankungen kommt. Zeitpunkte solcher Hormonschwankungen stellen dar:

- Pubertät
- Prämenstruelle Phase
- Schwangerschaft
- Zeit nach der Geburt
- Menopause

Aufgrund dieser hormonellen Umstellungen können spezifisch bei Frauen als psychische Erkrankungen auftreten:

- Prämenstruelle dysphorische Störung (▶ Abschn. 45.2.2).
- Schwangerschaftsdepression (▶ Abschn. 11.2)
- Postpartale Depression (▶ Abschn. 11.2)
- Postpartale Psychose (▶ Abschn. 11.3)

Auch in der Perimenopause und nach einer Hysterektomie und Ovarektomie besteht ein erhöhtes Risiko für eine psychische Erkrankung, allerdings sind die Depressionsraten in der Postmenopause wieder reduziert. Heute geht man davon aus, dass **Östrogene** einen **anxiolytischen** und **antidepressiven Effekt** haben, der über das Serotoninsystem vermittelt ist. Auch die bei Männern mit zunehmendem Alter häufiger auftretende Depression soll mit einem Abfall der Sexualhormone, insbesondere des Testosterons, zusammenhängen. Dementsprechend besteht mittlerweile eine breite Datenbasis dafür, dass eine **Testosteron-Ersatztherapie** in diesen Fällen **antidepressiv** wirkt.

Antagonisten der Sexualhormone, z. B. Cyproteronacetat, kommen in Ausnahmefällen bei Hypersexualität und sexuell deviantem Verhalten zum Einsatz.

▪ Hormonbehandlung bei Transsexualität

Die Gabe gegengeschlechtlicher Sexualhormone hat im Rahmen der Hormonbehandlung bei Transsexualität einen entscheidenden Stellenwert: Diese Hormonbehandlung kann in Deutschland bei gesicherter Diagnose, krankheitswertigem Leidensdruck und entsprechender Indikationsstellung (sowohl von psychiatrisch-psychotherapeutischer als auch fachärztlich somatischer Seite) in der Regel nach einer mindestens 12-monatigen psychiatrisch-psychotherapeutischen Behandlung bzw. Begleitung und Alltagserprobung in der Rolle des anderen Geschlechts begonnen werden. Nach frühestens 18 Monaten psychiatrisch-psychotherapeutischer Behandlung/Begleitung, Alltagserprobung und mindestens 6 Monaten Hormontherapie kann eine geschlechtsangleichende Operation beantragt werden. Diese Kriterien zur Beantragung geschlechtsangleichender Maßnahmen sind in einer Begutachtungsanleitung des Medizinischen Dienstes des Spitzenverbandes Bund der Krankenkassen e. V. aufgeführt (http://www.mds-ev.de/media/pdf/RL_Transsex_2009.pdf, zugegriffen: 06.09.2011). Im Gegensatz zur Vornamensänderung und Feststellung der Geschlechtszugehörigkeit sind die rechtlichen Aspekte der somatischen Behandlungsmaßnahmen nicht im Transsexuellengesetz erfasst.

41.6 Appetitregulatoren

Die Nahrungsaufnahme wird auf unterschiedlichen Ebenen gesteuert, und zahlreiche Neuropeptide sind an der Regulation beteiligt, welche durch komplizierte Regelkreise miteinander verknüpft sind. Der **Hypothalamus** spielt eine zentrale Rolle in der Regulation des Körpergewichts. Er integriert Signale über den Ernährungszustand und die Nahrungszufuhr aus der Körperperipherie und moduliert Nahrungsaufnahme und Energieverbrauch. Ein orexigenes, also zu Hunger und Nahrungsaufnahme führendes Signal ist das im Magen gebildete Hormon Ghrelin. Anorexigene Signale des Körpers stellen Glukose, das Pankreashormon Insulin, das Fettgewebshormon Leptin und bestimmte Zytokine wie TNF-α (▶ Kap. 38) dar.

Im Hypothalamus sind der Nucleus arcuatus, der Nucleus paraventricularis und der laterale Hypothalamus von besonderer Relevanz für die Gewichtsregulation. Der Nucleus arcuatus integriert die ankommenden humoralen Signale von Glukose, Insulin, Leptin, Ghrelin, weiteren Hormonen, Energieträgern und Zytokinen und setzt sie in neuronale Signale um. Dabei spielt vor allem das int-

razelluläre Enzym adenosinmonophosphataktivierte Proteinkinase (AMPK) eine wesentliche Rolle (Veselinovic u. Himmerich 2010). Die Neurone des Nucleus arcuatus innervieren Nervenzellen im Nucleus paraventricularis und im lateralen Hypothalamus, wo eine Weiterverarbeitung der Signale erfolgt. Zu dieser Informationsweitergabe enthält der Nucleus arcuatus 2 Typen von Neuronen, die als Gegenspieler fungieren. Der eine Typ, der die Neurotransmitter Neuropeptid Y (NPY) und Agouti-related-Peptid (AgRP) ausschüttet, wirkt orexigen. Der andere Neuronentyp produziert das melanozytenstimulierende Hormon (α-MSH) und das »cocaine and amphetamine regulated transcript« (CART) und wirkt anorexigen. Diese orexigenen und anorexigenen Signale werden vom Nucleus paraventricularis und dem lateralen Hypothalamus in den Hirnstamm übermittelt, der die Botschaften in die Körperperipherie weiterleitet. In dieses Regelsystem greifen die Neurotransmitter Histamin, Serotonin (5-HT), Dopamin (DA), Noradrenalin (NA), Glutamat und Acetylcholin (Ach) modulierend ein, worauf wiederum Psychopharmaka Einfluss haben (☐ Abb. 41.3).

Bei der Anorexia nervosa sind die Hormone Leptin, NPY, T3, FSH, LH und Östrogen häufig erniedrigt, wohingegen Ghrelin, TNF-α und Cortisol typischerweise erhöht sein sollen. Während die meisten dieser Veränderungen eher Folge als Ursache der Anorexie sind, könnten die erniedrigte NPY-Ausschüttung und die erhöhte Produktion von TNF-α ursächlich für die Anorexie sein. Die Studienlage hierzu ist jedoch inkonsistent (Himmerich et al. 2010).

41.7 Gewichtszunahme unter Psychopharmakotherapie

In den letzten Jahren wird der Gewichtszunahme als unerwünschter Nebenwirkung antipsychotischer Therapie aufgrund der daraus resultierenden metabolischen und kardiovaskulären Gesundheitsrisiken und der negativen Auswirkung auf die Therapiecompliance zunehmend Aufmerksamkeit geschenkt. Die einzelnen Antipsychotika zeigen bezüglich ihrer Wirkung auf das Körpergewicht deutliche Unterschiede (▶ Abschn. 10.4.3, ☐ Abb. 10.3). Die Unterschiede sind v. a. durch die unterschiedliche Affinität der Substanzen zum **histaminergen H1-Rezeptor** bedingt (Veselinovic u. Himmerich 2010). Die antihistaminerge Wirkung ist dabei ein starkes orexigenes Signal im Nucleus arcuatus des Hypothalamus, der zentralen Integrationsstelle für orexigene und anorexigene Signale (☐ Abb. 41.3).

Auch unter den Antidepressiva sind die Trizyklika mit starker antihistaminerger Komponente wie Amitriptylin, Doxepin und Trimipramin und das Mirtazapin, welches gleichfalls antihistaminerg wirkt, für Gewichtszunahme

41

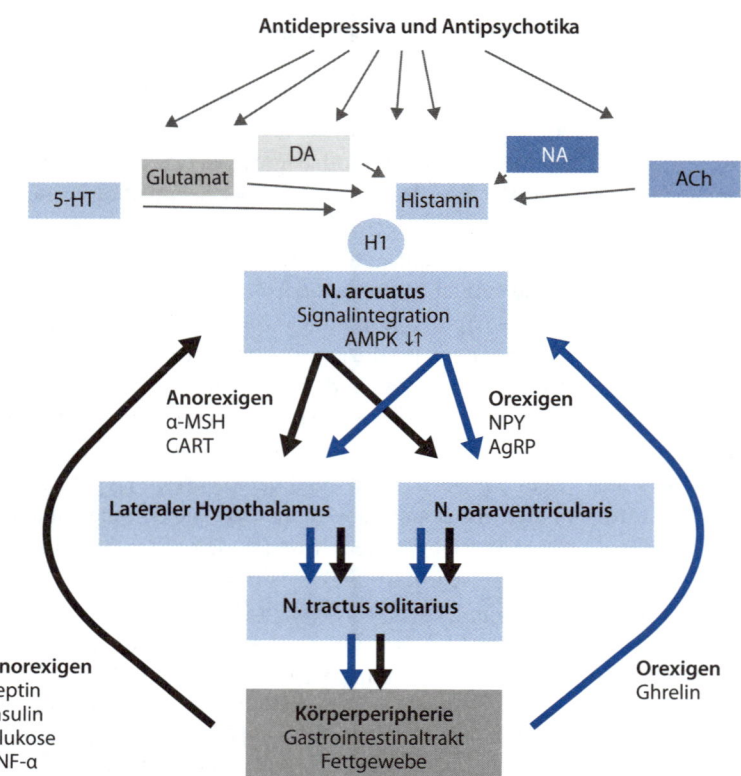

Antidepressiva und Antipsychotika

5-HT   Glutamat   DA   Histamin   NA   ACh

H1

N. arcuatus
Signalintegration
AMPK ↓↑

Anorexigen
α-MSH
CART

Orexigen
NPY
AgRP

Lateraler Hypothalamus

N. paraventricularis

N. tractus solitarius

Anorexigen
Leptin
Insulin
Glukose
TNF-α

Körperperipherie
Gastrointestinaltrakt
Fettgewebe
Muskeln

Orexigen
Ghrelin

Abb. 41.3 Regulation der Nahrungsaufnahme; Abkürzungen ► Text. (Mod. nach Veselinovic u. Himmerich 2010)

bekannt. Die meisten Studien zur antipsychotisch induzierten Gewichtszunahme haben einen Untersuchungszeitraum von etwa 10 Wochen. Ein Gewichtsplateau wird allerdings erst nach etwa 40 Wochen erreicht. In einer Studie von Kinon et al. (2005) konnte an Patienten, die mit Olanzapin behandelt wurden, gezeigt werden, dass die Patienten, die in den ersten Behandlungswochen stark zunehmen, auch längerfristig mit Gewichtszunahme zu rechnen haben. Wer beispielsweise in den ersten 6 Wochen etwa 7 kg zunahm, dessen Gewicht befand sich im Durchschnitt nach 50 Wochen bei ungefähr 12 kg oberhalb seines Ausgangsgewichts.

41.8 Diabetes mellitus unter Psychopharmakotherapie

Patienten mit Schizophrenie, bipolarer Störung und Depression haben im Vergleich zu Gesunden häufiger einen gestörten Glukosemetabolismus und ein höheres Risiko für die Entwicklung eines Diabetes mellitus (DM) Typ 2. Aufgrund dieses Risikos ist die Einschätzung des diabetogenen Effekts der Antipsychotika und Antidepressiva schwierig. Eine Metaanalyse belegt ein 1,3-fach erhöhtes Risiko für DM Typ 2 unter Atypika (Smith et al. 2008). Mehrere Studien belegen ein erhöhtes Auftreten von DM Typ 2 und einer diabetischen Ketoazidose unter Atypika.

Bisherige Erkenntnisse lassen vermuten, dass der Glukosestoffwechsel unter Aripiprazol und Ziprasidon nicht wesentlich beeinflusst wird und sich ein neu unter Antipsychotika aufgetretener DM Typ 2 nach Umstellung auf eines der beiden Medikamente wieder zurückbildet.

Dass die Depression ein Risikofaktor für die Entstehung eines DM Typ 2 ist, lässt sich u. a. dadurch erklären, dass das HHN-System überaktiviert ist und zu viel Glukokortikoide wie Cortisol produziert werden, die den Glukosespiegel im Blut erhöhen. Daher stellt sich die Frage, ob eine antidepressive Behandlung, die einerseits diese Dysregulation der HPA-Achse ausgleicht, andererseits aber auch zu Gewichtszunahme führen kann, eher günstig oder ungünstig für das DM-Typ-2-Risiko ist. Unter Mirtazapin-Therapie wurde beispielsweise trotz Gewichtszunahme eine Verbesserung der Nüchternglukosewerte und der Glukosetoleranz im oralen Glukosetoleranztest (OGTT) in den ersten 6 Behandlungswochen festgestellt, allerdings bestand weiterhin eine gegenüber nichtdepressiven Kontrollen verminderte Insulinsensitivität (Hennings et al. 2010). Eine Verbesserung der Parameter des Glukosestoffwechsels fand sich gleichfalls unter Therapie mit Trizyklika, Fluoxetin und Verhaltenstherapie. Insgesamt muss die Datenlage aber als unzureichend bezeichnet werden, um die langfristigen Wirkungen antidepressiver Therapie auf das Risiko für DM Typ 2 einschätzen zu können.

41.9 Fettstoffwechselstörungen unter Psychopharmakotherapie

Eine Hyper- oder Dyslipidämie tritt v. a. unter antipsychotischer Therapie gehäuft auf. Präparateabhängig wird insbesondere eine Hypertriglyceridämie, aber auch eine Erhöhung des Gesamt- und LDL-Cholesterols sowie eine Erniedrigung des HDL-Cholesterols beobachtet. Ähnlich der antipsychotikaassoziierten Gewichtszunahme sind es Clozapin und Olanzapin, unter welchen die deutlichsten Zunahmen des Triglycerid- und Cholesterolspiegels festgestellt wurden. Bei Neuerkrankten bzw. vor Beginn einer antipsychotischen Therapie sollte ein Lipidstatus erhoben werden, um die Auswahl eines Antipsychotikums auch unter diesem Gesichtspunkt durchführen bzw. im Verlauf auftretende Blutfetterhöhungen einordnen und ggf. therapieren zu können. Laborchemische Verlaufskontrollen werden im Abstand von 3 Monaten empfohlen (▶ Abschn. 10.4.4).

41.10 Hormonelle Nebenwirkungen unter Psychopharmakotherapie

Antidopaminerge Medikamente wie Antipsychotika können zu einer Erhöhung der **Prolaktinausschüttung** führen, da Dopamin als prolaktininhibierender Faktor wirkt (◘ Tab. 41.1). Es kann dadurch zu Spannungsgefühlen in den Mammae, Vergrößerung der Mammae oder Milchfluss kommen. Auch eine Anhebung des Risikos für Mammakarzinome wird berichtet, und es wurde ein Zusammenhang zwischen Prolaktinerhöhungen und sexuellen Funktionsstörungen, Osteoporose sowie einer Erhöhung des thromboembolischen Risikos unter Langzeittherapie mit Medikamenten, die den Prolaktinspiegel anheben, beschrieben.

Eine Nebenwirkung der **Antidepressiva**, z. B. der SSRI, ist das **Syndrom der inadäquaten ADH-Sekretion (SIADH)**. Typisch für dieses Krankheitsbild sind Lethargie, Hyponatriämie, erhöhte Natriumausscheidung und Hyperosmolarität im Urin.

❓ Übungsfragen

1. Nennen Sie eine endokrinologische Erkrankung, die ähnliche Symptome wie eine Panikstörung hervorrufen kann. Welche Symptome können bei beiden Krankheiten vorliegen?
2. Welche Bedeutung kann der kombinierte Dex/CRH-Test für die Diagnostik und Behandlung der Major Depression haben?
3. Nennen Sie mögliche psychische Auffälligkeiten bei einer Schilddrüsenfunktionsstörung.
4. Nennen Sie psychische Erkrankungen, die bei Frauen in Phasen hormoneller Umstellung gehäuft auftreten.
5. Was ist die zentrale Integrationsstelle für orexigene und anorexigene Signale im Körper?
6. Welche beiden Antipsychotika führen am häufigsten zu Gewichtszunahme? Wie viel Kilogramm nehmen die Patienten im Durchschnitt in den ersten 10 Behandlungswochen unter diesen Medikamenten zu?

Weiterführende Literatur

Hennings JM, Ising M, Grautoff S, Himmerich H, Pollmächer T, Schaaf L (2010) Glucose tolerance in depressed inpatients, under treatment with mirtazapine and in healthy controls. Exp Clin Endocrinol Diabetes 118: 98–100

Himmerich H, Schönknecht P, Heitmann S, Sheldrick AJ (2010) Laboratory parameters and appetite regulators in patients with anorexia nervosa. J Psychiatr Pract 16: 82–92

Ising M, Holsboer F (2006) Genetics of stress response and stress-related disorders. Dialogues Clin Neurosci 8: 433–444

Ising M, Künzel HE, Binder EB, Nickel T, Modell S, Holsboer F (2005) The combined dexamethasone/CRH test as a potential surrogate marker in depression. Prog Neuropsychopharmacol Biol Psychiatry 29: 1085-1093

Kinon BJ, Kaiser CJ, Ahmed S, Rotelli MD, Kollack-Walker S (2005) Association between early and rapid weight gain and change in weight over one year of olanzapine therapy in patients with schizophrenia and related disorders. J Clin Psychopharmacol 25: 255–258

Kellner M (2008) Neuroendokrinologie. In: Holsboer F, Gründer G, Benkert O (Hrsg) Handbuch der Psychopharmakologie. Springer, Berlin Heidelberg, S 361–367

Smith M, Hopkins D, Peveler RC, Holt RIG, Woodward M, Ismail K (2008) First- v. second-generation antipsychotics and risk for diabetes in schizophrenia: systematic review and meta-analysis. Br J Psychiatry 192: 406–411

Veselinovic T, Himmerich H (2010) Antihistaminerge Antipsychotika verursachen Gewichtszunahme. Nervenarzt 81: 329–334

Somatische Morbidität psychisch Kranker

W. Hewer, F. Schneider

42

»Kurzinfo«

- Es existieren vielfältige und komplexe potenzielle **Wechselbeziehungen** zwischen körperlichem und psychischem Krankheitsgeschehen
- Bei **schwer psychisch kranken** Menschen bestehen im Vergleich zur Allgemeinbevölkerung sowohl ein **erhöhtes Sterblichkeitsrisiko** als auch ein relativ **gehäuftes Auftreten somatischer Komorbiditäten**
- Bezüglich der Todesursachen und des Spektrums an somatischen Komorbiditäten bestehen keine grundsätzlichen Unterschiede zwischen psychisch kranken Patienten und der Allgemeinbevölkerung
- Als Erklärungsansätze für das erhöhte somatische Risiko psychisch Kranker werden unmittelbare und mittelbare **krankheitsbezogene Faktoren**, aber auch Faktoren auf Seiten des **Gesundheitssystems** diskutiert
- Häufige und im psychiatrischen Kontext besonders zu berücksichtigende **somatische Erkrankungen** sind Herz-Kreislauf-, Lungen- und Atemwegserkrankungen, metabolische Erkrankungen, aber auch seltenere Störungen wie Bolusaspiration, psychogene Polydipsie oder eine, insbesondere bei schizophren Erkrankten mitunter vorkommende, reduzierte Schmerzsensitivität
- Angesichts der hohen Komorbidität und potenziellen Wechselwirkungen psychischer und somatischer Erkrankungen ist eine **verbesserte Integration** von psychiatrisch-psychotherapeutischer und allgemeinmedizinischer Patientenversorgung erstrebenswert

---

Wechselbeziehungen zwischen somatischen und psychischen Erkrankungen

- **Primäre somatische Erkrankung mit konsekutiver psychischer Erkrankung**
  Beispiel: organische schizophreniforme Störung, verursacht durch eine zerebrale Vaskulitis bei systemischem Lupus erythematodes
- **Primäre psychische Erkrankung mit konsekutiver somatischer Störung**
  Beispiel: Aspirationspneumonie nach einem Suizidversuch durch Medikamentenintoxikation bei einer wahnhaften Depression
- **Somatische Erkrankung als Risikofaktor für eine psychische Erkrankung**
  Beispiel: gehäuftes Auftreten depressiver Syndrome bei verschiedenen internistischen Erkrankungen (z. B. Herzinsuffizienz, chronisch obstruktive Atemwegserkrankung, Infektionskrankheiten)
- **Psychische Erkrankung als Risikofaktor für eine somatische Störung**
  Beispiel: erhöhte Prävalenz der koronaren Herzkrankheit bei depressiven oder des Diabetes mellitus bei schizophrenen Patienten
- **Zufällige Koinzidenz von somatischer und psychischer Erkrankung**
  Beispiel: arterielle Hypertonie und Schizophrenie

42.1 Einführung

Im Mittelpunkt der Ausführungen stehen allgemeinpsychiatrische Patienten, d. h. vor allem Patienten mit Störungen des schizophrenen und affektiven Formenkreises (in der englischsprachigen Literatur wird zur Charakterisierung dieser Gruppe von Patienten häufig das Attribut »serious/severe mental illness« – kurz SMI – verwendet). Vereinfachend lassen sich die Wechselbeziehungen zwischen somatischen und psychischen Erkrankungen wie im folgenden Überblick klassifizieren.

Wegen der Komplexität und Vielfalt möglicher Wechselwirkungen zwischen somatischen und psychischen Erkrankungen und der methodischen Probleme bei ihrer Erfassung sind Angaben zur Häufigkeit kausaler Zusammenhänge bzw. einer Risikoerhöhung nur mit Vorbehalt möglich. Einflüsse der somatischen Begleitmorbidität auf Entstehung und Verlauf psychischer Erkrankungen sind vermutlich nicht selten, und dürften – so wird geschätzt – bei ca. 20 % der psychiatrischen Patienten von Belang sein. Aber auch bei zufälligem Zusammentreffen somatischer und psychischer Erkrankungen ist die Komorbidität häufig versorgungsrelevant, z. B. hinsichtlich der oft erforderlichen Polypharmazie.

42.2 Epidemiologie somatischer Erkrankungen bei psychiatrischen Patienten – Mortalitäts- und Morbiditätsdaten

Die somatische Morbidität und damit auch die Mortalitätsrisiken psychiatrischer Patienten sind in den letzten Jahren zunehmend in den Fokus gerückt, u. a. im Zusammenhang mit der verstärkten Wahrnehmung internistischer Begleitwirkungen von Psychopharmaka, insbesondere den Antipsychotika der 2. Generation (»atypische Antipsychotika«) (▶ Abschn. 10.4).

42.2.1 Mortalität

Bereits im 19. Jahrhundert und bis Mitte des 20. Jahrhunderts – also noch vor Einführung moderner Psychopharmaka – wurde eine **Übersterblichkeit psychisch Kranker** eindrücklich nachgewiesen. Psychisch Kranke versterben nicht nur gehäuft aufgrund unnatürlicher Todesursachen (Suizid, Unfälle), sondern bei ihnen ist auch das relative Risiko für natürliche Todesfälle auf etwa das Doppelte der Allgemeinbevölkerung erhöht. Aufgrund einer aktuellen Metaanalyse erreicht das relative Sterblichkeitsrisiko bei schizophrenen Patienten im Median etwa das 2,5-Fache der Kontrollgruppen (Saha et al. 2007). Für Patienten mit bipolaren Störungen wurde eine vergleichbare Übersterblichkeit nachgewiesen. Schließlich ist auch bei Patienten mit unipolarer Depression von einem erhöhten Sterblichkeitsrisiko auszugehen, auch wenn dies vermutlich nicht die Größenordnung der beiden vorgenannten Gruppen erreicht.

❯ Die sog. Exzesssterblichkeit, d. h. die über das in der Allgemeinbevölkerung zu erwartende Maß hinausgehende Sterblichkeit, geht bei Patienten mit schweren psychischen Erkrankungen zu ca. 60 % und mehr auf körperliche Ursachen zurück.

Für schizophren Erkrankte, die Gruppe, für die die meisten Mortalitätsdaten vorliegen, ist nach Erhebungen in den USA und Finnland von einer Verkürzung der Lebenserwartung in einer Größenordnung von 20 bis 25 Jahren auszugehen. Insoweit ist die **Schizophrenie** als eine die Lebensdauer wesentlich verkürzende Erkrankung anzusehen (»**life shortening disease**«).

Die Sterblichkeit schwer psychisch Erkrankter, speziell schizophrener Patienten, hat möglicherweise relativ – d. h. im Vergleich zur Allgemeinbevölkerung – in den letzten 10–20 Jahren zugenommen. Dies geht vermutlich nicht auf eine absolute Risikosteigerung zurück, sondern darauf, dass schizophrene Patienten nicht in dem Maße wie die Allgemeinbevölkerung von den Fortschritten der Medizin in den letzten Dekaden profitiert haben.

Bezüglich der Todesursachen bestehen bei psychisch Kranken keine grundsätzlichen Abweichungen von der Allgemeinbevölkerung. Es finden sich erhöhte Risiken für ein breites Krankheitsspektrum. **Herz-Kreislauf-** und **Lungenerkrankungen** fallen besonders ins Gewicht, eine Übersterblichkeit durch Malignome ist nur in geringem Umfang bzw. nicht feststellbar.

Es liegt nahe, nach den Auswirkungen der **Psychopharmaka** auf Sterblichkeitsrisiken zu fragen. Diese Frage hat sich in jüngster Zeit speziell auf die Anwendung von Antipsychotika fokussiert. Es überrascht nicht, dass das unzweifelhaft gegebene somatische Komplikationspotenzial dieser Medikamente messbare Effekte auf Sterblichkeitsrisiken haben kann. Andererseits gibt es aber auch Hinweise darauf, dass eine Therapie mit Psychopharmaka mit positiven Auswirkungen auf die körperliche Gesundheit einhergehen kann. Entsprechende Ergebnisse hat eine in jüngster Zeit publizierte große Studie erbracht (Tiihonen et al. 2009). In einer ganz Finnland erfassenden epidemiologischen Erhebung wurde gezeigt, dass die Diagnose einer Schizophrenie zwar generell mit einer deutlichen Verkürzung der Lebenszeit verbunden war, dass aber die Lebenserwartung bei regelmäßiger antipsychotischer Therapie höher war im Vergleich zu den Patienten, die keine entsprechende Medikation erhielten.

42.2.2 Somatische Morbidität

❯ Bei mindestens 30–50 % der psychiatrisch behandelten Patienten sind somatische Begleiterkrankungen in diagnostisch bzw. therapeutisch relevanter Ausprägung nachweisbar.

Im klinischen Alltag werden somatische Begleiterkrankungen – wie zahlreiche Studien gezeigt haben – von den behandelnden Psychiatern und ebenso von somatisch tätigen Ärzten nicht immer wahrgenommen.

❯ Ähnlich wie bei den Todesursachen besteht bezüglich des körperlichen Morbiditätsspektrums kein prinzipieller Unterschied zwischen psychiatrischen Patienten und der Allgemeinbevölkerung.

Internistische Erkrankungen stehen an erster Stelle, sie machen etwa zwei Drittel aller körperlichen Leiden aus. Aufgrund epidemiologischer Daten ist u. a. bei den folgenden Krankheitsgruppen von einer Häufung bei Patienten mit schweren psychischen Erkrankungen auszugehen:

- Herz-Kreislauf-Erkrankungen, insbesondere solche arteriosklerotischer Natur
- Diabetes mellitus, Fettstoffwechselstörungen, Übergewicht
- Atemwegs- und Lungenerkrankungen
- Zahnerkrankungen
- Infektionen (z. B. HIV, Hepatitis)
- Schwangerschaftskomplikationen

Es werden aber auch **protektive Effekte** psychischer Erkrankungen in Bezug auf die körperliche Gesundheit diskutiert. Dies betrifft z. B. eine möglicherweise geringere

Prävalenz der rheumatoiden Arthritis bei schizophrenen Patienten, ebenso eine in manchen Studien festgestellt, unter dem Erwartungswert liegende Häufigkeit von Malignomen.

42.3 Erklärungsansätze für das erhöhte somatische Risiko von Patienten mit schweren psychischen Erkrankungen

Angesichts der epidemiologischen Daten, die ein erhöhtes somatisches Risiko bei Patienten mit schweren psychischen Erkrankungen belegen, werden Erklärungen für dieses Phänomen in der wissenschaftlichen Literatur intensiv diskutiert. Vereinfachend kann man die als relevant betrachteten Faktoren wie folgt zusammenfassen:

Unmittelbar krankheitsbezogene Faktoren:

- Somatische Beeinträchtigungen als unmittelbare Folge psychischer Erkrankungen: z. B. Komplikationen von Suizidversuchen, Sekundärerkrankungen bei kataton-stuporösen Zuständen (Pneumonie, Thrombembolie, Malnutrition, Exsikkose usw.)
- Auswirkungen bestimmter psychopathologischer Symptomkonstellationen auf Gesundheits- und Krankheitsverhalten (Beispiele: Behandlungsverweigerung in Verbindung mit depressiven Kognitionen, manischer Gestimmtheit, psychotischem Erleben; Auswirkungen schizophrener Negativsymptomatik auf die Therapieadhärenz)

Mittelbar krankheitsbezogene Faktoren:

- Risikoerhöhung durch unerwünschte Wirkungen von Psychopharmaka, z. B. kardiovaskulär, metabolisch (▶ Kap. 10)
- Risiken des mit schweren psychischen Erkrankungen oft einhergehenden Substanzkonsums (somatische Folgen des Rauchens sowie des Konsums von Alkohol und illegalen Drogen, also Opiaten, Psychostimulanzien usw.); es liegen epidemiologische Daten vor, die eine erhöhte Sterblichkeit für die Patienten mit zusätzlichem Substanzkonsum belegen; je nach verwendeten diagnostischen Kriterien und untersuchten Stichproben sind bei 25–90 % der stationär behandelten Patienten mit Psychosen und affektiven Erkrankungen suchtmittelassoziierte Störungen nachzuweisen, wobei Nikotin, Alkohol, Cannabis und Psychostimulanzien präferierte Substanzen sind
- Sozioökonomische Merkmale wie niedriger Sozialstatus und Arbeitslosigkeit, die sich bei psychiatrischen Patienten gehäuft finden und als Risikofaktoren für das Gesundheitsverhalten (Ernährungs-, Bewegungsverhalten) anzusehen sind bzw. mit erhöhten Morbiditätsraten korrelieren

Faktoren auf Seiten des Gesundheitssystems:

Zahlreiche Daten aus verschiedenen westlichen Ländern weisen darauf hin, dass Patienten mit schweren psychischen Erkrankungen, die auch körperlich krank sind, eine somatische Behandlung erhalten, die im Durchschnitt quantitativ bzw. qualitativ schlechter ausfällt als bei psychisch Gesunden. Diese Aussage wird durch eine kürzlich erschienene Metaanalyse der Literatur gestützt (Mitchell et al. 2009). Exemplarisch sei auf aktuelle Daten aus Dänemark Bezug genommen: Bei schwer psychisch Erkrankten war die Sterblichkeit bedingt durch Herz-Kreislauf-Erkrankungen auf etwa das Dreifache der Allgemeinbevölkerung erhöht. Gleichzeitig wurden invasive kardiologische Prozeduren bei den psychiatrischen Patienten signifikant seltener durchgeführt, nämlich bei 7 % gegenüber 12 % in der Referenzgruppe (Laursen et al. 2009).

42.4 Ausgewählte somatische Erkrankungen bei psychiatrischen Patienten – klinische Aspekte

Bezüglich der diagnostischen Beurteilung somatischer Erkrankungen ist grundsätzlich Folgendes zu beachten: Der mit einem bestimmten Krankheitsbild weniger vertraute Arzt wird sich naturgemäß an dessen typischer, ihm aus Studium und Lehrbuch vertrauter Symptomatologie orientieren. Dies entspricht jedoch nur teilweise der klinischen Realität, da sich viele Erkrankungen **atypisch** und **oligosymptomatisch** manifestieren können und somit leicht einer Diagnose entgehen. Die nachfolgend genannten Beispiele können die große Vielfalt diesbezüglich relevanter klinischer Konstellationen bestenfalls andeuten:

- **Koronare Herzkrankheit**: Schmerzloser Myokardinfarkt, atypische Formen der Angina pectoris, die weniger durch Schmerzen als durch Atemnot gekennzeichnet sind
- **Herzinsuffizienz**: Trotz hochgradiger Einschränkung der Ventrikelfunktion werden kaum Symptome geäußert, dies ist v. a. bei Patienten mit reduziertem Aktivitätsniveau relevant; gleichzeitig können solche Patienten hochgefährdet sein, z. B. was das Risiko des plötzlichen Herztods betrifft
- **Chronisch obstruktive Atemwegserkrankung**: Eine höhergradige Einschränkung der Lungenfunktion fällt im klinischen Alltag häufig nicht auf; die Patienten können dennoch bei Hinzukommen eines Infekts rasch und in vital bedrohlicher Weise dekompensieren
- **Venöse Thrombembolien**: Die Sensitivität der klassischen Lehrbuchsymptome von Thrombosen (Schwellung, Überwärmung der betroffenen Extremität, Ho-

mans-Zeichen usw.) und Lungenembolien (Atemnot, Tachykardie, Blutdruckabfall usw.) gilt als eher gering und liegt in einer Größenordnung von ca. 50 %

Die Berücksichtigung dieser grundsätzlichen, vermutlich für alle Fachgebiete und alle Patientengruppen wichtigen Überlegung ist insofern von großer Bedeutung, als das Wissen um Erscheinungsformen von Krankheiten, die nicht der klassischen Lehrbuchpräsentation entsprechen, eine Diagnosestellung zu einem früheren Zeitpunkt des Krankheitsprozesses begünstigt, mit entsprechend positiven Konsequenzen für die Behandlungsaussichten.

Bei Patienten mit schweren psychischen Erkrankungen sind zusätzlich die in ▶ Abschn. 42.3 und ▶ Abschn. 42.5 angesprochenen, die Diagnosestellung potenziell erschwerenden Merkmale zu beachten.

42.4.1 Häufige Erkrankungen

■ **Herz-Kreislauf-Erkrankungen**

Wie in der Allgemeinbevölkerung stehen kardiovaskuläre Leiden bei der somatischen Komorbidität psychisch Kranker an erster Stelle. Aufgrund ihrer Häufigkeit bzw. prognostischen Implikationen kommt dabei im psychiatrischen Alltag den folgenden Krankheitsbildern besondere Bedeutung zu (auch ▶ Kap. 40):

- **Koronare Herzkrankheit**, die bekanntlich die häufigste Todesursache in westlichen Gesellschaften darstellt
- **Herzinsuffizienz**, wobei neben durch eine Kontraktionsschwäche des Herzmuskels bedingten Zuständen auch diastolische Herzinsuffizienzen zu beachten sind
- **Herzrhythmusstörungen**, bei denen neben dem Vorhofflimmern v. a. Arrhythmien zu beachten sind, die mit dem Risiko von Synkopen oder eines plötzlichen Herztodes einhergehen (z. B. höhergradige AV-Blockierungen, Kammertachykardien)
- **Arterielle Hypertonie**
- **Hypotone Zustände**, oft (mit)ausgelöst durch Medikamente; in diesem Zusammenhang sei die Wichtigkeit einer Blutdruckmessung in aufrechter Körperhaltung zur Erkennung orthostatischer Hypotonien hervorgehoben
- **Gefäßerkrankungen**: Durchblutungsstörungen des Gehirns kommen besondere Bedeutung zu; bei venösen Thrombembolien sind im psychiatrischen Kontext relevante Faktoren zu beachten, dies gilt v. a. für erhöhte Thromboserisiken in Verbindung mit Medikamenten (bestimmte Antipsychotika) und Immobilität (z. B. bei Stupor, ausgeprägter Antriebsminderung, Fixierungsmaßnahmen)

■ **Lungen- und Atemwegserkrankungen**

Bronchopulmonale Erkrankungen (chronisch obstruktive Atemwegserkrankung, Pneumonien) sind bei Patienten mit schweren psychischen Erkrankungen häufig und tragen wesentlich zur erhöhten Sterblichkeit dieser Patientengruppe bei. Entscheidender Risikofaktor dürfte das bei dieser Patientengruppe stark verbreitete **Zigarettenrauchen** sein.

Bei **chronisch obstruktiver Atemwegserkrankung (COPD)** ist im Kontext akutpsychiatrischer Behandlung mit oftmals gegebener Notwendigkeit einer medikamentösen Sedierung die Einschätzung einer evtl. bestehenden respiratorischen Insuffizienz klinisch relevant. Eine orientierende Aussage erlaubt die Pulsoxymetrie, deren Ergebnis jedoch nicht unkritisch bewertet werden darf. Zum sicheren Nachweis einer Hypoxämie bzw. Hyperkapnie (erhöhter CO_2-Partialdruck) ist eine Blutgasanalyse erforderlich.

❯ Bei respiratorischer Globalinsuffizienz (Hypoxämie und Hyperkapnie) besteht ein beachtliches Risiko einer kritischen Verschlechterung der Atemfunktion unter sedierenden Medikamenten und ebenso bei unkontrollierter Sauerstoffgabe.

Pneumonien manifestieren sich in einem breiten Spektrum klinischer Konstellationen (mutmaßliche Erreger, prädisponierende Faktoren, Begleiterkrankungen, ambulant vs. klinisch erworben). Wesentlich für das psychiatrische Behandlungssetting ist die Einschätzung des mit der Pneumonie verbundenen Komplikationsrisikos anhand klinischer Merkmale: Atemfrequenz ≥30, Hypotonie, d. h. Blutdruck <90/60 mmHg, Bewusstseinstrübung, Alter ≥65 Jahre (sog. CRB-65-Index). Liegen eines oder mehrere dieser Merkmale oder sonstige Anhaltspunkte für eine akute somatische Gefährdung vor, muss die Notwendigkeit einer stationären internistischen Behandlung umgehend geprüft werden.

> **Tipp**
>
> Der CRB-65-Index kann bei der Entscheidung helfen, ob eine stationäre internistische Behandlung indiziert ist.

■ **Metabolische Erkrankungen**

Neben dem Diabetes mellitus und anderen endokrinen Erkrankungen (▶ Kap. 41) sind Störungen des Wasser- und Elektrolythaushalts und der Nierenfunktion zu nennen. Häufig werden **Hypokaliämien** beobachtet, meist bedingt durch eine Komedikation mit Diuretika.

42

> ❯ Es ist zu beachten, dass bereits eine leichtgradige Hypokaliämie – nicht selten in Kombination mit einer Hypomagnesiämie – eine Verlängerung der kardialen Repolarisationsdauer bewirken (erkennbar an einer verlängerten QTc-Zeit im Standard-EKG) und damit mutmaßlich das Risiko vital bedrohlicher Herzrhythmusstörungen unter verschiedenen Psychopharmaka, v. a. Antipsychotika, steigen kann.

Nicht selten sind im klinischen Alltag Normabweichungen des Serum-Natriums, die neben Veränderungen im Natrium-Bestand des Organismus v. a. auf Verschiebungen im Wasserhaushalt hinweisen, d. h. einen Mangel an freiem Wasser bei der **Hypernatriämie** bzw. einen absoluten oder relativen Wasserüberschuss bei der **Hyponatriämie** (▶ Abschn. 42.4.2).

Störungen der Nierenfunktion sind neben ihrer Bedeutung für die Pharmakokinetik v. a. zu beachten in Bezug auf Verschlechterungen, die sich durch eine Reduktion der Flüssigkeitszufuhr, z. B. bei ausgeprägter Verweigerungshaltung, ergeben können. Daneben sind Fluktuationen der glomerulären Filtrationsrate, verursacht durch Pharmakotherapie koinzidenter körperlicher Leiden, in Betracht zu ziehen; die wichtigste Rolle spielen hier nichtsteroidale Antirheumatika und ACE-Hemmer bzw. AT1-Blocker.

- **Andere Erkrankungen**

Ohne Anspruch auf Vollständigkeit seien noch verschiedene andere relevante Krankheitsbilder genannt:
- Nervensystem: Anfallsleiden, vaskuläre Enzephalopathien, Bewegungsstörungen
- Magen-Darm/Leber: Schleimhautschäden im oberen Gastrointestinaltrakt (Refluxösophagitis, Magen-/Duodenalulzera), Leberschäden verschiedener Genese
- Infektionen: HIV, Hepatiden
- Gynäkologische Leiden

42.4.2 Seltenere, im psychiatrischen Kontext aber speziell bedeutsame somatische Störungen

Ein gravierendes, häufig tödlich verlaufendes Ereignis, das gehäuft in psychiatrischen Einrichtungen auftritt, ist die **Bolusaspiration**. Aufgrund älterer dänischer Fallregisterdaten ist das Risiko schizophrener Patienten, infolge einer Bolusaspiration zu versterben, gegenüber der Allgemeinbevölkerung 30-fach erhöht. Neuere Daten zeigen daneben deutlich erhöhte Risiken auch für hirnorganisch Erkrankte. Diese Daten unterstreichen die alte klinische Erfahrung, dass insbesondere bei den genannten Gruppen die Notwendigkeit präventiver Maßnahmen (z. B. Beaufsichtigung bei der Nahrungszufuhr) individuell zu prüfen ist. Darüber hinaus sollte bei Notfallübungen besonderes Gewicht auf die bei der akuten Aspiration erforderlichen Maßnahmen gelegt werden (z. B. Bolusextraktion).

Bei der sog. **psychogenen Polydipsie**, verbunden mit dem Risiko einer Wasserintoxikation, handelt es sich um eine Störung, die typischerweise bei Schwerstkranken, oft solchen, die langfristig in Institutionen leben, auftritt. Gefährdet sind v. a. Patienten mit chronischer Schizophrenie und langjährig Abhängigkeitskranke. Das problematische Verhalten – meist in Form des Trinkens großer Wassermengen – spielt sich häufig im Verborgenen ab. Die klinische Relevanz der Störung ergibt sich v. a. aus dem Risiko eines schlimmstenfalls lebensbedrohlichen Hirnödems bei Hyponatriämie, als dessen typische Manifestationen Bewusstseinstrübungen bis hin zum Koma und epileptische Anfälle zu nennen sind.

Erwähnt seien weiterhin **Veränderungen in der Wahrnehmung und Äußerung von Schmerzen** bei schweren psychischen Erkrankungen, insbesondere bei schizophrenen Erkrankungen. Bereits von E. Bleuler und E. Kraepelin wurden entsprechende klinische Beobachtungen beschrieben. Aus klinischer Perspektive ist wesentlich, dass es in Einzelfällen vorkommen kann, dass schwere, häufig lebensbedrohliche somatische Erkrankungen bestehen können – typischerweise ein akutes Abdomen – ohne dass die Betroffenen die nach üblicher klinischer Erfahrung zu erwartenden Schmerzen äußern.

42.5 Diagnostik und Therapie somatischer Erkrankungen bei psychiatrischen Patienten

42.5.1 Diagnostische Aspekte

Somatische Diagnostik in Psychiatrie und Psychotherapie erfolgt grundsätzlich mit folgenden Zielsetzungen:
- Nachweis einer **somatischen Ursache** eines psychopathologischen Syndroms, z. B. einer endokrinen Störung oder einer Autoimmunopathie als Grunderkrankung bei einer organischen schizophreniformen Störung
- Erkennen therapeutisch relevanter **Begleiterkrankungen** (Beispiele ▶ Abschn. 42.4)

Es versteht sich, dass die somatische Diagnostik als solche vom Vorliegen einer psychischen Erkrankung unabhängig ist. Bei Patienten mit schweren psychischen Erkrankungen sind jedoch folgende Aspekte besonders zu beachten:

- Verschiedene häufige Symptome sind **unspezifisch** in Bezug auf eine somatische oder psychische Grunderkrankung, z. B. Gewichtsverlust, Müdigkeit, Schlafstörungen
- Vor allem bei psychiatrischen Patienten, die zuvor kaum Arztkontakte hatten, bestehen nicht selten bis dahin undiagnostizierte körperliche Leiden bzw. nicht erkannte Exazerbationen vorbestehender Leiden (»**maskierte**« **somatische Morbidität**); dies gilt auch für Patienten, die von somatisch tätigen Ärzten einer psychiatrisch-psychotherapeutischen Behandlung zugewiesen werden; es ist in diesem Zusammenhang von Interesse, dass psychiatrische Patienten wegen körperlicher Probleme überdurchschnittlich häufig unter Notfallbedingungen in Behandlung gelangen, d. h., die zugrunde liegenden Erkrankungen werden oft erst spät diagnostiziert, wenn die Symptomatik massiv und u. U. bereits vital bedrohlich wurde
- Möglicherweise wird in manchen Fällen psychiatrisch-somatischer Komorbidität die Symptomatik somatischer Erkrankungen nicht im erforderlichen Umfang wahrgenommen (»**diagnostic overshadowing**«); dabei können mit der individuellen Psychopathologie assoziierte Veränderungen in der Wahrnehmung und Präsentation somatischer Erkrankungen bedeutsam sein (z. B. Erschwernisse in der Anamnese- und Befunderhebung bei Positiv- und Negativsymptomen, manischer Gestimmtheit)
- In **psychiatrischen Notfällen** sind die Patienten, bedingt durch die bestehende akutpsychiatrische Symptomatik, oft nicht oder nur eingeschränkt untersuchbar; umso mehr muss bedacht werden, dass therapierelevante somatische Begleiterkrankungen vorliegen können, z. B. eine Hypoglykämie oder eine Subarachnoidalblutung als Ursachen eines akuten Erregungszustandes; in diesem Zusammenhang sind klinische Merkmale zu beachten, die auf eine durch psychische Auffälligkeiten »maskierte« akute somatische Erkrankung hinweisen können
- Nicht zuletzt sind somatische Folgen eines **begleitenden Substanzkonsums** zu beachten (Nikotin, Alkohol, Medikamente, illegale Drogen ► Kap. 19) sowie **somatische Sekundärkomplikationen** bei schweren psychischen Erkrankungen (Folgen einer Verweigerung der Nahrungs- und Flüssigkeitszufuhr, Komplikationen stuporös-katatoner Syndrome wie Kontrakturen, Dekubitalulzera, Thrombembolien)

> **Liegen bei psychiatrischen Notfällen entsprechende Hinweise für eine »maskierte« akute somatische Erkrankung vor (z. B. auffällige Vitalparameter und eine Bewusstseinsstörung ggf. bei bisher leerer psychiatrischer Anamnese),**

muss die erforderliche internistische bzw. chirurgische Zusatzdiagnostik (Labor, EKG, Bildgebung usw.) zeitnah in die Wege geleitet werden.

42.5.2 Therapeutische Aspekte

Bei der Behandlung somatischer Erkrankungen sollte besonderes Augenmerk auf die in ► Abschn. 42.3 erörterten unmittelbar und mittelbar mit psychischen Erkrankungen assoziierten Risiken gerichtet werden, um potenziell nachteiligen Wechselwirkungen zwischen somatischen und psychischen Erkrankungen vorzubeugen:

- Im Vorfeld weitreichenderer somatischer Therapiemaßnahmen sollten psychiatrische Aspekte bei der Indikationsstellung einbezogen werden, um zu einer **individuellen Risiko-Nutzen-Abwägung** (z. B. präoperativ, vor einer Chemotherapie) zu gelangen; diese Abwägung sollte relevante krankheits- und patientenbezogene Merkmale einschließlich ggf. bedeutsamer rechtlicher Fragen berücksichtigen mit der Zielsetzung, dass psychisch Kranke hinsichtlich des Zugangs zu aufwändigen, medizinisch eindeutig indizierten Behandlungsmaßnahmen nicht benachteiligt werden
- In diesem Zusammenhang spielt häufig eine Einschätzung bezüglich der zu erwartenden **Compliance** eine wesentliche Rolle; auch wenn mit psychischen Erkrankungen verbundene Einschränkungen der Compliance nicht übersehen werden dürfen, so darf andererseits ein generell negativer Effekt psychiatrischer Komorbidität auf die Therapieadhärenz nicht unterstellt werden
- Es liegt auf der Hand, ist in der Praxis aber nicht immer selbstverständlich, dass die somatische mit der psychiatrischen **Behandlung abgestimmt** werden muss, um beispielsweise Medikamentenwechselwirkungen (► Kap. 12) vorzubeugen
- Insbesondere während aufwändiger und den Patienten belastender somatischer Therapiemaßnahmen, die eine Exazerbation der psychischen Erkrankung hervorrufen könnten, muss eine **fortgesetzte psychiatrische Behandlung** gewährleistet sein
- Angesichts der weiten Verbreitung insbesondere kardiovaskulärer Erkrankungen kommt der Therapie diesbezüglich relevanter **Begleiterkrankungen** (Bluthochdruck, Diabetes mellitus, Fettstoffwechselstörungen) eine besondere Bedeutung zu; die genannten metabolischen Störungen können bekanntlich durch pharmakogene Faktoren ausgelöst bzw. verstärkt werden (► Kap. 41)

□ Tab. 42.1 Empfehlungen zur Prävention, Diagnostik und Therapie somatischer Begleiterkrankungen bei Patienten mit schweren psychischen Erkrankungen. (Verkürzt nach De Hert et al. 2009, Goff et al. 2005 und unter Berücksichtigung der Ergebnisse einer amerikanischen Konsensuskonferenz, American Diabetes Association et al. 2004)

Zeitpunkt	Empfehlungen
Erstuntersuchung	– Erfassung der somatischen Vorgeschichte, von Risikoverhalten (Fehlernährung, Bewegungsmangel, Rauchen, Konsum von Alkohol, Drogen usw.) – Puls, Blutdruck, Waist to Hip Ratio (WHR), Body-Mass-Index (BMI), Blutzucker, Lipidstatus – Vernetzung mit Hausarzt, Einholen von Vorbefunden; wenn kein Hausarzt vorhanden, Versuch, diesen zu vermitteln – Wenn machbar, Psychoedukation bezüglich Prävention somatischer Erkrankungen
Bei jeder Konsultation	– Erfassung von Veränderungen (Beschwerden, interkurrente Erkrankungen, Medikation usw.), Beurteilung der Compliance – Intervalle: individuelle Festlegung je nach Befundlage und Behandlungsverlauf (z. B. nach Einleitung antipsychotischer Behandlung erste Gewichtskontrolle nach einem Monat, Blutdruck- und Laborkontrolle nach 6–12 Wochen) – Prüfung, ob adäquate Behandlung von Begleiterkrankungen erfolgt (Hypertonie, Diabetes usw.); ggf. Abstimmung mit Haus- oder Facharzt – Ggf. Motivation zur Raucherentwöhnung
Halbjährlich	– Kontakt mit Hausarzt – Kontrolle Blutdruck, BMI usw. – Überprüfung des Bedarfs für Psychoedukation bezüglich Prävention somatischer Erkrankungen
Jährlich	– Blutzucker bestimmen und ggf. zusätzliche Laborparameter, Vorsorgeuntersuchungen, Impfstatus usw. – Formulierung von Gesundheitszielen gemeinsam mit dem Patienten unter Berücksichtigung präventivmedizinischer Aspekte

In den letzten Jahren wurden von Fachgesellschaften verschiedene Empfehlungen abgegeben mit festgelegten Kontrollintervallen, die gewährleisten sollen, dass ggf. notwendige Therapiemaßnahmen frühzeitig eingeleitet werden. Es soll nicht verschwiegen werden, dass die in □ Tab. 42.1 niedergelegten Empfehlungen einen nicht unerheblichen Aufwand beinhalten, der nicht ohne entsprechende Ressourcen erbracht werden kann.

42.6 Allgemeinmedizinische Versorgung psychiatrischer Patienten

42.6.1 Gestaltung der somatischen Krankenversorgung bei psychiatrischen Patienten

Die Erkenntnisse zum körperlichen Gesundheitsstatus und zur Qualität der körpermedizinischen Versorgung von Menschen mit schweren psychischen Erkrankungen stellen eine Herausforderung dar, sowohl für Psychiatrie und Psychotherapie als auch für die somatischen Fachgebiete. Für eine dem medizinischen Bedarf gerecht werdende Krankenversorgung der Betroffenen erscheinen die folgenden Aspekte relevant:

– Psychiatrisch-psychotherapeutische Krankenversorgung erfordert **allgemeinmedizinische Grundkompetenzen** der dort tätigen Ärzte, unabhängig davon, in welchem Umfang sie entsprechende Leistungen selbst erbringen oder ob andere Ärzte (z. B. Hausarzt, Internist) diese durchführen

– Umgekehrt müssen somatisch tätige Ärzte über psychiatrisch-psychotherapeutische Grundkenntnisse verfügen, um sich auf die besonderen Aspekte, die bei der Behandlung schwer psychisch Kranker zu beachten sind, einstellen zu können; sie sollten auch eine Vorstellung von den mit psychischen Erkrankungen assoziierten körperlichen Gefährdungen haben

– Unser Gesundheitswesen ist traditionell so organisiert, dass ein integrativer Behandlungsansatz für psychisch Kranke mit somatischer Komorbidität nicht vorgesehen ist; bei dem hohen Spezialisierungsgrad, den die Medizin in der Somatik, aber auch in Psychiatrie und Psychotherapie erreicht hat, erscheint es jedoch unverzichtbar, für Patienten, die gleichzeitig körperlich und psychisch krank sind, **integrierte Angebote** der verschiedenen Fachdisziplinen voranzutreiben, z. B. über Praxisnetze im ambulanten Bereich und eine Weiterentwicklung und -verbreitung von CL-Diensten (Konsiliar- und Liaison-Dienste) in der klinischen Medizin; in diesem Zusammenhang sollte

auch die Möglichkeit bedacht werden, dass ein allgemeinmedizinisch-internistischer CL-Dienst psychiatrische Stationen bei der Behandlung von Patienten mit relevanter somatischer Komorbidität unterstützt
- Für Patienten, die aufgrund der Schwere der körperlichen **und** psychischen Beeinträchtigung weder auf einer somatischen noch einer psychiatrischen Einheit üblichen Zuschnitts behandelt werden können, stellen **interdisziplinär besetzte Stationen** eine Bereicherung des Angebots dar; schließlich können sozialpsychiatrische Institutionen, auch wenn diese nicht primär auf medizinische Leistungen hin ausgerichtet sind, eine wichtige Funktion für diejenigen Patienten übernehmen, die den Kontakt mit medizinischen Institutionen meiden; die vorliegenden Ergebnisse zur Evaluation integrierter Behandlungsangebote liefern – bei bisher noch sehr begrenzter Datenbasis – Hinweise auf positive Effekte hinsichtlich medizinischer Ergebnisvariablen, d. h., solche Ansätze versprechen bestehende Versorgungsdefizite zumindest teilweise auszugleichen

42.6.2 Primäre und sekundäre Prävention somatischer Erkrankungen

Mit gestiegener Wahrnehmung der bei schwer psychisch Kranken gegebenen, teilweise mit der Einnahme von Psychopharmaka verbundenen Gesundheitsrisiken sind in den letzten Jahren darauf abzielende primär und sekundär präventive Maßnahmen zunehmend in den Fokus des Interesses gerückt. Diese enthalten im Wesentlichen folgende Elemente (auch ◘ Tab. 42.1):
- Programme, die zum Ziel haben, lebensstilbezogene Risiken zu reduzieren, z. B. durch eine gesündere Ernährung und Steigerung der körperlichen Aktivität, und damit eine Reduktion kardiovaskulärer Risiken zu bewirken
- Darüber hinausgehend Maßnahmen im Sinne einer adäquaten Gesundheitsfürsorge, etwa durch Gewährleistung einer hausärztlichen Betreuung, von Vorsorgeuntersuchungen usw.

Auch wenn eine abschließende Bewertung solcher Aktivitäten noch nicht möglich ist, so erscheinen diese unter dem Aspekt der klinischen Plausibilität grundsätzlich sinnvoll. Es ist zu beachten, dass die genannten Maßnahmen neben den erhofften präventiven Wirkungen zumindest teilweise auch das Potenzial haben, das gegenwärtige Wohlbefinden der Betroffenen zu verbessern, z. B. durch eine Steigerung der körperlichen Leistungsfähigkeit oder eine Gewichtsreduktion.

Angesichts des enormen damit verbundenen Risikopotenzials sei noch speziell auf primär bzw. sekundär präventive Interventionen hinsichtlich des **Rauchens** eingegangen. Mindestens zwei Drittel der Patienten mit schweren psychischen Erkrankungen rauchen, der Anteil der starken Raucher ist deutlich höher als in der Allgemeinbevölkerung und die Kriterien der Nikotinabhängigkeit sind bei einem Großteil der Betroffenen erfüllt. Die Beurteilung des Rauchens bei diesen Kranken kann nicht auf eine »schlechte Angewohnheit« reduziert werden. Zur Erklärung der deutlich erhöhten Prävalenz des Rauchens bei chronisch psychisch Kranken sei daran erinnert, dass der Konsum von Nikotin möglicherweise mit pharmakologischen Effekten einhergeht, die sich lindernd auf bestimmte Krankheitssymptome, aber auch auf unerwünschte Wirkungen von Antipsychotika auswirken. Hinzu können milieubezogene Faktoren kommen (Stichworte: Selbstmedikationshypothese, Unterstimulation).

Aufgrund aktueller Erkenntnisse – einschließlich einem Cochrane Review (Tsoi et al. 2010) – ist davon auszugehen, dass Maßnahmen zur Raucherentwöhnung auch bei Patienten mit schweren psychischen Erkrankungen effektiv sein können. Unter der Voraussetzung, dass die Patienten sich nicht in einer aktiven Krankheitsphase befinden, ist bei einem Stop des Rauchens nicht mit einer Verschlechterung des psychischen Status zu rechnen. Offen ist momentan noch, ob einer medikamentösen Unterstützung der Raucherentwöhnung, z. B. durch Bupropion, in Zukunft ein wesentlicher Stellenwert zukommen wird. In jedem Fall besteht kein Grund dazu, dem Rauchen bei schwer psychisch Kranken mit therapeutischem Nihilismus zu begegnen.

> **Tipp**
>
> World Psychiatric Association (WPA) educational module »Physical illness in patients with severe mental disorders«: http://www.wpanet.org/detail.php?section_id=8&content_id=996 (Zugegriffen: 06.09.2011)

? Übungsfragen
1. Worauf geht die signifikant verkürzte Lebenserwartung bei psychisch Kranken zurück?
2. Bei etwa wie viel Prozent der psychiatrischen Patienten finden sich begleitende somatische Erkrankungen in klinisch bedeutsamer Ausprägung?
3. Welche somatischen Erkrankungen finden sich gehäuft bei Patienten mit schweren psychischen Erkrankungen?
4. Nennen Sie mögliche Erklärungsansätze für das erhöhte somatische Risiko psychiatrischer Patienten.

5. Beschreiben Sie ein für schizophrene Patienten typisches Problem in der somatischen Diagnostik.
6. Schildern Sie eine mögliche Schwierigkeit bei der somatischen Diagnostik depressiver Patienten.

Weiterführende Literatur

American Diabetes Association, American Psychiatric Association, American Association of Clinical Endocrinologists, North American Association for the Study of Obesity (2004) Consensus development conference on antipsychotic drugs and obesity and diabetes. Diabetes Care 27: 596–601

Batra A, Friederich HM, Lutz U (2009) Therapie der Nikotinabhängigkeit. Eine Aufgabe für Psychiatrie und Suchtmedizin. Nervenarzt 80: 1022–1029

De Hert M, Dekker JM, Wood D, Kahl KG, Holt RI, Möller HJ (2009) Cardiovascular disease and diabetes in people with severe mental illness position statement from the European Psychiatric Association (EPA), supported by the European Association for the Study of Diabetes (EASD) and the European Society of Cardiology (ESC). Eur Psychiatry 24: 412–424

Goff DC, Cather C, Evans AE, Henderson DC, Freudenreich O, Copeland PM, Bierer M, Duckworth K, Sacks FM (2005) Medical morbidity and mortality in schizophrenia: guidelines for psychiatrists. J Clin Psychiatry 66: 183–194

Hewer W, Füeßl HS (2009) Körperliche Erkrankungen bei psychiatrischen Patienten. Teil I: Epidemiologie, häufige Erkrankungen. Fortschr Neurol Psychiat 77: 720–737

Hewer W, Füeßl HS, Hermle L (2011) Körperliche Erkrankungen bei psychiatrischen Patienten. Teil II: Wechselwirkungen psychischer Störungen und somatischer Komorbidität im Alltag der Krankenversorgung. Fortschr Neurol Psychiat 79: 358–372

Howard LM, Barley EA, Davies E, Rigg A, Lempp H, Rose D, Taylor D, Thornicroft G (2010) Cancer diagnosis in people with severe mental illness: practical and ethical issues. Lancet Oncol 11: 797–804

Laursen TM, Munk-Olsen T, Agerbo E, Gasse C, Mortensen PB (2009) Somatic hospital contacts, invasive cardiac procedures, and mortality from heart disease in patients with severe mental disorder. Arch Gen Psychiatry 66: 713–720

Leucht S, Burkard T, Henderson J, Maj M, Sartorius N (2007) Physical illness and schizophrenia: a review of the literature. Acta Psychiatr Scand 116: 317–333

Mitchell AJ, Malone D, Doebbeling CC (2009) Quality of medical care for people with and without comorbid mental illness and substance misuse: systematic review of comparative studies. Br J Psychiatry 194: 491–499

Saha S, Chant D, McGrath J (2007) A systematic review of mortality in schizophrenia. Is the differential mortality gap worsening over time? Arch Gen Psychiatry 64: 1123–1131

Tiihonen J, Lönnqvist J, Wahlbeck K, Klaukka T, Niskanen L, Tanskanen A, Haukka J (2009) 11-year follow-up of mortality in patients with schizophrenia: a population-based cohort study (FIN11 study). Lancet 374: 620–627

Tsoi DT, Porwal M, Webster AC (2010) Interventions for smoking cessation and reduction in individuals with schizophrenia. Cochrane Database Syst Rev 16(6): CD007253

Winterer G (2010) Why do patients with schizophrenia smoke? Curr Opin Psychiatry 23: 112–119

Psychische Erkrankungen bei jungen Patienten

C. Wewetzer, F. Schneider

»Kurzinfo«

- Psychische Erkrankungen beginnen häufig vor dem 18. Lebensjahr, die Kenntnis der frühen Störungsbilder ist essenziell für das Verständnis der Erkrankungen im Erwachsenenalter
- Psychische Erkrankungen im Kindes- und Jugendalter basieren in der Regel auf einer **multifaktoriellen** Genese, bei der sowohl biologische als auch psychologische und soziale Faktoren relevant sind
- Zur Diagnostik gehören neben der Erstellung eines psychopathologischen Befundes und einer ausführlichen Eigen- und Fremdanamnese die Beobachtung des Kindes bzw. Jugendlichen, eine umfassende allgemein-körperliche und neurologische Untersuchung sowie in der Regel auch die Anwendung testpsychologischer Verfahren (**Mehrebenen-Diagnostik**)
- Die **Therapie** sollte **mehrdimensional** angelegt sein und psychoedukative, psychotherapeutische, ggf. unterstützend psychopharmakologische sowie familien- und soziotherapeutische Interventionen einbeziehen

43.1 Umschriebene Entwicklungsstörungen

43.1.1 Definition

Im Gegensatz zu den tiefgreifenden Entwicklungsstörungen (▶ Kap. 34), bei denen schwere Beeinträchtigungen in mehreren Entwicklungsbereichen vorliegen, sind bei den umschriebenen Entwicklungsstörungen bestimmte einzelne Leistungsbereiche defizitär.

Umschriebene Entwicklungsstörungen – Dies sind Erkrankungen, bei denen von frühen Entwicklungsstadien an einzelne Leistungsbereiche isoliert unterhalb des Niveaus der sonstigen intellektuellen Leistungsfähigkeit liegen (sog. Teilleistungsstörungen).

Unterschieden werden folgende umschriebene Entwicklungsstörungen:

- Entwicklungsstörungen des Sprechens und der Sprache (Sprach- und Sprechstörungen) (ICD-10: F80)
- Entwicklungsstörungen schulischer Fertigkeiten (Lese- und Rechtschreibstörung, Rechenstörung) (ICD-10: F81)
- Entwicklungsstörungen der motorischen Funktionen (ICD-10: F82)

43.1.2 Epidemiologie

▪ **Umschriebene Entwicklungsstörungen des Sprechens und der Sprache**

Als häufigste Sprachentwicklungsstörung treten Artikulationsstörungen (Störungen der Lautbildung; ▶ Abschn.

43.1.4) auf. Hiervon sind etwa 7 % der 5-jährigen Jungen und 2 % der 5-jährigen Mädchen betroffen. Das Stottern, als relativ häufige Sprechstörung, betrifft etwa 5 % der 5-jährigen Jungen und 2 % der 5-jährigen Mädchen.

▪ **Umschriebene Entwicklungsstörungen schulischer Fertigkeiten**

Umschriebene Entwicklungsstörungen der schulischen Fertigkeiten finden sich bei etwa 10 % aller Kinder und Jugendlichen, wobei das männliche Geschlecht deutlich häufiger betroffen ist.

▪ **Umschriebene Entwicklungsstörungen der motorischen Funktionen**

Etwa 1,4 % aller Schüler der normalen Schülerpopulation weisen ein motorisches Entwicklungsdefizit auf, wobei auch hier mit zwei Dritteln aller Betroffenen das männliche Geschlecht überwiegt.

43.1.3 Ätiologie

Ätiologisch wird zum einen eine **genetische Prädisposition** im Sinne einer polygenen Vererbung angenommen, zum anderen scheinen **hirnorganische Faktoren** beispielsweise auf der Grundlage von Komplikationen und Belastungen während der Schwangerschaft und Geburt oder der frühkindlichen Entwicklung eine Rolle zu spielen sowie **psychosoziale Faktoren**. So können sich innerfamiliäre oder institutionelle Mangelanregungen und Deprivation nachteilig auf bestimmte Entwicklungsbereiche wie die Sprachentwicklung auswirken.

> **Umschriebene Entwicklungsstörungen sind nicht allein Ausdruck einer mangelhaften Förderung oder Ausdruck einer Intelligenzminderung oder erworbenen Hirnschädigung.**

43.1.4 Klinik

Sowohl bei den umschriebenen Entwicklungsstörungen als auch bei den tiefgreifenden Entwicklungsstörungen (▶ Kap. 34)

- beginnt die Entwicklungsstörung **ausnahmslos im Kleinkindalter oder in der Kindheit,**
- sind die Entwicklungsstörungen **eng mit der biologischen Reifung des Nervensystems verbunden** und
- zeichnen sich die Entwicklungsstörungen durch einen **stetigen Verlauf ohne Rezidive** aus.

- **Umschriebene Entwicklungsstörungen des Sprechens und der Sprache**

Die umschriebenen Entwicklungsstörungen des Sprechens und der Sprache lassen sich unterteilen in Sprachstörungen und Sprechstörungen.

Bei den **Sprachstörungen** werden Wort- und Satzform fehlerhaft produziert oder Wort- und Satzbedeutung fehlerhaft verstanden. Eine Sprachstörung kann sich äußern in Form von:

- **Artikulationsstörung** (phonologische Entwicklungsstörung; Stammeln, Dyslalie): Fehlen, Ersetzen oder Entstellen einzelner Laute oder Lautverbindungen
- **Expressive Störung** (Dysphasie oder Aphasie, expressiver Typ): mangelnde Fähigkeit des Gebrauchs der expressiv gesprochenen Sprache wie reduzierter aktiver Wortschatz, Schwierigkeiten bei der Verwendung der Grammatik
- **Rezeptive Störung** (Dysphasie oder Aphasie, rezeptiver Typ; Wernicke-Aphasie): Störung des Sprachverständnisses

---

Diagnostische Leitlinien (ICD-10): Artikulationsstörung (ICD-10: F80.0)

- Artikulationsfertigkeiten liegen unterhalb der Grenze von 2 Standardabweichungen für das Alter des Kindes (erfasst mit standardisierten Tests)
- Artikulationsfertigkeiten liegen mindestens eine Standardabweichung unter dem nonverbalen IQ (erfasst mit standardisierten Tests)
- Sprachlicher Ausdruck und Sprachverständnis liegen innerhalb der Grenze von 2 Standardabweichungen für das Alter des Kindes (erfasst mit standardisierten Tests)
- Keine neurologischen, sensorischen oder körperlichen Beeinträchtigungen, die sich direkt auf die Sprachklangproduktion auswirken; keine tiefgreifende Entwicklungsstörung
- Ausschlusskriterium: nonverbaler IQ <70 (erfasst mit standardisierten Tests)

Diagnostische Leitlinien (ICD-10): Expressive Sprachstörung (ICD-10: F80.1)

- Fähigkeiten, die expressiv gesprochene Sprache zu gebrauchen, liegen unterhalb der Grenze von 2 Standardabweichungen für das Alter des Kindes (erfasst mit standardisierten Tests)

▼

- Fähigkeiten, die expressiv gesprochene Sprache zu gebrauchen, liegen mindestens eine Standardabweichung unter dem nonverbalen IQ (erfasst mit standardisierten Tests)
- Das Sprachverständnis liegt innerhalb der Grenze von 2 Standardabweichungen für das Alter des Kindes (erfasst mit standardisierten Tests)
- Gebrauch und Verständnis nonverbaler Kommunikation und die imaginative Sprache liegen im Normbereich
- Keine neurologischen, sensorischen oder körperlichen Beeinträchtigungen, die sich direkt auf den Gebrauch der gesprochenen Sprache auswirken; keine tiefgreifende Entwicklungsstörung
- Ausschlusskriterium: nonverbaler IQ <70 (erfasst mit standardisierten Tests)

Diagnostische Leitlinien (ICD-10): Rezeptive Sprachstörung (ICD-10: F80.2)

- Das Sprachverständnis liegt unterhalb der Grenze von 2 Standardabweichungen für das Alter des Kindes (erfasst mit standardisierten Tests)
- Das Sprachverständnis liegt mindestens eine Standardabweichung unter dem nonverbalen IQ (erfasst mit standardisierten Tests)
- Keine neurologischen, sensorischen oder körperlichen Beeinträchtigungen, die direkt den Gebrauch der rezeptiven Sprache betreffen; keine tiefgreifende Entwicklungsstörung
- Ausschlusskriterium: nonverbaler IQ <70 (erfasst mit standardisierten Tests)

Landau-Kleffner-Syndrom

Die ICD-10 nennt als weitere umschriebene Störung der Sprache auch das sog. Landau-Kleffner-Syndrom (erworbene Aphasie mit Epilepsie; ICD-10: F80.3). Hierbei handelt es sich um eine Störung, bei der das Kind nach einer vormals normalen Sprachentwicklung in einem Zeitraum von nicht mehr als 6 Monaten sowohl expressive als auch rezeptive Sprachfertigkeiten verliert, begleitet von paroxysmalen EEG-Veränderungen bis hin zu manifesten epileptischen Anfällen. Der Beginn der Störung liegt meist im Alter von 3 bis 7 Jahren. Ätiologisch besteht die Vermutung eines entzündlichen enzephalitischen Prozesses.

Als **Sprechstörungen** werden Störungen des Redeflusses bezeichnet. Hierzu gehören das Stottern (Hemmung oder Unterbrechung des Sprechflusses durch Wiederholungen oder Verzögerungen) und das sog. Poltern (hohe fehlerhafte Sprechgeschwindigkeit, unrhythmisch und ruckartig). In der ICD-10 werden Stottern und Poltern unter der heterogenen Gruppe der anderen Verhaltens- und emotionalen Störungen mit Beginn in der Kindheit und Jugend (ICD-10: F98) klassifiziert.

> **Diagnostische Leitlinien (ICD-10): Stottern (ICD-10: F98.5)**
> ▬ Anhaltendes oder wiederholtes Sprechen mit häufigen Wiederholungen oder Dehnungen von Lauten, Silben oder Wörtern oder auch häufiges Zögern oder Pausieren beim Sprechen, sodass der Redefluss deutlich unterbrochen ist
> ▬ Dauer mindestens 3 Monate

> **Diagnostische Leitlinien (ICD-10): Poltern (ICD-10: F98.6)**
> ▬ Anhaltendes oder wiederholtes Sprechen mit einer hohen Sprechgeschwindigkeit und Abbrüchen des Sprachflusses (aber ohne Wiederholungen oder Verzögerungen), sodass daraus eine deutlich verminderte Sprachverständlichkeit resultiert
> ▬ Dauer mindestens 3 Monate

❯ Im Alter von 3 bis 5 Jahren sind Stottern und Poltern noch physiologisch.

▪ **Umschriebene Entwicklungsstörungen schulischer Fertigkeiten**

Zu den umschriebenen Entwicklungsstörungen schulischer Fertigkeiten gehören im Wesentlichen die Lese- und Rechtschreibstörung (Legasthenie), die Rechenstörung (Dyskalkulie) sowie die Kombination aus beidem.

Bei der **Lesestörung** äußert sich die Symptomatik z. B. im Auslassen, Ersetzen, Verdrehen oder Hinzufügen von Worten oder Wortteilen, in Schwierigkeiten, das Alphabet aufzusagen, Buchstaben zu benennen und in einem langsamen Lesetempo oder bei der **Rechtschreibstörung** im Auslassen, Verdrehen, Hinzufügen von Buchstaben oder »lautlichem« Schreiben, wobei es aber die typischen Legastheniefehler nicht gibt.

> **Diagnostische Leitlinien (ICD-10): Lese- und Rechtschreibstörung (ICD-10: F81.0)**
> ▬ Leseverständnis und/oder Lesegenauigkeit liegen mindestens 2 Standardabweichungen unterhalb des Niveaus, das aufgrund des chronologischen Alters und der allgemeinen Intelligenz zu erwarten wäre (erfasst mit standardisierten Tests), oder schwere Leseschwierigkeiten in der Anamnese und die Rechtschreibung liegt mindestens 2 Standardabweichungen unterhalb des Niveaus, das aufgrund des chronologischen Alters und des IQs zu erwarten wäre (erfasst mit standardisierten Tests)
> ▬ Die Störung beeinträchtigt die Schulausbildung oder alltägliche Tätigkeiten, die Lesefertigkeiten erfordern
> ▬ Keine neurologische Störung, keine Seh- oder Hörstörungen, die die Störung erklären könnten
> ▬ Beschulung in einem zu erwartenden Rahmen
> ▬ Ausschlusskriterium: nonverbaler IQ <70 in einem standardisierten Test

Bei der **Rechenstörung (Dyskalkulie)** bestehen Schwächen in den Grundrechenarten, im Verstehen von Rechenoperationen, im sprachlichen Umgang mit Zahlen, beim Erwerb des arabischen Stellenwertsystems und Schwierigkeiten beim Einordnen von Einer-, Zehner- und Hunderterpotenzen.

> **Diagnostische Leitlinien (ICD-10): Rechenstörung (ICD-10: F81.2)**
> ▬ Rechenfähigkeiten liegen mindestens 2 Standardabweichungen unterhalb des Niveaus, das aufgrund des chronologischen Alters und der allgemeinen Intelligenz zu erwarten wäre (erfasst mit standardisierten Tests)
> ▬ Lesegenauigkeit, Leseverständnis und Rechtschreibung liegen im Normbereich
> ▬ Auch anamnestisch keine deutlichen Lese- oder Rechtschreibstörungen
> ▬ Beschulung in einem zu erwartenden Rahmen
> ▬ Früher Beginn der Rechenstörung (seit den frühesten Anfängen des Rechenlernens)
> ▬ Die Störung beeinträchtigt die Schulausbildung oder alltägliche Tätigkeiten, die Rechenfertigkeiten erfordern
> ▬ Ausschlusskriterium: nonverbaler IQ <70 in einem standardisierten Test

- **Umschriebene Entwicklungsstörung der motorischen Funktionen**

Bei den umschriebenen Entwicklungsstörungen der motorischen Funktionen ist die Entwicklung der **motorischen Koordination** schwerwiegend beeinträchtigt, wobei das jeweilige Muster der Beeinträchtigungen altersabhängig ist.

Kinder mit einer umschriebenen Entwicklungsstörung der motorischen Funktionen wirken ungeschickt und haben beispielsweise Schwierigkeiten beim Schuhebinden, Ankleiden, Malen und Basteln. Komplexere motorische Bewegungsabläufe wie Radfahren und Schwimmen werden deutlich verzögert erlernt.

43

> **Diagnostische Leitlinien (ICD-10): Umschriebene Entwicklungsstörungen der motorischen Funktionen (ICD-10: F82)**
> — Die fein- und grobmotorische Koordination liegen mindestens 2 Standardabweichungen unterhalb des Niveaus, das aufgrund des chronologischen Alters zu erwarten wäre (erfasst mit einem standardisierten Test)
> — Die Störung behindert alltägliche Tätigkeiten
> — Fehlen einer diagnostizierbaren neurologischen Störung
> — Ausschlusskriterium: nonverbaler IQ <70 in einem standardisierten Test

43.1.5 Komorbidität

Bei den umschriebenen Entwicklungsstörungen kommt es aufgrund von Misserfolgserlebnissen in der Schule oder einer Außenseiterposition etwa wegen motorischer Ungeschicklichkeit oder sprachlicher Störungen nicht selten zur Entwicklung anderer psychischer Erkrankungen, besonders zu Ängsten, Schulverweigerung, Depressionen bis hin zur Suizidalität und Störungen im Sozialverhalten.

43.1.6 Verlauf und Prognose

Der individuelle Verlauf und die individuelle Prognose sind abhängig vom Schweregrad der umschriebenen Störung, der allgemeinen intellektuellen Begabung und auch vom sozioökonomischen Status der Eltern, da dieser im Besonderen die Möglichkeiten und Erreichbarkeiten intensiver Förderprogramme beeinflusst. Eine früh einsetzende intensive Förderung kann die Prognose erheblich verbessern.

Insgesamt betrachtet bleiben Betroffene aber oft hinter dem Schulabschluss zurück, der ihren allgemeinen kognitiven Fähigkeiten entsprechen würde.

43.1.7 Diagnostik und Differenzialdiagnosen

☑ Tab. 43.1.

43.1.8 Therapie

Ein wichtiger Therapiebaustein bei allen umschriebenen Entwicklungsstörungen (und nicht nur bei diesen) ist die Aufklärung und Beratung der Eltern und Kinder.

Daneben sind je nach Entwicklungsstörung spezifische Übungsbehandlungen indiziert:

- **Umschriebene Entwicklungsstörungen des Sprechens und der Sprache**

Etwa ab dem 3./4. Lebensjahr empfiehlt sich eine differenzierte logopädische Behandlung. Bei ausgeprägter Symptomatik sollten auch der Besuch eines Sprachheilkindergartens oder der Besuch einer Schule mit Förderschwerpunkt Sprache ins Auge gefasst werden.

- **Umschriebene Entwicklungsstörungen der schulischen Fertigkeiten**

Empfohlen werden je nach Defizit spezifische Übungsbehandlungen des Lesens, Rechtschreibens und Rechnens. In Einzelfällen, bei sekundären psychischen Erkrankungen, bedarf es zudem psychotherapeutischer Interventionen.

- **Umschriebene Entwicklungsstörungen motorischer Funktionen**

Insgesamt besteht eine hohe Rate an Spontanremissionen. Spezifische Übungsbehandlungen können die Qualität der Koordination positiv beeinflussen, allerdings kann das Tempo der motorischen Entwicklung dadurch nicht beschleunigt werden.

> **Wichtig ist die Einbeziehung der Bezugspersonen, die zu Übungen mit dem Kind sowie zur positiven Verstärkung entsprechender Verhaltensweisen des Kindes angeleitet werden sollten.**

◘ Tab. 43.1 Wichtige Differenzialdiagnosen der umschriebenen Entwicklungsstörungen sowie diagnostische Maßnahmen

Umschriebene Entwicklungsstörung	Differenzialdiagnose	Diagnostik
… des Sprechens und der Sprache	– Hörstörungen – Geistige Behinderung – Frühkindlicher Autismus – Sprachliche Deprivation – Sprachverlustsyndrome infolge erworbener Hirnschädigung (z. B. Aphasien) – Mutismus	– Sorgfältige Eigen- und Fremdanamnese, Erstellung eines psychopathologischen Befundes sowie allgemein-körperliche und neurologische Untersuchung – EEG – Hörprüfung – Sprachdiagnostik – Intelligenz- und Entwicklungsdiagnostik mittels testpsychologischer Verfahren (► Kap. 6)
… der schulischen Fertigkeiten	– Seh- und Hörstörungen – Neurologische Erkrankungen – Verlust einer erworbenen Lesefähigkeit (Dyslexie) oder Rechtschreibfähigkeit (Dysgraphie) aufgrund einer erworbenen zerebralen Schädigung – Analphabetismus	– Sorgfältige Eigen- und Fremdanamnese, Erstellung eines psychopathologischen Befundes sowie allgemein-körperliche und neurologische Untersuchung – EEG – Seh- und Hörprüfung – Sprachdiagnostik – Intelligenz- und Entwicklungsdiagnostik mittels testpsychologischer Verfahren (► Kap. 6) – Standardisierte Lese- und Rechtschreibtests
… der motorischen Funktionen	– Zerebralparesen – Motorische Entwicklungsbeeinträchtigung bei Intelligenzminderung – Sehbehinderung – Andere psychische Erkrankungen wie Autismus, Zwang oder Psychose	– Sorgfältige Eigen- und Fremdanamnese, Erstellung eines psychopathologischen Befundes sowie allgemein-körperliche und neurologische Untersuchung – Sehprüfung – Im Vorschulalter z. B. der Denver Entwicklungstest (Flehmig et al. 1973) oder die Münchner funktionelle Entwicklungsdiagnostik (Hellbrügge 1994) – Im Schulalter z. B. der Körperkoordinationstest (Kiphard u. Schilling 2007) – Auch visuomotorische Fertigkeiten sollten erfasst werden, z. B. mit dem Frostig Entwicklungstest (Frostig u. Lockowandt 2000)

43.2 Störungen des Sozialverhaltens

43.2.1 Definition

Störungen des Sozialverhaltens – Diese beschreiben ein sich wiederholendes bzw. andauerndes Muster dissozialen, aggressiven oder aufsässigen Verhaltens.

Nach der ICD-10 werden verschiedene Formen unterschieden:
- Auf den familiären Rahmen beschränkte Störung des Sozialverhaltens (ICD-10: F91.0)
- Störung des Sozialverhaltens bei fehlenden sozialen Bindungen (ICD-10: F91.1)
- Störung des Sozialverhaltens bei vorhandenen sozialen Bindungen (ICD-10: F91.2)
- Störung des Sozialverhaltens mit oppositionellem, aufsässigem Verhalten (ICD-10: F91.3)

43.2.2 Epidemiologie

Insgesamt weisen etwa 5–8 % aller Kinder und Jugendlichen Störungen im Sozialverhalten mit aggressiven Verhaltensweisen auf. Das männliche Geschlecht ist sehr viel häufiger betroffen als das weibliche und weist oft ein stärker ausgeprägtes Störungsbild auf. Die Bereitschaft zu körperlicher Gewaltbereitschaft steigt vom Kindes- zum Jugendalter an und nimmt zwischen dem 18. und 21. Lebensjahr wieder ab.

43.2.3 Ätiologie

Ausgegangen wird von einer **multifaktoriellen Ätiopathogenese**. Von zentraler Bedeutung sind psychosoziale, v. a. familiäre Einflüsse. Zu den psychosozialen Risikofaktoren gehören:
- Störungen der familiären Interaktion/Kommunikation

- Inkonsistentes Erziehungsverhalten oder fehlende Vermittlung von Regeln
- Chronische Streitigkeiten zwischen den Eltern
- Geringer sozioökonomischer Status oder Arbeitslosigkeit der Eltern, soziale Isolierung
- Eltern mit einer delinquenten Vorgeschichte
- Negative Gleichaltrigengruppe (Peergroup)

Unter den biologischen Faktoren spielen eine genetische Veranlagung sowie neurohumorale und neurophysiologische Aspekte eine Rolle.

43.2.4 Klinik

> **Diagnostische Leitlinien (ICD-10): Störungen des Sozialverhaltens (ICD-10: F91)**
> - Sich wiederholendes, andauerndes Verhaltensmuster, durch das die Grundrechte anderer oder die wichtigsten altersentsprechenden sozialen Normen oder Gesetze verletzt werden
> - Mindestens 6 Monate anhaltend

Allgemeine Charakteristika der Störungen des Sozialverhaltens sind dissoziale und aggressive Verhaltensweisen gegenüber Personen, Tieren oder Gegenständen. Vielfach zeigen die Kinder und Jugendlichen impulsive Wutausbrüche. Gezieltes Lügen und das Nichteinhalten von Vereinbarungen erschweren eine dauerhafte Beziehungsgestaltung. In der Schule treten Probleme durch häufiges Schuleschwänzen und Störverhalten auf.

> **Leitsymptome der Störungen des Sozialverhaltens**
> - Erhebliches Maß an Ungehorsam, Streiten oder Tyrannisieren
> - Sehr häufige und ausgeprägte Wutausbrüche
> - Grausamkeiten gegenüber Menschen oder Tieren
> - Zerstören von Eigentum anderer
> - Zündeln
> - Stehlen
> - Häufiges Lügen
> - Weglaufen von zu Hause
> - Schuleschwänzen
>
> Bei starker Ausprägung genügt eines der Symptome für die Diagnosestellung (aber keine einzelne dissoziale Handlung).

Die auf den familiären Rahmen beschränkte Störung des Sozialverhaltens, die Störung des Sozialverhaltens bei fehlenden sozialen Bindungen und die Störung des Sozialverhaltens bei vorhandenen sozialen Bindungen umfassen erheblich dissoziales und aggressives Verhalten, nicht nur aufsässiges und trotziges Verhalten. Hingegen fehlen bei der **Störung des Sozialverhaltens mit oppositionellem, aufsässigem Verhalten** schwere dissoziale und aggressive Verhaltensweisen bei erheblich aufsässigem, ungehorsamem und trotzigem Verhalten.

Die auf den **familiären Rahmen beschränkte Störung des Sozialverhaltens** tritt nur im häuslichen Rahmen bzw. in Interaktionen mit Familienmitgliedern bzw. der unmittelbaren Lebensgemeinschaft auf.

Bei der **Störung des Sozialverhaltens mit fehlenden sozialen Bindungen** zeigen Betroffene ausgeprägt aggressives Verhalten, das zu Beeinträchtigungen der sozialen Beziehungen, insbesondere der Beziehungen zu Gleichaltrigen führt, verbunden mit Isolation, Zurückweisung oder Unbeliebtheit. Länger dauernde enge Freundschaften fehlen.

Betroffene mit einer **Störung des Sozialverhaltens bei vorhandenen sozialen Bindungen** zeigen ebenfalls ausgeprägtes aggressives Verhalten, sind aber in der Regel gut in ihre Altersgruppe eingebunden. Hierzu gehört auch aggressives und dissoziales Verhalten, das sich bevorzugt in Gruppen offenbart, die sich über aggressives und delinquentes Verhalten definieren.

> ❯ **Das Verhalten bei Störungen des Sozialverhaltens geht über normalen kindlichen Unfug und pubertäres oppositionelles Verhalten hinaus.**

43.2.5 Komorbidität

Häufige Komorbiditäten sind:
- **Hyperkinetische Störung**
- Organische Psychosyndrome
- Umschriebene Entwicklungsstörung
- Anpassungsstörung
- Alkohol-/Drogenmissbrauch
- In seltenen Fällen auch psychotische Symptomatik

43.2.6 Verlauf und Prognose

Störungen des Sozialverhaltens haben eine hohe Chronifizierungstendenz. Ungefähr die Hälfte der Kinder und Jugendlichen mit einer Störung des Sozialverhaltens erfüllen im Erwachsenenalter die Diagnosekriterien einer dissozialen Persönlichkeitsstörung. Unter den Störungen des

Sozialverhaltens haben die Störungen des Sozialverhaltens mit fehlenden sozialen Bindungen die schlechteste Prognose. Prognostisch ungünstig sind generell ein früher Störungsbeginn, ein ausgeprägtes aggressives Verhalten und Symptomvielfalt.

43.2.7 Diagnostik und Differenzialdiagnosen

Zur Diagnostik gehören neben einer ausführlichen Anamnese einschließlich Fremdanamnese und der Erstellung eines psychopathologischen Befundes auch eine allgemein-körperliche und eine neurologische Untersuchung einschließlich EEG sowie ein Drogenscreening bei Verdacht auf Substanzmissbrauch. Besonders bedeutsam ist hier auch die Erfassung des sozialen Umfelds.

Differenzialdiagnostisch in Betracht zu ziehen sind insbesondere:
- Anpassungsstörung mit vorwiegender Störung des Sozialverhaltens (ICD-10: F43.24)
- Emotionale Störung mit Geschwisterrivalität (ICD-10: F93.3)
- Dissoziale Persönlichkeitsstörung (ICD-10: F60.2)

43.2.8 Therapie

Häufig sind **multiprofessionelle** Interventionen notwendig. Unterschieden werden können kind- und familienzentrierte psychotherapeutische Verfahren, deren Ziel eine Eindämmung der Kernsymptomatik und die Prävention delinquenten Verhaltens sind.

Kindzentrierte Interventionen:
- Verbesserung der Beziehungsfähigkeit und Schulung der Wahrnehmung von Bedürfnissen anderer
- Einüben von Konfliktbewältigungsstrategien, Entwicklung eines realistischen Selbstkonzepts, Förderung der Ich-Entwicklung
- Ablösung des Patienten von dissozialen Gruppen und Integration in Gruppen mit normkonformem Verhalten

Familienzentrierte Maßnahmen:
- Verbesserung der Erziehungskompetenz der Bezugspersonen
- Förderung der familiären Beziehungs- und Kommunikationsmuster

Neben den kind- und familienzentrierten Interventionen sind als dritter therapeutischer Baustein **kommunale bzw. lebensumfeldnahe Maßnahmen** wie beispielsweise die Integration in Jugendgruppen wichtig.

Bei ausgeprägten Störungen des Sozialverhaltens können **Jugendhilfemaßnahmen nach dem Kinder- und Jugendhilfegesetz (KJHG)** notwendig werden. Hierzu gehören je nach Bedarf familienaufsuchende Maßnahmen z. B. Installierung einer Erziehungsbeistandschaft oder einer sozialpädagogischen Familienhilfe, aber auch teilstationäre oder vollstationäre Jugendhilfemaßnahmen.

Es gibt keine störungsspezifische medikamentöse Therapie. Einzelne schwerwiegende Symptome (Impulsivität, Aggressivität) können aber unterstützend medikamentös positiv beeinflusst werden. Eine Psychopharmakotherapie sollte aber grundsätzlich immer in einen Gesamtbehandlungsplan integriert sein.

43.3 Emotionale Störungen des Kindesalters

43.3.1 Definition

Die emotionalen Störungen des Kindesalters nach der ICD-10-F93-Kategorie beziehen sich vornehmlich auf Angststörungen (ausgenommen emotionale Störung mit Geschwisterrivalität), die im Kindesalter auftreten.

Emotionale Störungen des Kindesalters – Im Wesentlichen handelt es sich bei den emotionalen Störungen des Kindesalters (ICD-10: F93) um übermäßig ausgeprägte normale Entwicklungstrends.

Die ICD-10 unterscheidet:
- Emotionale Störung mit Trennungsangst des Kindesalters (ICD-10: F93.0)
- Phobische Störung des Kindesalters (ICD-10: F93.1)
- Störung mit sozialer Ängstlichkeit des Kindesalters (ICD-10: F93.2)
- Emotionale Störung mit Geschwisterrivalität (ICD-10: F93.3)

> **Andere emotionale Störungen wie Depressionen oder andere Angststörungen können natürlich auch im Kindes- und Jugendalter vorkommen, werden in der ICD-10 aber nicht spezifisch für das Kindesalter klassifiziert.**

43.3.2 Epidemiologie

Die emotionalen Störungen gehören zu den häufigsten psychischen Krankheitsbildern im Kindesalter.

Die Prävalenzangaben für Trennungsängste variieren zwischen ca. 0,5 und 4 %, wobei beide Geschlechter in etwa gleichermaßen betroffen sind. Der Altersgipfel liegt im Mittel bei etwa 11 Jahren. Phobische Ängste treten bei ca. 2–3 % aller Kinder auf. Der Altersgipfel liegt im

Durchschnitt bei etwa 8 Jahren. Es ist v. a. das weibliche Geschlecht betroffen (~3:1).

43.3.3 Ätiologie

Ängste gehören zur normalen Entwicklung des Kindes. Pathologisch sind diese dann, wenn sie an Dauer und Intensität deutlich von der Norm abweichen und das alltägliche Leben beeinträchtigen.

Für die Entstehung der Angststörungen im Kindesalter scheinen besonders Umwelteinflüsse (erzieherische Einflüsse) eine führende Rolle zu spielen. Lerntheoretische Modelle werden v. a. zur Erklärung der Entwicklung und Aufrechterhaltung von Vermeidungsverhalten herangezogen. Auch eine genetische Disposition wird angenommen.

43.3.4 Klinik

■ **Emotionale Störungen mit Trennungsangst des Kindesalters**

> **Diagnostische Leitlinien (ICD-10): Emotionale Störungen mit Trennungsangst des Kindesalters (ICD-10: F93.0)**
> — Außergewöhnlich starke und anhaltende Furcht vor Trennung von der Bezugsperson und die unbegründete Sorge, dass der Bezugsperson oder dem Kind bei der Trennung etwas Schlimmes zustoßen könnte
> — Abneigung oder Verweigerung, in den Kindergarten/zur Schule zu gehen, abends alleine ins Bett zu gehen, altersentsprechend alleine zu Hause zu bleiben
> — Wiederholte Albträume zu Trennungsthemen
> — Wiederholtes Auftreten von somatischen Symptomen bei bevorstehenden Trennungen
> — Beginn vor dem 6. Lebensjahr
> — Dauer mindestens 4 Wochen

Die Trennungsängste gehen über die typische Altersstufe (6.–8. Lebensmonat) hinaus und sind so schwerwiegend, dass das normale soziale Funktionsniveau beeinträchtigt ist (z. B. durch Verweigerung des Schulbesuchs).

■ **Phobische Störung des Kindesalters**

Die phobische Störung des Kindesalters umfasst Ängste vor bestimmten Objekten oder Situationen. Es finden sich die typischen Ängste, die für bestimmte Entwicklungsphasen »physiologisch« sind, allerdings übermäßig stark ausgeprägt und/oder in einer unangemessenen Altersstufe auftreten. Beispiele sind Angst vor Dunkelheit, Gewitter oder Tieren.

> **Diagnostische Leitlinien (ICD-10): Phobische Störung des Kindesalters (ICD-10: F93.1)**
> — Anhaltende oder wiederkehrende phobische Angst, die zwar alterstypisch ist bzw. zum Zeitpunkt des Beginns war, die aber übermäßig ausgeprägt ist und zu deutlichen sozialen Beeinträchtigungen führt
> — Dauer mindestens 4 Wochen

■ **Störung mit sozialer Ängstlichkeit des Kindesalters**

Bei der Störung mit sozialer Ängstlichkeit des Kindesalters bestehen ein erhebliches Misstrauen und eine stark ausgeprägte Angst gegenüber fremden Personen und fremden, neuartigen sozialen Situationen, was mit sozialen Beeinträchtigungen einhergeht.

> **Diagnostische Leitlinien (ICD-10): Störung mit sozialer Ängstlichkeit des Kindesalters (ICD-10: F93.2)**
> — Andauernde Ängstlichkeit in sozialen Situationen, in denen das Kind auf Fremde (auch Gleichaltrige) trifft, und Vermeidung solcher Situationen
> — Befangenheit, Verlegenheit oder übermäßige Sorge über die Angemessenheit des Verhaltens Fremden gegenüber
> — Deutliche Beeinträchtigungen sozialer Beziehungen, die infolgedessen reduziert sind
> — Gute soziale Beziehungen zu Familienmitgliedern und guten Bekannten
> — Manifestation vor dem 6. Lebensjahr
> — Dauer mindestens 4 Wochen

■ **Emotionale Störung mit Geschwisterrivalität**

Die emotionale Störung mit Geschwisterrivalität stellt eine übermäßig stark ausgeprägte Anpassungsreaktion an das Geschwisterkind dar, die zu deutlichen psychosozialen Beeinträchtigungen führt. Betroffene Kinder verhalten sich gegenüber dem Geschwisterkind ablehnend, rivalisierend, eifersüchtig und teilweise auch körperlich aggressiv.

Diagnostische Leitlinien (ICD-10): Emotionale Störung mit Geschwisterrivalität (ICD-10: F93.3)
- Auffällige und intensive negative Gefühle dem jüngeren Geschwisterkind gegenüber
- Auftreten von (2 oder mehr) Verhaltensweisen wie Regression, Wutausbrüche, Verstimmung, Schlafstörungen, oppositionelles Verhalten oder Aufmerksamkeit suchendes Verhalten gegenüber den Eltern
- Beginn innerhalb von 6 Monaten nach der Geburt des Geschwisterkindes
- Dauer mindestens 4 Wochen

43.3.5 Komorbidität

Mehr als die Hälfte der Kinder mit einer Angststörung weisen gleichzeitig auch noch mindestens eine weitere Angststörung auf. Ebenfalls häufig kommen komorbide depressive Störungen oder ein elektiver Mutismus vor.

43.3.6 Verlauf und Prognose

Charakteristisch für die Angststörungen im Kindesalter ist, dass die Ängste immer in der entwicklungsangemessenen Altersstufe beginnen. Bei der Mehrheit der Betroffenen findet sich die kindheitsspezifische Angststörung im Erwachsenenalter in Abhängigkeit der therapeutischen Maßnahmen nicht mehr. Allerdings verschlechtert sich die Prognose mit zunehmender Dauer der Angststörung, sodass therapeutische Interventionen so früh wie möglich einsetzen sollten.

43.3.7 Diagnostik und Differenzialdiagnosen

Wichtig ist eine eingehende Exploration zu Inhalten und Ausprägung der Angstsymptome einschließlich vegetativer Begleitsymptome, ihrer Auslöser sowie der aufrechterhaltenden Bedingungen.

Differenzialdiagnostisch müssen körperliche Erkrankungen ausgeschlossen werden, im Rahmen derer Angststörungen auftreten können, z. B. Hyperthyreose, Hyperparathyreoidismus, hypoglykämische Zustände, Phäochromozytom. Bei klinischen Hinweisen sind entsprechende laborchemische Untersuchungen durchzuführen sowie ggf. ein EKG und EEG zu schreiben.

Bei der emotionalen Störung mit Trennungsangst sind bei dem Symptom der Schulverweigerung differenzialdiagnostisch abzugrenzen:

- Trennungsangst (»Schulphobie«; Angst vor Trennung von der Bezugsperson)
- Schulangst (Leistungs- und/oder Sozialängste; Vermeidung von negativen Erfahrungen in der Schule)
- Schuleschwänzen (»keine Lust« auf die Schule)

43.3.8 Therapie

Die Behandlung sollte psychoedukative Maßnahmen, kognitiv-verhaltenstherapeutische Interventionen (z. B. Kontingenzmanagement, systematische Desensibilisierung, verhaltensverändernde Übungen in Form von Rollenspielen, Selbstsicherheitstrainings) und ggf. die Einbeziehung der Familie umfassen.

Eine Psychopharmakotherapie der Angststörungen im Kindesalter sollte eher die Ausnahme als die Regel darstellen und wenn, dann nur unterstützend erfolgen. Bei schweren und chronischen Verlaufsformen kommen dann vorrangig selektive Serotoninwiederaufnahmehemmer (SSRI) zum Einsatz (Off-label-Anwendung bei Kindern und Jugendlichen).

> Bei Kindern und Jugendlichen ist unter einer Behandlung mit SSRI ein erhöhtes Risiko für suizidales Verhalten nicht auszuschließen.

43.4 Störung sozialer Funktionen mit Beginn in der Kindheit und Jugend

43.4.1 Definition

Störungen sozialer Funktionen mit Beginn in der Kindheit und Jugend – Dabei handelt es sich um eine heterogene Gruppe von Störungen mit Auffälligkeiten in den sozialen Funktionen und Beginn in der Entwicklungszeit.

Unter die Störungen sozialer Funktionen werden gemäß ICD-10 klassifiziert:
- Elektiver Mutismus (ICD-10: F94.0)
- Reaktive Bindungsstörung des Kindesalters (ICD-10: F94.1)
- Bindungsstörung des Kindesalters mit Enthemmung (ICD-10: F94.2)

43.4.2 Epidemiologie

Mit einer Prävalenz von 0,8 Fälle/1000 Kinder im Alter von 7 Jahren ist der Mutismus eine eher seltene Erkrankung. Der Erkrankungsschwerpunkt liegt zwischen dem 4. und 8. Lebensjahr. Mädchen sind etwas häufiger betroffen als Jungen.

Bei den Bindungsstörungen dominiert das männliche Geschlecht.

43.4.3 Ätiologie

Von zentraler ätiologischer Bedeutung sind schwerwiegende Schäden des Milieus oder Deprivation. Ungünstige Temperamentseigenschaften und körperliche Bedingungen (z. B. Fehlbildungen) können ebenfalls eine Rolle spielen.

43.4.4 Klinik

- **Elektiver Mutismus**

> **Diagnostische Leitlinien (ICD-10): Elektiver Mutismus (ICD-10: F94.0)**
> - Selektives Nichtsprechen in bestimmten sozialen Situationen bei intaktem Sprechvermögen (entsprechend dem Alter des Kindes)
> - Dauer länger als 4 Wochen

Oft fallen die betroffenen Kinder in der Vorgeschichte bereits durch eine Sprachentwicklungsstörung auf. Häufig besteht eine enge symbiotische Beziehung zu einer Bezugsperson.

Von ihrer primären Persönlichkeit her wirken die betroffenen Kinder in sozialen Situationen eher ängstlich und zurückhaltend, während sie im engeren familiären Rahmen häufig ein oppositionelles Verhalten zeigen.

- **Reaktive Bindungsstörung des Kindesalters**

Bei der reaktiven Bindungsstörung des Kindesalters handelt es sich um eine anhaltende Störung im sozialen Beziehungsmuster und der Emotionalität, die sich bei ausreichendem Wechsel der Milieubedingungen ändert.

> **Diagnostische Leitlinien (ICD-10): Reaktive Bindungsstörung des Kindesalters (ICD-10: F94.1)**
> - Ambivalentes und widersprüchliches Verhalten in verschiedenen sozialen Situationen
> - Emotionale Störungen (Verlust emotionaler Ansprechbarkeit, ängstliche Überempfindlichkeit, aggressive Reaktionen bei Unglücklichsein oder Unglücklichsein anderer)
> - Soziale Gegenseitigkeit ist aber grundsätzlich möglich, wie sich an Elementen normalen Bezogenseins in manchen Interaktionen mit gesunden Erwachsenen zeigt
> - Beginn vor dem 5. Lebensjahr

Hinweise im Verhalten des Kindes auf eine solche Störung geben:
- Verweigerung von sprachlicher Kommunikation oder Körperkontakt zu Bezugspersonen
- Keine Kontaktaufnahme mit vertrauten Bezugspersonen bei Angst, Furcht, Krankheit oder Müdigkeit
- Eingeschränkte und ambivalente soziale Interaktionen mit Gleichaltrigen

- **Bindungsstörung des Kindesalters mit Enthemmung**

Bei der Bindungsstörung des Kindesalters mit Enthemmung zeigt das Kind ein spezifisches Muster abnormer sozialer Funktionen, das vor dem 5. Lebensjahr mit einer starken Tendenz zum Persistieren trotz Änderung der Milieubedingungen auftritt.

> **Diagnostische Leitlinien (ICD-10): Bindungsstörung des Kindesalters mit Enthemmung (ICD-10: F94.2)**
> - Relatives Fehlen selektiver sozialer Bindungen
> - Kaum modulierte soziale Interaktionen mit fremden Personen
> - Allgemein anklammerndes Verhalten im Kleinkindalter und/oder Aufmerksamkeit suchendes und wahllos freundliches und distanzgemindertes Verhalten in der frühen und mittleren Kindheit
> - Keine Situationsspezifität dieser Verhaltensweisen

Kontakte zu Gleichaltrigen sind in der Regel nur oberflächlich, es entstehen kaum enge Freundschaften. Zudem bestehen häufige und schnelle Stimmungswechsel, und nicht selten fallen Betroffene durch Regelverstöße wie Lügen und kleinere Diebstähle auf.

43.4.5 Komorbidität

Häufige Komorbiditäten beim elektiven Mutismus sind Ängste und depressive Störungen.

43.4.6 Verlauf und Prognose

Störungen sozialer Funktionen mit Beginn in der Kindheit und Jugend neigen zur Chronifizierung. Der Verlauf ist umso ungünstiger, je schwerer und länger ungünstige Lebensbedingungen in der frühen Kindheit auf das Kind eingewirkt haben.

43.4.7 Diagnostik und Differenzialdiagnosen

Diagnostisch wegweisend ist eine sorgfältige Entwicklungsanamnese. Es sollte auch eine testpsychologische Diagnostik im Hinblick auf das kognitive Leistungsniveau durchgeführt werden. Zudem gilt es, organische Ursachen durch eine entsprechende allgemein-körperliche und neurologische Untersuchung auszuschließen.

Unter den psychischen Erkrankungen sind differenzialdiagnostisch insbesondere die tiefgreifenden Entwicklungsstörungen, Intelligenzminderung, Störungen des Sozialverhaltens sowie beim elektiven Mutismus auch umschriebene Entwicklungsstörungen des Sprechens und der Sprache sowie Psychosen oder eine schwere depressive Störung auszuschließen.

43.4.8 Therapie

- **Elektiver Mutismus**

Psychotherapeutisch haben sich besonders verhaltenstherapeutische Maßnahmen, die nach dem Prinzip des operanten Konditionierens arbeiten, bewährt. Dabei wird das Sprechen mit dem Therapeuten operant verstärkt, um in der Folge eine Generalisierung des Verhaltens auch auf andere Bereiche aufzubauen. Hierbei wird schrittweise nach einem zuvor mit dem Patienten erstellten Stufenplan vorgegangen: beginnend mit dem Sprechen mit einer engen therapeutischen Bezugsperson, im Weiteren in Gegenwart Dritter und schließlich auch in neuartigen Situationen. Grundlage dieser Interventionen ist der Aufbau einer vertrauensvollen therapeutischen Beziehung.

Die Behandlung kann ambulant erfolgen – dominieren die Kinder ihr soziales Umfeld allerdings stark, ist eine stationäre Behandlung oft sinnvoll.

Bei komorbiden Angst- oder depressiven Störungen können ergänzend und unterstützend Antidepressiva, besonders SSRI wie Fluoxetin eingesetzt werden (von den SSRI ist nur Fluoxetin zur Behandlung einer mittelgradigen bis schweren Episode einer Major Depression bei Kindern ab 8 Jahren zugelassen und nur in einer bestimmten Applikationsform, als Tabletten oder Kapseln).

- **Bindungsstörungen**

Psychotherapeutische Maßnahmen haben zum Ziel, die Beziehungsfähigkeit des Kindes zu verbessern, wobei sich spieltherapeutische Interventionen als sehr hilfreich erwiesen haben. Eltern oder engen Bezugspersonen sollten Beratungsgespräche und spezifische Elterntrainings angeboten werden.

Bei bestehenden deprivierenden Lebensbedingungen müssen diese umgehend verändert werden. Gegebenenfalls kann dann die Unterbringung in einer Pflegefamilie oder einem Heim notwendig werden.

 In schweren Fällen von Bindungsstörungen sollte schnellstmöglich das Jugendamt hinzugezogen werden.

43.5   Enuresis und Enkopresis

43.5.1 Definition

Bei Enuresis und Enkopresis handelt es sich um Störungen der Ausscheidung.

Enuresis – Einnässen ab einem Lebens- bzw. Entwicklungsalter von 5 Jahren, am Tag (Enuresis diurna) oder in der Nacht (Enuresis nocturna).

Enkopresis – Einkoten ab einem Lebens- bzw. Entwicklungsalter von 4 Jahren.

Eine primäre (persistierende) Enuresis bzw. Enkopresis lässt sich von einer sekundären Form abgrenzen:
- Primäre Form
    - Enuresis: Andauern der infantilen Harninkontinenz
    - Enkopresis: Andauern des infantilen Einkotens
- Sekundäre Form
    - Enuresis: erneutes Einnässen nach bereits erworbener Blasenkontrolle
    - Enkopresis: erneutes Einkoten nach erfolgreicher Sauberkeitserziehung

43.5.2 Epidemiologie

Enuresis und Enkopresis sind relativ häufige Störungen im Kindesalter, die zudem oft gleichzeitig vorliegen. Jungen sind insgesamt häufiger betroffen (außer bei der relativ selten auftretenden Enuresis diurna).

43.5.3 Ätiologie

Bei den verschiedenen Formen der Ausscheidungsstörungen haben genetische und psychosoziale Faktoren für die Ätiopathogenese dieser Erkrankungen eine unterschiedliche Relevanz.

▪ Enuresis

Insbesondere für die primär isolierte Enuresis nocturna scheint ein autosomal dominanter Erbgang relevant zu sein. Als Auslöser einer sekundären Enuresis nocturna wirken meist stressreiche Lebensereignisse wie Geburt eines Geschwisterkindes oder Trennung der Eltern.

Bei der Drang- und Lachinkontinenz (Unterformen der Enuresis diurna) sind v. a. genetische Faktoren relevant, bei anderen Unterformen der Enuresis diurna besonders Umweltfaktoren sowie morphologisch-funktionelle Auffälligkeiten wie eine verminderte Blasenkapazität und Beeinträchtigungen des Blasen-Sphinkter-Apparates.

▪ Enkopresis

Risikofaktoren für das Auftreten einer Enkopresis sind gestörte familiäre Interaktionen, eine zu strenge oder zu nachlässige Reinlichkeitserziehung oder eine allgemeine psychosoziale Retardierung. Auch somatische Faktoren (z. B. schmerzhafte Defäkation) können ätiologisch eine Rolle spielen.

43.5.4 Klinik

▪ Enuresis

> **Diagnostische Leitlinien (ICD-10): Nichtorganische Enuresis (ICD-10: F98.0)**
> – Unwillkürliche Harnentleerung mit einer Häufigkeit von mindestens 2-mal im Monat bei Kindern unter 7 Jahren bzw. von wenigstens einmal im Monat bei 7-jährigen oder älteren Kindern
> – Ab einem Lebens- bzw. Entwicklungsalter von 5 Jahren
> – Dauer der Störung mindestens 3 Monate
> – Keine organischen oder anderen psychischen Erkrankungen als Ursache der Harninkontinenz

Die häufigste Form stellt die primäre isolierte Enuresis nocturna mit einer hohen Einnässfrequenz, tiefem Schlaf mit schwerer Erweckbarkeit und einer unauffälligen Urodynamik dar.

Bei der selteneren Enuresis diurna handelt es sich oft um eine der folgenden Unterformen:

– **Idiopathische Dranginkontinenz** (häufigste Form der Enuresis diurna): Pollakisurie, ungewollter Harnabgang mit überstarkem Harndrang, Einsatz von »Haltemanövern«
– **Harninkontinenz mit Miktionsaufschub**: seltener Toilettengang, Hinauszögern der Miktion mit Haltemanövern, psychogene Verweigerungshaltung
– **Mangelnde Detrusor-Spinkter-Koordination**: Pressen zu Beginn und während der Miktion, unterbrochener Harnabfluss, inkomplette Blasenentleerung
– **Stressinkontinenz** (beim Niesen oder Husten) und **Lachinkontinenz** als seltenere Formen der Enuresis diurna

Häufiger als eine isolierte Enuresis diurna ist eine kombinierte Enuresis nocturna und diurna.

▪ Enkopresis

> **Diagnostische Leitlinien (ICD-10): Nichtorganische Enkopresis (ICD-10: F98.1)**
> – Willkürliches oder unwillkürliches Absetzen von Fäzes an dafür nicht vorgesehenen Stellen
> – Mindestens einmal im Monat
> – Über einen Zeitraum von wenigstens 6 Monaten
> – Ab einem Lebens- oder Entwicklungsalter von 4 Jahren
> – Keine organische Störung als Ursache des Einkotens

Neben der Klassifizierung in eine primäre und sekundäre Form der Enkopresis sind außerdem zu unterscheiden:
– Enkopresis aufgrund fehlender Darmkontrolle wegen unzulänglichen Toilettentrainings mit unwillkürlichem Absetzen von Fäzes an dafür ungeeigneten Stellen
– Enkopresis durch aktives Zurückhalten des Stuhls mit sekundärem Überlaufen an ungeeigneten Stellen (retentive Enkopresis)
– Enkopresis aufgrund willkürlichen Absetzens von Fäzes an nicht geeigneten Stellen (bei adäquater Darmkontrolle)

Bei dem eher willkürlichen Absetzen von Fäzes findet sich nicht selten ein aggressiv-oppositionelles Verhalten des Kindes, manchmal auch mit Kotschmieren.

Der Großteil der Kinder schämt sich für das Einkoten und versteckt die beschmutzte Unterwäsche.

43.5.5 Komorbidität

Enuresis und Enkopresis gehen häufig miteinander einher. Häufige Komorbiditäten bei Enkopresis sind außerdem spezifische emotionale Störungen, ein hyperkinetisches Syndrom und Störungen des Sozialverhaltens.

43.5.6 Verlauf und Prognose

Die Enuresis hat insgesamt eine günstige Prognose mit einer hohen Spontanremissionsrate. Der Verlauf der Enkopresis ist dagegen ungünstiger, vermutlich aufgrund von ausgeprägter emotionaler Begleitsymptomatik.

43.5.7 Diagnostik und Differenzialdiagnosen

Differenzialdiagnostisch müssen somatische Ursachen der Ausscheidungsstörungen ausgeschlossen werden. Bei der Enuresis sind differenzialdiagnostisch beispielsweise neurologische Erkrankungen, die zu einer mangelnden Blasenkontrolle führen, epileptische Anfälle mit Einnässen, morphologische Anomalien der ableitenden Harnwege wie Stenosen oder aber Harnwegsinfektionen zu berücksichtigen.

Neben einer ausführlichen kinderpsychiatrischen Diagnostik gehören daher zur organischen Abklärung der Enuresis eine gründliche allgemein-körperliche und neurologische Untersuchung einschließlich:

- 24-h-Miktionsprotokoll
- Urinstatus
- Sonographie bei gefüllter und entleerter Harnblase
- Evtl. Uroflowmetrie

Zum Ausschluss einer organischen Ursache der Enkopresis (z. B. Megacolon congenitum oder Spina bifida, Obstipation mit nachfolgender »Überlaufenkopresis«) gehören neben der allgemein-körperlichen und neurologischen Untersuchung eine apparative Untersuchung mit EEG, abdomineller Sonographie, evtl. Magnetresonanztomographie des Beckenbodens, evtl. Spinktermanometrie.

43.5.8 Therapie

■ Enuresis

Am Beginn der Behandlung stehen eine umfassende Diagnoseaufklärung und Beratung sowohl des Kindes als auch der Eltern. Bei der Enuresis nocturna haben sich apparative verhaltenstherapeutische Techniken als wirksam erwiesen in Form sog. Klingelgeräte, durch welche das Kind beim Einnässen mit einem Klingelton geweckt werden, in Kombination mit Verstärkerprogrammen.

Bei Therapieresistenz, fehlender Therapiemotivation für den Einsatz eines Klingelgeräts oder kurzfristig benötigter Trockenheit können unterstützend Desmopressin (eine synthetische Form des antidiuretischen Hormons Vasopressin) oder auch trizyklische Antidepressiva wie Imipramin eingesetzt werden. Desmopression (orale Applikation) und Imipramin sind zugelassen zur kurzzeitigen Behandlung der Enuresis nocturna im Rahmen eines therapeutischen Gesamtkonzepts ab einem Alter von 5 Jahren und nach Ausschluss organischer Ursachen (**Cave**: Desmopressinhaltige Nasensprays dürfen für die Behandlung der Enuresis nocturna nicht verwendet werden, da schwerwiegende Nebenwirkungen unter nasaler Applikation im Vergleich zu anderen Darreichungsformen häufiger sind). Bei ideopathischer Dranginkontinenz kann begleitend zu den psychotherapeutischen Maßnahmen auch das Anticholinergikum Oxybutynin (zugelassen bei Kindern ab 5 Jahren) zum Einsatz kommen.

Bei mangelnder Detrusor-Sphinkter-Koordination können Biofeedbackmethoden hilfreich sein.

■ Enkopresis

Wichtig ist zunächst die ausführliche Aufklärung und Beratung des Patienten und der Bezugspersonen, um psychische Belastungen aufgrund von Schamgefühlen und Vorwurfshaltungen zu reduzieren.

Als spezielle psychotherapeutische Maßnahmen schließt sich ein strukturiertes Toilettentraining mit kontingenter Verstärkung an, wobei auch die Eltern bei diesen Maßnahmen mit einbezogen werden sollten, um das Toilettentraining zu Hause fortsetzen zu können. Zudem sollten zur Bewältigung evtl. vorhandener familiärer Interaktionsschwierigkeiten oder erzieherischer Unsicherheiten Elterntrainings angeboten werden.

Daneben können für die Patienten eine Beckenbodengymnastik zur Schulung der muskulären Koordination oder ein Perzeptionstraining (evtl. Biofeedbackmethoden) zur Verbesserung der Körperwahrnehmung hilfreich sein.

Bei Vorliegen einer Obstipation ist die Darmentleerung zunächst primäres Ziel.

Liegt neben der Enkopresis auch eine Enuresis vor, sollte zuerst mit der Behandlung der Enkopresis begonnen werden, denn häufig bessert sich dadurch auch die Enuresis.

43

43.6   Ergänzungen zu ausgewählten psychischen Erkrankungsbildern aus kinder- und jugendpsychiatrischer Sicht

Soweit nicht schon in den entsprechenden störungsspezifischen Kapiteln abgehandelt (z. B. Essstörungen, Schlafstörungen, Suchterkrankungen), sollen unter diesem Abschnitt kinder- und jugendpsychiatrische Aspekte psychischer Erkrankungen, die häufig bei Kindern und Jugendlichen vorkommen, aber nicht unter die Entwicklungsstörungen (F8) oder Störungen mit Beginn in Kindheit und Jugend (F9) gemäß ICD-10 fallen, dargestellt werden.

43.6.1 Depressive Störungen

Depressive Störungen können bereits im Kindes- und Jugendalter auftreten und stellen mit einer Häufigkeit von etwa 1 % im Vorschulalter, ca. 2 % im Grundschulalter und mit Prävalenzangaben zwischen 3 und 9 % im Jugendalter in den westlichen Industrienationen eine relativ häufige Erkrankung unter Kindern und Jugendlichen dar.

Für das Kindes- und Jugendalter gelten die gleichen Diagnosekriterien und Leitsymptome (niedergedrückte Stimmung, Antriebsminderung, Interesse- und Freudlosigkeit) wie für das Erwachsenenalter (▶ Abschn. 21.4). Allerdings treten bei Kindern und Jugendlichen oft **somatische Beschwerden** in den Vordergrund (v. a. Bauchschmerzen, aber auch Appetit- und Schlafstörungen), oder es können eine ständige **Agitiertheit** und **Gereiztheit** dominieren. Häufig kommen auch ausgeprägte Stimmungsschwankungen und/oder (auto-)aggressive Symptome vor. Depressive Störungen mit psychotischen Symptomen sind dagegen im Kindes- und Jugendalter sehr selten.

> ❯ **Auf Suizidalität ist dringend zu achten. Suizide sind bei Jugendlichen eine der häufigsten Todesursachen.**

Die unterschiedlichen Erscheinungsformen der Depression, die **stark alters- und entwicklungsabhängig** sind (◘ Tab. 43.2), sowie der Umstand, dass Symptome wie Verschlossenheit, Grübeln, Unzufriedenheit oder Gereiztheit für einen begrenzten Zeitraum auch zur normalen jugendlichen Entwicklung gehören können, macht das Erkennen einer behandlungsbedürftigen Depression im Kindes- und Jugendalter mitunter schwierig. Um negative krankheitsbedingte Auswirkungen auf die weitere Entwicklung zu verhindern, ist es wichtig, eine Depression frühzeitig zu erkennen und zu behandeln. Zudem ist, ggf. das Vorliegen einer depressiven Störung im Kindes- oder Jugendalter mit einem erhöhten Risiko verbunden, auch im Erwachsenenalter eine depressive Störung zu entwickeln.

◘ **Tab. 43.2** Alterstypische Symptome bei depressiven Störungen im Kindes- und Jugendalter. (Mod. nach den AWMF-Leitlinien der Deutschen Gesellschaft für Kinder- und Jugendpsychiatrie, Psychosomatik und Psychotherapie [DGKJP]) (Mod. nach den Leitlinien der Deutschen Gesellschaft für Kinder- und Jugendpsychiatrie, Psychosomatik und Psychotherapie [DGKJP] 2007)

Altersgruppe	Symptome
Kleinkindalter	– Wirkt traurig, vermehrtes Weinen – Ausdrucksarmut – Erhöhte Irritabilität – Spielunlust, reduzierte Ausdauer, Kreativität und Phantasie – Gestörtes Essverhalten – Schlafstörungen – Selbststimulierendes Verhalten, z. B. Jactatio capitis (stereotype, rhythmische Schaukelbewegungen mit dem Kopf), exzessives Daumenlutschen
Vorschulalter	– Wirkt traurig; mangelnde Fähigkeit, sich zu freuen – Verminderte Gestik und Mimik – Erhöhte Irritabilität – Stimmungslabilität – Kontaktarmes, introvertiertes Verhalten, aber auch aggressives Verhalten – Vermindertes Interesse an motorischen Aktivitäten – Essstörungen – Schlafstörungen
Schulkinder	– Verbale Äußerungen über Traurigkeit – Suche nach Zuwendung und Aufmerksamkeit – Schulleistungsstörungen – Suizidale Gedanken
Pubertäts- und Jugendalter	– Vermindertes Selbstvertrauen – Teilnahmslosigkeit – (Zukunfts-)Ängste – Somatische Symptome – Konzentrationsstörungen, Leistungsdefizite – Zirkadiane Schwankungen des Befindens – Suizidalität

Bei der **Diagnostik** depressiver Störungen im Kindesalter empfiehlt sich u. a. die Beobachtung des **Spielverhaltens** (z. B. Spielunlust), des **Sozialverhaltens** (z. B. Vernachlässigung alterstypischer Aktivitäten und Hobbys, Rückzug von Freunden und Familie), des **Essverhaltens** (z. B. Appetitlosigkeit) und des **Schlafverhaltens** (Ein- und Durchschlafstörungen, Früherwachen, Alpträume). Bei älteren Kindern sollte auch das **Leistungsverhalten** (z. B. Leistungsabfall in der Schule) beurteilt werden. Unbedingt notwendig ist die Hinzuziehung **fremdanamnes-**

tischer Angaben der Bezugspersonen sowie von Kindergärtnerinnen und Lehrern.

Die **Therapie** depressiver Störungen bei Kindern und Jugendlichen kann vielfach ambulant erfolgen, bei schweren Formen und insbesondere bei Suizidalität oder selbstverletzendem Verhalten sind aber eine stationäre und auch medikamentöse Behandlung dringend indiziert.

Die Familie und das soziale Umfeld sollten in die Therapie möglichst immer miteinbezogen werden. Die Therapie sollte grundsätzlich multimodal ausgerichtet sein und folgende Komponenten umfassen:

- **Psychoedukative Maßnahmen** (an das Alter und die Entwicklungsstufe des Kindes angepasst; auch Psychoedukation der Eltern)
- **Familiäre Interventionen** (ggf. Familientherapie)
- **Entlastung** von überfordernden Belastungen (z. B. schulische Überforderungen und Konflikte)
- **Spezifische psychotherapeutische Interventionen** (gesicherte Wirksamkeit von kognitiver Verhaltenstherapie und interpersoneller Therapie ▶ Abschn. 21.8.1, bei Kindern werden häufig spieltherapeutische Maßnahmen angewandt)
- Abhängig vom Schweregrad und dem Vorliegen von Suizidalität und bei unzureichendem Ansprechen auf alleinige Psychotherapie kann eine **zusätzliche medikamentöse Therapie** erfolgen (immer in Kombination mit Psychotherapie)

Bei der medikamentösen Behandlung depressiver Störungen im Kindes- und Jugendalter sind **selektive Serotoninwiederaufnahmehemmer** (SSRI) Mittel der 1. Wahl. Unter den SSRI besitzt allerdings nur Fluoxetin die Zulassung zur Behandlung einer depressiven Störung bei Kindern ab 8 Jahren. Weiter diskutiert wird und nicht abschließend geklärt ist, ob SSRI das Risiko für suizidales Verhalten bei Kindern und Jugendlichen erhöhen. Ein erhöhtes Suizidrisiko unter SSRI-Therapie ist daher nicht sicher auszuschließen.

43.6.2 Schizophrene Psychosen

Bis zu 1 % aller Schizophrenien beginnen vor dem 10. Lebensjahr, etwa 4 % vor dem 15. Lebensjahr.

Während das Geschlechterverhältnis im Jugend- und Erwachsenenalter nahezu ausgeglichen ist, dominiert bei den sehr früh beginnenden schizophrenen Psychosen (vor dem vollendeten 13. Lebensjahr) das männliche Geschlecht.

Im Kindesalter lassen sich schizophrene Psychosen schwieriger diagnostizieren als im Erwachsenenalter, da die Symptomatik oftmals weniger eindeutig »psychotisch« ist. Im Vergleich zur adulten Symptomatik zeigen sich im Kindesalter oft sehr **unspezifische Symptome** und eine weniger produktive Symptomatik wie Wahn oder Halluzinationen. Häufig treten affektive Schwankungen, bizarres Verhalten, Stereotypien, psychomotorische Unruhe und **Negativsymptomatik** wie Antriebslosigkeit, Affektverflachung sowie sprachliche (bis hin zu Mutismus) und kognitive Defizite auf.

Im Jugendalter nähert sich das klinische Bild dann stärker dem Bild, wie es sich im Erwachsenenalter darstellt, an.

Generell lassen sich aber auch bei Kindern und Jugendlichen 2 wesentliche Verlaufsformen unterscheiden:
1. Akut einsetzende Symptomatik und schubartiger Verlauf, wobei gelegentlich auch katatone Zustandsbilder auftreten können
2. Schleichender (der Hebephrenie ähnlicher, ▶ Abschn. 20.1.4) Verlauf

> ❯ Ein frühes Erkrankungsalter und ein schleichender Verlauf sind mit einer schlechteren Prognose verbunden.

Da Früherkennung und -behandlung Prognose und Verlauf entscheidend verbessern können, kommt den sog. **Prodromalsymptomen**, die einer floriden psychotischen Episode schon Jahre vorausgehen können, eine besondere Bedeutung zu. Schwierig ist die Früherkennung im prodromalen Stadium allerdings deshalb, weil die Prodromalsymptome relativ unspezifisch sind und nicht selten z. B. als »Adoleszentenkrise« oder Depression fehlinterpretiert werden. Zu den Prodromalsymptomen gehören:

- Störungen von Konzentration und Aufmerksamkeit
- Antriebsminderung, Intereselosigkeit
- »Leistungsknick« in der Schule
- Sozialer Rückzug, Verringerung der Kommunikation mit anderen
- Schlafstörungen
- Ängste, Misstrauen, Ausprägung ungewöhnlicher, bizarrer Ideen, z. B. werden alltägliche Vorkommnisse auf sich selbst bezogen (Eigenbeziehungstendenz)
- Emotionale Irritabilität und erhöhte Reizbarkeit
- Unruhe, Anspannung

Wie bei der Therapie schizophrener Psychosen im Erwachsenenalter fußt auch die Therapie im Kindes- und Jugendalter auf den 3 Säulen **Psychotherapie, Psychopharmakotherapie** sowie **sozial- und milieutherapeutische Maßnahmen**.

In der akuten floriden Phase steht die medikamentöse Therapie zunächst im Vordergrund. Im Rahmen der Psychopharmakotherapie sollten die neueren **atypischen Antipsychotika** vor den konventionellen Antipsychotika aufgrund eines günstigeren Nebenwirkungsprofils und einer guten Wirkung sowohl auf die Positiv- als auch auf die Negativsymptomatik bevorzugt werden. Die Behandlung mit Atypika erfolgt meist »off-label«, da nur wenige zur Therapie schizophrener Psychosen im Kindes- und Jugendalter zugelassen sind. In Deutschland sind nur Clozapin und Aripiprazol für diese Indikation bei Jugendlichen ab 16 Jahren (Clozapin) bzw. 15 Jahren (Aripiprazol) zugelassen.

> **Atypika sollten aus folgenden Gründen bevorzugt eingesetzt werden:**
> — **Kinder und Jugendliche sind anfälliger für extrapyramidal-motorische Störungen**
> — **Das Risiko für Spätdyskinesien wird reduziert**
> — **Im Kindesalter dominieren oftmals Negativsymptome, gegen die Atypika besser wirken als die konventionellen Antipsychotika**

43.6.3 Zwangsstörungen

Bei Kindern und Jugendlichen treten Zwangsstörungen mit einer Prävalenz von 1 bis 2 % auf. Jungen und Mädchen sind gleich häufig betroffen. Der Erkrankungsbeginn von Zwangsstörungen liegt durchschnittlich bei 11 Jahren.

Am häufigsten sind Waschzwänge. Im Vergleich zu Zwangsstörungen bei Erwachsenen kommen bei Kindern selten isolierte Zwangsgedanken vor.

Psychotherapeutisch haben sich wie bei Erwachsenen (▶ Abschn. 23.8) die Exposition mit Reaktionsverhinderung sowie kognitive Techniken als effektiv erwiesen.

Bei schweren Formen der Zwangsstörungen kann ergänzend zu den psychotherapeutischen Maßnahmen eine medikamentöse Behandlung erfolgen. Mittel der 1. Wahl sind SSRI. Sertralin ist ab dem 6. und Fluvoxamin in Deutschland ab dem 8. Lebensjahr für die Behandlung von Zwängen zugelassen.

> **Tipp**
>
> — Berufsverband für Kinder- und Jugendpsychiatrie, Psychosomatik und Psychotherapie in Deutschland e. V. und Bundesarbeitsgemeinschaft der Leitenden Klinikärzte für Kinder- und Jugendpsychiatrie, Psychosomatik und Psychotherapie e. V.: http://www.bkjpp.de
> — Deutsche Gesellschaft für Kinder- und Jugendpsychiatrie, Psychosomatik und Psychotherapie e. V.: http://www.dgkjp.de

? Übungsfragen

1. Wie sind umschriebene Entwicklungsstörungen definiert?
2. Was unterscheidet Stottern von Poltern?
3. Nennen Sie Subtypen der Störungen des Sozialverhaltens nach der ICD-10.
4. Was wissen Sie zur Ätiologie der Störungen sozialer Funktionen mit Beginn in der Kindheit und Jugend?
5. Grenzen Sie die sog. Schulphobie aufgrund von Trennungsangst von der Schulangst ab.
6. Was meint elektiver Mutismus?
7. Was gehört zu den diagnostischen Maßnahmen bei Verdacht auf eine primäre Enuresis?
8. Wie äußern sich depressive Störungen im Kindes- und Jugendalter?

Weiterführende Literatur

Baving L (2006) Störung des Sozialverhaltens. Springer, Berlin Heidelberg
Blanz B, Remschmidt H, Schmidt M, Warnke A (2006) Psychische Störungen im Kindes- und Jugendalter. Ein entwicklungspsychopathologisches Lehrbuch. Schattauer, Stuttgart
Deutsche Gesellschaft für Kinder- und Jugendpsychiatrie und Psychotherapie u. a. (Hrsg) (2007) Leitlinien zur Diagnostik und Therapie von psychischen Störungen im Säuglings-, Kindes- und Jugendalter. Deutscher Ärzte-Verlag, Köln
Deutsche Gesellschaft für Kinder- und Jugendpsychiatrie, Psychosomatik und Psychotherapie (DGKJP) u. a. (Hrsg) (2007) Leitlinien zur Diagnostik und Therapie von psychischen Störungen im Säuglings-, Kindes- und Jugendalter. Deutscher Ärzte Verlag, Köln
Döpfner M, Schürmann S, Fröhlich J (2007) Therapieprogramm für Kinder mit hyperkinetischem und oppositionellem Problemverhalten (THOP). Beltz, Weinheim
Flehmig I, Schloon M, Uhde J, Bernuth H (1973) Denver Entwicklungsskalen (DES). Harburger Spastikerverein, Hamburg
Frostig M, Lockowandt O (2000) Frostigs Entwicklungstest der visuellen Wahrnehmung (FEW). Hogrefe Testzentrale, Göttingen
Gontard A von (2010) Enkopresis: Erscheinungsform – Diagnostik – Therapie. Kohlhammer, Stuttgart
Gontard A von, Lemkuhl G (2009) Enuresis. Hogrefe, Göttingen
Hellbrügge T (1994) Münchener Funktionelle Entwicklungsdiagnostik. MFED. Hogrefe Testzentrale, Göttingen
Herpertz-Dahlmann B, Resch F, Schulte-Markwort M, Warnke A (Hrsg) (2008) Entwicklungspsychiatrie: Biologische Grundlagen und die Entwicklung psychischer Störungen. Schattauer, Stuttgart
Kiphard EJ, Schilling F (2007) Körperkoordinationstest für Kinder (KTK). Hogrefe Testzentrale, Göttingen
Lauth GW, Linderkamp F, Schneider S, Brack UB (Hrsg) (2008) Verhaltenstherapie mit Kinder und Jugendlichen. Beltz, Weinheim
Petermann F, Döpfner M, Schmidt MH (2007) Aggressive-dissoziale Störungen. Hogrefe, Göttingen
Schneider S (2004) Angststörungen bei Kindern und Jugendlichen. Springer, Berlin Heidelberg

Psychische Erkrankungen bei älteren Patienten

M. Haupt, F. Schneider

»Kurzinfo«

- Mit dem Alterungsprozess gehen häufig **Multimorbidität** und **Polypharmazie** einher sowie körperliche Veränderungen, die die **Pharmakokinetik und -dynamik** von Arzneimitteln beeinflussen können. Dies hat zur Folge, dass
  - auf Arzneimittelwechselwirkungen und Kontraindikationen verstärkt zu achten ist und
  - differenzialdiagnostisch auf somatische und substanzbedingte psychische Syndrome besonderes Augenmerk gelegt werden muss.
- **Depressionen** und **Demenzen** sind die **häufigsten** psychischen Erkrankungen im Alter, gefolgt von den **Angststörungen**
- **Depressionen im Alter** werden nicht selten übersehen oder fehlgedeutet aufgrund der häufig in den Vordergrund gestellten **kognitiven Störungen** (mitunter schwierige differenzialdiagnostische Abgrenzung zu Demenz-Erkrankungen), der starken **Somatisierungsneigung** oder **Bagatellisierung** affektiver Symptome durch Betroffene
- Unter den **Angststörungen** im Alter dominiert die generalisierte Angststörung; ähnlich wie bei Depressionen werden auch Angststörungen im Alter vielfach übersehen
- **Schizophrene Erkrankungen** im Alter treten meistens im Rahmen einer schon länger bestehenden schizophrenen Erkrankung auf; die Symptomatik zu früheren Lebensabschnitten unterscheidet sich nicht wesentlich, Ich-Störungen und Denkzerfahrenheit sind aber seltener; **psychotische Symptome** finden sich darüber hinaus bei einer Vielzahl anderer somatischer und psychischer Erkrankungen, z. B. bei der Alzheimer-Demenz
- Suchterkrankungen im Alter betreffen v. a. **Alkohol** (begünstigt durch Vereinsamung, chronische körperliche Erkrankungen, fehlende Tagesstruktur, Verlusterfahrungen und andere negative Lebensereignisse) sowie Medikamente (vorrangig eine »**Niedrigdosisabhängigkeit**« von **Benzodiazepinen** als meistverordnete Medikamentengruppe unter den Psychopharmaka im Alter)
- Im Alter sind subjektive Klagen über **Schlafstörungen** häufig, wobei der Nachtschlaf unruhiger wird und tiefe Schlafphasen zugunsten der leichten Schlafphasen abnehmen

44.1   Einführung

Auch im Alter spielen psychische Erkrankungen eine nicht zu unterschätzende Rolle. Hinsichtlich der Häufigkeit psychischer Erkrankungen in der älteren Allgemeinbevölkerung hat die **Berliner Altersstudie** (BASE, Helmchen et al. 1996) große Bedeutung erlangt, im Rahmen derer 517 über

70-jährige Menschen aus Westberlin untersucht wurden. In dieser Stichprobe litten etwa 24 % der untersuchten Personen an einer psychischen Erkrankung (orientiert an den DSM-III-R-Kriterien), davon etwa 40 % unter einer behandlungsbedürftigen Erkrankung. Die häufigsten psychischen Erkrankungen im Alter sind Demenzen (▶ Kap. 17) und Depressionen (▶ Abschn. 44.2).

Zur adäquaten medizinischen Versorgung älterer Patienten mit einer psychischen Erkrankung müssen Besonderheiten dieser Patientengruppe berücksichtigt werden. So bestehen häufig:

- Multimorbidität und Polypharmazie
- Chronische somatische Erkrankungen
- Verminderte Kompensationsreserven
- Einschränkungen wie Bewegungs- und Kommunikationseinbußen durch Hör- und Sehminderungen

> **Mit dem Alter nehmen die Morbidität und damit auch die Anzahl verordneter Arzneimittel zu, sodass bei einer psychopharmakologischen Behandlung älterer Menschen besonders kritisch auf Arzneimittelinteraktionen und Kontraindikationen zu achten ist.**

Der normale Alterungsprozess bringt zudem viele **körperliche Veränderungen** mit sich, z. B.:

- Verminderte Nieren- und Leberfunktion (reduzierte renale und hepatische Elimination)
- Reduzierter First-Pass-Metabolismus
- Reduzierte Synapsendichte sowie Schrumpfung und Abnahme von Neuronen
- Erweiterung der Liquorräume
- Verminderte Albuminbindung im Plasma
- Gastrointestinale Achlorhydrie
- Zunehmender Körperfettanteil, sodass lipophile Substanzen wie Benzodiazepine hier hohe Konzentrationen erreichen können

Insbesondere bei einer medikamentösen Therapie ist zu beachten, dass solche körperlichen Veränderungen mit veränderten pharmakodynamischen und -kinetischen Eigenschaften einhergehen. Daher sollte die Pharmakotherapie älterer Patienten an bestimmten Richtlinien orientiert sein:

- Vor Therapiebeginn Kontrolle der **Nierenfunktion** (glomeruläre Filtrationsrate)
- »**Start low – go slow**«: mit etwa 50 % der Zieldosis beginnen, Dosis langsam anpassen
- »**Drug monitoring**«: regelmäßige, engmaschige Serumspiegelkontrollen
- Auf **pharmakogen** bedingte Symptombilder achten wie Verwirrtheitszustände, Synkopen, Stürze, Exsikkose

- **Kritische Therapiekontrolle**, wenn möglich, Auslass- und Reduktionsversuche

Ein weiteres, sich nicht nur, aber besonders bei älteren Patienten darstellendes Problem sind Fehleinnahmen von Arzneimitteln, die häufig auf eine mangelhafte Compliance zurückzuführen sind. Wesentliche Gründe hierfür sind:

- Komplexes Einnahmeregime mit vielen Medikamenten und häufige Tabletteneinnahme (mehrmals täglich)
- Schlechte Handhabbarkeit der Verpackung und der Tabletten, beispielsweise beim Zerteilen
- Fehlendes Wissen über die genaue Einnahmeverordnung
- Eingeschränkte kognitive, motorische und sensorische Fähigkeiten
- Befürchtungen bezüglich unerwünschter Wirkungen und hoher Kosten
- Höhere Nebenwirkungsrate

44.2 Depressive Störungen

44.2.1 Epidemiologie

Prävalenzangaben für depressive Störungen im Alter variieren zwischen den verschiedenen Studien und je nach Erhebungsmethode sehr stark. Gemäß Daten der Berliner Altersstudie (Helmchen et al. 1996) lag bei etwa 9 % der untersuchten über 70-Jährigen eine klinisch relevante depressive Störung vor (nach DSM-III-R-Kriterien), darunter erfüllten etwa 5 % die Diagnosekriterien einer Major Depression. Subdiagnostische depressive Symptome fanden sich bei etwa 18 % der Untersuchten.

> **Während die Häufigkeit schwerer depressiver Störungen im höheren Lebensalter nicht zunimmt, sondern in etwa gleich bleibt zu früheren Lebensabschnitten, steigt die Zahl leichterer, subdiagnostischer depressiver Symptome im Alter an.**

Insbesondere bei Patienten mit körperlichen Krankheiten und Behinderungen ist die Häufigkeit von Depressionen erhöht. Aus diesem Grunde ist es nicht ungewöhnlich, dass die Prävalenz depressiver Episoden bei den Bewohnern von Pflegeheimen deutlich über der von gleichaltrigen Personen liegt, die außerhalb von Institutionen leben. Der Anteil schwerer depressiver Störungen liegt in Pflegeeinrichtungen bei etwa 15 %.

44.2.2 Ätiologie

Auch bei depressiven Störungen im Alter ist von einer **multifaktoriellen Ätiologie** auszugehen, wobei genetische Faktoren für die Erstmanifestation einer depressiven Episode im höheren Lebensalter eine untergeordnete Rolle zu spielen scheinen.

Wie in jüngeren Lebensabschnitten werden für die Manifestation einer depressiven Episode im Alter Störungen des **serotonergen und noradrenergen** (z. T. auch des dopaminergen) Neurotransmittersystems und eine Fehlregulation der **neuroendokrinen Stressachse** als ätiologisch bedeutsam angesehen. Bei der erstmals im Alter auftretenden depressiven Störung werden häufig **hirnmorphologische Veränderungen** (z. B. durch atrophische oder ischämische Prozesse) in Form von Ventrikelerweiterungen und Dichteminderungen in der weißen Substanz beschrieben. Zudem gehen depressive Störungen im Alter gehäuft einher mit zerebralen Gefäßveränderungen, vaskulären Risikofaktoren und ischämischen Läsionen im Gehirn, v. a. im Nucleus caudatus und präfrontalem Kortex. Depressionen finden sich daher gehäuft bei Patienten mit kardio- und zerebrovaskulären Erkrankungen (▶ Kap. 40).

Daneben spielen **psychosoziale Faktoren** wie einschneidende negative »life-events« eine wichtige Rolle. Besonders relevant ist, dass durch die mit dem Alter einhergehenden Verluste (Tod nahestehender Personen, Ende der Berufstätigkeit, Verminderung sozialer Kontakte und Aktivitäten z. B. aufgrund von Immobilität, Seh- und Hörminderungen, Inkontinenz) stabilisierende Faktoren wegfallen.

Zu den **prädisponierenden Faktoren** für das Auftreten von Depressionen im höheren Lebensalter gehören:
- Frühere depressive Episoden
- Weibliches Geschlecht
- Persönlichkeitsstörungen
- Negative Lebensereignisse wie Verlust des Partners, schwere chronische/schmerzhafte Erkrankung, sozialer Abstieg, Entwurzelung, zwischenmenschliche Konflikte

44.2.3 Klinik

Die Kernsymptome einer Depression (▶ Abschn. 21.4) unterscheiden sich nicht grundlegend zwischen jüngeren und älteren Lebensabschnitten. Allerdings wird im Alter die depressive Verstimmung häufig überlagert von **körperlichen** und **kognitiven Störungen**, was das Erkennen einer Depression erschwert. Patienten mit einer Depression klagen vielfach über eine Denkhemmung, Beeinträchtigungen von Merkfähigkeit und Gedächtnis und

Konzentrationsstörungen, wobei die subjektiven Klagen darüber in der Regel größer sind als die objektivierbaren Defizite. Depressive Patienten neigen dazu, sich mit sehr guten Leistungswerten zu vergleichen, und stärken damit ihr negatives Selbstbild.

Die kognitiven Störungen können jedoch auch so ausgeprägt sein, dass die differenzialdiagnostische Unterscheidung zwischen einer Demenz und einer kognitiven Störung im Rahmen einer Depression (hierfür wird mitunter der umstrittene Begriff »Pseudodemenz« benutzt) schwierig sein kann. Zur differenzialdiagnostischen Abgrenzung können folgende Kriterien hilfreich sein, die für eine Depression sprechen:

- Depressive Episoden in der Vorgeschichte
- Eine über den Tag anhaltende depressive Verstimmung
- Ein ausgeprägtes Morgentief
- Fehlen von Orientierungsstörungen, Aphasie, Apraxie und Agnosie
- Schwerpunkt der Symptome im affektiven, nicht im kognitiven Bereich
- Ein Rückgang depressiver Verstimmtheit und kognitiver Einbußen mit erfolgreicher Antidepressivabehandlung

Es ist daran zu denken, dass eine Depression und eine Demenz auch gleichzeitig vorliegen können.

> **Kognitive Störungen, die mit einer sich erstmals im Alter manifestierenden depressiven Störung einhergehen, stellen einen Risikofaktor für eine sich später entwickelnde Demenz dar.**

Depression-Executive-Dysfunction(DED)-Syndrom

Ein Syndrom, das bevorzugt im Rahmen von Depressionen im höheren Alter beschrieben wird, ist das sog. Depression-Executive-Dysfunction(DED)-Syndrom (Alexopoulos et al. 2002). Dieses ist charakterisiert durch:

- Beeinträchtigungen exekutiver Funktionen (z. B. verminderte Wortflüssigkeit und Informationsverarbeitungsgeschwindigkeit, Beeinträchtigungen von Problemlösen, Handlungsinhibition und kognitiver Flexibilität)
- Verminderter Antrieb
- Paranoide Ideen
- Leichte vegetative Störungen

▼

Das DED-Syndrom kann mit zerebrovaskulären Störungen assoziiert sein. In der Bildgebung zeigen sich häufig frontal betonte zerebrovaskuläre Läsionen im Marklager.

Das DED-Syndrom hat unter den depressiven Störungen eine vergleichsweise ungünstige Prognose und kann so stark ausgeprägt sein, dass Pflegebedürftigkeit besteht.

Neben den kognitiven Störungen wird das klinische Bild der Depression im Alter oftmals geprägt von körperlichen Symptomen und Krankheitsbefürchtungen sowie anankastischen Zügen, psychomotorischer Unruhe, Asthenie, diffusen Ängsten und Ängsten vor Gedächtnisverlust.

> **Ältere Menschen neigen zur Somatisierung: sie suchen eher wegen körperlicher Erkrankungen den Arzt auf.**

Auch **psychotische Symptome**, v. a. Verarmungs- und Schuldideen, können auftreten. Zudem steigt mit zunehmendem Alter die **Suizidrate** deutlich an, betroffen sind v. a. ältere Männer. Suizidalität bei depressiven Patienten im Alter ist v. a. assoziiert mit Vereinsamung, Verlust nahestehender Bezugspersonen, chronischen somatischen Erkrankungen und Konflikten mit Angehörigen.

44.2.4 Diagnostik und Differenzialdiagnosen

Depressionen im höheren Lebensalter werden aufgrund der symptomatischen Besonderheiten (▶ Abschn. 44.2.3) bei bis zu 50 % der Betroffenen in der Primärversorgung nicht erkannt (Müller-Spahn 2003). Dazu kommt, dass eine depressive Verstimmtheit von älteren Betroffenen vielfach bagatellisiert und oft nicht spontan berichtet wird. Depressive Kernsymptome wie Freud- und Interesselosigkeit, Antriebsstörungen und v. a. auch Suizidalität müssen daher aktiv exploriert werden.

Unterstützend zur klinischen Untersuchung, wie sie auch bei Patienten in jüngeren Lebensabschnitten erfolgt (▶ Abschn. 21.7), können spezielle psychometrische Verfahren eingesetzt werden, wie beispielsweise die Geriatrische Depressionsskala (GDS, Sheikh u. Yesavage 1986), die sich als Screeningmethode für depressive Störungen im höheren Lebensalter bewährt hat.

Somatische Erkrankungen sind bei älteren Menschen häufiger und müssen als Ursachen einer sekundären depressiven Symptomatik ausgeschlossen werden. Hierzu gehören v. a. endokrine Störungen (Hypothyreose, M. Cushing, M. Addison), M. Parkinson, virale Erkrankungen oder auch ein stattgehabter Insult. Daneben stellen eine Hypertonie, Diabetes mellitus und eine Hyperlipidämie vaskuläre Risikofaktoren für die Depressionsentstehung dar.

Darüber hinaus können **Medikamente** (z. B. Digitalispräparate, einige Antihypertensiva, Kortikoide, Dopaminergika, Antikonvulsiva, Antipsychotika) depressive Syndrome auslösen (▶ Kap. 13). Ferner kann der missbräuchliche Konsum von **Alkohol** oder **Benzodiazepinen** zur Ausbildung eines depressiven Syndroms beitragen.

Psychiatrische Differenzialdiagnosen sind insbesondere demenzielle Erkrankungen. So zeigen Patienten mit einer Demenz bei Alzheimer-Krankheit in bis zu 60 % der Fälle eine depressive Symptomatik (Müller-Spahn 2003). Da im Alter auch Verlusterlebnisse häufig sind, müssen normale Trauerreaktionen von depressiven Störungen abgegrenzt werden. Abnorme Trauerreaktionen entwickeln sich beispielsweise häufig auf dem Boden eines ambivalenten Verhältnisses gegenüber einem nahen Verstorbenen, da sich hier oftmals Schuldgefühle z. B. aufgrund tatsächlicher oder vermeintlicher Versäumnisse ausbilden (Müller-Spahn 2003).

> ❯ Zu beachten ist, dass Trauerreaktionen im Alter länger andauern können als in jüngeren Lebensabschnitten.

44.2.5 Verlauf und Prognose

Etwa ein Viertel der Depressionen bei älteren Menschen remittieren vollständig, bei einem weiteren Viertel verläuft die Erkrankung chronisch. Prognostisch ungünstige Faktoren sind Vereinsamung und Unzufriedenheit mit der aktuellen Lebenssituation, kardiovaskuläre Risikofaktoren sowie psychotische Symptome.

> ❯ Vereinsamung erhöht das Risiko einer Chronifizierung der Erkrankung.

44.2.6 Therapie

■ **Psychotherapie**
Psychotherapeutische Interventionen bei Depressionen unterscheiden sich grundsätzlich nicht zwischen jüngeren und älteren Patienten.

Am besten untersucht und als effizient bei der Behandlung der Depression im Alter beschrieben, sind die **kognitive Verhaltenstherapie** und die **interpersonelle Psychotherapie**, die wichtige soziale Beziehungen zu stärken und zu konsolidieren versucht (▶ Abschn. 21.8.1). Bedeutsame Therapieerfolge sind nach etwa 6–12 Wochen zu erwarten.

Zusätzlich sollten **psychoedukative** Maßnahmen eingesetzt werden, auch Entspannungsverfahren können im Einzelfall positive Effekte erzielen.

Weitere ergänzende Therapieverfahren, die auch im Alter ihre Berechtigung haben können, sind die Schlafentzugstherapie sowie die Elektrokrampftherapie (▶ Kap. 15).

Die Wirkung des **Schlafentzugs** ist in der Regel nicht lange anhaltend, wiederholte Schlafentzüge können aber zu einer längerfristigen Zustandsverbesserung führen. Die Ansprechrate auf einen Schlafentzug liegt bei etwa 50 %, empfohlen wird ein partieller Schlafentzug (Schlafentzug in der 2. Nachthälfte), der oft ebenso wirksam ist wie der totale Schlafentzug.

Die **Elektrokrampftherapie** stellt auch für ältere Patienten mit therapieresistenten Depressionen oder besonders schwerer Symptomatik mit Suizidalität, Nahrungsverweigerung und Wahnsymptomatik eine mögliche und gute Therapieoption dar.

Bei saisonal abhängiger Depression kann auch im Alter eine unterstützende **Lichttherapie** mit Erfolg eingesetzt werden (▶ Abschn. 15.6).

■ **Psychopharmakotherapie**
Grundlage der medikamentösen Therapie sind auch im höheren Lebensalter **Antidepressiva** (◘ Tab. 44.1), wobei generell die neueren Antidepressiva gegenüber den herkömmlichen, v. a. trizyklischen Antidepressiva bevorzugt werden sollten. Bei starker Antriebsminderung oder auch beim Vorliegen eines DED-Syndroms eignen sich v. a. serotonerge Antidepressiva wie Citalopram und Sertralin oder auch Venlafaxin. Bei agitierten Depressionen sollten eher sedierende Antidepressiva wie Mirtazapin verabreicht werden.

Die Nebenwirkungsrate der Antidepressiva ist bei über 70-jährigen Patienten im Vergleich zu 20- bis 29-jährigen Patienten etwa 7-mal höher. Bei älteren Patienten sollten die Antidepressiva daher langsam aufdosiert und insgesamt niedriger dosiert werden als bei jüngeren Patienten.

> ❯ Während der Behandlung mit serotonergen Antidepressiva ist auf eine mögliche Hyponatriämie zu achten (insbesondere bei Diarrhöen und Erbrechen). Trizyklische Antidepressiva (TZA) sind aufgrund ihrer anticholinergen Begleitkomponente, der kardialen Nebenwirkungsrate sowie ihrer delirogenen Wirkung nicht Mittel der 1. Wahl. Unter den TZA besitzt nur Nortriptylin ein in dieser Hinsicht günstigeres Nebenwirkungsprofil.

Zu beachten ist, dass sich die Wirkung der Antidepressiva bei Älteren u. U. mit einer noch größeren Latenz zeigt als bei jüngeren Patienten (nach ca. 6–12 Wochen).

Tab. 44.1 Ausgewählte Antidepressiva für die antidepressive Behandlung älterer Patienten

Antidepressiva	Mittlere Tagesdosis [mg]
Citalopram	20–40
Escitalopram	10–20
Mirtazapin	7,5–45
Nortriptylin	50–100
Sertralin	50–100
Venlafaxin	75–225
Lithium (zur Erhaltungstherapie, weniger zur Augmentationstherapie)	Blutspiegeleinstellung mit 0,4–0,7 mmol/l niedriger als bei jüngeren Patienten **Cave:** neurotoxische Wirkungen, Diuretikagabe mit Risiko der Lithiumintoxikation, in Einzelfällen Parkinson-Syndrom mit grobschlägigem Tremor
Carbamazepin (Augmentationstherapie) (zugelassen zur Rezidivprophylaxe bipolarer affektiver Störungen, wenn Lithium nicht ausreichend wirksam ist oder bei Kontraindikationen gegen Lithium)	800 (Blutspiegelkontrolle!) **Cave:** hohes pharmakologisches Interaktionspotenzial durch Enzyminduktion, allergische Reaktionen, Hyponatriämie

Bei Erstmanifestation sollte eine erfolgreiche Therapie mindestens noch über 4-9 Monate weitergeführt werden, bei Rezidiven wenigstens 2 Jahre (▶ Abschn. 21.8.1)

Zur Rezidivprophylaxe affektiver Störungen hat Lithium bei älteren Patienten eine vergleichbare Wirkung wie bei jüngeren Patienten, jedoch ist die Verträglichkeit bei älteren Patienten häufig schlechter, sodass Lithiumintoxikationen häufiger sind. Es muss daher gerade bei älteren Patienten unter einer Lithiumtherapie auf regelmäßige Serumspiegelkontrollen sowie eine ausreichende Flüssigkeitsaufnahme geachtet werden.

44.3 Maniforme Störungen

Manische Episoden, insbesondere Erstmanifestationen, sind im Alter relativ selten. Sie treten im höheren Alter eher als Folge einer somatischen Erkrankung oder substanzinduziert (z. B. durch Kortikosteroide) als sog. sekundäre oder symptomatische maniforme Störungen auf. Zu den körperlichen Erkrankungen, die häufige Ursache einer symptomatischen maniformen Störung sein können, gehören die multiple Sklerose, zerebrale Tumore und der Lupus erythematodes.

Bei einer manischen Episode im Alter müssen ein vermindertes Schlafbedürfnis sowie verminderte Nahrungs- und Flüssigkeitsaufnahme besondere Beachtung finden, da diese Krankheitszeichen bei älteren Personen mehr noch als bei jüngeren zu erheblichen körperlichen Komplikationen führen können.

Für die Pharmakotherapie maniformer Syndrome im Alter haben sich die in **▢** Tab. 44.2 aufgeführten Sub-

Tab. 44.2 Pharmakotherapie manischer Episoden im Alter

Psychopharmaka	Mittlere Tagesdosis [mg]
Pipamperon (Off-label-Anwendung)	60–200
Haloperidol	5–10
Olanzapin	5–15
Risperidon	2–4
Carbamazepin (bei Kontraindikation gegen Antipsychotika; Off-label-Anwendung)	200–800
Valproinsäure (bei Kontraindikation gegen Antipsychotika; in retardierter Form in der Indikation Manie und zur Rezidivprophylaxe der bipolaren Störung zugelassen)	200–1400

stanzen bewährt. Eventuell kann es notwendig sein, bei schwereren maniformen Syndromen zur Sedierung vorübergehend zusätzlich kurzwirksame Benzodiazepine wie Lorazepam zu verabreichen. Hierbei sollten die unerwünschten Wirkungen wie Gangunsicherheit und Sturzneigung beachtet werden.

44.4 Angststörungen

Nach den depressiven und demenziellen Erkrankungen gehören Angststörungen mit einer Prävalenz von insgesamt etwa 10 % zu den häufigsten psychischen Erkrankungen im höheren Lebensalter. Sie werden im Alter aber nicht selten übersehen, weil ältere Menschen Angstzustände oftmals **nicht spontan** berichten oder diese **bagatellisieren** und vielfach uncharakteristische (v. a. kardiovaskuläre und vegetative) **körperliche Symptome** in den Vordergrund der Beschwerdeschilderung stellen. Auch werden Symptome wie soziales Rückzugsverhalten im Sinne eines viele Angststörungen kennzeichnenden Vermeidungsverhaltens häufig als alterstypisch **fehlinterpretiert**.

In einer Längsschnittstudie (Beekman et al. 1998), in der 3107 Personen im Alter von 55 und 85 Jahren in den Niederlanden untersucht wurden, war die **generalisierte Angststörung** mit einer 6-Monatsprävalenz von ca. 7 % die häufigste Angststörung, gefolgt von phobischen Störungen mit etwa 3 %. Die Panikstörung kam mit einer 6-Monatsprävalenz von ca. 1 % bei älteren Menschen seltener vor als bei jüngeren, bei denen die Panikstörung die häufigste Angststörung ist. Frauen waren häufiger von den Angststörungen betroffen.

Während die Prävalenz sozialer Phobien und von Zwangsstörungen im höheren Lebensalter eher niedriger ist als in jüngeren Jahren, nehmen die generalisierte Angststörung, ängstliche Depressionen, Anpassungsstörungen und posttraumatische Belastungsstörungen eher zu (Schaub u. Linden 2000).

44.4.1 Ätiologie

Ätiologisch bedeutsame Faktoren für Angststörungen im Alter sind zum einen psychosozialer Art (belastende negative Lebensumstände und -ereignisse wie körperliche Erkrankungen, Schmerzen, zwischenmenschliche Konflikte oder finanzielle Probleme, Ausscheiden aus dem Berufsleben, Verlust von Bezugspersonen, Autonomieverlust im Alter), pathophysiologische Veränderungen im Bereich des aufsteigenden noradrenergen Systems, der Hippocampusformation und des Amygdalakomplexes sowie genetische Faktoren (Konkordanzrate bei monozygoten Zwillingen 30–40 %).

44.4.2 Komorbiditäten

Angststörungen weisen hohe Komorbiditätsraten mit depressiven Störungen, demenziellen sowie körperlichen Erkrankungen auf. Beekman et al. (2000) fanden in der bereits angeführten Längsschnittstudie bei nahezu der Hälfte der Patienten mit einer Major Depression zusätzlich eine komorbide Angststörung, und umgekehrt waren bei etwa einem Viertel der Patienten mit der primären Diagnose einer Angststörung zudem die Kriterien einer Major Depression erfüllt. Auch die Komorbiditäten der Angststörungen untereinander sind wie in anderen Altersgruppen hoch.

44.4.3 Verlauf und Prognose

Während nur einem Teil der Patienten mit einer Panikstörung eine vollständige Remission gelingt, nehmen phobische Störungen im Alter oftmals einen günstigeren Verlauf. In Katamnesestudien werden bei verhaltenstherapeutischen Interventionen Erfolgsraten von 60 bis 80 % berichtet. Die generalisierte Angststörung im Alter neigt zur Chronifizierung.

Beeinträchtigungen gesundheitlicher und sozialer Funktionen durch Angststörungen können sich v. a. ergeben durch ausgeprägtes Vermeidungsverhalten mit sozialem Rückzug sowie vegetative Übererregtheit, die sich auf das Herz-Kreislauf-System negativ auswirken kann.

44.4.4 Differenzialdiagnosen

Viele internistische Erkrankungen können mit Angstsymptomen einhergehen, sodass eine sorgfältige differenzialdiagnostische Abklärung erfolgen muss. Wichtige **somatische Ursachen** für Angstzustände im Alter sind:

- Kardiovaskulär (z. B. Myokardinfarkt, Arrhythmien, Hypertonie, Mitralklappenprolaps)
- Respiratorisch (z. B. COPD, Emphysem, pulmonale Embolie, Hypoxie)
- Metabolisch-endokrinologisch (z. B. Diabetes mellitus)
- Neurologisch (z. B. Epilepsie, M. Parkinson, demyelinisierende Prozesse, zerebrale Tumoren, Störungen des Gleichgewichtsorgans)

Daneben können Angststörungen auch **substanzbedingt** sein, z. B. durch Sympathomimetika, Koffein, Antipsychotika, antriebssteigernde Antidepressiva oder etwa durch einen Benzodiazepinentzug verursacht werden.

Neben den somatischen und substanzbedingten Störungen sind auch verschiedene **psychische Erkrankun-**

gen differenzialdiagnostisch zu überlegen. Hierzu gehören v. a. demenzielle und depressive Erkrankungen sowie schizophrene und andere wahnhafte Störungen. Insbesondere der Beginn einer demenziellen Erkrankung ist mit Ängsten assoziiert, verursacht durch die von den Patienten wahrgenommenen kognitiven Defizite, die zu Verunsicherungen und Alltagseinschränkungen führen.

44.4.5 Therapie

Auch im höheren Lebensalter sind psychotherapeutische Verfahren bei der Behandlung von Angststörungen ein zentrales Element. Etabliert haben sich insbesondere verhaltenstherapeutische und kognitive Therapieverfahren, so wie sie auch bei jüngeren Patienten zur Anwendung kommen (▶ Abschn. 22.8.1).

Psychopharmakotherapeutisch können auch bei älteren Patienten zur kurzfristigen Intervention (nicht länger als 4 Wochen) mit dem Ziel der raschen Symptomlinderung **Benzodiazepine**, vorzugsweise mit kürzerer Halbwertszeit wie Lorazepam (1–3 mg/Tag) oder Oxazepam (5–10 mg/Tag), eingesetzt werden. Ansonsten sind auch hier **Antidepressiva** Mittel der Wahl (◘ Tab. 44.3). Zu beachten ist, dass ältere Patienten stärker zu anticholinergen Nebenwirkungen neigen als jüngere Patienten und dass die Nebenwirkungen der Psychopharmaka die Angstsymptomatik noch deutlich verstärken können.

44.5   Schizophrenie und andere wahnhafte Störungen

In seltensten Fällen können schizophrene Erkrankungen sich erstmals nach dem 60. Lebensjahr manifestieren, wobei solche Späterkrankungen bei Frauen häufiger sind als bei Männern.

Bei schizophrenen Späterkrankungen sind Ich-Störungen und Denkzerfahrenheit seltener als in jüngeren Lebensabschnitten. Häufige Wahninhalte im Alter sind Verfolgung, Hypochondrie und querulatorische Tendenzen.

Bei Patienten mit bekannter Schizophrenie nehmen die floriden psychotischen Symptome im Alter in der Regel eher ab, dafür zeigt sich v. a. eine schizophrene Negativsymptomatik.

Bei Erstmanifestation einer floriden psychotischen Symptomatik im Alter liegt nicht selten eine somatische Erkrankung zugrunde. Differenzialdiagnostisch sollten daher sekundäre Wahnsyndrome ausgeschlossen werden, insbesondere infolge:

- Neuropsychiatrischer Erkrankungen wie Demenzen, Delir, Apoplex, Schädel-Hirn-Traumata, Epilepsie,

◘ Tab. 44.3 Psychopharmakotherapie der Angststörungen im Alter (eine Auswahl)	
Psychopharmaka	**Mittlere Tagesdosis [mg]**
Buspiron (zugelassen zur symptomatischen Behandlung von Angstzuständen mit den Leitsymptomen Angst, innerer Unruhe und Spannungszuständen)	5–10 (3-mal/Tag) (verzögerter Wirkungseintritt, 10–14 Tage)
Citalopram (zugelassen für die Behandlung der Panikstörung mit/ohne Agoraphobie)	10–20
Paroxetin (zugelassen für die Behandlung von Panikstörung mit/ohne Agoraphobie, sozialer Phobie, generalisierter Angststörung)	10–20
Doxepin (zugelassen für die Behandlung von Angstsyndromen)	50–100 **Cave:** anticholinerge und sedierende Wirkungen

zerebrale Tumore, M. Parkinson, infektiöse ZNS-Erkrankungen
- Internistischer Erkrankungen wie Myokardinfarkt, Anämien, M. Wilson, hepatische Enzephalopathie, metabolisch-toxische Störungen, Schilddrüsenfunktionsstörungen

Auch Substanzen wie Antiparkinsonmittel, Antikonvulsiva, Antidepressiva oder Antihypertensiva können entsprechende wahnhafte Symptome verursachen (▶ Kap. 13).

Wie in jüngeren Lebensabschnitten sind auch im höheren Lebensalter Antipsychotika die Substanzen 1. Wahl in der Behandlung schizophrener und wahnhafter Störungen (◘ Tab. 44.4). Allerdings sollten vor Verordnung von Antipsychotika die Risiken für zerebrovaskuläre Ereignisse wie TIA oder Apoplex überprüft werden, da unter einer Therapie mit Antipsychotika (konventionellen wie atypischen) das Risiko für zerebrovaskuläre Ereignisse erhöht ist.

Nach Abklingen der akuten Phase mit florider Symptomatik treten dann – unter Fortführung der Antipsychotikatherapie – wie bei jüngeren Patienten auch, verhaltens- und soziotherapeutische Maßnahmen zunehmend in den Vordergrund (▶ Abschn. 20.1.8). Hierzu gehören v. a. supportive Gespräche, Psychoedukation (auch für Angehörige), Training sozialer Kompetenzen, tagesstrukturierende Maßnahmen, das Herstellen von Kontakten zu ambulanten Diensten und der Aufbau eines stützenden sozialen Netzes.

◻ **Tab. 44.4** Psychopharmakotherapie schizophrener und anderer wahnhafter Störungen im Alter (eine Auswahl)

Anwendungsempfehlung	Psychopharmaka	Mittlere Tagesdosis [mg]
1. Wahl	Risperidon	1–3
2. Wahl	Quetiapin	75–100
	Aripiprazol	15–25
Ferner	Pipamperon	40–160
	Melperon	25–100
	Haloperidol	1–5

44.6 Sucht

Suchterkrankungen im Alter betreffen besonders Alkohol (vorwiegend bei Männern) sowie Medikamente (überwiegend bei Frauen).

Begünstigende Faktoren für eine Suchterkrankung im Alter sind eine zunehmende Vereinsamung, fehlende Tagesstruktur, Multimorbidität und chronische Schmerzsyndrome sowie Schlafstörungen.

44.6.1 Alkohol

Prävalenzangaben für einen behandlungsbedürftigen Alkoholmissbrauch oder eine Alkoholabhängigkeit liegen in Deutschland bei den über 60-Jährigen bei etwa 6 %. Bei etwa einem Drittel davon handelt es sich um ein »late onset«, d. h. einen Beginn der Erkrankung erst im höheren Lebensalter.

Auslöser für den späten Beginn einer Alkoholerkrankung sind oft kritische Lebensereignisse wie Verlust des Partners, Ausscheiden aus dem Beruf und damit reduzierte soziale Kontakte und finanzielle Einbußen.

Die Anzeichen und Folgen eines missbräuchlichen Alkoholkonsums im Alter imponieren häufig als »geriatrische« Symptome bzw. können als Alterserscheinungen, als beginnende Demenz oder als reaktiv depressive Störung im Rahmen des Alterungsprozesses fehlgedeutet werden. Hierzu gehören:

- Unsicheres Gangbild mit einer Neigung zu Stürzen und Frakturen
- Tremor
- Fehlernährung mit Gewichtsabnahme
- Diarrhöen
- Blaseninkontinenz
- Vernachlässigung von Körperpflege und Haushalt
- Kognitive Defizite
- Wiederkehrende Verwirrtheitszustände
- Interesseverlust mit sozialem Rückzug

- Schlafstörungen mit vermehrter Tagesmüdigkeit

Daneben können ängstliche Befürchtungen bis hin zu Panikattacken sowie »persönlichkeitsfremde« Verhaltensweisen wie Taktlosigkeit, gesteigerte Reizbarkeit oder Regelverstöße auf einen Alkoholmissbrauch hinweisen.

Wichtige **Folgeerkrankungen** des missbräuchlichen Alkoholkonsums sind:

- Wernicke-Korsakow-Syndrom
- Demenzielle Syndrome
- Entzugssyndrome mit Delir
- Psychotische Störungen (z. B. alkoholischer Eifersuchtswahn, Halluzinose)
- Veränderungen der Persönlichkeit

❯ **Besonders muss auf das Vorliegen eines möglichen Vitaminmangelzustands (Mangel von Vitamin B$_{12}$ und/oder Folsäure) geachtet werden.**

Zudem sinkt mit zunehmendem Alter die Alkoholtoleranz, vermutlich aufgrund einer verminderten Aktivität der Alkoholdehydrogenase und eines reduzierten Wasserverteilungsvolumens, sodass die Alkoholtoxizität steigt.

Therapeutische Maßnahmen entsprechen denen bei jüngeren Patienten, sollten insgesamt aber behutsamer erfolgen und erfordern eine längere Zeitdauer bis zum Behandlungserfolg (▶ Abschn. 19.2).

44.6.2 Benzodiazepine

Psychopharmaka stellen nach den Herz-Kreislauf-Medikamenten die Medikamentengruppe dar, die bei älteren Menschen am zweithäufigsten verordnet wird, und zwar überwiegend Benzodiazepine.

Bei älteren Patienten besteht häufig eine sog. **Niedrigdosisabhängigkeit**, nachdem Benzodiazepine über einen längeren Zeitraum (etwa ein halbes Jahr) in niedriger Dosierung kontinuierlich eingenommen wurden.

Tab. 44.5 Psychopharmakotherapie der Insomnie im Alter

Psychopharmaka	Mittlere Tagesdosis
Zopiclon	0,5–1 Tbl.
Zolpidem	0,5–1 Tbl.
Melperon	25–50 mg
Pipamperon	40–80 mg
Trimipramin (Off-label-Anwendung)	25–50 mg
Chloraldurat blau	0,5–1 Tbl.
Ggf. Baldrian, Melisse, Hopfen	

Tab. 44.6 Pflegestufen

Pflege-stufe	Notwendige Hilfen	Zeitaufwand für die erforderliche Pflege
Pflege-stufe I	Mindestens 1-mal/Tag bei 2 Verrichtungen Hilfe in Körperpflege, Ernährung oder Mobilität notwendig Mehrfach wöchentlich Hilfe im Haushalt notwendig	Mindestens 1,5 h/Tag, wobei auf die Grundpflege (Körperpflege, Ernährung, Mobilität) mehr als 45 min entfallen müssen
Pflege-stufe II	Mindestens 3-mal/Tag Hilfe bei Körperpflege, Ernährung oder Mobilität notwendig	Mindestens 3 h/Tag, wobei auf die Grundpflege mindestens 2 h entfallen müssen
Pflege-stufe III	Rund um die Uhr hilfsbedürftig	Mindestens 5 h/Tag, wobei auf die Grundpflege mindestens 4 h entfallen müssen

Als Folge einer Niedrigdosisabhängigkeit von Benzodiazepinen können erhebliche unerwünschte Wirkungen auftreten wie:

- Sedierung am Tage
- Schwindel und Gangunsicherheit
- Erhöhtes Sturzrisiko aufgrund der muskelrelaxierenden Wirkung
- Kognitive Defizite
- Psychomotorische Verlangsamung

Bei eigenmächtigen Absetzversuchen stellen sich schnell schwere Entzugssymptome ein. Neben den klassischen Entzugssymptomen (▶ Abschn. 19.4) sind im Alter Schlafstörungen, Halluzinationen und Muskelkrämpfe häufig.

Auch bei den Benzodiazepinen entspricht das therapeutische Vorgehen dem bei jüngeren Patienten.

44.7   Schlafstörungen

Mit dem Alter nehmen subjektive Klagen über Schlafstörungen zu. Dabei sind Schlafzeit und -fähigkeit gegenüber jüngeren Lebensabschnitten nicht beeinträchtigt, sondern die tiefen Schlafphasen nehmen zugunsten der leichten Schlafstadien (▶ Kap. 28) ab, und der Nachtschlaf wird unruhiger mit kurzen zwischenzeitlichen Wachperioden.

Etwa 25–35 % der älteren Patienten klagen über Schlafstörungen, etwa jeder Dritte von ihnen nimmt ein verschreibungspflichtiges Schlafmittel ein.

Etwa 20 % der älteren Patienten mit Schlafstörungen leiden an primärer Insomnie, bei den anderen 80 % sind die Schlafstörungen Ausdruck einer somatischen oder psychischen Erkrankung, beispielsweise einer depressiven Störung (Ein- und Durchschlafstörungen, morgendliches Früherwachen), einer Demenz oder einer psychotischen Störung. An körperlichen Erkrankungen, die zu Schlafstörungen führen, ist v. a. das Schlafapnoe-Syndrom im Alter sehr häufig (~40 %) (▶ Abschn. 28.8), daneben kommen Schlafstörungen im Alter nicht selten auch begleitend bei kardialen und pulmonalen Erkrankungen vor. Auch das Restless-legs-Syndrom mit periodischen Beinbewegungen im Schlaf lässt sich häufig bei Schlafstörungen im Alter finden (▶ Abschn. 28.8).

Darüber hinaus werden Schlafstörungen im Alter sicherlich begünstigt durch »Nickerchen« am Tage, mangelnde körperliche Aktivität und fehlende Tagesstruktur.

Unabhängig vom Alter steht bei der Therapie von Schlafstörungen zunächst die schlafhygienische Beratung im Vordergrund. Zusätzlich können spezielle verhaltenstherapeutische Interventionen und Entspannungsverfahren zur Anwendung kommen (▶ Kap. 28). Bei schweren bzw. resistenten Schlafstörungen können zur kurzfristigen Intervention auch Psychopharmaka indiziert sein (◻ Tab. 44.5). Zu beachten ist aber, dass eine Effektivität der verfügbaren schlafinduzierenden Substanzen bisher nur für den Zeitraum von bis zu 4 Wochen beschrieben wird.

44.8   Versorgungsstrukturen

Etwa 80 % der pflegebedürftigen älteren Menschen leben zu Hause, sodass ambulante Hilfen eine große Relevanz haben.

Pflegebedürftigkeit – Pflegebedürftig sind Menschen, die infolge einer körperlichen, geistigen oder psychischen Erkrankung oder Behinderung für die gewöhnlichen und regelmäßig wiederkehrenden Verrichtungen im Ablauf des täglichen Lebens auf Dauer in erheblichem Maße der Hilfe bedürfen. Die Pflegebedürftigkeit wird in 3 Pflegestufen eingeteilt (◻ Tab. 44.6).

Ambulante Hilfen und ihr Leistungsspektrum

Ambulante Pflegedienste:
— Grund-, Kranken- und Behandlungspflege, hauswirtschaftliche Versorgung

Gerontopsychiatrische Dienste:
— Koordination zwischen Ärzten, Sozialämtern, Beratungsstellen, Tageskliniken, Krankenhäusern und Pflegeheimen
— Betreuung, z. B. Hausbesuche
— Langfristige Kontaktsicherung
— Aktivierende Pflege
— Tagesstrukturierung
— Einbeziehung von Bezugspersonen

Tagesstätten, Alten- und Servicezentren:
— Förderung sozialer Kontakte
— Umsetzung sozialer Aktivitäten
— Möglichkeiten der Anregung und Beschäftigung (z. B. Ergotherapie, Gedächtnistraining)
— Körperliche Bewegung, Gymnastik
— Regelung der Mahlzeiten

Betreuungsgruppen für Demenzkranke:
— Tagesstrukturierung
— Erhalt von Alltagsfunktionen
— Geistige Anregung und Beschäftigung
— Kognitive Förderung
— Gemeinsame körperliche Bewegung

Alzheimer-Gesellschaften:
— Beratung von Angehörigen
— Bereitstellung von Informationsmaterial
— Öffentlichkeitsarbeit
— Teilweise Organisation von Betreuungsgruppen, Helferkreisen, Gruppenarbeit mit Angehörigen

Selbsthilfegruppen für Betroffene und Angehörige:
— Erfahrungs- und Informationsaustausch
— Emotionale Ermutigung
— Besprechung individueller Problemsituationen
— Entwicklung von Problemlösungsstrategien

Neben den ambulanten Hilfen existieren **teilstationäre** und **stationäre** Versorgungsstrukturen für ältere psychisch kranke Menschen. Ziel teilstationärer Einrichtungen ist v. a. die Sicherung der Kontinuität des häuslichen Lebens für den älteren Patienten. Einrichtungen der stationären Versorgung spielen v. a. bei der Versorgung von an Demenz erkrankten Personen eine wichtige Rolle.

Tipp

Deutsche Gesellschaft für Gerontopsychiatrie und -psychotherapie e. V.: http://www.dggpp.de

? Übungsfragen

1. Was ist bei der Diagnostik depressiver Störungen im Alter besonders zu berücksichtigen?
2. Die differenzialdiagnostische Abgrenzung zwischen einer Demenz-Erkrankung und kognitiven Störungen im Rahmen einer Depression ist mitunter schwierig. Nennen Sie differenzialdiagnostische Kriterien, die für eine Depression sprechen.
3. Was meint das Depression-Executive-Dysfunction(DED)-Syndrom?
4. Wie zeigt sich das klinische Bild einer Depression im Alter?
5. Was ist die häufigste Angststörung im höheren Lebensalter?
6. Beziehen Sie Stellung zu der Aussage, dass ältere Menschen weniger Schlaf brauchen als jüngere.

Weiterführende Literatur

Alexopoulos G, Kiosses DN, Klimstra S, Kalayam B, Bruce ML (2002) Clinical presentation of the »Depression-Executive Dysfunction-Syndrome« of later life. Am J Geriatr Psychiatry 10: 98–106

Beekman ATF, de Beurs E, van Balkom AJLM, Deeg DJH, van Dyck R, van Tilburg W (2000) Anxiety and depression in later life: Co-occurance and communality of risk factors. Am J Psychiatry 157: 89–95

Beekman AT, Copeland J, Prince M (1999) Review of community prevalence of depression in later life. Br J Psychiatr 174: 307–311

Beekman AT, Bremmer MA, Deeg DJ, van Balkom AJ, Smith JH, de Beurs E, van Dyck R, van Tilburg W (1998) Anxiety disorders in later life: a report from the longitudinal aging study Amsterdam. Int J Geriatr Psychiat 13: 717–726

Boerner RJ (2004) Angst im Alter – Epidemiologie, Diagnostik und therapeutische Optionen. Fortschr Neurol Psychiat 72: 564–573

Helmchen H, Baltes MM, Geiselmann B, Kanowski S, Linden M, Reischies FM, Wagner M, Wilms HU (1996) Psychische Erkrankungen im Alter. In: Mayer KU, Baltes PB (Hrsg) Die Berliner Altersstudie. Akademie Verlag, Berlin, S 185–219

Müller-Spahn F (2003) Depressionen im höheren Lebensalter. In: Gaebel W, Müller-Spahn F (Hrsg) Diagnostik und Therapie psychischer Störungen. Kohlhammer, Stuttgart, S 448–464

Schaub RT, Linden M (2000) Epidemiologische Befunde zu Angst im Altern. In: Kretschmar C (Hrsg) Angst – Sucht – Anpassungsstörungen im Alter. Schriftenreihe der DGGPP, Düsseldorf, S 24–41

Sheikh JI, Yesavage JA (1986) Geriatric Depression Scale (GDS): Recent evidence and development of a shorter version. Clinical Gerontology : A Guide to Assessment and Intervention. The Haworth Press, New York, pp 165–173

Teising M, Drach LM, Gutzmann H, Haupt M, Kortus R, Wolter KD (Hrsg) (2007) Alt und psychisch krank. Diagnostik, Therapie und Versorgungsstrukturen im Spannungsfeld von Ethik und Ressourcen. Kohlhammer, Stuttgart

Geschlechtsspezifische Aspekte psychischer Erkrankungen

U. Habel, F. Schneider

»Kurzinfo«

- In der klinischen Praxis wie in der Forschung ist der Einfluss der Geschlechtszugehörigkeit bei psychischen Erkrankungen ein häufig **unterschätzter** und **zu wenig beachteter** Faktor
- Das Geschlecht beeinflusst **Einstellungen**, **Vorlieben** und **Interessen**; auch **kognitive** und **emotionale** Funktionen weisen Geschlechtsunterschiede auf
- Bei den meisten psychischen Erkrankungen bestehen **geschlechtsspezifische Prävalenzunterschiede**, wobei die Ursachen für diese Unterschiede nach wie vor weitgehend unbekannt sind; bei einer Reihe von psychischen Erkrankungen im Erwachsenenalter ist das weibliche Geschlecht überrepräsentiert
- **Frauen** haben ein etwa **doppelt** so hohes Risiko, an einer **unipolaren Depression** zu erkranken; als Erklärung kommen vermutlich biologische und psychosoziale Ursachen infrage
- Das **klinische Erscheinungsbild unipolarer Depressionen** weist **geschlechtsspezifische** Unterschiede auf: bei Frauen sind häufiger körperliche, ängstliche und atypische Symptome zu finden, bei Männern gehäuft »depressionsuntypische« Symptome
- Ein Einfluss des weiblichen Zyklus auf affektive Symptome zeigt sich beim **prämenstruellen dysphorischen Syndrom**
- **Frauen** erkranken im Durchschnitt bis zu 5 Jahre **später** an einer **Schizophrenie** als Männer, zu einem Zeitpunkt, an dem sie schon besser sozial integriert sind, was den weiteren Verlauf günstig beeinflusst
- Signifikante Geschlechtsunterschiede hinsichtlich der Inzidenz bei **Alzheimer-Demenz** bestehen erst ab einem höheren Lebensalter (Frauen stärker betroffen); bei **Frauen** zeigen sich dabei stärkere **sprachliche Leistungseinbußen** als bei Männern
- **ADHS** wird bei **Jungen häufiger** diagnostiziert als bei Mädchen; Mädchen weisen oft eine mildere Symptomatik auf, bei der v. a. Aufmerksamkeitsstörungen dominieren und die impulsiven und hyperaktiven Verhaltensweisen weniger im Vordergrund stehen

45.1   Einführung

In vielen Bereichen lassen sich Geschlechtsunterschiede nachweisen. Das Geschlecht beeinflusst unsere Einstellungen und Interessen, unser Erleben und Verhalten und macht sich auch in neuropsychologischen Unterschieden bemerkbar. Männer scheinen im Durchschnitt besser bei visuell-räumlichen Aufgabenanforderungen abzuschneiden, Frauen dagegen im sprachlichen Bereich. Jedoch muss die Differenzierung noch etwas feiner erfolgen, denn es sind eher Unterfunktionen, bei denen im einen

Fall Männer, im anderen Fall Frauen bessere Leistungen zeigen. Frauen scheinen im Vorteil zu sein bei:

- Wahrnehmungsgeschwindigkeit
- Visuellem Objektgedächtnis
- Wortflüssigkeit
- Feinmotorik
- Rechenaufgaben

Männer erzielen dagegen durchschnittlich bessere Ergebnisse bei:

- Anforderungen an das räumliche Vorstellungsvermögen
- Zielgerichteten motorischen Fähigkeiten
- Strukturverständnis
- Mathematischen Schlussfolgerungen

Vorherrschend ist ferner die generelle Annahme, dass Frauen emotionaler seien als Männer. Wissenschaftliche Erkenntnisse hierzu unterstützen diese Annahme jedoch nur zum Teil. Man findet, dass Frauen emotional ausdrucksstärker sind, stärkere physiologische Reaktionen zeigen, Emotionen besser erkennen, häufiger und auch über intensivere Emotionen berichten und dabei auch mehr negative Emotionen schildern. Doch es existieren auch gegenteilige Befunde, und Geschlechtsrollenstereotype haben auf die Ergebnisse ebenfalls Einfluss. Männer zeigen dagegen häufiger aggressives Verhalten als Frauen. Die meisten dieser Unterschiede sind **kulturübergreifend** zu finden und erweisen sich als **zeitstabil**.

Die Ursachen solcher Geschlechtsunterschiede sind schwer genauer zuzuordnen, da diese in der Regel auf eine **Interaktion** geschlechtsspezifischer **biologischer Unterschiede**, die bereits pränatal und von Geburt an Einfluss auf die individuelle Entwicklung nehmen, und **umweltbedingter** geschlechtsspezifischer Einflüsse zurückzuführen sind.

Mögliche solche Einflussfaktoren sind:

- Genetische Unterschiede
- Hormonelle Einflüsse
- Geschlechtsspezifische Hirnstruktur und -organisation
- Geschlechtsspezifische Reifungsgeschwindigkeiten
- Geschlechtsspezifische Umwelteinflüsse und Lernerfahrungen
- Geschlechtsspezifische Verhaltens- und Verarbeitungsstrategien

Geschlechtsunterschiede beeinflussen demnach eine Vielzahl von Lebensbereichen. Neben den bereits bei gesunden Frauen und Männern vorhandenen Geschlechtsspezifika lassen sich auch krankheitsassoziierte Unterschiede zwischen den Geschlechtern aufzeigen. Jedoch wird die Geschlechtszugehörigkeit in der klinischen Praxis und

Forschung als Einflussfaktor meist vernachlässigt. Beispielsweise werden Studien in der psychopharmakologischen Forschung meist an einem männlichen Kollektiv durchgeführt, und geschlechtsspezifische Faktoren wie z. B. der Einfluss weiblicher Geschlechtshormone finden oft keine Berücksichtigung.

Geschlechtsunterschiede werden allerdings nicht nur zu wenig berücksichtigt, ebenso können auch geschlechtsstereotype Vorstellungen Diagnose und Behandlung beeinflussen. Beispielsweise werden bei Männern schneller »echte« somatische Erkrankungen diagnostiziert, bei Frauen besteht häufiger die Annahme, dass psychovegetative Störungen den Beschwerden zugrunde liegen, was in anderen und evtl. verzögerten therapeutischen Interventionen resultieren kann.

De facto legen Studienergebnisse nahe, dass die medizinische Versorgung von Frauen schlechter zu sein scheint als die von Männern, weil zu selten beachtet wird, dass Frauen ihre Krankheitssymptome anders wahrnehmen oder charakteristische Krankheitssymptome abweichen können. Frauen werden daher oft später als Männer mit hochwirksamen Medikamenten behandelt.

> **Bei psychischen Erkrankungen gibt es Geschlechtsunterschiede hinsichtlich Prävalenz, Ätiopathogenese und Symptomatik, deren Erforschung und Berücksichtigung von größter Wichtigkeit für eine optimale und personalisierte Diagnostik und Therapie ist.**

Hinsichtlich der Häufigkeit psychischer Erkrankungen im Entwicklungsverlauf zeigten die Mannheimer Längsschnittstudien (Esser et al. 2000, Laucht et al. 2000), dass in der Zeit vom Kleinkindalter bis zum 13. Lebensjahr die Prävalenzraten für psychische Erkrankungen bei Jungen höher sind als bei Mädchen. Während der Adoleszenz nähern sich die Prävalenzraten einander an. Im späten Jugendalter zeigen Mädchen höhere Prävalenzraten, wobei der Geschlechterunterschied verschwindet, wenn auch dissozial-aggressive Störungen mit einbezogen werden.

Im Erwachsenenalter dominiert bei den meisten psychischen Erkrankungen das weibliche Geschlecht (▶ Kap. 1). Unbestritten ist, dass Frauen ein höheres Risiko besitzen, eine Depression, eine Angststörung, Essstörung, eine somatoforme Störung oder eine posttraumatische Belastungsstörung zu entwickeln. Jedoch zeigen Männer bei den substanzbedingten Suchterkrankungen, beim Autismus sowie der schweren dissozialen Persönlichkeitsstörung höhere Prävalenzraten als Frauen.

45.2 Ausgewählte psychische Erkrankungen unter Berücksichtigung von Geschlechtsunterschieden

45.2.1 Unipolare Depressionen

- **Epidemiologie und Verlauf**

Studien zeigen, dass **Frauen doppelt so häufig** an unipolaren Depressionen (▶ Kap. 21) erkranken wie Männer. Diese Unterschiede treten jedoch erst nach der Pubertät in Erscheinung, vorher ist das Geschlechterverhältnis in etwa ausgeglichen.

Während sich bei Männern die Depression vielfach sekundär in der Folge einer Suchterkrankung entwickelt, ist dies bei Frauen eher umgekehrt.

Weitere häufige Charakteristika bei Frauen sind:
- Früherer Beginn (in einem jüngeren Lebensalter) der depressiven Störung
- Längere Episodendauer
- Oftmals höherer Schweregrad
- Mehr Rezidive

- **Klinik**

Die Symptomatik einer depressiven Episode weist ebenfalls geschlechtsspezifische Besonderheiten auf, wobei die depressive Kernsymptomatik bei beiden Geschlechtern gleich häufig ist.

Bei der **weiblichen Depression** stehen Schuldgefühle und ein vermindertes Selbstwertgefühl deutlich mehr im Vordergrund sowie eine **ängstliche Symptomatik** mit Nervosität und vegetativen Symptomen. Insbesondere **körperliche Beschwerden** finden sich eher bei Frauen. Zudem zeigen sich bei Frauen ein stärkerer saisonaler Einfluss auf die Stimmung als bei Männern sowie **atypische Symptome** wie ein erhöhtes Schlafbedürfnis und Gewichtszunahmen durch vermehrte Nahrungsaufnahme.

Das Krankheitsbild ist bei Männern stärker geprägt von Misstrauen, Ärger, Ruhelosigkeit, Agitiertheit, Irritabilität und Zwanghaftigkeit, einem starken Kontrollbedürfnis und der Angst zu versagen. Männer leiden im Vergleich zu Frauen bevorzugt unter einem Schlafdefizit.

> **Frauen zeigen im Vergleich zu Männern mehr somatische Depressionssymptome (Schlafstörungen, Appetitstörungen, Energieverlust, körperliche Mattigkeit) und häufiger sog. atypische Symptome (z. B. Gewichtszunahme, Appetitsteigerung, erhöhtes Schlafbedürfnis).**

Bei **Frauen** finden sich auch mehr **Suizidversuche**, allerdings stehen dem 3-fach **höhere Suizidraten bei Männern** gegenüber. Dies könnte u. a. darin begründet liegen, dass Männer eher »harte« Methoden wählen, wie z. B. Erhängen oder Erschießen, Frauen dagegen »weiche« Methoden (z. B. Vergiftungen) (▶ Abschn. 47.1).

Frauen weisen insgesamt **höhere Komorbiditätsraten** auf als Männer. Als komorbide psychische Erkrankungen finden sich bei Frauen primär Angst- und Essstörungen, bei Männern v. a. stoffgebundene Suchterkrankungen (besonders Alkohol) sowie dissoziale, narzisstische und zwanghafte Persönlichkeitsstörungen.

▪ Erklärungsansätze

Es existieren verschiedene Erklärungsansätze für die Geschlechtsunterschiede hinsichtlich der Häufigkeit unipolarer Depressionen, von denen jeder für sich alleine die Unterschiede aber nicht vollständig aufklären kann.

▪▪ Artefakte

Insgesamt betrachtet scheinen Artefakte wie ein möglicherweise unterschiedliches Hilfesuchverhalten von Männern und Frauen oder eine bessere Erinnerungsbereitschaft der Frauen hinsichtlich negativer Affektzustände (»Recall-Artefakt-Hypothese«) keine wesentliche Rolle zu spielen.

▪▪ Biologische Unterschiede

Eine Beteiligung **genetischer Faktoren** an der Genese depressiver Störungen ist gut belegt. Befunde neuerer Studien deuten darauf hin, dass bei Frauen ein stärkerer genetischer Einfluss auf die Depressionsentstehung besteht als bei Männern, insbesondere bei breiter Diagnosendefinition. Inwieweit geschlechtsspezifische Gen-Umwelt-Interaktionen die erhöhte Vulnerabilität bei Frauen verursachen, ist noch nicht abschließend geklärt.

Hormonelle Unterschiede bzw. hormonelle Schwankungen, beispielsweise im Rahmen von Menarche, Menopause oder post partum, sind eine Erklärung für die bei Frauen erhöhten Prävalenzraten ab Beginn der Pubertät. Östrogen, Progesteron und Oxytozin beeinflussen die Synthese und Ausschüttung von Neurotransmittern. So führt **Östrogen** zur Steigerung der Serotoninaufnahme, ist an der Steuerung der Hypothalamus-Hypophysen-Nebennierenrinden-Achse beteiligt und wirkt neuro- und stressprotektiv. Befunde zur Effektivität einer Östrogenersatztherapie auf die depressive Symptomatik sind allerdings uneinheitlich. **Oxytozin** als Substrat interpersoneller Bedürfnisse hat möglicherweise ebenfalls eine protektive Wirkung. Frauen scheinen auf die Frustration interpersoneller Bedürfnisse besonders vulnerabel zu reagieren.

Ergebnisse aus Längsschnittstudien deuten allerdings darauf hin, dass in hormonellen Umstellungsphasen mehr noch als die Hormone selbst aktuelle psychosoziale Belastungen sowie Risikofaktoren wie vorhergehende Krankheitsepisoden das Auftreten einer depressiven Episode zu modulieren scheinen.

Genetische und (früh)hormonelle Unterschiede zwischen Männern und Frauen nehmen Einfluss auf die geschlechtsspezifische Hirnorganisation. Es finden sich einige wenige Untersuchungen zu **hirnstrukturellen Unterschieden**, wonach depressive Patientinnen beispielsweise ein geringeres Volumen der rechten Amygdala aufweisen, depressive Patienten dagegen ein kleineres Volumen des linken inferioren anterioren zingulären Kortex.

▪▪ Psychosoziale und Persönlichkeitsfaktoren

Psychosoziale Belastungen (z. B. niedriges Bildungsniveau, niedriger sozialer Status) erhöhen ganz allgemein das Depressionsrisiko. Frauen sind solchen Belastungen häufiger ausgesetzt. So wird ein besonders hohes Depressionsrisiko bei jungen, nichtverheirateten Müttern kleiner Kinder mit niedrigem Bildungsgrad und niedrigem Einkommen berichtet (Lynne u. Hall 1990).

Berufstätigkeit ist im Allgemeinen mit einem geringeren Depressionsrisiko verbunden, Frauen sind allerdings in der Regel nach wie vor weniger häufig berufstätig als Männer.

Sexueller Missbrauch ist ein hoher Risikofaktor für spätere psychische Erkrankungen, auch hiervon sind Frauen häufiger betroffen. Ferner erhöhen multiple Rollenbelastungen das Erkrankungsrisiko, und es sind zumeist Frauen, die multiplen Rollenbelastungen ausgesetzt sind.

Persönlichkeitsvariablen, die geschlechtsspezifisch unterschiedlich sind, gelten ebenfalls als Einflussfaktoren. Neurotizismus ist mit Depressionen konfundiert. Erhöhte Neurotizismuswerte werden häufiger bei Frauen gefunden.

Für Frauen sind interpersonelle Beziehungen in der Regel wichtiger, sodass dies möglicherweise die Vulnerabilität für sozialen Stress erhöht. Zudem neigen Frauen zu Grübeln und Rumination, was eine depressive Symptomatik eher verstärkt, während Männer sich besser ablenken können, was in diesem Kontext günstiger ist.

▪ Therapie

Befunde zu geschlechtsspezifischen Besonderheiten in der Wirksamkeit von Verhaltenstherapie fehlen weitgehend. Lediglich sehr vereinzelte Befunde liegen vor, die noch keine generellen Aussagen erlauben, aber darauf hindeuten, dass möglicherweise unterschiedliche Vorgehensweisen jeweils bei Männern oder Frauen erfolgreicher sind. So scheinen **Männer** eher von **interpretativer Therapie**, **Frauen** dagegen von **supportiver Therapie** zu profitieren (Ogrodniczuk et al. 2001). Dies wird darauf zurückgeführt, dass die interpretative Therapie auf Introspektion, intrapsychische Wahrnehmung und die Bewusstmachung negativer Gefühle fokussiert, supportive Therapie eher auf externales Problemlösen und die sofortige Adaptation an die jeweilige Situation, und damit insgesamt eher entspannend, tröstend und belohnend vorgeht. Dies verdeutlicht, dass geschlechtsspezifisch unterschiedliche Bewältigungsstrategien möglicherweise von Bedeutung sind, ähnlich wie dies im Rahmen der Grübelneigung bei Frauen und der Bevorzugung von Ablenkung bei Männern zum Ausdruck kommt.

Pharmakotherapeutisch zeigte sich in einigen Studien, dass moderne Antidepressiva (selektive Serotoninwiederaufnahmehemmer, SSRI) bei jüngeren Frauen bessere Effekte haben. Möglicherweise ist dies auf deren günstigere Wirkung auf die häufiger gefundenen atypischen Symptome bei Frauen zurückzuführen. Wichtig ist auch, dass potenzielle Nebenwirkungen der verschiedenen Substanzklassen berücksichtigt werden, beispielsweise bei Trizyklika eine mögliche Gewichtszunahme. Eine solche führt nicht selten dazu, dass eine entsprechende Therapie gerade von jüngeren Frauen abgebrochen wird. Bei Männern führt v. a. die Nebenwirkung der sexuellen Funktionsstörungen zur erhöhten Non-Compliance. Sexuelle Funktionsstörungen treten häufig als Nebenwirkungen von SSRI auf (▶ Kap. 10, ▶ Kap. 29).

45.2.2 Prämenstruelles dysphorisches Syndrom (PMDD)

Bei Frauen findet sich eine zyklusabhängige Vulnerabilität für affektive Symptome. Dies wird beispielsweise in dem Konzept des prämenstruellen dysphorischen Syndroms (PMDD) deutlich.

Prämenstruelles dysphorisches Syndrom (PMDD) – Dabei handelt es sich um eine Unterform des prämenstruellen Syndroms (ICD-10: N94.3 Prämenstruelle Beschwerden). Während Letzteres eher somatische Symptome berücksichtigt, beschreibt PMDD vor allem psychische Symptome, die zyklisch während der Lutealphase auftreten und nach Einsetzen der Menstruation aufhören.

Die Prävalenz von PMDD liegt bei 3–8 %, wobei jedoch 90 % aller Frauen mindestens ein Symptom dieses Syndroms in der Lutealphase zeigen (Korzekwa u. Steiner 1997) und nur 10 % der Frauen vollständig beschwerdefrei sind. Der Beginn des PMDD liegt zwischen dem 15. und 25. Lebensjahr.

Die **diagnostischen Kriterien für PMDD** umfassen u. a.:
- Depressive Verstimmung
- Hoffnungslosigkeit
- Angst
- Spannung
- Affektlabilität
- Gereiztheit

Differenzialdiagnostisch ist es wichtig, affektive Störungen und Angststörungen abzugrenzen, bei denen es prämenstruell zu einer Exazerbation kommen kann. Im Rahmen der Depression konnte eine prämenstruelle Symptomverschlechterung bei bis zu 50 % der Frauen nachgewiesen werden. Irritabilität ist dabei das häufigste Symptom (bei ca. 80 %). Aber auch stärkere depressive Verstimmung, erhöhte Angst und emotionale Labilität wurden berichtet (Kornstein et al. 2002).

Therapeutisch kommen beim PMDD in Betracht:
- Antidepressiva (v. a. SSRI und jene mit dualem Wirkmechanismus)
- Ovulationshemmer
- Psychotherapeutische Interventionen (kognitive Verhaltenstherapie)

45.2.3 Schizophrenie

▪ Epidemiologie

Von einer Schizophrenie (▶ Kap. 20) sind beide Geschlechter kulturübergreifend vergleichbar häufig betroffen. Allerdings existieren geschlechtsspezifische Unterschiede in Hinblick auf das Erstmanifestationsalter, die Symptomatik und den Krankheitsverlauf. Problematisch sind bei den meisten Studien hierzu allerdings das Fehlen einer präzisen Definition und Erfassung des Krankheitsbeginns sowie einer hinreichend großen und repräsentativen Stichprobe.

Insgesamt weisen die Befunde aber darauf hin, dass **Männer** im Durchschnitt **etwa 5 Jahre früher** erkranken als Frauen. Bei Männern liegt der Erstmanifestationsgipfel zwischen dem 18. und dem 25. Lebensjahr, bei Frauen zwischen dem 22. und 28. Lebensjahr. Allerdings findet sich bei Frauen ein 2. Häufigkeitsgipfel nach der Menopause (◻ Abb. 45.1). Das Geschlechterverhältnis liegt zu diesem späten Zeitpunkt bei 1:2 bis 1:4 (Männer : Frauen). In der späteren Altersphase sind Symptomatik und Verlauf bei Frauen auch schwerer ausgeprägt als bei Männern.

Hinsichtlich der Lebenszeitprävalenzen lassen sich bei beiden Geschlechtern vergleichbare Raten ermitteln.

▪ Klinik

Im Allgemeinen gehen der Manifestation einer Schizophrenie oft leichte Entwicklungsverzögerungen und soziale sowie abgeschwächte psychische Auffälligkeiten voraus (Häfner 2003).

▪▪ Präkursoren

Häufig fanden sich bereits in der Kindheit schizophrener Patienten unspezifische, diskrete Auffälligkeiten. Bei

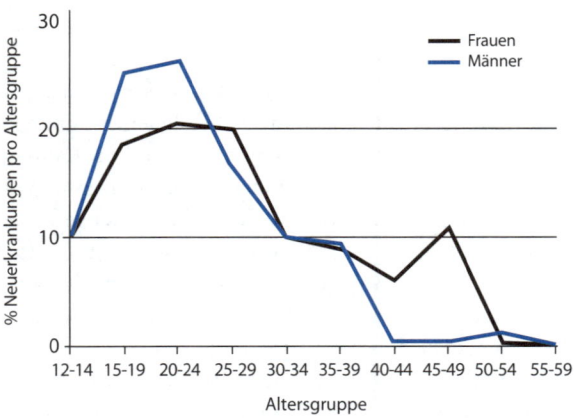

Abb. 45.1 Veranschaulichung der geschlechtsspezifischen Verteilung der Krankheitserstmanifestation über den Lebenszyklus. (Nach Häfner et al. 1993, reproduced with permission)

45

Mädchen ist hierbei stärker **internalisierendes** Verhalten zu beobachten, wie z. B. Schüchternheit, depressive Verstimmung und soziale Ängste, wohingegen **Jungen** eher **externalisierendes** Verhalten, wie Hyperaktivität sowie körperliche und verbale Aggression zeigen. Fraglich ist, inwieweit solche Geschlechtsunterschiede nicht durch die Krankheit selbst, sondern durch normale geschlechtsspezifische Verhaltensmuster bzw. Charakteristika bedingt sind.

▪▪ Prodromalsymptome

Auch die Prodromalsymptome einer schizophrenen Erkrankung zeigen geschlechtsspezifische Besonderheiten. Bei Frauen sind häufiger Symptome wie Unruhe, Überanpassung und Konformität zu finden, bei Männern häufiger Substanzmissbrauch, mangelndes Interesse an Schule und Arbeit, verminderte Freizeitaktivität und Interesselosigkeit, Kommunikationsdefizite sowie nachlassende Hygiene. Demnach zeigt sich ein sozial verträglicheres Verhalten bei Frauen, während Männer eher sozial negatives Verhalten aufweisen, das stärker mit einer sozialen Integration interferiert. Dies ist ableitbar aus den auch bei Gesunden berichteten Geschlechtsunterschieden im Sozialverhalten, da auch dort mehr aggressives und antisoziales Verhalten üblicherweise bei Männern zu beobachten ist.

> ❯ **Die Geschlechtsunterschiede hinsichtlich der Präkursoren und Prodromalsymptome beruhen wahrscheinlich weniger auf durch die Krankheit verursachten Unterschieden, sondern deuten eher auf geschlechts- und altersspezifische Einflüsse hin.**

▪▪ Positiv- und Negativsymptome

Von manchen Autoren wird eine größere Häufigkeit von Negativsymptomen bei Männern im Vergleich zu Frauen

angegeben, während bei Spätschizophrenien und damit v. a. bei Frauen Positivsymptome im Vordergrund stehen sollen. Allerdings sind die Daten hierzu uneinheitlich und gründen auf keiner sicheren Datenbasis.

Insgesamt scheint es keine signifikanten Geschlechtsunterschiede hinsichtlich der Ausprägung und Verteilung positiver und negativer Symptome der manifesten Schizophrenie zu geben.

▪ Verlauf

Geschlechtsunterschiede offenbaren sich v. a. hinsichtlich des sozialen Verlaufs. Diese gehen vermutlich zurück auf bessere Ausgangsbedingungen bei Frauen durch einen späteren Krankheitsbeginn und ein häufig negativeres Sozialverhalten beim männlichen Geschlecht, was eine soziale Integration erschwert.

▪ Erklärungsansätze
▪▪ Hirnstrukturelle Unterschiede

Es wird postuliert, dass sich die Hirnreifung beim weiblichen Geschlecht schneller vollzieht, wodurch das weibliche Geschlecht in der Entwicklungszeit potenziell weniger anfällig ist für Schädigungen.

Beschrieben ist auch, dass an Schizophrenie erkrankte Männer im Durchschnitt größere Seitenventrikel aufweisen als gesunde Männer, ein Unterschied, der bei Frauen nicht in vergleichbarem Maße nachweisbar ist. Zudem gibt es Befunde, wonach im Geschlechtervergleich z. B. das Verhältnis von Amygdala zu orbitofrontalem Kortexvolumen bei schizophrenen Männern erhöht, bei Patientinnen verringert ist.

▪▪ Östrogenhypothese

Zur Erklärung des unterschiedlichen Manifestationsgipfels werden v. a. geschlechtshormonelle Einflüsse herangezogen.

Östrogenhypothese – Sie sagt aus, dass die Geschlechtsunterschiede hinsichtlich des Erstmanifestationsalters durch die protektive Wirkung des Geschlechtshormons Östrogen verursacht werden.

Östrogen hat breite neurotrophische und neuromodulatorische Effekte. Im Tierversuch findet sich die neuroprotektive Funktion der Östrogenapplikation in Form gesteigerter Synapsen- und Dendritenausbildung bzw. eines verminderten Zelltods infolge von Hypoxie.

Beim Menschen wirkt Östrogen von der Pubertät an neuroprotektiv und damit vermutlich als Schutzfaktor vor dem früheren Beginn einer schizophrenen Psychose bei Frauen. So ist der Östrogenspiegel bei jungen Frauen am höchsten und fällt nach der Menopause wieder ab. Die Östrogenhypothese kann damit die im Vergleich zu Männern mildere Symptomatik und den günstigeren Krankheitsverlauf bei Frauen, die vor der Menopause erkranken, sowie den insgesamt verzögerten Erkrankungsbeginn und den bei Frauen im Vergleich zu Männern schwächer ausgeprägten 1. Manifestationsgipfel und den 2. Manifestationsgipfel nach der Menopause erklären. Unterstützt wird diese Hypothese durch Befunde häufig niedriger Östrogenspiegel bei Frauen mit Schizophrenie (Hypoöstrogenismus). Zudem besteht ein Zusammenhang zwischen der Symptomatik und dem Hormonspiegel vor und nach der Schwangerschaft: Psychosen sind während der Schwangerschaft bei hohem Östrogenspiegel selten, dagegen wahrscheinlicher, wenn der Östrogenspiegel post partum wieder sinkt.

Je schwächer die individuelle Krankheitsdisposition ist, desto mehr scheint Östrogen in der Lage zu sein, den Ausbruch der Schizophrenie hinauszuzögern.

Die empirische Evidenz für die Östrogenhypothese beim Menschen ist jedoch relativ uneindeutig. Die Erkrankung korreliert zwar mit einem niedrigen Östrogenspiegel, wobei ein kausaler Zusammenhang aber noch nicht nachgewiesen ist.

Die Wirkung von Antipsychotika wird durch eine adjuvante Östrogenbehandlung signifikant erhöht, jedoch sind Langzeit- und Nebenwirkungen noch zu wenig bekannt.

- **Therapie**

Durch den generell späteren Erkrankungszeitpunkt von Frauen ergibt sich für diese eine eher günstigere Prognose, da die Patientinnen zu diesem Zeitpunkt schon besser sozial integriert sind und häufig auch ein höheres Ausbildungsniveau erreicht haben. Darüber hinaus nehmen Frauen mit schizophrenen Erkrankungen häufiger ambulante Hilfe in Anspruch. Dementsprechend gilt es, einen differenzierten Therapieansatz für beide Geschlechter zu verfolgen. Bei Frauen sollte ein wesentlicher therapeutischer Aspekt die Hilfe beim Wiedergewinn bestimmter sozialer Rollen sein, Männer hingegen müssen bestimmte soziale Rollen und förderliches Verhalten mitunter erst erlernen. Sie benötigen daher mehr Unterstützung beispielsweise beim Aufbau eines sozialen Netzes.

Östrogen reduziert möglicherweise die dopaminerge Transmission, sodass es zu einer antipsychotikaähnlichen dopaminantagonistischen Wirkung kommt. Die Annahme, dass Frauen aufgrund der Östrogenwirkung besser auf Antipsychotika reagieren, konnte bislang nicht eindeutig belegt werden, auch konnten Ergebnisse zur besseren Antipsychotikawirkung bei Frauen nicht immer repliziert werden. Die Schwierigkeit in der Beurteilung solcher Effekte liegt in methodischen Problemen der Studien. So bestehen Geschlechtsunterschiede in der Pharmakodynamik, und es fehlen meist präzise Messungen des Gewichts und des Hormonstatus, die eine bessere Beurteilung der Ergebnisse ermöglichen.

45.2.4 Demenz bei Alzheimer-Krankheit

- **Epidemiologie**

Die häufigste Form der Demenz ist die Demenz bei Alzheimer-Krankheit (▶ Abschn. 17.3.1). Auch hier zeigen sich geschlechtsspezifische Unterschiede hinsichtlich der Prävalenz und des klinischen Erscheinungsbildes.

Bedeutsame Geschlechtsunterschiede in der Inzidenzrate der Demenz bei Alzheimer-Krankheit lassen sich erst ab einem höheren Alter feststellen. So liegt die Inzidenzrate von Frauen erst ab einem Alter von ca. 80 Jahren signifikant über der von Männern.

- **Klinik**

Obwohl dem weiblichen Geschlecht im sprachlichen Bereich eine Überlegenheit gegenüber dem männlichen Geschlecht zugesprochen wird, manifestieren sich im Rahmen der Alzheimer-Demenz bei **Frauen stärkere sprachliche Leistungseinbußen** als bei Männern.

Post-mortem-Untersuchungen zeigten bei vergleichbarem Ausmaß neuropathologischer Veränderungen zwischen den Geschlechtern stärkere manifeste Leistungsbeeinträchtigungen bei Frauen.

Es gibt eine Reihe weiterer psychopathologischer Unterschiede zwischen Männern und Frauen mit Demenz bei Alzheimer-Krankheit:

- Bei Frauen sind häufiger anzutreffen: sozialer Rückzug, Affektlabilität, Depressionen, Horten von Vorräten, Ablehnen von Hilfsangeboten und psychotische Symptome (v. a. in früheren Krankheitsstadien)
- Bei Männern sind häufiger: aggressives Verhalten, exzessives Essen und Schlafen, Apathie

- **Erklärungsansätze**

Wiederum werden die Ursachen für die Geschlechtsunterschiede v. a. bei den geschlechtsspezifischen hormonellen Einflussfaktoren gesucht. Im Fokus der Suche steht auch hier das **Östrogen**, dem eine neuroprotektive Wirkung zugesprochen wird. Das Absinken des Östrogenspiegels nach der Menopause wird als ein möglicher Grund für die höhere Prävalenzrate der Alzheimer-Demenz bei Frauen angesehen. Und die Hinweise auf eine niedrigere Rate an Alzheimer-Demenz bei Frauen mit Östrogensubstitution nach der Menopause sind bislang nicht unwidersprochen. Allerdings weisen humanexperimentelle Studien zu diesem Thema auch zahlreiche methodische Mängel auf, weshalb bislang noch nicht eindeutig belegt werden konnte, dass Östrogene und Östrogensubstitution das Risiko für eine Demenz bei Alzheimer-Krankheit wirklich verringern können.

Auch bei den **neuropathologischen Veränderungen** konnten Geschlechtstypika festgestellt werden: Neurofibrilläre Tangles zeigen ein geschlechtsspezifisches Muster im Hypothalamus. In einer Studie fand sich bei bis zu 90 % der Männer mit Alzheimer-Demenz die Pathologie des abnorm phosphorylierten τ-Proteins im Hypothalamus, während dieses nur bei 8–10 % der Frauen gleichen Alters vorhanden war. Ein entgegengesetzter Geschlechtsunterschied trat im Nucleus basalis Meynert auf, der hauptsächlich für die Acetylcholinproduktion im Neokortex verantwortlich ist. Frauen wiesen hier eine signifikant höhere Rate von Neuronen auf, die Tangles mit hyperphosphoreliertem τ-Protein enthielten (Swaab et al. 2001).

Auch **genetische Faktoren** scheinen eine nicht unerhebliche Rolle zu spielen. So konnte bei Frauen ein stärkerer Zusammenhang zwischen ApoE(ε4)-Genotyp, der im Vergleich zu den anderen Allelvarianten ein erhöhtes Risiko für die Alzheimer-Krankheit aufweist, und der Alzheimer-Demenz gefunden werden. Es zeigte sich, dass die ApoE(ε4)-Risikoallelvariante mit einer stärkeren Hippocampusatrophie und größeren Gedächtnisbeeinträchtigungen bei Frauen assoziiert war. Da Östrogene die ApoE(ε4)-Expression modulieren, könnten diese Unterschiede auch auf endokrinologische Faktoren zurückzuführen sein.

Zudem gibt es eine geschlechtsspezifisch **unterschiedliche Transmission des genetischen Risikos** für die Alzheimer-Demenz. So ist die genetische Transmission durch die Mutter häufiger und kennzeichnet bis zu 20 % der Alzheimer-Erkrankungen. Daher haben Kinder von an Alzheimer-Demenz erkrankten Müttern ein höheres Erkrankungsrisiko als Kinder mit einem an Alzheimer-Demenz erkrankten Vater.

Nicht außer Acht zu lassen ist auch die prädiktive Bedeutung des Vorhandenseins depressiver Symptome für das Risiko, eine Alzheimer-Krankheit zu entwickeln, wobei bei Frauen häufiger depressive Symptome vorliegen.

45.2.5 Aufmerksamkeitsdefizit-/ Hyperaktivitätsstörung

Bei der Aufmerksamkeitsdefizit-/Hyperaktivitätsstörung (ADHS) handelt es sich um die häufigste psychische Erkrankung im Kindes- und Jugendalter, wobei das **männliche Geschlecht** hier **überrepräsentiert** ist (▶ Kap. 35).

Zu den diagnostischen Kriterien von ADHS zählen Unaufmerksamkeit, Hyperaktivität und Impulsivität. Mädchen mit ADHS sind klinisch weniger auffällig, da bei ihnen im Vergleich zu Jungen die hyperaktive und impulsive Symptomatik oft milder ausgeprägt ist und v. a. die Aufmerksamkeitsstörung dominiert. Es wird kontrovers diskutiert, ob dies möglicherweise ein Grund für die niedrigeren Prävalenzen von ADHS bei Mädchen ist, da ADHS bei Mädchen dadurch seltener erkannt und folglich auch weniger diagnostiziert wird.

Mehr als bei Mädchen kommen bei **Jungen** mit ADHS auch **expansive Störungen** (z. B. oppositionelles Trotzverhalten, Störung des Sozialverhaltens) oder eine Lese-Rechtschreib-Schwäche als **komorbide Störung** vor. Allerdings ist fraglich, inwieweit diese Komorbiditäten nicht eher mit dem Schweregrad der ADHS-Symptomatik als mit dem Geschlecht korrelieren. Des Weiteren gibt es Hinweise dafür, dass bei Mädchen mit ADHS im Vergleich zu Jungen mit diesem Störungsbild häufiger affektive Störungen und Angststörungen als komorbide Erkrankungen auftreten und Mädchen mit ADHS ein erhöhtes Risiko für die Entwicklung eines Substanzmissbrauchs aufweisen.

Weitere Erklärungsansätze für die unterschiedliche Häufigkeit von ADHS bei Mädchen und Jungen betonen den Einfluss **prä-, peri- und postnataler Risikofaktoren** (z. B. pränatale Alkohol- und/oder Nikotinexposition, Schwangerschafts- und Geburtskomplikationen, Infektionen). So gibt es Befunde, wonach bei der Geburt von Jungen häufiger Geburtskomplikationen und in früher Kindheit häufiger Infektionskrankheiten und Entwicklungsverzögerungen auftreten.

Eine andere Theorie gründet auf der Annahme, dass geschlechtsspezifische Unterschiede in der **Hirnreifung der frontostriatalen Strukturen** wesentlich sind für die unterschiedlichen Prävalenzen von ADHS bei Mädchen und Jungen, da der Zeitpunkt dieser Reifungsprozesse mit dem Hauptmanifestationsalter der ADHS zusammenfällt. Auch frühhormonelle Einflüsse auf die Hirnentwicklung werden als bedeutsame Faktoren diskutiert. **Testosteron** beeinflusst in nicht unerheblichem Maße das **dopaminerge Neurotransmittersystem**, von dem angenommen wird, dass es wesentlich an der Pathophysiologie von ADHS beteiligt ist.

Zusammenfassssend gilt also auch hier, dass geschlechtsspezifische Besonderheiten im diagnostischen Prozess stärkere Berücksichtigung finden müssen. Möglichkeiten, dies zu erreichen, wären beispielsweise die Durchführung zusätzlicher neuropsychologischer Untersuchungen zur Aufmerksamkeit (▶ Abschn. 6.2.2) oder die Modifikation der Diagnoseinstrumente, da die gegenwärtigen Diagnoseinstrumente stärker auf die für Jungen typische Symptomatik ausgerichtet sind.

❓ Übungsfragen

1. Welches sind psychische Erkrankungen, die mit einer erhöhten Prävalenz bei Frauen einhergehen?
2. Welche Erklärungshypothesen gibt es dafür, dass Frauen eine doppelt so hohe Prävalenzrate der Depression aufweisen als Männer?
3. Welche Geschlechtsunterschiede sind bei der Schizophrenie zu finden, und wie beeinflussen sie die Therapie?

4. Was ist die Östrogenhypothese der Schizophrenie?
5. Gibt es Geschlechtsunterschiede im Rahmen der Demenz bei Alzheimer-Krankheit?
6. Welche genetischen Risikofaktoren sind bei der Demenz bei Alzheimer-Krankheit geschlechtsspezifisch unterschiedlich?
7. Nennen Sie geschlechtsbezogene Unterschiede hinsichtlich der Komorbiditäten bei ADHS.

Weiterführende Literatur

Esser G, Ihle W, Schmidt MH, Blanz B (2000) Der Verlauf psychischer Störungen vom Kindes- zum Erwachsenenalter. Z Klin Psychol Psychother 29: 276–283

Häfner H (2003) Gender differences in schizophrenia. Psychoneuroendocrinol 28: 17–54

Häfner H, Riecher-Rössler A, an der Heiden W, Maurer K, Fätkenheuer B, Löffler W (1993) Generating and testing a causal explanation of the gender difference in age at first onset of schizophrenia. Psychol Med 23: 925–940

Kornstein SG, Sloan DM, Thase ME (2002) Gender-specific differences in depression and treatment response. Psychopharacol Bull 36: 99–112

Korzekwa MI, Steiner M (1997) Premenstrual Syndroms. Clin Obstet Gynecol 40: 564–576

Laucht M, Esser G, Schmidt MH (2000) Längsschnittforschung zur Entwicklungsepidemiologie psychischer Störungen: Zielsetzung, Konzeption und zentrale Ergebnisse der Mannheimer Risikokinderstudie. Z Klin Psychol Psychother 29: 246–262

Lautenbacher S, Güntürkün O, Hausmann M (2007) Gehirn und Geschlecht. Neurowissenschaft des kleinen Unterschieds zwischen Mann und Frau. Springer, Berlin Heidelberg

Lynne A, Hall RN (1990) Prevalence and Correlates of Depressive Symptoms in Mothers of Young Children. Pub Health Nursing 7: 71–79

Ogrodniczuk JS, Piper WE, Joyce AS, McCallum M (2001) Effect of patient gender on outcome in two forms of short-term individual psychotherapy. J Psychother Prac Res 10: 69–78

Rieder A, Lohff B (2008) (Hrsg) Gender Medizin. Geschlechtsspezifische Aspekte für die klinische Praxis. Springer, Wien New York

Swaab DF, Chung WC, Kruijver FP, Hofman MA, Ishunina TA (2001) Structural and functional sex differences in the human hypothalamus. Horm Behav 40: 93–98

Transkulturelle Psychiatrie

I. Bermejo, L. P. Hölzel, F. Schneider

»Kurzinfo«

- Zunehmende Globalisierung und multikulturelle Gesellschaften erfordern mehr als bisher die **Einbeziehung kultureller Aspekte** in die psychiatrisch-psychotherapeutisch-psychosomatische Versorgung
- Es ist **kein direkter kausaler Zusammenhang** zwischen Migration per se und psychischen Erkrankungen nachgewiesen, aber sowohl kulturell geprägte Faktoren als auch migrationsbezogene Erfahrungen üben einen entscheidenden **Einfluss auf Entstehung und Verlauf** psychischer Erkrankungen aus
- Ethnokulturelle Werte und Einstellungen sowie Migrationsprozesse beeinflussen in hohem Maß die **Versorgung** von Personen mit Migrationshintergrund
- Kulturelle Unterschiede und migrationsbezogene Faktoren **erschweren die Inanspruchnahme von Gesundheitsleistungen**: psychosoziale Versorgungsmöglichkeiten werden von Personen mit Migrationshintergrund im Vergleich zu Einheimischen generell weniger in Anspruch genommen; daneben bestehen Hinweise auf eine stärkere Inanspruchnahme akutpsychiatrischer Angebote und eine geringere Nutzung sozialpsychiatrischer Angebote

46.1 Einführung

Deutschland hat sich zu einer Gesellschaft entwickelt, in der verschiedene Kulturen und Nationalitäten enger zusammenleben. Diese »**Multikulturalität**« erfordert auch vom Gesundheitssystem Anpassungen und die verstärkte Berücksichtigung ethnokultureller Aspekte. Hierbei lassen sich kultur- und migrationsbedingte Einflüsse, insbesondere in den **Einstellungen** gegenüber psychischen Erkrankungen, im **Erleben** von und beim **Umgang mit Symptomen** sowie hinsichtlich **Behandlungsakzeptanz** und **Krankheitsverlauf** feststellen. Allerdings sind die Wechselwirkungen zwischen Kultur und Migrationserfahrung einerseits sowie Entstehung und Verlauf psychischer Erkrankungen andererseits bislang weitestgehend ungeklärt.

Die von E. Kraepelin (1856–1926) auf der Insel Java in Indonesien durchgeführten kulturvergleichenden psychiatrischen Untersuchungen, die er 1904 publizierte, werden gemeinhin als Geburtsstunde der transkulturellen Psychiatrie betrachtet.

46.2 Definition

Die Begegnung und der Austausch unterschiedlicher Kulturen führen zur Integration verschiedener Wertvorstellungen und Normsysteme und zur Entwicklung gemeinsam geteilter pluralistischer Identitäten, die miteinander verflochten sind und sich durchdringen, was unter den Begriff »**transkulturell**« zu fassen ist.

Multikulturell – Verschiedene Kulturen existieren nebeneinander. Kulturelle Differenzen werden akzeptiert, ohne dass ein echter Dialog bzw. Austausch erreicht wird.

Interkulturell – Verschiedene Kulturen tauschen sich untereinander aus. Spezifische Konzepte der Wahrnehmung, des Denkens, Fühlens und Handelns in unterschiedlichen Kulturen werden berücksichtigt.

Transkulturelle Psychiatrie – Transkulturelle Psychiatrie meint einen Zweig der Psychiatrie, der sich mit den kulturellen Aspekten der Ätiologie, der Häufigkeit und Art sowie der Behandlung psychischer Erkrankungen befasst.

Eine transkulturelle Betrachtung psychischer Erkrankungen berücksichtigt nicht nur kulturell geprägte Einflüsse auf die Wahrnehmung, das Denken, Fühlen und Handeln, sondern fördert die Entwicklung eines gemeinsamen Bezugsrahmens zur Bewertung von Symptomen und Funktionsveränderungen.

46.3 Migration: Ursachen und Verbreitung

Weltweit rechnet man mit an die 200 Mio. Menschen, die nicht in dem Land leben, in dem sie geboren wurden, sog. »Migrantinnen und Migranten« (knapp 3 % der Weltbevölkerung). Auch in Deutschland wurde lange Zeit die Nationalität als das entscheidende Kriterium für »Migranten« verwendet und somit von einem Bevölkerungsanteil von ca. 8 % der Gesamtbevölkerung in Deutschland ausgegangen. Durch die Migrationsforschung wurde in den letzten Jahren aber immer deutlicher, dass nicht nur die eigene Migrationserfahrung, sondern auch die der Eltern einen Einfluss auf das eigene Erleben und Verhalten haben kann. Dies führte in der Folge zu einer Erweiterung der Definition für »Migranten«. Heute wird der Begriff »**Person mit Migrationshintergrund**« verwendet, wenn mindestens ein Elternteil emigriert ist, wodurch allerdings die Zahl der nun hierunter subsumierten Menschen auf **knapp 20 % der deutschen Gesamtbevölkerung** anstieg.

Die Gründe für Migration sind vielfältig; unterschieden wird üblicherweise zwischen freiwilliger (z. B. EU-Binnenmigration, Migration im Rahmen eines Familiennachzugs, Arbeitsmigration) oder erzwungener Migration (z. B. asylsuchende bzw. asylberechtigte Personen mit Begründung einer Verfolgung aufgrund rassischer, religiöser oder anderer Diskriminierung).

> **Bei Personen mit Migrationshintergrund handelt es sich um eine sehr heterogene Gruppe mit unterschiedlich kultureller, ethnischer, religiöser und sozialer Herkunft.**

46.4 Gesundheit und Krankheit im transkulturellen Kontext

Die Vorstellungen von »Gesundheit« wie auch von »Krankheit« werden wesentlich durch die in einer Kultur vorherrschenden Gesundheits- bzw. Krankheitskonzepte bestimmt. Zusätzlich zu diesen **kulturellen Einflüssen** (v. a. kulturbezogene Einstellungen zu Erkrankungen, ihren Ursachen und den Behandlungsmöglichkeiten) haben auch **migrationsbezogene** (z. B. Sprachprobleme, Verlust sozialer Bindungen) und **versorgungsspezifische Faktoren** (z. B. Zugangsbarrieren, mangelnde interkulturelle Fachkompetenz) einen Einfluss auf die Einstellung gegenüber Erkrankungen und die Bewertung und Nutzung von Gesundheitsmaßnahmen.

Menschen, die in andere Länder emigrieren, kommen in Kontakt mit einem Gesundheitssystem, das häufig anders funktioniert, als sie es gewohnt sind. Die hieraus resultierenden Diskrepanzen zwischen dem Gesundheitsverhalten einerseits und den Erwartungen seitens des Gesundheitssystems können zu Fehldiagnosen und Fehlbehandlungen führen.

46.5 Psychische Erkrankungen im transkulturellen Kontext

Obschon ein häufig postulierter direkter kausaler Zusammenhang zwischen Migration per se und psychischen Erkrankungen nicht nachweisbar ist, existieren gleichwohl **Belastungsfaktoren** und Gesundheitsrisiken im Zusammenhang mit der Migration, die die Entstehung und den Verlauf psychischer Erkrankungen beeinflussen:

- Gehäuftes Auftreten kritischer »life events« (z. B. unklare Zukunftsperspektiven, Identitätskrisen)
- Stressbelastete Adaptations- und Akkulturationsprozesse
- Unsichere Aufenthaltssituation, prekäre Arbeits-/Wohnsituation, sozioökonomische Probleme
- Sprachliche Schwierigkeiten, hoher Segregationsgrad (auch bei nachfolgenden Generationen)
- Belastende Spannungssituation zwischen Rückkehr-, Verbleib- und Einbürgerungsentscheidung

- Durch ethnisch-kulturelle Diversifizierung verstärkte Generationenkonflikte

Auch die Frage, ob die häufig in Zusammenhang mit der Migration gebrachten psychischen Erkrankungen (v. a. affektive Erkrankungen und Schizophrenien) in der Herkunftskultur häufiger vorkommen, durch den Migrationsprozess selbst ausgelöst werden oder das Resultat inadäquater und/oder überforderter Bewältigungsmöglichkeiten sind, ist nicht hinreichend geklärt.

Eine Besonderheit stellen Anpassungsstörungen und posttraumatische Belastungsreaktionen (PTBS) dar, die häufiger bei Migranten festgestellt werden (v. a. bei Flüchtlingen und Asylbewerbern). Hierbei ist aber zu berücksichtigen, dass gerade die Ursachen für diese Erkrankungen zumeist auch für die Migration verantwortlich sind. Insofern, können die hier feststellbaren erhöhten Prävalenzen nicht der Migration per se zugeschrieben werden. Migration ist sowohl Chance als auch Bedrohung und nicht automatisch als krankmachend anzusehen.

> **Migrationsspezifische Belastungsfaktoren führen bei Personen mit Migrationshintergrund oft zu kumulierenden Benachteiligungen gegenüber vergleichbaren Bevölkerungsgruppen.**

Obwohl transkulturelle Aspekte bei psychischen Erkrankungen in den letzten Jahren immer häufiger auch in der Fachliteratur thematisiert werden, fehlt es sowohl an wissenschaftlichen epidemiologischen und versorgungsrelevanten Studien wie auch an praxisbezogenen Versorgungskonzepten, die sowohl den Migrations- als auch den ethnokulturellen Hintergrund berücksichtigen.

Die Diagnose einer psychischen Erkrankung beruht, in höherem Ausmaß als bei somatischen Erkrankungen, auf der klinischen und sozialen Beurteilung einer Normabweichung bzw. einer Funktionseinschränkung. Da Normen und Referenzwerte für adäquates Verhalten, Denken und Fühlen aber in hohem Maße von den sozialen, gesellschaftlichen und kulturellen Rahmenbedingungen bestimmt sind, ist auch die **diagnostische Einschätzung** zwangsläufig **stark kulturell geprägt**.

> **Aktuelle transkulturelle Positionen weisen immer wieder darauf hin, dass eine psychopathologische Diagnose trotz Nutzung von internationalen diagnostischen Klassifikationssystemen nicht auf einer wertfreien Grundlage beruht, sondern vielmehr auf dem Konsens von Experten, der Abweichung von Normen, einer Funktionseinschätzung und/oder einer sozialen Beurteilung basiert und somit stark kulturell beeinflusst ist.**

Eine subjektive und kulturabhängige Symptompräsentation seitens der Patienten mit Migrationshintergrund kann auf Seiten der zumeist einheimischen Behandler zu Fehlinterpretationen und Fehldiagnosen und somit zu inadäquaten Behandlungen führen.

> **Insbesondere bei psychischen Erkrankungen muss der kulturelle Bezugsrahmen bei der Bewertung von Beschwerden und Symptomen von Menschen mit einem anderen kulturellen Hintergrund berücksichtigt werden, um die Beschwerden und Symptome adäquat einordnen und somit passende Diagnosen stellen zu können.**

Nur unter **Berücksichtigung des kulturellen Bezugsrahmens** kann gesichert werden, dass die Behandlung akzeptiert und angenommen wird und somit effektiv sein kann.

Und nur dann, wenn die kulturellen und sozialen Normen und Einstellungssysteme berücksichtigt werden, werden spezifische Ausprägungen psychiatrisch-psychologischer Syndrome auch für mitteleuropäische bzw. westlich geprägte Gesundheitsmitarbeiter verstehbar.

Die Beziehung zwischen ethnokulturellem Hintergrund und dem Auftreten, der Verteilung und der Ausprägung verschiedener Symptome (z. B. psychotische Wahnformen, Ausgestaltung depressiver Symptome) ist von besonderem Interesse, da diese die Inanspruchnahme und Wirksamkeit von Maßnahmen der Gesundheitsversorgung beeinflusst.

Auch eine unterschiedliche Bewertung von Symptomen (z. B. affektive Symptome bei Depressionen, kulturelle Prägung von Wahngedanken) zwischen Behandlern und Patienten kann die Diagnose und Therapie erschweren. Zu unterschiedlichen Beurteilungen von Problemlagen und Symptomen kann es vor allem kommen durch:

- Sprachliche Verständigungsprobleme
- Unterschiedliches Erleben und Wahrnehmen von Emotionen und psychischen Beschwerden
- Differierendes Verständnis der Therapeut-Patient-Beziehung
- Unterschiedliche Wertevorstellungen
- Fehlende soziokulturelle und migrationsbezogene Kenntnisse auf Seiten der Therapeuten

Zuverlässige **Prävalenzangaben** zu psychischen Erkrankungen bei Personen mit Migrationshintergrund existieren derzeit nicht. Bei den vorliegenden Untersuchungen stellt man eine große Heterogenität der untersuchten Gruppen und einen Mangel an methodisch anspruchsvollen Studien mit Personen mit Migrationshintergrund fest. So ist es wenig verwunderlich, dass die in verschiedenen Studien gefundenen Prävalenzraten z. T. gravierend variieren. So werden bei affektiven Erkrankungen Prävalenzraten zwischen 3 und 81 % und für Angststörungen zwischen 6 und 90 % berichtet. Ähnlich sieht es bei anderen Störungen aus. Diese unterschiedlichen quantitativen Ergebnisse hängen, neben einer möglichen unterschiedlichen Prävalenz der Störungen, insbesondere mit den eingesetzten Instrumenten, den gewählten »cut-offs« und Problemen einer transkulturell reliablen und validen Erfassung von psychischen Symptomen und Störungen zusammen.

> **Die Heterogenität der Gruppe von Personen mit Migrationshintergrund sowie messmethodische Mängel schränken häufig die Interpretierbarkeit wie auch Generalisierbarkeit von Studienergebnissen ein.**

Beispielhaft sei hier eine migrationssensitive Analyse des Bundesgesundheitssurveys genannt, bei der Menschen mit eigener Migrationserfahrung und Deutsche hinsichtlich der 4-Wochen-, 12-Monats- und Lebenszeitprävalenzen psychischer Erkrankungen verglichen wurden. Zwar konnten auch bei dieser Analyse höhere Prävalenzraten psychischer Erkrankungen für alle 3 Bezugszeiträume bei Menschen mit eigener Migrationserfahrung im Vergleich zu Deutschen festgestellt werden (Abb. 46.1), allerdings zeigte eine differenziertere Analyse dieser Ergebnisse, dass diese Differenzen insbesondere auf unterschiedliche Prävalenzraten bei affektiven und somatoformen Störungen zurückführbar waren, während bei anderen Störungsbildern (z. B. Psychosen, Angst- und Suchterkrankungen) keine Unterschiede gefunden werden konnten.

> **Prävalenzunterschiede psychischer Erkrankungen zwischen Menschen mit eigener Migrationserfahrung und Deutschen können auf verschiedene Faktoren (v. a. psychosoziale Belastungen, stressrelevante Migrationsfolgen, kulturelle und migrationsbezogene Faktoren), die im Sinne von Mediatoren die Beziehung zwischen der Migration als Lebensereignis und einer psychischen Erkrankung maßgeblich mitbestimmen, zurückgeführt werden.**

Allgemein ist die Vergleichbarkeit der Ergebnisse von Untersuchungen, die sich mit psychosozialen Störungen bei Personen mit Migrationshintergrund befassen, aufgrund unterschiedlicher Migrationsdefinitionen und Lebensbedingungen im Ursprungs- wie auch Zielland, sehr eingeschränkt.

Bei den in einzelnen Indikationsbereichen (z. B. Schizophrenie, Sucht) festgestellten erhöhten Prävalenzraten in Deutschland spielen soziale Faktoren, insbesondere Aufenthaltsdauer, sozioökonomische Situation und Assimilations- bzw. Akkulturationsdruck sowie subjektive Krankheits- und Erklärungskonzepte eine wichtigere Rolle als die Herkunftskultur bzw. der Migrationshintergrund.

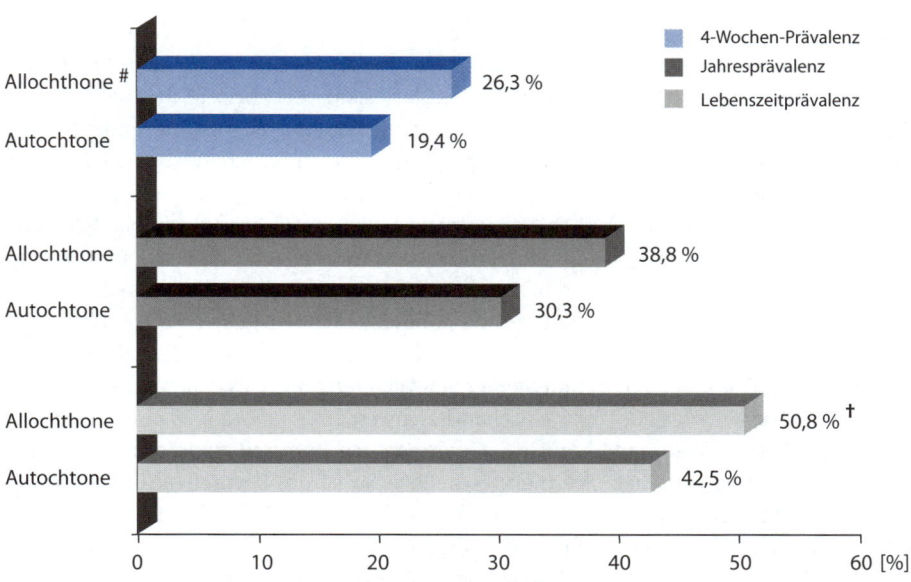

□ Abb. 46.1 Prävalenzraten psychischer Erkrankungen* bei Allochthonen (n=143) im Vergleich zu Autochthonen (n=3704). (Daten nach Bermejo et al. 2010)

Legende:
- 4-Wochen-Prävalenz
- Jahresprävalenz
- Lebenszeitprävalenz

Allochthone #: 26,3 %
Autochtone: 19,4 %
Allochthone: 38,8 %
Autochtone: 30,3 %
Allochthone: 50,8 % †
Autochtone: 42,5 %

* Psychische Erkrankungen insgesamt, inkl. Psychosen und exkl. Nikotinabhängigkeit; adjustiert nach Geschlecht, Alter und sozialer Schicht; "Deutsch" = Referenzgruppe

\# Allochthone: ausländische Migranten mit eigener Migrationserfahrung; Autochthone: deutsche Bevölkerung ohne eigene Migrationserfahrung

† Adjustiertes Odds Ratio: 1,4; p < 0,05

46.5.1 Abhängigkeitserkrankungen

Da v. a. sozialer Ausschluss und ein instabiles soziales Gefüge wichtige Faktoren bei der Entstehung und Aufrechterhaltung von Abhängigkeitserkrankungen darstellen, sind Suchtprobleme häufige Begleiterscheinungen der Migration. Hinzu kommen noch von Land zu Land differierende Einstellungen gegenüber Suchtmitteln und deren Konsum. Hinsichtlich einer Alkoholabhängigkeit – als die Suchterkrankung mit der weltweit höchsten Prävalenz – lassen sich sehr deutliche **sozial-kulturelle Unterschiede in den Trinkgewohnheiten** feststellen. Zwar ist Alkohol eine in vielen Kulturen und Ländern gesellschaftlich anerkannte Droge, aber der Alkoholkonsum – sowohl Konsummuster wie auch -menge – ist stark kulturell geprägt. Der Alkoholkonsum reicht dabei von der regional schichtspezifischen Trinkkultur bis hin zum gemeinsamen »Betrinken« und ist in vielen Kulturen/Ländern in den Alltag integriert, während dieser in anderen verboten oder an sehr enge Normen gebunden ist.

Die Grenzen zwischen akzeptiertem und sanktioniertem Trinken sind in vielen Kulturen fließend, was Missbrauch und Alkoholabhängigkeit begünstigt. Außerdem lassen sich in manchen Kulturen und Migrantengruppen auch ein eher unkritischer Umgang mit Suchtmitteln und eine geringere Einsicht in die psychischen Ursachen der Abhängigkeit feststellen.

❯ Migration per se führt nicht zu Suchtproblemen. Kulturelle Faktoren und mit Migration

verbundene Stressoren können sowohl auf das Erkrankungsrisiko als auch auf die Inanspruchnahme einer adäquaten Therapie Einfluss haben.

46.5.2 Affektive Störungen

❯ Depressionsbezogene Symptome kommen in allen Kulturen vor, und auch die Prävalenzen in verschiedenen Ländern scheinen vergleichbar zu sein. Kulturelle Differenzen bestehen allerdings hinsichtlich des subjektiven Erlebens, beim Umgang mit und bei der Präsentation depressiver Symptome.

Während der Aspekt kultureller Differenzen im Rahmen des in den USA entwickelten und eher forschungsorientierten DSM-IV durch einen spezifischen Anhang aufgegriffen wird, wird dieser Aspekt im Rahmen der in Deutschland verwendeten und eher klinisch orientierten ICD-Diagnostik nicht berücksichtigt. So führen sprachlich-kulturelle Interpretationen zu einer unterschiedlichen Beurteilung von Problemlagen und der Bewertung depressiver Symptome. Studienergebnisse legen den Schluss nahe, dass kulturelle Differenzen insbesondere auf **unterschiedliche Ausdrucksformen depressiver Symptome** zurückführbar sind und normabhängige Symptominterpretationen (z. B. Schuldempfinden, Selbstwertgefühl) häufig eine adäquate Diagnosestellung erschweren.

Während eine depressive Stimmungslage, Antriebsarmut und Selbstwertminderung kulturübergreifend ähnlich auftreten, scheinen ausgeprägte Somatisierungen in südeuropäisch-afrikanischen Ländern häufiger vorzukommen, während Symptome wie Schuld, Wertlosigkeit und Suizidalität in asiatischen Ländern eine zentralere Rolle im Rahmen einer depressiven Erkrankung einnehmen.

46.5.3 Psychotische Störungen

Im Gegensatz zu affektiven Störungen sind die aktuelle Studienlage wie auch die Expertenmeinungen hinsichtlich psychotischer Erkrankungen uneinheitlich. Während einige Autoren ein häufigeres Auftreten psychotischer Symptome bei Personen mit Migrationshintergrund annehmen, stellen andere Autoren einen solchen Zusammenhang infrage.

> **Psychotische Symptome als solche gelten zwar als universell und finden sich in allen Kulturen, bei der spezifischen Bewertung psychotischer Symptome müssen aber kulturelle Faktoren berücksichtigt werden.**

Insbesondere **Wahn** und **Halluzinationen** als zentrale Symptome psychotischer Erkrankungen unterliegen **starken kulturellen und Glaubenseinflüssen**. So muss beispielsweise bei der Beurteilung paranoider Gedanken bei Personen mit Migrationshintergrund immer auch ein möglicher realer Hintergrund bedacht werden (z. B. bei Flüchtlingen). Und auch ein Beeinflussungserleben durch böse Mächte bei südeuropäischen und afroasiatischen Kulturen oder das häufigere Auftreten kombinierter optisch-akustischer Halluzinationen im Rahmen psychotischer Erkrankungen in Afrika, Indien und Indonesien muss anders als in Zentraleuropa üblich interpretiert werden.

> **Während kein erhöhtes Risiko für Schizophrenie erkennbar ist, gibt es Hinweise für ein häufigeres Auftreten psychotischer Symptome bei Personen mit Migrationshintergrund.**

46.5.4 Somatisierungsstörungen

Ähnlich verhält es sich hinsichtlich des Ausdrucks psychischer Probleme durch körperliche Symptome. Die Somatisierung psychischer Probleme gilt als allgegenwärtiges Phänomen, das sich in jeder Kultur wiederfindet. Zu berücksichtigen ist hierbei allerdings, dass insbesondere das Erleben von Kranksein und Gesundheit in Kulturen mit ganzheitlichen Lebenskonzepten (z. B. südeuropäischer,

afrikanischer Kulturkreis) weniger durch naturwissenschaftliche Konzepte geprägt ist. Dementsprechend stehen statt einer cartesianischen Leib-Seele-Trennung v. a. subjektive Erklärungskonzepte im Vordergrund. Seelische und/oder psychische Beschwerden werden in Kulturen mit ganzheitlichen Lebenskonzepten **häufiger körperlich ausgedrückt**, auch wenn ein psychisches Verständnis vorhanden ist. Schwierigkeiten bei der Bewertung von Somatisierungsstörungen bei Personen mit Migrationshintergrund können zudem entstehen, da bei diesen Personen zumeist der gesamte Körper im Mittelpunkt steht und weniger einzelne Organe. Zusätzlich sind, wenn die psychischen Beschwerden organbezogen präsentiert werden, auch differierende **kulturell geprägte Organfixierungen** feststellbar. So ist das bevorzugte Projektionsorgan in Frankreich die Leber, während in Deutschland als Projektionsorgan v. a. das Herz, in England insbesondere der Magen und in Spanien die Nerven präferiert werden.

> **Kulturgeprägte körperliche Ausdrucksformen psychischer Symptome führen häufig zu Fehldiagnosen bei Somatisierungsstörungen.**

46.6 Inanspruchnahme und Erfolg psychiatrisch-psychotherapeutisch-psychosomatischer Maßnahmen

Im psychiatrischen Versorgungssektor sind Personen mit Migrationshintergrund im Vergleich zu ihrem Gesamtbevölkerungsanteil unterrepräsentiert. So gibt es Hinweise für eine stärkere Inanspruchnahme von Notfalleinrichtungen, während reguläre ambulante Angebote seltener genutzt werden. Sie werden seltener stationär, dafür aber häufiger gegen ihren Willen aufgenommen. Außerdem sind sowohl die Aufenthaltsdauer von Personen mit Migrationshintergrund in psychiatrischen Krankenhäusern als auch die Behandlungseffektivität, besonders bei Personen mit schlechten Sprachkenntnissen, geringer.

Die Gründe für die mangelnde Nutzung psychiatrischer Einrichtungen durch Personen mit Migrationshintergrund, v. a. aber für die geringe Inanspruchnahme einer Langzeitnachbetreuung, sind vielfältig:

- Schamgefühle und Angst vor Stigmatisierung durch die psychische Erkrankung
- Fehldiagnosen durch Somatisierung und dadurch geringere Nutzung psychiatrisch-psychotherapeutisch-psychosomatischer Angebote
- Sprachbarrieren und fehlende muttersprachliche Informationen über psychiatrische Dienste
- Alternative Inanspruchnahme typischer Hilfesysteme der Herkunftskultur

46

— Meidung von Diensten, wenn diese an Einrichtungen gebunden sind, mit denen Personen mit Migrationshintergrund »schlechte Erfahrungen« gemacht haben (in einigen Ländern wird die Psychiatrie instrumentalisiert und hat oft eine sehr unrühmliche Aufgabe als Vollstrecker bei Folter)

— Differierende kulturell geprägte Gesundheits- bzw. Krankheitsmodelle

Als Haupthindernisse werden kulturelle, ethnische und soziale Faktoren diskutiert. In Studien hat sich gezeigt, dass neben einem unterschiedlichen Inanspruchnahmeverhalten bei Personen mit Migrationshintergrund auch institutionelle Barrieren Einfluss auf den Zugang zu Angeboten der Gesundheitsversorgung haben.

> **Sprachliche Barrieren und die Unkenntnis vorhandener Beratungs- und Hilfesysteme erschweren die Versorgung.**

Als eines der zentralen Kriterien für die Akzeptanz einer Behandlung bzw. eines Behandlungsangebotes gilt die **Patientenzufriedenheit**. Wie auch zu anderen Aspekten der psychiatrisch-psychotherapeutisch-psychosomatischen Versorgungssituation gibt es nur wenige konkrete empirische Daten zur Patientenzufriedenheit von Personen mit Migrationshintergrund. Es scheint aber, dass Personen mit Migrationshintergrund häufig im Vergleich zu Einheimischen weniger zufrieden mit medizinischen Behandlungen sind, allerdings sind diese Einschätzungen offensichtlich recht unterschiedlich nach Herkunftsland bzw. -kultur und medizinischer Fachdisziplin.

Im Rahmen einer spezifischen Analyse der Patientenzufriedenheit depressiver Patienten mit der stationären psychiatrisch-psychotherapeutischen Behandlung zeigte sich, dass je geringer die Deutschkenntnisse waren, desto geringer war die Zufriedenheit mit der stationären Behandlung, den Therapieangeboten und dem Ergebnis. Außerdem war bei guter sprachlicher Verständigungsmöglichkeit die Zufriedenheit direkt mit dem Behandlungsergebnis assoziiert, während bei geringen Deutschkenntnissen eine solche Assoziation nicht feststellbar war.

> **Verständigungsprobleme scheinen die Patientenzufriedenheit unabhängig vom Behandlungsergebnis negativ zu beeinflussen. Eine gute Verständigung während der Behandlung scheint für die Zufriedenheit wichtiger zu sein als das Behandlungsergebnis selbst.**

Konsequenzen, die sich aus den dargestellten Problemen und Erkenntnissen für eine Verbesserung der Gesundheitsversorgung von Personen mit Migrationshintergrund ergeben, sind:

— Stärkerer Einbezug von Vertretern von Personen mit Migrationshintergrund bei der Entscheidung für und der Durchführung von Maßnahmen (migrationsbezogene Ebene)

— Kooperation zwischen Institutionen des Gesundheitssystems und migrationsspezifischen Einrichtungen (institutionelle Ebene)

— Sensibilisierung und Fortbildung des Personals für Bedürfnisse und Spezifika der Migrantengruppen (interkulturelle Ebene)

— Überwindung von kultureller und zeit-räumlicher Zentriertheit, Entwicklung und Umsetzung transkultureller Konzepte der Gesundheitsversorgung (transkulturelle Ebene)

— Berücksichtigung sprachlich-kultureller Besonderheiten bei Gesundheit, Prävention, Krankheit, Gesundheitsversorgung (kulturspezifische Ebene)

Tipp

World-Psychiatric-Association(WPA)-Leitlinie »WPA guidance on mental health and mental health care in migrants«: http://www.wpanet.org/detail.php?section_id=7&content_id=895 (Zugegriffen: 06.09.2011)

? Übungsfragen

1. Warum sind differenzierte Informationen über psychische Erkrankungen bei Personen mit Migrationshintergrund notwendig?

2. Wie hängen Migration und psychische Erkrankungen zusammen?

3. Welchen Einfluss haben kulturelle Faktoren auf affektive bzw. psychotische Erkrankungen?

4. Wodurch wird das Verständnis des Zusammenhangs psychischer Erkrankungen und kultureller sowie migrationsbezogener Faktoren erschwert?

5. Wodurch ist die Versorgung psychischer Erkrankungen bei Personen mit Migrationshintergrund erschwert?

6. Was sind wichtige Aspekte zur Verbesserung der Versorgung von Personen mit Migrationshintergrund und einer psychischen Erkrankung?

Weiterführende Literatur

Bermejo I, Mayninger E, Kriston L, Härter M (2010) Psychische Störungen bei Personen mit Migrationshintergrund im Vergleich zur deutschen Allgemeinbevölkerung. Psychiat Prax 37: 225–232

Bhugra D (2006) Severe mental illness across cultures. Acta Psychiatr Scand 113 (Suppl 429): 17–23

Hegemann T, Salman R (Hrsg) (2001) Transkulturelle Psychiatrie. Konzepte für die Arbeit mit Menschen aus anderen Kulturen. Psychiatrie-Verlag, Bonn

Muthny FA, Bermejo I (Hrsg) (2009) Interkulturelle Aspekte der Medizin – Laientheorien, Psychosomatik und Migrationsfolgen. Deutscher Ärzte-Verlag, Köln

Schenk L (2007) Migration und Gesundheit – Entwicklung eines Erklärungs- und Analysemodells für epidemiologische Studien. Int J Public Health 52: 87–96

Schouler-Ocak M, Aichberger MC, Heredia Montesinos A, Bromand Z, Rapp MA, Heinz A (2010) Neue Ansätze zur Erkennung und Differenzierung von Depression bei Migranten. Nervenarzt 81: 873–878

Zeeb H, Razum O (2006) Epidemiological research on migrant health in Germany. An overview. Bundesgesundheitsblatt, Gesundheitsforschung, Gesundheitsschutz 49: 845–852

46

Suizidalität

I. Neuner, F. Schneider

»Kurzinfo«
- In Deutschland beträgt die **Suizidrate** ca. 11 Fälle pro 100.000 Einwohner
- **Vollendete Suizide** finden sich ca. 3-mal häufiger bei **Männern** als bei Frauen und gehäuft bei **älteren** Menschen
- **Suizidversuche** sind mindestens 10-mal häufiger als Suizide, hier dominieren **Frauen** und **jüngere** Menschen
- Mindestens 90 % aller Suizide stehen in Zusammenhang mit einer **psychischen Erkrankung** (v. a. Depressionen)
- Mögliche Erklärungsmodelle der Suizidalität sind das **Krankheitsmodell** (Auftreten von Suizidalität im Kontext einer psychischen Erkrankung) sowie das **Krisenmodell** (Suizidalität als Reaktion auf eine als extrem und ausweglos erlebte Situation)
- Nach W. Pöldinger gliedert sich die **suizidale Entwicklung** in die 3 Phasen Erwägung, Ambivalenz sowie Entschluss zum Suizid
- Das **präsuizidale Syndrom** nach E. Ringel ist charakterisiert durch zunehmende Einengung (von Verhalten, Affekt, zwischenmenschlichen Beziehungen), Aggressionsstauung und -umkehr sowie Suizidphantasien
- Circa drei Viertel aller Suizide werden **angekündigt**, jeder Hinweis auf Suizidalität ist ernst zu nehmen
- Wichtigstes Element zur Einschätzung der Suizidalität ist die **direkte, wertneutrale, einfühlsame Nachfrage**
- Unspezifische therapeutische Sofortmaßnahmen bei akuter Suizidalität sind ein **ruhiges, wertneutrales, empathisches Gespräch** und eine kurzfristige Behandlung mit **Benzodiazepinen**

47.1 Definition

Suizidalität – Sie bezeichnet die »Summe aller Denk- und Verhaltensweisen von Menschen oder auch Gruppen von Menschen, die in ihren Gedanken, durch aktives Handeln, Handelnlassen oder Unterlassen einer lebenserhaltenden Maßnahme den eigenen Tod anstreben bzw. als möglichen Ausgang in Kauf nehmen« (Wolfersdorf 2006, S. 287).

Suizidalität kann sich unterschiedlich manifestieren und sich in verschiedenen Formen äußern, u. a.:
- **Suizidideen:** Nachdenken über den eigenen Tod und den Tod im Allgemeinen; umfasst im engeren Sinne sowohl den Wunsch zu sterben als auch konkrete Suizidpläne und -vorstellungen
- **Suizidversuch** (synonym häufig auch **Parasuizid**): nicht tödlich verlaufende absichtliche Selbstschädigung mit dem Ziel und der Möglichkeit des tödlichen Ausgangs
- **Suizid** (lat. »sui caedere« = sich töten): tödlich verlaufender Suizidversuch/Parasuizid

- **Erweiterter Suizid:** Einbeziehung weiterer Personen in den Suizid ohne deren Mitentscheidung oder Wissen
- **Doppelsuizid:** gemeinsamer Suizid zweier Personen
- **Massensuizid:** kollektiver Suizid einer größeren Gruppe von Personen

Bei den Suizidmethoden werden sog. harte und weiche Methoden differenziert (◘ Tab. 47.1):
- Zu den **harten Suizidmethoden** gehören Sich-Erschießen, -Erhängen, -Ertränken, -Ersticken, -Erstechen, Sturz aus großer Höhe oder vor Fahrzeuge. Diese führen meist sehr schnell zum Tod und werden bevorzugt von Männern durchgeführt.
- **Weiche Suizidmethoden** werden dagegen häufiger von Frauen angewendet. Hierzu zählen absichtliche Intoxikation mit Medikamenten, Drogen oder Vergasung.

47.2 Epidemiologie

Weltweit werden pro Jahr ca. 1 Mio. Suizide begangen.

Suizid gehört in Deutschland zu den 10 häufigsten Todesursachen. Bei den unter 40-Jährigen stellt der Suizid nach den Unfällen sogar die zweithäufigste Todesursache dar.

Im Jahr 2009 wurden in Deutschland 9571 Suizide verübt, darunter 7199 Suizide von Männern (75 % aller Suizide) und 2372 Suizide von Frauen (25 % aller Suizide). Damit gibt es mehr als doppelt so viele Suizidtodesfälle wie Verkehrstote (4468 Verkehrstote im Jahr 2009).

Die Suizidrate ist hoch, jedoch ist seit Anfang der 1980er Jahre ein kontinuierlicher Rückgang der Suizide in Deutschland zu verzeichnen (◘ Abb. 47.1). Seit ihrem Höhepunkt von nahezu 33 Suizide je 100.000 Einwohner im Jahr 1982 ist die Suizidrate auf 9,4 im Jahr 2008 gesunken und scheint sich derzeit zu stabilisieren. Als mögliche Gründe für die gesunkene Suizidrate werden eine verbesserte fachärztliche Versorgung sowie eine zunehmende Enttabuisierung psychischer Erkrankungen diskutiert.

Die Suizidrate **steigt mit dem Lebensalter**, mit deutlichem Überwiegen der **Männer**, darunter v. a. verwitwete, allein und in der Stadt lebende Menschen, was das Problem der sozialen Desintegration alter Menschen in Industriestaaten widerspiegelt.

Daneben existieren in Deutschland deutliche regionale Unterschiede, wobei das noch vor der Wende deutlichere Ost-West-Gefälle inzwischen rückläufig ist. Die höchsten Suizidraten finden sich in Regionen von Sachsen und Bayern (◘ Abb. 47.2).

Im europäischen Ländervergleich zeigen sich höhere Suizidraten in nord- und mitteleuropäischen und relativ

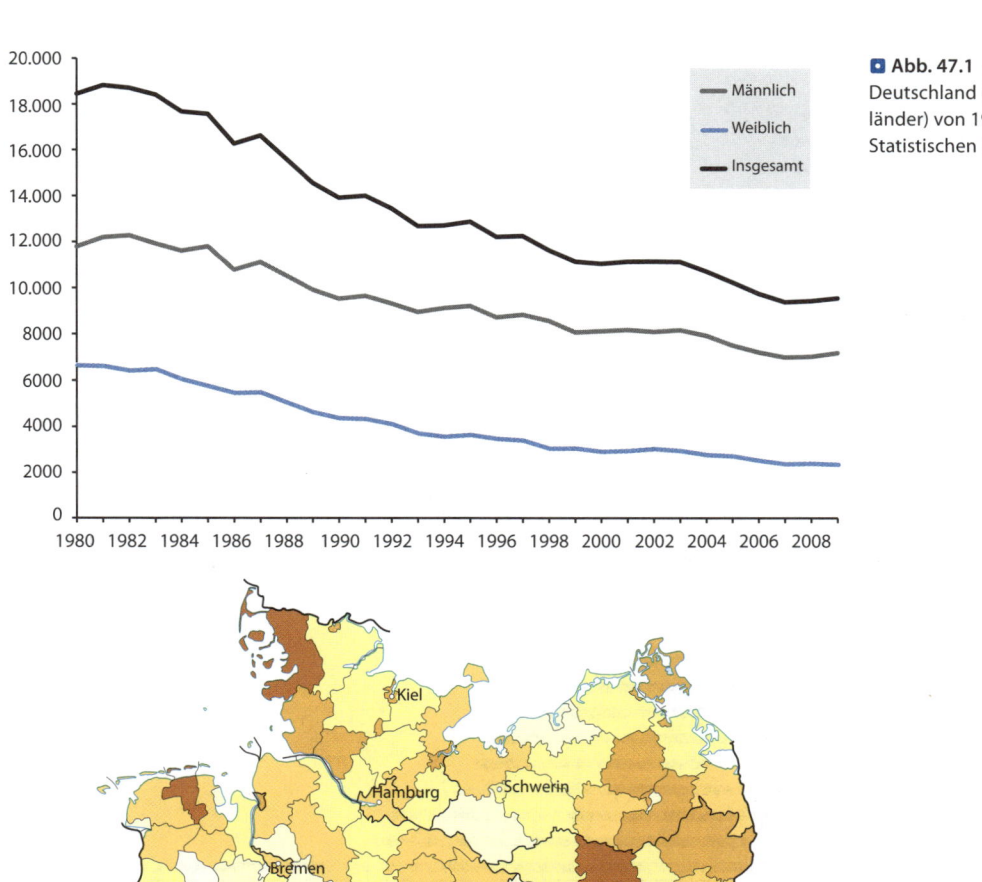

■ **Abb. 47.1** Anzahl der Suizide in Deutschland (alte und neue Bundesländer) von 1980 bis 2009. (Daten vom Statistischen Bundesamt)

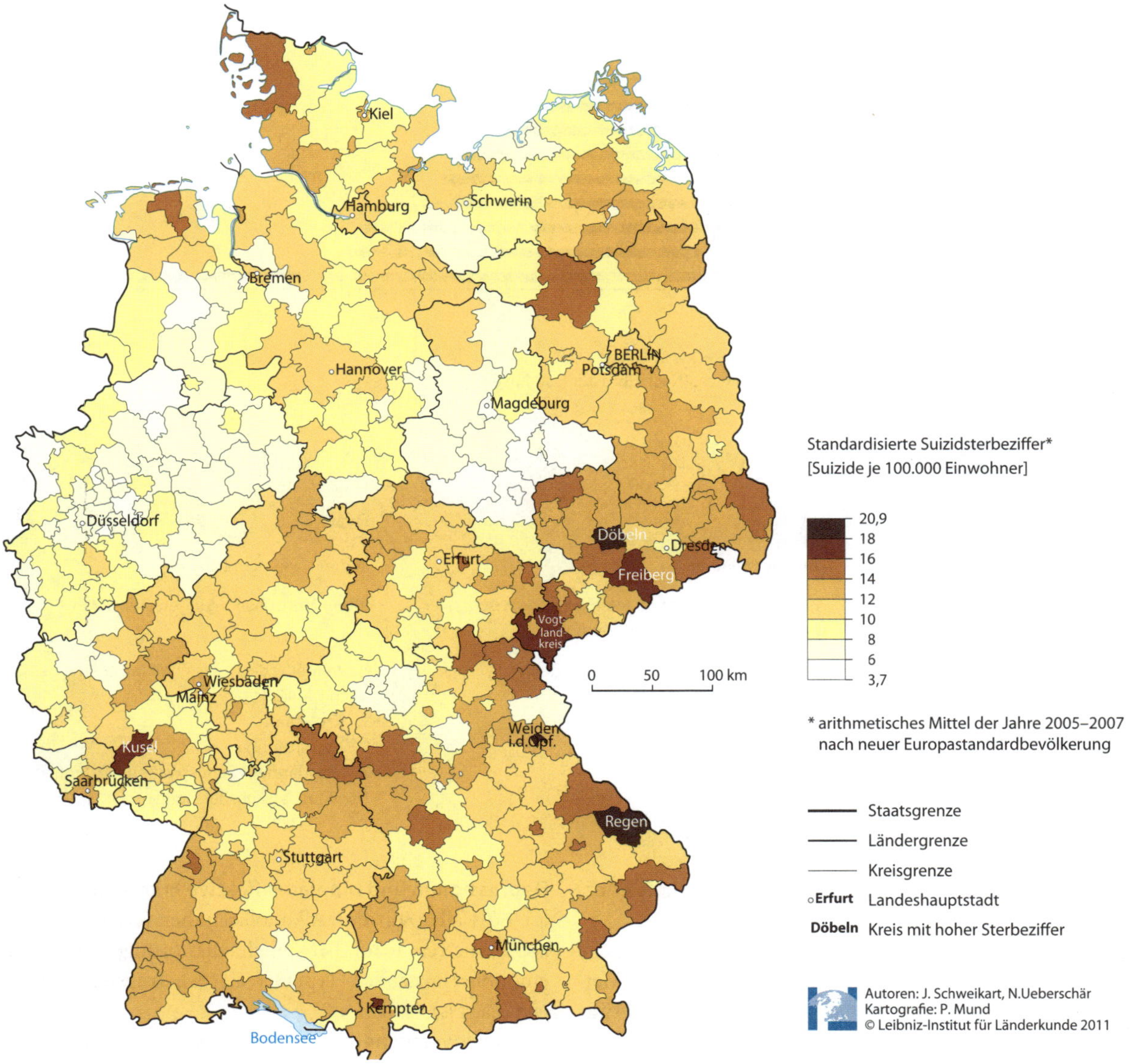

Standardisierte Suizidsterbeziffer*
[Suizide je 100.000 Einwohner]

20,9
18
16
14
12
10
8
6
3,7

* arithmetisches Mittel der Jahre 2005–2007 nach neuer Europastandardbevölkerung

——— Staatsgrenze

——— Ländergrenze

——— Kreisgrenze

○**Erfurt** Landeshauptstadt

Döbeln Kreis mit hoher Sterbeziffer

Autoren: J. Schweikart, N.Ueberschär
Kartografie: P. Mund
© Leibniz-Institut für Länderkunde 2011

■ **Abb. 47.2** Suizidraten der Kreise und kreisfreien Städte in Deutschland (Mittelwert der Jahre 2005–2007). (Schweikart u. Ueberschär 2010, © Leibniz-Institut für Länderkunde 2011)

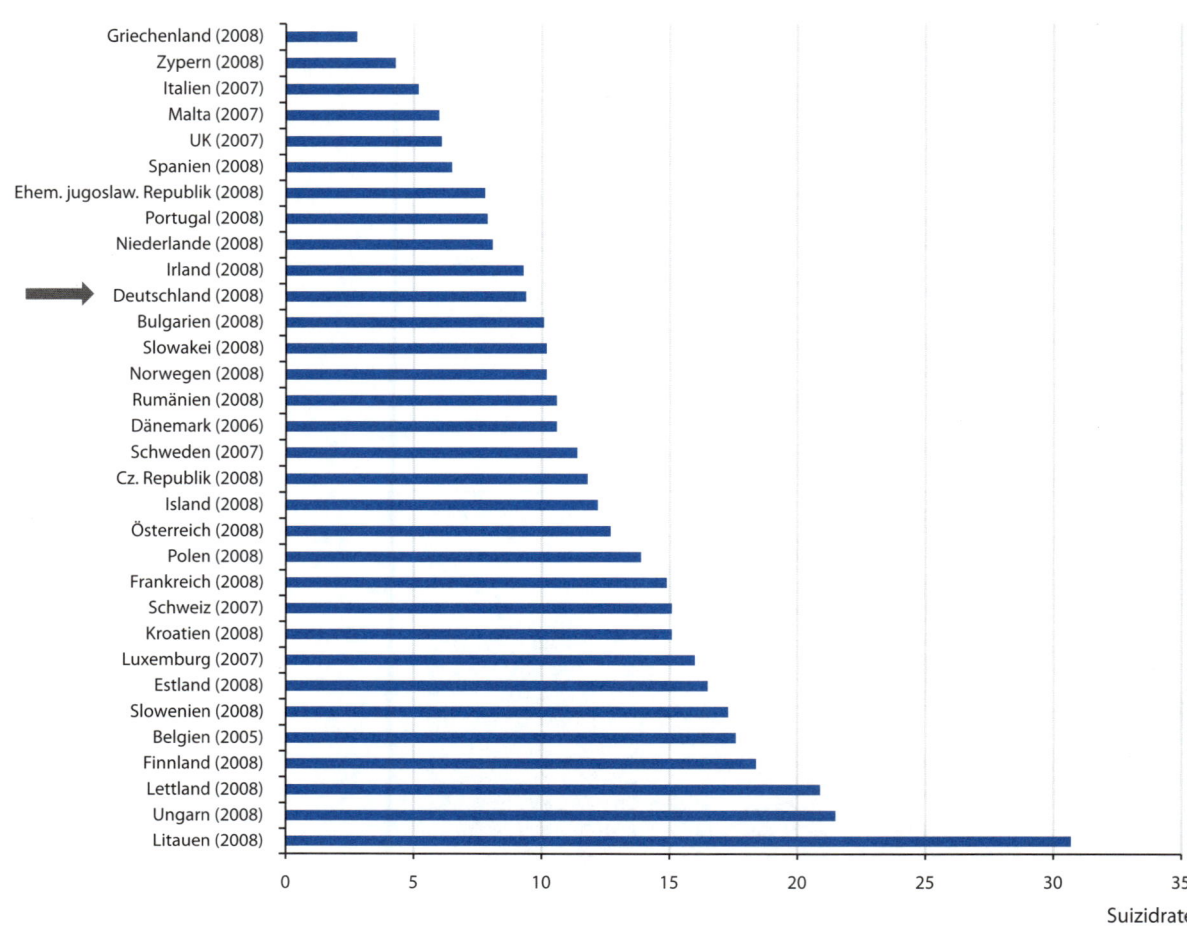

Abb. 47.3 Tod durch Suizid im EU-Ländervergleich. (Nach Eurostat Database 10/2010)

Tab. 47.1 Vergleich Suizidversuch – Suizid

	Suizidversuch	Suizid
Geschlecht	Frauen > Männer	Männer > Frauen (ca. 3:1)
Altersgruppe	Jüngere Menschen (v. a. Altersgruppe zwischen 15 und 34 Jahren) > ältere Menschen	Ältere Menschen > jüngere Menschen
Suizidmethoden	Weiche Methoden > harte Methoden Nach Häufigkeit: 1. Vergiftungen 2. Schnittverletzungen 3. Sturz und Erhängen	Harte Methoden > weiche Methoden Nach Häufigkeit: 1. Erhängen 2. Vergiftungen 3. Bei Männern Schusswaffen, bei Frauen »Sturz aus großer Höhe«

niedrigere Raten in südeuropäischen Ländern (■ Abb. 47.3).

Bei der Suizidhäufigkeit lassen sich jahreszeitliche Schwankungen beobachten. Entgegen der gängigen Meinung werden nicht im Herbst/Winter, sondern im Frühjahr/Sommer die meisten Suizide begangen.

Mindestens 90 % aller Suizide stehen in Zusammenhang mit einer psychischen Erkrankung, insbesondere

Depressionen und bipolare affektive Erkrankungen (ca. 40–60 % aller Suizide), Alkoholkrankheit (ca. 20 %), Schizophrenie (ca. 10 %), Persönlichkeitsstörungen (v. a. vom emotional-instabilen Typus) (ca. 5 %), Angsterkrankungen (ca. 5 %).

Suizidversuche sind mindestens 10-mal häufiger als Suizide. Da Suizidversuche nicht meldepflichtig sind, besteht hier zudem eine hohe Dunkelziffer.

> Innerhalb der ersten beiden Jahre nach einem Suizidversuch wird in ca. 15–35 % der Fälle ein Suizidversuch wiederholt. Das Wiederholungsrisiko ist im 1. Jahr nach einem missglückten Suizid am höchsten.

47.3 Ätiologie

Suizidales Verhalten ist grundsätzlich bei allen Menschen möglich, tritt aber häufig auf dem Boden einer psychischen Erkrankung und/oder in psychosozialen Krisen auf (»**medizinisch-psychosoziales Paradigma der Suizidalität**«).

> Suizidales Verhalten ist meistens kein Ausdruck freier Wahlmöglichkeit: Die freie Entscheidungsfähigkeit ist häufig durch eine psychische Erkrankung und/oder extreme Not und subjektiv erlebte Ausweglosigkeit eingeschränkt.

47.3.1 Ätiopathogenetische Modelle

Unter den ätiopathogenetischen Modellen finden sich sowohl biologische als auch psychologische und soziologische Erklärungsansätze.

▪ Biologische Erklärungsansätze

Es gibt Hinweise für eine **genetische Komponente** – und zwar unabhängig von einer psychischen Grunderkrankung –, die sich v. a. auf eine Störung der Impulskontrolle bezieht.

Die sog. **Serotonin-Hypothese** betont eine gestörte serotonerge Neurotransmission in Form einer reduzierten präsynaptischen Aktivität der zentralen serotonergen Neurone im präfrontalen Kortex mit kompensatorischer Hochregulation postsynaptischer Serotoninrezeptoren. Unterstützt wird die Serotonin-Hypothese durch Befunde eines relativ niedrigen Spiegels von Hydroxyindolessigsäure (Hauptmetabolit des Serotonins) im Liquor von Patienten nach Suizidversuch.

Des Weiteren gibt es Hinweise auf eine **Dysregulation der Hypothalamus-Hypophysen-Nebennierenrindenachse (HHN-Achse)**. So ließen sich bei suizidalen Patienten eine Non-Suppression von Cortisol im Dexamethason-Suppressionstest (prädiktiver Faktor für weitere Suizidgefährdung) sowie eine CRH-Hypersekretion nachweisen.

Durch eine chronische Hyperaktivität des HPA-Systems kann das serotonerge Defizit noch verstärkt werden.

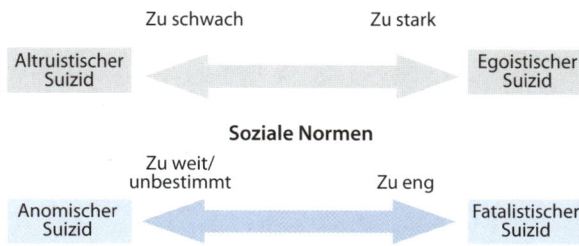

■ **Abb. 47.4** 4 Suizidarten nach É. Durkheim

▪ Psychologische Erklärungsansätze

Lerntheoretisch-verhaltenstherapeutische Ansätze betrachten Suizidalität als **gelerntes Verhalten auf Stress mit dysfunktionalem Ergebnis**.

Kognitive Modelle beschreiben **verzerrte Denkschemata** bei suizidalen Patienten. Demzufolge resultieren Suizidalität und Depression aus einer negativen Sicht der eigenen Person, der Welt und der Zukunft (sog. kognitive Triade). Hieraus folgen Hoffnungslosigkeit und Suizid als einzige »Lösung«.

Ein psychoanalytisch geprägter Erklärungsansatz sieht Suizidalität als **Wendung von Aggressionen gegen das eigene Ich**. Nach S. Freud (1856–1939) resultiert diese Aggression aus einer ambivalenten Einstellung (Liebe und Hass) gegenüber einem Objekt (andere Person). Um das Objekt nicht zu verlieren, wird die Aggression nicht gegen das Objekt (die andere Person), sondern das eigene Ich gerichtet. Hingegen sah der Psychoanalytiker K. Menninger (1893–1990) die Grundlage der Aggressionen nicht in einer ambivalenten Einstellung, sondern in einem angeborenen »Selbstzerstörungstrieb« (sog. Destruktionstrieb), der durch Ich-Schwächung in Erscheinung tritt.

Mitunter wird Suizidalität auch als Ausdruck tiefer Selbstwertkränkung (»**narzisstische Krise**«) betrachtet.

▪ Soziologische Erklärungsmodelle

Der Soziologe É. Durkheim (1858–1917) verstand Suizid als Folge missglückter Anpassung des Individuums an die Gesellschaftsform. Er unterschied dabei 4 Formen des Suizids (■ Abb. 47.4):

1. **Egoistischer Suizid:** übermäßiger Individualismus bedingt Isolation; Suizid als Ausdruck der Entfremdung vom soziokulturellen Umfeld und von Normen
2. **Altruistischer Suizid:** Folge schwacher Individualisierung, das eigene Leben wird als zu gering geschätzt
3. **Fatalistischer Suizid:** resultiert aus zu engen Normen, was zum subjektiven Gefühl des Ausgeliefertseins führt (z. B. »Märtyrer«, »Kamikazeflieger«)
4. **Anomischer Suizid:** wird begünstigt durch zu weite/ unbestimmte Normen (Zeiten der Anomie = Zeiten der Veränderung des gesellschaftlichen Wertesystems, in denen noch keine neuen Wertorientierungen vor-

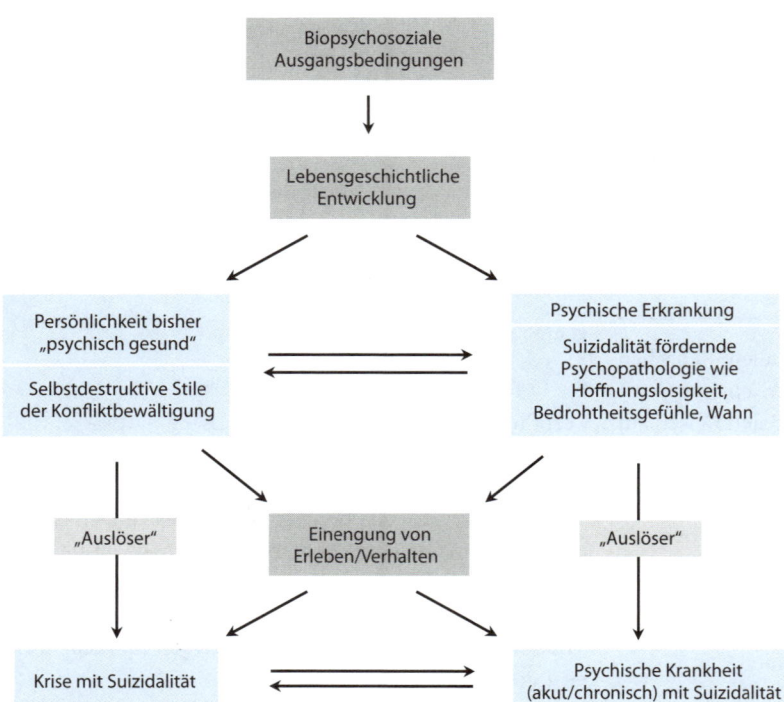

Abb. 47.5 Krankheitsmodell/Krisenmodell der Suizidalität. (Mod. nach Wolfersdorf 2006)

47

liegen, was zu einem Zustand sozialer Desintegration führt)

Nicht selten lässt sich eine Zunahme suizidalen Verhaltens nach einem Suizid im näheren Umfeld oder nach Medienberichten über Suizid (»**Werther-Effekt**«) beobachten (sog. **Imitationshypothese**).

Für einen soziologischen Einfluss auf Suizidalität spricht zudem der Einfluss säkularer Trends auf die Suizidrate:

- Stadt-Land-Gefälle (**Stadt > Land**; in Ländern der ehemaligen Sowjetunion umgekehrt): mögliche Einflussvariablen sind z. B. anonymere Lebensbedingungen, höhere Arbeitslosigkeit in Städten
- Religionszugehörigkeit (**protestantisch > katholisch**): eine mögliche Erklärung wäre eine evtl. stärkere Kohäsion katholischer Gemeinden
- **Nord-Süd-Gefälle** in den europäischen Ländern (mögliche Einflussvariablen: Klimagefälle, eher protestantischer Norden und katholischer Süden, niedrigere Verstädterung im Süden als im Norden)

Krankheits- und Krisenmodell

Zu den neueren Modellen der Entstehung von Suizidalität zählen das Krankheits- sowie das Krisenmodell (■ Abb. 47.5).

Gemäß dem **Krankheitsmodell** entsteht Suizidalität auf dem Boden einer psychischen Erkrankung, z. B. affektive Erkrankungen, Schizophrenie, Suchterkrankung, Angst- oder Persönlichkeitsstörung.

> **Mindestens 90 % aller Suizide entstehen auf dem Boden einer psychischen Erkrankung (v. a. Depressionen).**

Das **Krisenmodell** sieht Suizidalität als Reaktion auf eine als extrem und ausweglos erlebte Situation, die mit bisherigen Strategien und bei Versagen äußerer Ressourcen nicht mehr bewältigt werden kann (bei ansonsten manifest psychisch gesunden Personen – allerdings finden sich bei diesen im Vorfeld häufig bereits selbstdestruktive Konfliktbewältigungsstile, depressive Attributionsstile, Tendenz zur Selbstentwertung, suizidale Modelle im näheren Umfeld).

47.3.2 Entwicklungsmodelle

Zur Beschreibung der Entwicklung suizidalen Verhaltens wurden mehrere Modelle entwickelt, wie das **Kontinuitätsmodell** suizidalen Verhaltens nach Wolfersdorf (2005) (■ Abb. 47.6) oder die Stadieneinteilung der suizidalen Entwicklung nach W. Pöldinger (1929–2002). Nach Pöldinger werden die folgenden 3 Phasen durchlaufen:

1. **Erwägung** des Suizids
2. **Ambivalenz:**
   - Empfinden unterschiedlicher Impulse: einerseits sich zu töten, andererseits am Leben zu bleiben, um die Lebenssituation zu verändern
   - In dieser Phase finden sich häufig sehr ernst zu nehmende Appelle unterschiedlicher Offenheit

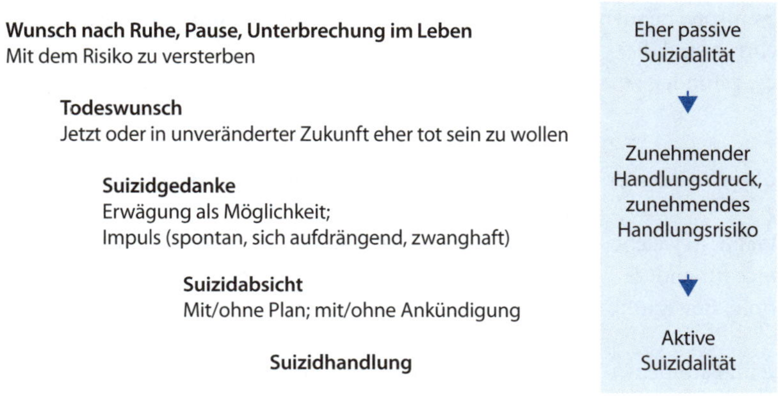

Wunsch nach Ruhe, Pause, Unterbrechung im Leben
Mit dem Risiko zu versterben

Todeswunsch
Jetzt oder in unveränderter Zukunft eher tot sein zu wollen

Suizidgedanke
Erwägung als Möglichkeit;
Impuls (spontan, sich aufdrängend, zwanghaft)

Suizidabsicht
Mit/ohne Plan; mit/ohne Ankündigung

Suizidhandlung

Eher passive
Suizidalität

Zunehmender
Handlungsdruck,
zunehmendes
Handlungsrisiko

Aktive
Suizidalität

■ **Abb. 47.6** Kontinuitätsmodell der Suizidalität. (Mod. nach Wolfersdorf 2005)

und Intensität → unter therapeutischen Gesichtspunkten besonders wichtige Phase!

3. **Entschluss** zum Suizid

E. Ringel (1921–1994) beschrieb die Entwicklung und Konkretisierung suizidalen Denkens und Planens als sog. **präsuizidales Syndrom**, das charakterisiert ist durch:
- »Einengung«/Fokussierung des Patienten (situativ, im Erleben, Wahrnehmen und Verhalten, im zwischenmenschlichen Bereich → sozialer Rückzug)
- Aggressionsstau und -umkehr gegen die eigene Person
- Suizidphantasien

> Etwa 75 % aller Suizide werden angekündigt! Suizidhinweise müssen immer ernst genommen werden, es darf nie von einer »leeren Drohung« ausgegangen werden!

47.3.3 Risikofaktoren

Allgemeine Risikogruppen für suizidales Verhalten sind:
- Menschen mit psychischen Erkrankungen (v. a. Depressionen)
- Menschen in schwierigen Lebenssituationen (Arbeitslosigkeit, Scheidung, ältere Männer z. B. nach Verwitwung, junge Menschen in Entwicklungskrisen, mit familiären oder Drogenproblemen) oder mit einer chronischen, schmerzhaften oder entstellenden Erkrankung
- Menschen mit bereits vorhergehender Suizidalität oder mit Suiziden/Suizidversuchen im näheren Umfeld

Zu den psychopathologischen Risikofaktoren für suizidales Verhalten gehören:
- Wahnhaft-depressive Symptomatik als Zeichen generalisierter und höchster kognitiver Einengung,

ängstliche Wahnstimmung, imperative Stimmen mit Suizidaufforderung, paranoide Verfolgungsängste mit massivem existenziellen Bedrohtheitserleben
- Erleben bedrohlicher Veränderungen der Umwelt, akute Angst und Panik wegen drohender Ich-Desintegration, Depersonalisation und Orientierungsverlust
- Gefühl des Ausgeliefertseins und der Hilflosigkeit
- Hoffnungslosigkeit, fehlende Zukunftsperspektive
- Gefühle von Wertlosigkeit und Schuld
- Quälende Unruhe, Getriebenheit, massive Anspannung
- Nicht bewältigbar erscheinende schwere Angstzustände
- Sehr schwere, lang anhaltende Schlafstörungen
- Grundsätzlich schwere depressive Zustände

47.4 Diagnostik

> Das wichtigste Element zur Erkennung und Einschätzung von Suizidalität ist bei jeder psychiatrischen Exploration die direkte, wertneutrale, einfühlsame Nachfrage.

Um **akute Suizidalität** einzuschätzen, sind insbesondere folgende Faktoren zu erfragen:
- Denkt der Patient derzeit daran, sich das Leben zu nehmen? Gab es solche Gedankengänge oder Impulse in seinem Leben bereits einmal?
- Wie steht der Patient selbst den suizidalen Gedanken gegenüber? (z. B. »Das ist sehr verlockend«, »Dann hätte ich endlich Ruhe«)
- Hat der Patient konkrete Vorstellungen, wie er sich das Leben nehmen könnte? **Cave:** Je konkreter die Angaben, desto höher das akute Suizidrisiko!
- Gibt es Abschiedsbriefe/SMS/Ankündigungen im Vorfeld?

— Wie hoch ist die Chance, sich mit der entsprechenden Methode zu suizidieren, wie unumkehrbar sind die Handlungen? Wie hoch ist die Chance, gefunden zu werden?

Auch Faktoren, die das **Suizidrisiko erhöhen**, müssen erfragt werden:
— Gab es im Vorfeld Suizidversuche? (Wann, in welcher Situation, mit welcher Methode, Chance für andere zu intervenieren, Gefühl über Misserfolg, Bewertung aus heutiger Sicht)
— Gab es bereits Suizide/Suizidversuche im Familien-/Freundes-/Bekanntenkreis?
— Liegt eine psychische Grunderkrankung vor? Ambulante bzw. stationäre Behandlung wegen affektiver Störungen, Behandlung wegen Schizophrenie (Wahn, imperative Stimmen, die zum Suizid auffordern?), Persönlichkeitsstörung (z. B. vom emotional-instabilen Typus)?
— Welche einschneidenden Ereignisse hat es in der letzten Zeit gegeben? (Tod des Partners, Tod eines Kindes/der Eltern, Krebsdiagnose/schwere Behinderung, Scheidung, Arbeitslosigkeit, Berentung, Schulden)

Der **akute Handlungsdruck** sollte ebenfalls erfragt und eingeschätzt werden:
— Ist der Patient in der Lage, zu versprechen, »sich nichts anzutun«, sich von einem Suizidversuch glaubhaft zu distanzieren und Kontakt zu halten?
— Ist er in der Lage, sich bei Verschlechterung sofort vorzustellen oder die Notaufnahme eines Krankenhauses aufzusuchen?
— Sind Zukunftsperspektiven entwickelbar? Ist die Vereinbarung eines Antisuizidpaktes möglich?

Daneben sollten Fragen gestellt werden nach Faktoren, die **im Leben halten** bzw. bindend sind:
— Wie ist der Patient sozial eingebunden? Gibt es Personen, die ihm wichtig sind (»Das kann ich meinen Kindern nicht antun«), religiöse Bindung (»Die Bibel verbietet es mir, mich selbst zu töten«)?
— Plant der Patient die nächsten Tage, hat er konkrete Unternehmungen/Ziele/Phantasien über die nächsten Tage?

47.5   Suizidprävention

Zur Suizidprävention gehören immer:
— Beurteilung von Suizidalität (Suizidalität offen und direkt ansprechen, ▶ Abschn. 47.4) und psychischer Grunderkrankung bzw. akuter Krise
— Gesprächs- und Beziehungsangebot machen

— Akutes Krisenmanagement (Kommunikation und »sichernde Fürsorge«)
— Psycho- und Pharmakotherapie der Suizidalität sowie Behandlung der psychischen Grunderkrankung

Zudem ist die **stationäre Einweisungsnotwendigkeit** abzuklären (◘ Abb. 47.7):
— Sofortige und unmittelbare stationäre Aufnahme in eine psychiatrisch-psychotherapeutische Klinik bei konkreter Suizidalität, von der sich der Patient nicht distanzieren kann
— Nach Möglichkeit freiwillige Aufnahme auf eine geschützte Station, bei Vorliegen der Voraussetzungen notfalls auch Unterbringung gegen den Willen des Patienten (▶ Kap. 49)
— Bei lebensmüden Gedanken ohne konkrete Absichten, nachvollziehbarer Distanziertheit von Suizidalität und Bündnisfähigkeit kann die Möglichkeit einer ambulanten Therapie mit engmaschiger ambulanter Betreuung oder die stationäre Behandlung auf einer offenen psychiatrisch-psychotherapeutischen Station erwogen werden

❯ **Zu den therapeutischen Sofortmaßnahmen bei akuter Suizidalität gehören:**
— **Wertneutrales, ruhiges Gespräch**
— **Gegebenenfalls Lorazepam 1–2,5 mg p.o.**

47.6   Psychotherapie

❯ **Wichtig ist der Aufbau einer tragfähigen therapeutischen Beziehung.**

Um eine tragfähige therapeutische Beziehung aufbauen und einen therapeutischen Zugang zu dem Patienten gewinnen zu können, sind feste, eindeutige und zuverlässige Terminabsprachen mit dem Patienten sowie möglichst personelle Konstanz bei der Behandlung des Patienten zu gewährleisten.

Um für die Einbindung des Patienten in den Therapieprozess zunächst »Zeit zu gewinnen«, können mitunter **Anti-Suizid-Verträge** für einen überschaubaren Zeitraum hilfreich sein, da sie eine zusätzliche Barriere darstellen können, die zwischen dem Patienten und seinem Suizid liegt, sowie die Eigenverantwortlichkeit des Patienten fördern können.

Im Therapieprozess selbst sollten die bisher gescheiterten Bewältigungsversuche des Patienten bearbeitet werden und gemeinsam mit dem Therapeuten alternative Problemlösungen für aktuelle sowie zukünftige Krisen (»**Krisen-/Notfallplan**«) erarbeitet werden. Dabei ist auf Folgendes zu achten:

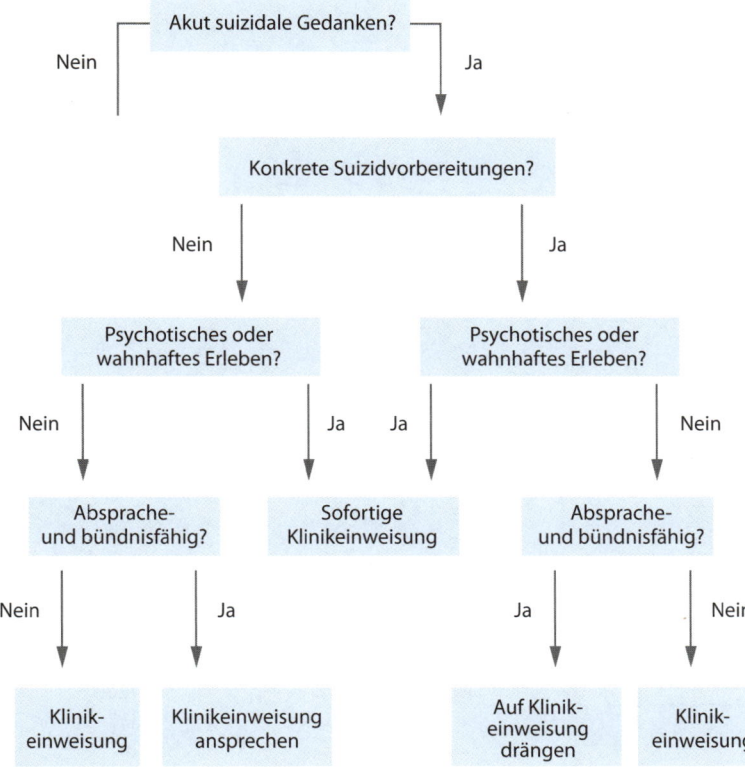

□ **Abb. 47.7** Entscheidungsbaum Suizidalität

— Ziele bestimmen, die erreichbar und positiv formuliert sind
— Ziele in Teilziele zerlegen, deren Erreichung durch konkrete Kriterien festgelegt ist
— Ziele schriftlich fixieren

Bewährt hat sich eine **multimodale** und **multimethodale** Vorgehensweise, bei der sowohl handlungsbezogene als auch kognitive Ansätze angewendet werden (nach Schmidtke u. Schaller 2009):
— **Bedingungsanalyse**: Erkennen internaler und externaler Auslösebedingungen des suizidalen Verhaltens
— **Handlungsbezogene** Therapiestrategien, z. B.:
  — Direkte Verhaltensmodifikation, beispielsweise durch Time-out-Verfahren bei selbstschädigendem Verhalten, positive Verstärkung von nicht destruktivem Verhalten
  — Techniken zur Spannungsreduktion
  — Vermittlung von Problemlösefertigkeiten
  — Verbesserung sozialer Fähigkeiten
  — Aufbau positiver Aktivitäten
— **Kognitive Ansätze**, z. B.:
  — Reduzierung negativer Selbstkognitionen
  — Erinnern positiver Erlebnisse
  — Gedankenstopp
  — Reattribuierungstechniken

— Selbstkontrolltechniken (z. B. Techniken des inneren Sprechens)

Wichtig ist darüber hinaus, wenn möglich, die Einbeziehung des sozialen Umfelds sowie psychosozialer Dienste.

47.7   Pharmakotherapie

Zur Dämpfung des Handlungsdrucks, Sedierung, Anxiolyse, Entspannung und emotionalen Distanzierung kann eine pharmakologische Krisenintervention erfolgen mit:
— Benzodiazepinen (zeitlich eng begrenzt wegen Abhängigkeitsgefahr) → **Cave**: Bevorzugung von Lorazepam gegenüber Diazepam aufgrund geringerer Halbwertszeit, dem Fehlen von aktiven Metaboliten und fehlender Kumulationsgefahr
— Nieder- bis mittelpotenten Antipsychotika mit sedierend-anxiolytischer Wirkung

Eine medikamentöse Langzeittherapie kann dann je nach vorliegender psychischer Grunderkrankung indiziert sein. Bezüglich der Antidepressiva ist zu berücksichtigen, dass sie keinen direkten antisuizidalen Effekt haben, es gibt aber Hinweise für eine suizidpräventive Wirksamkeit bei depressiven Patienten im Rahmen der Symptomlinderung. Für Lithium als Phasenprophylaktikum bei affektiven Störungen wird ein antisuizidaler Effekt postuliert. Auch für Clozapin im Rahmen der Behandlung schizophrener Störungen gibt es Hinweise auf eine mögliche antisuizidale Wirkung.

❓ Übungsfragen

1. Nennen Sie Zahlen zur Suizidrate in Deutschland.
2. Bei welchen psychischen Erkrankungen tritt Suizidalität besonders häufig auf?
3. Nennen Sie Risikofaktoren für suizidales Verhalten.
4. Wie können Sie die Suizidalität eines Patienten erkennen?
5. Nennen Sie die Stadien der suizidalen Entwicklung nach W. Pöldinger.
6. Wie ist das präsuizidale Syndrom nach E. Ringel charakterisiert?
7. Wann nehmen Sie bei der Frage nach Suizidalität einen Patienten stationär auf?

Weiterführende Literatur

Berzewski H (2009) Der psychiatrische Notfall. Springer, Berlin Heidelberg

Eurostat Datenbank. Todesursachentabellen. http://epp.eurostat.ec.europa.eu (Zugegriffen: 06.09.2011)

Fiedler G (2007) Suizide, Suizidversuche und Suizidalität in Deutschland. http://www.suicidology.de/online-text/daten.pdf (Zugegriffen: 06.09.2011)

Hawton K, Heeringen K van (2002) International Handbook of Suicide and Attempted Suicide. Wiley, Chichester

Schmidtke A, Schaller S (2009) Suizidalität. In: Margraf J, Schneider S (Hrsg) Lehrbuch der Verhaltenstherapie, Bd 2. Springer, Berlin Heidelberg, S 175–186

Schweikart J, Ueberschär N (2010) Deutliche regionale Unterschiede bei Suiziden. In: Nationalatlas aktuell 1 (01/2010). Leibniz-Institut für Länderkunde (IfL), Leipzig; http://aktuell.nationalatlas.de/Suizidsterbefaelle.1_01-2010.0.html (Zugegriffen: 06.09.2011)

Statistisches Bundesamt. Daten der Todesursachenstatistik. Wiesbaden. http://www-genesis.destatis.de/genesis/online (Zugegriffen: 06.09.2011)

Wolfersdorf M (2006) Suizidalität. In: Stoppe G, Bramesfeld A, Schwartz F-W (Hrsg) Volkskrankheit Depression? Bestandsaufnahme und Perspektiven. Springer, Berlin Heidelberg, S 287–304

Wolfersdorf M, Etzersdorfer E (2009) Suizid und Suizidprävention. Kohlhammer, Stuttgart

Wolfersdorf M, Bronisch T, Wedler H (2008) Suizidalität: Verstehen, Vorbeugen, Behandeln. Roderer, Regensburg

Wolfersdorf M (2005) Suizidalität und das serotonerge System. In: Müller T, Przuntek H (Hrsg) Das serotonerge System aus neurologischer und psychiatrischer Sicht. Steinkopff, Darmstadt, S 93–110

Notfälle

A. Bröcheler, I. Vernaleken, F. Schneider

»Kurzinfo«

- Psychomotorische Erregungszustände, delirante Syndrome, Bewusstseinsstörungen, stuporöse Zustände, medikamentös induzierte Notfälle sowie Suizidalität gehören zu den relevantesten psychiatrischen Notfallsituationen
- In der psychiatrischen Notfallsituation ist es vordringlich, die **akute Gefährdung** aller Beteiligten einzuschätzen sowie eine **sichere** und **ruhige** Atmosphäre zu schaffen
- Wichtig ist ein schnelles, **symptomorientiertes** und **gradliniges** Handeln
- Zu den **Basismedikamenten** der psychiatrischen Notfalltherapie gehören:
  - Benzodiazepine (z. B. Lorazepam) bei Angst, psychomotorischer Erregung, Stupor und Alkoholentzugssyndrom (Off-label-Anwendung bei Alkoholentzugssyndrom und Stupor)
  - Haloperidol bei psychomotorischen Erregungszuständen, psychotischen und deliranten Zustandsbildern
  - Niederpotente Antipsychotika (z. B. Melperon) bei leichteren Erregungszuständen, insbesondere bei geriatrischen und internistisch erkrankten Patienten
  - Atypische Antipsychotika (z. B. Olanzapin) bei Erregungszuständen im Rahmen einer Schizophrenie oder Manie und psychotischen Zustandsbildern
  - Clomethiazol beim Alkoholentzugsdelir
  - Biperiden zur Behandlung von antipsychotikainduzierten akuten Dystonien/Frühdyskinesien
- Bei medikamentös induzierten Notfällen wie dem **malignen neuroleptischen Syndrom** (DD: perniziöse Katatonie), dem **zentralen Serotoninsyndrom** sowie dem **zentralen anticholinergen Syndrom** sind ein **sofortiges Absetzen** der entsprechenden Substanz(en) sowie eine stationäre Überwachung und weitere symptomatische Maßnahmen indiziert (**potenziell lebensbedrohliche** Erkrankungen!)

Zu den notfallpsychiatrisch relevanten Syndromen gehören:
- Psychomotorische Erregungszustände
- Delirante Syndrome
- Bewusstseinsstörungen
- Stuporöse Zustände
- Medikamentös induzierte Notfälle
- Suizidalität (▶ Kap. 47)
- Schweres vegetatives Alkohol- sowie Benzodiazepinentzugssyndrom (▶ Abschn. 19.2, ▶ Abschn. 19.4)

Diese Syndrome sind **diagnoseübergreifend** und erfordern ein rasches, **symptomorientiertes** Handeln.

48.1 Allgemeines Verhalten in der psychiatrischen Notfallsituation

Da die Umstände (z. B. agitierter Patient, Aufregung der Angehörigen usw.) ein Gespräch häufig erschweren, ist es umso wichtiger, die folgenden Punkte zu beachten:

1. Zunächst **Einschätzung der unmittelbaren Gefahr** für den Patienten (Ausschluss einer akuten vitalen Gefährdung), für den Untersucher und andere Beteiligte
   - Der Untersucher sollte ggf. Unterstützung anfordern, sich einen direkten Fluchtweg offenhalten, Personal sollte möglichst anwesend oder in Rufweite sein
2. Aufbau einer **ruhigen Atmosphäre**, die deeskalierend wirkt und ein vertrauensvolles Gespräch ermöglichen kann (auch ▶ Abschn. 5.1)
   - Sicheres und ruhiges Auftreten des Arztes, die Gesprächsführerschaft soll beim Arzt liegen
   - Patienten ernst nehmen
   - Klare und eindeutige Anordnungen geben

> ❯ Es ist immer wichtig, eine sichere und ruhige Gesprächs- und Untersuchungssituation zu schaffen.

Aufgrund der häufig erschwerten Kommunikation mit dem Patienten sind **fremdanamnestische Angaben** und **Verhaltensbeobachtung** von zentraler Bedeutung.

Zu den rechtlichen Aspekten ▶ Kap. 49.

48.2 Psychiatrische Notfälle

48.2.1 Psychomotorische Erregungszustände

Psychomotorische Erregungszustände – Darunter sind Zustände von gesteigertem Antrieb und gesteigerter Motorik zu verstehen. Der Patient ist dabei häufig gereizt, verbal und z. T. auch tätlich aggressiv und unkontrolliert.

Psychomotorische Erregungszustände können sich auf dem Boden der meisten psychischen Erkrankungen entwickeln.

■ **Erregungszustände bei Angst, Panik und akuten Belastungsreaktionen**

Bei den relativ häufigen Erregungszuständen, die im Rahmen einer reinen Panikstörung, Angststörung oder einer akuten Belastungsreaktion auftreten, wirken die Patienten meist nicht aggressiv, sondern eher hilfesuchend. Psychovegetativ finden sich oft Zeichen der Erregung (z. B. Tachykardie, Schwitzen, Erröten).

> **Tipp**

Notfalltherapie

Oft kann schon ein supportives Gespräch ausreichend sein (»**talking down**«). Bleibt dies ohne Erfolg, ist zum Lösen der Angst die kurzfristige Gabe eines rasch wirkenden **Benzodiazepins wie Lorazepam** indiziert (initial 1–2,5 mg p.o.). Bei unzureichender Wirkung kann nach 30 min die gleiche Menge nachappliziert werden (bis zur erlaubten Tageshöchstdosis ◘ Tab. 48.1).

Um diagnostische Sicherheit zu erlangen, ist es wichtig, die Beruhigung des Patienten abzuwarten: Macht der Patient nach Beruhigung einen »normalen« Eindruck, ist dann häufig ein Gespräch über mögliche Ursachen oder aktuelle psychosoziale Belastungen möglich.

Bestehen nach Abklingen der Angst weitere psychopathologische Auffälligkeiten (z. B Verwirrtheit, Desorientiertheit, Ratlosigkeit oder das Äußern von eher bizarren Gedanken), liegt evtl. eine andere psychische Erkrankung zugrunde, die es abzuklären gilt (z. B. eine schizophrene Psychose).

▪ Erregungszustände bei Schizophrenie, Katatonie, Manie und organischen Psychosen

Erregungszustände, die im Rahmen einer Schizophrenie, organischen Psychose oder manischer oder katatoner Zustände auftreten, sind in der Regel sehr stark ausgeprägt, mit Steigerung von Antrieb und Psychomotorik, affektiver Enthemmung und Aggressivität.

Frühzeichen eines solchen Erregungszustandes sind:
- Mangelnde Kooperation
- Motorische Unruhe, z. B. zielloses Hin- und Hergehen, intensives Gestikulieren
- Lautes Sprechen mit verbaler Aggressivität
- Schweigendes Verharren in ruhiger, aber gespannter oder ungewöhnlicher Haltung
- Reizbarkeit und Impulsivität

> **Tipp**

Notfalltherapie
- Sedierung mit **Benzodiazepinen**: initial Lorazepam 1–2,5 mg p.o. oder 0,5–1 mg i.v./i.m. oder alternativ Diazepam 5–10 mg p.o., i.v. oder i.m.
- Bei unzureichender Wirkung der Benzodiazepine: Gabe von **Haloperidol** in einer initialen Dosis von 5–10 mg p.o. oder i.m.

▼

- Bei psychotischen oder manischen Erregungszuständen ist auch die Gabe atypischer Antipsychotika wie Olanzapin initial 10–20 mg p.o. oder 10 mg i.m. oder alternativ Ziprasidon 10 mg i.m. indiziert

> Wegen möglicher schwerer hypotensiver Entgleisung sollte eine Kombination von Lorazepam mit Olanzapin vermieden werden. Bei i.m.-Gabe von Olanzapin ist nur ein begrenzter Einsatz von Benzodiazepinen möglich (Zeitintervall beachten: Anwendung von Benzodiazepinen erst 1 h nach Injektion).

> Eine intravenöse Verabreichung von Haloperidol wird nicht mehr empfohlen bzw. ist nur unter kontinuierlicher EKG-Monitor-Kontrolle vertretbar, sollte aber auch dann eher vermieden werden.

▪ Erregungszustände bei demenziellen Syndromen

Im Rahmen einer demenziellen Entwicklung treten nicht selten leichtere Erregungszustände mit Verwirrung und Unruhe auf.

> **Tipp**

Notfalltherapie

Gabe von **niederpotenten Antipsychotika** ohne ausgeprägte anticholinerge Begleiteffekte wie Melperon 25–50 mg oder Pipamperon 20–40 mg. **Cave**: erhöhte kardiale Komplikationsgefahr.

▪ Erregungszustände bei Drogen-/Alkoholintoxikation

Die Symptomatik bei Drogen-/Alkoholintoxikation präsentiert sich abhängig von der pharmakologischen Eigenschaft der konsumierten Substanz (Näheres ▶ Kap. 19) als Auswahl der folgenden Symptome:
- Vigilanzminderung
- Orthostatische Dysregulation
- Dysarthrie
- Ataxie
- Desorganisiertheit
- Psychotische Symptome
- Agitiertheit
- Aggressivität

Bei Verdacht auf **Intoxikation** ist die klinische Prüfung typischer Intoxikationszeichen (z. B. Pupillengröße, Fötor,

Pulsfrequenz, konjunktivale Injektionen, Dysarthrie) und möglichst die Asservierung von Blut bzw. Urin indiziert.

Eine der häufigsten Ursachen substanzinduzierter Erregungszustände ist die **Alkoholintoxikation** (▶ Abschn. 19.2.5), infolge derer es u. a. zu zerebralen Krampfanfällen, Hypoglykämie, Atemstillstand, Rhabdomyolyse, Nierenversagen und Arrhythmien kommen kann.

Nicht selten liegen auch Mischintoxikationen bei polytoxikomanen Patienten vor, wodurch charakteristische Intoxikationszeichen bestimmter Substanzgruppen aufgehoben oder verschleiert sein können.

> ❯ **Bei durch Drogen- oder Alkoholintoxikation ausgelösten Erregungszuständen ist die stationäre Überwachung der Vitalparameter unerlässlich.**
> **Solange nicht bekannt ist, welche Substanz konsumiert wurde, sollte eine pharmakotherapeutische Intervention, v. a. mit GABAergen Substanzen, nur im äußersten Notfall erfolgen.**

Tipp

Notfalltherapie

Alkoholintoxikation: bei akutem Bedarf der Sedierung Haloperidol 5–10 mg p.o. oder i.m.
Intoxikation mit Amphetaminen, Kokain und Ecstasy:
- Bei akutem Bedarf der Sedierung Haloperidol 5–10 mg p.o. oder i.m.
- Wegen möglicherweise herabgesetzter Krampfschwelle kann eine adjuvante Behandlung mit Benzodiazepinen, z. B. Diazepam 5–10 mg p.o., i.v. oder i.m. hilfreich sein

---

> ❯ **Keine Benzodiazepine bei Alkoholintoxikation und unklaren Mischintoxikationen! Gefahr der Atemsuppression!**

48.2.2 Delirante Syndrome

Delirante Syndrome – Bei diesen handelt es sich um akute hirnorganische Störungen mit Bewusstseins- und Orientierungsstörungen sowie kognitiven Beeinträchtigungen (mnestische Störungen, Verwirrtheit). Sie zeichnen sich durch einen akuten Beginn und einen fluktuierenden Verlauf der Symptomatik aus.

Im Rahmen deliranter Zustände finden sich charakteristischerweise Desorientiertheit und Desorganisiertheit, häufig Wahrnehmungsstörungen wie Halluzinationen (diese sind überwiegend optischer Natur) sowie eine vegetative

Beteiligung (Näheres ▶ Kap. 18). Die Patienten sind meist unruhig, agitiert und nesteln, zuweilen kann es zu aggressiven Durchbrüchen kommen. Typisch ist ein gestörter Tag-Nacht-Rhythmus.

Ätiologisch liegen v. a. Entzugssyndrome (meist Alkohol), Intoxikationen, pharmakogene iatrogene Ursachen (Anticholinergika), postoperative Zustände sowie Komplikationen bei internistischen und neurologischen Erkrankungen zugrunde. Bei ätiologisch unklaren Delirien muss immer auch an die Möglichkeit eines **Benzodiazepinentzugsdelirs** gedacht werden!

> ❯ **Es handelt sich um eine vital bedrohliche Erkrankung, die eine stationäre, kontinuierliche Überwachung der Vitalparameter erforderlich macht.**

Tipp

Notfalltherapie

Basistherapie mit Haloperidol initial 1–2 mg p.o. oder i.m., Wiederholung der Gabe je nach Ansprechen 2- bis 4-stündlich (Tagesdosis bis 10 mg), je nach Schweregrad sollte eine Dosiserhöhung erwogen werden, bei älteren Patienten sollte eine noch niedrigere Dosis gewählt werden. Gegebenenfalls zusätzlich zur Sedierung noch Benzodiazepine in niedriger Dosierung, z. B. Lorazepam 0,5–1 mg p.o. (**Cave**: der Einsatz von Benzodiazepinen sollte sehr sparsam erfolgen, da sie selbst ein delirauslösendes Potenzial besitzen; Atemdepression möglich; bei älteren Patienten im Delirium ist die Sturzgefahr zu berücksichtigen).
Alternativen zu Haloperidol stellen die atypischen Antipsychotika **Risperidon** und **Olanzapin** dar (Off-label-Einsatz; **Cave**: Berücksichtigung kardiopulmonaler Risiken sowie einer erhöhten Sturzgefahr).
Ist vor allem eine Sedierung gewünscht und bei **älteren Patienten mit Demenz** können niederpotente Antipsychotika mit geringer anticholinerger Wirkung wie Melperon 25–50 mg p.o. oder Pipamperon 20–40 mg p.o. (**Cave**: erhöhte kardiale Komplikationsgefahr) verabreicht werden.
Beim **Benzodiazepinentzugsdelir**: akut mit zuvor gegebener Benzodiazepindosis behandeln.
Beim **Alkoholentzugsdelir**:
- **Clomethiazol** (nur zugelassen im Rahmen stationärer Behandlung): 2–4 Kps. alle 2–4 h (max. 24 Kps./24 h)

▼

- Alternativ Benzodiazepine (off-label) entsprechend den Empfehlungen der jeweils verwendeten Symptom-orientierten Behandlungsalgorithmen, z. B. anhand des AES-Bogens Diazepam 5-10 mg (max. 15 mg) p.o., i.v. oder i.m. etwa alle 2 h bis zur Symptomfreiheit
- Bei sehr ausgeprägter Symptomatik mit starker Erregung und Halluzinationen ist zusätzlich die Gabe von Haloperidol frühzeitig zu erwägen: initial 5–10 mg p.o. oder i.m.

> **Die Behandlung des Alkoholentzugsdelirs unterscheidet sich von der Behandlung der anderen Delirformen.**

48.2.3 Störungen des Bewusstseins

Quantitative Bewusstseinsstörungen – Diese reichen von Benommenheit über Somnolenz und Sopor bis hin zum Koma. Sie sind in der Regel Folge einer organisch begründbaren psychischen Erkrankung.

Die häufigsten Ursachen sind:
- **Zentralnervöse Erkrankungen** wie Raumforderungen, Schlaganfälle, Enzephalitis und Meningitis
- **Internistische Erkrankungen** wie Infektionen, Sepsis, diabetisches Koma, Schilddrüsenerkrankungen
- **Intoxikationen** mit Alkohol, Drogen (v. a. Heroin), sedierenden Medikamenten (z. B. Benzodiazepine)

Tipp

Notfalltherapie
Im Vordergrund stehen Ursachenabklärung und stationäre Überwachung mit Kontrolle der Vitalparameter.

> **Die Gabe von Psychopharmaka ist bei Bewusstseinsstörungen primär nicht indiziert, solange über die Ätiologie keine Klarheit besteht.**

48.2.4 Stuporöse Zustände

Stuporöse Zustände – Sie sind Zustände psychomotorischer und kommunikativer Starre bei erhaltenem Bewusstsein.

Die Reaktion auf Umweltreize ist stark eingeschränkt oder nicht mehr vorhanden. Das Bewusstsein des Patienten ist nicht eingetrübt, nachfolgend besteht daher in der Regel auch keine Amnesie.

Um in der Akutsituation eine adäquate Behandlung einzuleiten, ist die differenzialdiagnostische Einordnung des Stupors hilfreich. Abgrenzen lassen sich folgende Stuporformen:
- Stupor bei katatoner Schizophrenie
- Depressiver Stupor (selten auch manischer Stupor)
- Dissoziativer Stupor
- Stupor im Rahmen einer somatischen Grunderkrankung

Stupor bei katatoner Schizophrenie

Stupor im Rahmen einer katatonen Schizophrenie (▶ Abschn. 20.1.4) kann plötzlich und unvermittelt in einen psychomotorischen Erregungszustand umschlagen. Daher sollte möglichst rasch eine medikamentöse Therapie begonnen werden.

Tipp

Notfalltherapie
- Akut **Lorazepam** 2,5 mg p.o. oder 0,5–1 mg i.v.
- Bei unzureichendem Erfolg und nach Ausschluss eines malignen neuroleptischen Syndroms (▶ Abschn. 48.2.5) Therapie mit einem Antipsychotikum: **Haloperidol** 5–10 mg p.o. oder i.m.

Perniziöse Katatonie
Eine sehr seltene, unbehandelt oft letal verlaufende Form der Katatonie ist die »perniziöse Katatonie« mit Fieber und autonomer Entgleisung (v. a. Tachykardien). Diese erfordert zusätzlich Kühlung, Volumensubstitution, ggf. eine intensivmedizinische Behandlung, Elektrokrampftherapie nach Ausschluss einer Enzephalitis. DD: malignes neuroleptisches Syndrom.

Depressiver Stupor

Im Rahmen einer vorbestehenden Depression kann sich in seltenen Fällen ein depressiver Stupor entwickeln. In seinem Vollbild erscheint der Patient fast bewegungslos erstarrt und reagiert kaum noch auf Aufforderungen und Fragen. Während Patienten mit katatonem Stupor bizarr bis autistisch wirken, machen Patienten mit depressivem Stupor einen eher resignierten, das Geschehen erduldenden Eindruck.

> **Aufgrund der in diesen Fällen sehr erschwerten Kommunikation mit dem Patienten ist die Suizidalität nicht mehr verlässlich einzuschätzen.**

> **Tipp**
>
> **Notfalltherapie**
> - Initial **Lorazepam** 1–2,5 mg p.o. oder 0,5–1 mg i.v.
> - Anschließend stationäre antidepressive Einstellung unter adjuvanter Beibehaltung von Lorazepam

■ Manischer Stupor

Auch bei manischen Zuständen kann es in seltenen Fällen zu einem Stupor kommen. Durch extreme Gedankenbeschleunigung und psychotische Symptome entsteht Handlungsunfähigkeit.

> **Tipp**
>
> **Notfalltherapie**
> Akut **Lorazepam** 1–2,5 mg p.o. oder 0,5–1 mg i.v.

Generell sollte eine stationäre Verlaufsbeobachtung, ggf. mit phasenprophylaktischer Einstellung erfolgen.

■ Dissoziativer (»psychogener«) Stupor

Es findet sich das für einen Stupor charakteristische Bild von psychomotorischer Hemmung und Mutismus, wobei auf äußere Reize kaum oder nicht mehr reagiert wird. Die Patienten erleben während des stuporösen Zustandes oft erhebliche Angstzustände. Aus dem persönlichen Umfeld des Patienten ist häufig zu erfahren, dass im Vorfeld besondere Belastungen bei dem Patienten aufgetreten sind. Schon vorher waren die Patienten meist durch Besonderheiten ihrer Persönlichkeitsstruktur auffällig.

> **Tipp**
>
> **Notfalltherapie**
> - Mitunter kann sich der Zustand bessern und ein Gespräch möglich werden durch Schaffen einer ruhigen Atmosphäre, Reizabschirmung und Zuwendung
> - Bei persistierendem Zustand: Gabe eines Benzodiazepins wie **Lorazepam** 1–2,5 mg p.o. oder 0,5–1 mg i.v.

■ Stupor bei somatischer Grunderkrankung

Ein stuporöser Zustand kann auch durch eine hirnorganische Beeinträchtigung hervorgerufen werden. Dies ist jedoch nicht häufig der Fall, da beim Stupor definitionsgemäß der Bewusstseinszustand der Wachheit vorliegt. Wesentliche somatische Erkrankungen, die einen stuporösen Zustand hervorrufen können, sind:

- Erkrankungen des Gehirns (Enzephalitis, Epilepsie, Parkinson-Krise, Locked-in-Syndrom)
- Fortgeschrittene Demenz
- Metabolische Störungen (Sepsis, thyreotoxische Krise, Ketoazidose, Urämie)

> **Tipp**
>
> **Notfalltherapie**
> Diagnostische Abklärung und Behandlung der Grunderkrankung.

48.2.5 Durch Psychopharmaka ausgelöste Notfälle

■ Akute Dystonien/Frühdyskinesien

Akute Dystonien/Frühdyskinesien – Dabei handelt es sich um extrapyramidal-motorische Bewegungsstörungen, die insbesondere unter einer Therapie mit typischen Antipsychotika wie Haloperidol oder Benperidol und seltener auch bei atypischen Antipsychotika vorkommen können.

Sie treten meist innerhalb der 1. oder 2. Woche auf, können aber auch bei schon lange antipsychotisch behandelten Patienten auftreten, wenn zuvor eine rasche Dosiserhöhung erfolgte oder die Gabe von oral auf intravenös umgestellt wurde. Die Wahrscheinlichkeit des Auftretens unter Antipsychotikatherapie beträgt ca. 2–17 %.

Akute Dystonien (Frühdyskinesien) können sich sehr unterschiedlich darstellen. Es kann zu hyperkinetischen oder dyskinetischen Bewegungsstörungen kommen, aber auch zu Dystonien.

Häufige Erscheinungsformen sind:
- Krampfartiges Herausstrecken der Zunge
- Verkrampfungen der Kaumuskulatur
- Blickkrämpfe (okulogyre Krise: Verdrehen der Augen meist nach oben oder zur Seite)
- Hyperkinesien der mimischen Muskulatur
- Unnatürlich wirkende Verdrehungen des Kopfes
- Choreoathetotische Bewegungen

Cave: Schlundkrämpfe können zum Bolustod führen!

> **Tipp**
>
> **Notfalltherapie**
> - Bei leichter Symptomatik kann die Reduzierung der Dosis des Antipsychotikums oder die Gabe von 2–4 mg unretardiertem **Biperiden** p.o. ausreichend sein
> - Schwerere Formen lassen sich gut mit 2,5–5 mg Biperiden i.v. behandeln

> ❯ **Biperiden langsam i.v. injizieren wegen der Gefahr von Delir, Hypotonie, Übelkeit, Erbrechen.**

Dyskinesien bei Metoclopramid

Dyskinesien können auch als seltene Nebenwirkung des Antiemetikums Metoclopramid auftreten. Hier ist das Absetzen der Medikation oft ausreichend. In schweren Fällen kann die einmalige Gabe von Biperiden (2 mg unretardiert p.o.) notwendig sein. Der Verzicht auf Metoclopramid empfiehlt sich bei mit Antipsychotika vorbehandelten Patienten, besonders im Jugendalter.

■ Malignes neuroleptisches Syndrom

Das maligne neuroleptische Syndrom stellt eine sehr seltene Nebenwirkung einer Therapie mit hochpotenten, in Einzelfällen aber auch mit atypischen Antipsychotika dar. Die Wahrscheinlichkeit seines Auftretens unter Antipsychotikatherapie beträgt 0,02–0,5 %. Es tritt in der Regel innerhalb der ersten 2 Wochen nach Therapiebeginn auf.

Klinisch imponieren **Fieber**, **extrapyramidale Störungen** (z. B. Rigor, Akinese, Tremor), **Bewusstseinstrübung** und **vegetative Funktionsstörungen** wie Tachykardie, Hypertonus, Tachy- bzw. Dyspnoe, Hautrötung oder -blässe, Hyperhidrose, Hypersalivation und Harninkontinenz.

Im Labor können eine erhöhte Kreatinkinase, eine Leukozytose, metabolische Azidose und evtl. auch eine Erhöhung der Transaminasen und der alkalischen Phosphatase nachweisbar sein. In schweren Fällen kann eine Myoglobinämie bzw. -urie mit drohenden renalen Komplikationen (Rhabdomyolyse) auftreten.

> ❯ **Das maligne neuroleptische Syndrom ist eine potenziell lebensbedrohliche Erkrankung, die eine intensivmedizinische Überwachung erfordert. Die Letalität liegt bei bis zu 20 %. Differenzialdiagnostisch ist eine perniziöse (febrile) Katatonie abzugrenzen (wichtig, da komplementäres Vorgehen erforderlich!).**

Tipp

Notfalltherapie

- **Sofortiges Absetzen** der Antipsychotika, Kühlung, (parenteraler) Elektrolyt- und Flüssigkeitsausgleich
- Weiterbehandlung mit **Dantrolen** i.v. 2,5 mg/kgKG, ggf. anschließend Dauerinfusion mit Dantrolen bis zu 10 mg/kgKG/24 h i.v. und danach 2,5 mg/kgKG i.v.

▼

- Alternativen sind Bromocriptin 10–30 mg/24 h (bis 60 mg/24 h), Amantadin 200–400 mg/24 h i.v. oder Lorazepam 2–4 mg/24 h i.v. oder i.m. (max. 7,5 mg/24 h)
- Elektrokrampftherapie, wenn keine Besserung eintritt

■ Zentrales Serotoninsyndrom

Ursache des selten auftretenden zentralen Serotoninsyndroms ist eine serotonerge Überaktivität, meistens durch eine kontraindizierte Kombinationstherapie oder zu hohe Dosen von serotonerg wirkenden Substanzen (SSRI, trizyklische Antidepressiva, Venlafaxin, MAO-Hemmer, Tryptophan, Lithium u. a.). Es kann mitunter auch bei Kokain- und Amphetaminkonsum auftreten.

Das Auftreten der Symptome geschieht relativ rasch, meist innerhalb von 24 h nach Einnahme der entsprechenden Substanz(en). Kennzeichnend ist eine **Trias** aus **Fieber**, **neuromuskulären Symptomen** (Myoklonien, Tremor, Hyperreflexie, Hyperrigidität) und **psychopathologischen Auffälligkeiten** (Verwirrtheit, Desorientiertheit, Bewusstseins- und Aufmerksamkeitsstörungen, z. T. Erregungszustände). Daneben finden sich gastrointestinale Beschwerden wie Übelkeit, Erbrechen, Diarrhö.

Als lebensbedrohliche Komplikationen können Herzrhythmusstörungen, Krampfanfälle, Verbrauchskoagulopathie, Koma und Multiorganversagen auftreten.

> ❯ **Das zentrale Serotoninsyndrom ist eine potenziell lebensbedrohliche Erkrankung.**

Tipp

Notfalltherapie

- **Sofortiges Absetzen** der Medikation (in 90 % der Fälle ausreichend) und stationäre Überwachung, ggf. Kühlung, Volumensubstitution, Sedierung
- Bei Persistenz (selten): Cyproheptadin 4–8 mg initial p.o. bis 0,5 mg/kgKG/24 h

■ Zentrales anticholinerges Syndrom

Zum zentralen anticholinergen Syndrom kann es bei Überdosierung bzw. Intoxikation mit anticholinerg wirksamen Pharmaka (z. B. trizyklische Antidepressiva, Clozapin) kommen.

Zentrale Symptome:

- **Agitierte** Verlaufsform mit deliranter Symptomatik, Verwirrtheit, Desorientiertheit, Unruhe, optischen und selten auch akustischen Halluzinationen und evtl. Krampfanfällen

--- **Sedative** Verlaufsform mit Somnolenz bis hin zum Koma

Periphere Symptome:

--- Trockene Haut und Schleimhäute infolge verminderter Schweiß-, Schleim- und Speicheldrüsensekretion
--- Hyperthermie
--- Mydriasis
--- Harnverhalt
--- Obstipation
--- Tachykardie
--- Herzrhythmusstörungen
--- Gesichtsröte als Ausdruck einer Vasodilatation

> **Das zentrale anticholinerge Syndrom ist eine potenziell lebensbedrohliche Erkrankung.**

Tipp	

Notfalltherapie

- **Sofortiges Absetzen** der anticholinergen Substanz, stationäre Überwachung und symptomatische Therapie z. B. von Herzrhythmusstörungen, Krampfanfällen
- Bei agitierter Verlaufsform: ggf. Benzodiazepine und/oder Antipsychotika
- Bei Persistieren/schwerer Ausprägung: Gabe von **Physostigmin** 2–4 mg i.m. oder langsam i.v., ggf. als Dauerinfusion über Perfusor (2–4 mg/h) unter intensivmedizinischer Überwachung

48.3   Überblick der wichtigsten Medikamente in der psychiatrischen Notfalltherapie

In der folgenden ◘ Tab. 48.1 werden die wichtigsten Basismedikamente zur Behandlung psychiatrischer Notfälle vorgestellt.

❓ Übungsfragen

1. Nennen Sie Erstmaßnahmen bei akuten Angst- und Erregungszuständen.
2. Was wird im stationären Setting primär zur Behandlung des Alkoholentzugsdelirs eingesetzt? Nennen Sie Vor- und Nachteile dieser Substanz.
3. Nennen Sie eine wichtige Differenzialdiagnose des malignen neuroleptischen Syndroms und beschreiben Sie das »therapeutische Dilemma«, das sich daraus ergeben kann.
4. Welche Symptome und Komplikationen des zentralen Serotoninsyndroms kennen Sie?
5. Nennen Sie Risikofaktoren und auslösende Faktoren des zentralen anticholinergen Syndroms.
6. Was ist Mittel der Wahl bei der Behandlung antipsychotikainduzierter akuter Dystonien/Frühdyskinesien? Worauf ist bei der i.v.-Applikation besonders zu achten?

◘ **Tab. 48.1** Basismedikamente zur Behandlung psychiatrischer Notfälle. (Mod. nach Benkert u. Hippius 2011)

Substanz	Indikation	Dosierung	Vorteile	Nachteile
Haloperidol	Psychomotorische Erregungszustände jeglicher Genese, psychotische und delirante Zustandsbilder	i.m./p.o.: 5–10 mg (bei geriatrischen Patienten niedriger: initial 0,5–1,5 mg), ggf. 1–2 weitere Gaben nach je 30 min; die zugelassenen Tageshöchstdosen (max. 60 mg/24 h i.m., max. 100 mg/24 h p.o.) sollten weit unterschritten werden	Vor allem in geringer Dosierung relativ gute kardiovaskuläre Verträglichkeit	Frühdyskinesien, Verlängerung der QTc-Zeit möglich, in hohen Dosen kardiotoxisches Risiko
Lorazepam	Angst, psychomotorische Erregung	i.v./i.m.: initial 0,5–1 mg p.o.: initial 1–2,5 mg Ggf. erneute Gabe alle 60 min, bis max. 7,5 mg/24 h	Gut steuerbar wegen moderater Halbwertszeit	Hypotonie und Atemdepression bei hoher Dosierung und i.v.-Gabe möglich **Cave:** langsame Injektion
Olanzapin	Erregungszustände bei Schizophrenie und Manie	i.m.: initial 10 mg, nach 2 h erneute Gabe von 5–10 mg möglich (nicht mehr als 3 Injektionen/24 h, max. 20 mg/24 h) p.o.: 10–20 mg (max. 20 mg/24 h)	Geringes Risiko extrapyramidal-motorischer Bewegungsstörungen	Kaum Erfahrungen im Einsatz außerhalb der Schizophrenie und Manie Bei i.m.-Gabe nur begrenzter Einsatz von Benzodiazepinen möglich

Weiterführende Literatur

Anghelescu I-G, Lange-Asschenfeldt C, Heuser I (2008) Pharmakothe-
rapie psychiatrischer Notfallsituationen. In: Holsboer F, Gründer
G, Benkert O (Hrsg) Handbuch der Psychopharmakotherapie.
Springer, Berlin Heidelberg, S 1049–1058

Benkert O, Hippius H (2011) Kompendium der Psychiatrischen Pharmakotherapie. Springer, Berlin Heidelberg

Berzewski H (2009) Der psychiatrische Notfall. Springer, Berlin Heidelberg

Unterbringung

S. Weber-Papen, F. Schneider

»Kurzinfo«

- Eine Unterbringung gegen den Willen des Betroffenen kann, sofern unbedingt notwendig, nach **Zivil-, Landes- oder Strafrecht** erfolgen
- Während die **zivilrechtliche** Unterbringung bei **Selbstgefährdung** des Betroffenen und die **strafrechtliche** Unterbringung **zum Schutz der Allgemeinheit** Anwendung finden, kann eine Unterbringung im Sinne der **Unterbringungsgesetze bzw. Psychisch-Kranken-Gesetze der Länder (UBG bzw. PsychKG)** bei unmittelbarer **Eigen- und/oder akuter Fremdgefährdung** ergehen
- Unterbringungen gegen den Willen des Betroffenen müssen sich an dem **Verhältnismäßigkeitsgrundsatz** orientieren und sind anderen, weniger einschneidenden Maßnahmen grundsätzlich nachrangig
- Die **zivilrechtliche Unterbringung** nach § 1906 BGB bedarf neben der Einwilligung des Betreuers auch der Genehmigung durch das Betreuungsgericht; dies gilt ebenso für unterbringungsähnliche Maßnahmen, sofern sie länger andauern oder regelmäßig erfolgen
- Die **öffentlich-rechtliche Unterbringung** ist in den einzelnen Unterbringungsgesetzen der Länder geregelt; die sofortige (vorläufige) Unterbringung nach Landesrecht stellt für den akuten Notfall die schnellste Form der Unterbringung dar
- Zu den **freiheitsentziehenden Maßregeln der Besserung und Sicherung** gehören die Unterbringung in einem psychiatrischen Krankenhaus gem. § 63 StGB, die Unterbringung in einer Entziehungsanstalt gem. § 64 StGB sowie die Sicherungsverwahrung gem. § 66 StGB; daneben besteht die Möglichkeit der einstweiligen Unterbringung in einem psychiatrischen Krankenhaus gem. § 126a StPO

49.1 Unterbringungsarten

Jede Unterbringung gegen den Willen des Betroffenen stellt eine Freiheitsberaubung dar und einen Verstoß gegen eines der Grundrechte der Menschen. Die Freiheit einer Person darf nur auf der Grundlage eines Gesetzes und einer richterlichen Entscheidung entzogen werden (Art. 2 Abs. 2 GG und Art. 104 Abs. 1 GG).

Eine Unterbringung gegen den Willen des Betroffenen kann auf unterschiedlichen Rechtsgrundlagen erfolgen:

- **Zivilrechtliche Unterbringung**: Unterbringung nach Betreuungsrecht § 1906 BGB
- **Öffentlich-rechtliche Unterbringung:** Unterbringung nach den Unterbringungsgesetzen (UBG) oder Psychisch-Kranken-Gesetzen (PsychKG) der Länder
- **Strafrechtliche Unterbringung:** Unterbringung nach den Maßregeln der Besserung und Sicherung

49.2 Zivilrechtliche Unterbringung

Die Unterbringung eines Betreuten durch seinen Betreuer ist in § 1906 BGB gesetzlich geregelt.

§ 1906 BGB Genehmigung des Betreuungsgerichts bei der Unterbringung

»(1) Eine Unterbringung des Betreuten durch den Betreuer, die mit Freiheitsentziehung verbunden ist, ist nur zulässig, solange sie zum Wohl des Betreuten erforderlich ist, weil

- auf Grund einer psychischen Krankheit oder geistigen oder seelischen Behinderung des Betreuten die Gefahr besteht, dass er sich selbst tötet oder erheblichen gesundheitlichen Schaden zufügt, oder
- eine Untersuchung des Gesundheitszustands, eine Heilbehandlung oder ein ärztlicher Eingriff notwendig ist, ohne die Unterbringung des Betreuten nicht durchgeführt werden kann und der Betreute auf Grund einer psychischen Krankheit oder geistigen oder seelischen Behinderung die Notwendigkeit der Unterbringung nicht erkennen oder nicht nach dieser Einsicht handeln kann.

(2) Die Unterbringung ist nur mit Genehmigung des Betreuungsgerichts zulässig. Ohne die Genehmigung ist die Unterbringung nur zulässig, wenn mit dem Aufschub Gefahr verbunden ist; die Genehmigung ist unverzüglich nachzuholen.

(3) Der Betreuer hat die Unterbringung zu beenden, wenn ihre Voraussetzungen wegfallen. Er hat die Beendigung der Unterbringung dem Betreuungsgericht anzuzeigen.

(4) Die Absätze 1 bis 3 gelten entsprechend, wenn dem Betreuten, der sich in einer Anstalt, einem Heim oder einer sonstigen Einrichtung aufhält, ohne untergebracht zu sein, durch mechanische Vorrichtungen, Medikamente oder auf andere Weise über einen längeren Zeitraum oder regelmäßig die Freiheit entzogen werden soll.

(5) Die Unterbringung durch einen Bevollmächtigten und die Einwilligung eines Bevollmächtigten in Maßnahmen nach Absatz 4 setzt voraus, dass die Vollmacht schriftlich erteilt ist und die in den Absätzen 1 und 4 genannten Maßnahmen ausdrücklich umfasst. Im Übrigen gelten die Absätze 1 bis 4 entsprechend.«

Eine zivilrechtliche (betreuungsrechtliche) Unterbringung darf ausschließlich **zum Wohl des Betroffenen** erfolgen (nicht zum Schutz Dritter). Sie wird notwendig, wenn aufgrund einer psychischen Erkrankung (oder einer geistigen oder seelischen Behinderung) des Betroffenen die Gefahr besteht, dass er **sich selbst tötet** oder **erheblichen gesundheitlichen Schaden zufügt** und/oder eine **medizinische Maßnahme notwendig ist**, die eine Unterbringung erfordert und der Betroffene die Notwendigkeit der Unterbringung aufgrund seiner Erkrankung nicht einsehen oder nicht nach dieser Einsicht handeln kann.

❯ **Allein fehlende Behandlungsbereitschaft rechtfertigt in keinem Fall eine Unterbringung gegen den Willen des Betroffenen.**

Für eine zivilrechtliche Unterbringung nach § 1906 BGB muss ein **Betreuer** mit dem Aufgabenkreis »**Aufenthaltsbestimmung**« bestellt sein (oder es muss einen entsprechenden Bevollmächtigten geben), der in die Unterbringung einwilligt und beim zuständigen Betreuungsgericht die Genehmigung der Unterbringung beantragt.

❯ **Die Unterbringung bedarf neben der Einwilligung des Betreuers auch der Genehmigung des Betreuungsgerichts.**

Das Gericht entscheidet über die Genehmigung nach Einholen eines ärztlichen Gutachtens (in der Regel eines Facharztes für Psychiatrie und Psychotherapie, der Sachverständige muss zumindest Arzt mit Erfahrung auf dem Gebiet der Psychiatrie sein [§ 321 Abs. 1 FamFG]) und persönlicher Anhörung des Betroffenen. Gleichzeitig bestellt das Gericht ggf. einen Verfahrenspfleger.

§ 317 FamFG Verfahrenspfleger – »(1) Das Gericht hat dem Betroffenen einen Verfahrenspfleger zu bestellen, wenn dies zur Wahrnehmung der Interessen des Betroffenen erforderlich ist. Die Bestellung ist insbesondere erforderlich, wenn von einer Anhörung des Betroffenen abgesehen werden soll.
(2) Bestellt das Gericht dem Betroffenen keinen Verfahrenspfleger, ist dies in der Entscheidung, durch die eine Unterbringungsmaßnahme genehmigt oder angeordnet wird, zu begründen.
[…]«

Dem **Verfahrenspfleger** obliegt die Aufgabe, im Verfahren vor dem Betreuungsgericht die Interessen des Betroffenen zu vertreten. Zu seinen Aufgaben gehören beispielsweise, dem Betroffenen das gerichtliche Verfahren und gerichtliche Ausführungen zu erläutern, zu prüfen, ob andere, weniger einschneidende Hilfen ausgeschöpft sind, den Anhörungen beizuwohnen, auf Wunsch des Betroffenen Anträge zu stellen sowie Rechtsmittel einzulegen. Die Bestellung des Verfahrenspflegers endet spätestens mit dem Abschluss des Verfahrens (§ 317 Abs. 5 FamFG). Sofern die Interessen des Betroffenen durch einen Rechtsanwalt oder sonstigen geeigneten Verfahrensbevollmächtigten vertreten werden, unterbleibt die Bestellung eines Verfahrenspflegers oder wird aufgehoben (§ 317 Abs. 4 FamFG).

In dem vom Betreuungsgericht einzuholenden Sachverständigengutachten muss erläutert werden, warum die Unterbringungsmaßnahme notwendig ist, und es müssen u. U. Alternativen dazu benannt werden. Außerdem muss dargelegt werden, ob und in welchem Ausmaß der Betroffene durch die psychische Erkrankung (oder seelische

oder geistige Behinderung) an freier Willensbestimmung bezüglich der Unterbringung gehindert wird.

Ist zum Schutz des Betroffenen Eile geboten, kann eine **vorläufige Unterbringung** durch eine **einstweilige Anordnung des Betreuungsgerichts** vom Betreuer beantragt werden und erfolgen, wenn

- dringende Gründe für die Annahme bestehen, dass die Voraussetzungen für eine zivilrechtliche Unterbringung vorliegen,
- ein ärztliches Zeugnis über den aktuellen Zustand des Betroffenen vorliegt (kein Sachverständigengutachten notwendig),
- der Betroffene persönlich angehört wurde.

Eine vorläufige Unterbringung durch einstweilige Anordnung ist zunächst für maximal 6 Wochen möglich, kann jedoch nach Anhörung eines Sachverständigen durch eine weitere einstweilige Anordnung bis zu einer Gesamtdauer von 3 Monaten verlängert werden.

Falls noch kein Betreuer bestellt wurde, kann der Arzt beim Betreuungsgericht eine dringend erforderliche Betreuerbestellung ebenfalls im Wege einer einstweiligen Anordnung anregen. Nachrangig dazu kann das Gericht selbst im Sinne einer »einstweiligen Maßregel des Betreuungsgerichts« (§ 1846 BGB) eine vorläufige Unterbringung verfügen (erfordert aber auch Zeit, daher: wenn kein Betreuer bestellt ist und unmittelbare Gefährdung besteht, sollte eine öffentlich-rechtliche Unterbringung erwirkt werden).

49.2.1 Unterbringungsähnliche Maßnahmen

Unterbringungsähnliche Maßnahmen (z. B. Fixierungen, Bettgitter oder Medikamente mit dem Ziel der Sedierung) sind unter denselben Voraussetzungen zulässig wie die Unterbringung. Auch unterbringungsähnliche Maßnahmen bedürfen demnach der Einwilligung des Betreuers (wenn dieser für den Aufgabenkreis der Heilbehandlung bestellt ist) und zusätzlich der betreuungsgerichtlichen Genehmigung, wenn sie über einen **längeren Zeitraum** oder **regelmäßig** mit entsprechendem Aufgabenkreis erfolgen (in der Regel genügt dem Betreuungsgericht ein ärztliches Zeugnis, ein Gutachten ist hier meistens nicht notwendig).

❯ **Ist mit dem Aufschub der Unterbringung oder der unterbringungsähnlichen Maßnahmen eine Gefahr verbunden, dann ist eine Unterbringung oder unterbringungsähnliche Maßnahme ausnahmsweise auch ohne Genehmigung des Betreuungsgerichts zulässig; die betreuungsgeri-**

chtliche Genehmigung muss aber unverzüglich nachgeholt werden.

49.2.2 Ärztliche Maßnahmen

Ist neben der Unterbringung auch ein **gefährlicher ärztlicher Eingriff** notwendig, dann ist hierfür zusätzlich eine betreuungsgerichtliche Genehmigung nach § 1904 BGB einzuholen.

§ 1904 BGB Genehmigung des Betreuungsgerichts bei ärztlichen Maßnahmen

»(1) Die Einwilligung des Betreuers in eine Untersuchung des Gesundheitszustands, eine Heilbehandlung oder einen ärztlichen Eingriff bedarf der Genehmigung des Betreuungsgerichts, wenn die begründete Gefahr besteht, dass der Betreute auf Grund der Maßnahme stirbt oder einen schweren und länger dauernden gesundheitlichen Schaden erleidet. Ohne die Genehmigung darf die Maßnahme nur durchgeführt werden, wenn mit dem Aufschub Gefahr verbunden ist.

(2) Die Nichteinwilligung oder der Widerruf der Einwilligung des Betreuers in eine Untersuchung des Gesundheitszustands, eine Heilbehandlung oder einen ärztlichen Eingriff bedarf der Genehmigung des Betreuungsgerichts, wenn die Maßnahme medizinisch angezeigt ist und die begründete Gefahr besteht, dass der Betreute auf Grund des Unterbleibens oder des Abbruchs der Maßnahme stirbt oder einen schweren und länger dauernden gesundheitlichen Schaden erleidet.

(3) Die Genehmigung nach den Absätzen 1 und 2 ist zu erteilen, wenn die Einwilligung, die Nichteinwilligung oder der Widerruf der Einwilligung dem Willen des Betreuten entspricht.

(4) Eine Genehmigung nach den Absätzen 1 und 2 ist nicht erforderlich, wenn zwischen Betreuer und behandelndem Arzt Einvernehmen darüber besteht, dass die Erteilung, die Nichterteilung oder der Widerruf der Einwilligung dem nach § 1901a festgestellten Willen des Betreuten entspricht.

(5) Die Absätze 1 bis 4 gelten auch für einen Bevollmächtigten. Er kann in eine der in Absatz 1 Satz 1 oder Absatz 2 genannten Maßnahmen nur einwilligen, nicht einwilligen oder die Einwilligung widerrufen, wenn die Vollmacht diese Maßnahmen ausdrücklich umfasst und schriftlich erteilt ist.«

49.3   Öffentlich-rechtliche Unterbringung

Eine öffentlich-rechtliche Unterbringung nach den Unterbringungsgesetzen (UBG) bzw. den Psychisch-Kranken-Gesetzen (PsychKG) der Länder kann sowohl zum Schutz und Wohl des Betroffenen als auch zum Schutz Dritter bzw. »bedeutender Rechtsgüter anderer« erfolgen.

Voraussetzung ist,
- dass eine **konkrete** und **unmittelbare** Eigen- oder Fremdgefährdung besteht,
- die auf eine **psychische Erkrankung** zurückzuführen ist und
- die **nicht durch andere**, weniger einschneidenden Maßnahmen abgewendet werden kann.

❯ **Eine Unterbringung gegen den Willen des Betroffenen ist immer Ultima Ratio und darf nicht außer Verhältnis stehen zur Schutzwürdigkeit der vom Betroffenen gefährdeten Rechtsgüter anderer.**

Die Regelungen der öffentlich-rechtlichen Unterbringung sind **Landesrecht**.

Auch bei der öffentlich-rechtlichen Unterbringung entscheidet ein **Amtsrichter** nach **persönlicher Anhörung** und Vorliegen eines **ärztlichen Zeugnisses bzw. Gutachtens** über die Unterbringung. Die persönliche Anhörung kann im Ausnahmefall unterbleiben (extrem selten), wenn dadurch eine Verschlechterung des psychischen Zustandes des Patienten befürchtet wird. Das ärztliche Zeugnis oder Gutachten sollte von einem Facharzt für Psychiatrie und Psychotherapie oder einem Arzt mit Erfahrungen auf diesem Gebiet ausgestellt sein. In den einzelnen Bundesländern variieren die Angaben hierzu stark.

Der Regelfall sieht eine richterliche Entscheidung vor der Durchführung der Unterbringung vor, doch gibt es für den Fall, dass bei akuter Gefahr die richterliche Entscheidung nicht abgewartet werden kann, die Möglichkeit der sofortigen (vorläufigen) Unterbringung. Im klinischen Alltag ist die sog. **sofortige (vorläufige) Unterbringung nach UBG/PsychKG** die Praxis. Hierbei ist es bei akuter Eigen- oder Fremdgefährdung möglich, durch die örtliche Verwaltungsbehörde (je nach Bundesland unterschiedlich, z. B. Ordnungsamt, Gesundheitsamt, Polizei; ▯ Tab. 49.1) auch ohne gerichtliche Entscheidung eine sofortige Unterbringung zu erwirken. Voraussetzung ist, dass ein ärztliches (in der Regel psychiatrisches) Zeugnis (nach persönlicher Untersuchung und Begründung der Unterbringung) vorliegt. Die Ordnungsbehörde gibt unverzüglich Meldung an das Amtsgericht. Eine richterliche Entscheidung über die vorläufige Unterbringung muss dann spätestens bis zum Ablauf des auf die Unterbringung folgenden Tages ergehen (Ausnahme: Baden-Württemberg, hier ist eine »fürsorgliche Aufnahme und Zurückhaltung« für längstens 72 h möglich), ansonsten darf der Betroffene nicht länger gegen seinen Willen untergebracht sein.

❯ **Nach vollzogener Unterbringung ist fortlaufend ärztlich zu überprüfen und zu dokumentieren, ob die Voraussetzungen für die Unterbringung weiterhin vorliegen. Liegen die Voraussetzungen**

nicht mehr vor, ist die Unterbringung nach UBG/PsychKG abzumelden.

In einigen Bundesländern (Baden-Württemberg, Bayern, Berlin, Brandenburg und Niedersachsen, ◘ Tab. 49.1) hat der Untergebrachte eine Duldungspflicht hinsichtlich einer unaufschiebbaren und notwendigen **Behandlung**, die die Wiederherstellung seiner Gesundheit zum Ziel hat und sofern sie nicht mit einer erheblichen Gefahr für sein Leben oder seine Gesundheit verbunden ist oder zu einer gravierenden Persönlichkeitsveränderung führt und sich auf die Erkrankung bezieht, die zur Unterbringung geführt hat. In Hamburg, Hessen, Rheinland-Pfalz und Sachsen-Anhalt finden sich keine präzisen Angaben in den Gesetzestexten, bzw. hier wird lediglich der Anspruch des Untergebrachten auf eine Behandlung gesetzlich festgelegt. In den anderen Bundesländern ist eine Behandlung ohne oder gegen den Willen des Untergebrachten nur möglich, wenn ohne die Behandlung eine erhebliche Gefahr für Gesundheit und Leben des Untergebrachten oder Dritter bestünde. Im anderen Fall muss der Untergebrachte grundsätzlich in die Behandlung einwilligen. Bei Einwilligungsunfähigkeit des Betroffenen ist die Einwilligung eines gesetzlichen Betreuers oder Bevollmächtigten notwendig (aber auch hier nicht bei Gefahr im Verzug).

> **Allein aufgrund der richterlich genehmigten öffentlich-rechtlichen Unterbringung ergibt sich nicht automatisch ein Behandlungsrecht gegen den Willen des Patienten. Abhängig vom Bundesland gelten hierzu etwas unterschiedliche Regelungen (◘ Tab. 49.1).**

Wenn möglich und indiziert (nicht bei Fremdgefährdung) und eine Betreuung des Untergebrachten besteht, sollte eine Umwandlung der Unterbringung nach UBG/PsychKG in eine Unterbringung nach Betreuungsrecht angestrebt werden, da bei dieser im Vergleich zur öffentlich-rechtlichen Unterbringung die Flexibilität der Behandlung, insbesondere aber auch die Freiräume der Patienten, größer sind. Jedoch ist der zeitliche Aufwand für eine zivilrechtliche Unterbringung größer als für eine vorläufige Unterbringung nach UBG/PsychKG.

> **Eine sofortige vorläufige Unterbringung nach UBG/PsychKG ist für den akuten Notfall die schnellste Form der Unterbringung.**

Im Rahmen der Unterbringung nach UBG/PsychKG ist bei einer Besserung des Gesundheitszustandes auch eine **Beurlaubung** des Untergebrachten für eine begrenzte Zeit (Dauer variiert zwischen den Bundesländern, ◘ Tab. 49.1) möglich. Diese kann mit bestimmten Auflagen verbunden sein (z. B. Fortführung der Behandlung auf einer offenen Station) und jederzeit rückgängig gemacht werden.

49.4 Freiheitsentziehende Maßregeln der Besserung und Sicherung

Freiheitsentziehende Maßregeln der Besserung und Sicherung finden bei psychisch kranken Straftätern Anwendung. Sie dienen dem Schutz der Allgemeinheit und der Behandlung und Wiedereingliederung des Täters.

Auch die Anordnung einer Unterbringung nach den Maßregeln der Besserung und Sicherung orientiert sich an dem Verhältnismäßigkeitsgrundsatz.

§ 62 StGB Grundsatz der Verhältnismäßigkeit – »Eine Maßregel der Besserung und Sicherung darf nicht angeordnet werden, wenn sie zur Bedeutung der vom Täter begangenen und zu erwartenden Taten sowie zu dem Grad der von ihm ausgehenden Gefahr außer Verhältnis steht.«

Zu den freiheitsentziehenden Maßregeln der Besserung und Sicherung gehören:

- Unterbringung in einem psychiatrischen Krankenhaus gem. § 63 StGB
- Unterbringung in einer Entziehungsanstalt gem. § 64 StGB (für suchtkranke Straftäter)
- Sicherungsverwahrung gem. § 66 StGB

Daneben besteht die Möglichkeit der einstweiligen Unterbringung in einem psychiatrischen Krankenhaus gem. § 126a StPO.

Der Vollzug der Maßregel ist im Maßregelvollzugsgesetz – sofern ein solches erlassen ist – des jeweiligen Bundeslandes geregelt. In den Bundesländern, in denen kein eigenes Maßregelvollzugsgesetz existiert, regeln Abschnitte in den Unterbringungsgesetzen bzw. Psychisch-Kranken-Gesetzen den Vollzug der Maßregel.

49.4.1 Unterbringung in einem psychiatrischen Krankenhaus gem. § 63 StGB

§ 63 StGB Unterbringung in einem psychiatrischen Krankenhaus – »Hat jemand eine rechtswidrige Tat im Zustand der Schuldunfähigkeit (§ 20 StGB) oder der verminderten Schuldfähigkeit (§ 21 StGB) begangen, so ordnet das Gericht die Unterbringung in einem psychiatrischen Krankenhaus an, wenn die Gesamtwürdigung des Täters und seiner Tat ergibt, dass von ihm infolge seines Zustandes erhebliche rechtswidrige Taten zu erwarten sind und er deshalb für die Allgemeinheit gefährlich ist.«

Für die Unterbringung in einem psychiatrischen Krankenhaus gem. § 63 StGB müssen Schuldunfähigkeit (§ 20 StGB) oder verminderte Schuldfähigkeit (§ 21 StGB) (▶ Abschn. 50.3) sowie eine fortbestehende Gefährlichkeit des Täters (negative Kriminalprognose) aufgrund einer psychischen Erkrankung gegeben sein.

▣ **Tab. 49.1** Gegenüberstellung der Regelungen der einzelnen Landesgesetze

Bundes-land	UBG/PsychKG	Sofortige/vorläufige Unterbringung (Zuständigkeiten, Voraussetzungen und Zeitrahmen)	(Heil-)Behandlung	Beurlaubung
Baden-Württemberg	Gesetz über die Unterbringung psychisch Kranker (UBG)	– Aufnahme des Betroffenen durch eine psychiatrische Einrichtung noch vor Antrag oder Anordnung der Unterbringung (§ 4 Abs. 1) – Zeugnis eines Arztes (der nicht der aufnehmenden Einrichtung angehört) über die dringenden Gründe der Annahme einer Erkrankung und der Unterbringungsbedürftigkeit (§ 4 Abs. 2) – Unverzügliche Untersuchung durch einen Arzt der psychiatrischen Einrichtung (§ 4 Abs. 3) – Unverzügliche Absendung des Antrags auf Anordnung der Unterbringung durch die unterbringende Einrichtung, spätestens aber bis zum Ablauf des 3. Tages nach der Aufnahme oder Zurückhaltung, wenn eine Unterbringung dann noch erforderlich ist (§ 4 Abs. 4)	Der Untergebrachte hat nach angemessener Aufklärung »diejenigen Untersuchungs- und Behandlungsmaßnahmen zu dulden, die nach den Regeln der ärztlichen Kunst erforderlich sind, um die Krankheit zu untersuchen und zu behandeln, soweit die Untersuchung oder Behandlung« nicht einen operativen Eingriff verlangt oder mit erheblicher Gefahr für Leben oder Gesundheit des Betroffenen verbunden ist (eine solche bedarf seiner Einwilligung oder die seines gesetzlichen Vertreters) (§ 8 Abs. 2, 3 und 4)	Beurlaubung des Untergebrachten bis zu 4 Wochen möglich
Bayern	Gesetz über die Unterbringung psychisch Kranker und deren Betreuung (UnterbrG)	– Anordnung und Vollzug der sofortigen vorläufigen Unterbringung durch die Kreisverwaltungsbehörde und Benachrichtigung des Gerichts durch diese (spätestens bis 12 Uhr des folgenden Tages) (Art. 10 Abs. 1) – In unaufschiebbaren Fällen kann die Polizei den Betroffenen ohne Anordnung der Kreisverwaltungsbehörde in eine Einrichtung einliefern und muss unverzüglich (spätestens bis 12 Uhr des Folgetages) die Kreisverwaltungsbehörde und das Gericht über die Einlieferung benachrichtigen (Art. 10 Abs. 2) – Sofortige Untersuchung durch die psychiatrische Einrichtung und Prüfung des Vorliegens der Unterbringungsvoraussetzungen (Art. 10 Abs. 5) – Eine Entscheidung des Gerichts muss spätestens bis zum Ablauf des Folgetages ergehen (Art. 10 Abs. 6)	Der Untergebrachte hat »unaufschiebbare Behandlungsmaßnahmen, die nach den Regeln der ärztlichen Kunst geboten sind, zu dulden, wenn sie sich auf die psychische Erkrankung oder Störung des Untergebrachten beziehen oder zur Aufrechterhaltung der Sicherheit oder Ordnung in der Einrichtung notwendig sind. In diesem Rahmen kann unmittelbarer Zwang angewandt werden« (Art. 13 Abs. 2). Eingriffe/Behandlungen, die mit erheblicher Gefahr für Leben oder Gesundheit verbunden sind oder die die Persönlichkeit in ihrem Kernbereich verändern können, dürfen nur mit Einwilligung des Untergebrachten (oder seines gesetzlichen Vertreters) vorgenommen werden (Art. 13 Abs. 3)	Beurlaubung des Untergebrachten bis zu 2 Wochen möglich

49

□ Tab. 49.1 Fortsetzung

Bundesland	UBG/PsychKG	Sofortige/vorläufige Unterbringung (Zuständigkeiten, Voraussetzungen und Zeitrahmen)	(Heil-)Behandlung	Beurlaubung
Berlin	Gesetz für psychisch Kranke (PsychKG)	– Anordnung der vorläufigen behördlichen Unterbringung längstens bis zum Ablauf des Folgetages durch das Bezirksamt oder wenn diese nicht rechtzeitig ergehen kann, durch den Polizeipräsidenten in Berlin oder die psychiatrische Einrichtung mit unverzüglicher Benachrichtigung des Bezirksamtes über die Unterbringung (§ 26 Abs. 1 und 2) – Unverzügliche Überprüfung der Unterbringungsvoraussetzungen durch den aufnehmenden Arzt der psychiatrischen Einrichtung (§ 26 Abs. 3) – Unverzügliche Beantragung der gerichtlichen Anordnung der Unterbringung durch das Bezirksamt (§ 26 Abs. 4)	»Behandlungsmaßnahmen bedürfen des Einvernehmens mit dem Untergebrachten oder seinem gesetzlichen Vertreter. Unaufschiebbare Behandlungsmaßnahmen hat der Untergebrachte zu dulden, soweit sie sich auf die Erkrankung, die zu seiner Unterbringung geführt hat, beziehen« (§ 30 Abs. 2) Eingriffe und Behandlungsverfahren, die mit Lebensgefahr oder erheblicher Gefahr für die Gesundheit verbunden sind, sind nur mit Einwilligung des Untergebrachten oder seines gesetzlichen Vertreters zulässig; unzulässig ist eine Behandlung, die die Persönlichkeit in ihrem Kernbereich ändern würde (§ 30 Abs. 3 und 4)	Beurlaubung des Untergebrachten bis zu 2 Wochen möglich (längere Beurlaubung unter bestimmten Voraussetzungen möglich)
Brandenburg	Gesetz über Hilfen und Schutzmaßnahmen sowie über den Vollzug gerichtlich angeordneter Unterbringung für psychisch Kranke und seelisch behinderte Menschen (BbgPsychKG)	– Anordnung einer einstweiligen Unterbringung durch den sozialpsychiatrischen Dienst (oder durch die Landkreise und kreisfreien Städte als Sonderordnungsbehörde) (§ 12 Abs. 1) – Der sozialpsychiatrische Dienst kann zur Ausführung seiner Anordnung die Polizei um Vollzugshilfe ersuchen (§ 12 Abs. 3) – Kann die Entscheidung des sozialpsychiatrischen Dienstes nicht rechtzeitig ergehen, kann auch ein Notarzt die einstweilige Unterbringung anordnen (§ 12 Abs. 4) – Dienst habender Arzt der aufnehmenden psychiatrischen Einrichtung entscheidet über die Notwendigkeit einer sofortigen Aufnahme (§ 13 Abs. 1) – Dienst habender Arzt stellt unverzüglich einen Antrag auf Anordnung der Unterbringung beim Gericht (§ 13 Abs. 2) – Gerichtliche Entscheidung muss bis zum Ablauf des Folgetages ergehen (§ 12 Abs. 5)	Behandlungsmaßnahmen bedürfen der Einwilligung des Untergebrachten oder seines gesetzlichen Vertreters. »Unaufschiebbare Behandlungsmaßnahmen hat die untergebrachte Person zu dulden, soweit sie sich auf die Erkrankung, anlässlich derer die Unterbringung angeordnet wurde, beziehen« (§ 18 Abs. 2). Bei einwilligungsunfähigen Patienten bedürfen Behandlungen der Einwilligung des gesetzlichen Vertreters und zusätzlich der gerichtlichen Genehmigung, wenn die begründete Gefahr besteht, dass der Untergebrachte aufgrund der Maßnahme stirbt oder einen schweren und länger dauernden gesundheitlichen Schaden erleidet; ohne diese Genehmigung darf die Maßnahme nur vorgenommen werden, wenn mit dem Aufschub der Maßnahme Gefahr verbunden ist (§ 18 Abs. 3). Unzulässig sind eine Behandlung, die die Persönlichkeit in ihrem Kernbereich ändern würde, und der Einbezug in Arzneimittelerprobungen (§ 18 Abs. 5 und 6)	Bei >14 Tagen im Quartal bedarf es des Einverständnisses des gesetzlichen Vertreters, bei >42 Tagen im Quartal bedarf es der vorherigen Aussetzung der Unterbringung durch das Gericht

◘ Tab. 49.1 Fortsetzung

Bundes-land	UBG/PsychKG	Sofortige/vorläufige Unterbringung (Zuständigkeiten, Voraussetzungen und Zeitrahmen)	(Heil-)Behandlung	Beurlaubung
Bremen	Gesetz über Hilfen und Schutzmaß-nahmen bei psychischen Krankheiten (PsychKG)	– Ortspolizeibehörde nimmt die sofortige Unterbringung vor, wenn ein ärztliches Zeugnis über den Gesundheitszustand des Betroffenen vorliegt, das sich auf eine frühestens am Vortage durchgeführte Unter-suchung stützt (§ 16 Abs. 1) – Antrag auf Anordnung einer Unter-bringung beim Gericht durch die Ortspolizeibehörde (§ 16 Abs. 2) – Anordnung durch das Gericht muss bis zum Ablauf des Folgetages erge-hen (§ 16 Abs. 3)	Behandlung ohne Einwilligung des Patienten oder gesetzlichen Vertreters zulässig bei gegenwärtiger Gefahr für das Leben oder die Gesundheit des Un-tergebrachten oder Dritter (§ 22 Abs. 3). Behandlung ist auch zulässig, soweit sie zur Erreichung des Zweckes der Unterbringung zwingend notwendig ist; erhebt der Untergebrachte Einwände, ist die Behandlung im Rahmen der Unterbringung nur mit Zustimmung des Vormundschaftsgerichts zulässig (§ 22 Abs. 4). Unzulässig sind eine Behandlung, die die Persönlichkeit der untergebrachten Person tiefgreifend und auf Dauer verändert, und eine Behandlung zur Erprobung von Arzneimitteln oder Verfahren (§ 22 Abs. 5). Eine Zwangsernährung ist nur zuläs-sig, wenn sie erforderlich ist, um eine gegenwärtige Gefahr für das Leben des Patienten abzuwenden (§ 22 Abs. 6)	Beurlaubung des Unterge-brachten bis zu 10 Tagen möglich
Hamburg	Hambur-gisches Gesetz über Hilfen und Schutzmaß-nahmen bei psychischen Krankheiten (HmbPsy-chKG)	– Anordnung der sofortigen Unter-bringung durch die zuständige Be-hörde, wenn ein ärztliches Zeugnis vorliegt, das auf einer frühestens am Vortag durchgeführten Unter-suchung beruht (§ 12 Abs. 1) – Untersuchung des Betroffenen von einem in der Psychiatrie erfahrenen Arzt der zuständigen Behörde (§ 12 Abs. 2) – Unverzügliche Beantragung der so-fortigen Unterbringung bei Gericht durch die zuständige Behörde (§ 12 Abs. 3)	Maßnahmen zur Behandlung der psychischen Erkrankung »ohne Einwil-ligung der untergebrachten Person oder ihres gesetzlichen Vertreters dürfen nur auf Anordnung und unter Leitung eines Arztes durchgeführt werden, unbe-schadet der Leistung erster Hilfe, für den Fall, dass ein Arzt nicht rechtzeitig erreichbar und mit dem Aufschub Leb-ensgefahr verbunden ist« (§ 16 Abs. 1). Behandlungen, die mit erheblicher Ge-fahr für Leben oder Gesundheit oder mit dauerhaften Veränderungen der Persön-lichkeit verbunden sind, bedürfen der Einwilligung des Untergebrachten oder seines gesetzlichen Vertreters (§ 16 Abs. 2 und 3). Unzulässig sind Behandlungen, die die Persönlichkeit in ihrem Kernbereich verändern würden, und Behandlungen zur Erprobung von Arzneimitteln (§ 16 Abs. 4)	Beurlaubung des Unterge-brachten bis zu 10 Tagen möglich

49

◻ Tab. 49.1 Fortsetzung

Bundes-land	UBG/PsychKG	Sofortige/vorläufige Unterbringung (Zuständigkeiten, Voraussetzungen und Zeitrahmen)	(Heil-)Behandlung	Beurlaubung
Hessen	Gesetz über die Entziehung der Freiheit geisteskranker, geistes-schwacher, rauschgift- oder alko-holsüchtiger Personen (Hessisches Freiheitsent-ziehungsge-setz - HFEG)	— Anordnung und Vollzug einer »sofor-tigen Ingewahrsamnahme« durch die allgemeine Ordnungsbehörde oder die Polizeibehörde; unverzüglich ist die richterliche Entscheidung über die Zulässigkeit und Fortdauer der sofortigen Ingewahrsamnahme herbeizuführen (§ 10)	»Die Unterbringung umfasst auch die Behandlung mittels eines Heil- oder Entziehungsverfahrens. Ärztliche Eingriffe, die mit erheblicher Gefahr für Leben oder Gesundheit verbunden sind, dürfen nur mit Einwilligung des Un-tergebrachten oder seines gesetzlichen Vertreters vorgenommen werden« (§ 17)	Keine Höchstgrenze angegeben
Mecklen-burg-Vor-pommern	Gesetz über Hilfen und Schutzmaß-nahmen für psychisch Kranke (Psy-chKG M-V)	— Anordnung einer sofortigen Unterbringung durch den Landrat oder Oberbürgermeister/Bürger-meister längstens bis zum Ablauf des Folgetages und unverzügliche Beantragung der Anordnung der Unterbringung beim Gericht (§ 15 Abs. 1 und 3) — Vorliegen eines ärztlichen Zeug-nisses, das auf einer frühestens am Vortage durchgeführten eigenen Untersuchung beruht (§ 15 Abs. 1) — Unverzügliche Prüfung der Unter-bringungsvoraussetzungen durch den aufnehmenden Arzt (§ 15 Abs. 2) — Gerichtliche Anordnung muss bis zum Ablauf des Folgetages ergehen (§ 15 Abs. 4)	»Ohne Einwilligung darf eine Behand-lung nur durchgeführt werden, wenn der Betroffene aufgrund der Krankheit einsichts- oder steuerungsunfähig ist und die Behandlung nicht mit erheblichen Gefahren für Leben oder Gesundheit verbunden ist oder er sich in einem Zustand befindet, in dem ohne sofortige Behandlung eine erhebliche und unmittelbare Gefahr für Leben oder Gesundheit der kranken Person oder Dritter besteht« (§ 23 Abs. 2). Nicht zulässig ist eine Behandlung, die die Persönlichkeit des Untergebrachten dauerhaft in ihrem Kernbereich ändern würde (§ 23 Abs. 3)	Beurlaubung des Unterge-brachten bis zu 14 Tagen möglich (längere Beur-laubug unter bestimmten Voraussetzun-gen möglich)
Nieder-sachsen	Nieder-sächsisches Gesetz über Hilfen und Schutzmaß-nahmen für psychisch Kranke (NPsy-chKG)	— Vornehmen der vorläufigen Einweisung durch die zuständige Behörde längstens bis zum Ablauf des Folgetages (§ 18 Abs. 1) — Vorliegen eines ärztlichen Zeugnis-es eines Arztes mit Erfahrungen auf dem Gebiet der Psychiatrie, dem ein frühestens am Vortage erhobener Befund zugrunde liegt (§ 18 Abs. 1) — Unverzügliches Nachholen der geri-chtlichen Entscheidung durch die zuständige Behörde (§ 18 Abs. 2)	»Die untergebrachte Person hat eine Heilbehandlung zu dulden, wenn diese notwendig ist, um diejenige Krankheit oder Behinderung zu heilen oder zu lindern, wegen derer sie untergebracht ist, oder die Gesundheit anderer zu schützen« (§ 21 Abs. 3)	Beurlaubung des Unterge-brachten bis zu 14 Tagen möglich

◨ Tab. 49.1 Fortsetzung

Bundes-land	UBG/PsychKG	Sofortige/vorläufige Unterbringung (Zuständigkeiten, Voraussetzungen und Zeitrahmen)	(Heil-)Behandlung	Beurlaubung
Nord-rhein-Westfalen	Gesetz über Hilfen und Schutzmaß-nahmen bei psychischen Krankheiten (PsychKG NRW)	– Vornehmen der sofortigen Unterbringung durch die örtliche Ordnungsbehörde (§ 14 Abs. 1) – Vorliegen eines ärztlichen Zeugnisses, dem ein frühestens am Vortage erhobener Befund zugrunde liegt; auszustellen ist das Zeugnis von einem im Gebiet der Psychiatrie und Psychotherapie weitergebildeten oder auf dem Gebiet der Psychiatrie erfahrenen Arzt (§ 14 Abs. 1) – Örtliche Ordnungsbehörde muss unverzüglich beim Amtsgericht einen Antrag auf Unterbringung stellen (§ 14 Abs. 2) – Gerichtliche Anordnung der Unterbringung muss bis zum Ablauf des Folgetages ergehen (§ 14 Abs. 2)	Die Behandlung bedarf der Einwilligung des Betroffenen; »nur in Fällen von Lebensgefahr, von erheblicher Gefahr für die eigene und für die Gesundheit anderer Personen ist die Behandlung ohne oder gegen den Willen Betroffener oder deren gesetzlicher Vertretung oder der rechtsgeschäftlich Bevollmächtigten zulässig« (§ 18 Abs. 4)	Beurlaubung des Unterge-brachten bis zu 10 Tagen möglich (längerer Urlaub nur im Einverneh-men mit dem Amtsgericht möglich)
Rhein-land-Pfalz	Landesgesetz für psychisch kranke Personen (PsychKG)	– Zuständige Behörde (oder nach-rangig sozialpsychiatrischer Dienst) kann den Betroffenen in Gewahrsam nehmen und die sofortige Unterbringung längstens bis zum Ablauf des Folgetages anordnen und vollstrecken (§ 15 Abs. 1 und 6) – Prüfung der Unterbringungs-voraussetzungen durch eine ärztli-che Untersuchung (§ 15 Abs. 2) – Unverzügliche Beantragung der geri-chtlichen Anordnung der Unterbrin-gung durch die zuständige Behörde (§ 15 Abs. 5)	»Ärztliche Eingriffe und sonstige Behan-dlungsmaßnahmen, die mit Lebensge-fahr oder einer erheblichen Gefahr für die Gesundheit verbunden sind, dürfen nur mit rechtswirksamer Einwilligung der untergebrachten Person« (oder bei einwilligungsunfähigen Personen des gesetzlichen Vertreters und, soweit erforderlich, mit Genehmigung des Betreuungsgerichts) vorgenommen werden (§ 20 Abs. 3)	Beurlaubung des Unter-gebrachten bis zu einem Monat möglich
Saarland	Gesetz Nr. 1301 über die Unter-bringung psy-chisch Kranker (UBG)	– Anordnung der einstweiligen Unterbringung und unverzügliche Verständigung des Gerichts durch die zuständige Verwaltungsbehörde (in unaufschiebbaren Fällen durch die Polizei und durch diese Benach-richtigung der zuständigen Verwal-tungsbehörde und des Gerichts) (§ 6 Abs. 1 und 2) – Vor der Anordnung der Einweisung durch die Verwaltungsbehörde oder der Unterbringung durch die Polizei Begutachtung des Betroffenen durch einen approbierten Arzt zu den Voraussetzungen der Unterbringung (§ 6 Abs. 4) – Gerichtliche Entscheidung über die Unterbringung spätestens bis zum Ablauf des Folgetages (§ 6 Abs. 1)	Ohne Einwilligung darf eine notwendi-ge Heilbehandlung nur vorgenommen werden, »wenn mit dem Aufschub eine akute Gefahr für das Leben oder eine schwerwiegende und dauernde Ge-sundheitsbeeinträchtigung verbunden wären« (§ 13 Abs. 2)	Keine Anga-ben

49

☐ Tab. 49.1 Fortsetzung

Bundesland	UBG/PsychKG	Sofortige/vorläufige Unterbringung (Zuständigkeiten, Voraussetzungen und Zeitrahmen)	(Heil-)Behandlung	Beurlaubung
Sachsen	Sächsisches Gesetz über die Hilfen und die Unterbringung bei psychischen Krankheiten (SächsPsychKG)	− Anordnung und Vollstreckung der sofortigen vorläufigen Unterbringung durch die Verwaltungsbehörde sowie unverzügliche Verständigung des Gerichts durch die Verwaltungsbehörde (spätestens bis 10 Uhr des Folgetages) (§ 18 Abs. 1) − Bei Gefahr im Verzug kann auch der Polizeivollzugsdienst den Betroffenen der zuständigen Einrichtung zuführen (§ 18 Abs. 3) − Unverzügliche Untersuchung des Patienten und Überprüfung der Unterbringungsvoraussetzungen (§ 18 Abs. 2 und 3) − Unverzügliche Benachrichtigung (spätestens bis 10 Uhr des Folgetages) des Gerichts und der Verwaltungsbehörde unter Vorlage eines Gutachtens zu den Unterbringungsvoraussetzungen durch die aufnehmende Einrichtung (§ 18 Abs. 5) − Gerichtliche Entscheidung über die Unterbringung spätestens bis zum Ablauf des Folgetages (§ 18 Abs. 7)	Eine Behandlung und die dafür notwendigen Untersuchungen dürfen ohne Einwilligung des Patienten (oder bei einwilligungsunfähigen Patienten seines entsprechenden Vertreters) nur durchgeführt werden, »wenn durch den Aufschub das Leben oder die Gesundheit des Patienten erheblich gefährdet wird« (§ 22 Abs. 1). Ärztliche Eingriffe/Behandlungsverfahren, die mit einem operativen Eingriff oder einer erheblichen Gefahr für Leben oder Gesundheit verbunden sind, bedürfen der Einwilligung des Patienten (oder bei Einwilligungsunfähigkeit des entsprechenden Vertreters) (§ 22 Abs. 2). Eine Zwangsernährung ist nur zulässig, wenn sie erforderlich ist, um eine gegenwärtige Gefahr für das Leben oder die Gesundheit des Untergebrachten abzuwenden (§ 22 Abs. 3)	Beurlaubung des Untergebrachten bis zu 4 Wochen möglich
Sachsen-Anhalt	Gesetz über Hilfen für psychisch Kranke und Schutzmaßnahmen des Landes Sachsen-Anhalt (PsychKG LSA)	− Vorläufige Einweisung durch die Verwaltungsbehörde längstens bis zum Ablauf des Folgetages (§ 15) − Vorliegen eines ärztlichen Zeugnisses zu den Unterbringungsvoraussetzungen; der Befund muss frühestens am Tag vor der vorläufigen Einweisung erhoben worden sein (§ 15)	Eingriffe/Behandlungsverfahren, die mit einem operativen Eingriff oder einer erheblichen Gefahr für Leben oder Gesundheit des Untergebrachten verbunden sind oder die Persönlichkeit des Betroffenen wesentlich oder auf Dauer nachteilig verändern würden, bedürfen der Einwilligung (§ 17 Abs. 5). Unzulässig ist eine Behandlung, die den Kernbereich der Persönlichkeit verändern würde (§ 17 Abs. 4). »Wegen anderer akuter Erkrankungen ist eine ärztliche Untersuchung und Behandlung bei Lebensgefahr oder bei Gefahr für die Gesundheit anderer Personen auch ohne Einwilligung des Untergebrachten oder seines gesetzlichen Vertreters zulässig. Eine zwangsweise Ernährung ist zulässig, wenn dies zur Abwendung einer Gefahr für das Leben oder die Gesundheit des Untergebrachten erforderlich ist« (§ 17 Abs. 7)	Beurlaubung des Untergebrachten bis zu 2 Wochen möglich (länger dauernde Beurlaubung unter bestimmten Voraussetzungen möglich)

◘ Tab. 49.1 Fortsetzung

Bundes-land	UBG/PsychKG	Sofortige/vorläufige Unterbringung (Zuständigkeiten, Voraussetzungen und Zeitrahmen)	(Heil-)Behandlung	Beurlaubung
Schles-wig-Holstein	Gesetz zur Hilfe und Unterbringung psychisch kranker Menschen (PsychKG)	– Vorläufige Unterbringung durch den Kreis oder die kreisfreie Stadt längstens bis zum Ablauf des Folgetages und unverzügliche Stellung eines Antrags auf Unterbringung bei Gericht (§ 11 Abs. 1)	»Ärztliche Eingriffe sind nur dann ohne Einwilligung zulässig, wenn sie erforderlich sind, um von den untergebrachten Menschen eine nicht anders abwendbare gegenwärtige Gefahr einer erheblichen Schädigung seiner Gesundheit oder für sein Lebens abzuwenden« (§ 14 Abs. 4). Ärztliche Eingriffe, die mit einer erheblichen Gefahr für das Leben oder der Gesundheit des Untergebrachten verbunden sind, dürfen nur mit seiner Einwilligung vorgenommen werden (§ 14 Abs. 3)	Beurlaubung des Untergebrachten bis zu 2 Tagen möglich
Thürin-gen	Thüringer Gesetz zur Hilfe und Unterbringung psychisch kranker Menschen (Thür-PsychKG)	– Anordnung einer vorläufigen Unterbringung durch den sozialpsychiatrischen Dienst längstens für 24 h ab Beginn der Unterbringung (§ 9 Abs. 1) – Unverzügliche Stellung eines Antrags auf Unterbringung beim zuständigen Gericht durch den sozialpsychiatrischen Dienst (§ 9 Abs. 1)	»Die Behandlung des Patienten ist ohne seine Einwilligung, ohne die seines Betreuers oder sonstiger Sorgeberechtigter bei gegenwärtiger Gefahr für das Leben oder die Gesundheit des Patienten oder Dritter zulässig« (§ 12 Abs. 3). »Ärztliche Eingriffe und Behandlungsversuche, welche mit einer erheblichen Gefahr für Leben oder Gesundheit verbunden sind oder welche die Persönlichkeit tiefgreifend und auf Dauer schädigen können, sind unzulässig« (§ 12 Abs. 4). »Eine Ernährung gegen den Willen des Patienten ist nur zulässig, wenn dies zur Abwendung einer Gefahr für das Leben oder die Gesundheit des Patienten erforderlich ist« (§ 12 Abs. 5)	Beurlaubung des Untergebrachten bis zu 2 Wochen möglich

49

In Fällen der verminderten Schuldfähigkeit wird eine Unterbringung nach § 63 oder § 64 StGB mitunter auch neben einer Freiheitsstrafe angeordnet. Die Dauer einer Unterbringung nach § 63 StGB ist zunächst unbefristet bzw. auf die bestehende Gefährlichkeit begrenzt. Es ist in regelmäßigen Abständen zu prüfen (mindestens jährlich von der unterbringenden Maßregelvollzugsklinik), ob die Unterbringungsvoraussetzungen nach § 63 StGB weiter gegeben sind. Daneben verpflichtet das Maßregelvollzugsgesetz des jeweiligen Bundeslandes, in bestimmten Abständen (in NRW mindestens alle 3 Jahre) die Betroffenen durch externe Begutachter, die nicht der unterbringenden Einrichtung angehören, dahingehend zu begutachten, ob eine Entlassung angeregt werden kann.

49.4.2 Unterbringung in einer Entziehungsanstalt gem. § 64 StGB

§ 64 StGB Unterbringung in einer Entziehungsanstalt – »Hat eine Person den Hang, alkoholische Getränke oder andere berauschende Mittel im Übermaß zu sich zu nehmen, und wird sie wegen einer rechtswidrigen Tat, die sie im Rausch begangen hat oder die auf ihren Hang zurückgeht, verurteilt oder nur deshalb nicht verurteilt, weil ihre Schuldunfähigkeit erwiesen oder nicht auszuschließen ist, so soll das Gericht die Unterbringung in einer Entziehungsanstalt anordnen, wenn die Gefahr besteht, dass sie infolge ihres Hanges erhebliche rechtswidrige Taten begehen wird. Die Anordnung ergeht nur, wenn eine hinreichend konkrete Aussicht besteht, die Person durch die Behandlung in einer Entziehungsanstalt zu heilen oder über eine erhebliche Zeit vor dem Rückfall in den Hang zu bewahren und von der Begehung erheblicher rechtswidriger Taten abzuhalten, die auf ihren Hang zurückgehen.«

Die Unterbringung gemäß § 64 StGB ist für suchtkranke Rechtsbrecher gedacht, die

- den Hang haben, alkoholische oder andere berauschende Mittel im Übermaß zu sich zu nehmen,
- eine Straftat begangen haben, die auf diesen Hang zurückgeht oder im Rausch begangen wurde,
- behandlungsfähig sind.

Sie ist nicht an die Feststellung der aufgehobenen oder verminderten Schuldfähigkeit gebunden.

Die Unterbringung erfolgt in einer auf Suchtmedizin spezialisierten psychiatrisch-psychotherapeutischen Klinik und ist in der Regel auf 2 Jahre begrenzt (Überprüfung der Voraussetzungen der Unterbringung mindestens halbjährlich).

49.4.3 Einstweilige Unterbringung in einem psychiatrischen Krankenhaus gem. § 126a StPO

Ist eine Maßregel nach § 63 oder § 64 StGB wahrscheinlich, kann – wenn es die öffentliche Sicherheit erfordert – bereits eine einstweilige Unterbringung in einem psychiatrischen Krankenhaus gem. § 126a StPO gerichtlich angeordnet und durch die Staatsanwaltschaft veranlasst werden.

49.4.4 Sicherungsverwahrung gem. § 66 StGB

Die Sicherungsverwahrung dient ausschließlich dem Schutz der Allgemeinheit vor gefährlichen »Hangtätern« (Tätern mit dem Hang zu erheblichen vorsätzlichen Straftaten und dadurch fortbestehender Gefährlichkeit).

Eine Sicherungsverwahrung kann zusätzlich zu einer Freiheitsstrafe angeordnet werden, die immer zuerst verbüßt werden muss. Die Anordnung der Sicherungsverwahrung setzt voraus, dass der Täter für seine Taten voll verantwortlich ist bzw. war (trifft nicht auf schuldunfähige oder erheblich schuldgeminderte Täter zu).

Eine Sicherungsverwahrung wird in der Regel im Urteil verhängt, in der Vergangenheit bestand seit 2004 aber auch die Möglichkeit einer nachträglichen Anordnung der Sicherungsverwahrung. Eine solche nachträgliche Anordnung der Sicherungsverwahrung wie auch eine rückwirkende Verlängerung wurden in der jüngsten Rechtsprechung des Europäischen Gerichtshofes für Menschenrechte (EGMR) jedoch als Verstoß gegen die Menschenrechte gewertet und vom Bundesverfassungsgericht (BVerfG) für verfassungswidrig erklärt. Zudem forderte das BVerfG, wie bereits zuvor der EGMR, in der

Ausgestaltung der Sicherungsverwahrung einen deutlicheren Abstand zwischen der Sicherungsverwahrung und den Haftbedingungen für Strafgefangene (sog. **Abstandsgebot**), da sich die Sicherungsverwahrung nicht ausreichend von einer Strafhaft unterscheide. Demnach müsse die Sicherungsverwahrung stärker freiheits- und therapieorientiert ausgerichtet sein. Die gesetzlichen Regelungen zur Sicherungsverwahrung sollen daher grundlegend reformiert werden und dabei dem Abstandsgebot Rechnung tragen und sich an einem freiheits- und therapiegerichteten Konzept orientieren.

Das sog. **Therapieunterbringungsgesetz** (ThUG) soll die Unterbringung derjenigen verurteilten Straftäter regeln, die nicht länger in der Sicherungsverwahrung untergebracht werden dürfen, »weil ein Verbot rückwirkender Verschärfungen im Recht der Sicherungsverwahrung zu berücksichtigen ist«. Auf der Grundlage dieses Gesetzes darf eine Person weiterhin in einer geschlossenen, therapeutischen Einrichtung untergebracht werden, wenn sie

- »[…] 1. an einer psychischen Störung leidet und eine Gesamtwürdigung ihrer Persönlichkeit, ihres Vorlebens und ihrer Lebensverhältnisse ergibt, dass sie infolge ihrer psychischen Störung mit hoher Wahrscheinlichkeit das Leben, die körperliche Unversehrtheit, die persönliche Freiheit oder die sexuelle Selbstbestimmung einer anderen Person erheblich beeinträchtigen wird, und
- 2. die Unterbringung aus den in Nummer 1 genannten Gründen zum Schutz der Allgemeinheit erforderlich ist.« (§ 1 Abs. 1 ThUG)

Sinn und Zweck des Therapieunterbringungsgesetzes wird sehr kontrovers diskutiert, insbesondere vor dem Hintergrund, dass das Gesetz für eine Zielgruppe (Sicherungsverwahrte) geschaffen wurde, die für ihre Taten bei Fehlen einer die Schuldfähigkeit aufhebenden oder erheblich vermindernden psychischen Erkrankung voll verantwortlich waren.

❓ Übungsfragen

1. Nennen Sie die Voraussetzungen für eine zivilrechtliche Unterbringung nach § 1906 BGB.
2. Nennen Sie Beispiele für eine erhebliche Selbstgefährdung nach dem Betreuungsgesetz.
3. Unter welchen Voraussetzungen ist eine Unterbringung nach UBG/PsychKG zulässig?
4. Nennen Sie häufige psychiatrische Diagnosen bei einer Unterbringung nach UBG/PsychKG.
5. Grenzen Sie die zivilrechtliche Unterbringung von der öffentlich-rechtlichen Unterbringung ab.
6. Fallbeispiel: Der 28-jährige Manual K. wird in Begleitung von Polizei und Rettungsdienst am

Samstagabend zu Ihnen in die Notaufnahme
gebracht. Er war von der Polizei in der Stadt
aufgegriffen worden, nachdem er barfuß mitten auf
einer vielbefahrenen Straße umherirrte. Während
der Fahrt im RTW habe er die Rettungssanitäter
angespuckt und auch tätlich angegriffen. Fremdanamnestisch ist zu erfahren, dass Herr K. in den letzten
Monaten vermehrt Amphetamine und Cannabis
konsumiert habe. Seine psychiatrische Vorgeschichte
sei leer, eine gesetzliche Betreuung bestünde nicht.
Herr K. ist zu Ort, Zeit und Situation nur unscharf
orientiert. Im Kontakt ist er angespannt und verbal
ausfallend. Der Patient ist nicht alkoholisiert.
Formalgedanklich ist er ungeordnet, zerfahren. Er
berichtet, von der Polizei und den Sanitätern verfolgt
und bestrahlt worden zu sein und gegen diese
vorgehen zu wollen. Eine körperliche Untersuchung
lässt Herr K. nicht zu, er möchte die Klinik verlassen.
Können Sie den Patienten nach Hause entlassen? Wie
gehen Sie vor, wie ist der genaue Ablauf?

7. Was steht sinngemäß in § 63 StGB?
8. In welchen Mindestabständen werden die
    Voraussetzungen des § 63 StGB überprüft?
9. Für welche Personengruppe ist § 64 StGB gedacht?
10. Nennen Sie Unterschiede zwischen § 63 und
    § 64 StGB.

49

Weiterführende Literatur

Cording C, Weig W (Hrsg) (2003) Zwischen Zwang und Fürsorge. Die
    Psychiatriegesetze der deutschen Länder. Deutscher Wissen-
    schafts-Verlag, Baden-Baden
Nedopil N (2007) Forensische Psychiatrie. Klinik, Begutachtung und
    Behandlung zwischen Psychiatrie und Recht. Thieme, Stuttgart
Schneider F, Frister H, Olzen D (2010) Begutachtung psychischer
    Störungen. 2. Aufl. Springer, Berlin Heidelberg
Venzlaff U, Förster K (2009) Psychiatrische Begutachtung. Ein prakti-
    sches Handbuch für Ärzte und Juristen. Urban & Fischer, Mün-
    chen

Begutachtung

F. Schneider, S. Weber-Papen

»Kurzinfo«

- Psychiatrische Begutachtungen ergeben sich aus Fragestellungen v. a. im Zivil-, Straf- oder Sozialrecht
- Volljährigen Personen wird Geschäftsfähigkeit unterstellt, **Geschäftsunfähigkeit** muss erst **bewiesen** werden; Geschäftsunfähigkeit ist gegeben, wenn aufgrund einer länger dauernden psychischen Erkrankung eine **freie Willensbestimmung nicht mehr möglich** ist
- Volljährige Personen, die aufgrund einer psychischen Erkrankung oder Behinderung ihre **Angelegenheiten ganz oder teilweise nicht mehr besorgen können**, bedürfen einer Betreuung, sofern die Angelegenheiten nicht durch andere Hilfen ebenso gut besorgt werden können (**Betreuung** ist gegenüber anderen Hilfen **subsidiär**; Einrichtung nur für **Aufgabenbereiche**, für die eine Betreuung **notwendig** ist)
- **Einwilligungsfähigkeit** meint die Fähigkeit, Art, Bedeutung und Tragweite einer ärztlichen Maßnahme zu verstehen und nach dieser Einsicht zu entscheiden; sie ist Voraussetzung für eine rechtswirksame Zustimmung des Patienten in eine ärztliche diagnostische oder therapeutische Maßnahme
- Psychische Erkrankungen können die **Schuldfähigkeit** eines Täters erheblich vermindern (**§ 21 StGB**) oder heben sie auf (**§ 20 StGB**), wenn bei Begehung der Tat die Einsichts- oder Steuerungsfähigkeit des Täters aufgrund einer »krankhaften seelischen Störung«, einer »tiefgreifenden Bewusstseinsstörung«, wegen »Schwachsinns« oder einer »schweren anderen seelischen Abartigkeit« aufgehoben oder erheblich vermindert war
- Die Anordnung einer Maßregel der Besserung und Sicherung, Lockerungsentscheidungen sowie Aussetzungen oder Entlassungen im Maßregel- und Strafvollzug sind abhängig von der weiterhin bestehenden Gefährlichkeit des Betroffenen und erfordern entsprechende Gutachten zur **Gefährlichkeitsprognose**
- Gutachten zur **Glaubwürdigkeit** beziehen sich immer auf **konkrete Aussagen**, nicht auf die Glaubwürdigkeit als Persönlichkeitseigenschaft
- Die Beurteilung von **Funktionsbeeinträchtigungen** und **Kausalitäten** im **Sozialrecht** stellt die Grundlage für Renten- und Entschädigungsleistungen dar; wie bei jeder Begutachtung und gerade in diesem Bereich muss auch an **mögliche Simulations- oder Aggravationstendenzen** gedacht werden

50.1   Einführung

Mit der Erstattung von Gutachten werden **Sachverständige** beauftragt. Ein Sachverständiger vermittelt dem Richter bzw. Auftraggeber das fehlende Fachwissen zur Beurteilung von Sachverhalten und nimmt damit eine ausschließlich beratende Position ein. Der Sachverständige ist kein Zeuge. Ein **Zeuge** sagt über seine eigenen Wahrnehmungen und Beobachtungen zur Sache aus. Werden Ärzte vor Gericht geladen, um nach einer Schweigepflichtentbindung über Beobachtungen zu einem Patienten auszusagen, die sie während seiner Behandlung gemacht haben, sind sie »sachverständige Zeugen«, keine Sachverständigen. Ein Sachverständiger kann durch jede andere Person mit entsprechendem Wissen ersetzt werden. Der Sachverständige ist bei der Begutachtung nicht als behandelnder Arzt des zu Begutachtenden tätig und unterliegt daher einem Gericht bzw. Auftraggeber gegenüber nicht der Schweigepflicht bezüglich der Informationen, die seinen Auftrag umfassen. Der Sachverständige hat den zu Begutachtenden zu Beginn der Untersuchung entsprechend darüber zu informieren, dass im Rahmen der Begutachtung kein Raum für vertrauliche Mitteilungen ist.

Ärztliche Schweigepflicht

Anders als in ihrer Position als Sachverständige bei Begutachtungen, unterliegen behandelnde Ärzte, auch wenn sie in dieser Funktion als Zeuge vor Gericht geladen werden, grundsätzlich der Schweigepflicht hinsichtlich der ihnen vom Patienten anvertrauten Informationen (§ 203 StGB) und können nur mit ausdrücklichem Einverständnis des Patienten von der Schweigepflicht entbunden werden. Verstöße können straf-, zivil-, standes- und arbeitsrechtlich geahndet werden. Ein sog. Offenbarungsbefugnis (keine -pflicht) ergibt sich jedoch in einem rechtfertigenden Notstand gemäß § 34 StGB, bei akuter Gefährdung eines höherwertigen Rechtsguts und nach entsprechender Güterabwägung. Zur Abwehr einer unmittelbaren konkreten Gefahr für Leib und Leben eines Menschen besteht sogar eine Offenbarungspflicht vertraulicher Daten, wenn durch die Offenlegung die Gefahr abgewendet werden kann.

Der Sachverständige im Zivilprozess muss vom Gericht **in Person** benannt werden. Die Auswahl des Sachverständigen erfolgt durch das Prozessgericht. Bei der Beurteilung psychischer Erkrankungen sollten nur psychiatrisch-psychotherapeutische Fachärzte als Sachverständige herangezogen werden, da nur sie über die nötigen Kenntnisse verfügen.

Die Auswahl des Sachverständigen im Strafprozess sowie im Sozialgerichtsprozess erfolgt ebenfalls durch das Gericht. Das Gericht orientiert sich hierfür zunächst an der Fachrichtung der zu beurteilenden Sachfrage. Ein weiterer wichtiger Gesichtspunkt bei der Auswahl des Sachverständigen ist dessen Prozesserfahrung.

Ablehnungsgründe für einen Sachverständigen sind:

- Besorgnis der Befangenheit (z. B. weil der Sachverständige den zu Begutachtenden auch behandelt hat)
- Der Sachverständige selbst oder sein Ehegatte sind Partei im Prozess

Ein Recht zur Selbstablehnung hat der Sachverständige grundsätzlich nicht. Allerdings muss das Gericht berücksichtigen, dass die Pflicht, das Gutachten zu erstatten, nicht mehr zumutbar ist, wenn der Sachverständige dadurch seiner sonstigen Berufsarbeit nicht mehr ausreichend nachgehen könnte. Hat der Sachverständige das Gutachten aber angenommen, dann kann er es nicht mehr – abgesehen von einer schwerwiegenden Erkrankung – abgeben.

Ein psychiatrisches Gutachten stützt sich in der Regel auf das Studium der zur Verfügung gestellten Akten, die persönliche Exploration des zu Begutachtenden mit Erhebung der Anamnese und des psychischen Befundes und eine allgemein-körperliche Untersuchung sowie neurologische Statuserfassung und evtl. weitere Zusatzuntersuchungen (z. B. Labor oder Bildgebung). Gegebenenfalls kann ergänzend auch ein psychologisches Zusatzgutachten auf der Basis psychologischer Testverfahren, z. B. zur Leistungs- und/oder Persönlichkeitsdiagnostik, hinzugezogen werden (▶ Kap. 6). Die Untersuchung kann ambulant oder stationär erfolgen. Sollen weitere Krankenakten des zu Begutachtenden herangezogen werden, so muss dieser dem zustimmen und die ihn vormals behandelnden Ärzte dem Gutachter gegenüber schriftlich von der Schweigepflicht entbinden.

> **Allgemeine Inhalte eines schriftlichen psychiatrischen Gutachtens**
> - Personalien des zu Begutachtenden und Aktenzeichen
> - Auftraggeber und Fragestellung
> - Grundlagen der Begutachtung (Informationsquellen, durchgeführte Untersuchungen, Ort und Zeit der Untersuchung und Exploration)
> - Dokumentation der Aufklärung und des Einverständnisses des Betroffenen mit der Begutachtung
> - Aktenlage mit Sachverhaltsschilderung
> - Vorgeschichte mit eigenen Angaben des zu Begutachtenden, z. B. zur Biografie, Krankheitsanamnese, zum Sachverhalt
> - Darstellung aller Untersuchungsbefunde
> - Bei Vorliegen einer psychischen Erkrankung klinische Diagnose gemäß ICD-10
> - Zusammenfassende Beurteilung und forensisch-psychiatrische Einschätzung

Häufig ist ein schriftliches Gutachten ausreichend. Nur im Strafrecht ist das schriftliche Gutachten zunächst als vorläufig anzusehen, da hier das in der Hauptverhandlung erstattete mündliche Gutachten des geladenen Sachverständigen ausschlaggebend ist.

Das schriftliche Gutachten wird an den Auftraggeber versandt. Regelmäßig ist davon auszugehen, dass der Begutachtete oder sein Rechtsvertreter Einsicht in das Gutachten nehmen und dieses beim Auftraggeber anfordern. Sollten etwa gesundheitsgefährdende Aspekte gegen eine Einsichtsnahme durch den Begutachteten sprechen, so sollte dies dem Auftraggeber mitgeteilt werden, wobei sich der Auftraggeber nicht daran halten muss.

Einsicht in Krankenunterlagen
Aufgrund der Praxisrelevanz soll an dieser Stelle auf das Einsichtsrecht in Krankenunterlagen im alltäglichen Arzt-Patienten-Kontakt eingegangen werden. Psychiatrische Patienten haben grundsätzlich ein Einsichtsrecht in ihre Krankenakten, sofern es sich um objektive Befunde handelt. Ansonsten bedarf die Einsichtsnahme einer Abwägung zwischen den Rechten des Patienten und dem Schutz des Patienten sowie eventueller Persönlichkeitsrechte Dritter. So kann eine ungeschützte Einsichtsnahme des Patienten evtl. zu einer Gesundheitsverschlechterung und einer Belastung des therapeutischen Arzt-Patient-Verhältnisses führen, da in den psychiatrischen Aufzeichnungen auch subjektive Wahrnehmungen und Wertungen der Ärzte enthalten sind, deren Vertraulichkeit ebenfalls schützenswürdig ist. Zum anderen können durch eine solche ungeschützte Einsichtsnahme eventuelle Persönlichkeitsrechte Dritter verletzt werden, da sich in den Aufzeichnungen mitunter auch schutzwürdige fremdanamnestische Angaben finden.

Sachverständige haben **keine Aufbewahrungspflicht** für Gutachten, es empfiehlt sich aber, alle Unterlagen zumindest bis zum Abschluss des Verfahrens aufzubewahren.

Die **Vergütung** von Sachverständigen, die durch das Gericht oder die Staatsanwaltschaft beauftragt wurden, richtet sich nach dem JVEG (Gesetz über die Vergütung von Sachverständigen, Dolmetscherinnen, Dolmetschern, Übersetzerinnen und Übersetzern sowie die Entschädigung von ehrenamtlichen Richterinnen, ehrenamtlichen Richtern, Zeuginnen, Zeugen und Dritten). An dieser Honorierungsgrundlage orientieren sich in der Regel auch andere öffentliche und nichtöffentliche Auftraggeber. Das Honorar nach § 9 JVEG bemisst sich an der Honorargruppe:

- M1: Einfache gutachterliche Beurteilungen (z. B. Gebührenrechtsfragen, Minderung der Erwerbsfähigkeit nach einer Monoverletzung); Honorar: 50 € pro Stunde
- M2: Beschreibende (Ist-Zustands-)Begutachtung nach standardisiertem Schema ohne Erörterung spezieller Kausalzusammenhänge mit einfacherer medizinischer Verlaufsprognose und mit durchschnittli-

chem Schwierigkeitsgrad (z. B. zur Einrichtung einer Betreuung oder zu einfachen Fragestellungen zur Schuldfähigkeit ohne besondere Schwierigkeiten der Persönlichkeitsdiagnostik); Honorar: 60 € pro Stunde
- M3: Gutachten mit hohem Schwierigkeitsgrad (Begutachtungen spezieller Kausalzusammenhänge und/oder differenzialdiagnostischer Probleme und/oder Beurteilung der Prognose und/oder Beurteilung strittiger Kausalitätsfragen) (z. B. zur Schuldfähigkeit bei Schwierigkeiten der Persönlichkeitsdiagnostik, zur Kriminalprognose, zur Aussagetüchtigkeit); Honorar: 85 € pro Stunde

> **Tipp**
>
> - JVEG nachzulesen unter: http://www.gesetze-im-internet.de/jveg/index.html (Zugegriffen: 06.09.2011)

50.2 Zivilrecht

50.2.1 Geschäftsunfähigkeit

Das wirksame und selbstständige Abschließen von Rechtsgeschäften zwischen Menschen setzt deren Geschäftsfähigkeit voraus. Jeder volljährigen Person wird zunächst einmal Geschäftsfähigkeit unterstellt. Die Geschäftsunfähigkeit einer volljährigen Person muss erst »bewiesen« werden, d. h., Zweifel an der Geschäftsfähigkeit reichen zur Feststellung der Geschäftsunfähigkeit nicht aus.

Psychische Erkrankungen können die Geschäftsfähigkeit aufheben, wenn durch die Erkrankung eine freie Willensbestimmung nicht mehr möglich ist.

§ 104 BGB (Geschäftsunfähigkeit) – Geschäftsunfähig ist, wer
- (1) »nicht das 7. Lebensjahr vollendet hat« (bei Minderjährigen, die älter als 7 Jahre sind, besteht eine beschränkte Geschäftsfähigkeit, d. h., das Eingehen rechtlicher Verpflichtungen ist nur mit Zustimmung des gesetzlichen Vertreters möglich),
- (2) »sich in einem die **freie Willensbestimmung ausschließenden Zustand** krankhafter Störung der Geistestätigkeit befindet, sofern nicht der Zustand seiner Natur nach ein vorübergehender ist« (d. h., es muss eine **länger andauernde** schwere psychische Erkrankung vorliegen).

Demnach führen kurzfristige, vorübergehende Erkrankungen nicht zur Geschäftsunfähigkeit, wobei aber – genauso wie bei vorliegender Geschäftsunfähigkeit – Willenserklärungen, die im Zustand einer Bewusstseinstrübung oder nur vorübergehenden psychischen Störung (z. B. Intoxikation, Delir) abgegeben werden, ebenfalls nichtig sind.

§ 105 BGB (Nichtigkeit der Willenserklärung)
»1. Die Willenserklärung eines Geschäftsunfähigen ist nichtig;
2. Nichtig ist auch eine Willenserklärung, die im Zustand der Bewusstlosigkeit oder vorübergehenden Störung der Geistestätigkeit abgegeben wird.«

Lediglich die Diagnose einer psychischen Erkrankung reicht für die Feststellung der Geschäftsunfähigkeit nicht aus. Die Beeinträchtigungen durch die psychische Erkrankung müssen so gravierend sein, dass der Betroffene die Bedeutung der von ihm abgegebenen Willenserklärungen nicht mehr erkennen oder wenn, dann nicht nach dieser Einsicht handeln kann.

Denkbar ist auch, dass sich eine psychische Erkrankung nur auf einen bestimmten Lebensbereich auswirkt (z. B. bei abgegrenztem Wahn). Der Betroffene ist dann nur für diesen Bereich geschäftsunfähig, d. h., es besteht eine sog. **partielle Geschäftsunfähigkeit**.

Unterformen der Geschäftsfähigkeit sind:
- **Testierfähigkeit**: Fähigkeit, eine letztwillige Verfügung rechtswirksam errichten, ändern oder aufheben zu können
- **Ehefähigkeit**: Fähigkeit, eine Ehe eingehen zu können

§ 2229 BGB (Testierunfähigkeit) – »(4) Wer wegen krankhafter Störung der Geistestätigkeit, wegen Geistesschwäche oder wegen Bewusstseinsstörungen nicht in der Lage ist, die Bedeutung einer von ihm abgegebenen Willenserklärung einzusehen und nach dieser Einsicht zu handeln, kann ein Testament nicht errichten.«

Ebenso wie die Geschäftsunfähigkeit müssen auch Testier- und Eheunfähigkeit bewiesen werden. Die Beweislast trifft denjenigen, der sich auf die Testierunfähigkeit beruft. Da Testier- und Eheunfähigkeit Unterformen der Geschäftsfähigkeit sind, ist jede geschäftsfähige Person auch testier- und ehefähig.

> **Tipp**
>
> Bei der Begutachtung der Geschäftsfähigkeit sind zu beurteilen:
> 1. Leidet der Betroffene unter einer psychischen Erkrankung?
> 2. Ist die psychische Erkrankung so gravierend, dass sie die freie Willensbestimmung (nicht nur vorübergehend) ausschließt?

50.2.2 Betreuungsrecht

Das Betreuungsrecht regelt den Umgang mit volljährigen Personen, die wegen einer psychischen Erkrankung oder Behinderung ihre Angelegenheiten ganz oder teilweise nicht besorgen können.

Die gerichtliche Bestellung eines Betreuers ist an **3 Voraussetzungen** geknüpft:

1. Volljährigkeit des Betroffenen
2. Vorliegen einer psychischen Erkrankung oder geistigen oder körperlichen Behinderung
3. Durch die psychische Erkrankung oder Behinderung hervorgerufenes Unvermögen des Betroffenen, seine Rechte und Pflichten wahrzunehmen und sich um die Angelegenheiten seines Lebens zu kümmern

Die Bestellung eines gesetzlichen Betreuers kann auf Antrag des Betroffenen selbst (unabhängig von seiner Geschäftsfähigkeit) oder »von Amts wegen« (durch das Amtsgericht) erfolgen (bei körperlichen Behinderungen erfolgt die Bestellung des Betreuers ausschließlich auf Antrag des Betroffenen, es sei denn, dieser kann seinen Willen nicht mehr kundtun). Dritte haben kein Antragsrecht, können jedoch eine Betreuung anregen. Die Einrichtung einer Betreuung »gegen den Willen« des Betroffenen kann nur erfolgen, wenn dieser krankheitsbedingt nicht in der Lage ist, seinen Willen frei zu bestimmen.

Ein Betreuer wird nur für die Aufgabenbereiche bestellt, für die eine Betreuung notwendig ist. Typische Aufgabenbereiche sind:

- Gesundheitsfürsorge
- Aufenthaltsbestimmung (▶ Kap. 49)
- Vermögenssorge
- Vertretung gegenüber Behörden
- Wohnungsangelegenheiten

Höchstpersönliche Willenserklärungen (z. B. Testamentserrichtung, Eheschließung) sind von einer Betreuung ausgeschlossen. Zudem ist die Einrichtung einer gesetzlichen Betreuung anderen privaten oder öffentlichen Hilfen nachrangig, wie beispielsweise einer Vorsorgevollmacht.

Vorsorgevollmacht – Bei einer Vorsorgevollmacht hat der Betroffene im Zustand der Geschäftsfähigkeit für den Fall einer zukünftigen Einwilligungsunfähigkeit einer Person seines Vertrauens für bestimmte Bereiche Vertretungsmacht erteilt.

Für den von einer Vorsorgevollmacht umfassten Bereich ist eine gesetzliche Betreuung nicht notwendig.

Die Bestellung eines Betreuers erfordert vom Betreuungsgericht das Einholen eines ärztlichen Gutachtens, wobei es sich um einen in der Psychiatrie erfahrenen Arzt handeln sollte.

Ein **Gutachten** zur Betreuerbestellung muss folgende Aussagen beinhalten:

- Zu Art und Schwere der vorliegenden Erkrankung
- Über Auswirkungen dieser Erkrankung auf die Fähigkeit, die Angelegenheiten in den fraglichen Lebensbereichen zu besorgen
- Zur Kausalität zwischen Krankheit und Unvermögen
- Zur Erforderlichkeit der Betreuung und eine Auseinandersetzung mit Alternativen zur Errichtung einer Betreuung
- Zum Umfang des zu betreuenden Aufgabenkreises (z. B. Vermögenssorge, Gesundheitsfürsorge, Aufenthaltsbestimmung)
- Ggf. zur Erforderlichkeit eines Einwilligungsvorbehaltes für bestimmte Aufgabenbereiche einschließlich voraussichtlicher Dauer
- Zur Prognose hinsichtlich der Dauer der Betreuungsbedürftigkeit
- Dazu, ob durch eine persönliche gerichtliche Anhörung des Betroffenen und durch die Mitteilung des Betreuungsbeschlusses und dessen Inhalts gesundheitliche Schäden für den Betroffenen zu erwarten sind

Zuständig für die Anordnung einer Betreuung ist primär das Betreuungsgericht, in dessen Bezirk der Betroffene zur Zeit der Antragsstellung seinen gewöhnlichen Aufenthalt hat.

■ Eilbetreuung

Bei drohender Gefahr ist über eine einstweilige Anordnung des Gerichts die umgehende Einrichtung einer vorläufigen Betreuung möglich (sog. Eilbetreuung). Voraussetzung dafür ist das Vorliegen eines ärztlichen Zeugnisses über den Zustand des Betroffenen (möglichst von einem Arzt mit psychiatrisch-psychotherapeutischer Qualifikation). Ein Sachverständigengutachten ist nicht erforderlich.

Die Dauer der einstweiligen Anordnung der Betreuung ist auf maximal 6 Monate begrenzt, kann nach Anhörung eines Sachverständigen aber durch weitere einstweilige Anordnungen bis zu einer Gesamtdauer von einem Jahr verlängert werden.

■ Einwilligungsvorbehalt

Durch die Anordnung einer Betreuung wird der Betreute nicht automatisch geschäftsunfähig. Eine Ausnahme davon stellt der sog. Einwilligungsvorbehalt dar.

Der Einwilligungsvorbehalt ist eine zusätzliche Anordnung des Betreuungsgerichts bei erheblicher Gefährdung des Betreuten oder für dessen Vermögen. Rechtshandlungen werden bei einem Einwilligungsvorbehalt erst mit Einwilligung des Betreuers wirksam.

§ 1903 BGB (Einwilligungsvorbehalt) – »(1) Soweit dies zur Abwendung einer erheblichen Gefahr für die Person oder das Vermögen des Betreuten erforderlich ist, ordnet das Betreuungsgericht an, dass der Betreute zu einer Willenserklärung, die den Aufgabenkreis des Betreuers betrifft, dessen Einwilligung bedarf (Einwilligungsvorbehalt).«

50.2.3 Einwilligungsfähigkeit

Die Beurteilung der Einwilligungsfähigkeit eines Patienten ist ständige ärztliche Aufgabe, denn eine rechtswirksame Zustimmung in eine ärztliche diagnostische oder therapeutische Maßnahme setzt die Einwilligungsfähigkeit des Betroffenen voraus. Demnach stellt jeder ärztliche Eingriff ohne informiertes Einverständnis des Betroffenen nach § 223 ff. StGB zunächst einmal eine Körperverletzung dar, auch dann, wenn der ärztliche Eingriff indiziert ist, lege artis durchgeführt wird und erfolgreich verläuft.

Einwilligungsfähigkeit – Fähigkeit, rechtswirksam in personenrechtliche Gestattungen (geschäftsähnliche Handlungen) einwilligen zu können, wobei der Hauptanwendungsfall der personenrechtlichen Gestattungen die Einwilligung in ärztliche Maßnahmen betrifft.

Die Beurteilung der Einwilligungsfähigkeit durch einen Arzt mit psychiatrisch-psychotherapeutischer Qualifikation erfolgt häufig als konsiliarische Anforderung, wenn ein Patient eine dringliche oder lebensnotwendige ärztliche Maßnahme ablehnt.

> **Die Ablehnung einer medizinischen diagnostischen oder therapeutischen Maßnahme bedeutet aber keineswegs automatisch die Einwilligungsunfähigkeit des Patienten (sie kann aber ein Hinweis sein, die Einwilligungsfähigkeit genauer zu prüfen – die Einwilligungsfähigkeit sollte aber auch bei Zustimmung zu einer Maßnahme immer eingeschätzt werden).**

Einwilligungsfähigkeit setzt voraus, dass der Betroffene
- die verstandesmäßige, geistige und sittliche Reife besitzt, die er benötigt, um die Bedeutung und Tragweite der ärztlichen Maßnahme zu erkennen,
- die Urteilskraft besitzt, das Für und Wider abzuwägen, sowie
- fähig ist, das Handeln nach der eigenen Einsicht zu bestimmen.

Gemäß einer konkreteren Definition nach Helmchen und Lauter (1995) ist einwilligungsunfähig, wer
1. aufgrund von Minderjährigkeit, psychischer Erkrankung oder geistiger Behinderung nicht erfassen kann,

- um welche Tatsachen es sich handelt (**Verständnis**),
- welche Folgen und Risiken die Einwilligungsentscheidung mit sich bringt und welche anderen Alternativen bestehen (**Verarbeitung**),
- welchen Wert die betroffenen Interessen/Güter für ihn haben (**Bewertung**),
2. trotz erforderlicher Einsicht nicht danach zu handeln vermag (**Entscheidung**).

Die Kriterien der Einwilligungsfähigkeit Informationsverständnis, -verarbeitung, -bewertung und die freie Willensbestimmung sind daher bei Zweifel an der Einwilligungsfähigkeit unbedingt zu prüfen (◻ Tab. 50.1; Kröber 1998).

Ein Unterschied zur Geschäftsfähigkeit besteht bei der Einwilligungsfähigkeit darin, dass die Einwilligungsfähigkeit immer in Relation zur Komplexität und Schwere eines Eingriffs zu setzen ist, wohingegen die Geschäftsfähigkeit nicht relativiert werden kann.

> **Die Feststellung der Einwilligungsfähigkeit erfolgt immer bezogen auf den konkreten Fall, nie pauschal. Dabei gilt: Es sind umso strengere Maßstäbe anzusetzen, je gravierender und folgenschwerer ein Eingriff ist.**

Auch eine betreute Person ist nicht automatisch einwilligungsunfähig. Die Beurteilung dessen muss immer in der konkreten Situation erfolgen. Ist die betreute Person einwilligungsfähig, so bedarf es für die Einwilligung in eine ärztliche Maßnahme weder der Zustimmung des Betreuers noch des Betreuungsgerichts. Dies gilt auch für gravierende ärztliche Eingriffe.

Für die Erteilung der Einwilligung ist das Vorliegen von Geschäftsfähigkeit nicht erforderlich. Im Rahmen einer medizinischen Maßnahme bedarf es aber regelmäßig auch des Abschlusses eines Behandlungsvertrages, für den wiederum Geschäftsfähigkeit vorliegen muss.

Ärztliche Maßnahmen bedürfen bei einwilligungsunfähigen Patienten der Einwilligung durch einen Bevollmächtigten oder einen Betreuer. Rechtsverbindlich kann aber auch eine vorliegende und im Zustand der Einwilligungs- und Geschäftsfähigkeit niedergelegte **Patientenverfügung** sein. Bei einer Patientenverfügung hat der Betroffene seine Entscheidungen über bestimmte ärztliche Maßnahmen schriftlich dokumentiert. Eine Patientenverfügung ist für den behandelnden Arzt, Betreuer oder Bevollmächtigten grundsätzlich verbindlich, es sei denn, der Betreute distanziert sich erkennbar von seiner früheren Verfügung.

> **Bei Verlust der Einwilligungsfähigkeit ist weder der Ehepartner oder Lebensgefährte noch sind Familienangehörige berechtigt, für den**

◻ Tab. 50.1 Kriterien der Einwilligungsfähigkeit und ihre Überprüfung

Kriterien	Überprüfung
Informationsverständnis	Besitzt der Betroffene die kognitiven Fähigkeiten zur Problemerfassung? Prüfung der Bewusstseinslage und Orientierung des Betroffenen und ob dieser die wesentlichen Aspekte der zur Aufklärung gegebenen Informationen mit seinen eigenen Worten wiedergeben kann. Häufig nicht gegeben bei Bewusstseins- und Orientierungsstörungen oder schweren Gedächtnisstörungen
Informationsverarbeitung	Kann der Betroffene die Vor- und Nachteile der verschiedenen Behandlungsoptionen gegeneinander abwägen? Häufig fehlend bei Bewusstseins- und Orientierungsstörungen, schweren Gedächtnisstörungen sowie affektiver Erregung oder psychotischem Erleben
Informationsbewertung	Kann der Betroffene die verschiedenen Gesichtspunkte unter Berücksichtigung seines individuellen Wertesystems beurteilen? Kann er die Konsequenzen seiner Erkrankung oder der Behandlung in sein Lebenskonzept oder seine aktuelle soziale Situation einordnen? Indiz für ein mangelndes Bewertungsvermögen ist das Nichterfassen bisher vertrauter externer biografischer Fixpunkte (z. B. Nichterkennen vertrauter Personen)
Freie Willensbestimmung	Kann der Betroffene die Ergebnisse seiner Überlegungen frei von anderen Einflüssen in Handlungen umsetzen? Häufig nicht oder teilweise nicht gegeben bei: – Schwerwiegenden depressiven Störungen mit Hemmungen der Entscheidungsfähigkeit oder stuporösen Zustandsbildern oder im Rahmen manischer Getriebenheit – Ausgeprägten psychotischen Ambivalenzen und wahnhaftem Erleben – Akuten Intoxikationen – Hirnorganischen Störungen – Intelligenzminderungen – Schweren zwanghaften Erkrankungen

Einwilligungsunfähigen in ärztliche Maßnahmen einzuwilligen, es sei denn, der Patient hat ihnen noch im Zustand der Geschäftsfähigkeit eine entsprechende Vollmacht (sog. Vorsorgevollmacht) erteilt (was durch ein ärztliches Zeugnis oder eine notarielle Beurkundung dokumentiert werden kann).

■ **Gefährliche ärztliche Maßnahmen**

Bei gefährlichen ärztlichen Eingriffen ist neben der Zustimmung des Betreuers oder Bevollmächtigten auch die Genehmigung durch das Betreuungsgericht erforderlich.

Was als gefährliche ärztliche Maßnahme zu werten ist, hängt von folgenden Kriterien ab:

– Gesundheitszustand des Patienten (Allgemeinzustand, Alter, Vorerkrankungen)
– Statistisches Gefahrenpotenzial der Maßnahme
– Schadensart bzw. -schwere (schwere gesundheitliche Schäden sind Tod oder Behinderung, Lähmungen, Entstellung, Verlust der Fortpflanzungsfähigkeit, Hör- oder Sehverlust)
– Reversibilität und Dauer des möglichen Schadens

So kann es sein, dass ein und derselbe ärztliche Eingriff bei einer jungen, gesunden Person keine gefährliche ärztliche Maßnahme darstellt, wohl aber bei einem älteren Patienten mit diversen Vorerkrankungen.

■ **Notfälle**

Bei akuter und nicht anders abwendbarer Gefahr für Leben und Gesundheit eines nicht einwilligungsfähigen Patienten, d. h., wenn keine Zeit bleibt, die Entscheidung eines Betreuers/Bevollmächtigten einzuholen, kann der Arzt auch ohne Einwilligung die aus seiner Sicht notwendigen und dem mutmaßlichen Willen des Patienten entsprechenden Maßnahmen lege artis im Sinne eines rechtfertigenden Notstandes durchführen.

50.3 Schuldfähigkeit

Im Strafrecht werden psychiatrische Begutachtungen v. a. zur Frage der Schuldfähigkeit in Auftrag gegeben, denn schwere psychische Erkrankungen können die Schuldfähigkeit erheblich vermindern oder aufheben (wobei Letzteres viel seltener der Fall ist).

§ 20 StGB (Schuldunfähigkeit wegen seelischer Störungen) – »Ohne Schuld handelt, wer bei Begehung der Tat wegen einer krankhaften seelischen Störung, wegen einer tiefgreifenden Bewusstseinsstörung oder wegen Schwachsinns oder einer schweren anderen seelischen Abartigkeit unfähig ist, das Unrecht der Tat einzusehen oder nach dieser Einsicht zu handeln.«

§ 21 StGB (Verminderte Schuldfähigkeit) – »Ist die Fähigkeit des Täters, das Unrecht der Tat einzusehen oder nach dieser Einsicht zu handeln, aus einem der in § 20 bezeichneten Gründe bei der Begehung der Tat erheblich vermindert, so kann die Strafe nach § 49 Abs. 1 gemildert werden.«

Die in § 20 StGB genannten Eingangsmerkmale »krankhafte seelische Störung«, »tief greifende Bewusstseinsstörung«, »Schwachsinn« und »schwere andere seelische Abartigkeit« sind rein juristische Termini, die sich nicht mit der psychiatrischen Nomenklatur decken. Die verwendeten Begriffe sind veraltet, z. T. stigmatisierend und im medizinischen Sinne teilweise obsolet (z. B. »Abartigkeit«). Die Aufteilung in die 4 Eingangsmerkmale basiert entgegen den gegenwärtigen Klassifikationssystemen auf einem ätiologisch orientierten Krankheitskonzept, insbesondere dem triadischen System (▶ Abschn. 3.2) nach K. Schneider (1887–1967).

> **Das Vorgehen bei der Beurteilung der Schuldfähigkeit erfolgt 2-stufig:**
> 1. **Beurteilung, ob zur Tatzeit eine schwere psychische Erkrankung vorlag, die sich einem der 4 Eingangsmerkmale des § 20 StGB zuordnen lässt**
> 2. **Wenn Punkt 1 zutrifft, Einschätzung, ob die Fähigkeit, das Unrecht der Tat einzusehen (Einsichtsfähigkeit) oder nach dieser Einsicht zu handeln (Steuerungsfähigkeit) durch die psychische Erkrankung aufgehoben oder erheblich vermindert war**

Die Entscheidung über die strafrechtliche Verantwortlichkeit hat nur das Gericht zu treffen. Der Gutachter gibt lediglich eine entsprechende Empfehlung (an die sich das Gericht jedoch nicht halten muss).

Wird Schuldunfähigkeit vom Gericht festgestellt, kann der Täter nicht bestraft werden. Zu prüfen ist dann, ob die Voraussetzungen für Maßregeln der Besserung und Sicherung (▶ Abschn. 49.4) erfüllt sind und der Betroffene in einer psychiatrisch-psychotherapeutischen Klinik untergebracht wird.

Im Falle der erheblich verminderten Schuldfähigkeit kann neben der Strafe auch eine Maßregel der Besserung und Sicherung angeordnet werden.

50.3.1 1. Stufe der Begutachtung (Eingangsmerkmale)

Auf der 1. Stufe der Begutachtung ist zunächst zu prüfen, ob eines der 4 Eingangsmerkmale des § 20 StGB erfüllt ist.

Die sog. **krankhafte seelische Störung** umfasst Störungen, bei denen nach früherer Auffassung eine organische Ursache bekannt ist oder vermutet wird. Hierzu gehören hirnorganische psychische Erkrankungen (z. B. Demenzen), Intoxikationen/akuter Rausch durch psychotrope Substanzen oder Entzugssyndrome und psychotisches Erleben im Rahmen schizophrener oder affektiver Störungen.

Der sog. **tiefgreifenden Bewusstseinsstörung** sind Bewusstseinsveränderungen zuzuordnen, die bei Gesunden auftreten können und die die psychische Funktionsfähigkeit massiv einengen, wie hochgradige affektive Erregungszustände bei sog. Affektdelikten (◻ Tab. 50.2). Die tiefgreifende Bewusstseinsstörung muss für eine Exkulpation des Täters so erheblich sein, dass sie wie eine akute Psychose die Fähigkeit des Täters zu sinnvollem, reflektiertem Handeln infrage stellt.

Unter den Begriff des sog. **Schwachsinns** sind Intelligenzminderungen zu fassen, die nicht auf nachweisbaren organischen Grundlagen beruhen (eine bereits bei der Geburt vorhandene Schädigung, etwa durch eine Chromosomenanomalie, würde der krankhaften seelischen Störung zugerechnet werden).

Die Kategorie der sog. **schweren anderen seelischen Abartigkeit** bildet eine (noch) nicht biologisch definierbare »Restkategorie« mit Persönlichkeitsstörungen, sexuellen Verhaltensabweichungen, Abhängigkeiten von psychotropen Substanzen (wobei diese eigentlich den krankhaften seelischen Störungen zuzuordnen wären, da organische Ursachen inzwischen erwiesen sind), nichtstoffgebundenen Süchten bzw. Impulskontrollstörungen, schweren Angst- und Zwangserkrankungen. Die Rechtsprechung verlangt, dass die schwere andere seelische Abartigkeit einen vergleichbaren Schweregrad besitzt wie die krankhafte seelische Störung.

Die Auslagerung der »schweren anderen seelischen Abartigkeit« und des »Schwachsinns« aus der Kategorie der krankhaften seelischen Störung hat keine inhaltliche Berechtigung mehr, sondern entspricht nur noch einem historischen Verständnis der Krankheiten, zumal inzwischen für die meisten psychischen Erkrankungen biologische Korrelate gefunden wurden. Es ist nicht mehr unüblich, psychische Erkrankungen, deren biologische Verursachung nachgewiesen wurde, grundsätzlich der Kategorie der krankhaften seelischen Störung zuzuordnen.

50.3.2 2. Stufe der Begutachtung (Einsichts- und Steuerungsfähigkeit)

Ist eines der Eingangsmerkmale des § 20 StGB erfüllt, sind die **Funktionsbeeinträchtigungen** zur Tatzeit unter Bezugnahme auf die Einsichts- und Steuerungsfähigkeit zu beurteilen.

Einsichtsunfähigkeit liegt vor, wenn die kognitiven Funktionen derart beeinträchtigt sind, dass das Unrecht einer Tat nicht erkannt werden kann. Dies kann auch bei psychotischen Realitätsverkennungen möglich sein.

Allgemein gilt: Funktionsbeeinträchtigungen müssen durch die festgestellte psychische Erkrankung so schwer ausgeprägt sein wie bei den psychotischen Erkrankungen (**psychopathologische Referenz**). Beurteilungsmaßstab

◘ Tab. 50.2 Kriterienkatalog zu Affektdelikten. (Nach Saß 1983)

Kriterien, die für das Vorliegen eines Affektdelikts sprechen	Kriterien, die gegen das Vorliegen eines Affektdelikts sprechen
1. Spezifische Tatvorgeschichte und -anlaufzeit	1. Aggressives Vorgestalten in der Phantasie
2. Affektive Ausgangssituation mit Tatbereitschaft	2. Ankündigung der Tat
3. Psychopathologische Persönlichkeitsdisposition	3. Aggressive Handlungen in der Tatanlaufzeit
4. Konstellative Faktoren (z. B. Einfluss psychotroper Substanzen)	4. Vorbereitungshandlungen für die Tat
5. Abrupter, elementarer Tatablauf ohne Sicherungstendenzen	5. Konstellierung der Tatsituation durch den Täter
6. Charakteristischer Affektauf- und -abbau	6. Fehlender Zusammenhang zwischen Provokation, Erregung und Tat
7. Folgeverhalten mit schwerer Erschütterung	7. Zielgerichtete Gestaltung des Tatablaufs vorwiegend durch den Täter
8. Einengung der Wahrnehmung und der seelischen Abläufe	8. Lang hingezogenes Tatgeschehen
9. Missverhältnis zwischen Tatanstoß und Reaktion	9. Komplexer Handlungsablauf in Etappen
10. Erinnerungsstörungen	10. Erhaltene Introspektionsfähigkeit bei der Tat
11. Persönlichkeitsfremdheit	11. Exakte und detailreiche Erinnerung
12. Störung der Sinn- und Erlebniskontinuität	12. Zustimmende Kommentierung des Tatgeschehens
	13. Fehlen von vegetativen, psychomotorischen und psychischen Begleiterscheinungen heftiger Affekterregung

Die Kriterien 9–12 der linken Spalte sollten wegen ihrer Subjektivität nur ergänzend zu den relevanten Kriterien 1–8 herangezogen werden.

für die aufgehobene Schuldfähigkeit ist die in einer akuten Psychose begangene und psychotisch motivierte Tat.

> Besteht Einsichtsunfähigkeit, muss die Steuerungsfähigkeit nicht weiter beurteilt werden. Diese ist immer erst dann zu prüfen, wenn der Täter das Unrecht seiner Tat einsehen konnte.

Die **Steuerungsfähigkeit** kann beispielsweise bei massiven Intoxikationen vermindert sein. Bei **Alkoholintoxikationen** legt eine Blutalkoholkonzentration (BAK) ab 2 ‰ eine verminderte Schuldfähigkeit gemäß § 21 StGB bzw. eine BAK ab 3 ‰ eine aufgehobene Schuldfähigkeit gemäß § 20 StGB zumindest nahe. Diese Werte sind allerdings nur als orientierende Richtwerte zu betrachten und haben ihre Berechtigung nur im Rahmen einer Gesamtwürdigung sämtlicher äußerer und innerer Kennzeichen des Tatgeschehens und der Persönlichkeitsverfassung des Betroffenen. So sind beispielsweise auch die Trinkgewohnheiten und die Alkoholverträglichkeit des Betroffenen bei der Beurteilung der Auswirkungen der BAK zu berücksichtigen. Zu berücksichtigen ist auch, ob sich der Täter etwa zu Exkulpationszwecken vorsätzlich in einen Rausch versetzt hat (»**vorverlagerte Schuld**«). Für Straßenverkehrsdelikte kommt dann das **Delikt des Vollrausches** in Betracht (§ 323a StGB), wonach derjenige mit einer Freiheitsstrafe von bis zu 5 Jahren oder einer Geldstrafe belegt wird, der »sich vorsätzlich oder fahrlässig durch alkoholische Getränke oder andere berauschende Mittel in einen Rausch versetzt, […] wenn er in diesem Zustand eine rechtswidrige Tat begeht und ihretwegen nicht bestraft werden kann, weil er infolge des Rausches schuldunfähig war oder weil dies nicht sicher auszuschließen ist«.

> Bei der Beurteilung der Einsichts- und Steuerungsfähigkeit sind äußere (z. B. Erscheinungsbild des Täters) und innere (z. B. Vorgehensweise) Kennzeichen des Tatgeschehens sowie der Schweregrad und die Akuität der Erkrankung zum Tatzeitpunkt zu berücksichtigen. Die Beurteilung des Schweregrades orientiert sich am psychopathologischen Bild der »krankhaften seelischen Störung« und der durch sie bewirkten Minderung oder Aufhebung von Einsichts- oder Steuerungsfähigkeit.

Nicht selten liegen mehrere psychische Erkrankungen bei einer Person gleichzeitig vor, die zwar nicht jede für sich allein betrachtet, jedoch in kumulativem Zusammenwirken die Schuldfähigkeit vermindern können.

50.4 Gefährlichkeitsprognosen

Die Anordnung einer Maßregel der Besserung und Sicherung, Lockerungsentscheidungen oder Aussetzungen im Maßregel- oder im Strafvollzug bzw. Entlassungen aus dem Maßregelvollzug sind von der weiterhin bestehenden Gefährlichkeit des Betroffenen abhängig und erfordern sog. Prognosegutachten.

> ❯ **Voraussetzung von Aussetzungen bzw. Entlassungen oder Lockerungsentscheidungen im Straf- und Maßregelvollzug ist eine günstige Kriminalprognose.**

Eine Prognose kann im Wesentlichen nach 3 Methoden erstellt werden:

1. **Intuitive Methode** (z. B. von Richtern angewandt, die sich an ihrem theoretischen Allgemeinwissen und ihrem Erfahrungsschatz orientieren)
2. **Statistische Methode** (basiert auf statistischen Erhebungen zu Risikofaktoren für Rückfälle; hierauf gründen häufig operationalisierte Prognoseinstrumente)
3. **Klinische Methode** (Prognoseerstellung auf der Grundlage einer sorgfältigen Anamneseerhebung mit Erfassung der Biografie, Krankheitsgeschichte, der Tat und strafrechtlicher Vorgeschichte, Erhebung aktuellen Verhaltens, psychopathologischer Auffälligkeiten, von Zukunftsperspektiven)

Bei der Erarbeitung einer Prognose ist es sinnvoll, Aspekte aller 3 Methoden einfließen zu lassen.

Bei der Erstellung von Gefährlichkeitsprognosen können verschiedene Faktoren in individuell unterschiedlichem Maße relevant sein. Dazu gehören:

- Psychopathologische Auffälligkeiten, psychiatrische Diagnose (Ausmaß, Schwere), Krankheitseinsicht, Therapiemotivation
- Persönlichkeit des Betroffenen
- Geschlecht und Alter (erhöhtes Rückfallrisiko bei Männern, mit dem Alter abnehmendes Rückfallrisiko)
- Lebensgeschichte und strafrechtliche Vorgeschichte
- Tatumstände sowie Verhalten vor, während und nach der Tat
- Verhalten im Straf- oder Maßregelvollzug (u. a. soziale Kompetenz, Konfliktverhalten) sowie der Therapieverlauf
- Sozialer Empfangsraum nach Entlassung (z. B. berufliche, finanzielle und familiäre Situation, Freunde)
- Zukunftspläne des Betroffenen

> ❯ **Wichtig ist die Gesamtwürdigung der Persönlichkeit des Betroffenen als auch seines sozialen Umfeldes, in das er nach einer Entlassung zurückkehrt.**

In den vergangenen Jahren wurde auf der Grundlage erhobener Risikofaktoren für die Rückfallgefahr eine Reihe von **Prognoseinstrumenten** entwickelt, die unterstützend eingesetzt werden können (nicht müssen). Verbreitete Prognoseinstrumente sind die Psychopathy Checklist Revised (PCL-R) von Hare (2005), die Historical, Clinical and Risk Variables (HCR-20; Webster et al. 2004), welche

für psychisch kranke Gewalttäter entwickelt wurde, oder die Kriterien zur Beurteilung des Rückfallrisikos besonders gefährlicher Straftäter von Dittmann (1998). Zusätzlich existieren spezielle Instrumente zur Risikoeinschätzung speziell für Sexualdelikte, wie das Static 99 (Hanson u. Thornton 1999), das sich auf statische Risikofaktoren bezieht (z. B. Geschlecht, biografische Daten, delinquente Vorgeschichte), oder das SONAR 2000 (Hanson u. Harris 2000), welches dynamische Risikofaktoren wie Einstellungen, sozialer Status, Verhalten in verschiedenen Situationen, Alkoholisierung usw. erfasst.

50.5   Glaubwürdigkeit

Bei Gutachten zur Glaubwürdigkeit eines Zeugen oder Beschuldigten geht es nicht um die Beurteilung der Glaubwürdigkeit als Persönlichkeitseigenschaft des Begutachteten, sondern um die vom Richter festzustellende Glaubhaftigkeit einer bestimmten **Aussage**. Ein Tatrichter hat die Pflicht, sich sachverständig beraten zu lassen, wenn sein Sachwissen zur Beurteilung der Glaubhaftigkeit der Aussage nicht ausreicht.

In der Regel werden aussagepsychologische Gutachten von Diplom-Psychologen erstattet. Fachärzte für Psychiatrie und Psychotherapie werden meist dann herangezogen, wenn der zu Begutachtende psychische Auffälligkeiten zeigt, mit der Frage, ob diese die Aussagetüchtigkeit beeinträchtigen können. Um eine wahre Aussage über ein Ereignis treffen zu können, muss das Ereignis korrekt wahrgenommen, abgespeichert und aus dem Gedächtnis abgerufen werden können. Zu beurteilen ist demnach, ob eine psychische Erkrankung vorliegt, durch welche **Wahrnehmung**, **Speicherung** und/oder **Abruf** aus dem Gedächtnis gestört sind und wie stark die Erkrankung diese Aspekte beeinflusst.

Bestandteile einer **aussagepsychologischen Begutachtung** sind:

- Inhaltliche Analyse der Aussage (Realkennzeichen)
- Kompetenzanalyse (intellektuelle Leistungsfähigkeit)
- Motivationsanalyse (Motive für Falschaussagen)
- Analyse der Aussagegenese (Entstehungsgeschichte der Aussage, mit dem Ziel, wahre von suggerierten Aussagen abzugrenzen)
- Konstanzanalyse (Widerspruchsfreiheit und Konstanz der Aussage)

Für die inhaltliche Analyse sind Glaubhaftigkeitsmerkmale (sog. **Realkennzeichen**), die für das Vorliegen einer erlebnisgestützten Aussage sprechen, erarbeitet worden. Zu diesen gehören (nach Steller et al. 1992):

- Allgemeine Merkmale: z. B. logische Konsistenz, Detailreichtum

- Spezielle Inhalte: z. B. räumlich-zeitliche Verknüpfung, Interaktionsschilderungen, Wiedergabe von Gesprächen, Schilderung von Komplikationen im Handlungsverlauf
- Inhaltliche Besonderheiten: z. B. Schilderung ausgefallener oder nebensächlicher Einzelheiten
- Motivationsbezogene Inhalte: z. B. Selbstbelastungen, Einwände gegen die Richtigkeit der eigenen Aussage, Eingeständnis von Erinnerungslücken
- Deliktspezifische Inhalte: deliktspezifische Aussageelemente

Realkennzeichen sind aber in der Regel nicht geeignet, wahre von suggerierten Aussagen zu differenzieren. Hierfür dient v. a. die Analyse der Aussagegenese.

50.6 Sozialrecht

50.6.1 Gesetzliche Rentenversicherung (SGB VI)

Im Rahmen des Sozialrechts werden psychiatrische Gutachten häufig in Rentenverfahren zur Frage der Erwerbsfähigkeit bzw. -minderung erstattet. Weitere Leistungen der gesetzlichen Rentenversicherung sind Leistungen zur Teilhabe (▶ Abschn. 2.2.6), um ein vorzeitiges Ausscheiden aus dem Erwerbsleben zu verhindern.

Sowohl für die Erbringung von Rente als auch von Leistungen zur Teilhabe ist entscheidend, ob und in welchem Ausmaß der Betroffene noch erwerbsfähig ist.

Die Beziehung von Rente nach dem gesetzlichen Rentenversicherungsrecht setzt voraus, dass der Betroffene teilweise oder voll erwerbsgemindert ist.

Teilweise Erwerbsminderung – Teilweise erwerbsgemindert sind gemäß § 43 Abs. 1 S. 2 SGB VI Personen, die wegen Krankheit oder Behinderung auf nicht absehbare Zeit außerstande sind, unter den üblichen Bedingungen des allgemeinen Arbeitsmarktes mindestens 6 h täglich erwerbstätig zu sein.

Volle Erwerbsminderung – Sie liegt nach § 43 Abs. 2 S. 2 SGB VI bei Personen vor, die wegen Krankheit oder Behinderung auf nicht absehbare Zeit außerstande sind, unter den üblichen Bedingungen des allgemeinen Arbeitsmarktes mindestens 3 h täglich erwerbstätig zu sein.

Krankheit oder Behinderung sind zentrale Begriffe im Sozialrecht.
- **Krankheit** bezeichnet einen »regelwidrigen« (geistigen oder körperlichen) Zustand, der Rechtsfolgen wie Erwerbsminderung nach sich zieht. Nicht jede medizinisch begriffene Krankheit ist auch rechtlich relevant

- **Behinderung** meint nach im Rentenversicherungsrecht geltender Definition einen Zustand, bei dem die körperliche Funktion, geistige Fähigkeit oder seelische Gesundheit eines Menschen mit hoher Wahrscheinlichkeit länger als 6 Monate von dem für das Lebensalter typischen Zustand abweicht und der die Teilhabe am sozialen Leben beeinträchtigt

Eine vorliegende psychische Erkrankung ist nur dann relevant, wenn sie und ihre Auswirkungen auf die Erwerbsfähigkeit aus eigener Kraft durch eine »zumutbare Willensanspannung« nicht überwunden werden können. Eine solche zumutbare Willensanspannung ist umso eher zu verneinen, je mehr von folgenden Kriterien vorliegen (nach Winckler u. Foerster 1996):
- Auffällige prämorbide Persönlichkeitsstruktur
- Hohe Komorbiditätsrate mit anderen psychischen Erkrankungen
- Chronische körperliche Begleiterkrankungen
- Verlust sozialer Integration
- Hoher Krankheitsgewinn
- Chronifizierter Krankheitsverlauf, mehrjähriger Krankheitsverlauf
- Unbefriedigende Therapieergebnisse

Im Gutachten ist aufzuzeigen, welches Leistungsvermögen vorhanden (positives Leistungsbild) und welches nicht vorhanden ist (negatives Leistungsbild), einschließlich einer begründenden Stellungnahme dazu.

Bei der Prüfung des Anspruchs von Rentenleistungen aufgrund einer teilweisen oder vollen Erwerbsminderung werden alle denkbaren Tätigkeiten auf dem allgemeinen Arbeitsmarkt zugrunde gelegt – unabhängig von der Ausbildung und bisherigen beruflichen Tätigkeit des Betroffenen.

Die Prognose zur Dauerhaftigkeit der krankheitsbedingten Leistungsminderung orientiert sich v. a. am bisherigen Verlauf der Erkrankung (Dauer, Chronizität, Remissionen), den bisherigen therapeutischen Maßnahmen und Rehabilitationsmaßnahmen (Rehabilitation vor Rente!) und deren Erfolgen bzw. Misserfolgen.

Als orientierende Hilfe für die Einschätzung der Leistungsfähigkeit kann die Internationale Klassifikation der Funktionsfähigkeit, Behinderung und Gesundheit der WHO (ICF) herangezogen werden (http://www.dimdi.de/static/de/klassi/icf/index.htm; zugegriffen: 06.09.2011).

> **Tipp**

Leitlinien der Deutschen Rentenversicherung Bund für die sozialmedizinische Beurteilung von Menschen mit psychischen Erkrankungen sind im Internet abrufbar unter http://www.deutsche-rentenver-sicherung.de/SharedDocs/de/Inhalt/Zielgruppen/01_sozialmedizin_forschung/01_sozialmedizin/Begutachtung/begutachtung_leitlinien_psyche_verhalten_abhaengig.html?nn=36528 (Zugegriffen: 06.09.2011)

50.6.2 Gesetzliche Unfallversicherung (SGB VII)

Bei Gutachten im Rahmen der gesetzlichen Unfallversicherung geht es um die Frage nach einem **wesentlichen Zusammenhang** zwischen einem bei einer versicherten Tätigkeit erlittenen Unfall und einer nachfolgenden Gesundheitsschädigung. Der Gesundheitsschaden kann als erster Verletzungserfolg durch das schädigende Ereignis verursacht sein oder als Folgeschaden eines ersten Verletzungserfolges auftreten (z. B. depressive Störung als Folge eines Unfalls mit bleibenden Entstellungen). Der Gesundheitsschaden kann auch in einer Verschlimmerung einer bereits vorher vorhandenen Krankheit bestehen. Der Schadensfall bezieht sich dann nur auf diesen Verschlimmerungsanteil.

Basis der Beurteilung eines ursächlichen Zusammenhangs stellt die Conditio-sine-qua-non-Formel (**Äquivalenztheorie**) dar. Demnach ist jede Bedingung als ursächlich anzusehen, die nicht hinweggedacht werden kann, ohne dass der konkrete Erfolg entfiele. Dabei sind nur die Faktoren als ursächlich zu betrachten, die zum Eintritt des Erfolges **wesentlich** mitgewirkt haben. Für einen Kausalzusammenhang muss eine **hinreichende Wahrscheinlichkeit** angenommen werden können. Neben dem schädigenden Ereignis müssen auch sog. **konkurrierende Kausalitäten** (Ursachenfaktoren, z. B. Vorerkrankung, Lebensbelastungen) mit berücksichtigt und hinsichtlich ihrer ursächlichen Bedeutung bewertet werden. Wirkt das Unfallereignis mit einer solchen **Schadensanlage** oder einem solchen **Vorschaden** zusammen, entscheidet die Abwägung der Ursachenfaktoren, ob und inwieweit das Unfallereignis als rechtlich wesentliche Ursache zu werten ist. Ausreichend ist hierfür, wenn das Unfallereignis von der Schadensanlage oder dem Vorschaden nicht ganz in den Hintergrund gedrängt wird, sondern als annähernd gleichwertig für das Zustandekommen des Gesundheitsschadens zu betrachten ist.

> Erst, wenn die Conditio sine qua non eine wesentliche Ursache ist, wird anschließend geprüft, ob noch andere wesentliche Ursachen zu berücksichtigen sind.

Zur Feststellung von Ansprüchen auf Leistungen der gesetzlichen Unfallversicherung sind die sog. haftungsbegründende und haftungsausfüllende Kausalität vom Gutachter zu prüfen. Eine sog. **Unfallkausalität** wird in der Regel vom Träger der gesetzlichen Unfallversicherung bereits vor der Vergabe des Gutachtenauftrages festgestellt. Unfallkausalität besteht, wenn zwischen der versicherten unfallbringenden Tätigkeit und dem von außen einwirkenden Ereignis, das wesentlich den Gesundheitsschaden verursacht, ein kausaler Zusammenhang existiert.

Haftungsbegründende Kausalität – Es muss einen relevanten Kausalzusammenhang zwischen der unfallbringenden versicherten Tätigkeit und dem Arbeitsunfall bzw. der Berufskrankheit geben (die Berufskrankheiten-Verordnung listet keine psychischen Erkrankungen als Berufskrankheit auf).

Haftungsausfüllende Kausalität – Zwischen dem Arbeitsunfall bzw. der Berufskrankheit und dem Gesundheitsschaden muss ein Kausalzusammenhang bestehen.

Zudem soll der Gutachter die Unfallfolgen in Form einer **Minderung der Erwerbsfähigkeit (MdE)** quantifizieren. Die MdE bezieht sich auf das Ausmaß der verminderten Arbeitsmöglichkeiten auf dem gesamten Arbeitsmarkt (unabhängig vom ausgeübten Beruf), das sich aus den körperlichen und psychischen Beeinträchtigungen des Leistungsvermögens ergibt.

Im sozialen Entschädigungsrecht ist der Begriff der Minderung der Erwerbsfähigkeit durch den Begriff des **Grades der Schädigungsfolge** (GdS) ersetzt worden. GdS stellt ein Maß für die körperlichen, geistigen, seelischen und sozialen Auswirkungen einer Funktionsbeeinträchtigung aufgrund eines Gesundheitsschadens dar. Das Maß bezieht sich damit auf die Auswirkungen der Funktionsbeeinträchtigungen in sämtlichen Lebensbereichen, nicht nur auf die Auswirkungen im allgemeinen Erwerbsleben. Der GdS setzt eine mehr als 6 Monate andauernde Gesundheitsstörung voraus.

MdE, GdS und GdB (Grad der Behinderung im Schwerbehindertenrecht, bezieht sich auf alle Gesundheitsstörungen unabhängig von ihrer Ursache) lassen sich bestimmen nach den Versorgungsmedizinischen Grundsätzen für die ärztliche Gutachtertätigkeit im sozialen Entschädigungsrecht und nach dem Schwerbehindertenrecht (Teil 2 SGB IX) des Bundesministeriums für Arbeit und Soziales (BMAS; http://www.bmas.de/DE/Service/Gesetze/versmedv.html; zugegriffen: 06.09.2011), die die Anhaltspunkte für die Gutachtertätigkeit im sozialen Entschädigungsrecht und nach dem Schwerbehindertengesetz abgelöst haben.

Die Minderung der Erwerbsfähigkeit wird in Prozentsätzen angegeben, die grundsätzlich durch 10 teilbar sein sollten und in »Vomhundertsätzen« ausgedrückt werden.

Liegen mehrere MdE aus unterschiedlichen medizinischen Fachbereichen vor, dürfen diese zur Bildung einer Gesamt-MdE nicht einfach summiert werden, sondern die Gesamt-MdE ist individuell unter Gesamtwürdigung der einzelnen Funktionsbeeinträchtigungen und ihrer wechselseitigen Beziehungen zu ermitteln. Entsprechendes gilt für den GdS im sozialen Entschädigungsrecht.

50.7 Aggravation und Simulation

Begutachtungssituationen sind generell anfällig für Simulations- und Aggravationstendenzen, auf welche daher besonders geachtet werden sollte.

Simulation – Bewusstes Vortäuschen nicht vorhandener somatischer oder psychischer Krankheitssymptome.

Aggravation – Bewusst übertriebenes Betonen vorhandener Krankheitssymptome.

Hinweisend auf Simulation oder Aggravation können sein (nach Winckler u. Foerster 1996):
- Auffällige Diskrepanz zwischen der Beschwerdenschilderung des Patienten einerseits und seinem Verhalten in der Untersuchungssituation, bei der Alltagsbewältigung oder auch der Inanspruchnahme therapeutischer Hilfe andererseits
- Nur vage Beschwerdenschilderung
- Unpräzise und unklare, auch mehrdeutige Angaben zum Krankheitsverlauf
- Erhebliches Auseinandergehen der Angaben des Patienten und fremdanamnestischer Angaben
- Theatralisches, appellatives Vortragen der Beschwerden

50.8 Fahrtüchtigkeit und Fahreignung

Durch psychische Erkrankungen oder psychotrope Substanzen können die Fahreignung und Fahrtüchtigkeit beeinträchtigt sein.

Fahrtüchtigkeit – Fähigkeit zum Führen eines Fahrzeugs zu einem konkreten (Tat-)Zeitpunkt.

Die Beurteilung der Fahrtüchtigkeit geschieht meist im Rahmen von Straßenverkehrsdelikten. Fahruntüchtigkeit kann bedingt sein durch den Konsum berauschender Substanzen oder durch sog. körperliche oder geistige Mängel.

Bei Fahruntüchtigkeit ist der Fahrzeugführer nicht in der Lage, das Fahrzeug eine längere Strecke entsprechend den Anforderungen des Straßenverkehrs auch bei plötzlichem Auftreten schwieriger Verkehrslagen sicher zu steuern.

Fahreignung – Generelle, nicht nur auf eine bestimmte Situation bezogene Fähigkeit zum Führen eines Fahrzeuges.

Voraussetzungen für das Vorliegen von Fahreignung sind (§ 2 Abs. 4 S. 1 StVG):
- Erfüllung der erforderlichen kognitiv-emotionalen Anforderungen (z. B. Aufmerksamkeits- und Konzentrationsfähigkeit, Orientierung, Reaktionsfähigkeit, Wahrnehmung, Belastbarkeit)
- Kein wiederholter oder erheblicher Verstoß gegen das Straßenverkehrsrecht oder das Strafgesetz

Als nicht geeignet zum Führen eines Fahrzeugs gelten in der Regel Personen mit:
- Schweren demenziellen Erkrankungen
- Akuten psychotischen Erkrankungen mit Realitätsverkennung
- Persönlichkeitsstörungen mit hoher Impulsivität
- Schweren Intelligenzminderungen
- Stoffgebundenen Suchterkrankungen
- Suizidalität

In der Anlage 4 der Fahrerlaubnis-Verordnung sind die verkehrsmedizinisch relevantesten Gesundheitsstörungen tabellarisch beschrieben (http://www.verkehrsportal.de/fev/fev.php; zugegriffen: 06.09.2011).

Nicht nur psychische Erkrankungen selbst, sondern auch die zu ihrer Behandlung eingesetzten Psychopharmaka können durch unerwünschte Arzneimittelwirkungen, wie Reaktionszeitverlangsamung und Konzentrationsstörungen, die Fahreignung ausschließen (andererseits können Psychopharmaka auch zu einer Stabilisierung des psychisch kranken Patienten beitragen und die Wiedererlangung der Fahreignung erst möglich machen).

Ärzte haben dem Patienten gegenüber eine Aufklärungspflicht über eventuelle Einschränkungen der Fahrsicherheit durch die Erkrankung selbst oder die Einnahme bestimmter Medikamente. Die Aufklärung kann mündlich erfolgen (sollte aber aus Gründen der Beweispflicht schriftlich dokumentiert werden), ein bloßer Verweis auf den Beipackzettel eines Medikaments reicht nicht aus.

Sollte der Patient trotz der Aufklärung über die beeinträchtigte Fahreignung weiterhin am Straßenverkehr teilnehmen und sind dadurch konkrete Gefahren für den Betroffenen oder andere Verkehrsteilnehmer zu befürchten, ist der Arzt entgegen seiner Schweigepflicht und ohne persönliche Konsequenzen befürchten zu müssen berechtigt (nicht verpflichtet), die zuständige Straßenverkehrsbehörde oder die Polizei zu informieren. Zuvor muss der Arzt aber andere Möglichkeiten der Einflussnahme wie

Ermahnung des Betroffenen und Hinweise auf eine eventuelle Meldung an die Behörden versucht haben.

Der Anteil der durch Medikamente (mit-)verursachten Verkehrsunfälle wird auf 3–10 % geschätzt, wobei die größte Rolle Benzodiazepine zu spielen scheinen.

50.9 Schwangerschaftsabbruch

Fachärzte für Psychiatrie und Psychotherapie werden zuweilen als Sachverständige beauftragt, zu den Indikationsvoraussetzungen eines Schwangerschaftsabbruchs im Einzelfall Stellung zu nehmen.

Indikationen eines Schwangerschaftsabbruchs sind nach derzeitiger Gesetzeslage:
- **Kriminologische Indikation**: Rechtmäßig ist der Abbruch einer Schwangerschaft, die aus einer Vergewaltigung resultiert, bis zur 12. Schwangerschaftswoche (SSW) post conceptionem (p.c.)
- **Medizinisch-soziale Indikation**: Rechtmäßig ist ein Schwangerschaftsabbruch bis zur Geburt (keine zeitliche Begrenzung)
    - bei drohender Gefahr für das Leben oder die körperliche oder seelische Gesundheit der Schwangeren (durch die Schwangerschaft oder die der Geburt nachfolgenden Belastungen) und
    - wenn die Gefahr nicht auf andere zumutbare Weise abgewendet werden kann

> Bei der medizinisch-sozialen Indikation kommt es allein auf die Gefahr für Leben und Gesundheit der Mutter an, nicht auf eine Schädigung des Kindes (früher sog. embryopathische Indikation).

Lebensgefahr im Sinne der medizinisch-sozialen Indikation kann durch akute Suizidalität gegeben sein. In einem solchen Fall ist von einem Facharzt für Psychiatrie und Psychotherapie zu beurteilen, wie konkret diese ist, welche anderen therapeutischen Optionen es gibt und ob ein Schwangerschaftsabbruch tatsächlich zu einer Verbesserung der Lage der Schwangeren führen kann oder evtl. die Lage nicht noch verschlimmern könnte. Schwerwiegende und länger andauernde psychische Erkrankungen können auch eine erhebliche **Gesundheitsgefahr** im Sinne der medizinisch-sozialen Indikation begründen. Je weiter die Schwangerschaft jedoch vorangeschritten ist, desto schwerwiegender muss auch die psychische Erkrankung sein. Auch hier müssen andere therapeutische und **zumutbare Optionen** berücksichtigt werden, in erster Linie in Form ärztlicher Behandlung, wobei eine Einweisung in eine psychiatrische Klinik nach bisheriger Rechtsprechung regelhaft als nicht zumutbar bewertet wurde.

Da es sich um eine medizinisch-soziale Indikation handelt, sind auch soziale Faktoren, die evtl. zu einer Ver-

schlechterung der körperlichen oder psychischen Verfassung führen können, mit zu berücksichtigen (z. B. dauerhafte psychische Überlastung und Überforderung durch Summierung familiärer und wirtschaftlicher Belastungen, die durch die Schwangerschaft oder Geburt resultieren).

Weitere Voraussetzungen für eine medizinisch-soziale Indikation sind:
- Beratungspflicht
- Bedenkzeit von wenigstens 3 Tagen zwischen Diagnose einer körperlichen oder geistigen Schädigung des Kindes oder Beratung der Schwangeren und Abbrucherlaubnis (§ 2a SchKG n. F.)

Besteht **keine Indikation**, ist ein Schwangerschaftsabbruch **rechtswidrig**, jedoch **nach Beratung straffrei bis zur** 22. SSW p.c. für die Schwangere bzw. bis zur 12. SSW p.c. für den Arzt. Die Beratung muss an einer staatlich anerkannten Stelle und mindestens 3 Tage vor dem Eingriff erfolgen. Der Eingriff muss von einem Arzt durchgeführt werden. Schwangerschaftseingriffe vor Einnistung der befruchteten Eizelle in der Gebärmutter (also Eingriffe innerhalb der ersten beiden SSW p.c.) gelten nicht als Schwangerschaftsabbruch und werden daher nicht strafrechtlich verfolgt.

50.10 Transsexualismus

Die Regelungen des Transsexuellengesetzes (TSG) wurden bereits in ▶ Abschn. 29.8.2 dargestellt. In allen Verfahren des TSG darf das Gericht einem Antrag des Betroffenen nur dann stattgeben, wenn es vorher 2 voneinander unabhängige Sachverständige mit einer entsprechenden Begutachtung betraut hat, wobei sich die Sachverständigen aufgrund ihrer Ausbildung und Erfahrung mit den besonderen Problemen des Transsexualismus ausreichend auskennen müssen.

Im Rahmen eines Verfahrens zur Vornamensänderung oder der Geschlechtszugehörigkeitsfeststellung bedarf das Gericht der Unterstützung eines psychiatrisch-psychotherapeutisch weitergebildeten Arztes mit Kenntnissen auf dem Gebiet des Transsexualismus zu folgenden Fragen:
- Empfindet sich der Antragssteller infolge transsexueller Prägung nicht mehr dem im Geburtsantrag, sondern dem anderen Geschlecht als zugehörig (§ 1 Abs. 1 Nr. 1 TSG)?
- Steht er seit mindestens 3 Jahren unter dem Zwang, seinen Vorstellungen entsprechend zu leben (§ 1 Abs. 1 Nr. 1 TSG)?
- Ist nach den Erkenntnissen der medizinischen Wissenschaft mit hoher Wahrscheinlichkeit anzunehmen, dass sich das Zugehörigkeitsempfinden zum ande-

ren Geschlecht nicht mehr ändern wird (§ 1 Abs. 1 Nr. 2 TSG, § 4 Abs. 3 S. 2 TSG)?

❓ Übungsfragen

1. Nennen Sie psychische Erkrankungen, die häufig zur Geschäftsunfähigkeit führen können.
2. Nennen Sie ein Beispiel für partielle Geschäftsunfähigkeit.
3. Was ist mit Einwilligungsvorbehalt gemeint?
4. Nennen Sie einen bedeutsamen Unterschied bei der Beurteilung der Geschäftsfähigkeit und der Einwilligungsfähigkeit.
5. Was besagen § 20 und § 21 StGB?
6. Welchem Eingangsmerkmal nach § 20 StGB wäre die schwere Alkoholintoxikation zuzuordnen?
7. Nennen Sie die wesentlichen Methoden zur Erarbeitung einer Prognose.
8. Wovon ist der Rentenanspruch im Rahmen der gesetzlichen Rentenversicherung abhängig?
9. Was besagt die haftungsbegründende Kausalität (im Bereich der gesetzlichen Unfallversicherung)?
10. Wie ist die haftungsausfüllende Kausalität (im Bereich der gesetzlichen Unfallversicherung) definiert?
11. Wann gilt ein Schwangerschaftsabbruch gesetzlich als rechtmäßig?

Weiterführende Literatur

Boetticher A, Nedopil N, Bosinski HAG, Saß H (2005) Mindestanforderungen für Schuldfähigkeitsgutachten. Nervenarzt 76: 1154–1164

Dittmann V (1998) Die schweizerische Fachkommission zur Beurteilung »gemeingefährlicher« Straftäter. In: Müller-Isberner R, Gonzales-Cabeza S (Hrsg) Forensische Psychiatrie – Schuldfähigkeit – Kriminaltherapie – Kriminalprognose. Forum-Verlag, Mönchengladbach, S 173–183

Hanson RK, Harris AJR (2000) Where should we intervene? Dynamic predictors of sexual offense recidivism. Crim Justice Behav 27: 6–35

Hanson RK, Thornton D (1999) Static 99: Improving actuarial risk assessments for sex offenders. Department of the Solicitor General of Canada, Ottawa

Hare RD (2005) Hare Psychopathy Checklist Revised 2nd edition. PCL-R. Hogrefe Testzentrale, Göttingen

Helmchen H, Lauter H (1995) Dürfen Ärzte an Demenzkranken forschen? Thieme, Stuttgart

Kröber H-L (1998) Psychiatrische Kriterien zur Beurteilung der Einwilligungsfähigkeit. Rechtsmedizin 8: 41–46

Nedopil N (2007) Forensische Psychiatrie. Klinik, Begutachtung und Behandlung zwischen Psychiatrie und Recht. Thieme, Stuttgart

Saß H (1983) Affektdelikte. Nervenarzt 54: 557–572

Schneider F, Frister H, Olzen D (2010) Begutachtung psychischer Störungen. 2. Aufl. Springer, Berlin Heidelberg

Steller M, Wellershaus P, Wolf T (1992) Realkennzeichen in Kinderaussagen: Empirische Grundlagen der kriterienorientierten Aussageanalyse. Z Exper Angew Psychol 39: 151–170

Venzlaff U, Förster K (2009) Psychiatrische Begutachtung. Ein praktisches Handbuch für Ärzte und Juristen. Urban & Fischer, München

Webster CD, Douglas KS, Eaves D, Hart SD (2004) HCR-20. Assessing Risk for Violence (Version 2). Hogrefe Testzentrale, Göttingen

Winckler P, Foerster K (1996) Zum Problem der »zumutbaren Willensanspannung« in der sozialmedizinischen Begutachtung. Med Sach 92: 120–124

Anhang

Antworten zu den Übungsfragen

✓ Antworten zu den Übungsfragen von Kap. 1

Zu 1. Wie hoch liegt nach den Daten des Bundesgesundheitssurveys die Lebenszeitprävalenz, wie hoch die 12-Monatsprävalenz für die Gesamtheit psychischer Erkrankungen in Deutschland?
Nach den Befunden des Bundesgesundheitssurveys beträgt die Lebenszeitprävalenz für eine psychische Erkrankung in der deutschen, erwachsenen Allgemeinbevölkerung etwa 43 %, die 12-Monatsprävalenz liegt bei ca. 31 %.

Zu 2. Was meint der Ausdruck »Disability Adjusted Life Years« (DALY)?
Die DALY sind ein Maß für die Beeinträchtigung der Lebensqualität, dienen also der Quantifizierung der Belastung durch eine Erkrankung. Sie setzen sich zusammen aus der Anzahl der verlorenen Lebensjahre durch vorzeitigen Tod (YLL = »Years of Life Lost«) und der Anzahl der mit krankheitsbedingten Funktionseinschränkungen verbrachten Lebensjahre (YLD = »Years Lived with Disability«).

Zu 3. Welche psychischen Erkrankungen fallen nach dem World Health Report (WHO 2001) unter die ersten 10 der weltweit mit den stärksten Beeinträchtigungen (»Global Burden of Disease«) verbundenen Erkrankungen, bezogen auf die »Years Lived with Disability« (YLD)?
Hierunter fallen an führender Stelle unipolare depressive Störungen sowie Alkoholabhängigkeit, Schizophrenien und bipolare affektive Störungen.

Zu 4. Welche psychischen Erkrankungen besitzen eine hohe Heritabilität?
Bipolare affektive Störungen, Schizophrenien, Autismus-Spektrum-Störungen und ADHS gehören zu den psychischen Erkrankungen mit einer hohen Heritabilität.

Zu 5. Was meint der Begriff »Vulnerabilität«?
Vulnerabilität meint die Anfälligkeit für die Ausbildung einer psychischen Erkrankung. Sie ist multifaktoriell bedingt und beruht auf genetischen und anderen biologischen Einflüssen sowie der Lerngeschichte und Persönlichkeitsfaktoren.

Zu 6. Erläutern Sie kurz das Vulnerabilitäts-Stress-Coping-Modell.
Nach dem Vulnerabilitäts-Stress-Coping-Modell manifestiert sich eine psychische Erkrankung, wenn auf dem Boden einer individuellen Vulnerabilität und durch hinzutretende akute Stressoren, für die keine ausreichenden Copingstrategien zur Verfügung stehen, eine Erkrankungsschwelle überschritten wird.

✓ Antworten zu den Übungsfragen von Kap. 2

Zu 1. Nennen Sie die aktuellen Bestrebungen bei der Optimierung des psychosozialen Versorgungssystems.
Aktuelle Bestrebungen gehen weg von einer primär institutionsbezogenen hin zu einer mehr personenbezogenen und damit gemeindenahen und bedarfsorientierten psychosozialen Versorgung. Daneben stehen die Bemühungen um eine effektivere Vernetzung und ein besseres Schnittstellenmanagement zwischen den verschiedenen Versorgungsangeboten.

Zu 2. Welche Ziele verfolgt die Integrierte Versorgung?
Die Einführung der Integrierten Versorgung zielte darauf ab, eine effektivere Vernetzung der verschiedenen Fachdisziplinen und Versorgungssektoren und damit eine Verbesserung der Behandlungskontinuität, -qualität und Wirtschaftlichkeit zu erreichen.

Zu 3. Wie lassen sich Psychiatrische Institutsambulanzen charakterisieren?
Psychiatrische Institutsambulanzen lassen sich charakterisieren als multiprofessionell angelegtes ambulantes Versorgungsangebot von psychiatrisch-psychotherapeutischen Fachkliniken oder Abteilungen. Dieses Angebot richtet sich an diejenigen psychisch erkrankten Patienten, »die wegen Art, Schwere oder Dauer ihrer Erkrankung oder wegen zu großer Entfernung zu geeigneten Ärzten auf die Behandlung durch diese Krankenhäuser angewiesen sind« (§ 118 SGB V).

Zu 4. Wozu dient die ambulante Soziotherapie? Für maximal wie viele Stunden pro Krankheitsfall kann sie verordnet werden?
Ambulante Soziotherapie ist für solche psychisch kranken Patienten gedacht, die so schwer erkrankt sind, dass sie ärztliche oder ärztlich verordnete Leistungen nicht selbstständig in Anspruch nehmen können. Ziel ist, diese Patienten durch Anleitung und Motivation an entsprechende Leistungen heranzuführen. Sie kann für maximal 120 h pro Krankheitsfall verordnet werden.

Zu 5. Nennen Sie Voraussetzungen für die Einleitung einer medizinischen Rehabilitationsmaßnahme.

- Rehabilitationsbedürftigkeit: Vorliegen einer psychischen Erkrankung, die die Erwerbsfähigkeit erheblich gefährdet oder bereits zu einer Minderung der Erwerbsfähigkeit geführt hat bzw. die Teilhabe anderweitig beeinträchtigt.
- Rehabilitationsfähigkeit (d. h. beispielsweise, es liegt keine akute Suizidalität vor, eine ggf. notwendige Entzugsbehandlung ist abgeschlossen und der Patient ist in der Lage, an psychotherapeutischen Gruppen teilzunehmen)
- Ausreichend günstige Rehabilitationsprognose, das heißt z. B. ausreichende Motivation auf Seiten des Patienten

Zu 6. Was ist Betreutes Wohnen?

Betreutes Wohnen ist ein Angebot der Teilhabe am Leben in der Gemeinschaft zur Unterstützung von Menschen mit einer sog. seelischen Behinderung bei der Wiedereingliederung in die Gemeinschaft bei gleichzeitiger Ermöglichung größtmöglicher Autonomie des Patienten. Betreutes Wohnen ist ambulant in der eigenen Häuslichkeit möglich, aber bei Bedarf auch stationär in speziellen Einrichtungen.

✔ Antworten zu den Übungsfragen von Kap. 3

Zu 1. Welche Krankheitsformen werden nach dem triadischen System unterschieden?

Nach dem triadischen System werden unterschieden:

- Körperlich begründbare (exogene/organische) Psychosen
- Körperlich (noch) nicht begründbare (endogene) Psychosen
- Abnorme Variationen seelischen Wesens

Zu 2. Nennen Sie die Charakteristika der modernen Klassifikationssysteme ICD-10 und DSM-IV-TR.

Die Charakteristika von ICD-10 und DSM-IV-TR sind:

- Deskriptiv-phänomenologische Einteilung
- Operationalisierte Diagnostik
- Komorbiditätsprinzip
- Multiaxiale Diagnostik

Zu 3. Beschreiben Sie das Prinzip der operationalisierten Diagnostik.

Nach dem Prinzip der operationalisierten Diagnostik ist eine bestimmte Diagnose nur dann zu stellen, wenn

- bestimmte Merkmale vorhanden sind,
- bestimmte Ausschlusskriterien nicht vorhanden sind und

- definierte Verknüpfungsregeln (Diagnosealgorithmen) erfüllt sind.

Als Grundlage der operationalisierten Diagnostik werden Symptom-, Zeit-, Verlaufs- und Ausschlusskriterien sowie Diagnosealgorithmen berücksichtigt.

Zu 4. Was meint das Komorbiditätsprinzip?

Nach den modernen Klassifikationssystemen sind so viele Diagnosen zu kodieren, wie zur Beschreibung des aktuellen Erkrankungsbildes notwendig sind. Das Komorbiditätsprinzip erlaubt demnach, gemeinsam auftretende, unterschiedliche psychische Erkrankungen getrennt zu diagnostizieren und zu kodieren.

Zu 5. Nennen Sie Unterschiede zwischen ICD-10 und DSM-IV-TR.

Allgemeine Unterschiede zwischen ICD-10 und DSM-IV-TR:

- Die ICD-10 ist das international verbindliche Klassifikationssystem; das DSM-IV-TR ist ein nationales System mit internationaler Verbreitung, es findet in Deutschland v. a. in der Forschung Anwendung
- Anders als das DSM-IV-TR klassifiziert die ICD-10 nicht nur die psychischen Erkrankungen, sondern Erkrankungen aller Art
- Die Entwicklung des DSM-IV-TR stützt sich auf eine breitere empirische Basis
- Von der ICD-10 existieren im Gegensatz zum DSM-IV-TR verschiedene Variationen (z. B. die klinisch-diagnostischen Leitlinien oder die diagnostischen Kriterien für Forschung und Praxis)
- Für eine multiaxiale Diagnostik hält das DSM-IV-TR 5 Achsen bereit, die ICD-10 3 Achsen, wobei die Achsen II (Persönlichkeitsstörungen, geistige Behinderung) und III (medizinische Krankheitsfaktoren) des DSM-IV-TR in der ICD-10 mit in der Achse I aufgehen
- Das DSM-IV-TR besitzt bei einigen Erkrankungen eine stärkere Operationalisierung
- Es finden sich einige Unterschiede auf der Ebene der einzelnen Erkrankungen

Zu 6. Nennen Sie ein Beispiel für ein strukturiertes Interview, das für den Gesamtbereich psychischer Erkrankungen Anwendung findet.

Strukturierte Interviews für den Gesamtbereich psychischer Erkrankungen sind z. B. das Strukturierte Klinische Interview für DSM-IV (SKID) oder das Diagnostische Interview bei Psychischen Störungen (DIPS).

✅ Antworten zu den Übungsfragen von Kap. 4

Zu 1. Nennen Sie Vorteile der Anwendung des AMDP-Systems.

Als Vorteile sind zu nennen:

- Erleichtertes Erkennen und Registrieren von Leitsymptomen psychischer Erkrankungen
- Präzise Beschreibung der Phänomene
- Gemeinsame Sprache zur Formulierung psychopathologischer Befunde
- Damit bessere Kommunikation

Zu 2. Nennen Sie Ausprägungsgrade der quantitativen Bewusstseinsstörungen.

Die Grade der quantitativen Bewusstseinsstörungen reichen in Abhängigkeit von der Ausprägung der Bewusstseinsminderung von benommen über somnolent und soporös bis hin zu komatös.

Zu 3. Welche qualitativen Bewusstseinsstörungen werden nach dem AMDP-System unterschieden?

Das AMDP-System nennt als qualitative Bewusstseinsstörungen Bewusstseinstrübung, Bewusstseinseinengung sowie die Bewusstseinsverschiebung.
Die Bewusstseinstrübung meint die beeinträchtigte Fähigkeit, bestimmte Aspekte der eigenen Person und der Umwelt zu verstehen, sie sinnvoll miteinander zu verknüpfen, sich entsprechend mitzuteilen und entsprechend sinnvoll zu handeln (Vorkommen beispielsweise im Delir oder bei Intoxikationen).
Bewusstseinseinengung beschreibt die Einengung des bewussten Erlebens durch Fokussierung auf bestimmte Bereiche (z. B. in affektiven Ausnahmezuständen). Veränderungen im Wacherleben mit dem Gefühl, das Erleben sei »erweitert« (z. B. Gefühle der Intensitäts- oder Helligkeitssteigerung), werden als Bewusstseinsverschiebung bezeichnet (Vorkommen beispielsweise im Drogenrausch).

Zu 4. Welche Orientierung ist am leichtesten störbar?

Am leichtesten störbar ist die Orientierung zur Zeit.

Zu 5. Wie lassen sich Aufmerksamkeits- und Gedächtnisstörungen aktiv explorieren?

Zur Prüfung der Konzentration kann man den Patienten bitten, fortlaufend von einer Zahl den gleichen Betrag abzuziehen, z. B. bei 81 beginnend jeweils 7 zu subtrahieren. Zur Beurteilung der Auffassungsfähigkeit des Patienten kann sich der Untersucher den Sinn eines Sprichwortes erklären lassen.
Die orientierende Überprüfung von Merkfähigkeitsstörungen kann z. B. durch das Vorsagen voneinander unabhängiger Begriffe wie »Oslo, 34, Aschenbecher« erfolgen, die kurze Zeit später abgefragt werden. Gedächtnisstörungen lassen sich bei der Exploration biografischer Daten einschätzen.

Zu 6. Grenzen Sie Zönästhesien von zönästhetischen Halluzinationen ab.

Zönästhetische Halluzinationen (Leibhalluzinationen) bezeichnen körperliche Missempfindungen oder Schmerzen, die als von außen gemacht erlebt werden. Im Gegensatz dazu fehlt bei den Zönästhesien, die ebenfalls Störungen des Leibempfindens bezeichnen, der Charakter des von außen Gemachten.

Zu 7. Was wird unter dem Begriff »Ideenflucht« verstanden?

Ideenflüchtiges Denken gehört zu den formalen Denkstörungen. Es bezeichnet assoziativ gelockertes Denken mit einer Vermehrung von Einfällen, die oft nicht zu Ende geführt werden können. Im Gegensatz zur Zerfahrenheit ist der Gedankengang aber noch nachvollziehbar. Vorkommen v. a. im Rahmen maniformer Störungen.

Zu 8. Nennen Sie die Kriterien des Wahns.

Wahn meint eine Störung des Urteilens. Zu den Wahnkriterien gehören die Unmöglichkeit des Inhalts, subjektive Gewissheit und Unkorrigierbarkeit.

Zu 9. Welche inhaltlichen Wahnmerkmale sind von besonderer differenzialdiagnostischer Relevanz?

Von differenzialdiagnostischer Relevanz ist beispielsweise die Unterscheidung zwischen stimmungskongruentem Wahn und stimmungsinkongruentem Wahn, denn Wahninhalte depressiver Patienten entsprechen meist der Affektlage des Patienten (oft Verarmungs-, Schuld-, Versündigungs-, hypochondrischer oder nihilistischer Wahn). Wahn schizophrener Patienten ist häufig bizarrer, magisch-mystischer Art.

Zu 10. Nennen Sie ein Beispiel für eine Wahnwahrnehmung.

Die Wahnwahrnehmung bezeichnet eine wahnhafte Fehlinterpretation (meist im Sinne der Eigenbeziehung) einer an sich realen Sinneswahrnehmung (objektiv richtige Wahrnehmung, aber wahnhafte Bedeutungszuweisung). Beispielsweise deutet ein Patient eine rote Ampel als Warnung des Geheimdienstes, nicht weiterzugehen, sondern umzukehren.

Zu 11. Welche Formen von Ich-Störungen gibt es?

Unter die Ich-Störungen fallen:

- Psychotische Ich-Störungen: als von außen gemacht empfundene, fremdbeeinflusste Ich-Wahrnehmung, bei denen die Grenzen zwischen Ich und Umwelt durchlässig werden wie Gedankenentzug, -ausbreitung, -eingebung
- Sog. Entfremdungserlebnisse: nicht durch ich-fremde Instanzen beeinflusste Ich-Störungen wie Derealisation und Depersonalisation

Zu 12. Was kennzeichnet den Stupor?

Stupor bezeichnet eine schwere Antriebshemmung bis hin zur völligen motorischen Bewegungslosigkeit bei bewusstseinsklaren Patienten. Stupor tritt zum überwiegenden Teil im Rahmen katatoner Schizophrenien oder gelegentlich auch bei schweren depressiven Erkrankungen auf.

✔ Antworten zu den Übungsfragen von Kap. 5

Zu 1. Welche Ziele verfolgt das psychiatrisch-psychotherapeutische Gespräch?

Neben der Informationsgewinnung (z. B. zur Anamneseerhebung und Erhebung des psychopathologischen Befundes) dient das psychiatrisch-psychotherapeutische Gespräch v. a. auch dem Aufbau einer tragfähigen, vertrauensvollen Arzt-Patient-Beziehung, die Voraussetzung für eine erfolgreiche Diagnostik und Therapie ist.

Zu 2. Nennen Sie Vorteile und Nachteile der offenen, aber auch der geschlossenen Frageform.

Offene Fragen

- Vorteile: fördern die Selbstöffnung des Patienten und den Gesprächsfortgang, ermuntern den Gesprächspartner, vertiefter und umfassender auf ein Thema einzugehen (Gewinn zusätzlicher Informationen)
- Nachteile: die Antworten des Gesprächspartners können auch unwichtige Informationen enthalten, größerer Zeitaufwand (insbesondere bei sehr gesprächigen/ weitschweifigen Gesprächspartnern)

Geschlossene Fragen

- Vorteile: fokussierte Informationsgewinnung, können weitschweifige Gesprächspartner wieder auf ein bestimmtes Thema zurücklenken
- Nachteile: können das Gespräch einengen und eine umfassende Exploration verhindern

Zu 3. Nennen Sie Bestandteile der psychiatrischen Anamnese.

Bestandteile der psychiatrischen Anamnese sind:

- Erhebung soziodemografischer Daten

- Spezielle Krankheitsanamnese, die sich auf das Krankheitsbild bezieht, das zur aktuellen Konsultation des Arztes geführt hat
- Allgemeine Eigenanamnese (psychiatrische Vorgeschichte, soziale Anamnese, vegetative Anamnese, ggf. gynäkologische und psychosexuelle Anamnese, Sucht- und Medikamentenanamnese, somatische Anamnese)
- Familienanamnese (familiäre Belastungen mit psychischen oder somatischen Erkrankungen sowie psychosoziale Aspekte in der Herkunftsfamilie)

Zu 4. Welches sind die im Rahmen der sozialen Anamnese zu explorierenden Punkte?

Im Rahmen der sozialen Anamnese werden wichtige biografische Ereignisse sowie die aktuellen Lebensumstände (familiär/sozial, beruflich, finanziell) exploriert.

Zu 5. Welche Untersuchungen gehören zur allgemein-körperlichen Untersuchung?

Eine möglichst beim Erstkontakt durchzuführende allgemein-körperliche Untersuchung umfasst:

- Beurteilung von Allgemein- und Ernährungszustand, Größe und Gewicht, Bauchumfang
- Beurteilung von Haut, Gesichtsfarbe und Schleimhäuten; Verletzungen/Narben, Hämatome, Tätowierungen, Piercings
- Untersuchung von Kopf und Hals, Meningismus, Lymphknoten, Schilddrüse
- Inspektion, Perkussion des Thorax, Auskultation von Lunge, Herz und Halsgefäßen, periphere Pulse, Blutdruck
- Untersuchung von Abdomen, Nierenlager, Wirbelsäule und Extremitäten

Zu 6. Was gehört zur Befunderhebung bei der neurologischen Untersuchung?

Zur neurologischen Untersuchung gehören die Erhebung des Hirnnervenstatus, des Reflexstatus sowie von Nervendehnungszeichen, eine Koordinations- und Sensibilitätsprüfung sowie die Beurteilung von Motorik, Stand, Gang, Kraft und Sprache.

✔ Antworten zu den Übungsfragen von Kap. 6

Zu 1. Nennen Sie die Hauptgütekriterien psychologischer Tests.

Die Konstruktion eines psychologischen Tests orientiert sich an den Hauptgütekriterien der Validität, Reliabilität und Objektivität. Dabei beschreibt die Validität eines Tests, wie gut dieser das Merkmal, das er zu messen vorgibt, auch tatsächlich erfasst. Die Reliabilität eines Tests gibt an, wie zuverlässig der Test das Merkmal misst. Objektivität meint die Unabhängigkeit der Testergebnisse vom Untersucher, was durch eine standardisierte Testvorgabe und Auswertung garantiert werden soll.

Zu 2. Wie lässt sich das prämorbide Intelligenzniveau abschätzen?

Zur Abschätzung eines früheren Leistungsniveaus können zum einen lebensgeschichtliche Daten, v. a. der schulische und berufliche Werdegang, herangezogen werden. Zum anderen können spezifische Testverfahren eingesetzt werden, die relativ alters- und störungsresistente kristalline Intelligenzkomponenten erfassen. Beispiele sind der Wortschatztest (WST) oder der Mehrfachwahl-Wortschatztest (MWT).

Zu 3. Was ist der Unterschied zwischen Daueraufmerksamkeit und Vigilanz?

Der Unterschied liegt in dem Anteil relevanter Zielreize. Daueraufmerksamkeit meint eine längere Aufmerksamkeitszuwendung mit einem hohen Anteil zu beachtender relevanter Zielreize. Vigilanz hingegen bezeichnet eine längere Aufmerksamkeitszuwendung unter monotonen Reizbedingungen, d. h. mit einem niedrigen Anteil relevanter Zielreize.

Zu 4. Was bezeichnet das Konstrukt des Arbeitsgedächtnisses?

Das Arbeitsgedächtnis bezeichnet ein Speichersystem zum kurzzeitigen Halten und gleichzeitigen Bearbeiten dieser Informationen.

Zu 5. Was sind Exekutivfunktionen?

Exekutive Funktionen sind höhere kognitive Prozesse, die es ermöglichen, selbstständig und zielstrebig durch Planung, Kontrolle, Steuerung und Koordination verschiedener kognitiver Subprozesse zu handeln.

Zu 6. Nennen Sie testpsychologische Verfahren zur Prüfung exekutiver Funktionen.

Gebräuchliche Verfahren zur Prüfung von Exekutivfunktionen sind beispielsweise:

- Wisconsin-Card-Sorting-Test (misst kognitive Flexibilität, schlussfolgerndes Denken und Regellernen)
- Turm von London (erfasst Planungs- und Problemlösefähigkeit)
- Farbe-Wort-Interferenztest (prüft selektive Aufmerksamkeit und inhibitorische Kontrollprozesse)

Zu 7. Welche Arten von Persönlichkeitstests können differenziert werden?

Unterscheiden lassen sich psychometrische Persönlichkeitstests, die nach den testpsychologischen Gütekriterien konzipiert wurden, und sog. Persönlichkeitsentfaltungstests (syn. projektive Tests), die nicht ausreichend testtheoretisch abgesichert sind. Letztere beruhen auf uneindeutigem Reizmaterial, das beim Probanden viele unterschiedliche Reaktionen hervorrufen kann. Die Interpretation dieser Reaktionen ist ebenfalls nicht hinreichend standardisiert und erfolgt nach recht heterogenen Deutungskonzepten. Innerhalb der psychometrischen Persönlichkeitstests lassen sich Persönlichkeitsstrukturtests abgrenzen, die eine Reihe von Persönlichkeitsmerkmalen aus dem Bereich der »Normalpersönlichkeit« erfassen, sowie Einstellungs- und Interessenstests.

Zu 8. Wie lassen sich depressive Symptome standardisiert erfassen?

Es existiert eine Reihe von standardisierten Selbst- und Fremdbeurteilungsfragebögen zur Erfassung depressiver Symptomatik. Einer der gebräuchlichsten Selbstbeurteilungsfragebögen ist das Beck-Depressions-Inventar. Ebenfalls sehr gebräuchlich ist die Hamilton-Depressionsskala als Fremdbeurteilungsfragebogen.

Zu 9. Wie lassen sich – bei entsprechendem Verdacht – Verfälschungstendenzen prüfen?

Möglichkeiten, Verfälschungstendenzen abzuschätzen:

- Leistungstestergebnisse mit Lebensdaten wie dem erreichten Schulabschluss vergleichen
- Fremdanamnestische Informationen einholen
- Spezielle testpsychologische Verfahren einsetzen, wie z. B. die Testbatterie zur Forensischen Neuropsychologie oder den Word Memory Test

✔ Antworten zu den Übungsfragen von Kap. 7

Zu 1. Die Bestimmung welcher Laborparameter gehört zur laborchemischen Basisdiagnostik bei psychiatrischen Patienten?

Zur laborchemischen Basisdiagnostik gehören ein Blutbild, die Bestimmung von Leber-, Nieren-, und Schilddrüsenfunktion, Blutzucker, Elektrolyte sowie eine Hepatitis-Serologie und ein Urinstatus. Zudem sollte bei allen Frauen im gebärfähigen Alter bei Aufnahme und vor Beginn einer Psychopharmakotherapie ein Schwangerschaftstest routinemäßig durchgeführt werden.

Zu 2. Warum ist die routinemäßige Bestimmung der Schilddrüsenparameter im psychiatrischen Bereich von großer Relevanz?

Die Bedeutung der routinemäßigen Bestimmung der Schilddrüsenparameter ergibt sich daraus, dass beinahe jedes psychopathologische Symptom durch eine Funktionsstörung der Schilddrüse (sowohl Hypo- als auch Hyperthyreose) verursacht oder verstärkt werden kann.

Zudem können Psychopharmaka wie beispielsweise Lithium eine Schilddrüsenfunktionsstörung hervorrufen.

Zu 3. Welches ist der Laborparameter mit der höchsten Spezifität für einen chronischen Alkoholmissbrauch?
CDT ist der biochemische Marker des chronisch erhöhten Alkoholkonsums mit der höchsten Spezifität (80–90 %). Allerdings können auch hier falsch-positiv erhöhte Werte auftreten, z. B. bei genetisch determinierter Variante des Transferrins, bei biliärer Zirrhose, Autoimmunhepatitis, fortgeschrittener Leberinsuffizienz, schweren Lungen-, Pankreas- und Herzerkrankungen, Schwangerschaft, deutlichem Eisenmangel, niedrigen Ferritinwerten oder malignen Erkrankungen.

Zu 4. Welche Substanz ist im Urin-Drogenscreening bei Dauerkonsum relativ lange (bis zu ca. 35 Tage) nachweisbar?
Tetrahydrocannabinol.

Zu 5. Nennen Sie Kontraindikationen für eine Liquoruntersuchung.
Eine Liquoruntersuchung ist kontraindiziert bei erhöhtem Hirndruck, Blutgerinnungsstörungen (auch Therapie mit Antikoagulanzien) oder Entzündungen an der Punktionsstelle.

Zu 6. Zu welchem Zeitpunkt sollte die Blutabnahme zur Bestimmung von Medikamentenspiegeln im Blut erfolgen?
Die Blutentnahme zur Bestimmung von Medikamentenspiegeln sollte unmittelbar vor erneuter Medikamenteneinnahme (in der Regel morgens) erfolgen (Talspiegel). Bei Therapiebeginn und nach Dosisänderung sollte erst das Erreichen einer Steady-state-Situation abgewartet werden, die in der Regel nach 5 Eliminationshalbwertszeiten erreicht ist.

✔ Antworten zu den Übungsfragen von Kap. 8

Zu 1. Welche 3 neurophysiologischen Untersuchungsmethoden werden in der Psychiatrie und Psychosomatik hauptsächlich angewandt?
Folgende neurophysiologische Untersuchungsmethoden sind in der Psychiatrie und Psychosomatik etabliert:

- Elektroenzephalographie (EEG)
- Ereigniskorrelierte Potenziale (EKP)
- Schlafpolysomnographie

Zu 2. Welche Frequenzbereiche unterscheidet man im EEG?
Man unterscheidet α (8–13/s), β (14–30/s), θ (4–7/s) und δ (<4/s).

Zu 3. Nennen Sie häufige EEG-Veränderungen, die durch Psychopharmaka induziert werden können.
Unter der Behandlung mit Benzodiazepinen zeigt sich eine Zunahme der β-Tätigkeit, besonders frontozentral. Unter dem atypischen Antipsychotikum Clozapin kommt es zu einer Verlangsamung des α-Grundrhythmus und paroxysmaler δ-θ-Aktivität. Bei bis zu einem Drittel der Patienten treten unter der Behandlung mit Clozapin steile Wellen und SW-Komplexe auf.

Zu 4. Erläutern Sie das Ten-Twenty-System.
Beim Ten-Twenty-System, welches zur Vereinheitlichung der Elektrodenpositionierung am Schädel bei der Ableitung des EEG eingeführt wurde, werden die Elektroden in Bezug auf bestimmte Referenzpunkte am Kopf (Nasenwurzel, Protuberantia occipitalis externa und präaurikulär) platziert. Die Elektrodenpositionen werden ermittelt durch die Unterteilung der Abstände zwischen diesen Referenzpunkten in 10 %- sowie 20 %-Abschnitte. Entsprechend ihrer Position über den Hirnabschnitten werden die Elektroden mit den jeweiligen Anfangsbuchstaben bezeichnet sowie je nach Hemisphäre mit geraden oder ungeraden Zahlen belegt (linke Hemisphäre = ungerade Zahlen, rechte Hemisphäre = gerade Zahlen, Beispiel: Fp1 für frontopolar links). Die Ableitung der elektrischen Ströme erfolgt durch die Messung und Verstärkung von Potenzialdifferenzen zwischen 2 Elektroden.

Zu 5. Nennen Sie Beispiele für organische psychische Erkrankungen, die mit einem pathologischen EEG und unauffälliger zerebraler Bildgebung einhergehen.
Beispiele für organische psychische Erkrankungen mit pathologischem EEG und unauffälliger zerebraler Bildgebung sind:

- Enzephalopathie (Allgemeinveränderung)
- Nichtkonvulsiver Status epilepticus (generalisierte/fokale SW-Aktivität)

Zu 6. Welches ist ein bei psychiatrischen Fragestellungen häufig untersuchtes spätes ereigniskorreliertes Potenzial?
Ein häufig untersuchtes spätes ereigniskorreliertes Potenzial ist die P-300-Welle, die mit einer Latenz von 300 ms nach einem entsprechenden Reiz auftritt. Beispielsweise konnten in Studien bei Patienten mit einer Schizophrenie oder einer Alzheimer-Demenz wiederholt Veränderungen dieser P-300-Welle beobachtet werden. Bei beiden Patientengruppen wurde eine Amplitudenminderung festgestellt sowie bei Patienten mit Alzheimer-Demenz zudem eine verlängerte Latenz.

Zu 7. Beschreiben Sie die Durchführung und Indikation der Polysomnographie.

Schlafstörungen sowie Atemregulationsstörungen gehören zu den häufigsten Fragestellungen der Polysomnographie. Zentral ist hier das EEG, zusätzlich kommen das Elektrookulogramm (EOG) sowie das Elektromyogramm (EMG) zum Einsatz. Bei Schlafuntersuchungen wird nur eine beschränke Zahl von EEG-Kanälen erfasst, da es hier primär nicht auf die topographische Lokalisation ankommt. Die Potenzialdifferenz zwischen Kornea und Retina ermöglicht über 2 seitlich der Augen angebrachten Elektroden die Aufzeichnung von Augenbewegungen (EOG). Das EMG wird meist im Bereich des Musculus mentalis registriert.

✅ Antworten zu den Übungsfragen von Kap. 9

Zu 1. Beschreiben Sie kurz das der Computertomographie (CT) zugrunde liegende Prinzip.

Das bildgebende Verfahren der Computertomographie beruht auf dem Prinzip, dass unterschiedliche Gewebetypen Röntgenstrahlen verschieden stark abschwächen. Bei der Computertomographie wird daher diese Schwächung von Röntgenstrahlen beim Durchtritt durch Gewebe gemessen. Aus den so gewonnenen Daten werden Schnittbildaufnahmen berechnet.

Zu 2. Wie stellen sich Liquor, Kortex und weiße Substanz in T1-gewichteten MRT-Bildern und wie in T2-gewichteten MRT-Bildern dar?

- T1-gewichtete Sequenzen: Liquor cerebrospinalis schwarz, Kortex grau, weiße Substanz hellgrau
- T2-gewichtete Sequenzen: Liquor cerebrospinalis hell (erscheint weiß), Kortex hellgrau, weiße Substanz dunkelgrau

Zu 3. Nennen Sie Vor- und Nachteile der MRT gegenüber der CT.

Vorteile der MRT gegenüber der CT sind:
- Keine Belastung durch Röntgenstrahlen
- Bessere räumliche Auflösung
- Bessere Kontrastdiskriminierung des Hirnparenchyms

Nachteile der MRT gegenüber der CT sind:
- Belastung durch Lärm und Enge
- Kontraindiziert bei Herzschrittmachern, ferromagnetischen Implantaten oder Tätowierungen mit metallhaltigen Bestandteilen
- Kosten- und zeitintensiver

Zu 4. Beschreiben Sie das Verfahren der Positronenemissionstomographie (PET).

Die Positronenemissionstomographie ist ein nuklearmedizinisches bildgebendes Verfahren. Dem Patienten werden hierbei radioaktiv markierte Moleküle (Protonen-strahler) injiziert und deren Verteilung bzw. Bindung oder Verstoffwechselung durch Messung der Strahlenemission schichtweise mit einer PET-Kamera erfasst.

Zu 5. Welches ist das in der Psychiatrie am häufigsten verwendete PET-Radiopharmakon?

Fluorodesoxyglukose (FDG) ist der am häufigsten verwendete PET-Ligand in der Psychiatrie. Dieser erlaubt die Erfassung des zerebralen Glukosemetabolismus (Quantifizierung des Energiestoffwechsels).

Zu 6. Nennen Sie typische PET-Befunde bei M. Alzheimer.

Charakteristisch beim M. Alzheimer sind folgende Auffälligkeiten in der FDG-PET:
- Relative FDG-Minderaufnahme temporoparietal, insbesondere im Bereich des Gyrus angularis
- In Frühstadien: Minderspeicherungen im posterioren Cingulum und im Praecuneus
- Erst später und häufig geringer ausgeprägt Beeinträchtigungen im Präfrontalkortex (Konvexität)
- Ohne pathologische Veränderungen gehen in der Regel folgende Regionen einher:
  - Primärer Motor- und sensorischer Kortex
  - Cerebellum und Okzipitum
  - Basalganglien

✅ Antworten zu den Übungsfragen von Kap. 10

Zu 1. Welche Nebenwirkungen in der Therapie mit Antidepressiva sind am häufigsten mit Non-Compliance des Patienten verbunden?

- Gewichtszunahme
- Sexuelle Funktionsstörungen
- Sedierung

Zu 2. Was sind typische antihistaminerge Nebenwirkungen?

- Müdigkeit
- Sedierung
- Gewichtszunahme
- Verschlechterung der Kognition

Zu 3. Nennen Sie Nebenwirkungen, die durch die Blockade muskarinischer Acetylcholinrezeptoren auftreten können.

Durch die Blockade muskarinischer Acetylcholinrezeptoren treten anticholinerge Effekte auf wie z. B.:
- Trockene Schleimhäute
- Miktionsstörungen bis hin zum Harnverhalt
- Obstipation bis hin zum Ileus
- Akkomodationsstörungen und erhöhter Augeninnendruck bis hin zum Glaukomanfall

- Kardiale Reizleitungsstörungen und ventrikuläre Tachykardie (Kardiotoxizität!)
- (Prä-)Delir

Zu 4. Nennen Sie eine wichtige kardiale Nebenwirkung, die unter einer Therapie mit trizyklischen Antidepressiva auftreten kann.
Eine wichtige Nebenwirkung der TZA ist die Verlangsamung der kardialen Erregungsleitung, der eine chinidinartige Wirkung der TZA zugrunde liegt. Im EKG zeigen sich Blockbilder.

Zu 5. Schildern Sie Kontraindikationen für trizyklische Antidepressiva.
- Höhergradige AV-Blockade, Antiarrhythmikaeinnahme, Hypokaliämie, Z. n. Myokardinfarkt
- Epilepsie
- Demenz oder (Zustand nach) Delir
- Engwinkelglaukom
- Paralytischer Ileus
- Pylorusstenose
- Prostatahypertrophie, akuter Harnverhalt
- Schwere Leberfunktionsstörungen
- Akute Manien oder »rapid cycling«
- Einnahme von MAO-Hemmern

Zu 6. Welche Diätmaßnahmen sind während einer Therapie mit Tranylcypromin unbedingt zu beachten?
Während der Therapie mit dem irreversiblen MAO-Hemmer Tranylcypromin muss eine restriktive tyraminarme Diät vom Patienten eingehalten werden, um hypertensive Krisen und eine zerebrale Blutung zu verhindern. Zu vermeiden sind insbesondere:
- Viele Käsesorten (z. B. Cheddar)
- Rotwein
- Fertigsuppen und -soßen
- Salami, Wildfleisch, Leber- und Nierengerichte
- Salzig eingelegter, geräucherter oder getrockneter Fisch
- Eingelegtes Gemüse (z. B. Sauerkraut, Gurken)
- Viele Bohnensorten
- Bananen, reife Birnen, Avocados, rote Pflaumen (auch Rumtopf), Walnuss
- Bitterschokolade
- Viele alkoholische Getränke (Bier – auch alkoholfrei –, Cognac, Whisky, Liköre)

Zu 7. Nennen Sie Antidepressiva mit überwiegender oder selektiver Serotoninwiederaufnahmehemmung.
Zu den Antidepressiva mit überwiegender oder selektiver Serotoninwiederaufnahmehemmung gehören:
- Clomipramin (TZA; ist trotz fehlender Selektivität stärkster Serotonin-Wiederaufnahme-Inhibitor)

- Citalopram, Escitalopram, Fluoxetin, Fluvoxamin, Paroxetin, Sertralin (SSRI)
- Venlafaxin in niedriger bis mittlerer Dosierung (SSNRI)

Zu 8. Nennen Sie Indikationen der SSRI.
SSRI haben ein breites Indikationsspektrum. Die Hauptindikation sind depressive Erkrankungen. Daneben bestehen Zusatzindikationen für viele andere psychische Erkrankungen, z. B. für Angststörungen, Zwangsstörungen, die posttraumatische Belastungsstörung und bulimische Essstörung.

Zu 9. Wie ist das Nebenwirkungsprofil der SSRI charakterisiert?
SSRI haben ein relativ benignes Nebenwirkungsprofil. Wichtige und häufige Nebenwirkungen, die insbesondere zu Therapiebeginn auftreten können, sind Unruhe, Schlafstörungen, Übelkeit und Kopfschmerzen. Im Verlauf der Therapie können sich zudem sexuelle Funktionsstörungen einstellen, die in der Regel während der Therapie persistieren.
Eine weitere wichtige Nebenwirkung ist eine Störung der Thrombozytenfunktion mit erhöhter Blutungsneigung. Daher sollten SSRI bei Magenschleimhauterkrankungen nicht angewendet werden.
Eine Kombination mit MAO-Hemmern ist aufgrund der Gefahr eines Serotoninsyndroms absolut zu vermeiden.

Zu 10. Nennen Sie wesentliche Nebenwirkungen von Mirtazapin.
Wesentliche Nebenwirkungen sind:
- Müdigkeit
- Sedierung (häufig erwünscht)
- Gewichtszunahme

Zu 11. Beschreiben Sie den Wirkmechanismus von Bupropion.
Bupropion wirkt über eine kombinierte Noradrenalin- und Dopaminwiederaufnahmehemmung.

Zu 12. Welche Antidepressiva können orthostatische Hypotonien erzeugen?
Antidepressiva mit relevanter α_1-Rezeptorblockade können orthostatische Hypotonien verursachen. Hierzu gehören:
- TZA: Amitriptylin, Imipramin, Doxepin, Clomipramin, Trimipramin
- Tranylcypromin
- Trazodon
- Maprotilin

Außerdem kann die Einnahme von Reboxetin mit orthostatischer Hypotonie einhergehen (nicht über eine α_1-Rezeptorblockade).

Zu 13. Wie ist der Einsatz von Johanniskrautextrakten in der Therapie von depressiven Störungen zu bewerten?

Der Einsatz von Johanniskrautextrakt in ausreichender Dosierung von mindestens 900 mg/Tag ist eine Option bei leichten bis mittelschweren depressiven Episoden. Wegen fehlender Wirksamkeit bei schweren Depressionen und einem hohen Interaktionspotenzial durch eine CYP3A4-induzierende Wirkung sind Johanniskrautextrakte nicht Mittel der 1. Wahl bei der Behandlung depressiver Störungen.

Zu 14. Welches sind wichtige Nebenwirkungen von Lithium?

- Gewichtszunahme
- Tremor
- Polyurie, Polydipsie, Ödeme
- Struma, Hypothyreose
- Gastrointestinale Störungen

Bei einer Störung der Nierenfunktion oder einem Salz- und Wassermangel besteht die erhöhte Gefahr einer Lithium-Intoxikation. Zeichen einer Lithium-Intoxikation sind Erbrechen, Durchfälle, grobschlägiger Tremor, Schläfrigkeit oder Bewusstseinstrübung, verwaschene Sprache, gesteigerte Reflexe und zerebrale Krampfanfälle.

Zu 15. Welche Untersuchungen müssen vor Beginn und während einer Lithium-Behandlung durchgeführt werden?

Vor einer Lithium-Behandlung durchzuführende Untersuchungen sind:

- Anamnese und körperliche Untersuchung, insbesondere hinsichtlich renaler und kardialer Kontraindikationen
- Laborchemische Überprüfung von Nierenfunktion (Serum-Kreatinin, Kreatininclearance im 24-h-Sammelurin), Schilddrüsenfunktion und Elektrolyte
- EEG
- EKG, Blutdruck- und Pulsmessung
- Messung von Körpergewicht und Halsumfang
- Bei Frauen im gebährfähigen Alter Schwangerschaftstest

Regelmäßig sind während der Lithium-Behandlung laborchemische Kontrolluntersuchungen der Nieren- und Schilddrüsenfunktion sowie EEG-, EKG-Kontrollen und Gewichtsmessungen durchzuführen.

Zudem sind regelmäßige Lithiumspiegelbestimmungen notwendig:

- Im 1. Monat wöchentlich
- 2.–6. Monat monatlich
- Danach ca. alle 3 Monate

Zu 16. Was charakterisiert ein atypisches Antipsychotikum?

Atypische Antipsychotika verursachen im Vergleich zu konventionellen Antipsychotika weniger extrapyramidal-motorische Störungen bei vergleichbarer antipsychotischer Wirksamkeit und zusätzlich positiver Wirkung auf die Negativsymptomatik.

Atypische Antipsychotika zeichnen sich mehr oder weniger aus durch:

- Anticholinerge Wirkkomponente
- Höhere Affinität zu $5HT_2$-, insbesondere $5HT_{2A}$-Rezeptoren als zum D_2-Rezeptor
- Affinitäten zum D_2-Rezeptor, die niedriger sind als die für endogenes Dopamin
- Wirkungsentfaltung vorrangig in den mesolimbischen und mesokortikalen Projektionen, weniger in den nigrostrialen Projektionen
- Partieller Agonismus am D_2-Rezeptor

Zu 17. Welches atypische Antipsychotikum hat die höchste D_2-Rezeptoraffinität?

Aripiprazol

Zu 18. Welche Antipsychotika können deutliche QTc-Zeit-Verlängerungen verursachen?

Insbesondere Thioridazin, daneben auch Sertindol, Ziprasidon, Quetiapin und Pimozid.

Zu 19. Welche Antipsychotika gehen mit dem höchsten Risiko für eine deutliche Gewichtszunahme einher?

Clozapin und Olanzapin

Zu 20. Welche Antipsychotika wären bei Patienten mit Leberinsuffizienz zu empfehlen, welche nicht?

Bei Patienten mit Leberinsuffizienz sind Präparate zu empfehlen, die hauptsächlich renal ausgeschieden und nur gering hepatisch metabolisiert werden. Hierzu gehören Amisulprid und Sulpirid. Vermieden werden sollten Phenothiazine und Sertindol.

Zu 21. Für welche Antipsychotika wird im Rahmen der Antipsychotikatherapie ein therapeutisches Drugmonitoring sehr empfohlen?

Aus der Gruppe der konventionellen Antipsychotika wird ein therapeutisches Drugmonitoring sehr empfohlen für Fluphenazin, Haloperidol, Perazin, Perphenazin und Thioridazin.

Aus der Gruppe der Atypika wird es sehr empfohlen für Amisulprid, Clozapin, Olanzapin.

Zu 22. Geben Sie jeweils ein Beispiel für ein lang, mittellang und kurz wirksames Benzodiazepin.

Benzodiazepine lassen sich anhand ihrer Wirksamkeitsdauer (Eliminationshalbwertszeit) in lang, mittellang und kurz wirksame Benzodiazepine einteilen.

- Lang wirksames Benzodiazepin: z. B. Diazepam ($t_{1/2}$ 20–40 h)
- Mittellang wirksames Benzodiazepin: z. B. Lorazepam ($t_{1/2}$ 12–16 h)
- Kurz wirksames Benzodiazepin: z. B. Triazolam ($t_{1/2}$ 1,5–5 h)

Zu 23. Schildern Sie wichtige Kontraindikationen für Benzodiazepine.

- Akute Intoxikationen mit zentral dämpfenden Substanzen
- Chronische Ateminsuffizienz
- Myasthenia gravis (aufgrund der muskelrelaxierenden Wirkung der Benzodiazepine)
- Akutes Engwinkelglaukom
- Stoffgebundene Abhängigkeitserkrankungen (außer Alkohol- und Benzodiazepinentzugssyndrom)

Zu 24. Welche Nebenwirkungen können unter Donepezil auftreten?

Donepezil ist ein Acetylcholinesterasehemmer, entsprechend treten v. a. cholinerge Nebenwirkungen auf wie:

- Übelkeit, Erbrechen, Diarrhö
- Appetitlosigkeit
- Bradykardie
- Muskelkrämpfe
- Müdigkeit, Schlafstörungen

Zu 25. Nennen Sie häufige Nebenwirkungen von Psychostimulanzien.

- Schlaflosigkeit
- Irritabilität
- Dysphorie
- Ängstlichkeit

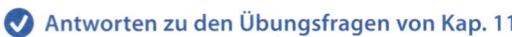 **Antworten zu den Übungsfragen von Kap. 11**

Zu 1. Was wissen Sie über die Teratogenität von SSRI?

Für die Gruppe der SSRI insgesamt scheint kein deutlich erhöhtes Risiko für allgemeine Fehlbildungen vorzuliegen. Studien an einzelnen Substanzen lassen aber für bestimmte SSRI eine erhöhte Rate spezifischer Fehlbildungen möglich erscheinen. So ist ein erhöhtes Risiko für Septumdefekte unter der Einnahme von Paroxetin im 1. Trimenon nicht auszuschließen.

Zu 2. Wie sind die langfristigen Auswirkungen einer Antidepressivatherapie während der Schwangerschaft auf Verhaltens- und Entwicklungseffekte des Kindes einzuschätzen?

Es gibt keine sicheren Hinweise für langfristige negative Auswirkungen auf Intelligenz, Verhalten und Lernentwicklung nach pränataler Exposition mit Antidepressiva.

Zu 3. Wenn während einer Schwangerschaft eine Behandlung mit Antipsychotika zwingend notwendig wird, welche Substanzen sollten dann primär in Erwägung gezogen werden?

Generell sollte möglichst auf eine Antipsychotikaeinnahme im 1. Trimenon verzichtet werden. Ist eine Antipsychotikagabe aber notwendig, dann empfiehlt sich bei vergleichsweise guter Datenlage am ehesten eine Therapie mit niedrig dosiertem Haloperidol. Soll ein atypisches Antipsychotikum zur Anwendung kommen, dann kann v. a. Olanzapin in Erwägung gezogen werden, das vergleichsweise gut untersucht ist.

Zu 4. Wie ist das teratogene Risiko von Lithium zu beurteilen?

Auch wenn die aktuelle Datenlage die hohen Risikoangaben der ersten Berichte in dieser Form nicht aufrechterhalten kann, muss bei der Lithium-Einnahme im 1. Trimenon mit einem erhöhten Risiko für kardiale Malformationen, besonders die Ebstein-Anomalie, gerechnet werden. Wenn möglich, empfiehlt sich daher zumindest im 1. Trimenon ein Verzicht auf Lithium.

Zu 5. Was ist zur Teratogenität der Antikonvulsiva zu sagen?

Insbesondere Valproinsäure, aber auch Carbamazepin und Lamotrigin müssen bei Einnahme im 1. Trimenon als teratogen angesehen werden. Ein besonders hohes Risiko besteht für Spina-Bifida-Ereignisse.

Zu 6. Nennen Sie eine perinatale Komplikation von Benzodiazepinen.

Perinatal kann es zum Floppy-infant-Syndrom kommen; nach längerer Benzodiazepineinnahme durch die Mutter können auch Entzugssymptome beim Neugeborenen auftreten.

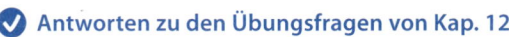 **Antworten zu den Übungsfragen von Kap. 12**

Zu 1. Warum ist die Kombination von Clozapin und Carbamazepin kontraindiziert?

Beide Arzneimittel gehen mit einem erhöhten Agranulozytoserisiko einher, und es besteht eine pharmakokinetische Wechselwirkung (CYP1A2, CYP3A4).

Zu 2. Nennen Sie eine mögliche Komplikation der Kombination von Lithium mit einem selektiven Serotonin-wiederaufnahmehemmer.
Eine mögliche Komplikation stellt das Auftreten eines Serotoninsyndroms dar.

Zu 3. Mit welchen pharmakodynamischen Wechselwirkungen ist zu rechnen bei einer Kombination von Clomipramin und Levomepromazin?
Es ist mit vermehrten anticholinergen Effekten zu rechnen, wenn Clomipramin und Levomepromazin kombiniert werden, da sowohl das Antidepressivum als auch das Antipsychotikum muskarinische M1-Rezeptoren blockieren.

Zu 4. Nennen Sie Beispiele klinisch relevanter Inhibitoren von Cytochrom-P450-Enzymen.
Eine Übersicht klinisch relevanter CYP-Inhibitoren gibt ◘ Tab. 12.2. Kombinationsbehandlungen von CYP-Inhibitoren und entsprechenden Substraten führen zu erhöhten Plasmaspiegeln der beteiligten Substrate.

Zu 5. Durch welche Induktoren wird die Konzentration von CYP3A4-Substraten erniedrigt? Nennen sie Beispiele.
Beispielsweise durch Carbamazepin, Hyperforin (Johanniskraut), Modafinil, Phenytoin oder auch Nichtpsychopharmaka wie Prednison, Rifampicin (◘ Tab. 12.3).

Zu 6. Welche Arzneimittelwechselwirkungen können bei einer medikamentösen Kombinationstherapie mit Carbamazepin auftreten?
Carbamazepin ist ein CYP-Induktor (CYP1A2, CYP3A4), wodurch es zu einem beschleunigten Abbau von anderen Medikamenten und zu deren Wirkungsabschwächung kommen kann. Durch Autoinduktion führt es aber auch zur Abnahme des eigenen Plasmaspiegels.

Zu 7. Was ist hinsichtlich Arzneimittelinteraktionen bei der Anwendung von Hyperforin (Johanniskraut) zu berücksichtigen?
Hyperforin kann als Induktor von CYP3A4 zur Abnahme der Wirkung verschiedenster anderer Arzneimittel führen, u. a. von oralen Kontrazeptiva, Antikoagulanzien vom Cumarin-Typ, Indinavir, Ciclosporin, Theophyllin, Midazolam, Amitriptylin.

✔ Antworten zu den Übungsfragen von Kap. 13

Zu 1. Wie sind unerwünschte Arzneimittelwirkungen (UAW) definiert?
UAW sind die trotz sachgemäßer Anwendung eines Arzneimittels auftretenden schädlichen und unbeabsichtigten Reaktionen.

Zu 2. Nennen Sie Risikofaktoren für das Auftreten arzneimittelinduzierter psychiatrischer Syndrome.
Risikofaktoren sind insbesondere höheres Alter, Multimorbidität und medikamentöse Mehrfachbehandlung, v. a. mit interaktionsträchtigen Substanzen.

Zu 3. Geben Sie einige Beispiele für Pharmaka, die depressive Syndrome verursachen können.
◘ Tab. 13.2

Zu 4. Nennen Sie Medikamente, die paranoid-halluzinatorische Syndrome auslösen können.
◘ Tab. 13.2

Zu 5. Insbesondere welche psychiatrischen Syndrome im Sinne der UAW können durch die Einnahme von β-Rezeptorenblockern wie Propranolol verursacht werden?
Depressive und paranoid-halluzinatorische Syndrome (wobei die Häufigkeit dieser UAW oft überschätzt wird).

Zu 6. Besonders welche psychiatrisch relevanten UAW können bei Einnahme von Amoxicillin auftreten?
Im Rahmen der Einnahme von Amoxicillin sind als psychiatrisch relevante UAW insbesondere paranoid-halluzinatorische Syndrome möglich.

✔ Antworten zu den Übungsfragen von Kap. 14

Zu 1. Was ist Psychotherapie?
Das Psychotherapeutengesetz definiert Psychotherapie als eine »mittels wissenschaftlich anerkannter psychotherapeutischer Verfahren vorgenommene Tätigkeiten zur Feststellung, Heilung oder Linderung von Störungen mit Krankheitswert, bei denen Psychotherapie indiziert ist«.

Zu 2. Wie erfolgt im Rahmen der Verhaltenstherapie die Verhaltensanalyse auf Symptomebene?
Die Verhaltensanalyse auf Symptomebene erfolgt nach dem SORKC-Modell. Hierbei werden die dem betrachteten Verhalten (R) vorausgehenden situativen (S) und biologischen (O) Determinanten herausgearbeitet sowie die dem Verhalten nachfolgenden Konsequenzen samt Kontingenzen (K, C).

Zu 3. Wie sollte ein Verhalten verstärkt werden, um dieses schnell und stabil aufzubauen?
Das gewünschte Zielverhalten sollte in der Anfangsphase kontinuierlich und dann zur Stabilisierung des Verhaltens intermittierend verstärkt werden.

Zu 4. Beschreiben Sie das Vorgehen bei der Exposition/ Konfrontation.

Konfrontationsverfahren gehören zu den bedeutendsten und wirksamsten Interventionen der kognitiven Verhaltenstherapie. Patienten werden dazu nach ausführlicher Vorbereitung mit den Angst auslösenden Situationen konfrontiert und bleiben so lange in der Situation, bis es zu einer Reduktion der Angst kommt. Die Begriffe »Konfrontation« und »Exposition« werden heute weitgehend synonym gebraucht.

Der klassische Anwendungsbereich für Konfrontationsverfahren sind Angst- und Zwangsstörungen, ferner werden sie heute auch bei den Abhängigkeits- und Essstörungen angewendet.

Aktuelle empirische Befunde sprechen dafür, dass sowohl Habituations- als auch Extinktionsprozesse bei der Konfrontation wirken. Konfrontationsübungen können imaginiert, virtuell oder real durchgeführt werden.

Zu 5. Nennen Sie Beispiele für mögliche »Denkfehler«, die in der kognitiven Therapie nach A. T. Beck möglicherweise identifiziert werden können.

Beispiele möglicher Denkfehler sind:

- Dichotomes Denken (Schwarz-Weiß-/Alles-oder-Nichts-Denken)
- Willkürliche Schlussfolgerungen (Ziehen willkürlicher Schlussfolgerungen ohne sichtbaren Beweis oder sogar trotz Gegenbeweis)
- Übergeneralisierung (aufgrund eines Einzelereignisses wird eine allgemeine Regel aufgestellt, die unterschiedslos auch auf andere Situationen angewandt wird)
- Personalisierung (Ereignisse werden ohne erkennbaren Grund auf sich selbst bezogen)
- Katastrophisieren (Überbewertung des Eintreffens oder der Bedeutung negativer Ereignisse)

Zu 6. Was meinte S. Freud mit dem Ausdruck »Wo Es war, soll Ich werden«?

Der Ausspruch S. Freuds »Wo Es war, soll Ich werden« beschreibt das Ziel der psychoanalytischen Therapie: Verdrängte Triebkonflikte sollen aufgedeckt, d. h. bewusst gemacht und besser in das Ich integriert werden.

Zu 7. Nennen Sie jeweils ein Beispiel für die Abwehrmechanismen der Projektion und der Sublimierung.

Beispiel für Projektion: Ein Patient kommt mit reichlich Verspätung zur Therapiesitzung und äußert dem Therapeuten gegenüber seinen Eindruck, dass der Therapeut unmotiviert sei und keine Lust auf die Therapiesitzungen habe.

Beispiel für Sublimation: Aggressive Impulse werden durch exzessives Betreiben von Sport sublimiert.

Zu 8. Was ist der Unterschied zwischen dem Abwehrmechanismus der Verdrängung und dem der Verleugnung?

Bei der Verdrängung wird ein konfliktreicher unbewusster Wunsch oder Impuls abgewehrt. Im Unterschied dazu wird bei der Verleugnung kein von innen kommender Wunsch oder Impuls abgewehrt, sondern ein Aspekt der äußeren Realität verleugnet, d. h. in seiner Bedeutung nicht anerkannt.

Zu 9. S. Freud richtete sein Augenmerk auch auf die Beziehung des Witzes zum Unbewussten. Worin könnte der Zusammenhang bestehen?

Witze können als Äußerungsform des Unbewussten betrachtet werden. Im Witz können sexuelle oder aggressive Impulse ausgedrückt werden und durch sozial akzeptierte Form die Ich-Zensur passieren.

Zu 10. Was versteht man bei der Psychoanalyse unter Übertragung?

Übertragung meint die Aktualisierung bzw. Reinszenierung frühkindlicher Konflikte und Erfahrungen des Patienten in der therapeutischen Beziehung.

Zu 11. Nennen Sie Beispiele, wie sich Widerstände im Rahmen psychodynamischer Therapien manifestieren können.

Widerstände können sich beispielsweise äußern als:

- Versäumen von Therapiesitzungen
- Schweigen
- Sich-nicht-Erinnern-Können
- Rationalisierungen

Zu 12. Wie ist die therapeutische Grundhaltung nach C. Rogers charakterisiert?

Nach C. Rogers ist die therapeutische Grundhaltung bzw. das Basisverhalten des Therapeuten charakterisiert durch:

- Unbedingte Wertschätzung/Wärme
- Empathie
- Kongruenz/Echtheit

Zu 13. Nennen Sie Effekte von Entspannungsverfahren.

Entspannungsverfahren können zu physiologischen und psychischen Veränderungen führen.

Physiologische Veränderungen:

- Neuromuskulär (Abnahme des Muskeltonus und der Reflextätigkeit)
- Kardiovaskulär (Abnahme von Blutdruck und Puls)
- Respiratorisch (Abnahme von Atemfrequenz und Sauerstoffverbrauch)

Psychische Veränderungen:

- Verminderung von Angst
- Emotionale Ausgeglichenheit
- Verstärkte Selbstkontrolle

Zu 14. Was ist mit Wirkfaktoren gemeint? Welche allgemeinen Wirkfaktoren unterscheidet K. Grawe?

Wirkfaktoren sind theorieunabhängige Mechanismen, die in verschiedenen psychotherapeutischen Ansätzen gleichermaßen zu finden sind, aber in unterschiedlichem Maß genutzt werden, sodass typische Profile entstehen. Grawe unterscheidet Bewältigungskompetenz, Klärung/Veränderung der Bedeutungen, Problemaktualisierung und Ressourcenaktivierung.

Zu 15. Beschreiben Sie das Balancemodell.

Das Balancemodell postuliert, dass eine Ausgewogenheit von Herausforderung und Sicherheit-Geben in der therapeutischen Beziehung anzustreben ist, damit stabile Veränderungen verwirklicht werden können. Beim Überwiegen von Sicherheit-Geben kommt es kaum zu einer Veränderung. Sind Patienten allerdings durch ihre aktuellen Lebensumstände und Probleme schon stark herausgefordert, muss ihnen zuerst v. a. Sicherheit vermittelt werden. Wird zu viel herausgefordert, kann der Patient überfordert sein und die Therapie abbrechen oder rigide werden und sich verhärten.

Zu 16. Welche Faktoren nehmen Einfluss auf das psychotherapeutische Behandlungsergebnis?

Einfluss auf das psychotherapeutische Behandlungsergebnis nehmen:

- Therapiemethode
- Patienten- und Therapeutenmerkmale
- Qualität der therapeutischen Beziehung
- Externe Faktoren bzw. soziokulturelle Kontextfaktoren

✅ Antworten zu den Übungsfragen von Kap. 15

Zu 1. Beschreiben Sie die Elektrokrampftherapie. Bei welchen psychischen Erkrankungen ist sie Therapie der 1. Wahl?

Die Elektrokrampftherapie ist ein Hirnstimulationsverfahren, bei dem unter Kurznarkose und Muskelrelaxation durch elektrische Stimulation ein generalisierter Anfall im ZNS ausgelöst wird, der zu therapeutischen Zwecken genutzt wird.

Therapie der 1. Wahl ist die EKT bei folgenden Erkrankungen:

- Wahnhafte Depression, depressiver Stupor, schizoaffektive Psychose mit schwerer depressiver Verstimmung
- Akut bedrohliche Major Depression (mit hoher Suizidalität oder Nahrungsverweigerung)
- Akute, lebensbedrohliche (perniziöse) Katatonie

Zu 2. Beschreiben Sie das Verfahren der repetitiven transkraniellen Magnetstimulation.

Bei der repetitiven transkraniellen Magnetstimulation werden Serien aufeinander folgender Magnetimpulse über eine Spule an der Schädeloberfläche des Patienten appliziert. Hierdurch sollen darunterliegende kortikale Regionen stimuliert werden. Das Verfahren ist nicht schmerzhaft, eine Anästhesie ist daher nicht notwendig. Das Verfahren ist nebenwirkungsarm und in den USA von der FDA als antidepressive Therapie zugelassen. Es weist jedoch deutlich geringere antidepressive Effekte auf als die EKT.

Zu 3. Beurteilen Sie den Einsatz tiefer Hirnstimulation bei psychischen Erkrankungen.

Tiefe Hirnstimulation verspricht, ein wichtiges Werkzeug im Bereich therapieresistenter psychischer Erkrankungen zu werden. Bis dahin müssen aber noch viele methodische und ethische Fragen beantwortet werden. Bisher wird es bei psychischen Erkrankungen unter strenger Indikationsstellung primär bei therapieresistenten Depressionen und Zwangserkrankungen eingesetzt.

Zu 4. Wann wird die Vagusnervstimulation im psychiatrischen Kontext eingesetzt?

Die Vagusnervstimulation wird bei therapieresistenten Depressionen in sehr begrenztem Umfang eingesetzt. Eine endgültige Einschätzung des Stellenwerts der Methode ist derzeit noch nicht möglich.

Zu 5. Wann sollte Schlafentzug nicht durchgeführt werden?

Bei Anfallsleiden sollte kein Schlafentzug durchgeführt werden. Vorsicht ist geboten bei bipolaren Störungen, schizophrenen Psychosen und suizidalen Impulsen.

Zu 6. Nennen Sie Indikationen der Lichttherapie.

Die Lichttherapie ist bei saisonal abhängiger Depression, bei bestimmten chronobiologischen Störungen wie z. B. Jetlag und zur Unterstützung des Schlafentzugs indiziert.

✅ Antworten zu den Übungsfragen von Kap. 16

Zu 1. Was ist mit Shared Decision Making gemeint?

Shared Decision Making bezeichnet ein Modell im therapeutischen Arzt-Patienten-Kontakt, das auf gemeinsamer Interaktion beruht. Dem Patienten sollen durch den Arzt alle relevanten Informationen zur Verfügung gestellt werden, damit gemeinsam eine Entscheidung bezüglich des therapeutischen Fortkommens gefällt werden kann. Auch der Patient soll die für diesen Prozess wichtigen Informationen liefern, sodass sich die Kommunikation insgesamt auf einer partnerschaftlichen Ebene befindet. Weder sollen Entscheidungen durch den Arzt im Sinne des

Patienten getroffen werden (partenalistisches Modell), noch werden dem Patienten lediglich alle Informationen zur alleinigen eigenen Entscheidung vorgestellt, ähnlich einer informativen Dienstleistung (informatives Modell).

Zu 2. Welche Formen der Psychoedukation kennen Sie? Nennen Sie beispielhaft, wie die Organisation einer psychoedukativen Maßnahme aussehen könnte.
Psychoedukative Maßnahmen können im stationären und ambulanten Setting angeboten und durchgeführt werden. Grundsätzlich gibt es die Möglichkeit, psychoedukative Inhalte in Einzel- oder Gruppensitzungen anzubieten. Inhaltlich unterscheidet man zwischen störungsspezifischer Psychoedukation, beispielsweise im Rahmen einer Schizophreniebehandlung, störungsübergreifender Psychoedukation und problemorientierter Psychodedukation, in der Patienten mit verschiedenen Krankheitsbildern z. B. über Medikamentennebenwirkungen aufgeklärt werden können.
Als Beispiel einer störungsübergreifenden psychoedukativen Veranstaltung wäre das Angebot einer Angehörigengruppe zu nennen. Diese sollte man wöchentlich in 8 Sitzungen à 90 min durchführen und dabei thematisch die Entstehung, Behandlung und Prävention der häufigsten psychiatrischen Krankheitsbilder wie Schizophrenie, Depression, Suchterkrankungen und Persönlichkeitsstörungen behandeln, mit Raum für eigene Erfahrungen und Fragen der Teilnehmer.

Zu 3. Nennen Sie die wichtigsten Inhalte, die in einer psychoedukativen Veranstaltung für schizophrene Patienten besprochen werden sollten.
Neben einer Einführung über den Sinn und das Programm der psychoedukativen Maßnahme sowie einer Vorstellung der Teilnehmer sollten Krankheitsbegriff, Symptomatik (auch Frühwarnsymptome) und Diagnostik, Entstehung (Vulnerabilitäts-Stress-Coping-Modell, neurobiologische Ursachen), Behandlung und ihre Wirkung und Nebenwirkung (Psychotherapie, Pharmakotherapie, Soziotherapie), Prophylaxe und die Erstellung eines persönlichen Krisenplans besprochen werden.

Zu 4. Welche Themen spielen besonders bei Angehörigengruppen eine große Rolle?
Neben den Inhalten, die auch in den psychoedukativen Maßnahmen mit den Patienten besprochen werden, benötigen Angehörige Unterstützung, wie mit Erkrankten gerade in Krisensituationen umgegangen werden kann und muss. Die Beantwortung der Fragen, wie man beispielsweise mit Suizidalität, Aggression, Selbstverletzungen oder Impulsdurchbrüchen umgehen kann, wie man Erkrankte zu einem Arztbesuch motivieren kann, wann die eigenen Grenzen der Verantwortlichkeit überschritten sind und

professionelle Hilfe hinzugezogen werden muss oder der Zwiespalt zwischen Hilfeleistung und empfundenem »Verrat«, wenn man beispielsweise Polizei oder Notarzt verständigt, spielen eine besondere Rolle.

Zu 5. Welchen Nutzen hat die Psychoedukation in der Behandlung psychisch erkrankter Menschen?
Psychoedukative Therapien für Patienten und Angehörige führen bei den Teilnehmern zu einer größeren Zufriedenheit, zu einem subjektiv besseren Familienklima, zu einer besseren Compliance und hierdurch zu einer erniedrigten Rehospitalisierung, wodurch die Kosten der Behandlung insgesamt reduziert werden können.

Zu 6. Wozu dienen Selbsthilfegruppen?
Selbsthilfegruppen dienen:
- Dem Informations- und Erfahrungsaustausch von Betroffenen und Angehörigen
- Der praktischen Lebenshilfe
- Der gegenseitigen emotionalen Unterstützung und Motivation
- Der Förderung der Compliance der Erkrankten
- Der Vertretung der Belange ihrer Mitglieder nach außen (Öffentlichkeits- und Aufklärungsarbeit, Unterstützung von Forschungsprojekten, politische Interessenvertretung)

✔ **Antworten zu den Übungsfragen von Kap. 17**

Zu 1. Nennen Sie häufige Ursachen von Demenzen.
Häufige Ursachen sind neurodegenerative Schädigungen oder zerebrovaskuläre Erkrankungen. Auch neurologische Erkrankungen wie M. Parkinson können mit einer Demenz einhergehen. Demenzielle Syndrome können außerdem durch kardiovaskuläre, metabolische oder endokrinologische Erkrankungen, Vitaminmangelzustände oder Intoxikationen verursacht oder Folgen langjährigen Suchtverhaltens (v. a. der Alkoholabhängigkeit) sein.

Zu 2. Fallbeispiel.
a) Wie lauten die ICD-10-Kriterien für ein demenzielles Syndrom? Sind die Kriterien in dem vorgestellten Fallbeispiel erfüllt?
Die allgemeinen Demenz-Kriterien (»demenzielles Syndrom«) nach ICD-10 lauten:
- Abnahme der Gedächtnisleistung sowie Abnahme der Leistung in mindestens einem weiteren kognitiven Bereich seit mindestens 6 Monaten
- Beeinträchtigung der Affektkontrolle, des Antriebs oder des Sozialverhaltens
- Beeinträchtigung der Alltagskompetenz
- Keine Bewusstseinstrübung (außer als Komplikation)

Anhand der gegebenen Informationen in dem vorgestellten Fallbeispiel können diese Kriterien als erfüllt gelten: Laut fremdanamnestischer Angaben bestehen alltagsbeeinträchtigende Störungen des Gedächtnisses und weiterer kognitiver Funktionen offenbar bereits seit mindestens 6 Monaten. Auch im MMST lassen sich deutliche kognitive Defizite objektivieren. Daneben findet sich eine beeinträchtigte Affektkontrolle (erhöhte Reizbarkeit). Die Patientin zeigt sich desorientiert, jedoch nicht bewusstseinsgetrübt.

Darüber hinaus präsentiert die Patientin eine wahnhafte Symptomatik (wahnhafte Überzeugung, bestohlen worden zu sein), die auch im Rahmen eines demenziellen Syndroms vorkommen kann.

b) Was bedeutet ein Punktwert von 14 im MMST?

Mit Hilfe des MMST kann eine Schweregradeinteilung der Demenz erfolgen in:

- Leichte Demenz: MMST 20–26 Punkte
- Mittelgradige Demenz: MMST 10–19 Punkte
- Schwere Demenz: MMST <10 Punkte
- Demnach spricht ein Punktwert von 14 für eine mittelgradige Demenz.

c) Welche weiterführenden diagnostischen Schritte sollten eingeleitet werden?

Insbesondere für die ätiologische Zuordnung des demenziellen Syndroms ist eine umfassende weiterführende Diagnostik notwendig. Hierzu gehören neben einer ausführlichen Anamnese einschließlich Medikamentenanamnese und Fremdanamnese sowie einer sorgfältigen allgemein-körperlichen und neurologischen Untersuchung eine Labordiagnostik und eine Bildgebung des Kopfes (cCT, besser cMRT). Auch eine vertiefte neuropsychologische Testung kann zur differenzialdiagnostischen Abklärung durchgeführt werden. Eine Untersuchung des Liquor cerebrospinalis sollte in der Erstdiagnostik einer Demenz zum Ausschluss einer entzündlichen Gehirnerkrankung erfolgen, wenn sich dafür Hinweise aus der Anamnese, dem körperlichen Befund oder der Zusatzdiagnostik ergeben. Weitere spezifische Zusatzuntersuchungen (keine Indikation eines regelhaften Einsatzes) können sein: weitergehende Labordiagnostik, nuklearmedizinische Verfahren (FDG-PET, SPECT), EEG, Sonographie der hirnversorgenden Gefäße, genetische Diagnostik bei familiären Demenz-Erkrankungen.

Zu 3. Schildern Sie charakteristische kognitive Defizite bei Alzheimer-Demenz.

Zu den charakteristischen kognitiven Defiziten bei Alzheimer-Demenz gehören:

- Störung des Gedächtnisses
- Störungen der Sprache
- Störungen des visuell-räumlichen Denkens

Zu 4. Was sind klinische Kennzeichen der Lewy-Körperchen-Demenz?

Häufige klinische Charakteristika der Lewy-Körperchen-Demenz sind:

- Fluktuationen der Kognition
- Optische Halluzinationen
- Extrapyramidale Symptome
- Außergewöhnliche Sensibilität für extrapyramidale Nebenwirkungen unter Antipsychotikatherapie
- Wiederholte unerklärte Stürze oder Episoden unerklärter Synkopen in der Anamnese
- REM-Schlaf-Verhaltensstörung

Zu 5. Nennen Sie neuropsychologische Screeningverfahren und spezielle Testbatterien zur Diagnostik von Demenzen.

Neuropsychologische Testverfahren haben ihren Stellenwert in der Früh- und Differenzialdiagnostik von demenziellen Syndromen und dienen der Quantifizierung kognitiver Leistungseinbußen.

Das wohl bekannteste und häufig verwendete Screeningverfahren zur groben Abschätzung der kognitiven Defizite ist der Mini-Mental-Status-Test (MMST), der einfach und schnell durchführbar, jedoch – gerade in Frühstadien – wenig sensitiv ist. Weitere Kurztestverfahren zur orientierenden Einschätzung kognitiver Defizite sind der Test zur Detektion von Demenzen (DemTect) sowie der Test für die Diagnostik von Demenzen mit Depressionsabgrenzung (TFDD). Dazu bietet sich die kombinierte Durchführung des schnell durchführbaren und nicht sprachgebundenen Uhrentests an.

Zur differenzierteren Quantifizierung der kognitiven Leistungseinbußen, zur Untersuchung leichterer Formen kognitiver Störungen und für differenzialdiagnostische Überlegungen stehen relativ gut validierte multidimensionale Testbatterien wie beispielsweise die CERAD-Testbatterie (Consortium to Establish a Registry for Alzheimer's Disease) oder die ADAS (Alzheimer's Disease Assessment Scale) zur Verfügung.

Zu 6. Führen Sie Neurodegenerationsmarker im Liquor an, die für die Diagnose einer Alzheimer-Krankheit sprechen können.

Im Liquor von Patienten mit Alzheimer-Krankheit sind in der Regel die Konzentrationen von Gesamt-τ-Protein und phosphoryliertem τ-Protein erhöht, während die Konzentration von β-Amyloid (1–42) erniedrigt ist. Die differenzialdiagnostische Trennschärfe dieser Neurodegenerationsmarker zwischen verschiedenen Demenzformen ist aber nicht ausreichend.

Zu 7. Wie lassen sich Demenz-Erkrankungen und kognitive Störungen im Rahmen einer depressiven Störung differenzialdiagnostisch voneinander abgrenzen?

Bei kognitiven Defiziten im Rahmen einer depressiven Störung fällt meist eine Diskrepanz auf zwischen den subjektiv wahrgenommenen und den objektivierbaren Defiziten in der Form, dass die Patienten stärker über die kognitiven Leistungseinbußen klagen, als dass kognitive Defizite im klinischen Interview erkennbar wären. Zudem bestehen ein ausgeprägter depressiver Affekt sowie ein verminderter Antrieb.

Zu 8. Beschreiben Sie therapeutische Ansätze zur Behandlung der Alzheimer-Demenz.

Zur Behandlung der Alzheimer-Demenz hat sich ein multimodales, integratives Behandlungskonzept bewährt aus:

- Pharmakotherapie, insbesondere mit Cholinesterase-Inhibitoren und/oder Glutamatantagonisten
- Psychotherapie einschließlich Angehörigengruppen, kognitivem Training und künstlerischen Therapien
- Soziotherapie

Zu 9. Welche therapeutischen Ansätze würden Sie bei der Therapie vaskulärer Demenzen verfolgen?

Zunächst sollten die zerebrovaskuläre Grunderkrankung sowie Risikofaktoren, insbesondere arterieller Hypertonus, behandelt werden. Auch eine Sekundärprophylaxe vaskulärer Ereignisse mit Thrombozytenaggregationshemmern scheint sich positiv auszuwirken.
Es gibt Hinweise für eine Wirksamkeit von Cholinesterase-Inhibitoren und Memantin, insbesondere auf exekutive Funktionen bei Patienten mit subkortikaler vaskulärer Demenz. Im Einzelfall kann eine Therapie erwogen werden (Off-label-Behandlung). Ein regelhafter Einsatz von Antidementiva bei vaskulären Demenzen ist nicht indiziert.

✔ Antworten zu den Übungsfragen von Kap. 18

Zu 1. Nennen Sie die klinischen Charakteristika des Delirs.

Klinische Charakteristika des Delirs sind:

- Störung von Bewusstsein und Aufmerksamkeit
- Störung von Denken (Inkohärenz, Wahnideen), Wahrnehmung (meist optische Halluzinationen), Gedächtnis (Immediat- und Kurzzeitgedächtnis) und Orientierung (v. a. zeitliche)
- Psychomotorische Störung (Hyper- oder Hypoaktivität)
- Affektive Störungen
- Störungen des Schlaf-wach-Rhythmus
- Oft erhöhte Suggestibilität
- Neurologische Störungen wie Tremor, nestelnde Bewegungen, Ataxie, Asterixis, Dysarthrie

- Vegetative Störungen wie Hyperhidrosis, Tachykardie, Hypertonie, Mydriasis
- Akuter Beginn
- Fluktuierende Symptomatik im Tagesverlauf
- Dauer bis zu 6 Monate (in der Regel kürzer: 1–2 Wochen)

Zu 2. Führen Sie häufige Ursachen des Delirs auf.

Es gibt vielfältige Ursachen für ein Delir. Oft besteht eine multifaktorielle Genese. Häufige Ursachen eines Delirs sind Intoxikationen und Substanzentzug (Alkohol, Benzodiazepine), Störungen im Elektrolythaushalt sowie metabolische Störungen. Bei älteren Menschen finden sich delirante Syndrome häufig im Rahmen einer Exsikkose oder einer relativen Medikamentenüberdosierung (v. a. TZA, Benzodiazepine). Bei Kindern treten delirante Syndrome insbesondere auf der Grundlage von Infektionen auf (meist als parainfektiöse Reaktion des Gehirns, seltener als Enzephalitis).

Zu 3. Für welche Medikamente besteht ein erhöhtes Risiko, ein Delir auszulösen?

Zu den delirogenen Medikamenten gehören:

- Anticholinergika
- Trizyklische Antidepressiva
- Antipsychotika (z. B. Clozapin, Phenothiazine wie Chlorpromazin)
- Antiparkinsonmedikamente (z. B. Levodopa, Amantadin)
- Antikonvulsiva
- Lithium
- Analgetika (Opiate, Salicylate)
- Hypnotika und Sedativa (v. a. Benzodiazepine)
- H_2-Antagonisten
- Antihypertensiva
- Digitalis
- Kortikosteroide
- Antibiotika (z. B. Gyrasehemmer)

Zu 4. Beschreiben Sie Maßnahmen zur Delirprophylaxe.

Delirante Syndrome treten besonders häufig bei älteren, hospitalisierten Patienten und postoperativ auf. Zu den Maßnahmen der Delirprophylaxe gehören:

- Erkennen von Risikopatienten im Vorfeld einer Operation oder stationären Aufnahme, ggf. präoperative Gabe von Acetylcholinesterase-Inhibitoren oder Antipsychotika (niedrigdosiert)
- Psychoedukation (Patienten und Angehörige)
- Herstellen einer ruhigen, entspannenden Umgebung
- Orientierungshilfen und Ermöglichen einer Tag-/Nachttriggerung
- Zuwendung ohne Überstimulierung
- Frühzeitige Mobilisierung und Aktivierung des Patienten
- Adäquate Elektrolyt- und Flüssigkeitsbilanzierung, ausreichende Ernährung und Oxygenierung

- Wirksame Schmerztherapie
- Vermeidung delirogener Medikamente
- Vermeidung von Schlafdeprivation

Zu 5. Geben Sie Vorschläge für die symptomatische pharmakologische Behandlung eines nichtalkohol-bezogenen Delirs.

Zur Beeinflussung von psychotischen Symptomen, Agitation und Aggressivität im Rahmen eines Delirs hat sich Haloperidol bewährt. Als Alternative kann auch der Einsatz von den atypischen Antipsychotika Risperidon oder Olanzapin erwogen werden (insbesondere bei älteren, dementen Patienten). Zur Sedierung bietet sich das niederpotente Antipsychotikum Melperon an.

Zu. 6. Was wird unter organischer Halluzinose verstanden?

Ständige oder wiederholt auftretende Halluzinationen (v. a. optische) auf dem Boden einer organischen systemischen oder zerebralen Erkrankung. Es finden sich keine Störung des Bewusstseins, kein Abbau intellektueller Funktionen und keine auffälligen Störungen der Stimmung. Wahn ist nicht vorherrschend.

✔ Antworten zu den Übungsfragen von Kap. 19

Zu 1. Definieren Sie schädlichen Gebrauch.

Schädlicher Gebrauch liegt gemäß ICD-10 dann vor, wenn infolge von Substanzkonsum eine Gesundheits-schädigung körperlicher Art (z. B. Gastritis durch Alkohol) oder psychischer Art (z. B. cannabisinduzierte Psychose) eingetreten ist. Etwaige negative soziale Folgen oder Sanktionierung des Konsumverhaltens durch nahestehende Personen sind jedoch keine Kriterien schädlichen Gebrauchs.

Zu 2. Definieren Sie Toleranz und körperliche Abhängigkeit.

- Toleranz (Gewöhnung) meint den Wirkungsverlust einer Substanz nach wiederholtem Konsum derselben; diesem Wirkungsverlust wird oft mit einer gesteigerten Zufuhr begegnet.
- Körperliche Abhängigkeit liegt vor, wenn nach Absetzen einer konsumierten Substanz ein Entzugssyndrom auftritt; dessen Symptome sind häufig gegensätzlich zur akuten Substanzwirkung.

Zu 3. Nennen Sie Symptome des Alkoholentzugs und die häufigsten Komplikationen.

Symptome des Alkoholentzugssyndroms sind:

- Vegetative Symptome wie Schwitzen, Hypertonie, Tachykardie, Tremor, evtl. Fieber
- Gastrointestinale Beschwerden (Übelkeit, Erbrechen)
- Schlafstörungen

- Ängstlichkeit, innere Unruhe, Agitiertheit

Als Komplikationen können insbesondere epileptische Anfälle oder ein Delir auftreten.

Zu 4. Nennen Sie Vor- und Nachteile von Clomethiazol bei der Behandlung des Alkoholentzugssyndroms.

Clomethiazol ist in Deutschland zur stationären Entgiftungsbehandlung zugelassen. Vorteile sind, dass es die vegetativen Entzugszeichen effektiv mindert und ausreichend prophylaktisch gegen Anfälle und Delir wirkt. Es ist wegen seiner kurzen Halbwertzeit gut steuerbar. Nachteile sind das Abhängigkeitspotenzial (max. 14 Tage und nicht ambulant verordnen!) und seine Nebenwirkungen in Form von Atemdepression, hypotoner Blutdruckreaktion und bronchialer Hypersekretion, sodass eine respiratorische Insuffizienz bzw. obstruktive Lungenerkrankungen eine Kontraindikation darstellen.

Zu 5. Welche Medikamente werden auch zur Rückfall-prophylaxe bei Alkoholabhängigkeit eingesetzt?

Acamprosat, Naltrexon (und Disulfiram).

Zu 6. Worin bestehen die Unterschiede zwischen einer Alkoholhalluzinose und einem Delirium tremens?

Beim Delir sind die Halluzinationen in der Regel optischer Natur, bei der Alkoholhalluzinose fast ausschließlich akustischer Art. Außerdem sind die akustischen Halluzinationen bei der Alkoholhalluzinose häufig verbunden mit Wahnvorstellungen. Es fehlen vegetative Symptome und Orientierungsstörungen.

Zu 7. Fallbeispiel.

a) Welche Verdachtsdiagnose stellen Sie?

Die Alkoholanamnese, die auch durch die pathologischen Laborwerte gestützt wird, die ausgeprägte vegetative Symptomatik, Desorientiertheit und die optischen Halluzinationen führen zur Verdachtsdiagnose eines Alkoholentzugsdelirs. Ein solches tritt meist 2–3 Tage nach Absetzen von Alkohol auf (hier Unterbrechung der Alkoholzufuhr durch den Krankenhausaufenthalt).

b) Welche therapeutischen Maßnahmen leiten Sie ein?

Ein Alkoholentzugsdelir ist immer ein Notfall. Patienten bedürfen der sehr engmaschigen Überwachung der Vitalparameter sowie des Entzugs (z. B. durch den Alkoholentzugsbogen oder die CIWA-A-Skala). Die medikamentöse Behandlung besteht aus einer Kombination von Benzodiazepinen und einem Antipsychotikum, beispielsweise Diazepam und Haloperidol. Allerdings besitzen Benzodiazepine, verglichen mit Clomethiazol, bei der Behandlung des Delirs keine ausreichende Effektivität. Zusätzlich:

- Adjuvante Therapie mit Clonidin bei ausgeprägter vegetativer Symptomatik (bei ausgeprägter Hypertonie und Tachykardie)
- Thiamin zur Prophylaxe einer Wernicke-Enzephalopathie
- Stressulkusprophylaxe, z.B. mit Protonenpumpenhemmern
- Elektrolytausgleich und ausreichende Flüssigkeitszufuhr (**Cave**: zu schneller Ausgleich von Natrium kann zur zentralen pontinen Myelinolyse führen)

Zu 8. Fallbeispiel
a) Was ist Ihre Verdachtsdiagnose?
Zusammen mit der Alkoholanamnese und der klassischen Symptomtrias aus Bewusstseinsstörung bzw. Desorientiertheit, Augenmuskelstörungen und beinbetonter Ataxie ist an eine Wernicke-Enzephalopathie zu denken. Zügig sollte auch eine kraniale MRT-Bildgebung erfolgen, um den Verdacht der Wernicke-Enzephalopathie zu erhärten bzw. andere Differenzialdiagnosen wie die zentrale pontine Myelinolyse auszuschließen.
b) Wie würden Sie therapeutisch vorgehen?
Bei Verdacht auf eine Wernicke-Enzephalopathie ist eine rasche Thiaminsubstitution notwendig. Zunächst sollten 300 mg Thiamin i.v. täglich über mehrere Tage hinweg gegeben werden, worauf sich eine mehrwöchige Substitution von 100 mg Thiamin täglich oral anschließen sollte.

Zu 9. Was ist mit Niedrigdosisabhängigkeit gemeint?
Niedrigdosisabhängigkeit meint eine Abhängigkeit, die unter therapeutischen Dosierungen potenziell abhängigkeitserzeugender Medikamente, in der Regel von Benzodiazepinen, auftritt.

Zu 10. Nennen Sie Folgen des langfristigen Benzodiazepinkonsums.
Folgen sind affektive Indifferenz, kognitive und mnestische Defizite, körperliche Abgeschlagenheit sowie sekundäre Angst- und Schlafstörungen.

Zu 11. Warum ist die Gabe von Naltrexon zur Entgiftungsbehandlung von Opiaten streng kontraindiziert?
Weil aufgrund der langen Wirkdauer von Naltrexon ein massives, kaum behandelbares Entzugssyndrom bis hin zur vitalen Gefährdung ausgelöst werden kann. Andererseits ist jedoch die vorsichtige, fraktionierte Gabe des kurzwirksamen Naloxon eine Therapieoption in der Notfallbehandlung lebensgefährlicher Opiatintoxikationen.

Zu 12. Beschreiben Sie das amotivationale Syndrom im Rahmen eines langfristigen Cannabiskonsums.
Kennzeichen eines amotivationalen Syndroms sind eine ausgeprägte Antriebslosigkeit, allgemeiner Interessenverlust sowie Störungen von Konzentration und Leistungsfähigkeit.

Zu 13. Welche körperlichen Symptome sind bei einer Kokainintoxikation zu erwarten?
Zu erwarten sind:
- Hyperthermie, Fieber
- Übelkeit und Erbrechen
- Dyskinesien und Dystonien
- Mydriasis, Kopfschmerzen, Tremor, zerebrale Krampfanfälle
- Tachykardie, Hypertonie, Arrhythmie, Angina pectoris, Vasospasmen
- Erhöhung der Atemfrequenz, Atemstillstand

✅ Antworten zu den Übungsfragen von Kap. 20

Zu 1. Nennen Sie die Grundsymptome der Schizophrenie nach E. Bleuler.
Zu den Grundsymptomen der Schizophrenie nach E. Bleuler gehören zum einen die »4 As« Assoziationslockerung, Affektstörungen, Ambivalenz und Autismus. Zum anderen sind Störungen des subjektiven Erlebens der eigenen Person (entspricht den Ich-Störungen) Grundsymptom der Schizophrenie.

Zu 2. Wie hoch ist das allgemeine Lebenszeitrisiko für Schizophrenien einzuschätzen?
Die Lebenszeitprävalenz für die Manifestation einer Schizophrenie beträgt weltweit ca. 1 %.

Zu 3. Benennen Sie Risikofaktoren für Schizophrenien.
Bei einer Heritabilität von ca. 80 % und einer Konkordanzrate von ca. 50 % stellen genetische Faktoren die wichtigsten, allerdings nicht die alleinigen Risikofaktoren für die Manifestation einer Schizophrenie dar. Daneben spielen umweltassoziierte Risikofaktoren eine Rolle, die sich in 2 große Gruppen einteilen lassen:
- Störungen der fetalen Hirnreifung, perinatale, bzw. frühkindliche zerebrale Schädigungen (z.B. Infektionen im 2. und 3. Trimenon der Schwangerschaft, perinatale Hypoxie usw.)
- Noxen, die im Jugend- oder frühen Erwachsenenalter auftreten (z.B. Cannabiskonsum, psychosozialer Stress usw.)

Zu 4. Was wird unter dem Konzept der »expressed emotions« verstanden?
Das Konzept der »expressed emotions« postuliert, dass der starke und hochfrequente Ausdruck von Gefühlen in Familien von Schizophrenie-Patienten zu erhöhten Rückfallraten führt. Dabei scheinen v. a. negative Gefühle, etwa Ablehnung und Wut, eine Rolle zu spielen, aber auch

positive Emotionen, so etwa eine starke Fürsorglichkeit gegenüber dem Patienten.

Zu 5. Nennen Sie die diagnostischen Subkategorien für schizophrene Störungen und definieren Sie diese kurz.

Die ICD-10 unterscheidet 7 diagnostische Subkategorien für schizophrene Störungen. Eine Zuordnung zur jeweiligen Subgruppe erfolgt entsprechend der vorherrschenden, das klinische Bild prägenden Symptomatik. Es dürfen also für eine valide Zuordnung auch Symptome aus einer anderen Subgruppe präsent sein, wenn sie das klinische Bild nicht prägen (etwa katatone Symptome bei der hebephrenen Schizophrenie).

1. Paranoid-halluzinatorische Schizophrenie: Akustische Halluzinationen (v. a. Stimmenhören) und Wahnvorstellungen dominieren das klinische Bild
2. Hebephrene Schizophrenie: Sie zeichnet sich v. a. durch Störungen des formalen Denkens sowie des Affekts und des Antriebs aus
3. Katatone Schizophrenie: Psychomotorische Störungen kennzeichnen die Katatonien. Man unterscheidet hyper- (psychomotorische Erregung, motorische und sprachliche Stereotypien, Echopraxie/Echolalie, Manierismen) und hypomotorische (Stupor, Negativismus, Haltungsstereotypien, Katelepsie) Symptome
4. Undifferenzierte Schizophrenie: Die Zuordnung erfolgt immer dann, wenn die Merkmale anderer Subgruppen nicht eindeutig erfüllt sind oder Merkmale verschiedener Untergruppen in etwa identischer Ausprägung gleichzeitig vorliegen
5. Postschizophrene Depression: Eine depressive Episode, der vor weniger als 12 Monaten eine psychotische Episode vorausgegangen ist; die psychotische Episode besteht nicht mehr, allerdings liegt wenigstens ein Symptom der Schizophrenie weiterhin vor
6. Schizophrenes Residuum: Während mindestens der letzten 12 Monate dominierten ausgeprägte Negativsymptome, während Positivsymptome entweder nicht oder nur in untergeordneter Intensität auftraten; es liegt zudem mindestens eine psychotische Episode in der Anamnese vor
7. Schizophrenia simplex: Es entwickelt sich eine progrediente, häufig ausgeprägte Negativsymptomatik bei Fehlen von akuten psychotischen Episoden

Zu 6. Fallbeispiel
a) Welche Verdachtsdiagnose stellen Sie? Nennen Sie mögliche Differenzialdiagnosen.

Auch wenn die beschriebene Situation des aktuell nicht kommunikationsfähigen Patienten das Vorliegen der allgemeinen Kriterien für eine Schizophrenie nicht valide feststellen lässt, so ergeben sich durch die fremdana-

mnestischen Informationen und die vorherrschenden psychomotorischen Störungen bei erhaltenem Bewusstsein Hinweise für ein mögliches Vorliegen einer katatonen Schizophrenie, sodass die Verdachtsdiagnose einer katatonen Schizophrenie gestellt werden kann. Differenzialdiagnostisch berücksichtigt werden müssen aber v. a. primäre Hirnerkrankungen, Intoxikationen, Stoffwechselstörungen und ein malignes neuroleptisches Syndrom.

b) Wie lautet Ihre Verdachtsdiagnose? Nennen Sie eine wichtige Differenzialdiagnose.

Es besteht der dringende Verdacht auf eine perniziöse/maligne Katatonie. Eine wichtige und mitunter schwierige Differenzialdiagnose stellt das maligne neuroleptische Syndrom dar. Anamnestisch tritt das maligne neuroleptische Syndrom meist innerhalb von 2 Wochen nach einer medikamentösen Umstellung auf, während der perniziösen/malignen Katatonie oft das Absetzen der Medikation vorausgeht bzw. die pharmakologische Anamnese keinen wegweisenden Befund ergibt.

Zu 7. Was sind Positiv- und Negativsymptome der Schizophrenie? Geben Sie Beispiele.

Unter dem Oberbegriff »Positivsymptomatik« werden alle Symptome zusammengefasst, die beim Erkrankten auftreten, beim Gesunden aber nicht vorhanden sind, also etwa Halluzinationen, Ich-Störungen usw. Sie treten v. a. während akuter Krankheitsphasen auf.

Demgegenüber wird mit dem Terminus »Negativsymptomatik« v. a. der krankheitsbedingte Wegfall von psychischen Leistungen und Funktionen bezeichnet, die bei einem normalgesunden Individuum angetroffen werden können. Gemeint sind also insbesondere Symptome wie Antriebsminderung, Affektverflachung usw. Sie treten vorwiegend bei Chronifizierung im Verlauf auf.

Zu 8. Nennen Sie Prodromalsymptome der Schizophrenie.

Prodromalsymptome sind relativ unspezifische Störungen von Affekt, Kognition und sozialem Verhalten. Zu ihnen gehören beispielsweise sozialer Rückzug, nachlassendes Interesse an Schule oder Beruf, Vernachlässigung der Körperhygiene, affektive Verflachung bzw. Affektdurchbrüche oder auch die Ausbildung ungewöhnlicher Ideen.

Zu 9. Welche kognitiven Funktionen sind bei Patienten mit Schizophrenie häufig beeinträchtigt?

Störungen der kognitiven Funktionen gehören zum Krankheitsbild der Schizophrenien. Am stärksten betroffen zu sein scheinen insbesondere Aufmerksamkeit, explizites Gedächtnis, Wortflüssigkeit und Exekutivfunktionen.

Zu 10. Was ist die therapeutische Vorgehensweise bei Schizophrenien?

Bei der pharmakologischen Behandlung der akuten schizophrenen Episode stellen atypische Antipsychotika Medikamente der 1. Wahl dar. Dabei ist möglichst eine Monotherapie anzustreben. Bei Erregung, Angst und innerer Unruhe empfiehlt sich in akuten Krankheitsphasen die zeitlich befristete Kombination mit Benzodiazepinen oder einem niederpotenten Antipsychotikum. Bei Behandlungs-resistenz unter der Medikation mit einem atypischem Antipsychotikum sollte auf ein anderes Atypikum, bei weiterhin nicht oder gering veränderten Zielsymptomen auf Clozapin umgestellt werden.

Psychotherapeutisch stellt der Aufbau einer tragfähigen Arzt-Patient-Beziehung den 1. Schritt dar. Auch sollte frühzeitig ein Krisenplan erstellt werden. Psychoedukation, die Einbeziehung der Angehörigen und Bezugspersonen ins Behandlungskonzept und das Training sozialer Fertigkeiten sind weitere wichtige Schritte. In der Soziotherapie hat sich das Prinzip der gemeindenahen Versorgung durchgesetzt. Die Elektrokrampftherapie sollte nur als Mittel der letzten Wahl, etwa bei malignen/perniziösen Katatonien, eingesetzt werden.

Zu 11. Warum wird die schizotype Störung in der ICD-10 nicht mehr in der Kategorie »Persönlichkeitsstörungen« geführt?

Da bei genetisch Verwandten von Schizophrenie-Patienten vermehrt schizotype Störungen gefunden wurden, wurde ein genetisches Kontinuum zwischen schizotypen Störungen und Schizophrenien angenommen. Es wird vermutet, dass sich v. a. Teilaspekte der schizophrenen Negativsymptomatik bei schizotypen Störungen manifestieren. Bei immerhin 10 % der Patienten mit schizotyper Störung manifestiert sich im Verlauf eine Schizophrenie.

Obwohl die schizotype Störung hinsichtlich ihres Verlaufs Züge einer Persönlichkeitsstörung zeigt, führten diese Befunde zur Eingliederung der schizotypen Störung in die ICD-10-Kategorie der schizophrenen Psychosen.

Zu 12. Wodurch grenzen sich die Wahnideen bei anhaltenden wahnhaften Störungen üblicherweise von den Wahnideen bei Schizophrenie ab?

Bei anhaltenden wahnhaften Störungen sind eine einzelne Wahnidee oder ein aufeinander bezogenes System von Wahnideen (systematisierter Wahn) vorherrschend. Die Wahnideen sind hier nicht so ungewöhnlich oder völlig bizarr wie die Wahnideen bei einer Schizophrenie. Auf den ersten Blick erscheinen die Wahnideen bei anhaltenden wahnhaften Störungen daher nicht selten zunächst plausibel.

Zu 13. Was verstehen Sie unter den akuten vorübergehenden psychotischen Störungen?

Die ICD-10 differenziert 3 Unterformen der akuten vorübergehenden psychotischen Störungen:

1. Akute polymorphe psychotische Störung ohne Symptome einer Schizophrenie
2. Akute polymorphe psychotische Störung mit Symptomen einer Schizophrenie
3. Akute schizophreniforme Störung

Ihnen allen gemeinsam ist das Zeitkriterium als wesentliche diagnostische Abgrenzung von der Schizophrenie bzw. der anhaltenden wahnhaften Störung.

Die akuten polymorphen psychotischen Störungen zeigen ein vielgestaltiges klinisches Bild und sind oft durch sehr heterogene Symptome, wie etwa Halluzinationen, Wahnideen, formale Denkstörungen usw. gekennzeichnet. Charakteristisch ist der rasche Wechsel dieser Symptome, v. a. der affektiven Störungen. Treten charakteristische Symptome einer Schizophrenie auf, wie etwa bizarre Wahnideen, Ich-Störungen usw., wird eine akute polymorphe psychotische Störung mit Symptomen einer Schizophrenie diagnostiziert. Fehlen diese, erfolgt die Einstufung als akute polymorphe psychotische Störung ohne Symptome einer Schizophrenie.

Akute schizophreniforme Störungen erfüllen die Diagnose-kriterien der Schizophrenie bis auf das Zeitkriterium, d. h., sie liegen (bislang) kürzer als einen Monat vor. Entsprechend gleicht das klinische Bild dem einer Schizophrenie. Bestehen die Symptome länger als einen Monat fort, muss eine Schizophrenie diagnostiziert werden. In diesem Sinne handelt es sich also bei der akuten schizophreniformen Störung immer um eine vorläufige Diagnose.

Zu 14. Was sind schizoaffektive Störungen?

Bei schizoaffektiven Störungen liegen gleichzeitig eine psychotische und eine affektive Symptomatik vor, die beide in einem Ausprägungsgrad bestehen, dass jeweils für sich alleine die Diagnose einer psychotischen bzw. affektiven Störung gerechtfertigt wäre.

Zu 15. Wie werden schizoaffektive Störungen behandelt?

Schizomanische Episoden werden durch atypische Antipsychotika oder Lithium behandelt. Oft erfolgt eine Kombinationstherapie. Eine zusätzliche Sedierung kann durch Benzodiazepine oder niederpotente Antipsychotika erfolgen.

Auch die schizodepressive Phase wird primär mit Antipsychotika behandelt. Remittiert die affektive Symptomatik hierunter nicht, ist die Kombination mit einem Antidepressivum sinnvoll.

Als Phasenprophylaxe sind Lithium und Carbamazepin wirksam, klinisch hat sich die Kombination eines

Stimmungsstabilisierers mit einem Antipsychotikum bewährt.

✔ Antworten zu den Übungsfragen von Kap. 21

Zu 1. Wie hoch ist die Lebenszeitprävalenz einer unipolaren depressiven Störung?
In der deutschen erwachsenen Allgemeinbevölkerung beträgt die Lebenszeitprävalenz für eine unipolare depressive Störung ungefähr 17 %.

Zu 2. Nennen Sie die Haupt- und Zusatzsymptome einer depressiven Episode gemäß ICD-10.
Die 3 Hauptsymptome sind:
- Gedrückte Grundstimmung (tiefe Traurigkeit)
- Interessenverlust, Freudlosigkeit (Anhedonie)
- Antriebsminderung, erhöhte Ermüdbarkeit (Energielosigkeit)

Daneben werden in der ICD-10 folgende 7 Zusatzsymptome genannt:
- Verminderte Konzentration und Aufmerksamkeit
- Reduziertes Selbstwertgefühl und Selbstvertrauen
- Gefühle von Schuld und von Wertlosigkeit
- Negative und pessimistische Zukunftsperspektive
- Suizidgedanken oder Suizidhandlungen
- Schlafstörungen
- Verminderter Appetit

Zu 3. Wonach erfolgt die Schweregradeinteilung depressiver Episoden?
Der Schweregrad einer depressiven Episode (leicht, mittelgradig, schwer) gemäß ICD-10 richtet sich nach der Anzahl vorliegender Haupt- und Zusatzsymptome:
- Leichte depressive Episode: 2 Hauptsymptome + 2 Zusatzsymptome
- Mittelgradige depressive Episode: 2 Hauptsymptome + 3–4 Zusatzsymptome
- Schwere depressive Episode: 3 Hauptsymptome + 4 oder mehr Zusatzsymptome

Zu 4. Welches sind Kriterien eines somatischen Syndroms?
Zu den Kriterien eines somatischen Syndroms gehören:
- Deutlicher Interessenverlust oder Verlust der Freude an normalerweise angenehmen Tätigkeiten
- Verminderte Fähigkeit, auf freudige Umstände emotional zu reagieren
- Frühmorgendliches Erwachen, 2 oder mehr Stunden vor der gewohnten Zeit
- Morgentief
- Psychomotorische Hemmung oder Agitiertheit
- Deutliche Appetitminderung
- Gewichtsabnahme, häufig mehr als 5 % des Körpergewichts im vergangenen Monat
- Libidoverlust

Mindestens 4 dieser Kriterien müssen vorliegen, um ein somatisches Syndrom diagnostizieren zu können.

Zu 5. Nennen Sie häufige Themen eines depressiven Wahns.
Die Wahnthemen sind oft – aber nicht notwendigerweise – stimmungskongruent (synthym), d. h., sie stimmen mit der Affektlage des Patienten überein. Häufig kommen daher Versündigungs-, Schuld-, Verarmungs-, nihilistischer oder hypochondrischer Wahn vor.

Zu 6. Wie hoch ist die Rezidivwahrscheinlichkeit nach einer ersten depressiven Episode?
Die Rezidivwahrscheinlichkeit nach erstmaligem Auftreten einer depressiven Episode beträgt etwa 55–65 %. Mit jeder weiteren depressiven Episode steigt das Wiedererkrankungsrisiko. Nach zweimaliger Erkrankung beträgt dieses bereits 70 %, nach einer dritten Episode ca. 90 %.

Zu 7. Nennen Sie Risikofaktoren für ein Rezidiv einer depressiven Episode.
Risikofaktoren für einen Rückfall oder ein Rezidiv sind:
- Bereits mehrere aufgetretene Episoden
- Bipolarer Verlauf
- Residualsymptome
- Dysthymia, »double depression«
- Lange Episodendauer
- Psychische oder somatische Komorbidität
- Psychotische, katatone, somatische Symptome
- Junges Alter bei Ersterkrankung
- Weibliches Geschlecht
- Ledig
- Mangel an sozialer Unterstützung

Zu 8. Beschreiben Sie das klinische Bild einer manischen Episode.
Manische Episoden sind durch situationsinadäquate euphorisch-gehobene bis gereizte Stimmung, Erregung, Hyperaktivität, Rededrang oder Größenideen bis hin zu Größenwahn gekennzeichnet.

Zu 9. Welche anhaltenden affektiven Störungen werden in der ICD-10 unterschieden?
Zu den anhaltenden affektiven Störungen gehören die Zyklothymia (über mehr als 2 Jahre wechselnde Phase von subsyndromaler oder leichter Depression und Hypomanie) sowie die Dysthymia (länger als 2 Jahre anhaltende subsyndromale depressive Störung).

Zu 10. Was ist mit dem Begriff der »double depression« gemeint?

Eine unipolare depressive Störung, bei der sich auf eine bestehende Dysthymia eine ausgeprägte depressive Episode aufpfropft.

Zu 11. Grenzen Sie die bipolare Störung Typ I von der bipolaren Störung Typ II ab.

Die bipolare Störung Typ I ist durch manische und depressive Episoden gekennzeichnet, die bipolare Störung Typ II durch depressive und hypomanische Phasen.

Zu 12. Wie ist ein »rapid cycling« definiert?

Von »rapid cycling« spricht man bei mindestens 4 Stimmungswechseln (depressive und hypomanische/manische) im Jahr.

Zu 13. Fallbeispiel.

a) Welche Verdachtsdiagnose stellen Sie?

V. a. eine schwere depressive Episode ohne psychotische Symptome (ICD-10: F32.2)

b) Welche Diagnostik veranlassen Sie?

Zum Ausschluss einer organischen Ursache der depressiven Symptomatik oder einer organischen Begleiterkrankung gehört eine sorgfältige allgemein-körperliche und neurologische Statuserhebung. Zudem sind ein Routinelabor inklusive Bestimmung des TSH-Wertes, ein EEG und EKG sinnvoll. Fakultativ und bei entsprechendem Verdacht kann bei der Erstdiagnostik auch eine Bildgebung (cCT oder besser kraniale MRT) erfolgen. Je nach entsprechendem Verdacht können weitere somatische Zusatzuntersuchungen notwendig werden. Sinnvoll ist auch eine neuropsychologische Testung zur Erfassung kognitiver Leistungseinbußen.

c) Welche therapeutischen Maßnahmen leiten Sie ein, wenn Ihre Verdachtsdiagnose zutreffend ist?

Die Patientin sollte stationär aufgenommen und auf ein Antidepressivum eingestellt sowie zusätzlich psychotherapeutisch behandelt werden. Bei der Wahl des Antidepressivums sollte den neueren Antidepressiva vor den TZA der Vorzug gegeben werden. Aufgrund der Wirklatenz der Antidepressiva und den ausgeprägten Schlafstörungen der Patientin kann kurzfristig eine additiv schlaffördernde Medikation, beispielsweise mit Lorazepam, erfolgen.

Zudem ist regelmäßig Suizidalität aktiv zu explorieren.

Zu 14. Welche psychotherapeutischen Verfahren haben sich bei der Behandlung von Depressionen besonders bewährt?

Am besten gesichert ist die Wirksamkeit der kognitiven Verhaltenstherapie und der Interpersonellen Psychotherapie bei der Behandlung von Depressionen.

Bei Patienten mit chronischen Selbstwert- und Sinnproblemen und Missbrauchs- oder Verlusterlebnissen in der Kindheit können auch tiefenpsychologisch orientierte Kurzzeittherapien sinnvoll sein.

Bei chronischer oder rezidivierender Depression hat sich die CBASP bewährt.

Zu 15. Über welchen Zeitraum sollte eine medikamentöse Erhaltungstherapie nach dem ersten Auftreten einer depressiven Episode wenigstens durchgeführt werden?

Nach Remission einer depressiven Episode sollte eine Erhaltungstherapie noch über mindestens 4–9 Monate durchgeführt werden.

Zu 16. Schildern Sie mögliche medikamentöse Behandlungsoptionen einer schweren akuten Manie mit psychotischen Symptomen.

Bewährt hat sich hier die Kombination von Valproinsäure mit einem atypischen Antipsychotikum oder Lithium zusammen mit einem atypischen Antipsychotikum.

Zu 17. Welche Substanzen eignen sich für die Rezidivprophylaxe einer bipolaren affektiven Störung mit hauptsächlich euphorischen manischen Phasen?

Bei vorwiegend euphorischen Manien in der Anamnese ist Lithium Mittel der Wahl. Carbamazepin ist zugelassen zur Phasenprophylaxe, wenn Lithium nicht oder nicht ausreichend wirksam ist oder wenn Kontraindikationen gegen Lithium bestehen.

Vermehrt werden aber auch atypische Antipsychotika wie Olanzapin, Quetiapin und Aripiprazol als stimmungsstabilisierende Medikamente eingesetzt.

✅ Antworten zu den Übungsfragen von Kap. 22

Zu 1. Wie hoch ist die Lebenszeitprävalenz von Angststörungen insgesamt einzuschätzen?

Die Lebenszeitprävalenz von Angststörungen insgesamt beträgt weltweit etwa 15–20 %. Mit dieser Lebenszeitprävalenz und einer Punktprävalenz von ca. 7 % gehören Angststörungen zu den häufigsten psychischen Erkrankungen.

Zu 2. Welche Bedeutung hat die Amygdala bei der Ätiologie von Angststörungen?

Neurobiologische ätiologische Modelle der Angststörungen nehmen eine Fehlfunktion oder Überempfindlichkeit des sog. Angstnetzwerkes an. An diesem Angstnetzwerk sind verschiedene Hirnregionen beteiligt, u. a. Amygdala, Hippocampus, Locus coeruleus, periaquäduktales Grau, Thalamus, Hypothalamus, prä-/orbitofrontaler Kortex. Die Amygdala übt in diesem Angstnetzwerk als zentrales Regulationsorgan einen wesentlichen Einfluss aus. Es ist aus funktionell bildgebenden und Läsionsstudien bekannt, dass die Amygdala eine zentrale Rolle spielt bei dem Erwerb emotionaler Gedächtnisinhalte, deren Abruf und damit einhergehend bei der emotionalen Bewertung von Situationen und der Gefahrenerkennung sowie der Angst-Konditionierung.

Zu 3. Schildern Sie Kennzeichen der Agoraphobie.

Bei der Agoraphobie besteht eine Angst vor Situationen oder Orten, in bzw. an denen eine Flucht schwierig oder peinlich oder Hilfe nicht erreichbar wäre. Charakteristische Situationen sind:

- Aufenthalt in Menschenmengen
- Aufenthalt an öffentlichen Plätzen
- Allein reisen
- Reisen mit weiter Entfernung von zu Hause

Diese Situationen oder Orte werden daher häufig vermieden. Dies kann sogar so weit führen, dass das Haus so gut wie überhaupt nicht mehr verlassen wird.

Meist ist die Agoraphobie mit einer Panikstörung verbunden oder zumindest traten in der Vergangenheit Panikattacken auf. Denn in der Regel befürchten die Betroffenen mit einer Agoraphobie in den entsprechenden Situationen, in denen Hilfe nicht erreichbar oder eine Flucht schwer möglich wäre, eine Panikattacke oder einzelne Symptome einer solchen (z. B. Schwindel, Herzbeschwerden) zu erleiden.

Zu 4. Worin unterscheiden sich Agoraphobie und soziale Phobie?

Wie bei der sozialen Phobie werden auch bei der Agoraphobie u. a. soziale Situationen gemieden, bei der Agoraphobie aber eher zur Vermeidung von Hilflosigkeit und Ausgeliefertsein, bei sozialer Phobie aus Furcht vor Abwertung und Kritik durch andere.

Zu 5. Nennen Sie Charakteristika einer Panikattacke.

Eine Panikattacke ist eine einzelne Episode intensivster Angst, die plötzlich wie »aus heiterem Himmel« beginnt, meist innerhalb von etwa 10 min crescendoartig ihren Höhepunkt erreicht und bis zu 30 min andauern kann. Eine solche Panikattacke geht einher mit deutlich körperlicher Symptomatik (z. B. Herzrasen, Schweißausbrüche, thorakale Schmerzen, Atemnot, Schwindel, Übelkeit) sowie psychischen Symptomen (z. B. Furcht zu sterben, Ohnmachtsgefühle, Depersonalisations- oder Derealisationserleben). Zwischen den Panikattacken liegen angstfreie Intervalle, wobei sich aber häufig eine antizipatorische Angst (»Angst vor der Angst«) ausbildet, infolgedessen sich eine Agoraphobie entwickeln kann.

Zu 6. Welche organischen Erkrankungen sind differenzialdiagnostisch bei Verdacht auf eine Panikattacke zu berücksichtigen?

Eine Panikattacke ist von deutlichen körperlichen Symptomen begleitet, die eine somatische Verursachung der Symptome vermuten lassen können. Daher ist ein sorgfältiger Ausschluss evtl. somatischer Ursachen dringend erforderlich. Differenzialdiagnostisch zu berücksichtigen sind insbesondere:

- Kardiovaskuläre Erkrankungen (z. B. Herzrhythmusstörungen, KHK, Myokardinfarkt)
- Pulmonale Erkrankungen (z. B. Lungenembolie, Asthma, COPD)
- Endokrinologisch-metabolische Störungen (z. B. Hypoglykämie, Hypo-/Hyperthyreose, Phäochromozytom)
- Zerebrale Erkrankungen (z. B. multiple Sklerose, M. Wilson, M. Parkinson, Huntington-Chorea, zerebrale Anfallsleiden, demenzielle Erkrankungen)
- Karzinoid

Zu 7. Fallbeispiel

a) Welche psychiatrische Verdachtsdiagnose stellen Sie?
Generalisierte Angststörung.

b) Was ist der Unterschied zu den anderen Angsterkrankungen?
Bei der generalisierten Angststörung ist die Angst »frei flottierend«, d. h. nicht an bestimmte Situationen oder Objekte gebunden. Damit hebt sie sich von den situations-/objektbezogenen phobischen Angststörungen ab. Diese Angst tritt nicht wie bei der Panikstörung episodisch auf, sondern ist ständig vorhanden (an den meisten Tagen der Woche, mindestens mehrere Wochen lang). Zudem entsprechen die Ängste eher Befürchtungen und Sorgen, z. B. um die Zukunft oder den Beruf. Begleitende Symptome sind andauernde Anspannung, vegetative Übererregtheit mit Schreckhaftigkeit und Schlafstörungen, Unruhe, Schwitzen, Schwindel usw.

Zu 8. Geben Sie für die einzelnen Angststörungen Beispiele möglicher Screeningfragen.

- Agoraphobie: »Haben Sie Angst, alleine das Haus zu verlassen, oder gibt es bestimmte Situationen und Orte, wie z. B. Kaufhäuser, öffentliche Plätze oder Menschenmengen, die Ihnen Angst machen und die Sie daher meiden?«
- Soziale Phobie: »Verspüren Sie die Ängste und körperlichen Symptome meistens in Situationen, in denen Sie Angst haben, sich lächerlich zu machen oder peinlich zu verhalten, z. B. im Kontakt mit anderen Menschen, beim Essen in der Öffentlichkeit?«

- Spezifische Phobie: »Treten Ihre Ängste nur in einem bestimmten Kontext, d. h. nur bei Konfrontation mit einem bestimmten Reiz auf?«
- Panikstörung: »Treten die Angstsymptome akut und ohne Ursache, sozusagen wie aus heiterem Himmel auf?«, »Sind diese Attacken von zahlreichen körperlichen Symptomen begleitet?«
- Generalisierte Angststörung: »Machen Sie sich viele Sorgen und haben Sie das Gefühl, dass Sie nicht mehr abschalten können, dass Sie sozusagen von Ihren Sorgen beherrscht werden?«

Zu 9. Beschreiben Sie anhand eines Beispiels das Teufelskreismodell der Angst zur Entstehung einer Panikattacke.

Eine plötzlich wahrgenommene physiologische Symptomatik, wie z. B. Herzklopfen, wird von einem gesunden jungen Menschen wahrgenommen, ätiologisch dem Herzen zugeordnet und als bedrohlich bewertet (Gefahr eines drohenden Herzinfarkts). Darauf wird mit verstärkter Anspannung und Erregung reagiert, die ihrerseits wieder zu physiologischen Veränderungen und einer Zunahme der körperlichen Symptome führen, sodass es im Sinne eines Aufschaukelungsprozesses zu einer Zunahme der Angst kommt.

Zu 10. Nennen Sie Therapieoptionen bei Angststörungen.

Zur Therapie der Angststörungen kommen je nach Schwere und Leidensdruck psychotherapeutische und medikamentöse Maßnahmen in Betracht oder eine Kombination aus beidem.

Therapie der Wahl bei Angststörungen ist die kognitive Verhaltenstherapie. Je nach Angststörung werden allerdings unterschiedliche Schwerpunkte gesetzt, die sich aus Überlegungen zur Ätiologie der einzelnen Angststörungen ableiten lassen. So stehen bei der Panikstörung und Agoraphobie häufig die Vermittlung eines Störungs-konzepts, Expositionsübungen und Entspannungsverfahren im Vordergrund. Bei der generalisierten Angststörung liegt der Fokus auf der kognitiven Umstrukturierung, auf Entspannungsverfahren und der Sorgen-Exposition. In der Behandlung der sozialen Phobie hat sich insbesondere die kognitiv-behaviorale Gruppentherapie bewährt. Spezifische Therapien werden in der Regel durch Reiz-Expositi-onsübungen therapiert.

Zur medikamentösen Therapie kommen vorrangig Antidepressiva und hier primär die moderneren und besser verträglichen SSRI und SSNRI zum Einsatz. Bei einzelnen Angststörungen haben sich aber auch andere Substanzgruppen bewährt, z. B. Antikonvulsiva bei der generalisierten Angststörung oder MAO-Hemmer bei der sozialen Phobie. Benzodiazepine sollten nur kurz zur Überbrückung der Wirklatenz der Antidepressiva oder als Einzelgabe zur Behandlung einer akuten Panikreaktion eingesetzt werden.

Häufig ist eine Kombination aus Psychotherapie und Psychopharmakotherapie sinnvoll.

✔ Antworten zu den Übungsfragen von Kap. 23

Zu 1. Wie ist die Lebenszeitprävalenz für Zwangsstörungen in der Gesamtbevölkerung einzuschätzen?

Die Lebenszeitprävalenz für Zwangsstörungen in der Gesamtbevölkerung beträgt etwa 2–3 %. Damit sind Zwangsstörungen relativ häufige psychische Erkrankungen.

Zu 2. Beschreiben Sie ein neurobiologisches Modell zur Pathophysiologie der Zwangsstörungen.

Pathophysiologisch wird eine Dysbalance von direkter und indirekter Schleife im kortikostriatalen Regelkreis zugunsten der direkten Schleife postuliert mit exzitatorischer Wirkung auf den Thalamus und Hochregulation thalamokortikaler Systeme. Durch die Dysbalance kommt es zu einer verminderten Filterfunktion der Basalganglien gegenüber kortikalen Informationen und damit einhergehend zu repetitiven, automatisierten und unflexiblen Verhaltensmustern und Gedanken.

Zu 3. Wie sind nach dem 2-Faktoren-Modell von Mowrer Entstehung und Aufrechterhaltung von Zwangsstörungen zu erklären?

Die Genese von Zwangsstörungen wird nach diesem Modell anhand klassischer und operanter Konditionierung erklärt:

- Klassische Konditionierung: Ein ursprünglich neutraler Reiz (z. B. Schmutz) wird durch Kopplung an einen aversiven Reiz zu einem stellvertretenden Stimulus für Angst
- Operante Konditionierung: Durch Zwangshandlungen (z. B. Händewaschen) kann diese Angst kurzfristig reduziert bzw. neutralisiert werden; durch diese negative Verstärkung werden die Zwangshandlungen aufrechterhalten

Zu 4. Bei welchen psychischen Erkrankungen findet sich häufig eine Komorbidität mit Zwangsstörungen?

Insgesamt findet sich eine hohe Komorbidität mit anderen psychischen Erkrankungen, am häufigsten mit depressiven Störungen und Angststörungen.

Zu 5. Wie lassen sich Zwangsgedanken differenzialdiag-nostisch von Wahngedanken abgrenzen?

Bei Wahngedanken besteht eine subjektive Gewissheit bezüglich der Richtigkeit der Gedanken. Zwangsgedanken werden von Betroffenen als unsinnig erlebt.

Zu 6. Nennen Sie Verfahren, die sich bei der Behandlung von Zwangsstörungen als effektiv erwiesen haben.

Die wirksamste Therapie von Zwangshandlungen ist die kognitive Verhaltenstherapie mit Exposition und Reaktionsverhinderung, evtl. kombiniert mit Psychopharmakotherapie mit selektiv oder überwiegend serotonergen Antidepressiva (bei Nichtansprechen ggf. Augmentation mit atypischen Antipsychotika). Insbesondere bei im Vordergrund stehenden Zwangsgedanken oder komorbider Depression hat sich die Kombinationsbehandlung von Psychotherapie und Psychopharmakotherapie als effektiver erwiesen als alleinige Psychotherapie.

✅ Antworten zu den Übungsfragen von Kap. 24

Zu 1. Wie ist ein Trauma nach der ICD-10 definiert?

Nach der ICD-10 ist ein Trauma ein belastendes Ereignis außergewöhnlicher Bedrohung und katastrophalen Ausmaßes, das bei nahezu jedem eine tiefe Verzweiflung auslösen würde.

Zu 2. Nennen Sie typische Traumata, die zu einer PTBS führen können.

Typische Extrembelastungen, die zu einer PTBS führen können, sind beispielsweise sexuelle Übergriffe und andere Gewalttaten, Terrorismus, Folter, Kriegsereignisse, Haft in Konzentrationslagern, Diagnose einer schwerwiegenden, lebensgefährlichen Erkrankung, unzureichende Sedierung bei operativen Eingriffen, Unfälle oder Naturkatastrophen.

Zu 3. Wie hoch ist der Anteil derer, die nach einem Trauma eine PTBS entwickeln?

Die Auftretenswahrscheinlichkeit ist u. a. abhängig von der Art des erlebten Traumas. Bei intendierten, durch Menschen zugeführten (z. B. sexuelle Gewalt) sowie mehrfachen und/oder länger anhaltenden Traumatisierungen, ist die Wahrscheinlichkeit, eine PTBS zu entwickeln, höher als nach akzidentiellen und einmaligen/kurz dauernden Traumatisierungen (z. B. Unfälle oder Naturkatastrophen). Nach sexuellen Übergriffen beträgt die Wahrscheinlichkeit etwa 50 %, nach Verkehrsunfällen oder Naturkatastrophen unter 10 %.

Zu 4. Erläutern Sie die charakteristischen 3 Symptomgruppen einer PTBS.

- Wiedererleben des Traumas: tagsüber in Form von sich aufdrängenden Erinnerungen (Intrusionen, Flashbacks), nachts in Form von Albträumen
- Vermeidung: Meiden von Reizen, die mit dem Trauma in Verbindung stehen; sozialer Rückzug; emotionale Abstumpfung; Amnesie für Teile des traumatischen Ereignisses

- Erhöhtes Erregungsniveau: erhöhte Schreckhaftigkeit und Reizbarkeit, Schlafstörungen, Konzentrationsstörungen, innere Unruhe und Anspannung

Zu 5. Was ist eine akute Belastungsreaktion?

Eine akute Belastungsreaktion ist eine kurz dauernde, vorübergehende Reaktion auf eine außergewöhnliche Belastung. Sie tritt unmittelbar nach der Belastung auf. Kennzeichnend ist ein gemischtes, rasch wechselndes Bild mit einer anfänglichen Art »Betäubung«, gefolgt von depressiven Symptomen, Angst, Ärger, Hyperaktivität, Verzweiflung und Rückzug, wobei kein Symptom längere Zeit vorherrschend ist. Auch vegetative Symptome sind häufig. Zudem können dissoziative Symptome auftreten.

Zu 6. Nennen Sie die in der ICD-10 genannten Zeitkriterien (Latenz und Dauer) der Anpassungsstörungen.

Anpassungsstörungen treten innerhalb eines Monats nach der psychosozialen Belastung auf. Die Symptome halten in der Regel nicht länger als 6 Monate an (außer bei der längeren depressiven Reaktion, die bis zu 2 Jahre andauern kann).

Zu 7. Fallbeispiel.

a) Welche Verdachtsdiagnose stellen Sie?

Der Patient präsentiert ein gemischtes Bild aus v. a. depressiven und ängstlichen Symptomen, die einen zeitlichen Zusammenhang aufweisen mit einer psychosozialen Belastung von nicht außergewöhnlichem oder katastrophalem Ausmaß (Trennung der Freundin). Die Symptome gehen mit psychosozialen Funktionseinschränkungen einher (er kann beispielsweise zurzeit seiner Arbeit nicht nachgehen). Es kann die Verdachtsdiagnose einer Anpassungsstörung (F43.2) gestellt werden.

b) Wie gehen Sie weiter vor?

Der Patient zeigt sich durch die Symptomatik stark belastet, äußert auch lebensmüde Gedanken, wobei er sich von konkreten suizidalen Absichten und Plänen deutlich distanziert. In seinem Alltag komme er nicht mehr zurecht. Dem Patienten kann eine kurze stationäre Aufnahme zur Krisenintervention und zur kurzen Herausnahme aus einem belastenden Umfeld auf einer offen geführten psychiatrisch-psychotherapeutischen Station angeboten werden.

Zu 8. Welche Präparate sind zur medikamentösen Behandlung der PTBS in Deutschland zugelassen?

In Deutschland sind zur medikamentösen Behandlung der PTBS die beiden selektiven Serotoninwiederaufnahmehemmer Paroxetin und Sertralin zugelassen.

✔ Antworten zu den Übungsfragen von Kap. 25

Zu 1. Was versteht man unter dem Krankheitsbild der dissoziativen Störungen (Konversionsstörungen)?
Die ICD-10 fasst hierunter unterschiedliche »psychogene« Erkrankungen mit organisch anmutenden Symptomen (häufig scheinbar neurologisch) zusammen, die nicht hinreichend durch organische Krankheiten zu erklären sind und bei denen ein zeitlicher Zusammenhang zu belastenden Ereignissen, Traumata oder interpersonellen Konflikten eruiert werden kann.

Zu 2. Welche Unterformen der dissoziativen Störungen (Konversionsstörungen) gibt es?
Die ICD-10 unterscheidet im Wesentlichen dissoziative Amnesie, Fugue, Stupor, Trance- und Besessenheitszustände, Krampfanfälle, Sensibilitätsstörungen, Ganser-Syndrom, multiple Persönlichkeitsstörungen, ferner kann auch das Depersonalisations- und Derealisationssyndrom hierzu gezählt werden.

Zu 3. Erklären Sie die Begriffe »Depersonalisation« und »Derealisation«. Im Rahmen welcher Erkrankungen können Depersonalisations- und Derealisationsphänomene auftreten?
- Depersonalisation: Gefühl der Entfremdung gegenüber dem eigenen Körper bei erhaltenem Realitätsurteil.
- Derealisation: Gefühl der Entfremdung gegenüber der aktuellen Umwelt; diese wird als »unwirklich«, verzerrt usw. erlebt.

Depersonalisations- und Derealisationsphänomene können bei einer Vielzahl von Erkrankungen auftreten, z. B. bei dissoziativen Störungen, Angststörungen, Depressionen, Schizophrenien, Borderline-Persönlichkeitsstörung, Substanzmissbrauch und Entzugssymptomen, Intoxikationen, als Arzneimittelnebenwirkungen, bei Migräne, Epilepsie, extremer Müdigkeit oder auch als eigenständiges Depersonalisations- und Derealisationssyndrom.

Zu 4. Welche differenzialdiagnostischen Erwägungen sind bei dissoziativen Störungen (Konversionsstörungen) erforderlich?
- Auszuschließen sind zugrundeliegende organische, v.a. neurologische Erkrankungen, u.a. multiple Sklerose, Epilepsien, paroxysmale Ataxien, Myasthenia gravis und andere Muskelkrankheiten, zerebrale und spinale Raumforderungen
- Abzugrenzen sind insbesondere auch die somatoformen Störungen und psychotische Störungen
- Symptome, die willkürlich/bewusst vorgetäuscht werden (☐ Tab. 25.2) sind differenzialdiagnostisch zu berücksichtigen

- Zudem ist zu berücksichtigen, dass dissoziative Phänomene bei einer Reihe psychischer Erkrankungen vorkommen können (z. B. Borderline-Persönlichkeitsstörung, Panikstörungen, Belastungsstörungen)

Zu 5. Grenzen Sie die Konversionsstörungen von den somatoformen Störungen ab.
Bei den Konversionsstörungen handelt es sich um Störungen der körperlichen Funktionen, die in der Regel unter willentlicher Kontrolle stehen, oder den Verlust der sinnlichen Wahrnehmung.
Unter die somatoformen Störungen sind Schmerzstörungen und andere komplexe körperliche Empfindungen, die durch das vegetative Nervensystem vermittelt werden (und für die sich wie bei den dissoziativen Störungen keine hinreichenden organischen Ursachen finden lassen), zu klassifizieren.
Während bei den Konversionsstörungen in der Regel eine Mono-/Oligosymptomatik imponiert, zeichnet sich die sog. Somatisierungsstörung durch Körpersymptome in multiplen Organsystemen aus.

Zu 6. Beschreiben Sie die therapeutische Vorgehensweise bei dissoziativen Störungen (Konversionsstörungen).
Der Schwerpunkt liegt auf den psychotherapeutischen Verfahren, empfohlen wird ein phasenorientiertes Vorgehen:
1. Die 1. Therapiephase dient dem Aufbau von Sicherheitserleben und der Symptomreduktion
2. In der 2. Therapiephase können dann mögliche Traumata oder Konflikte bearbeitet werden

Gegebenenfalls ergänzende, symptomorientierte Psychopharmakotherapie, v. a. zur Behandlung komorbider Störungen; besonders bei dissoziativen Symptomen im Rahmen der Borderline-Persönlichkeitsstörung oder einer Depersonalisationsstörung kann ein Therapieversuch mit Naltrexon (Off-label-Anwendung) in Kombination mit Psychotherapie erfolgen.

Antworten zu den Übungsfragen von Kap. 26

Zu 1. Machen Sie Angaben zur Häufigkeit somatoformer Störungen.
Somatoforme Störungen gehören mit einer 12-Monatsprävalenz von etwa 11 % (ca. 5,4 Mio. Menschen in Deutschland) zu den häufigsten psychischen Erkrankungen.

Zu 2. Erläutern Sie das Konzept der somatosensorischen Verstärkung.
Das Konzept der somatosensorischen Verstärkung beschreibt die Neigung, normale körperliche Vorgänge (z. B. epigastrische Beschwerden bei Hunger) übermäßig

stark wahrzunehmen und diese als bedrohlich und krankheitswertig fehlzuinterpretieren. Dies wiederum führt im Sinne eines Teufelskreises zu erhöhter ängstlicher Selbstbeobachtung und einer Erhöhung des physiologischen Erregungsniveaus und dadurch zur Symptomintensivierung.

Zu 3. Was sind Kennzeichen der Somatisierungsstörung?

Kennzeichen der Somatisierungsstörung ist ein Erkrankungsbild aus multiplen, häufig wechselnden somatischen Beschwerden ohne ausreichend erklärendes organisches Korrelat, wobei die Beschwerden über wenigstens 2 Jahre fortbestehen. Die Symptome können sich auf jedes Körperteil oder -system beziehen (jedoch keine typischen vegetativen Symptome).

Zu 4. Nennen Sie die diagnostischen Kriterien (gemäß ICD-10) der anhaltenden somatoformen Schmerzstörung.

Zu den ICD-10-Kriterien der anhaltenden somatoformen Schmerzstörung gehören:

- Ein mehr als 6 Monate anhaltender und an den meisten Tagen auftretender, schwerer belastender Schmerz, der durch eine körperliche Störung oder einen physiologischen Prozess nicht ausreichend erklärt werden kann
- Die Aufmerksamkeit des Patienten ist auf den Schmerz fokussiert
- Die Störung tritt nicht während einer schizophrenen Störung oder nicht ausschließlich während einer affektiven oder einer anderen somatoformen Störung (einer [undifferenzierten] Somatisierungsstörung oder einer hypochondrischen Störung) auf

Zu 5. Fallbeispiel

a) Welche Verdachtsdiagnose stellen Sie?

Verdacht auf eine hypochondrische Störung. Begründung: Hauptsächliches Symptom in dem Fallbeispiel ist die mehrere Monate anhaltende Befürchtung, an einer schweren körperlichen Erkrankung (in dem Fall ALS) zu leiden, was medizinisch unbegründet zu sein scheint, da eine umfassende somatische Diagnostik keine wegweisenden Befunde ergibt. Die Befürchtung verursacht andauerndes Leiden des Patienten (der Patient im Fallbeispiel fühlt sich verzweifelt, lebt mit der ständigen Angst, früh versterben zu müssen). Der Patient weigert sich zu akzeptieren, dass keine schwere körperliche Erkrankung seinen geschilderten Symptomen zugrunde liegt (er kann sich nach ärztlicher Versicherung, dass keine schwere körperliche Krankheit besteht, lediglich kurzfristig von seiner Überzeugung distanzieren) und sucht daher weitere Ärzte auf.

b) Wie würden Sie therapeutisch vorgehen?

Das therapeutische Vorgehen sollte psychoedukative Maßnahmen mit einer behutsamen Erarbeitung eines biopsychosozialen Krankheitskonzepts umfassen. Beispielsweise kann mit dem Patienten erarbeitet werden, dass er – möglicherweise aufgrund des neu erworbenen Wissens über eine bestimmte Erkrankung – vermehrt auf Muskelzuckungen geachtet und diese als bedrohlich empfunden habe, was in der Folge zu einer körperlichen Schonhaltung geführt habe, wodurch auch die sportliche Kondition schlechter und die Muskulatur schneller ermüdbar geworden seien. Zudem sollten aktuelle Stressfaktoren und belastende Lebensereignisse eruiert werden und ggf. Stressreduktions- und Entspannungs-techniken eingeübt werden. Auch zu körperlicher Bewegung sollte der Patient ermuntert werden.

Zu 6. Fallbeispiel

a) Welche Verdachtsdiagnose stellen Sie?

Verdacht auf somatoforme autonome Funktionsstörung des Urogenitalsystems.

b) Begründen Sie Ihre Vermutung.

Begründung: Für die körperlichen Beschwerden, unter denen die Patientin leidet (ständiger Harndrang und häufiges Wasserlassen), lässt sich auch nach eingehender somatischer Diagnostik kein erklärendes pathologisches Organkorrelat finden. Hauptmerkmal sind vegetative Symptome, die sich auf ein vegetativ inneriertes Organ (in dem Fallbeispiel die Harnblase) beziehen und die bei der Patientin deutliches Leiden verursachen. Daneben gibt es Hinweise auf aktuelle Belastungsfaktoren (Partnerschaftskonflikte) sowie einen möglichen sekundären Krankheitsgewinn (Zuwendung durch den Partner).

Zu 7. Was sind häufige psychiatrische Komorbiditäten der somatoformen Störungen?

Die häufigste komorbide psychische Erkrankung bei somatoformen Störungen sind Depressionen. Daneben finden sich gehäuft Angsterkrankungen, Persönlichkeits-störungen und ein Medikamentenmissbrauch als komorbide Störungen.

Zu 8. Nennen Sie diagnostische Hinweise für das Vorliegen einer somatoformen Störung.

Mögliche diagnostische Hinweise für das Vorliegen einer somatoformen Störung sind beispielsweise:

- Signifikanter Unterschied zwischen der subjektiven Beschwerdenschilderung und -ausgestaltung und objektiven Befunden
- Inadäquate Beschwerdenschilderung: entweder wortreich-klagsam oder mit »belle indifférence« (unpassend gleichgültig wirkend bei der Schilderung schwerwiegender Beschwerden)

- Forderungen nach immer weiterer Diagnostik trotz mehrfach unauffälliger somatischer Untersuchungsergebnisse
- Keine ausreichende Entlastung (höchstens kurzzeitig) durch unauffällige Organbefunde
- Langjährige Krankengeschichte
- Häufige Arztwechsel
- Häufig wechselnde Beschwerden
- Biografische Belastungen, hohe Somatisierungstendenz in der Familie
- Begleitende ängstliche und depressive Symptome

✔ Antworten zu den Übungsfragen von Kap. 27

Zu 1. Nennen Sie die diagnostischen Kriterien (gemäß ICD-10) der Anorexia nervosa.
Zu den diagnostischen Kriterien gemäß ICD-10 gehören:
- BMI ≤17,5 oder Körpergewicht mindestens 15 % unterhalb des erwarteten Normalgewichts
- Selbst herbeigeführter Gewichtsverlust
- Körperschemastörung
- Endokrine Störungen
- Verzögerung der Pubertät bei Beginn der Erkrankung vor der Pubertät

Zu 2. Geben Sie Beispiele für körperliche Auswirkungen der Anorexia nervosa.
Körperliche Folgen des Starvationszustands sind beispielsweise Osteoporose, Wachstumsstörungen, »Pseudohirnatrophie«, Anämie/Leukopenie/Thrombozytopenie, Hypercholisterinämie, Bradykardie und Hypotonie, Ödeme, gestörte Glukosetoleranz sowie hormonelle Störungen (Hypercortisolismus, Low-T$_3$-Syndrom, Verminderung der Gonadenhormone und damit einhergehende Amenorrhö).
Zudem können rezidivierendes Erbrechen sowie der Missbrauch von Laxanzien und Diuretika zu Störungen des Elektrolyt- und des Säure-Basen-Haushalts führen. Infolge einer Hypokaliämie kann es dann beispielsweise zu lebensbedrohlichen Herzrhythmusstörungen kommen.

Zu 3. Wie unterscheiden sich Bulimia nervosa und die Binge-Eating-Störung?
Bei beiden Erkrankungen berichten die Patienten über rezidivierende »Fressanfälle« mit Kontrollverlust. Bei der Binge-Eating-Störung fehlen aber die anschließenden gegensteuernden Maßnahmen, wie sie für die Bulimia nervosa charakteristisch sind. Patienten mit Binge-Eating-Störung sind daher in der Regel übergewichtig.

Zu 4. Welche anderen psychischen Erkrankungen sind häufig komorbid mit Essstörungen vergesellschaftet?
Häufige Komorbiditäten bei Anorexia nervosa und Bulimia nervosa sind:
- Depressive Störungen
- Suchterkrankungen
- Angst- und Zwangsstörungen

Zu 5. Wie hoch liegt die durchschnittliche Mortalitätsrate bei anorektischen Patienten?
Die Mortalitätsrate bei anorektischen Patienten liegt bei 5–20 % und ist damit sehr hoch, sie liegt über der Mortalitätsrate von Depressionen und Schizophrenien.

Zu 6. Schildern Sie Grundzüge der Therapie von Essstörungen.
Grundsätzlich muss ein umfassender Gesamtbehandlungsplan aufgestellt werden mit Psychotherapie (kognitive Verhaltenstherapie als 1. Wahl) inklusive Psychoedukation, Ernährungsberatung, Soziotherapie und ggf. Pharmakotherapie (insbesondere bei depressiven Verstimmungen können selektive Serotonin-Wiederaufnahmehemmer indiziert sein, zur Behandlung der Bulimia nervosa ist Fluoxetin zugelassen).

Zu 7. Wann ist eine stationäre Aufnahme von Patienten mit Anorexia nervosa indiziert?
Zur Einschätzung, ob eine stationäre Aufnahme von Patienten mit Anorexia nervosa indiziert ist, lassen sich somatische, psychosoziale und psychotherapeutische Kriterien heranziehen (◘ Abb. 27.3). Zu den absoluten Indikationen für eine stationäre Aufnahme gehören:
- Sehr niedriges Körpergewicht (BMI ≤14 kg/m^2) oder rapider Gewichtsverlust
- Ernsthafte organische Komplikationen wie schwere Elektrolytentgleisungen
- Schwerwiegende psychiatrische Komplikationen wie Suizidalität
- Notwendigkeit der Herausnahme aus einem pathogenen Umfeld

Zu 8. Fallbeispiel
a) Wie ist der BMI der jungen Frau?
Der BMI beträgt 14,7.
b) Was ist Ihre Verdachtsdiagnose?
Anorexia nervosa, aufgrund des Vorliegens folgender Kriterien: BMI <17,5, selbst induzierter Gewichtsverlust, Körperschemastörung, sekundäre Amenorrhö.
c) Geben Sie Beispiele für somatische Differenzialdiagnosen.
Mögliche somatische Differenzialdiagnosen sind Hyperthyreose, chronisch entzündliche Darmerkrankungen, maligne Erkrankungen, chronische Infektionserkrankungen (z. B. Tuberkulose, AIDS).

✅ Antworten zu den Übungsfragen von Kap. 28

Zu 1. Welches Schlafstadium macht den Hauptanteil an der Gesamtschlafzeit aus? Nennen Sie Charakteristika dieses Stadiums.

Das Non-REM-Stadium II macht zeitlich den Hauptanteil am Gesamtschlaf aus (etwa 50 %). Im EEG findet sich eine überwiegende θ-Aktivität mit Vertexzacken, Schlafspindeln und K-Komplexen. Außerdem ist der Muskeltonus deutlich erniedrigt.

Zu 2. Nennen Sie das in den ICD-10-Leitlinien der nichtorganischen Insomnie (F51.0) genannte Zeitkriterium für die Schlafstörung.

Nach den ICD-10-Leitlinien für die nichtorganische Insomnie müssen die Schlafstörungen mindestens 1 Monat lang wenigstens 3-mal/Woche auftreten.

Zu 3. Was gehört zu den schlafhygienischen Maßnahmen?

Zu den schlafhygienischen Maßnahmen gehören:
- Einhalten eines stabilen Tag-Nacht-Rhythmus mit regelmäßigen Schlafzeiten
- Verzicht auf Schlafen während des Tages
- Nicht länger schlafen als nötig
- Koffein- und Nikotinkarenz, Alkohol nur in geringen Mengen
- Regelmäßiges körperliches Training (aber nicht kurz vor dem Schlafengehen)
- Keine schweren Mahlzeiten am Abend
- Entspannende Abendgestaltung
- Baden, Sauna oder Dampfbad vor dem Schlafengehen
- Kühles, gut belüftetes und verdunkeltes Schlafzimmer
- Kein Fernsehen oder Radiohören im Schlafzimmer
- In der Nacht nicht die Uhrzeit kontrollieren

Zu 4. Wie wird eine Hypersomnie diagnostiziert? Welche Befunde zeigen sich hierbei häufig?

Eine Hypersomnie kann durch eine Polysomnographie einschließlich MSLT diagnostiziert werden. Charakteristisch bei einer Hypersomnie sind eine verkürzte Einschlaflatenz im Nachtschlaf und eine verlängerte Schlafperiode. Im MSLT zeigen sich in der Regel eine erhöhte Einschlafneigung und eine verkürzte Einschlaflatenz.

Zu 5. Differenzialdiagnostisch müssen Pavor nocturnus und Albträume voneinander abgegrenzt werden. Nennen Sie Unterscheidungsmerkmale.

Unterscheidungskriterien sind:
- Zeitpunkt des Auftretens: Pavor nocturnus tritt bevorzugt im 1. Nachtdrittel auf, Albträume meist in der 2. Nachthälfte (der REM-Schlaf ist dann am ausgeprägtesten)
- Traumberichte: bei Pavor nocturnus fast nie vorkommend, bei Albträumen lebhaft und detailreich
- Vegetative Symptomatik: bei Albträumen deutlich geringere vegetative Begleitsymptome als beim Pavor nocturnus (z. B. Herzrasen)
- Bei Albträumen gibt es meist keinen Schrei beim Erwachen und die Betroffenen sind nach dem Aufwachen rasch orientiert

Zu 6. Nennen Sie 4 charakteristische Symptome der Narkolepsie.

Charakteristische Symptome der Narkolepsie sind:
1. Imperative Einschlafattacken
2. Kataplexien
3. Schlaflähmung
4. Hypnagoge Halluzinationen

✅ Antworten zu den Übungsfragen von Kap. 29

Zu 1. Welche sind die häufigsten sexuellen Funktionsstörungen beim Mann, welche bei der Frau?

Beim Mann dominieren die Ejaculatio praecox sowie Erektionsstörungen, bei der Frau Appetenz- und Orgasmusstörungen. Auch Schmerzen beim Geschlechtsverkehr werden von Frauen relativ häufig berichtet.

Zu 2. Welche Antidepressiva führen besonders häufig zu sexuellen Funktionsstörungen?

Besonders häufig werden sexuelle Funktionsstörungen bei den SSRI und Venlafaxin sowie bei den älteren trizyklischen Antidepressiva beschrieben.

Zu 3. Was wird unter Vaginismus verstanden?

Vaginismus meint eine sexuelle Funktionsstörung, bei der es zu einer Verkrampfung der die Vagina umgebenden Beckenbodenmuskulatur kommt, was den Geschlechtsverkehr behindert.

Zu 4. Nennen Sie die ICD-10-Kriterien des Transsexualismus.
- Wunsch, als Angehöriger des anderen Geschlechts zu leben und anerkannt zu werden; in der Regel verbunden mit dem Wunsch nach hormonellen und chirurgischen geschlechtsumwandelnden Maßnahmen
- Die transsexuelle Identität muss bereits über mindestens 2 Jahre bestehen
- Transsexualismus darf kein Symptom einer anderen psychischen Erkrankung sein und darf nicht mit einer genetischen oder geschlechtschromosomalen Anomalie einhergehen

Zu 5. Wie lauten die ICD-10-Kriterien des Transvestitismus?

- Tragen gegengeschlechtlicher Kleidung (sog. »cross dressing«), um sich vorübergehend dem anderen Geschlecht zugehörig zu fühlen
- Keine sexuelle Motivation für das Tragen der Kleidung des anderen Geschlechts
- Kein Wunsch nach langfristiger Geschlechtsumwandlung

Zu 6. Fallbeispiel.
a) Welche Verdachtsdiagnose stellen Sie?
Verdacht auf Transsexualismus (ICD-10: F64.0). Begründung: Der Patient beschreibt ein schon seit Jahren bestehendes Gefühl der Nichtzugehörigkeit zum eigenen biologischen Geschlecht und den Wunsch, langfristig als Angehöriger des anderen Geschlechts zu leben (nicht nur kurzfristig durch das Tagen von Frauenkleidern).
b) Nennen Sie Differenzialdiagnosen.
Wichtige Differenzialdiagnosen sind:

- Transvestitismus (bei Transvestitismus kein Wunsch der dauerhaften Geschlechtsumwandlung)
- Vorübergehende Unsicherheiten hinsichtlich der Geschlechtsidentität im Rahmen einer Adoleszenzkrise
- Probleme mit der geschlechtlichen Identität aufgrund der Ablehnung der eigenen Homosexualität
- Geschlechtliche Identitätsstörungen im Rahmen einer psychotischen Störung
- Schwere Persönlichkeitsstörungen, die sich auf die Geschlechtsidentität auswirken

Zu 7. Was sind Störungen der Sexualpräferenz?
Sexualpräferenzstörungen beschreiben den sexuellen Drang nach einem ungewöhnlichen Sexualobjekt oder nach unüblichen sexuellen Praktiken.

Zu 8. Was ist der Unterschied zwischen Transvestitismus und dem fetischistischen Transvestitismus?
Im Gegensatz zum fetischistischen Transvestitismus ist das Tragen gegengeschlechtlicher Kleidung beim Transvestitismus nicht mit sexueller Erregung verbunden.

✔ **Antworten zu den Übungsfragen von Kap. 30**

Zu 1. Wie sind Persönlichkeitsstörungen definiert?
Persönlichkeitsstörungen sind charakterisiert durch starre, zeitlich stabile und situationsübergreifende Verhaltens- und Erlebensmuster, die deutlich von den soziokulturellen Normen abweichen, in vielen Lebensbereichen unzweckmäßig sind und beim Betroffenen und/oder der Umwelt erhebliches subjektives Leiden verursachen (manchmal auch erst im späteren Verlauf).

Zu 2. Wie ist die dissoziale Persönlichkeitsstörung charakterisiert?
Dissoziale Persönlichkeiten zeichnen sich aus durch:

- Missachtung sozialer Regeln und Normen
- Mangel am Empathie und Schuldbewusstsein
- Geringe Frustrationstoleranz mit einer niedrigen Schwelle für aggressives, auch gewalttätiges, Verhalten

Die dissoziale Persönlichkeitsstörung macht sich im Kindes- und Jugendalter häufig schon bemerkbar durch eine Störung des Sozialverhaltens mit Schuleschwänzen, Weglaufen von zu Hause, Stehlen und Lügen. Die Diagnose der dissozialen Persönlichkeitsstörung sollte aber nicht bei Personen unter 18 Jahren gestellt werden.

Zu 3. Nennen Sie klinische Merkmale der emotional instabilen Persönlichkeitsstörung des Borderline-Typus.
Charakteristisch ist die Tendenz, Impulse ohne Berücksichtigung ihrer Konsequenzen auszuagieren. Es besteht eine Instabilität hinsichtlich des eigenen Selbstbilds, zwischenmenschlicher Beziehungen und der Stimmung. Dies äußert sich in Form von Spannungszuständen, Selbstverletzungen, Suizidalität oder aggressiven Durchbrüchen und Launenhaftigkeit. Häufig wird ein chronisches Gefühl innerer Leere beschrieben. Es können Dissoziationen und psychoseähnliche Zustandsbilder auftreten.

Zu 4. Welche psychosozialen Belastungsfaktoren finden sich häufig bei Persönlichkeitsstörungen vom Borderline-Typus?
Die Persönlichkeitsstörung vom Borderline-Typus ist häufiger assoziiert mit schweren psychischen (und körperlichen) Traumatisierungen in der Kindheit wie Gewalterfahrungen, emotionale Vernachlässigung und sexuellem Missbrauch.

Zu 5. Nennen Sie spezielle psychotherapeutische Verfahren, die bei der Behandlung der Borderline-Persönlichkeitsstörung zum Einsatz kommen.
Am weitesten verbreitet ist die dialektisch-behaviorale Therapie (DBT) nach Linehan. Diese integriert Elemente aus der kognitiven Verhaltenstherapie, der Gestalttherapie, der Hypnotherapie und aus dem Zen-Buddhismus.
Eine weitere Therapiemethode, die Schematherapie nach Young, entstand in Anlehnung an kognitive Therapieansätze sowie emotionsfokussierte und psychodynamische Vorstellungen. Sie basiert auf der Annahme, dass dem Bewusstsein schwer zugängliche Schemata, die infolge ungünstiger Kindheitserlebnisse entstanden sind, primär ursächlich für Persönlichkeitsstörungen sind.
Daneben existieren als weitere spezifische Therapieverfahren die tiefenpsychologisch fundierte übertragungsfokussierte Psychotherapie nach Kernberg oder auch die mentalisierungsgestützte Behandlung nach Bateman und Fonagy.

Zu 6. Fallbeispiel

a) An welche persönlichkeitsbezogene Verdachtsdiagnose denken Sie?

Es kann die Verdachtsdiagnose einer schizoiden Persönlichkeitsstörung gestellt werden.

b) An welchen Merkmalen machen Sie Ihre Verdachtsdiagnose fest?

Merkmale, die darauf schließen lassen, sind (neben allgemeinen Merkmalen einer Persönlichkeitsstörung wie früh beginnende, zeitlich stabile und situationsübergreifende Abweichungen in mehreren Funktionsbereichen, nachteiliger Einfluss auf die soziale Funktionsfähigkeit):

- Beobachtete flache Affektivität und der distanziert-kühle Eindruck, den der Patient hinterlässt
- Von der Ex-Freundin beklagte mangelnde Fähigkeit, Gefühle auszudrücken
- Scheinbar geringes Interesse an Zärtlichkeiten und Intimitäten
- Einzelgängertum, kaum Freunde

Schizoide Persönlichkeitsstörungen gehen, wie im vorliegenden Fall, nicht selten mit einer komorbiden depressiven Erkrankung oder auch mit einer Angststörung einher. So kann sich aus den wiederholt negativen Erfahrungen in sozialen Kontakten beispielsweise eine soziale Phobie entwickeln.

c) Nennen Sie eine Differenzialdiagnose.

Differenzialdiagnostisch ist insbesondere an eine leichte Ausprägung des Asperger-Syndroms zu denken (im vorliegenden Fall fehlen aber charakteristische Spezialinteressen und stereotype, repetitive Verhaltensmuster).

Zu 7. Was versteht man unter einer andauernden Persönlichkeitsänderung nach Extrembelastung?

Hierunter versteht man eine mindestens über 2 Jahre andauernde Veränderung der Persönlichkeit (ohne vorbestehende Persönlichkeitsstörung), die nach einer extremen Belastung wie Konzentrationslager oder Folter auftritt und mit erheblichen psychosozialen Funktionseinschränkungen einhergeht. Diese Störung ist gekennzeichnet durch eine misstrauische und feindselige Haltung der Umwelt gegenüber, sozialen Rückzug, Gefühle der Hoffnungslosigkeit, Leere und Entfremdung sowie ein andauerndes Gefühl der Anspannung wie bei ständiger Bedrohung.

Zu 8. Welche spezifische Persönlichkeitsstörung wird unter psychiatrischen Patienten wohl am häufigsten diagnostiziert?

Die ängstlich-vermeidende Persönlichkeitsstörung.

Zu 9. Welches sind die häufigsten komorbiden psychischen Erkrankungen bei Persönlichkeitsstörungen?

Bei Persönlichkeitsstörungen, insbesondere der Borderline-Persönlichkeitsstörung, bestehen sehr häufig Komorbiditäten mit anderen Persönlichkeitsstörungen sowie mit anderen psychischen Erkrankungen. Häufige komorbide Erkrankungen sind affektive Störungen, Suchterkrankungen, Angsterkrankungen, eine posttraumatische Belastungsstörung oder Essstörungen.

Zu 10. Welchen Stellenwert hat die Psychopharmakotherapie bei der Behandlung von Persönlichkeitsstörungen?

Es gibt keine Medikamente, die speziell zur Behandlung von Persönlichkeitsstörungen zugelassen sind. Unterstützend und immer in Kombination mit Psychotherapie können Psychopharmaka »off-label« bei bestimmten Zielsymptomen/-syndromen und zur Krisenintervention eingesetzt werden. Ansonsten dient die Psychopharmakotherapie eher der positiven Beeinflussung der Impulskontrolle sowie der Therapie komorbider psychischer Erkrankungen.

✔ Antworten zu den Übungsfragen von Kap. 31

Zu 1. Beschreiben Sie die Charakteristika der Impulskontrollstörungen.

Unter den Impulskontrollstörungen werden Verhaltensstörungen zusammengefasst, die sich auszeichnen durch bestimmte, wiederholt auftretende Handlungen ohne vernünftige Motivation, die im Allgemeinen die Interessen des Betroffenen oder anderer Personen schädigen. Betroffene berichten dabei von unkontrollierbaren Impulsen. Diese spontan oder reizassoziiert auftretenden Impulse nehmen so lange an Intensität zu, bis sie nicht mehr kontrolliert werden können. Charakteristischerweise beschreiben Betroffene Gefühle wachsender Spannung und Erregung vor der Handlung und Erleichterung, Befriedigung bzw. ein Lustempfinden während und direkt nach der Handlung. Eventuell können nach der Handlung aber auch Reue oder Schuldgefühle auftreten.

Zu 2. Welche Störungsbilder werden gemäß ICD-10 unter die »Abnormen Gewohnheiten und Störungen der Impulskontrolle« (F63) klassifiziert?

- Pathologisches Spielen
- Pathologische Brandstiftung (Pyromanie)
- Pathologisches Stehlen (Kleptomanie)
- Trichotillomanie

Zudem nennt die ICD-10 unter F63.8 »Sonstige abnorme Gewohnheiten und Störungen der Impulskontrolle« auch die Störung mit intermittierend auftretender Reizbarkeit (wobei diese in der ICD-10 nur benannt, aber nicht beschrieben wird).

Zu 3. Wie sieht – unter epidemiologischen Gesichtspunkten – das Geschlechterverhältnis bei den in der ICD-10 genannten Impulskontrollstörungen aus?
Während pathologisches Spielen, Computerspielabhängigkeit und Pyromanie häufiger beim männlichen Geschlecht anzutreffen sind, finden sich Kleptomanie und Trichotillomanie häufiger beim weiblichen.

Zu 4. Nennen Sie die ICD-10-Kriterien des pathologischen Spielens.
Hauptmerkmal des pathologischen Spielens ist das Unvermögen, dem Drang zu wiederholtem Glücksspiel zu widerstehen, trotz negativer psychosozialer Folgen wie Verarmung, gestörte Familienbeziehungen und Zerrüttung der persönlichen Verhältnisse.

Zu 5. Nennen Sie häufige komorbide Störungen des pathologischen Spielens.
Zu den häufigen Komorbiditäten des pathologischen Spielens gehören:

- Affektive Störungen
- Stoffgebundene Suchterkrankungen
- ADHS
- Persönlichkeitsstörungen (insbesondere dissoziale, emotional-instabile und narzisstische)

Zu 6. Nennen Sie Grundzüge bei der Therapie des pathologischen Spielens.
Bei der Therapie des pathologischen Spielens haben sich insbesondere kognitiv-verhaltenstherapeutische Techniken, die sich an suchtspezifischen Methoden orientieren, bewährt. Hierzu gehören Elemente zur Verbesserung der Selbstwahrnehmung und Affektkontrolle, Strategien zum Erlernen von Stimuluskontrolle, kognitive Umstrukturierung, Entspannungsverfahren, Aufbau von Alternativverhalten, Stressbewältigungstraining, soziales Kompetenztraining. Auch die Anbindung an eine Selbsthilfegruppe kann sinnvoll sein. Daneben sind soziotherapeutische Maßnahmen ein obligater Bestandteil der Therapie. Insbesondere bei Komorbidität kommt der Einsatz von SSRI, evtl. auch von Lithium oder Clomipramin in Betracht.

✔ Antworten zu den Übungsfragen von Kap. 32

Zu 1. Nennen Sie die Kriterien für die artifizielle Störung nach ICD-10.
Anhaltende Verhaltensweisen, mit denen Symptome erzeugt oder vorgetäuscht werden und/oder Selbstverletzung, um Symptome herbeizuführen. Dabei kann keine äußere Motivation gefunden werden (wie z. B. finanzielle Entschädigung, Flucht vor Gefahr, mehr medizinische Versorgung usw.). Ausschlusskriterium ist das Fehlen einer gesicherten körperlichen oder psychischen Erkrankung, die die Symptome erklären könnte.

Zu 2. Nennen Sie die verschiedenen Formen, in denen die artifizielle Störung auftritt.
Die artifizielle Störung zeigt sich als Vortäuschen von Erkrankungen, deren Symptome häufig durch Selbstverletzungen herbeigeführt worden sind. Zusätzliche erdachte Ausschmückungen der Symptome, Umherwandern zwischen Krankenhäusern und problematische Entlassungen werden als Münchhausen-Syndrom bezeichnet. Werden anvertraute Bezugspersonen geschädigt, um eine Behandlung zu erlangen, spricht man vom Münchhausen-by-proxy-Syndrom.

Zu 3. Fallbeispiel
a) Nennen Sie nichtsomatische Differenzialdiagnosen.
Differenzialdiagnostisch infrage kommen v. a. eine artifizielle Störung, Simulation oder Selbstverletzungen im Rahmen einer anderen psychischen Erkrankung wie der Borderline-Persönlichkeitsstörung.
b) Worin liegen wesentliche Unterschiede zwischen diesen?
Bei der artifiziellen Störung ist die zugrunde liegende Motivation für das absichtliche Herbeiführen der Beschwerden im Gegensatz zur Simulation unbewusst. Bei der Simulation liegen in der Regel externe Anreize vor (materielle oder sozialrechtliche Motive wie Rentenbegehren oder Schmerzensgeld), bei der artifiziellen Störung sind die Motive viel komplexer und tiefliegender. Bei Selbstverletzungen im Kontext anderer psychischer Erkrankungen wie der Borderline-Persönlichkeitsstörung besteht nicht die Absicht, Symptome vorzutäuschen, sondern die Selbstverletzungen dienen der Spannungsreduktion statt der Aussicht auf Behandlung. Zudem sind diese für die Betroffenen oft mit Scham behaftet.

Zu 4. Wie ist der Verlauf der artifiziellen Störung und was beeinflusst diesen?
Der Verlauf der artifiziellen Störung ist häufig chronisch. Sie beginnt meistens zwischen dem 20. und 40. Lebensjahr und wird durch die Schwere komorbider psychischer Erkrankungen, iatrogene Schädigungen oder Inanspruchnahme von psychotherapeutischen Behandlungen beeinflusst.

Zu 5. Was können lerntheoretisch aufrechterhaltende Bedingungen für die artifizielle Störung sein?
Als positive Verstärkung ergeben sich durch die Behandlung Zuwendung, Aufmerksamkeit, ein Gefühl von Bedeutung oder Größe, Kontrollgefühl, auch Lustgewinn durch invasive Eingriffe. Langfristig werden andere Lebensbereiche vernachlässigt, sodass nur noch das Aufsuchen weiterer

Behandlungen als Handlungsoption auf positive Verstärkung vorhanden ist. Die Einstellungen zum Körper werden in ihrer instrumentellen Ausrichtung (»Ich kann meinen Körper einsetzen, um zwischenmenschliche Ziele zu erreichen.«) bestätigt.

Zu 6. Welche psychodynamischen Erklärungsansätze gibt es für die artifizielle Störung?

Das Aufsuchen von Behandlungen kann als Reinszenierung früherer traumatischer Erlebnisse gedeutet werden, in der Kontrolle gegenüber dem potenziell schädigendem Täter erlebt werden kann. Störungen des Körperselbst, Identifikation mit dem Aggressor und narzisstischer Triumph sind weitere psychodynamische Konstrukte, die zur Erklärung des Verhaltens beitragen.

Zu 7. Was ist bei der Behandlung der artifiziellen Störung zu beachten?

Die v. a. psychotherapeutisch ausgerichtete Behandlung benötigt eine stabile Beziehung zwischen Therapeut und Patient. Ist diese gegeben, so kann der Patient mit dem Verdacht auf eine artifizielle Störung konfrontiert werden. Dabei darf die Konfrontation nicht bestrafend ausgerichtet sein. Häufig finden sich Techniken aus der Behandlung der Borderline-Persönlichkeitsstörung.

✔ Antworten zu den Übungsfragen von Kap. 33

Zu 1. Welche IQ-Werte trennen gemäß ICD-10 zwischen leichter, mittlerer, schwerer und schwerster Form der Intelligenzminderung?

Gemäß ICD-10 entspricht ein IQ-Wert von 69–50 einer leichten, ein IQ von 49–35 einer mittelgradigen, ein IQ von 34–20 einer schweren und ein IQ <20 einer schwersten Intelligenzminderung.

Zu 2. Was sind typische Auffälligkeiten bei mittlerer Intelligenzminderung?

Die sprachlichen Fähigkeiten sind eingeschränkt, motorische Defizite liegen vor. Bei klarer Strukturierung und Aufsicht können einfache Tätigkeiten durchgeführt werden. Ein völlig eigenständiges Leben ist nur selten möglich, jedoch kann die Alltagsgestaltung aktiv sein und einfache soziale Kontakte sind in der Regel möglich.

Zu 3. Nennen Sie Beispiele für prä-, peri- und postnatale ätiologische Faktoren einer Intelligenzminderung.

Pränatale Faktoren können Chromosomenaberrationen, Alkohol- oder Drogenkonsum der Mutter oder Infektionen sein. Perinatale Faktoren sind Asphyxien oder Frühgeburt. Schädel-Hirn-Traumen oder Noxen stellen postnatale Faktoren dar.

Zu 4. Was sind typische komorbide psychische Erkrankungen bei Intelligenzminderung, und welche psychischen Erkrankungen treten seltener auf?

Autismus und atypisch verlaufende Psychosen treten häufiger auf. Seltener als in der Allgemeinbevölkerung sind affektive Störungen, Angst- oder Zwangsstörungen und Abhängigkeitserkrankungen.

Zu 5. Welche Techniken aus der Verhaltenstherapie sind bei Intelligenzminderung sinnvoll?

Am effektivsten sind Response-Kontingenz-Verfahren, d. h. operante Techniken. Dazu zählen auch »chaining« und »shaping«. Bei unerwünschten Verhaltensweisen ist ein »habit reversal« sinnvoll. Aversive Verfahren sind lediglich Techniken 2. Wahl.

Zu 6. Was ist bei dem Einsatz von Psychopharmaka bei Intelligenzminderung zu beachten?

Niederpotente Antipsychotika und Antikonvulsiva sind bei Erregungszuständen sinnvoll, sollten aber nur als Ergänzung zu anderen Verfahren eingesetzt werden. Komorbide psychische Erkrankungen sollten zusätzlich mit Psychopharmaka behandelt werden.

✔ Antworten zu den Übungsfragen von Kap. 34

Zu 1. Beschreiben Sie die Kernsymptomatik der Autismus-Spektrum-Störungen.

Zentrales Charakteristikum der ASD sind Defizite der sozialen Kognition, die zu Störungen der gegenseitigen sozialen Interaktion und Kommunikation führen, eingeschlossen sind dabei auch Sprachauffälligkeiten. Zudem ist den ASD ein eingeschränktes Repertoire an Interessen und Aktivitäten gemeinsam, was sich in intensiv ausgeprägten Sonderinteressen und Stereotypien äußern kann.

Zu 2. Fallbeispiel
a) Welche Verdachtsdiagnose stellen Sie?

Aufgrund qualitativer Beeinträchtigungen der wechselseitigen sozialen Interaktion und Kommunikation, die bereits im frühen Kindesalter manifest wurden, bei gleichzeitig fehlender Sprachentwicklungsstörung und durchschnittlichem Intelligenzniveau, dem Festhalten an Routinen mit Veränderungsangst und einer auffälligen motorischen Ungeschicklichkeit, kann die Verdachtsdiagnose eines Asperger-Syndroms gestellt werden.

b) Welche Differenzialdiagnosen sind primär in Betracht zu ziehen?

Differenzialdiagnostisch in Betracht zu ziehen sind v. a.:
- High-Functioning-Autismus (im vorliegenden Fall fehlt aber v. a. eine verzögerte Sprachentwicklung)

- Schizoide Persönlichkeitsstörung (bei schizoider Persönlichkeitsstörung fehlen die sprachlichen und motorischen Besonderheiten sowie zwanghaft-stereotype Verhaltensweisen, die im vorliegenden Fall geschildert werden)
- Anankastische (zwanghafte) Persönlichkeitsstörung oder Zwangsstörungen (Zwangssymptome stellen im vorliegenden Fall nicht das Hauptmerkmal der Störung dar)
- Prodromalsymptomatik der Schizophrenie (Prodromal-symptome bestehen in der Regel nicht über so viele Jahre, also seit der frühen Kindheit, wie im vorliegenden Fall)

Weiter zu explorieren wäre noch, ob evtl. eine komorbide depressive Störung vorliegt.

Zu 3. Nennen Sie Unterschiede zwischen frühkindlichem Autismus und Asperger-Syndrom.

Beim Asperger-Syndrom fehlt eine allgemeine Entwicklungsverzögerung (häufig unauffällige Intelligenz, keine gestörte oder verzögerte Sprachentwicklung), jedoch imponiert die Sprache oft als sehr elaboriert und geschraubt. Dafür fallen Asperger-Patienten durch eine motorische Ungeschicklichkeit auf.

Die stereotypen, repetitiven Verhaltensmuster sind besonders typisch für den frühkindlichen Autismus, besondere Begabungen und Sonderinteressen zeigen sich v. a. beim Asperger-Syndrom.

Weitere Unterschiede bestehen im Manifestationsalter (bei frühkindlichem Autismus definitionsgemäß vor dem 3. Lebensjahr, beim Asperger-Syndrom häufig nach dem 3. Lebensjahr) und beim Intelligenzniveau (beim frühkindlichen Autismus oft unterdurchschnittlich, beim Asperger-Syndrom meistens durchschnittlich).

Zu 4. Was sind häufige Komorbiditäten der Autismus-Spektrum-Störungen?

Zu den häufigsten Komorbiditäten der ASD gehören Tic-Störungen, ADHS, depressive Störungen und Epilepsien.

Zu 5. Wie ist der Verlauf der Autismus-Spektrum-Störungen einzuschätzen?

Der Verlauf ist abhängig vom Schweregrad der Störung und weiteren komorbiden Erkrankungen, die Verlauf und Therapie verkomplizieren können. Der Höhepunkt der charakteristischen Auffälligkeiten liegt meist im Vorschulalter. Die Kernsymptomatik bleibt zwar auch im Erwachsenenalter bestehen, gerade bei begabten Betroffenen aber in der Regel in abgeschwächter Form. Dies gilt insbesondere für das Asperger-Syndrom als vergleichsweise mildere Form der ASD.

Zu 6. Grenzen Sie Autismus-Spektrum-Störungen von anderen Erkrankungen ab, die mit einer intellektuellen Minderbegabung einhergehen.

Individuen mit anderen Erkrankungen, die mit einer intellektuellen Minderbegabung einhergehen, wie z. B. die Trisomie 21, verfügen im Gegensatz zu den Autisten, bei denen zusätzlich zu den sprachlichen Einschränkungen auch die Verwendung nonverbaler Kommunikation defizitär ist, in der Regel über ein angemessenes Repertoire an Gestik und Mimik, um mit anderen Menschen in Kontakt zu treten und Bedürfnisse zu äußern.

Intelligenzstörungen mit emotionaler Verhaltensstörung: Hier sind keine Manierismen und Stereotypien vorhanden, auch die Interaktions- und Kommunikationsfähigkeit weist nicht die typischen Defizite auf (angemessene Gestik, Mimik).

Zu 7. Wie sehen die therapeutischen Strategien aus?

Inzwischen sind störungsspezifische verhaltensthera-peutische Programme entwickelt worden wie TEACCH (Treatment and Education of Autistic and related Communication Handicapped Children) oder ABA (Applied Behavior Analysis). Einen hohen Stellenwert hat auch das soziale Kompetenztraining. Insgesamt haben alle diese Verfahren das Ziel, die soziale Interaktions-fähigkeit, Kommunikationsfähigkeit und Selbstständigkeit zu verbessern sowie Rituale, Zwänge, Auto- und Fremdaggression, Unruhe, grob- und feinmotorische Defizite und Isolation zu minimieren – ursächlich ist die Erkrankung nicht behandelbar.

Eine spezifische medikamentöse Therapie existiert nicht, aber einige Symptome können durch entsprechende Psychopharmaka (SSRI, atypische Antipsychotika wie Risperidon, Psychostimulanzien, Antikonvulsiva) positiv beeinflusst werden.

✔ Antworten zu den Übungsfragen von Kap. 35

Zu 1. Welchen Einfluss hat die Genetik bei der Ätiologie der ADHS?

Bei der ADHS bestehen Hinweise auf eine hohe genetische Disposition. Die Heredität wird mit bis zu 90 % angegeben. Damit gehört ADHS zu den psychischen Erkrankungen mit der stärksten genetischen Belastung. Familienangehörige haben ein etwa 3- bis 5-fach erhöhtes Risiko, ebenfalls an einer ADHS zu erkranken.

Zu 2. Welche Neurotransmittersysteme scheinen bei der Pathogenese der ADHS die größte Rolle zu spielen?

Die gute Wirksamkeit von Methylphenidat in der Behandlung der ADHS spricht für eine Störung des Monoaminsystems. Insbesondere das dopaminerge, in geringerer Ausprägung auch das noradrenerge Neurotrans-mittersystem scheinen betroffen zu sein.

Zu 3. Wie ändert sich das klinische Bild der ADHS im Erwachsenenalter verglichen mit den klinischen Symptomen im Kindes-/Jugendalter?

Grundsätzlich finden sich die Kernsymptome Aufmerksamkeitsstörung, Hyperaktivität und Impulsivität auch im Erwachsenenalter. Im Gegensatz zu der Aufmerksamkeitsstörung nehmen die Impulsivität sowie die motorische Hyperaktivität im Alter aber eher ab. Zusätzlich fallen Betroffene im Erwachsenenalter nicht selten durch eine Desorganisiertheit und emotionale Dysregulation auf. Mit dem Alter vollzieht sich auch ein Wandel der Symptomausgestaltung: An die Stelle der motorischen Unruhe im Kindes- und Jugendalter tritt im Erwachsenenalter eher eine innere Unruhe.

Zu 4. Benennen Sie die Wender-Utah-Kriterien der ADHS im Erwachsenenalter.

Nach den Wender-Utah-Kriterien liegt eine ADHS im Erwachsenenalter vor, wenn neben den ersten beiden aufgelisteten Kriterien noch 2 weitere Symptome der Punkte 3–7 vorliegen:

1. Störung der Aufmerksamkeit
2. Motorische Hyperaktivität
3. Affektlabilität
4. Desorganisiertes Verhalten
5. Mangelhafte Affektkontrolle
6. Impulsivität
7. Emotionale Überreagibilität

Zu 5. Fallbeispiel.

Welche diagnostischen Schritte leiten Sie ein?

- Exploration des Patienten zur Erhebung des aktuellen psychopathologischen Befundes
- Hilfreich zur strukturierten Erfassung ADHS-spezifischer Symptome und Erhöhung der diagnostischen Sicherheit ist der Einsatz von Selbst- und Fremdbeurteilungsfragebögen, z. B. der Wender Utah Rating Scale (die Wender Utah Rating Scale erfasst retrospektiv das Vorliegen entsprechender Symptome in der Kindheit)
- Konzentrations- und Aufmerksamkeitsdefizite können in einer neuropsychologischen Testung objektiviert werden, außerdem IQ-Messung, evtl. Tests zu Teilleistungsstörungen
- Familienanamnese insbesondere hinsichtlich ADHS (starke genetische Komponente)
- Möglichst fremdanamnestische Verifizierung der Angaben des Patienten (sinnvoll ist dabei auch der Einbezug von [Schul-]Zeugnissen und Beurteilungen)
- Aktive Exploration möglicher begleitender psychischer Erkrankungen (hohe Rate an psychiatrischen Komorbiditäten bei ADHS) (hilfreich kann die Anwendung z. B. von SKID I und II sein)

- Sorgfältige allgemein-körperliche sowie neurologische Untersuchung sowie eine umfassende Medikamenten- und Suchtanamnese (Drogenscreening bei Hinweisen auf Substanzkonsum) sind zur differenzialdiagnostischen Abklärung wichtig; an Zusatzdiagnostik werden eine Schilddrüsenuntersuchung und ein EEG (abnorme Vigilanzschwankungen, epilepsietypische Potenziale?) sowie bei entsprechendem Verdacht weiterführende Diagnostik (Bildgebung bei Verdacht auf hirnorganische Störung) empfohlen; vor einer eventuellen Psychopharmakotherapie sollte außerdem ein EKG durchgeführt werden

Zu 6. Welches sind häufige komorbide Störungen bei ADHS?

Die häufigsten komorbiden Störungen sind:

- Stoffgebundene und nichtstoffgebundene Suchterkrankungen
- Persönlichkeitsstörungen (v. a. dissoziale und emotional-instabile)
- Affektive Störungen
- Angststörungen
- Restless-legs-Syndrom

Zu 7. Wie sieht die Pharmakotherapie der ADHS aus?

Substanz der 1. Wahl ist Methylphenidat (MPH) (nicht mehr zwingend als Off-label-Anwendung im Erwachsenenalter). Alternativen sind der Noradrenalinwiederaufnahmehemmer Atomoxetin und als 3. Wahl Antidepressiva mit vornehmlich noradrenergem Wirkmechanismus, z. B. Venlafaxin, Duloxetin, Reboxetin oder Bupropion.

✅ Antworten zu den Übungsfragen von Kap. 36

Zu 1. Wie sind Tics definiert?

Tics sind plötzlich einschießende muskuläre Aktionen oder Lautäußerungen, die sich häufig stereotyp wiederholen und keinem erkennbaren Zweck dienen. Diese Tics werden als unwillkürlich erlebt, zeitweise ist aber eine willkürliche Unterdrückung möglich. Zudem kann die Intensität und Frequenz von Tics emotionalen Einflüssen unterliegen.

Zu 2. Nennen Sie die ICD-10-Kriterien des Tourette-Syndroms.

- Auftreten von multiplen motorischen Tics und einem oder mehreren vokalen Tics (gegenwärtig oder in der Vergangenheit), aber nicht notwendigerweise gleichzeitig
- Die Tics treten mehrmals am Tag auf, fast jeden Tag, länger als 1 Jahr, ohne Remission in dieser 1-Jahres-Periode, die länger als 2 Monate dauerte
- Erstmanifestation vor dem 18. Lebensjahr

Zu 3. Ein 13-jähriger Junge, der unter dem Tourette-Syndrom leidet, stößt im Unterricht mehrfach obszöne und aggressive Wörter aus. Wie nennt man dieses Phänomen, und wie häufig ist es?

Dieses Phänomen nennt man »Koprolalie«. Es tritt bei bis zu 10 % der Patienten mit Tourette-Syndrom auf.

Zu 4. In welchem Lebensalter sind die Symptome des Tourette-Syndroms oft besonders stark ausgeprägt?

Häufig ist die Symptomatik um das 12.–14. Lebensjahr besonders schwer ausgeprägt.

Zu 5. Welche Erkrankungen sind häufige Komorbiditäten beim Tourette-Syndrom?

Häufige Komorbiditäten sind ADHS, Zwangs- und Angststörungen sowie affektive Störungen.

Zu 6. Nennen Sie die verschiedenen Komponenten der Behandlung von Tic-Störungen.

Wichtige Komponenten der Therapie von Tic-Störungen sind:

- Aufklärung der Betroffenen, der Bezugspersonen und des Umfelds über das Erkrankungsbild und die Ursachen (Psychoedukation)
- Verhaltenstherapeutische Techniken wie Entspannungstechniken und Habit-Reversal-Training (Wahrnehmungstraining, Training motorisch inkompatibler Reaktionen)
- Medikamentöse Behandlung, vorrangig mit einem atypischen Antipsychotikum oder Tiaprid

✓ Antworten zu den Übungsfragen von Kap. 37

Zu 1. Geben Sie Beispiele für Wechselwirkungen psychischer und körperlicher Erkrankungen.

Zum einen können somatische Erkrankungen psychische Symptome auslösen oder direkt begünstigen. Beispiele hierfür sind Endokrinopathien wie z. B. Hypo-/Hyperthyreose oder kardiovaskuläre Erkrankungen. Auch eine entsprechende medikamentöse Therapie kann mit psychischen Symptomen einhergehen.

Umgekehrt können psychische Erkrankungen somatische Erkrankungen auslösen oder direkt begünstigen. So kann eine Alkoholabhängigkeit körperliche Folgeerkrankungen mit sich bringen, oder depressive Störungen können eine koronare Herzkrankheit begünstigen.

Auch Psychopharmaka können zu somatischen Folgeerkrankungen führen. Beispielsweise ist bei einigen atypischen Antipsychotika das Risiko für die Ausbildung eines metabolischen Syndroms relativ erhöht.

Zudem kann die Verarbeitung schwerer körperlicher Erkrankungen reaktiv zu einer psychischen Erkrankung führen, z. B. zu einer depressiven Störung oder einer Belastungsreaktion.

Zu 2. Was ist der Unterschied zwischen Konsiliar- und Liaisonpsychiatrie?

Bei der konsiliarpsychiatrischen Tätigkeit wird ein Psychiater von einer somatischen Abteilung angefordert, um sich dort einen einzelnen Patienten anzuschauen und zu untersuchen, um eine bestimmte psychiatrisch relevante Fragestellung zu beantworten.

Die liaisonpsychiatrische Tätigkeit beinhaltet eine feste, regelmäßige Einbindung des Psychiaters in das Team einer nichtpsychiatrischen Abteilung. So nimmt der Psychiater hier beispielsweise auch an Stationsvisiten teil.

Zu 3. Nennen Sie psychische Begleiterkrankungen einer HIV-Infektion, die durch das Virus selbst oder die durch die virusbedingte Immunsuppression verursacht sein können.

Durch das HI-Virus können Vergesslichkeit, Konzentrationsstörungen bis hin zur Demenz verursacht sein. Zudem ist eine weitere häufige Komplikation einer AIDS-Erkrankung das Delir, ausgelöst beispielsweise durch Infektionen und Neubildungen aufgrund der Immunsuppression, aber auch durch Elektrolytstörungen, Störungen des Säure-Basen-Haushalts oder etwa Vitaminmangel.

Zu 4. Welche psychischen Symptome treten im Rahmen der Neurosyphilis auf?

Die Neurosyphilis kann sich auf unterschiedliche Art und Weise manifestieren, z. B. als:

- Syphilitische Meningitis
- Tabes dorsalis
- Meningovaskuläre Neurosyphilis
- Progressive Paralyse

Psychiatrisch am relevantesten ist sicherlich die progressive Paralyse (auch »Dementia paralytica« genannt), eine chronisch progrediente Enzephalitis (bevorzugt frontalbetont). Diese zeichnet sich aus durch fortschreitende kognitive Defizite bis hin zu schwerer Demenz und Wesensänderungen mit sozial unangepasstem Verhalten, Reizbarkeit sowie mangelnder Kritikfähigkeit. Es können auch Episoden mit wahnhaften, deliranten, depressiven oder maniformen Zustandsbildern vorkommen. In manchen Fällen wird ein euphorisch-expansives Syndrom beschrieben mit euphorischer Stimmung, Größenwahn, gesteigerter Aktivität und Distanzlosigkeit.

Eine andere Form der Neurosyphilis, die meningovaskuläre Syphilis, kann mit ängstlichen und depressiven Zustandsbildern, Schlaflosigkeit und Gedächtnisstörungen einhergehen.

Zu 5. Insbesondere welche psychischen Erkrankungen können unmittelbar nach einer Organtransplantation auftreten?

Am häufigsten nach einer Transplantation sind organische affektive Störungen (depressive oder maniforme). Diese sind nicht selten Nebenwirkungen der immunsuppressiven und antibakteriellen sowie virustatischen Begleitmedikation. Auch delirante Syndrome kommen relativ häufig unmittelbar nach einer Transplantation vor, speziell nach Knochenmarktransplantation und Bestrahlung. Zudem kann die ständige Angst vor einer eventuellen Abstoßung des Transplantats mit der Entwicklung einer depressiven Störung einhergehen.

Zu 6. Wie kann man chronischen Juckreiz psychiatrisch-psychotherapeutisch behandeln?

Auf der Basis des »Juckreiz-Kratz-Zirkels«, einem lerntheoretischen Modell zur Aufrechterhaltung des Kratzens bei Juckreiz, stehen dem Psychiater und Psychotherapeuten verhaltenstherapeutische Methoden zur Verfügung, diesen Teufelskreis zu durchbrechen:

- Durch ein »Kratz-Tagebuch« lassen sich Juckreizauslöser identifizieren.
- Mit einem Problemlösetraining kann der Patient Strategien erlernen, durch anstehende Aufgaben weniger gestresst zu sein.
- Mit einem Training zur Erhöhung der sozialen Kompetenz können interpersonelle Stressoren reduziert werden.
- Das sympathische Erregungsniveau lässt sich durch Entspannungsverfahren aktiv senken, was das Auftreten von Juckreiz mindern kann.
- Schließlich kann durch die Vermittlung von Selbstkontrolltechniken das Kratzen, auch in Krisensituationen, beherrscht und reduziert werden.

✅ Antworten zu den Übungsfragen von Kap. 38

Zu 1. Nennen Sie immunologische Charakteristika der Schizophrenie.

Schizophrenie scheint mit einer reduzierten Typ-1-Immunantwort und einem Übergewicht der Typ-2-Immunantwort einherzugehen.

Zu 2. Bei welcher Untergruppe von schizophrenen Patienten ist der COX-2-Inhibitor Celecoxib eine erfolgreiche Augmentationsstrategie?

Celecoxib wurde als Augmentation zu einem Antipsychotikum in der Subgruppe der akut erkrankten schizophrenen Patienten mit Erfolg getestet. Bei chronisch kranken schizophrenen Patienten scheint Celecoxib weniger wirkungsvoll zu sein.

Zu 3. Geben Sie Beispiele für entzündlich-rheumatische Erkrankungen, die mit einer Erhöhung der Prävalenz depressiver Störungen assoziiert sind.

Beispiele sind Lupus erythematodes, Arteriitis temporalis, M. Behçet, M. Bechterew, M. Boeck, systemische Sklerose, ZNS-Vaskulitis.

Zu 4. Erläutern Sie die Zytokinhypothese der Depression.

Gemäß der Zytokinhypothese der Depression führen Zytokine zu einer Stimulation der HHN-Achse, zur Aktivierung der Serotonintransporter und zu einer verminderten Bereitstellung von Tryptophan, das dann nicht mehr für die Serotoninsynthese zur Verfügung steht. Dadurch kann eine vermehrte Zytokinproduktion das Risiko für das Auftreten einer Depression erhöhen.

Zu 5. Charakterisieren Sie den neuroinflammatorischen Prozess, der bei der Alzheimer-Demenz durch Aβ42 getriggert wird.

Charakterisiert ist der neuroinflammatorische Prozess bei der Alzheimer-Demenz durch aktivierte Mikroglia, Astrozyten und die Induktion der Zytokinproduktion, was zu Synapsen- und Nervenzellschäden führt.

Zu 6. Nennen Sie Nebenwirkungen der Psychopharmaka, die mit Veränderungen im Immunsystem einhergehen.

Allergische Reaktionen, Gewichtszunahme, Granulozytose, Agranulozytose, Fieber, Sedierung, Serositis und Myokarditis.

✅ Antworten zu den Übungsfragen von Kap. 39

Zu 1. Für welche Bereiche ist die psychoonkologische Betreuung konzipiert?

Die psychoonkologische Betreuung ist besonders für folgende Bereiche konzipiert:

- Stationäre Akutbehandlung
- Rehabilitation
- Ambulante Nachbetreuung
- Palliative Versorgung

Zu 2. Nennen Sie Risikofaktoren für die Entstehung psychischer Erkrankungen als Folge einer Krebserkrankung.

Risikofaktoren für eine psychische Erkrankung sind nach aktuellen Studien:

- Weibliches Geschlecht
- Junges Alter
- Schmerzen
- Stressbelastung
- Tumorstadium
- Psychische Vorerkrankungen

Zu 3. Nennen Sie häufige komorbide psychische Erkrankungen bei Patienten mit einer Krebserkrankung.

Etwa ein Drittel der Tumorpatienten erkranken an einer psychotherapeutisch-psychiatrisch behandlungsbedürftigen Störung. Am häufigsten kommt es zu Belastungsreaktionen (akut bzw. länger dauernd) mit Anpassungsstörungen oder einer posttraumatischen Belastungsstörung, depressiven Störungen oder Angststörungen.

Zu 4. Welche Dimensionen sind bei der psychoonkologischen Diagnosestellung zu berücksichtigen?

Zu berücksichtigen sind:

- Klassifikation der somatischen Symptomatik nach diagnostischen Kriterien (ICD-10)
- Schweregradabstufung bzw. Ausmaß der somatischen Symptome und Probleme (insgesamt)
- Beeinträchtigung des Lebens durch die Krankheit bzw. subjektive Belastungen aus Sicht des Patienten
- Psychische Symptome/Probleme aus Sicht des Experten
- Ausmaß dysfunktionaler Krankheitsverarbeitung
- Bestand psychosozialer Ressourcen
- Motivation für psychoonkologische Maßnahmen

Zu 5. Welche Punkte sind differenzialdiagnostisch zu beachten?

Differenzialdiagnostisch zu berücksichtigen sind:

- Somatische Ursachen von Depression, Angst und anderen psychischen Symptomen (z. B. ZNS-Metastasen, metabolische Störungen, Substanzentzug, Medikamente usw.)
- Vorliegen oder Wiederauftreten einer primären psychischen Erkrankung
- Psychische Symptome als sekundäre Störung infolge der Erkrankung, v. a. Belastungsreaktion mit Anpassungsstörung, Depression, Angst und posttraumatische Belastungsstörung

Zu 6. Was ist bei der Indikationsstellung einer psychotherapeutischen Behandlung bei Krebspatienten zu beachten?

Jeder Patient mit Krebserkrankung sollte auf Unterstützungsmöglichkeiten durch die Psychoonkologie hingewiesen werden. Aber nicht alle Patienten bedürfen oder wünschen eine psychotherapeutische Behandlung. Eine Behandlungsindikation ist gegeben bei folgenden Punkten:

- Große Belastung
- Wenig vorhandene Ressourcen
- Hohe Behandlungsmotivation des Patienten
- Wunsch/Vorschlag des Patienten

Wichtig für eine erfolgreiche Behandlung ist zudem eine realistische Zielsetzung.

Zu 7. Nennen Sie Grundzüge der Therapie psychiatrisch-psychotherapeutisch behandlungsbedürftiger Krebspatienten.

Bewährt haben sich v. a. kognitiv-verhaltenstherapeutische Techniken. Hierzu gehören Elemente wie Selbstverstärkung, Expositionsverfahren, kognitive Umstrukturierung, Entspannungsverfahren oder soziales Kompetenztraining. Auch die Teilnahme an einer Selbsthilfegruppe ist oft sinnvoll. Daneben sind soziotherapeutische Maßnahmen ein obligater Bestandteil der Therapie. Unterstützend kommt der Einsatz von Antidepressiva in Betracht.

✔ Antworten zu den Übungsfragen von Kap. 40

Zu 1. Nennen Sie psychosoziale Risikoprädiktoren der KHK.

Zu den chronischen Risikoprädiktoren der KHK gehören niedriger sozialer Status, Feindseligkeit bzw. Neigung zu Ärger sowie chronischer Stress am Arbeitsplatz oder Schichtarbeit.

Depression, »vitale Erschöpfung« sowie negative Affekte und die Panikstörung zählen zu den episodischen Risikoprädiktoren der KHK.

Zu 2. Wie hoch ist die Prävalenz für eine Post-Myokardinfarkt-Depression einzuschätzen?

Die Prävalenz für eine Post-Myokardinfarkt-Depression wird mit etwa 20 % angegeben. Daneben treten zu einem mindestens genauso großen Teil Anpassungsstörungen auf.

Zu 3. Welche besonderen Aspekte sind bei der Diagnostik einer Post-Myokardinfarkt-Depression zu beachten?

Für das Screening einer Depression kommen Selbst- und Fremdbeurteilungsskalen infrage, z. B. BDI-II (Beck-Depressions-Inventar), SCL-90 (Symptom-Checkliste), HADS-D (Hospital Anxiety and Depression Scale – Deutsche Version), HAMD (Hamilton-Depressionsskala) (► Abschn. 6.4). Der Beginn der Depression kann vor oder nach dem Infarkt liegen. Natürlich sollten die üblichen Zeitkriterien für die Diagnose einer depressiven Episode beachtet werden, sodass bei Beginn der Depression nach dem Infarkt die Diagnose häufig erst in der kardiologischen Rehabilitation gestellt wird. Post-Myokardinfarkt-Depression unterscheidet sich wenig von anderen Depressionen hinsichtlich der Risikofaktoren (z. B. Geschlecht, allein lebend, frühere Episoden), jedoch dominieren häufig andere Symptome (Reizbarkeit, Apathie). Andere Symptome hingegen sind schwer von den Symptomen der kardiologischen Erkrankung abzugrenzen (Energiemangel, Schlafstörung).

Zu 4. Außer der Depression sind welche anderen psychosozialen Aspekte bei Patienten in der Postmyokardinfarktphase zu beachten?

Andere zu beachtende psychosoziale Risikoprädiktoren, die von Bedeutung für die weitere Therapie sein können, sind:

- Angststörungen
- Ausmaß sozialer Unterstützung
- Persönlichkeitsfaktoren wie Neigung zu Ärger und Feindseligkeit

Zu 5. Wie behandeln Sie eine Post-Myokardinfarkt-Depression?

Die Datenlage ist bezüglich Konsistenz und Stärke des Therapieeffektes etwas günstiger für Antidepressiva als für Psychotherapie. Positive Prädiktoren für die Wirksamkeit von Antidepressiva sind die Schwere der Depression sowie frühere depressive Episoden. Vor allem für Sertralin und Citalopram liegen positive Daten vor. Da zudem das Risiko für Arzneimittelinteraktionen für die zumeist polypharmazeutisch behandelten Patienten gering ist, sollten primär diese Substanzen erwogen werden. Als Alternativen kommen Fluoxetin (**Cave:** Arzneimittelinteraktionen) und Mirtazapin in Betracht. Von trizyklischen Antidepressiva muss dringend abgeraten werden. Als Alternative zur Pharmakotherapie kommt Verhaltenstherapie in Betracht. Sowohl Antidepressiva als auch Psychotherapie können die Depression und Lebensqualität günstig beeinflussen, wirken jedoch nicht auf die Prognose der kardialen Erkrankung. Da die ungünstige Prognose depressiver KHK-Patienten wesentlich auf dem ungünstigen Verhalten der Patienten beruht, muss engmaschige ärztliche Betreuung Psycho- und Gesundheitsedukation integrieren, um auf körperliche Aktivität, günstige Diät, Nikotinabstinenz und Medikamentenadhärenz hinzuwirken.

Zu 6. Nennen Sie besondere Belastungen aus dem Bereich der Kardiochirurgie, die häufig mit Depression und Angsterkrankungen einhergehen.

Das Warten auf einen kardiochirurgischen Eingriff wie eine Bypass-Operation oder eine Herztransplantation oder die Versorgung mit einem implantierten Kardioverter-Defibrillator stellen besondere Belastungen dar, die häufig mit Depression und Angsterkrankungen einhergehen.

✔ Antworten zu den Übungsfragen von Kap. 41

Zu 1. Nennen Sie eine endokrinologische Erkrankung, die ähnliche Symptome wie eine Panikstörung hervorrufen kann. Welche Symptome können bei beiden Krankheiten vorliegen?

Bei einem Phäochromozytom wie bei der Panikstörung können anfallsartig ein erhöhter Blutdruck, Schwindel, Herzrasen und Schwitzen auftreten.

Zu 2. Welche Bedeutung kann der kombinierte Dex/CRH-Test für die Diagnostik und Behandlung der Major Depression haben?

Es konnte gezeigt werden, dass die neuroendokrine Antwort auf den Dex/CRH-Test bei Patienten mit einer schweren Depression erhöht ist und sich nach erfolgreicher Therapie wieder normalisiert. Der Dex/CRH-Test kann eingesetzt werden zur individuellen Vorhersage bezüglich des Therapieerfolgs bei antidepressiver Behandlung und zur Abschätzung des Rückfallrisikos nach erfolgreicher Therapie.

Zu 3. Nennen Sie mögliche psychische Auffälligkeiten bei einer Schilddrüsenfunktionsstörung.

Die Bandbreite möglicher psychischer Auffälligkeiten bei Schilddrüsenfunktionsstörungen ist groß. Eine Hypothyreose kann beispielsweise einhergehen mit kognitiven Defiziten (potenziell reversible Demenzen), Antriebsminderung, depressiven Zustandsbildern, Psychosen. Eine Hyperthyreose kann Affektlabilität, Unruhe, Schlafstörungen, rasche Ermüdbarkeit, Adynamie, starke Angstzustände, agitierte Depression und auch Psychosen hervorrufen.

Zu 4. Nennen Sie psychische Erkrankungen, die bei Frauen in Phasen hormoneller Umstellung gehäuft auftreten.

Aufgrund von Phasen hormoneller Umstellung können spezifisch bei Frauen eine prämenstruelle dysphorische Störung, eine Schwangerschaftsdepression, eine postpartale Depression oder eine postpartale Psychose auftreten. Auch in der Perimenopause sind die Depressionsraten bei Frauen erhöht.

Zu 5. Was ist die zentrale Integrationsstelle für orexigene und anorexigene Signale im Körper?

Im Nucleus arcuatus des Hypothalamus werden die orexigenen und anorexigenen Signale integriert und in neuronale Signale umgesetzt.

Zu 6. Welche beiden Antipsychotika führen am häufigsten zu Gewichtszunahme? Wie viel Kilogramm nehmen die Patienten im Durchschnitt in den ersten 10 Behandlungswochen unter diesen Medikamenten zu?

Clozapin und Olanzapin sind unter den Antipsychotika mit dem höchsten Risiko für eine Gewichtszunahme assoziiert. Im Durchschnitt nehmen die Patienten in den ersten 10 Behandlungswochen mehr als 4 kg an Körpergewicht zu (► Abb. 10.3).

✅ Antworten zu den Übungsfragen von Kap. 42

Zu 1. Worauf geht die signifikant verkürzte Lebenserwartung bei psychisch Kranken zurück?

Die signifikant verkürzte Lebenserwartung geht zum einen zurück auf eine erhöhte Wahrscheinlichkeit unnatürlicher Todesursachen (Suizide, Unfälle), zum anderen zu einem mindestens ebenso großen Teil auf natürliche Todesursachen, insbesondere Herz-Kreislauf- und pulmonale Erkrankungen.

Zu 2. Bei etwa wie viel Prozent der psychiatrischen Patienten finden sich begleitende somatische Erkrankungen in klinisch relevanter Ausprägung?

Bei etwa 30–50 % der psychiatrischen Patienten finden sich somatische Begleiterkrankungen in diagnostisch bzw. therapeutisch relevanter Ausprägung.

Zu 3. Welche somatischen Erkrankungen finden sich gehäuft bei Patienten mit schweren psychischen Erkrankungen?

Allgemein stehen innere Erkrankungen der Häufigkeit nach an erster Stelle. Bei den folgenden Krankheitsgruppen ist von einer Häufung bei Patienten mit schweren psychischen Erkrankungen auszugehen:

- Herz-Kreislauf-Erkrankungen (v. a. arteriosklerotischer Natur)
- Metabolische Störungen wie Diabetes mellitus, Fettstoffwechselstörungen, Übergewicht
- Atemwegs- und Lungenerkrankungen
- Zahnerkrankungen
- Infektionen (z. B. HIV, Hepatitis)
- Schwangerschaftskomplikationen

Zu 4. Nennen Sie mögliche Erklärungsansätze für das erhöhte somatische Risiko psychiatrischer Patienten.

Zur Erklärung werden diskutiert:

- Unerwünschte Wirkungen der psychopharmakologischen Behandlung
- Einflüsse sozioökonomischer und verhaltensbezogener Merkmale, die mit psychischen Erkrankungen assoziiert sind
- Somatische Beeinträchtigungen als unmittelbare Folge psychischer Erkrankungen (z. B. Folgen eines kataton-stuporösen Zustands)
- Risiken des mit psychischen Erkrankungen oft einhergehenden Substanzkonsums
- Defizite im Gesundheitssystem bei der Versorgung psychisch Kranker

Zu 5. Beschreiben Sie ein mögliches Problem in der somatischen Diagnostik bei schizophrenen Patienten.

Bei Patienten mit einer schizophrenen Erkrankung kann eine veränderte Schmerzwahrnehmung und -äußerung bestehen, sodass schwerwiegende Erkrankungen wie ein Herzinfarkt oder akutes Abdomen bei den betroffenen Patienten gehäuft symptomarm oder asymptomatisch verlaufen können.

Zu 6. Schildern Sie eine mögliche Schwierigkeit in der somatischen Diagnostik bei depressiven Patienten.

Bei Patienten mit depressiver Störung können sich Schwierigkeiten bei der Diagnostik möglicher somatischer Erkrankungen beispielsweise daraus ergeben, dass manche Symptome, wie Appetitlosigkeit, Müdigkeit, Schlafstörungen, relativ unspezifisch sind und sowohl der depressiven Störung als auch einer begleitenden somatischen Erkrankung zugeordnet werden können.

✅ Antworten zu den Übungsfragen von Kap. 43

Zu 1. Wie sind umschriebene Entwicklungsstörungen definiert?

Umschriebene Entwicklungsstörungen sind definiert als Erkrankungen, bei denen von frühen Entwicklungsstadien an einzelne Leistungsbereiche isoliert unterhalb des Niveaus der sonstigen intellektuellen Leistungsfähigkeit liegen.

Zu 2. Was unterscheidet Stottern von Poltern?

Beim Poltern verläuft das Sprechen unrhythmisch und ruckartig, es kommt nicht wie beim Stottern zu Wiederholungen und Verzögerungen. Im Gegensatz zum Stottern verbessert sich das Sprechen beim Poltern häufig bei Aufmerksamkeitszuwendung.

Zu 3. Nennen Sie Subtypen der Störungen des Sozialverhaltens nach der ICD-10.

Die ICD-10 unterscheidet:

- Auf den familiären Rahmen beschränkte Störung des Sozialverhaltens, die primär in der familiären Situation auftritt
- Störung des Sozialverhaltens bei fehlenden sozialen Bindungen, bei der Beziehungen zu Gleichaltrigen und Erwachsenen deutlich beeinträchtigt sind
- Störung des Sozialverhaltens bei vorhandenen sozialen Bindungen, die v. a. in Gesellschaft dissozialer und delinquenter Gleichaltrigengruppen auftritt
- Störung des Sozialverhaltens mit oppositionellem, aufsässigem Verhalten; Betroffene zeigen hier primär ein aufsässiges, ungehorsames, trotziges bis provokantes Verhalten, v. a. gegenüber Erwachsenen

Zu 4. Was wissen Sie zur Ätiologie der Störungen sozialer Funktionen mit Beginn in der Kindheit und Jungend?
Ätiologisch relevant sind v. a. Umwelteinflüsse wie ein deprivierendes Umfeld.

Zu 5. Grenzen Sie die sog. Schulphobie aufgrund von Trennungsangst von der Schulangst ab.
Bei der sog. Schulphobie besteht eine Angst vor Trennung und Verlassenwerden von der Bezugsperson. Diese liegt beispielsweise begründet in einer symbiotischen Mutter-Kind-Beziehung und/oder familiären Konflikten. Bei der Schulangst liegen Leistungs- und soziale Ängste vor und die Schule wird vermieden, um negative Erfahrungen zu meiden. Häufig finden sich bei den betroffenen Kindern beispielsweise Lernschwächen oder auch körperliche Auffälligkeiten, aufgrund dessen sie nicht selten eine Außenseiterposition in der Gleichaltrigengruppe einnehmen.

Zu 6. Was meint elektiver Mutismus?
Elektiver Mutismus meint ein selektives Nichtsprechen bei intaktem Sprechvermögen.

Zu 7. Was gehört zu den diagnostischen Maßnahmen bei Verdacht auf eine primäre Enuresis?
Neben der allgemeinen kinderpsychiatrischen Diagnostik einschließlich einer ausführlichen Eigen- und Fremdanamnese muss eine organische Abklärung der Enuresis erfolgen. Hierzu gehören:
- Allgemein-körperliche und neurologische Untersuchung
- 24-h-Miktionsprotokoll
- Urinstatus
- Sonographie bei gefüllter und entleerter Harnblase
- Evtl. Uroflowmetrie

Zu 8. Wie äußern sich depressive Störungen im Kindes- und Jugendalter?
Die Leitsymptome einer depressiven Episode (niedergedrückte Stimmung, Antriebsminderung, Freud- und Interesselosigkeit) sind bei Kindern und Jugendlichen häufig versteckt hinter Klagen über somatische Symptome (v. a. Bauchschmerzen), Unruhe, Gereiztheit und (auto-) aggressivem Verhalten, was die Diagnostik depressiver Störungen im Kindes- und Jugendalter erschwert. Zudem ist das klinische Bild stark alters- und entwicklungsabhängig (◘ Tab. 43.2).

✓ Antworten zu den Übungsfragen von Kap. 44

Zu 1. Was ist bei der Diagnostik depressiver Störungen im Alter besonders zu berücksichtigen?
Ältere Patienten berichten oft nicht spontan von den charakteristischen affektiven Symptomen einer Depression (Freudlosigkeit, Traurigkeit) oder bagatellisieren diese. Daher müssen depressive Symptome vom Arzt aktiv exploriert werden. Direkt angesprochen werden sollten:
- Freudlosigkeit
- Interessenverlust
- Rat- und Entschlusslosigkeit
- Verlust sozialer Kontakte
- Antriebsstörungen
- Schlafstörungen
- Grübelneigung
- Gefühl von Sinnentleerung
- Suizidalität

Zu 2. Die differenzialdiagnostische Abgrenzung zwischen einer Demenz-Erkrankung und kognitiven Störungen im Rahmen einer Depression ist mitunter schwierig. Nennen Sie differenzialdiagnostische Kriterien, die für eine Depression sprechen.
Für eine Depression sprechen:
- Depressive Episoden in der Vorgeschichte
- Anhaltend depressive Verstimmung
- Morgentief
- Im Vordergrund stehende affektive Symptome
- Keine Orientierungsstörungen, keine Aphasie, Apraxie und Agnosie
- Rückgang der depressiven Verstimmtheit und der kognitiven Störungen mit erfolgreicher Antidepressiva-behandlung

Zu 3. Was meint das Depression-Executive-Dysfunction(DED)-Syndrom?
Das DED-Syndrom ist ein besonders im höheren Lebensalter auftretendes depressives Syndrom, das einhergeht mit exekutiven Funktionsstörungen, Antriebsminderung, paranoiden Ideen und leichten vegetativen Störungen. In der Bildgebung sind häufig frontal betonte zerebrovaskuläre Läsionen im Marklager auffällig.

Zu 4. Wie zeigt sich das klinische Bild einer Depression im Alter?
Vielfach steht nicht die traurige Verstimmtheit im Vordergrund, sondern das Bild wird geprägt und überlagert von kognitiven und körperlichen Symptomen, was das Erkennen einer Depression im Alter erschwert.

Zu 5. Was ist die häufigste Angststörung im höheren Lebensalter?
Die häufigste Angststörung im höheren Lebensalter ist die generalisierte Angststörung.

Zu 6. Beziehen Sie Stellung zu der Aussage, dass ältere Menschen weniger Schlaf bedürfen als jüngere.
Diese Aussage ist nicht korrekt. Schlafdauer und -bedürfnis ist im Alter nicht verringert. Allerdings wird der Schlaf im Alter fragmentierter, und die tiefen Schlafstadien nehmen zugunsten der leichten Schlafstadien ab.

✔ Antworten zu den Übungsfragen von Kap. 45

Zu 1. Welches sind psychische Erkrankungen, die mit einer erhöhten Prävalenz bei Frauen einhergehen?
Frauen sind insgesamt bei den meisten psychischen Erkrankungen überrepräsentiert, mit Ausnahme von Suchterkrankungen, Autismus und der dissozialen Persönlichkeitsstörung, bei denen deutlich das männliche Geschlecht dominiert. So besitzen Frauen z. B. ein höheres Risiko, eine Depression, eine Angststörung, Essstörung, somatoforme Störung oder eine posttraumatische Belastungsstörung zu entwickeln.

Zu 2. Welche Erklärungshypothesen gibt es dafür, dass Frauen eine doppelt so hohe Prävalenzrate der Depression aufweisen als Männer?
Es kommen v. a. biologische und psychosoziale Ursachen als Erklärungen infrage. Geschlechtshormonelle Einflüsse von Östrogen, Progesteron und Oxytozin beeinflussen die Synthese und Ausschüttung von Neurotransmittern. Östrogen führt zur Steigerung der Serotoninaufnahme und ist an der Steuerung der Hypothalamus-Hypophysen-Nebennierenrinden-Achse beteiligt. Depressive Symptome werden durch den hormonellen Zyklus beeinflusst. Genetische Einflüsse und Gen-Umwelt-Interaktionen sind bei Frauen stärker bzw. anders als bei Männern. Ferner sind Frauen mehr psychosozialen Belastungsfaktoren ausgesetzt.

Zu 3. Welche Geschlechtsunterschiede sind bei der Schizophrenie zu finden, und wie beeinflussen sie die Therapie?
Es gibt keine Prävalenzunterschiede, aber solche in der Altersverteilung und im Krankheitsverlauf. Bei Frauen tritt die Erkrankung im Durchschnitt bis zu 5 Jahre später auf und hat einen Häufigkeitsgipfel zwischen dem 22. und 28. Lebensjahr, bei Männern hingegen zwischen dem 18. bis 25. Lebensjahr. Patientinnen zeigen eher sozial adaptiertes Verhalten, während Männer eher sozial negatives Verhalten demonstrieren. Dies unterstützt wiederum einen häufig günstigeren Krankheitsverlauf bei Frauen. Frauen sollte daher bei einer sozialen Wiedereingliederung geholfen werden, ihr soziales Funktionsniveau ist meist besser. Männer müssen dagegen stärker beim Aufbau sozialer Fertigkeiten unterstützt werden.

Zu 4. Was ist die Östrogenhypothese der Schizophrenie?
Nach der Östrogenhypothese werden Geschlechtsunterschiede im Ersterkrankungsalter durch die Schutzwirkung des Geschlechtshormons Östrogen erklärt.
Östrogen wirkt neuroprotektiv und erklärt bei Frauen den verzögerten Krankheitsbeginn wie auch einen späteren Krankheitsausbruch nach der Menopause, wenn der Östrogenspiegel abfällt. Bei Frauen, die bereits vor der Menopause an Schizophrenie erkrankt sind, findet man häufig niedrigere Östrogenspiegel. Bei an Schizophrenie erkrankten Frauen vor der Menopause findet sich häufig eine mildere Symptomatik und ein günstigerer Krankheitsverlauf, dagegen nach der Menopause aufgrund des Fehlens der protektiven Östrogenwirkung eine schwerere Symptomatik und ein negativerer Krankheitsverlauf als bei Männern.

Zu 5. Gibt es Geschlechtsunterschiede im Rahmen der Demenz bei Alzheimer-Krankheit?
Es gibt Geschlechtsunterschiede bei der Inzidenz von Demenz bei Alzheimer-Krankheit. Erst ab einem Alter von ca. 80 Jahren sind Frauen häufiger betroffen. Bei Frauen findet sich ein stärkerer Abbau sprachlicher Fähigkeiten, daneben ein stärkerer sozialer Rückzug und häufiger eine affektive Symptomatik, wobei Letzteres generell ein höheres Risiko für die Entwicklung einer Demenz bei Alzheimer-Krankheit beinhaltet. Männer mit Alzheimer-Demenz zeigen vergleichsweise häufiger aggressives Verhalten, Apathie und exzessives Essen.

Zu 6. Welche genetischen Risikofaktoren sind bei der Demenz bei Alzheimer-Krankheit geschlechtsspezifisch unterschiedlich?
Die APoE(ϵ4)-Risikoallelvariante ist bei Frauen mit stärkerem kognitivem Abbau und größerer Atrophie im Hippocampus assoziiert. Zudem ist eine stärkere genetische Transmission bei Frauen festzustellen, so haben Kinder von an Alzheimer-Demenz erkrankten Frauen ein generell höheres Erkrankungsrisiko als Kinder von männlichen Betroffenen.

Zu 7. Nennen Sie geschlechtsspezifische Unterschiede hinsichtlich der Komorbiditäten bei ADHS.
Bei Jungen mit ADHS finden sich vergleichsweise häufiger expansive Störungen sowie die Lese-Rechtschreib-Schwäche als komorbide Störungen. Dagegen bei Mädchen mit ADHS häufiger affektive Störungen und Angststörungen. Auch ist hier beim weiblichen Geschlecht das Risiko für die sekundäre Entwicklung eines Substanzmissbrauchs größer.

✅ Antworten zu den Übungsfragen von Kap. 46

Zu 1. Warum sind differenzierte Informationen über psychische Erkrankungen bei Personen mit Migrationshintergrund notwendig?
Studien zeigen, dass sowohl ethnokulturelle Spezifika als auch Migrationsprozesse Einfluss auf die Versorgung von Personen mit Migrationshintergrund haben. Da migrationsbezogene und kulturelle Aspekte sowohl die gesundheitliche Situation wie auch den Zugang zu Versorgung und Prävention beeinflussen, sind zur Gewährleistung einer adäquaten gesundheitlichen Versorgung auch für Personen mit Migrationshintergrund spezifische Informationen über Prävalenz, Verlauf und Versorgungssituation von psychischen Erkrankungen bei diesen Personengruppen notwendig.

Zu 2. Wie hängen Migration und psychische Erkrankungen zusammen?
Ein kausaler Zusammenhang zwischen Migration und psychischen Erkrankungen ist nicht nachweisbar. Allerdings führen migrationsspezifische Gesundheitsrisiken bei Personen mit Migrationshintergrund oft zu kumulierenden Benachteiligungen gegenüber vergleichbaren Bevölkerungsgruppen, die zu einer erhöhten Vulnerabilität führen. Außerdem ist davon auszugehen, dass sprachlich-kommunikative und kulturelle Faktoren einen Einfluss auf die Inanspruchnahme und Wirksamkeit von Maßnahmen der Gesundheitsversorgung haben.

Zu 3. Welchen Einfluss haben kulturelle Faktoren auf affektive bzw. psychotische Erkrankungen?
Affektive Erkrankungen: Zwar ist davon auszugehen, dass die depressionsbezogene Symptomatik in allen Kulturen in etwa gleich ist, dennoch bestehen kulturelle Differenzen hinsichtlich des subjektiven Erlebens sowie beim Umgang mit und der Präsentation depressiver Symptome. Differenzen zwischen einzelnen Ländern bzw. zwischen Personen mit Migrationshintergrund und Einheimischen sind eher auf unterschiedliche Ausdrucksformen depressiver Symptome zurückführbar. Außerdem erschweren normabhängige Symptominterpretationen und -bewertungen (z. B. Schuldempfinden, Selbstwertgefühl) häufig eine adäquate Diagnosestellung.
Psychotische Erkrankungen: Obschon psychotische Symptome in allen Kulturen existieren und als solche anerkannt sind, ist die spezifische Beurteilung dieser Symptome nur bei Berücksichtigung kultureller Faktoren möglich. Insbesondere Wahn und Halluzinationen als zentrale Symptome psychotischer Erkrankungen unterliegen starken kulturellen und Glaubenseinflüssen. Während kein erhöhtes Risiko für Schizophrenie erkennbar ist, gibt es Hinweise für ein häufigeres Auftreten psychotischer Symptome bei Personen mit Migrationshintergrund.

Zu 4. Wodurch wird das Verständnis des Zusammenhangs psychischer Erkrankungen und kultureller sowie migrationsbezogener Faktoren erschwert?
Für ein adäquates klinisches Verständnis psychischer Erkrankungen sind Normen und Referenzwerte für adäquates Verhalten, Denken und Fühlen notwendig, da die Bewertung psychischer Symptome auf der sozialen Beurteilung einer Normabweichung bzw. einer Funktionseinschränkung basieren. Da solche Normen und Referenzwerte in hohem Maße von den sozialen, gesellschaftlichen und kulturellen Rahmenbedingungen bestimmt sind, ist auch die diagnostische Einschätzung zwangsläufig stark kulturell geprägt. Verständigungsprobleme, unterschiedliches Erleben und Wahrnehmen psychischer Beschwerden, differierende Normvorstellungen, kulturgeprägte Ausdrucksformen psychischer Symptome sowie fehlende soziokulturelle und migrationsbezogene Bewertungsmaßstäbe für psychische Symptome führen häufig zu (psycho-)somatischen Fehldeutungen. Zusätzlich ist die Vergleichbarkeit der Ergebnisse von Untersuchungen, die sich mit psychosozialen Störungen bei Personen mit Migrationshintergrund befassen, aufgrund unterschiedlicher Migrationsdefinitionen und Lebensbedingungen im Ursprungs- wie auch Zielland, v. a. aber durch die Heterogenität der verwendeten Messinstrumente, sehr eingeschränkt.

Zu 5. Wodurch ist die Versorgung psychischer Erkrankungen bei Personen mit Migrationshintergrund erschwert?
Offensichtlich werden psychosoziale Versorgungsmöglichkeiten von Personen mit Migrationshintergrund und Einheimischen unterschiedlich in Anspruch genommen. Im psychiatrisch-psychotherapeutischen Sektor sind Personen mit Migrationshintergrund im Vergleich zu ihrem Gesamtbevölkerungsanteil unterrepräsentiert. Aufgrund kulturspezifischer Aspekte (z. B. subjektive und gesellschaftliche Gesundheits- und Krankheitskonzepte), migrationsbezogener Faktoren (z. B. Verständigungsprobleme, Verlust familiärer Bindungen) und Aspekten des Versorgungssystems (z. B. Zugangsbarrieren, mangelnde transkulturelle Fachkompetenz) kann es bei Prävention, Diagnose und Behandlung zu Schwierigkeiten sowie einer niedrigeren Inanspruchnahmerate von Einrichtungen der psychosozialen Versorgung kommen. Außerdem ist die Häufigkeit von Zwangseinweisungen bei Personen mit Migrationshintergrund höher als bei Einheimischen, während ihre Aufenthaltsdauer in Krankenhäusern kürzer ist. Zusätzlich gibt es Hinweise, dass die Behandlungsef-

fektivität besonders bei Personen, die über ungenügende Sprachkenntnisse verfügen, geringer ist.

Zu 6. Was sind wichtige Aspekte zur Verbesserung der Versorgung von Personen mit Migrationshintergrund und einer psychischen Erkrankung?

Ein zentraler Baustein, um die psychiatrisch-psychotherapeutische Versorgung von Personen mit Migrationshintergrund zu verbessern, ist die Berücksichtigung transkultureller Aspekte in den Regelangeboten des Gesundheitssystems (z. B. medizinische, psychotherapeutische und psychosoziale ambulante Maßnahmen, stationäre und teilstationäre Angebote von Akutkrankenhäusern sowie Vorsorge- und Rehabilitationseinrichtungen). Neben der Förderung interkultureller Kompetenz der verschiedenen Berufsgruppen sind die Überwindung des Sprachproblems und die Sensibilisierung aller Mitarbeiter für eine kultur- und migrationssensitive Perspektive weitere entscheidende Faktoren. Allerdings muss bei einer praxisbezogenen Weiterentwicklung einer transkulturellen Psychiatrie neben kultur- und migrationsbezogenen Aspekten v. a. die Prämisse der vorrangigen Berücksichtigung von Individualität vor kultureller Spezifität gewährleistet sein.

✔ Antworten zu den Übungsfragen von Kap. 47

Zu 1. Nennen Sie Zahlen zur Suizidrate in Deutschland.

Die Suizidrate ist hoch, jedoch ist seit Anfang der 1980er Jahre ein kontinuierlicher Rückgang der Suizide in Deutschland zu verzeichnen. Während die Suizidrate 1982 in Deutschland noch bei etwa 33 je 100.000 Einwohner lag, ist die Suizidrate auf 9,4 im Jahr 2008 gesunken und scheint sich derzeit zu stabilisieren. Möglicherweise hängt dies u. a. mit einer verbesserten fachärztlichen Versorgung sowie einer zunehmenden Enttabuisierung psychischer Erkrankungen zusammen.

Zu 2. Bei welchen psychischen Erkrankungen tritt Suizidalität besonders häufig auf?

Mindestens 90 % aller Suizide stehen im Zusammenhang mit einer psychischen Erkrankung, am häufigsten mit mono- und bipolaren affektiven Störungen, mit Abhängigkeitserkrankungen, Schizophrenien, Panikstörungen und Borderline-Persönlichkeitsstörungen.

Zu 3. Nennen Sie Risikofaktoren für suizidales Verhalten.

Allgemeine Risikogruppen für suizidales Verhalten sind:

- Menschen mit psychischen Erkrankungen (v. a. Depressionen)
- Menschen in schwierigen Lebenssituationen (Arbeitslosigkeit, Scheidung, ältere Männer z. B. nach Verwitwung, junge Menschen in Entwicklungskrisen,

mit familiären oder Drogenproblemen) oder mit einer chronischen, schmerzhaften oder entstellenden Erkrankung
- Menschen mit bereits vorhergehender Suizidalität oder mit Suiziden/Suizidversuchen im näheren Umfeld

Zu den psychopathologischen Faktoren, die das Suizidrisiko erhöhen können, gehören:

- Wahnhaft-depressive Symptomatik als Zeichen generalisierter und höchster kognitiver Einengung, ängstliche Wahnstimmung, imperative Stimmen mit Suizidaufforderung, paranoide Verfolgungsängste mit massivem existenziellen Bedrohtheitserleben
- Erleben bedrohlicher Veränderungen der Umwelt, akute Angst und Panik wegen drohender Ich-Desintegration, Depersonalisation und Orientierungsverlust
- Gefühl des Ausgeliefertseins und der Hilflosigkeit
- Hoffnungslosigkeit, fehlende Zukunftsperspektive
- Gefühle von Wertlosigkeit und Schuld
- Quälende Unruhe, Getriebenheit, massive Anspannung
- Nicht bewältigbar erscheinende schwere Angstzustände
- Sehr schwere, lang anhaltende Schlafstörungen
- Grundsätzlich schwere depressive Zustände

Zu 4. Wie können Sie die Suizidalität eines Patienten erkennen?

Etwa drei Viertel aller Suizide werden angekündigt. Suizidankündigungen sind daher immer ernst zu nehmen, es darf nie von einer »leeren Drohung« ausgegangen werden. Das wichtigste Element bei der Beurteilung von Suizidalität ist die direkte, wertneutrale und einfühlsame Nachfrage. Neben den direkten Fragen nach Suizidalität sollten auch Fragen zu Risikofaktoren sowie zur Bereitschaft, wieder Hoffnung zu schöpfen, und zur Fähigkeit zum »Verschieben« einer suizidalen Handlung gestellt werden.

Zu 5. Nennen Sie die Stadien der suizidalen Entwicklung nach W. Pöldinger.

Pöldinger teilte die suizidale Entwicklung in 3 Phasen ein:

1. Phase der Erwägung: In dieser Phase wird der Suizid vom Patienten als mögliche Problemlösung in Betracht gezogen.
2. Phase der Ambivalenz: In dieser Phase schwankt der Patient zwischen dem Streben nach Selbsterhalt und Selbstzerstörung. Dieses Stadium wird auch als »Phase der Appelle und Hilferufe« bezeichnet, die in jedem Fall ernst zu nehmen sind.
3. Phase des Entschlusses zum Suizid: In diesem Stadium hat sich der Patient zum Suizid entschlossen und wirkt scheinbar gelassen und ruhig.

Zu 6. Wie ist das präsuizidale Syndrom nach E. Ringel charakterisiert?

Das präsuizidale Syndrom nach Ringel ist charakterisiert durch:

- Zunehmende Einengung bzw. Fokussierung von Verhalten, Affekt und zwischenmenschlichen Beziehungen (sozialer Rückzug)
- Aggressionsstauung und -umkehr gegen die eigene Person
- Suizidphantasien

Zu 7. Wann nehmen Sie bei der Frage nach Suizidalität einen Patienten stationär auf?

Bei konkreter Suizidalität, von der sich der Patient nicht distanzieren kann, ist eine sofortige Einweisung auf eine geschützte Station einer psychiatrisch-psychotherapeutischen Klinik (möglichst freiwillig, notfalls auch Unterbringung gegen den Willen des Patienten) indiziert. Bei lebensmüden Gedanken ohne konkrete Absichten, nachvollziehbarer Distanziertheit von Suizidalität und wenn der Patient absprache- und bündnisfähig wirkt, kann auch eine ambulante Therapie mit sehr engmaschiger ambulanter Betreuung oder eine stationäre Behandlung auf einer offenen psychiatrisch-psychotherapeutischen Station erwogen werden.

Bei folgenden Zeichen sollte unbedingt eine stationäre Aufnahme erfolgen (nach Berzewski 2009):

- Hören imperativer Stimmen (Befehle, sich das Leben zu nehmen u. a.)
- Wahnhafte Gewissheit, sterben zu müssen
- Ausweglosigkeit bei einem systematisierten Verfolgungswahn im Rahmen einer schizophrenen oder anderen wahnhaften Störung
- Hypochondrischer, nihilistischer, Schuld- oder Versündigungswahn affektiver Psychosen
- Hemmungsloses, selbstdestruktives Trinken oder impulsiv-unkontrollierte Tabletteneinnahme bei Abhängigkeitserkrankungen
- Patienten in Krisensituationen, die Vorstellungen von einem erweiterten Suizid äußern

✔ Antworten zu den Übungsfragen von Kap. 48

Zu 1. Nennen Sie Erstmaßnahmen bei akuten Angst- und Erregungszuständen.

Einschätzen der unmittelbaren Gefährdung für alle Beteiligten, Maßnahmen zur Sicherung des Patienten und zum Selbstschutz, differenzialdiagnostischer Ausschluss möglicher vital gefährdender organischer Ursachen (z. B. Herzrhythmusstörungen, Intoxikationen), Reizabschirmung, Schaffen einer ruhigen Atmosphäre. Oft kann bereits ein beruhigendes, supportives Gespräch (»talking down«) und ein sicheres Auftreten des Arztes zu einer deutlichen

Besserung der Angst und zur Erregungsdämpfung führen. Bleibt dies ohne Erfolg, kann zum Lösen der Angst kurzfristig ein rasch wirkendes Benzodiazepin wie Lorazepam verabreicht werden (1–2,5 mg p.o.).

Zu 2. Was wird im stationären Setting primär zur Behandlung des Alkoholentzugsdelirs eingesetzt? Nennen Sie Vor- und Nachteile dieser Substanz.

Im stationären Bereich ist Clomethiazol Mittel der Wahl zur Behandlung des Alkoholentzugsdelirs.

Vorteile von Clomethiazol sind:

- Gute Steuerbarkeit aufgrund geringer Eliminationshalbwertszeit
- Antikonvulsive Eigenschaften
- Gute Sedierung

Nachteilig sind:

- Atemdepressive Eigenschaften
- Bronchiale Hypersekretion

Zu 3. Nennen Sie eine wichtige Differenzialdiagnose des malignen neuroleptischen Syndroms und beschreiben Sie das »therapeutische Dilemma«, das sich daraus ergeben kann.

Eine wichtige Differenzialdiagnose des malignen neuroleptischen Syndroms ist die perniziöse (febrile) Katatonie. Diese ist mitunter schwer differenzialdiagnostisch abzugrenzen, was zu einem »therapeutischen Dilemma« führen kann, da bei den beiden Erkrankungen ein komplementäres therapeutisches Vorgehen indiziert ist: während beim malignen neuroleptischen Syndrom die Antipsychotika sofort abzusetzen sind, stellen Antipsychotika bei perniziöser Katatonie im Rahmen einer schizophrenen Erkrankung eine therapeutische Option dar. Die Elektrokrampftherapie ist bei beiden Erkrankungsbildern wirksam, bei perniziöser Katatonie gehört sie sogar zur Therapie 1. Wahl.

Zu 4. Welche Symptome und Komplikationen des zentralen Serotoninsyndroms kennen Sie?

Charakteristisch für das zentrale Serotoninsyndrom ist die sich rasch entwickelnde Trias aus Fieber, neuromuskulären Symptomen und psychopathologischen Auffälligkeiten wie Verwirrtheit, Desorientiertheit, Bewusstseins- und Aufmerksamkeitsstörungen, z. T. Erregungszuständen. Zudem treten häufig gastrointestinale Beschwerden hinzu. Als lebensbedrohliche Komplikationen können Herzrhythmusstörungen, Krampfanfälle, Verbrauchskoagulopathie, Koma und Multiorganversagen auftreten.

Zu 5. Nennen Sie Risikofaktoren und auslösende Faktoren des zentralen anticholinergen Syndroms.

Auslösende Substanzen sind anticholinerg wirksame Pharmaka wie tri- und tetrazyklische Antidepressiva,

Clozapin, Atropin, Antihistaminika (z. B. Promethazin), Spasmolytika (z. B. Butylscopolamin), Biperiden. Zu den Risikofaktoren eines anticholinergen Syndroms gehören hohes Alter (v. a. bei Demenz), zerebrale Vorschädigung und Medikamentenkombinationen.

Zu 6. Was ist Mittel der Wahl bei der Behandlung antipsychotikainduzierter akuter Dystonien/Frühdyskinesien? Worauf ist bei der i.v.-Applikation besonders zu achten?
Mittel der Wahl ist die Verabreichung des Anticholinergikums Biperiden. Biperiden muss langsam injiziert werden wegen der Gefahr von Delir, Hypotonie, Übelkeit, Erbrechen. Keine prophylaktische Gabe von Biperiden!

 Antworten zu den Übungsfragen von Kap. 49

Zu 1. Nennen Sie die Voraussetzungen für eine zivilrechtliche Unterbringung nach § 1906 BGB.
Voraussetzungen für eine zivilrechtliche Unterbringung nach § 1906 BGB sind:
- Vorliegen einer psychischen Erkrankung (oder geistigen oder seelischen Behinderung)
- Aufgrund dieser Erkrankung besteht die Gefahr der Selbsttötung oder erheblichen gesundheitlichen Schädigung, oder die Unterbringung ist zur Durchführung einer notwendigen Untersuchung, Heilbehandlung oder eines ärztlichen Eingriffs notwendig und der Patient kann die Notwendigkeit der Unterbringung aufgrund seiner Erkrankung nicht erkennen oder nicht nach dieser Einsicht handeln
- Ein gesetzlicher Betreuer mit dem Aufgabenkreis »Aufenthaltsbestimmung« (oder ein Bevollmächtigter) ordnet die Unterbringung im Rahmen des § 1906 BGB an
- Das Betreuungsgericht genehmigt die Unterbringung (die Genehmigung kann unverzüglich nachgeholt werden, wenn mit dem Aufschub der Unterbringung Gefahr verbunden ist)

Zu 2. Nennen Sie Beispiele für eine erhebliche Selbstgefährdung nach dem Betreuungsgesetz.
Die Selbstgefährdung muss ursächlich auf eine psychische Erkrankung (oder geistige oder seelische Behinderung) zurückzuführen sein.
Beispiele für Selbstgefährdung sind Suizidalität, Selbstverletzungen, Nahrungsverweigerung, Verweigerung der Einnahme lebenswichtiger Medikamente, schwere Verwahrlosung, delirante Zustandsbilder, notwendige Entgiftungsphasen bei Substanzabhängigkeiten, desorientiertes Umherirren z. B. mit der Gefahr von Erfrierungen oder Unfällen im Straßenverkehr.

Zu 3. Unter welchen Voraussetzungen ist eine Unterbringung nach UBG/PsychKG zulässig?
Voraussetzungen für eine Unterbringung nach UBG/PsychKG sind:
- Vorliegen einer psychischen Erkrankung
- Konkrete und unmittelbare Eigen- oder Fremdgefährdung aufgrund der psychischen Erkrankung
- Nichtabwendbarkeit der Gefahr durch andere, weniger einschneidende Maßnahmen
- Diese freiheitsentziehende Maßnahme darf nicht außer Verhältnis stehen zur Schutzwürdigkeit der durch den Patienten gefährdeten Rechtsgüter anderer

Zu 4. Nennen Sie häufige psychiatrische Diagnosen bei einer Unterbringung nach UBG/PsychKG.
Häufige Diagnosen bei einer Unterbringung nach UBG/PsychKG sind ausgeprägte schizophrene und affektive Störungen, stoffgebundene Suchterkrankungen und organische psychische Erkrankungen.

Zu 5. Grenzen Sie die zivilrechtliche von der öffentlich-rechtlichen Unterbringung ab.
Eine zivilrechtliche Unterbringung nach § 1906 BGB darf ausschließlich zum Wohl des Betroffenen erfolgen, d. h. nicht aufgrund von Fremdgefährdung wie bei der öffentlich-rechtlichen Unterbringung. Bei der zivilrechtlichen Unterbringung wird zudem keine absolute Unmittelbarkeit der Gefahr verlangt, wie bei der Unterbringung nach UBG/PsychKG.
Ein weiterer Unterschied besteht darin, dass die Anordnung und Beendigung der öffentlich-rechtlichen Unterbringung durch das Amtsgericht erfolgt. Im Falle der zivilrechtlichen Unterbringung entscheidet der Betreuer über die Unterbringung und auch deren Beendigung (wenn er auch für die Unterbringung eine betreuungsgerichtliche Genehmigung einholen muss).

Zu 6. Fallbeispiel.
Können Sie den Patienten entlassen? Wie gehen Sie vor, wie ist der genaue Ablauf?
Nein, der Patient sollte auf eine geschützte psychiatrische Station aufgenommen werden, notfalls auch gegen seinen Willen, da eine behandlungsbedürftige psychische Erkrankung vorliegt (Verdacht auf drogenassoziierte psychotische Störung), die eine konkrete, unmittelbare Eigen- und auch Fremdgefährdung bedingt (desorganisiertes Verhalten, Gefährdung von sich und anderen durch Umherirren im Straßenverkehr, tätliches Angreifen der Sanitäter im Rahmen des psychotischen Erlebens), die nicht anders als durch die Unterbringung abgewendet werden kann.

Möchte der Patient, der nicht gesetzlich betreut ist, nicht freiwillig bleiben, sollte im vorliegenden Fall die sofortige (vorläufige) Unterbringung nach UBG/PsychKG erfolgen. Dazu faxt der Arzt ein aktuelles ärztliches Zeugnis an die zuständige Behörde, die die sofortige (vorläufige) Unterbringung vornimmt. Parallel dazu stellt die zuständige Behörde den Antrag auf Unterbringung beim Amtsgericht. Spätestens bis zum Ablauf des folgenden Tages (Ausnahme Baden-Württemberg: innerhalb von 72 h) muss ein Amtsrichter den Betroffenen persönlich anhören und die vorläufige Unterbringung bestätigen (meist für 2–6 Wochen), ansonsten darf der Patient nicht länger gegen seinen Willen untergebracht werden.

Zu 7. Was steht sinngemäß in § 63 StGB?

§ 63 StGB regelt die Unterbringung psychisch kranker Straftäter in einem psychiatrischen Krankenhaus. Voraussetzungen sind das Vorliegen von Schuldunfähigkeit (§ 20 StGB) oder verminderter Schuldfähigkeit (§ 21 StGB) sowie eine fortbestehende Gefährlichkeit aufgrund der psychischen Erkrankung.

Zu 8. In welchen Mindestabständen werden die Voraussetzungen des § 63 StGB überprüft?

Die Strafvollstreckungskammer fordert von der Maßregelvollzugsklinik, mindestens jährlich zu prüfen, ob die Unterbringungsvoraussetzungen nach § 63 StGB weiter bestehen. Außerdem sehen die Maßregelvollzugsgesetze der Bundesländer externe Prognosegutachten in bestimmten Abständen vor (in NRW mindestens alle 3 Jahre).

Zu 9. Für welche Personengruppe ist § 64 StGB gedacht?

§ 64 StGB regelt die Unterbringung in einer Entziehungsanstalt. Er ist für suchtkranke Rechtsbrecher gedacht, deren Straftat auf die Suchterkrankung zurückgeht und die weiterhin den »Hang« haben, alkoholische oder andere berauschende Mittel im Übermaß zu sich zu nehmen und bei denen die Gefahr für weitere rechtswidrige Taten fortbesteht. Außerdem muss von einer grundsätzlichen Behandlungsfähigkeit des Täters ausgegangen werden können.

Zu 10. Nennen Sie Unterschiede zwischen § 63 und § 64 StGB.

Im Gegensatz zum § 63 StGB ist die Anordnung der Unterbringung in einer Entziehungsanstalt nach § 64 StGB nicht an das Vorliegen von Schuldunfähigkeit oder erheblich verminderter Schuldfähigkeit gebunden und zeitlich begrenzt (in der Regel auf 2 Jahre). § 64 StGB darf außerdem nur dann zur Anwendung kommen, wenn eine hinreichend konkrete Aussicht auf Heilung oder zumindest Verhinderung eines Rückfalls in den Hang über eine längere Zeit besteht.

✅ Antworten zu den Übungsfragen von Kap. 50

Zu 1. Nennen Sie psychische Erkrankungen, die häufig zur Geschäftsunfähigkeit führen können.
Häufige psychische Erkrankungen, die zur Geschäftsunfähigkeit führen können, sind bipolare affektive Störungen, Schizophrenien, Demenzen und intellektuelle Minderbegabungen.

Zu 2. Nennen Sie ein Beispiel für partielle Geschäftsunfähigkeit.
Eine partielle Geschäftsunfähigkeit kann sich beispielsweise bei vorliegendem Eifersuchtswahn auf Fragen zur Ehe (z. B. Scheidung) beziehen, oder es kann z. B. eine partielle Geschäftsunfähigkeit für die Prozessführung bei Querulantenwahn vorliegen.

Zu 3. Was ist mit Einwilligungsvorbehalt gemeint?
Der Einwilligungsvorbehalt ist eine besondere Anordnung des Betreuungsgerichts, die zur Abwendung einer erheblichen Gefahr für den Betreuten oder sein Vermögen erforderlich ist. Bei einem Einwilligungsvorbehalt bedarf der Betreute zu einer Willenserklärung, die den Aufgabenkreis des Betreuers betrifft, dessen Einwilligung.

Zu 4. Nennen Sie einen bedeutsamen Unterschied bei der Beurteilung der Geschäftsfähigkeit und der Einwilligungsfähigkeit.
Bei der Beurteilung der Einwilligungsfähigkeit muss diese immer in Relation zur Komplexität und Schwere eines Eingriffs gesetzt werden, wobei umso strengere Maßstäbe zu setzen sind, je schwerwiegender und folgenschwerer der Eingriff ist. Die Geschäftsfähigkeit hingegen kann nicht relativiert werden, sie ist entweder gegeben oder nicht.

Zu 5. Was besagen § 20 und § 21 StGB?
§ 20 StGB: „Ohne Schuld handelt, wer bei Begehung der Tat wegen einer krankhaften seelischen Störung, wegen einer tiefgreifenden Bewusstseinsstörung oder wegen Schwachsinns oder einer schweren anderen seelischen Abartigkeit unfähig ist, das Unrecht der Tat einzusehen oder nach dieser Einsicht zu handeln."
§ 21 StGB: „Ist die Fähigkeit des Täters, das Unrecht der Tat einzusehen oder nach dieser Einsicht zu handeln, aus einem der in § 20 bezeichneten Gründe bei der Begehung der Tat erheblich vermindert, so kann die Strafe nach § 49 Abs. 1 gemildert werden."

Zu 6. Welchem Eingangsmerkmal nach § 20 StGB wäre die schwere Alkoholintoxikation zuzuordnen?

Die schwere Alkoholintoxikation wäre der krankhaften seelischen Störung zuzuordnen.

Zu 7. Nennen Sie die wesentlichen Methoden zur Erarbeitung einer Prognose.

Die wesentlichen Prognosemethoden sind:

- Intuitive Methode: basiert auf theoretischem Allgemeinwissen, den bisherigen Erfahrungen und dem subjektiven Eindruck
- Statistische Methode: gründet in der Regel auf der empirischen Untersuchung von Risikofaktoren
- Klinische Methode: Grundlagen sind eine sorgfältige biografische, Krankheits- und Delinquenzanamnese, die Erfassung der aktuellen Situation und darüber das Schließen auf die zukünftige Entwicklung

Zu 8. Wovon ist der Rentenanspruch im Rahmen der gesetzlichen Rentenversicherung abhängig?

Rentenansprüche sind abhängig von folgenden Faktoren:

- Schwere der zugrunde liegenden Erkrankung (unabhängig von ihrer Ursache)
- Unüberwindbarkeit der Störung aus eigener Kraft bei zumutbarer Willensanspannung
- Konkrete Auswirkungen auf die Erwerbsfähigkeit

Zu 9. Was besagt die haftungsbegründende Kausalität (im Bereich der gesetzlichen Unfallversicherung)?

Die haftungsbegründende Kausalität verlangt einen relevanten Kausalzusammenhang zwischen einer unfallbringenden versicherten Tätigkeit und einem Arbeitsunfall bzw. einer Berufskrankheit.

Zu 10. Wie ist die haftungsausfüllende Kausalität definiert (im Bereich der gesetzlichen Unfallversicherung)?

Bei vorliegender haftungsausfüllender Kausalität besteht ein Kausalzusammenhang zwischen einem Arbeitsunfall bzw. einer Berufskrankheit und einem Gesundheitsschaden (festzustellen ist ein Zusammenhang zwischen einem körperlich schädigenden Unfallereignis und einem psychischen Gesundheitsschaden).

Zu 11. Wann gilt ein Schwangerschaftsabbruch gesetzlich als rechtmäßig?

Die derzeitige Gesetzeslage nennt 2 Indikationen für einen Schwangerschaftsabbruch, bei deren Vorliegen ein solcher vor dem Gesetz als rechtmäßig gilt:

- Kriminologische Indikation
- Medizinisch-soziale Indikation

Bei der kriminologischen Indikation gilt der Abbruch einer Schwangerschaft, die aus einer Vergewaltigung resultiert, bis zur 12. SSW p.c. als rechtmäßig. Nach der medizinisch-sozialen Indikation ist ein Schwangerschaftsabbruch ohne zeitliche Begrenzung rechtmäßig:

- Bei drohender Gefahr für das Leben oder die körperliche oder seelische Gesundheit der Schwangeren (durch die Schwangerschaft oder die der Geburt nachfolgenden Belastungen)
- Wenn die Gefahr nicht auf andere zumutbare Weise abgewendet werden kann
- Nach Beratung der Schwangeren
- Nach einer Bedenkzeit von wenigstens 3 Tagen zwischen Diagnose einer körperlichen oder geistigen Schädigung des Kindes oder Beratung der Schwangeren und Abbrucherlaubnis

Stichwortverzeichnis